国家卫生健康委员会专科医师培训规划教材

神经外科学

主　编

江　涛

人民卫生出版社

·北　京·

图书在版编目（CIP）数据

神经外科学 / 江涛主编 . —北京：人民卫生出版社，2023.7

国家卫生健康委员会专科医师培训规划教材

ISBN 978-7-117-33310-8

Ⅰ. ①神… Ⅱ. ①江… Ⅲ. ①神经外科学 – 教材 Ⅳ. ①R651

中国版本图书馆 CIP 数据核字（2022）第 111083 号

人卫智网	www.ipmph.com	医学教育、学术、考试、健康，购书智慧智能综合服务平台
人卫官网	www.pmph.com	人卫官方资讯发布平台

神经外科学
Shenjing Waikexue

主　　编：江　涛
出版发行：人民卫生出版社（中继线 010-59780011）
地　　址：北京市朝阳区潘家园南里 19 号
邮　　编：100021
E - mail：pmph @ pmph.com
购书热线：010-59787592　010-59787584　010-65264830
印　　刷：廊坊一二〇六印刷厂
经　　销：新华书店
开　　本：889×1194　1/16　　印张：52
字　　数：1610 千字
版　　次：2023 年 7 月第 1 版
印　　次：2023 年 8 月第 1 次印刷
标准书号：ISBN 978-7-117-33310-8
定　　价：199.00 元

打击盗版举报电话：010-59787491　E-mail：WQ @ pmph.com
质量问题联系电话：010-59787234　E-mail：zhiliang @ pmph.com
数字融合服务电话：4001118166　E-mail：zengzhi @ pmph.com

自 21 世纪以来,脑科学的发展极大促进了神经外科的学科进步。2013 年,美国政府宣布了通过推进创新神经技术进行大脑研究(BRAIN)计划。同年,欧盟委员会未来和新兴技术旗舰之人脑计划也启动,标志着脑科学研究进入新纪元。中国脑计划(China Brain Project)于 2016 年首次提出,2021 年正式启动,定名为"脑科学与类脑智能技术重大项目(Brain Science and Brain-Inspired Intelligence Technology Major Project)",重点开展"阶梯式"的脑研究计划,即"理解大脑—保护大脑—开发大脑",其核心目标在于为脑部疾病寻找更好的发明并开发人脑的潜力。随着医学和新能源技术、信息技术、生物工程技术的快速发展,医工结合也随之步入新的时代,整合资源、深入合作尤为关键,这给医工双方均提出了新的要求与挑战。唯有不断加强交流协作、凸显学科交叉,才有助于引导和推动脑科学研究的深入和脑疾病临床治疗效果的进一步提高。

神经外科作为医学领域中疾病风险极高、手术难度很大、致残致死率较高的专业,专科医师的规范化培训极其重要,这不仅需要在巩固住院医师规范化培训的基础上,深入强化神经外科专科医师专业理论和操作技能的规范化训练,更需要融入与时俱进的创新临床思维和技术理念,最终为脑科学的创新发展和产业化转化奠定基础。本教材的编写采用国际经典文献和标准案例相结合的模式,在广度上覆盖了神经外科专科理论知识的介绍,包括疾病的典型临床特征、重要的病理生理学机制、标准的诊断标准和关键的诊疗技术等;在深度上增加了一些重点病、疑难病和罕见病的解读,包括最新的国内外行业指南和专家共识等,旨在强化临床思维、规范临床操作、提升科研教学能力,储备一批神经外科学临床人才。

本教材在编写过程中难免存在一些缺点与不足,恳请各位读者提出宝贵的意见和建议,以便再版时修正,使本书成为我国神经外科医师专科培训的规范化教材。

江涛

2022 年 10 月

目　录

第一章

神经外科常用文案书写规范

病历是医务人员在医疗诊疗工作中形成的文字、符号、图表、影像、病理切片等资料的总和,是医务人员对通过问诊、查体、实验室及医疗器械等检查、诊断及鉴别诊断、治疗、护理等全部医疗活动收集的资料,进行分析、归纳、整理形成的临床医疗工作的全面记录。病历反映了疾病发生、发展、转归及相关诊疗活动的全过程,是临床医师进行相关诊疗活动的科学依据,是临床教学、科研和医疗信息管理的基本资料,也是医疗服务质量评价和医疗纠纷解决、保险赔付参考的重要依据。病历书写应当客观、真实、准确、及时、完整。专科医师规范化培训制度初步确立,从全国试点到整体推广实施亦是大势所趋,这就对病历文案的书写提出更高的要求,不同专业在病历书写上稍有不同侧重。病历书写是每个医师的基本功,专科医师应结合本专业的特点详细、准确、完整地书写病历,将病历书写作为专科能力提升过程的一部分。下文结合神经外科学专业的特点,简要介绍本专业常见病历文案书写要求及规范。

一、首次病程

首次病程是指患者入院后由经治医师或值班医师书写的第一次病程记录,按原卫生部《病历书写基本规范》2010 版的要求,首次病程应当在患者入院后 8 小时内完成,并且需注明书写时间。急危重患者的首次病程应当在患者入院后及时完成,注明书写时间具体到 ×× 日 ×× 时 ×× 分。

首次病程记录的内容应重点包括病例特点、诊断及其依据和相关鉴别诊断、诊疗计划等。病例特点是指应当在对病史、体格检查和辅助检查进行全面分析、归纳和整理后写出本病例特征,包括阳性发现和具有鉴别诊断意义的阴性症状和体征等,切忌从入院记录上刻板地重复抄录。诊断及其依据和相关鉴别诊断应根据病例特点,简明扼要地提出初步诊断和诊断依据;对诊断不明的写出鉴别诊断并进行分析;并对下一步诊治措施进行分析。诊疗计划是指根据初步诊断结果提出的具体检查及治疗措施安排。

神经外科首次病程与一般外科记录基本类似,但在查体方面,应着重记录患者入院时神经系统方面的专科查体,对于昏迷患者需行格拉斯哥昏迷评分。

首次病程书写格式与通常病历书写格式一致,着重强调以下几点。

1. **主诉** 是患者本次就诊的最主要原因,在询问时应围绕主诉进行无诱导式提问,注意患者如在表达时使用专业术语,应加以辨别准确性。

2. **现病史** 是对主诉的拓展与延伸。患者在描述症状时通常用自己的语言进行描述,但有时需注意患者在使用医学术语时,应详细询问加以辨别。对某些患者习惯使用以往就诊时其他医师的诊断用语,可根据患者主诉适当提问,避免诱导患者。某些患者对自身疾病认识不足或表达能力有限,或发病时意识不清,如癫痫发作、脑外伤、脑出血等,此时通过家属的描述获得相关信息尤为重要。与患者主诉相关的阳性症状及阴性症状均应仔细询问并确认,以便于作为鉴别诊断的依据。另外,部分患者已多次到医院就诊,已有部分相关辅助检查资料及相应治疗,要对相关检查资料的价值进行客观分析,在现病史中应对患者在既往治疗过程中的主要内容做简单描述。

3. **既往史及过敏史** 应着重记录与神经系统疾病有关的病史,如头部外伤、脑肿瘤、内脏肿瘤以及手术史(包括病理结果、相关放化疗)等;内科疾病如心脑血管病、高血压、糖尿病等。另还需注意询问过敏史。

4. 查体　全身一般查体和神经系统专科查体,应详细全面,尤其是应注意重要阳性体征及阴性体征。

5. 辅助检查　注意记录与神经系统疾病相关的辅助检查资料。

6. 诊断　诊断应与诊断依据保持一致,避免前后不一致。尽量按照神经系统疾病国际疾病分类(International Classification of Diseases,ICD)-10 编码要求的疾病诊断格式书写,如诊断暂不明确,可暂不予按照编码要求,待诊断明确后修正诊断。

7. 鉴别诊断　根据目前病史及辅助检查资料,提出主要的鉴别诊断,与此次诊断加以区别。根据鉴别诊断可在下一步诊疗中完善相关检查加以鉴别。

8. 诊疗计划　根据目前诊断,提出详细的诊疗措施,包括需完善的重要检查及相关治疗方案。

二、术前病程

术前病程是指患者从入院当日到术前一日的病程记录,主要包括以下书写内容:①患者当前的主诉、病情变化、情绪、饮食、睡眠、大小便等;②查体的重要发现或变化,不允许写"查体同前";③辅助检查的结果及其判断;④诊治工作的进展情况;⑤最后分析患者病情变化可能的原因及处理意见;⑥特殊变化的判断、处理及后果,应立即记入。

通过上述内容的记录,应能反映出:①患者的病情变化和转归情况;②实验室、特殊检查的结果及判断;③诊疗操作经过、所见、患者状态及不良反应等;④治疗计划的执行情况、疗效和反应;⑤住院期间诊疗方案的修改、补充及其依据;⑥家属及有关人员的反映、希望和意见,以及行政部门所交代的重要事项。

病程记录始终要贯穿两条原则,一条是真实、科学地反映患者的病情现状及其变化转归;另一条是准确地反映医师拟定及修改诊治方案的思维活动和科学依据,再现所有医务人员为救治患者所做的一切努力。病程记录书写注意点:①重点突出,简明扼要;②有分析,有判断;③病情有预见,诊疗有计划;④切忌流水账。电子病历须在相应时限内完成书写、打印及手写签名。

书写上级医师查房记录注意要点:

1. 新入院的急危重患者入院 24 小时之内,必须有主治医师查房,48 小时必须有副主任医师(或以上)查房;一般患者入院 48 小时之内必须有主治医师首次查房记录,3 日之内必须有副主任医师(或以上)查房记录。

2. 入院后急危重患者随时记录上级医师的查房;一级护理的病例 3 日有 1 次高年主治医师或副主任医师以上的查房记录;其他护理级别的病例 5~7 日有 1 次副主任医师以上的查房记录。

3. 下级医师应及时、准确地记录上级医师查房指示,内容包括对病情分析、诊断的修正、补充意见及进一步采取诊疗措施的计划及其理由。记录上级医师查房或家属、单位意见及要求时,应写明上述人员的全名,并要上述人员签字。在横线适中位置标明上级医师查房记录,下级医师书写完毕后及时交与查房的上级医师审阅,后者应在 24 小时之内完成查房记录的修改和审签。

4. 如为副主任医师管理患者并记录病程,书写上级医师查房记录时,按照规定的时间和要求,将本人的查房记录按要求的上级医师查房记录格式书写即可。如:今日某某副主任(主任)医师查房……记录完毕后,仍签自己的名字。

5. 上级医师是指病区的医疗小组组长(要求具备主治医师或以上资格),应承担审查修改下级医师书写的各种记录的责任。下级医师书写的各种记录经上级医师审阅合格,原文未修改的,上级医师应在下级医师的签名上用蓝黑墨水笔签署自己的全名以示负责。

危重病例随时记录病程,并注明具体记录时间(×时×分),每日最少 1 次;一级护理的病例最长 1 日记录 1 次病程;二级护理的病例最长 3 日记录 1 次病程;三级护理的病例最长 5 日记录 1 次病程。入院前 3 日均要有病程记录,以后视病情按上述要求记录。对于非危重病例其病情有特殊变化或者需要即时记录的事项均应随时记录,并注明×时×分。

三、术前小结

术前小结是指患者手术前,由经治医师对患者病情所作的总结。内容包括:简要病情、术前诊断、手术指征、拟施手术名称和方式、拟施麻醉方式、注意事项等。应重点记录术前病情,手术治疗的理由,拟行手术方式,术中术后可能出现的并发症及相应对策。术前小结应由主管医师书写,主治医师审核并签字,紧接之前的病程记录。需在横行适中位置标明"术前小结"字样。术前小结内容主要包括以下项目:

1. 一般项目　主要包括患者姓名、性别、年龄、床号、住院号。

2. 诊断依据　①主诉及简要病史;②查体:重要阳性及阴性体征;③重要辅助检查。

3. 术前诊断　应客观、全面、准确书写术前诊断,尤其是注意与本次手术关系密切的诊断的准确性。

4. 手术指征　根据疾病严格把握手术适应证及禁忌证。如手术适应证存在特殊情况,应说明详细原因。

5. 拟行手术名称、方式及日期。

6. 拟行麻醉方式及手术体位。

7. 术前准备情况　包括相关术前检查是否已完善,术前病例讨论是否讨论,特殊手术、特殊医疗器材等申请表是否签署,相关医疗文书知情同意书是否签字,以及相关术前准备注意事项等。

8. 术前讨论　对于一些疑难或高难度手术病例,应将患者所有术前临床资料及诊疗计划提交全科室进行讨论,在把握手术指征、确定手术方式、评估手术风险及应对措施、预测患者预后等方面提供指导性意见,确定最终讨论结果,并严格按照讨论意见实施。通常建议三级及三级以上的手术均应行术前讨论,确保严格把握手术指征、评估手术风险及应对措施,同时促进专业组专业能力的提升,尽量避免医疗纠纷的发生。术前讨论除包含以上信息外,还应写明参加讨论的主持人姓名及职务,参加讨论人员的姓名、职务等信息,讨论地点及时间,讨论后的最终意见。如讨论意见差别较大,应分析、总结及整理后详细记录,写出讨论主持人的最后意见,并由讨论主持人及科室主任审核签字。

四、手术知情同意书

随着社会进步、经济发展,患者对医疗和护理质量的要求在不断提高,患者的法律意识不断增强,手术前取得患者及家属的知情和同意显得非常重要。术前谈话是医护人员与患者及家属取得良好沟通和信任的一个重要途径,是尊重患者知情权的重要体现,是预防医疗纠纷的重要步骤。提高术前谈话技巧,主要体现在以下几个方面。

1. 注重与患者及家属心理方面的沟通　给患者进行详细的心理疏导,让患者表达自身对手术的看法、顾虑以及要求等,并根据具体情况有针对性地给予说明和解释,给予患者鼓励和安慰,消除或降低患者及家属对手术风险的恐惧,得到患者及家属的充分信任。

2. 术前谈话应注意客观、真实,将信息全面告知患者及家属　在谈话中使用的语言应通俗易懂,让患者及家属对所患疾病及手术有一个全面正确客观的了解,以免对于现有医疗水平和技术的期望值过大;如患者有理解等障碍,可再根据患者对知识的掌握程度对谈话重点进行讲解。

3. 明确谈话目的,告知患者方案可选择性　详细告知患者目前病情及可能的治疗方案,并告知不同治疗方案的利弊和医师专业的建议,了解患者及家属对治疗,主要是手术治疗的期望,给患者及家属选择的权利,结合患者及家属的手术期望值和态度确定最终治疗方案,使医患双方在治疗上达到一致。

4. 客观真实告知手术风险　告知患者及家属手术需要团体合作才能完成;让患者知道手术的必要性及风险性,重点强调手术最可能出现的风险及出现风险患者的预后,同时应让患者明了医师对手术风险具有一定的抵御措施和能力,但也要让患者知道不是所有的手术风险都是可以抵御的,让患者及家属明白医师对规避手术相关风险的态度是积极的。另外,应着重强调手术容易出现的手术风险及并发症,得到患者的理解和支持。如脑功能区手术在术后极大可能会引起相应功能的减退或丧失,应充分与患者沟通得到患者的理解和支持,尽力让患者感觉到尽管手术存在一定的风险,但目前已经享受到最合理的诊断和最好的治疗。主刀医师对患者所患疾病的了解和理解最为全面和权威,再高明的谈话技巧也比不上对该病的了解和理解,因此主刀医师亲自谈话是必不可少的。

5. 兼顾医患双方的权益,最终达到医患双方在诊疗上的一致。

五、手术记录

手术记录是指手术者书写的反映手术一般情况、手术经过、术中发现及处理等情况的特殊记录,应当在术后 24 小时内完成。特殊情况下由第一助手书写时,应有手术者签名。手术记录应当另页书写,内容包括一般项目(患者姓名、性别、科别、病房、床位号、住院病历号或病案号)、手术日期、术前诊断、术中诊断、手术名称、手术者及助手姓名、麻醉方法、手术经过、术中出现的情况及处理等。如有变更或修改术前手术方案者,应征得家属签字同意,并在手术记录中阐明理由。术中如遇意外,应详细记录应对措施和过程。

手术经过、术中出现的情况及处理应记录以下内容:

1. 术时患者体位,影像学定位标记,拟行皮瓣,皮肤消毒方法,消毒巾的铺盖,切口方向、部位、长度,解剖层次及止血方式,颅骨、硬脑膜情况。

2. 探查情况及主要病变部位、大小、质地、边界、血供与邻近组织的关系,如与影像学不符合时,更应详细记录。

3. 手术的理由、方式及步骤,应包括夹闭、切除病变组织的名称范围,引流材料的名称、数目和放置部位,吸引物的位置及数量,实用的人体植入物及各种特殊物品名称、型号、数量、厂家等(术后将其标志产品信息的条形码贴入病历)。

4. 术毕敷料、包扎情况及器械的清点情况。

5. 病理标本的名称、部位及病理标本的肉眼所见情况,术中冰冻结果。

6. 术中患者耐受情况、失血量、输血量、输液量、术中用药,术前是否应用抗生素、术中是否追加,特殊处理及抢救情况。

7. 术后患者情况。

六、术后病程

术后病程包括术后首次病程记录和术后病程记录。

1. 术后首次病程记录　是指由主刀医师或一助在患者术后即时完成的病程记录。记录内容包括:手术时间、麻醉方式、手术方式、术中诊断、术中所见,手术简要经过、术后处理措施、术后诊断(有冰冻病理结果者,根据其结果诊断),术后应当特别注意观察的事项等。记录时要求标明"术后首次病程记录",记录时间具体到分钟。

2. 术后病程记录　指继术后首次病程记录之后,对患者病情和诊疗过程所进行的持续性记录。内容包括:①患者当前的主诉,手术前后病情变化情况等;②查体的重要发现及手术前后变化,重点记录患者神志、语言、瞳孔和生命体征变化,以及其他神经系统体征,如肢体活动、肌力、肌张力,生理、病理征等,不允许写"查体同前";③手术切口及敷料情况,有外引流者其引流情况(引流物的性质和量,引流是否通畅等);④重要的辅助检查结果及临床意义;⑤分析患者病情变化可能的原因及处理意见;⑥上级医师查房意见、会诊意见、医师分析讨论意见;⑦所采取的诊疗措施及效果、医嘱更改及理由;⑧特殊变化的判断、处理及后果(应立即记入);⑨向患者及其亲属告知的重要事项等。

术后病程记录的精髓是要真实、科学地反映患者手术前后的病情现状及其变化转归;客观、准确地反映医师拟定及修改诊治方案的思维活动和科学依据,再现医务人员为救治患者所做的一切努力。术后病程记录的书写注意点如下。

(1)书写术后病程记录时,首先标明记录日期,另起一行记录具体内容;记录具体内容时,应首先标明术后天数,如"术后第 ×× 天"。

(2)手术后的前 3 日应每日记录一次病程记录,以后按常规病程记录。病重或有并发症者应每日记病程,严重者随时记录。会诊当日、侵入性操作的当日和次日、患者出院前一日或当日应有病程记录。

（3）术后病程记录应根据每一病例的不同特点写出各自特有的临床表现、观察要点与治疗计划。如：鞍区病变手术应着重记录视力视野、内分泌情况和有无下丘脑反应等；桥小脑角区病变手术应着重记录面神经、听神经、三叉神经和后组脑神经功能，以及脑干和小脑功能等。

（4）术后病程记录应根据术后日程的迁徙记录有所选择，切忌记流水账、千篇一律。如手术后的前3日，特别是术后前24小时，记录应能重点反映有无术后出血；术后第3~5日，记录应能重点反映有无术后感染等。

（5）记录应重点突出、简明扼要、客观和实事求是。

（6）对诊断、治疗起决定性作用的化验及特殊检查的结果，要及时记录并进行分析，并记录针对检查结果所采取的相应处理措施。

（7）应记录所采取的治疗措施取得的效果以及出现的不良反应。医疗过程中更改原有治疗方案或增加其他治疗措施应说明理由。

（8）记录各种诊疗操作的详细过程，如各种拔管、腰椎穿刺等操作，包括施行操作前的准备、与患者及患者授权代理人的谈话（必要时）、操作过程、术中发现、施术时患者的感觉、施术后患者有无不良反应等，术中是否采集标本、是否送检等。还须记录操作者姓名及专业技术职务。

（9）应记录各科会诊的意见及本科采纳的建议及实施情况。

（10）应记录患者本人及家属对治疗和护理的要求，已做了何种解释及处理。

（11）向患者本人或家属交代病情后，要做相应记录并要求患者或其家属签字，同时注明谈话日期并签署谈话医师的姓名。

（12）伤口愈合情况及拆线日期、术后复查影像结果、术后病理结果等应在术后病程记录中反映。

（13）对于长期住院病例，则应每月做一次阶段小结。

七、出院总结

出院总结是指经治医师对患者此次住院期间诊疗情况的总结，应当在患者出院后24小时内完成。内容主要包括入院日期、出院日期、住院天数、入院诊断、入院情况、诊疗经过、出院诊断、病理诊断、出院情况、出院医嘱、医师签名等。入院情况包括主诉、主要病史、体征、神经系统查体、实验室及诊断仪器检查结果等。诊疗经过包括入院后相关检查、主要用药、手术时间及方式、术后病情变化及治疗方案、出院时病情、化验、特殊检查结果等。出院诊断应尽量填写ICD-10编码。出院情况包括出院时生命体征及神经系统查体。出院医嘱包括注意事项、出院带药、复诊时间等。

第二章

神经外科手术基础

第一节 围手术期处理

内容要点：

1. 围手术期处理是指以手术为中心而进行的各项处理措施，分为术前准备、术中保障、术后处理三部分。

2. 加速康复外科是指采用有循证医学证据的一系列围手术期处理的优化措施，目的在于减少术后并发症、缩短住院时间、节省医疗费用、促进患者快速康复。

3. 要做好神经外科患者的术前评估与麻醉前准备，必须熟悉神经外科疾病和手术的特点以及神经外科手术对麻醉的基本要求，这对于保证围手术期的安全有重要意义。

4. 老年、儿童及妊娠期患者是高危患者，充分认识危险因素，加强围手术期管理可以降低治疗风险，改善患者预后。

一、围手术期处理要点

围手术期（perioperative period）是指从确定手术治疗时起，至与本次手术有关的治疗基本结束为止的一段时间，包括术前、术中、术后三个阶段。围手术期处理（management of perioperative period）是指以手术为中心而进行的各项处理措施，包括患者的体质与精神的准备、手术方案的选择、手术中的监护、术后并发症的预防和处理等，即术前准备、术中保障、术后处理三大部分。

一个合格的外科医师，尤其是神经外科医师，不但要有娴熟的手术操作技能，而且要有系统的围手术期处理知识。高度重视围手术期的处理，对保障患者安全、提高手术治疗效果具有重要意义。

（一）术前准备

术前准备（preoperative preparation）是指针对患者的术前全面检查结果及预期施行的手术方式，采取相应的措施，尽可能使患者具有良好的心理准备和机体条件，以便更安全地耐受手术。

术前准备与疾病的轻重缓急、手术范围的大小有密切的关系。手术按照其期限性，大致可分为三种。①急症手术（emergency operation）：例如开放性颅脑损伤清创术、去颅骨骨瓣减压术等，需在最短时间内进行必要的准备，然后迅速实施手术；②限期手术（confine operation）：例如脑胶质瘤切除术、颅骨修补术，手术时间虽然也可以选择，但有一定的限度，不宜过久延迟手术时机，应在限定的时间内做好术前准备；③择期手术（selective operation）：例如脑神经微血管减压术、颅内电刺激器植入术等，手术时间可以不受期限的限制择日进行，手术前可以有足够的时间，所以手术应在充分的术前准备后进行。手术的具体种类取决于疾病当时的情况，同一种外科疾病的不同发展阶段手术种类可能会不同。如脑胶质瘤切除术是限期手术，但如果同时并发瘤卒中，或因脑水肿导致急性脑疝形成，可能会变成急症手术。

对于择期手术或者部分限期手术患者,手术前不仅要注意外科疾病本身,而且要对患者的全身情况有足够的了解,查出是否存在增加手术危险性或对恢复不利的明显异常,包括可能影响整个病程的各种潜在因素,如心、肺、肝、肾、内分泌、血液、免疫系统功能以及营养和心理状态等,以便发现问题,在术前予以纠正,术中和术后加以防治。显然,详尽而完善的术前准备是必要的,但不一定总是可行的。对于急症手术患者,有时在确诊后,手术就必须争分夺秒地进行,否则将因错过绝佳的手术时机导致不良预后,因而在术前只要求在最短的时间内进行必要的准备。因此,术前准备总的原则是,如果推迟手术不会降低患者的神经功能预后,应当在术前将患者的健康状态调整到最佳。

1. 术前评估(preoperative evaluation) 术前评估患者主要脏器的功能,是神经外科手术前准备的重要环节。手术前应系统地检查患者的心血管、肺脏、肝脏、肾脏、代谢及凝血等功能。了解各系统功能状态,不仅对决定患者能否接受手术治疗提供依据,还有助于预测患者术后可能发生的并发症,提前做好预防。

(1) 评估主要脏器功能:术前除需要了解患者是否具有神经外科的颅内压增高等危险因素外,还要对患者的心、肺、肝、肾、代谢及凝血功能进行评估。有问题时,还应邀请相关科室医师协助处理。

1) 心血管系统:询问有无心血管系统症状,如胸痛、呼吸困难、端坐呼吸、夜间阵发性呼吸困难、心悸、晕厥及水肿。查体时注意脉搏、血压、心音及杂音。所有患者术前需完善心电图确定心功能有无异常。

2) 肺功能:询问有无肺部症状,如咳嗽、痰多、呼吸困难、喘息及胸痛。查体时注意有无杵状指、发绀及呼吸音异常。慢性支气管炎、肺气肿、哮喘、肺部感染等疾病均可引起手术后严重肺部并发症。吸烟是引起肺气肿和慢性支气管炎的主要原因,术后肺部并发症发生率明显高于不吸烟的患者。术前戒烟 6~8 周可恢复黏膜的清除率,即使仅戒烟 24 小时也可以降低碳氧血红蛋白浓度从而提高氧合。如果患者的肺部疾患影响了通气及换气功能,应在手术前予以治疗。术前应常规做胸部 X 线片检查。肺功能、动脉血气分析对判定肺功能也有很大的帮助。

3) 肾功能:询问有无泌尿系统症状,如少尿、多尿、烦渴及排尿困难。血尿素氮和肌酐升高,血电解质和尿常规异常均提示肾功能异常,术前应予以纠正,并慎用甘露醇作为脱水剂。

4) 代谢功能与肝功能:糖尿病、甲状腺和肝脏疾病都可引起患者代谢异常。围手术期应用类固醇激素可使糖尿病患者的血糖水平升高,降糖药物难以控制。糖尿病患者容易合并感染,影响伤口愈合。因此,术前控制血糖十分必要。此外应询问有无肝病病史及相关症状并常规进行肝功能及人类免疫缺陷病毒(human immunodeficiency virus,HIV)检查,异常者应予以治疗,并对手术使用过的器械做特殊消毒处理。术前常规的实验室检查,如血尿素氮、电解质、血糖、血细胞计数等,可以反映患者代谢功能的基本情况,对垂体腺瘤、颅咽管瘤等鞍区占位的患者,甲状腺功能和各种激素水平的测定也是必要的。

5) 凝血功能:术前血细胞计数、凝血功能等各项实验室常规检查,可对患者的凝血功能作出判断。出血时间是评价血小板功能及凝血功能的重要指标。肾衰竭、肝脏疾病、接受抗凝治疗等都会造成患者凝血功能异常。使用非甾体抗炎药(如阿司匹林)的患者应该在颅内手术前 1 周停药。对于短暂性脑缺血发作的患者,当停药的危险性超过其获益时,此规定可以调整。

(2) 评估神经外科疾病对身体其他系统功能的影响:神经外科疾病可引起患者其他系统的生理功能紊乱,在麻醉及手术过程中出现不良反应,如严重颅脑创伤、颅脑肿瘤等急性颅内压增高,可引起心肌损害;颅内压增高患者可因呕吐误吸导致吸入性肺炎;降颅内压治疗时使用甘露醇等脱水剂,可造成脱水、低血压、电解质紊乱;应用激素治疗脑肿瘤引起的脑水肿,不仅使患者体内血容量增加,还可引起血压和血糖升高;垂体腺瘤患者手术前存在着内分泌功能障碍,可表现为垂体功能低下、甲状腺功能减低和肾上腺激素分泌缺乏等,对这些影响,在术前应有充分的认识和评估。

2. 手术前药物治疗 除了对患者的并发症进行治疗外,手术前需要针对神经外科手术给予药物治疗,包括围手术期预防感染、类固醇激素、脱水降颅内压药物和癫痫防治等药物的应用。

3. 制订手术方案 根据病变的性质、部位、大小、形态、血供、局部解剖关系、技术条件及医师的经验等,结合患者的全身状况、经济情况和个人意愿,制订手术方案,包括手术方式(如开颅还是介入)、手术入路(如经鼻蝶入路还是经颅手术)、切除方式(如Ⅰ期切除还是Ⅱ期切除)、术中意外与风险的防范措施、术中相关的技术准备(如导航、电生理监测)、术前预处理(如富血管肿瘤的术前栓塞)等。

4. 一般准备

(1) 心理准备:外科手术会引起患者及家属焦虑、恐惧等不良心理,每位患者对于手术效果和危险性都会有不同的理解、要求和担心。因此,医务人员应从关怀、鼓励的角度出发,根据患者及家属对疾病的理解程度、文化水平、接受能力,就病情、施行手术的必要性、可能取得的效果、手术的危险性、可能的并发症、术后恢复过程和预后,以及术中输血可能的并发症和不良反应等,以恰当的言语对患者做适度的解释,向患者家属做详细的介绍,提供有关手术的真实情况,取得他们的理解和信任,减轻其过高的期望值和不良的心理反应,并签署手术同意书、输血同意书等,使患者能以积极的心态接受手术和术后治疗,使患者家属能配合整个治疗过程。

(2) 生理准备:主要指针对患者生理状态及拟实施的手术对患者生理状态可能造成的影响的准备,使患者能够在较好的生理状态下,安全度过手术和术后的恢复过程。如适应性锻炼床上大小便、备血、纠正水电解质及酸碱平衡失调、提高患者的体质、胃肠道准备等。

5. 会诊   术前常规麻醉会诊。存在以下情况时,有必要进行其他相关专科医师会诊:①有医学法律的重要性时;②治疗意见有分歧时;③手术危险性极大时;④患者存在其他专科疾病或异常时;⑤患者及家属提出要求时。

6. 术前讨论和术前小结   术前讨论是提高手术质量、规避手术风险的重要措施之一。凡手术难度大、复杂、多学科、新开展手术、有危险或手术方案难以确定的手术、探查性手术、毁损性手术、病情较重、年老体弱、合并其他重要疾病及有其他特殊情况的手术,必须提请科室进行术前讨论。讨论应在术前1周内组织进行,手术前1日必须完成。首次讨论难以确定合适的治疗方案者可进行多次讨论。

术前小结是对术前诊断和准备工作的最后审查和综合归纳。书写术前小结应在手术前1日完成,主要包括下列项目:①术前诊断及诊断依据(包括鉴别诊断);②手术指征(包括不存在手术反指征);③拟行手术;④术前准备;⑤术中注意事项(主要手术步骤、解剖关系、手术难点等);⑥术后可能出现的并发症及其预防处理和注意事项;⑦麻醉选择;⑧手术日期;⑨手术者。

(二) 术中保障

患者在麻醉及手术期间,由于神经外科疾病及合并疾病的影响,麻醉方法和药物的影响,手术创伤、失血以及体位改变等因素,都可对生理功能带来不同程度的影响,严重者可危及生命。因此,术中应严密监测患者的生命体征和各种病理生理变化,以避免发生严重并发症。术中各种微创手术和监测技术的应用,如显微外科技术、神经内镜技术、导航、电生理监测等,是提高手术质量的重要保障。

(三) 术后处理

术后处理(postoperative management)是指针对麻醉的残余作用及手术创伤造成的影响,采取综合治疗措施,防止可能发生的并发症,尽快地恢复生理功能,促使患者早日康复。

手术后数小时内,患者对手术的急性反应和麻醉残留效应尚在,应由接受过专门训练的人员,在有特殊人员和设备的苏醒室内,按特定的程序进行系统监护、严密观察。麻醉、外科和护理人员要密切协作,各司其职。具体监测内容可参考本章"术后复苏管理"一节。当心血管、肺、神经系统功能恢复至正常水平时(一般需1~3小时),患者可离开苏醒室。需要继续进行心肺支持、持续进行介入性监护,或有其他情况需要持续监护的患者,均须转入重症监护治疗病房(intensive care unit, ICU)。

术后由于原有疾病本身、手术对机体造成的扰乱等因素引起的所有疾病总称为术后并发症(postoperative complication)。术后并发症将直接影响患者的预后。

神经外科已经进入微创手术时代,手术并发症发生率不断降低,但任何手术都会有创伤。神经外科手术并发症多发生在手术后7日内。手术结束至48小时为早期并发症,48小时以后为晚期并发症。有些术后并发症较轻,可治愈;而有些却很严重,甚至可能危及生命。术后并发症可能发生在手术室、麻醉恢复室、病房、ICU等,神经外科医师需要在不同环境中,与相关科室医师协同防治患者的术后并发症。

二、加速康复外科

（一）概述

1. 概念　加速康复外科（enhanced recovery after surgery，ERAS）是指采用有循证医学证据的一系列围手术期处理的优化措施，以减少手术患者生理和心理的创伤应激，达到快速康复。其病理生理学的核心原则是减少创伤及应激。目的在于减少术后并发症，缩短住院时间，节省医疗费用，促进患者快速康复。

2. 发展历程

（1）国际主要发展历程：ERAS 早期的倡导者和实践者是丹麦外科医师 Kehlet，他于 1999 年在美国外科年会上首次提出 ERAS 的早期概念——快速康复外科（fast-track surgery，FTS）。Kehlet 提出此概念时，试图解决患者术后 3~4 日不能出院的问题。以此为目标，他梳理出影响术后快速康复的一系列因素。然后应用循证医学的证据，优化围手术期处理措施，通过多模式方法减轻机体应激及加速患者的术后康复。由于 FTS 在临床应用中显示出可行性及优越性，这一新的理念和治疗康复模式逐步在国际上被广为接受，逐步成为围手术期处理的关键，并在临床实践中不断修正和改进，更名为加速康复外科。2001 年，欧洲 5 国（苏格兰、荷兰、瑞典、挪威、丹麦）率先成立 ERAS 合作组。2010 年，欧洲 ERAS 学会在瑞典成立。此学会召开多次国际性学术会议，制订了结直肠切除、胃切除、胰十二指肠切除相关的共识和指南。2015 年，美国第一届 ERAS 学术会议于 5 月在华盛顿召开。

（2）国内主要发展历程：2006 年，我国四川大学华西医院胃肠加速康复中心将 ERAS 相关报道发表于世界胃肠病学杂志，这是国内最早关于 ERAS 的报道。2007 年，黎介寿、江志伟在国内率先引进 ERAS 的理念，发表了有关胃癌胃切除应用 ERAS 的研究报告，此文于 2014 年被国际首个胃癌胃切除应用 ERAS 的专家共识所引用，表明我国在胃肠癌 ERAS 领域所作出的探索性研究获得国际同行的认可。2015 年，中华医学会肠外肠内营养学分会成立了国内首个 ERAS 协作组，同时发布了中国第一个 ERAS 相关专家共识，肯定了 ERAS 的地位，规范其在外科手术中的应用。

3. 重要组成内容　ERAS 一般包括以下几项重要内容：①术前患者教育；②更好的麻醉、镇痛及微创外科技术以减少手术应激反应、疼痛及不适反应；③强化术后康复治疗，包括早期下床活动及早期肠内营养。ERAS 是一个多学科协作的过程，不仅包括外科医师、麻醉师、康复治疗师、护士，也包括患者及家属的积极参与。经过多年的实践，我国已逐步建立具有中国特色的 ERAS 路径，即通过多学科协作，优化围手术期管理，促进术后加速康复。

优化的围手术期管理措施主要包括 5 个方面。①气道管理：贯穿围手术期全程，降低术后肺部并发症发生率，提高肺功能，扩大手术适用人群；②优化麻醉：减少由于手术引起的应激反应，加速清醒，利于术后早期活动；③手术应激：将器官功能障碍的潜在风险降至最低，减少术后并发症；④营养支持：减少术后肺功能的损害，早期恢复胃肠蠕动功能，增强活动能力，增强心血管功能；⑤患者教育：减少患者的焦虑及疼痛，发挥 ERAS 的优势。

（二）加速康复外科已取得的成果及进一步研究的方向

ERAS 已在许多择期手术中取得成功，结肠切除手术的 ERAS 治疗方案是其中较为成功的典范之一。应用 ERAS 方案后，结直肠切除手术患者可以在术后 2~3 日康复出院。ERAS 逐步拓展应用到几乎普外科的所有手术以及心胸外科、妇产科、泌尿外科和骨科等专业领域，但在神经外科的应用相对较少。大量研究结果肯定了 ERAS 的效果，如可以缩短住院日、减少并发症、降低再住院率，而不影响安全性。与传统方法相比，ERAS 为患者提供更好而且更有效的医疗服务，更好地控制围手术期的病理生理学反应，对器官功能有更好的保护和促进作用。

未来 ERAS 的一个重要研究方向应该从早期康复、缩短住院时间的终点目标，转向更多地关注及消除术后早期出院的阻碍因素，回归到对手术创伤应激反应的病理生理本质的研究，进一步了解及阐明不同术后并发症的不同发病机制。同时，需要重视应用已有的 ERAS 研究证据，通过不断进步以达到"手术无痛、无风险"的最终目标。

（三）加速康复外科在神经外科的应用与展望

目前，ERAS 虽在神经外科中的应用相对较少，但多项前期研究证实了 ERAS 用于神经外科手术治疗颅脑损伤、颅脑肿瘤等患者时安全有效，在减少术后并发症、缩短住院时间、降低住院费用等方面较传统治疗方法有明显优势。神经外科 ERAS 围手术期处理措施（表 2-1-1）具有一定的可行性和优越性。2015 年一篇发表于 *Journal of Clinical Neuroscience* 的综述认为 ERAS 干预措施用于肿瘤开颅手术可改善长期生存的所有预测因子，如改善患者预后、促进功能恢复、缩短住院时间，使患者更迅速地开始辅助化疗和 / 或放疗。该综述最终对神经外科肿瘤开颅术后的加速康复措施给出 17 条推荐（表 2-1-2），并根据 GRADE 标准评估各个证据级别和推荐等级。

表 2-1-1　ERAS 组与传统治疗组围手术期处理措施比较

项目	ERAS 治疗组	传统治疗组
术前代谢准备	术前 1 日正常饮食，手术当天清晨 6:00 饮用 10% 的葡萄糖液 250ml	禁食水，术前补液无严格要求
备皮	仅备术区及切口缘外 2cm	全头剃光
导尿	手术室麻醉后导尿	病房内行术前导尿
麻醉	常规全身麻醉（使用短半衰期麻醉药物），术中控制性输液，补液量≤20ml/kg	全身麻醉，补液无严格要求
保温	采取保温措施，避免低温	无严格要求
导管留置	术后 6 小时拔出导尿管；术区不常规留置引流管，放置者一般在 24~48 小时内拔除	导尿管术后 2~3 日拔除，术区常规放置引流管，拔管视情况而定
液体控制	术后第 1 日补液在 2 000ml 左右，从术后第 2 日逐渐减少补液量，静脉补液量控制在 1 000ml 左右	术后第 1 日补液在 3 000ml 左右，减量视情况而定
早期肠内营养	术后 6 小时患者无恶心呕吐等胃肠道反应，饮用 10% 的葡萄糖液 250ml，术后第 1 日进半流质饮食，无不适在术后第 2 日进普通饮食	排气后饮水，排便后进食流质，逐步恢复正常饮食
下床活动	手术后第 1 日即可将床升高，患者取半卧位，在床上可做简单的肢体运动；术后第 2 日鼓励患者尽早下床活动；术后第 3 日逐渐增加下床活动量	患者自愿时下床活动

表 2-1-2　神经外科肿瘤开颅术后的加速康复措施 17 条推荐

项目	加速康复措施
术前宣教	应与患者就手术效果进行常规沟通
术前吸烟和饮酒	在适当和可行的情况下，推荐术前 1 个月禁止吸烟与饮酒
术前肠内营养及围手术期口服免疫营养	术前给予肠内营养；虽然仍需大型研究验证，但免疫营养治疗对肿瘤患者十分重要
术前禁食与糖负荷	由于葡萄糖液为澄清液体，鼓励围手术期糖负荷
抗血栓形成的预防	开颅手术患者应用分级加压弹力袜和间歇充气加压预防静脉血栓栓塞，不推荐常规应用抗凝剂
抗生素预防和备皮	尽量减少头皮剃刮的范围；皮肤切开前 1 小时内推荐常规应用头孢唑林进行预防；MRSA 患者在皮肤切开前 1 小时内推荐应用万古霉素进行预防
头皮浸润和阻滞	开颅手术患者应用头皮浸润麻醉和头皮神经阻滞麻醉
麻醉方案	在开颅手术患者中，现有证据并不支持短效麻醉剂优于长效麻醉剂，或 TIVA 优于单纯吸入麻醉
非阿片类镇痛	加巴喷丁 / 普瑞巴林和曲马多存在副作用，不适用于开颅手术；静脉对乙酰氨基酚尚未在开颅手术人群中证实有效，但其副作用较小；限制剂量的 COX-2 抑制剂和氟吡汀可能用于开颅手术镇痛，但尚待进一步研究确保其安全性和有效性

续表

项目	加速康复措施
术后恶心呕吐	推荐常规应用5-HT受体拮抗剂和地塞米松;阿瑞匹坦成本较高,疗效有效,可减少补救止吐剂的使用,仅推荐其用于PONV高危患者;TEAS仍需进一步研究;东莨菪碱和异丙嗪存在副作用,不适合作为止吐一线用药
微创开颅手术和内镜颅底操作	神经外科微创手术提供了改善患者康复和满意度的可能性,但仍缺乏RCT验证疗效
避免低温	所有的择期开颅手术都应采取措施预防低温
液体平衡	无创心脏输出监测可提供更加准确的液体体积测定
尿道引流	术后第1日或尽早移除导尿管
术后人工营养	除长时间昏迷患者外,其他患者通常不需要术后人工营养
早期下床活动	鼓励早期下床活动
审计	审计是评估影响及鼓励合规性的有效工具

注:MRSA,耐甲氧西林金黄色葡萄球菌;TIVA,全静脉麻醉;PONV,术后恶心呕吐;TEAS,经皮穴位电刺激;RCT,随机对照试验。

　　在中国,有关ERAS在神经外科的临床研究与应用仍处于起步阶段,接受和重视程度与ERAS的地位远不相称。神经外科由于患者病情重、治疗周期长,加速康复理念并未引起足够的关注,但随着目前治疗技术手段的不断更新发展,人们对生存质量及治疗效果要求的不断提高,神经外科同样面临着怎样加速康复的问题。因此在神经外科尽可能多的患者和疾病类型中开展ERAS研究,进一步验证证据不足的措施,增加新的加速康复的措施,丰富循证医学证据,势在必行。ERAS是医学理论和技术发展的必然结果,随着ERAS治疗理念的不断完善及其应用范围的扩大,其一定能为临床治疗提供一种高效、安全的治疗途径,使神经外科患者的加速康复治疗有望产生突破性进展。

三、术前麻醉评估及术后复苏管理

(一)术前麻醉评估

　　神经外科手术和其他外科手术的术前评估与麻醉前准备有许多共同点,但也有其特殊性。共同点是神经外科手术患者和其他外科手术患者一样,全身情况、重要器官功能、精神状态、可能发生的并发症等同样影响术前评估与麻醉前准备。不同的是,神经外科手术一方面要考虑到其解剖和生理的特殊性,另一方面也要充分认识颅内疾病不仅累及脑本身,而且可能影响全身各主要脏器的功能。要做好神经外科患者的术前评估与麻醉前准备,必须熟悉神经外科疾病和手术的特点以及神经外科手术对麻醉的基本要求,这对于保证围手术期的安全有重要意义。

　　1. 一般评估和准备　麻醉科医师应在手术前1~2日访视患者,对合并有重要内科疾病的患者应更早访视,其主要目的在于以下几个方面。

　　(1) 评估患者全身情况:通过了解相关病史、各种检查结果,并进行详细体格检查后,对患者的全身情况作出估计。目前较为通用的是美国麻醉医师协会(ASA)制订的健康状况评估分级标准(表2-1-3)。急症手术在评定的类别旁加"E"或"急"。

表2-1-3　美国麻醉医师协会(ASA)健康状况评估分级

分级	评估标准
I	无器质性、生化或心理疾病的健康人
II	有轻度系统性疾病,对日常生活无严重影响。对麻醉手术无影响
III	重度系统性疾病,显著影响日常生活。对麻醉手术很可能有影响
IV	严重系统性疾病,威胁生命或需要加强治疗。日常活动严重受限。对麻醉手术有重要影响
V	危重患者,手术与否都可能在24小时内死亡
VI	脑死亡的器官捐献者

（2）提出合理化建议，进一步完善检查和治疗：对于必要的而尚未完成的术前检查或治疗，向神经外科医师提出，予以完善。

2. 特殊评估和准备

（1）明确诊断和病情严重程度：从病史、临床表现，结合影像等相关辅助检查，一般都能对疾病作出诊断。判断病情严重程度要依据病情缓急、神经系统定位表现和颅内压增高情况、意识障碍程度及持续时间、生命体征改变等，为临床麻醉提供有价值的信息。

（2）了解重要脏器功能及全身情况：要求常规进行血常规、尿常规、出凝血时间、心电图、胸部 X 线片、电解质、肝肾功能等检查，必要时做心功能与肺功能检查，如发现急性心肌梗死患者，6 个月内不宜行择期手术。了解全身情况作出 ASA 评级。对 ASA Ⅲ、Ⅳ级患者，应严格掌握手术麻醉适应证并选择手术时机。

（3）了解手术情况：了解手术方式、基本步骤、术中可能出现的特殊情况，如大血管、静脉窦损伤发生大出血，下丘脑损伤引起血压升高、脑肿胀，第四脑室底部、迷走神经损伤发生呼吸循环衰竭等。

（4）特殊情况的处理：当患者术前已存在下列特殊情况时，必须采取适当处理措施，改善患者情况，提高麻醉与手术的安全性。

1）颅内压增高与脑疝危象：需紧急脱水治疗、降颅内压，以缓解或解除脑疝危象。否则，处理延误，自主呼吸停止，失去手术机会，预后也欠佳。

2）呼吸困难、严重缺氧：要分清病因。一方面进行脱水治疗，一方面调整头位使呼吸道通畅，需要时尽快行气管内插管，辅助呼吸。如患者昏迷，估计术后难以在短期内清醒，宜尽早行气管切开术。在呼吸困难、严重缺氧情况下，不可仓促手术。脑外伤误吸的患者，一定要清理呼吸道、气管内插管后方可手术。

3）低血压休克：应查明病因。闭合性颅脑损伤、脑瘤的患者一般极少出现低血压休克。颅脑损伤合并严重的其他脏器损伤如肝脾破裂、肾损伤、大的骨折、胸部挤压伤，常有低血压与休克发生。应及时输液、输血、补充血容量，使血压回升到正常。急诊患者处于休克状态，应纠正休克后方可手术。

4）长期颅内压增高、频繁呕吐、不能进食、脱水衰竭：如手术时机有选择余地，最好先予调整。有梗阻性脑积水者，先予脑室持续引流，缓解高颅压。患者恢复进食，配合输液、输血、血浆或白蛋白进行静脉高营养，纠正水、电解质紊乱，待衰竭状态改善 3~5 日后，病情稳定，再行手术。

5）颅颈伤、颈椎骨折脱位：患者多处于高位截瘫，存在呼吸障碍、肺通气不足、缺氧或有低血压。需做气管切开或经鼻气管内插管、保证呼吸道通畅、补充血容量、稳定血压以后再行头部牵引，进行颈椎骨折脱位的处理，包括必要时探查脊髓。

6）全身情况不佳：心、肺、肝、肾功能异常，血糖过高，垂体功能低下，血压过高等，应先做内科相应治疗。高血压者如舒张压达 110mmHg，心电图显示 ST 段有缺血改变或低血压及心率增快，有增加术后心肌梗死的危险，需先治疗 2~3 周，待病情改善后再手术。但应注意，有些长期颅内压增高的患者，心电图的异常要加以分析，临床上多有在手术解除高颅压后，心电图恢复正常者。

7）脑血管痉挛：常并发于脑动脉瘤、脑动静脉畸形破裂或颅脑创伤引起的蛛网膜下腔出血，也可见于自发性脑出血。对症状性脑血管痉挛，最好先采取药物治疗，再行手术，在紧急情况下，可同时进行脑血管痉挛的处理。强调早期、足量、全程使用尼莫地平。

8）高热：体温增高，使脑耗氧增加，加重脑缺血缺氧损害，应及时采用降温脑保护措施。

9）癫痫：对术前有癫痫高危的患者，应按相关规范，预防性应用抗癫痫药。对已发生癫痫者应及时抗癫痫治疗，防止出现癫痫持续状态。

10）其他：使用术前药应慎重，特别是已有颅内压增高的患者对中枢神经抑制药往往特别敏感，因此一般不建议使用。但对某些特殊患者如脑动脉瘤患者则需要镇静，可给地西泮 0.1~0.2mg 口服，或咪达唑仑 0.05~0.1mg/kg 在手术室内静脉给予。麻醉性镇痛药有抑制呼吸中枢而导致高碳酸血症和脑血流、颅内压增加的危险，应避免作为术前用药。麻醉期间除常规监测血压、心电图、心率、血氧饱和度外，对开颅手术患者，特别是预计术中出血量较大的患者，条件允许时应做动脉置管持续监测直接动脉压，并施行血气分析，常规监测 $P_{ET}CO_2$、CVP 和尿量，同时开放两条静脉通路。

3. 常见神经外科手术的麻醉前评估

(1) 颅脑创伤手术的麻醉前评估:对于颅脑创伤(traumatic brain injury,TBI)患者的诊治要争分夺秒,应在最短的时间内对患者的脑创伤程度、呼吸和循环状态进行快速评估,包括既往病史、受伤过程和时间、最后进食水时间、意识障碍的程度和持续时间、颅内压情况以及是否并发颈椎、颌面部和肋骨骨折及内脏器官出血等。通过已有的辅助检查如头颅 CT、MRI、胸部 X 线片、血常规、出凝血时间、血生化、电解质和血气分析等迅速了解患者的一般状态并制订方案。

应当注意可能导致或加重颈椎损伤的因素。约 2% 钝性外伤住院患者和 8%~10% 格拉斯哥昏迷量表评分小于 8 分的颅脑创伤患者存在颈椎骨折,应注意评估并避免插管过程中加重颈椎损伤。若采用经鼻气管插管,应评估是否存在颅底骨折和脑脊液漏。

(2) 颅内肿瘤手术的麻醉前评估:详细了解患者病史、体格检查及相关的影像学资料,了解颅内压升高、神经功能损害、癫痫发作及术前用药(如脱水利尿药、类固醇激素类药、抗癫痫药)和脱水状态情况,并了解采用的手术体位、手术入路和手术计划,结合肿瘤大小、部位、血供、是否位于功能区、是否靠近大血管与重要神经和脑干、预计出血量以及出现空气栓塞的风险等制订麻醉方案。

(3) 颅内动脉瘤手术的麻醉前评估:动脉瘤是造成自发性蛛网膜下腔出血(subarachnoid hemorrhage,SAH)的首要原因。SAH 会引起广泛交感神经兴奋,导致高血压、心功能异常、心电图 ST 段改变、心律失常及神经源性肺水肿。患者常由于卧床及处于应激状态而引起血容量不足,并常出现电解质紊乱如低钠血症、低钾血症及低钙血症,术前应完善相关检查并及时纠正。对于手术难度大或者巨大动脉瘤的患者,应准备足够的血源,并备自体血回收装置。

(4) 颈动脉内膜剥脱术(carotid endarterectomy,CEA)的麻醉前评估

1) 病史:了解患者既往脑梗死面积、时间等,病变部位和程度、对侧颈动脉病变和 Willis 环(基底动脉环)是否完整。并了解患者心肺功能、手术耐受性等。

2) 术前检查:心脏超声、肺功能检查、双侧颈动脉多普勒超声和计算机体层血管成像(CTA)、数字减影血管造影(DSA)和 Willis 环检查明确诊断和评估手术风险和疗效。

3) 了解是否存在增加手术风险的因素

①内科危险因素:如心绞痛、6 个月内心肌梗死、充血性心力衰竭、严重高血压(>180/110mmHg)、慢性阻塞性肺疾病(chronic obstructive pulmonary disease,COPD)、年龄 >70 岁、严重糖尿病等;②神经科危险因素:进行性神经功能缺损、术前 24 小时内新出现神经功能缺损、广泛性脑缺血、发生在术前 7 日之内的完全性脑梗死、多发脑梗死病史、不能用抗凝剂控制的频繁短暂性脑缺血发作(TIA);③血管造影的危险因素:对侧颈内动脉闭塞、虹吸部狭窄、血栓在颈内动脉远端延伸 >3cm 或在颈总动脉近端延伸 >5cm、颈总动脉分叉在 C_2 水平并伴短且厚的颈部、起源于溃疡部位的软血栓、颈部放疗病史。

4) 术前准备

①改善心脏功能:颈动脉狭窄的患者常伴有冠状动脉狭窄,术前检查若有严重心肌缺血,应做心血管造影,排除冠状动脉狭窄,并行介入治疗后再行 CEA,以防止术后出现心功能不全和心搏骤停,降低死亡率。心脏治疗药物服用至手术当日,如无禁忌阿司匹林不停药。②控制血压和血糖:术前宜将血压控制在理想范围,但应避免快速激烈的降压治疗,否则可损伤脑的侧支循环,加重脑局部缺血。

(5) 神经外科术中唤醒的麻醉前评估:麻醉前访视时,应设法解除患者的紧张焦虑情绪,恰当阐明手术目的、麻醉方式、手术体位以及麻醉或手术中可能出现的不适等情况,针对患者存在的顾虑和疑问进行说明,以取得患者的信任,争取麻醉中的充分合作。对于过度紧张而不能自控的患者应视为唤醒麻醉的禁忌证。

麻醉前对气道的评估极为重要。对于合并困难气道、上呼吸道感染、未经控制的肺病患者应视为唤醒麻醉的禁忌证。癫痫、颅内肿瘤、运动障碍病及中枢性疼痛患者,术前常已接受一系列药物治疗,麻醉前除了全面检查药物治疗的效果外,还应重点考虑某些药物与麻醉药物之间存在的相互作用。

(6) 神经外科介入手术的麻醉前评估:麻醉医师术前应详细询问病情,仔细观察患者,综合分析患者、

疾病及介入手术三方面因素,适时地与介入手术医师沟通,制订出最适宜的麻醉方案。

缺血性脑血管病患者及大部分动脉瘤患者既往可能有高血压、冠状动脉粥样硬化性心脏病,血管弹性差,术中循环极易波动、难控制,术前应掌握基础血压情况、仔细评估心血管储备、尽量优化循环状况。患者日常服用降压药、硝酸酯类药物、抗心律失常药等应持续用至术前。术前应用钙通道阻滞剂以预防脑缺血。

施行这类手术的患者,术前需要进行气道检查,为术中可能会出现的紧急情况做准备。对术前存在肾功能不全的,应谨慎用药,避免进一步肾功能损害。认真评估凝血功能有助于围手术期凝血及抗凝的管理。应详细询问患者既往过敏史,尤其是否有造影剂反应及鱼精蛋白、碘及贝壳类动物过敏史。

择期手术患者的状况通常较好,而急诊患者状况往往复杂而不稳定,可能存在高血压、心肌缺血、心律失常、电解质紊乱、肺水肿、神经功能损害及相应的气道保护性反射削弱等。更应充分做好术前评估及相应处理,并在适当的监测、管理下转运至手术室以确保患者生命安全。此外,应特别注意饱胃患者的处理。

（二）术后复苏管理

手术后麻醉恢复期(又称"复苏期")由于各种麻醉药物的残余作用、手术创伤、失血、失液及其他治疗药物的影响,患者的主要生理功能尚未完全恢复,在此期间容易发生各种术后并发症,管理不当可严重影响患者预后甚至危及生命,必须高度重视。

1. 麻醉恢复期的监测内容　可根据手术类型、部位、时间、术中失血失液情况、手术顺利程度、术中用药及患者情况,有选择地进行以下监测,以判断中枢及外周重要器官、系统的功能状态,指导复苏管理。

（1）一般监测:常规生命体征及神经功能监测,包括心电图、无创血压、脉搏、呼吸、氧饱和度、体温、出入量、意识、瞳孔以及肢体活动功能等。

（2）外周特殊监测:中心静脉压、有创血压监测、$P_{ET}CO_2$监测,胸部 X 线及 CT 检查等。

（3）神经系统特殊监测:颅内压、神经电生理、经颅多普勒超声、颈静脉球血氧饱和度、脑电双频指数(BIS)及头颅 CT 检查等监测。

（4）实验室监测:血清渗透浓度、电解质、血糖、血及尿常规、血气分析等。指导输液种类选择,维持稍高的血清渗透浓度,控制血糖水平在 5.6~8.3mmol/L。

2. 术后恢复期管理要点

（1）呼吸系统管理:神经外科医师需要及早行神经功能检查以判断手术效果,这就要求患者尽快苏醒并及早拔除气管导管,但神经外科患者麻醉恢复期的呼吸功能常受到不同原因和不同程度的影响,如脑神经功能不全、气道保护性反射异常、气道机械性梗阻和中枢性呼吸肌无力等。因此,一方面要积极创造条件及早拔管,另一方面要掌握好拔管时机,再者要及时预防、发现并正确处理呼吸系统并发症以确保患者的生命安全。

1）上呼吸道梗阻

① 舌后坠与舌体肿大:舌后坠常见原因是全身麻醉和 / 或神经肌肉阻滞恢复不完全,气道本身和外部肌肉张力降低以及不协调。主要发生在麻醉较深、表现为肢端肥大症的垂体生长激素腺瘤和寰枕畸形的患者。手术过程中患者颈部的屈曲、下颌部位的收缩、口咽通气道的放置以及俯卧位手术等因素均是引起舌体肿大的原因。对于有相关危险因素的患者,拔管前应仔细评估,必要时在拔管后予留置鼻咽通气管进行过渡,并做好再插管或气切的准备。

② 血液、分泌物或呕吐物堵塞气道:垂体瘤经鼻蝶入路手术、颅底手术、额窦开放等手术,术野的血液、口腔内分泌物以及术后呕吐物均可流至患者的口咽部造成气道堵塞。解决方法是掌握拔管时机,待患者吞咽、咳嗽等保护性反射恢复及意识清醒后拔管,及时清理分泌物,预防恶心、呕吐的发生。

③ 喉痉挛:多为术前长期大量吸烟、上呼吸道感染、吸痰或放置口咽通气道诱发。轻度喉痉挛通常在解除局部刺激,头后仰,去除口咽放置物,加压吸氧后会自行缓解。严重者需静脉注射肌肉松弛剂插管。

2）气道水肿:气管内插管时间长,术中输液、输血多,头低位或俯卧位手术特别是儿童和肥胖患者、颈椎颈髓手术、颈动脉内膜剥脱术、插管困难反复操作的患者尤易发生气道水肿。解决方法是纯氧吸入,雾化吸入肾上腺素,如效果不佳应考虑再次插管。

3) 低氧血症:原因有通气和换气功能不全,通气/血流比例失调。通气不足可有中枢性原因如影响呼吸中枢的手术、麻醉药和镇静药物的作用等,也可有外周性原因如神经肌肉疾病、肌肉松弛药作用、呼吸道梗阻等。此外,过度通气和低血容量也可造成低氧血症。应针对原因采取有效的防治措施。神经外科患者麻醉恢复期意识状态恶化时首先应想到要保护好气道,甚至再行经口或经鼻气管内插管。少数患者因手术损伤丘脑下部或脑干,可继发神经源性肺水肿,临床表现急性呼吸困难和低氧血症。治疗原则应同时兼治肺水肿和原发病,强调降低颅内压和抑制交感神经过度兴奋。

(2) 循环系统管理:神经外科术后维持稳定的血流动力学和脑灌注压十分重要。血压过高或过低均会影响到神经功能的预后。应根据患者术前状况以及手术情况与神经外科医师讨论确定目标血压范围。

术后高血压的发生主要与术前高血压控制欠佳和高颅压的存在,以及手术后伤口疼痛或者导尿管刺激等因素有关。如患者术后高血压无高颅压,可积极控制血压以减少脑肿胀和脑出血;如患者存在高颅压,降血压要慎重,因血压的降低可使脑灌注压下降从而导致脑缺血。低血压发生的原因大多是低血容量以及颈髓或高位胸髓损伤后的神经源性休克。前者会引起脑缺血,应进行有效的容量补充,以维持正常的血容量,后者因代偿机制的受损与未受损者比较更加耐受低血压,可以进行谨慎的液体治疗并应用血管活性药物。补充血容量应兼顾到胶体和晶体,对术中出血量大者,还要关注血电解质、血红蛋白、血浆蛋白的情况,进行相应的补充。

窦性心动过速的原因常常与血容量不足有关,应在监测下补足血容量,必要时辅以血管活性药。窦性心动过缓主要与术前心脏疾病、术中阿片类药物使用剂量过大及术后拮抗肌肉松弛药使用新斯的明等有关。此外,还要排除术后颅内血肿、脑水肿、颅内压升高的因素,处理上既对因又对症。另外脑心综合征亦可导致心律失常,要在保护心脏功能的基础上,保证脑供氧和脑灌注,治疗脑水肿,降低颅内压。

(3) 术后恶心、呕吐:术后恶心、呕吐可导致水、电解质紊乱,颅内压升高,增加误吸、颅内血肿和出血的风险。特别是在拔出气管插管后,更应注意防止因呕吐而导致的误吸。恶心、呕吐较频繁时,可予对症处理,如用中枢止吐药,并注意排除继发性颅内出血、高颅压的可能。

(4) 体温管理:神经外科手术时间长,患者暴露在手术室环境中,加之出血量大,术中输液多等原因,患者术后可能存在低体温。一部分开颅手术可能对体温调节中枢造成影响,有的患者亦可体温升高,甚至达到39~40℃,需监测体温,维持在正常范围。

(5) 神经系统管理:观察患者神志、瞳孔及肢体的活动以及各种生理与病理反射等。若发现神经功能进行性恶化或苏醒延迟、瞳孔不等大等情况应及时联系神经外科医师,必要时行 CT 等影像学检查。

【典型病例】

患者,女,71 岁,因"无症状性左颈内动脉狭窄"拟行颈动脉内膜剥脱术,该患者左侧颈动脉 90% 闭塞。患者血压 180/75mmHg,脉率 65 次/min,律齐。

既往史:高血压、I 型糖尿病和冠状动脉粥样硬化性心脏病(2 年前行血管成形术)。

1. 术前评估与处理

(1) 该患者术前评估的内容是什么?

除了评估神经系统功能状态以外,还应重点评估患者是否有全身动脉粥样硬化的其他表现,如冠状动脉粥样硬化性心脏病、高血压或肾脏疾病。同时,还应评估患者气道,以判断通气和插管难易程度。

1) 神经系统功能状态:了解患者既往脑梗死面积、时间等,病变部位和程度、对侧颈动脉病变和 Willis 环是否完整。

2) 全身动脉粥样硬化的其他表现:应询问患者有无心脏疾病的表现,如心绞痛、既往有无心肌梗死或心力衰竭,了解患者的日常活动耐量。体格检查包括心率和心律、是否存在颈静脉充盈、双肺基底部湿啰音、心脏扩张和奔马律。术前应确定患者是否有高血压,了解其最高和最低血压以确定其可以耐受的血压范围。同时,还应评估血管疾病的其他终末器官损伤,如肾功能障碍,以及患者是否合并其他与血管病变相关的疾病,如肥胖、糖尿病和吸烟。

3) 术前应评估患者的气道,以判断其通气和插管难易度。还应评估患者的颈部最大活动度(患者能耐受且不出现脑缺血)以避免插管或摆手术体位时颈部过度后伸或旋转。

(2) 对于择期手术而言,患者的血压是否过高?

行颈动脉内膜剥脱术患者术前多合并高血压,此类患者一般不予快速纠正血压,以免加重脑缺血。如果患者在某血压水平出现心肌缺血症状,但能保证脑血流灌注,则应使用降压药使血压缓慢下降。对于神经功能状态不稳定的高血压患者,必须在脑血流受阻缓解后控制血压。另外,单次的术前血压对于术前评估用处很小,应根据患者能耐受的血压波动范围进行围手术期血压的控制。该患者麻醉期间可能出现血压大幅度波动,应准备好血管收缩药和扩张药,并尽量降低血压波动范围,减少心脏和神经系统并发症的发生。

(3) 术前需要的实验室检查是什么?

术前应进行相关检查以评估患者心脏、肺和代谢功能的基础状态。了解患者血红蛋白和血细胞比容值;通过尿常规分析和血尿素氮、肌酐水平了解患者基础肾功能情况;心电图检查判断患者是否有心律失常、心肌缺血、陈旧性心肌梗死或左室肥厚。如有可能,应将术前心电图检查与既往心电图进行比较,以判断是否发生变化。术前胸部 X 线片检查以判断患者是否存在心脏扩大、肺水肿、慢性阻塞性肺疾病或肺炎。对于 COPD 患者,术前应行动脉血气检查了解患者基础二氧化碳分压。

(4) 此类患者需要术前用药吗?

术前用药的目的是缓解患者的焦虑状态,但要警惕部分术前用药可能会导致呼吸抑制、高碳酸血症和脑血流量改变,并加重脑缺血。故应首先进行全面详细的术前访问与沟通,缓解患者的焦虑状态。临床需要的情况下,可使用苯二氮䓬类药物(术前 1 小时口服地西泮 5mg 或静脉注射咪达唑仑 1~2mg)。

2. 术中管理 术中除标准监测(心电图、无创血压、指氧饱和度、呼吸末二氧化碳等)外,可行动脉置管,便于采样行血气分析。必要时术前还应评估是否需要放置肺动脉导管。

局部麻醉患者术中可行神经系统检查评估脑血流灌注情况,全身麻醉患者可根据脑电图、体感诱发电位。经颅多普勒、脑氧饱和度监测结合 Kety-Schmidt 法及改良法、颈内动脉注射法等评估患者术中脑血流灌注及功能。

全身麻醉患者术中控制通气应避免出现高碳酸血症。颈动脉狭窄者局部缺血区域脑血流自动调节功能多已丧失,此类患者术中血压维持应结合多项因素综合考虑。颈动脉闭塞时,血压多维持在正常高线,以通过增加侧支循环维持脑血流,一旦狭窄及阻塞接触后,应维持在正常低限,减少再灌注损害的发生。同时,术中应避免过度补液而致术后高血压及诱发或加重患者心力衰竭。

3. 术后管理

(1) 全身麻醉后患者苏醒延迟的原因是什么?

导致全身麻醉后苏醒延迟的原因包括高血糖或低血糖、低体温、麻醉药过量、高碳酸血症和低氧血症等,若以上因素已排除,应考虑是否术中发生了意外事件,此时应采用多普勒超声检查手术侧颈动脉血流状态。若无血流,则立即开放伤口重新手术。若超声显示血流正常,则应考虑长时间低灌注导致的脑梗或栓塞的发生,保留气管插管以利于进行进一步检查,如 CT 扫描、脑血管造影。

(2) 若患者术后的血压是 170/96mmHg,需要处理吗?原因和处理方法分别是什么?

高血压会导致术后伤口出血、心肌缺血、心律失常、颅内出血和脑水肿,术后应控制患者的血压。术后高血压的原因包括低氧血症、高碳酸血症、疼痛和尿潴留,应针对上诉原因予以及时干预和处理。术后高血压和心动过速的另一个常见原因是手术损伤导致颈动脉窦功能障碍,颈动脉压力感受器反应迟钝,此时应考虑使用降压药物。

术后应维持患者血压在其正常血压低限范围内。口服肼屈嗪 5mg 或拉贝洛尔 10mg 并逐渐加量(如患者无心动过缓)控制血压。还可静脉使用硝普钠或硝酸甘油,或普萘洛尔 1mg 并逐渐加量,也可使用艾司洛尔静脉注射。

(3) 术后即刻预期发生的并发症有哪些?

术后即刻并发症包括:神经系统并发症、循环不稳定和吸功能障碍。

1) 术后神经系统并发症:常由于手术中血栓脱落栓塞所致,其他原因有再灌注损伤、颅内出血和麻醉药的作用。

2) 术后循环不稳定可表现为高血压或低血压:严重的高血压可导致局部血肿和高灌注综合征,而低血压的原因包括低血容量、麻醉药残余作用、术中降压药的持续降压作用、心律失常和心肌缺血。其他可能导致低血压的原因为:术中切除斑块时,颈动脉压力感受器受压导致颈动脉窦敏感性增高,反应过度,一旦出现,应立即给予补液和升压药治疗。

3) 术后呼吸功能障碍:很少见,但可危及生命。原因可能是术中喉神经牵拉导致声带麻痹;手术区域动脉或静脉出血致形成血肿,导致气道梗阻;或是声门上水肿、张力性气胸等。

四、高危患者管理

(一) 老年患者管理

老年患者自身神经系统结构和功能会出现改变,同时常合并有多系统疾病,以高血压、糖尿病、高血脂、冠状动脉粥样硬化性心脏病、慢性肺部疾病、泌尿系疾病常见。老年患者对麻醉、手术打击、出血等的耐受力变差,容易出现严重并发症,严重时危及患者生命。研究显示,随着年龄的增长,60 岁以上患者开颅手术死亡率明显增加。我国已经进入老龄化社会,做好老年高危患者围手术期管理,可确保老年患者手术安全顺利,术后早期康复,最大程度地降低术中和术后并发症。

老年患者神经系统特点:①神经细胞数量减少,细胞形态改变,脑组织萎缩;②脑血管出现硬化,脑组织血流代偿反应差;③外周神经老化,反应保护变差;④脂褐质沉积,神经认知功能变差。

1. 术前评估

(1) 手术风险等级及获益评估:神经外科的开颅手术多数为高风险手术,对于老年患者行开颅手术,应列入高风险手术管理。术前对疾病严重程度和患者自身预期寿命评估,严格把握手术适应证非常重要。对于手术本身不能改善预后或生存期,如晚期神经系统恶性肿瘤累及重要功能区域,手术难度大,建议保守或者姑息放化疗治疗;对于一些良性疾病,病变不影响患者生活质量和生存期,或者病变位置深在,手术难度大,如无症状的海绵状血管瘤、动静脉畸形、小脑膜瘤等,可行保守观察。

(2) 神经系统功能评估:老年人由于神经功能常出现退化,记忆力减退,对疾病损伤的反应慢,病情自我表达往往不准确,因此术前详细的病史采集和全面的神经系统查体对病情评估尤为重要。此外,老年患者常常出现心理问题,抑郁和焦虑比较突出,术前主管医师和护士对患者采取心理干预很有必要。

(3) 其他系统重要功能评估

1) 心血管系统:心脏功能评估,除了心电图外,超声心动图应作为术前常规检查,对于中度以上心律失常者,应行 24 小时动态心电图检查;对于高血压者,术前严格监测血压,对基础血压较高者,术前控制血压在正常高限即可。对于有严重心血管病变,如失代偿性心力衰竭、不稳定型心绞痛、严重心律失常、严重瓣膜疾病等,应推迟或取消手术,在相关科室完成治疗后择期手术。对于近期(6 个月内)接受心脏支架治疗者,开颅手术时间间隔应至少 1 个月以上。对口服双抗的患者,优选择期手术,不能停药者,除常规检测凝血功能外,术前应完善血小板功能检测。

2) 呼吸系统:老年患者的咳嗽反射和黏液纤毛的清除功能下降,对于有肺部基础疾病的患者,除常规做胸部 X 线片外,应完善肺通气功能检查,对于有器质性疾病者,术前完善胸部 CT。对于吸烟患者,术前应戒烟 2 周,必要时给予化痰药物。

3) 内分泌系统：主要是合并糖尿病，老年患者血糖控制不好，容易出现电解质紊乱，伤口延迟愈合和感染，术前要做好糖尿病病史评估，做好糖尿病患者饮食指导工作，确定糖尿病类型和既往用药情况，术前常规监测餐后和空腹血糖 3 日左右。对于药物控制血糖欠佳的患者，围手术期可加用胰岛素，建议内分泌科会诊指导用药。

4) 泌尿系统：老年患者生理性肾功能减退，药物代谢吸收变差，术后容易出现电解质紊乱。术前应常规检查尿常规、生化评估肾脏功能，对于有尿潴留和前列腺增生的患者，请相关科室会诊指导治疗，避免使用损伤肾功能药物。

2. 术中管理

(1) 麻醉注意事项：神经外科手术麻醉多数为气管插管全身麻醉，对老年患者，全身麻醉本身带来的负担较大，术后呼吸道并发症多。对于这类患者，麻醉医师应尽量实施平稳麻醉诱导，主管医师和麻醉师对术中可能出现大出血情况应做好沟通和必要准备（深静脉穿刺、血液回吸收等），术中保持血压平稳，尽量减少麻醉药物用量，降低药物副反应。

(2) 术中操作：手术过程中应注意尽量减少脑出血，缩短手术操作时间，减少脑组织压迫和牵拉。对于一些止血困难，预计出血量大的患者，手术开始后尽早备血，维持整个手术过程生命体征的平稳。手术切除以保留患者神经功能和生活质量为优先，部分肿瘤不必追求全切。

3. 术后管理

(1) 术后麻醉平稳复苏。

(2) 生命体征监护，减少镇痛泵使用率。

(3) 密切观察神志变化，术后常规复查头颅 CT。

(4) 并发症预防：早期下床活动，预防静脉血栓形成，注意四肢有无水肿；如有突发胸痛、胸闷，警惕肺动脉栓塞；严格呼吸道管理，术后采取半卧位，鼓励深呼吸，可使用化痰和排痰药物，每日雾化吸入，卧床患者应定时翻身拍背；加强营养支持，吞咽功能正常者，早期肠内营养，监测出入量，静脉补液量根据患者心功能调整，补液速度不宜过快，以免加重心脏负担和肺水肿。

（二）儿童患者管理

1. 术前评估

(1) 神经系统检查：儿童患者神经系统评价由于不同年龄发育阶段均有所不同。对婴幼儿的评价中，发育是评价的重要指标。对于儿童患者，病史的采集主要通过监护人和儿童交流获取，同时应注意采集孕产史、发育史、家族史和儿童智力水平检查。

(2) 术前疾病筛查：儿童患者可合并有其他系统疾病，由于很多儿童患者无语言表达能力或不明白自身疾病，因此和其父母或监护人的仔细交流非常重要。一些疾病对麻醉会产生影响。常见的有：先天性心脏病患儿容易出现低氧血症和心力衰竭；胃肠道保护功能差，容易出现反流，导致吸入性肺炎、早产儿术后窒息；颅面畸形容易出现气道管理困难。此外，儿童神经系统疾病本身也对麻醉产生影响，造成可能的风险（表 2-1-4）。

表 2-1-4　儿童神经系统疾病围手术期可能风险

疾病	围手术期风险
动静脉畸形	可能出现充血性心力衰竭
Chiari 畸形	呼吸骤停、吸入性肺炎
鞍区病变	尿崩症、甲状腺功能减退、肾上腺功能减退
口服抗癫痫药时间长	肝功能受损、血液系统异常

2. 术中管理

(1) 麻醉诱导：麻醉开始前可给予镇静剂，对于患儿在麻醉开始前就已经出现神经系统状况恶化或患者本身就嗜睡,应避免使用镇静剂。诱导可选择吸入麻醉和静脉药物诱导,患儿配合能建立静脉通道的可优先静脉给予麻醉诱导药物,常使用丙泊酚和硫喷妥钠,麻醉药物剂量要严格控制。依托咪酯和氯胺酮容易引起中枢神经系统兴奋和高颅压,不建议使用。对于建立静脉通道困难的患儿,可选择吸入麻醉诱导。

(2) 血流动力学稳定:儿童患者由于体重轻,体液总含量少,如术中出现大出血,自身调节代偿能力很有限,甚至可能出现心血管功能衰竭。因此,在手术过程中要维持正常的血容量,严格遵守儿童静脉液体管理原则(表 2-1-5)。

表 2-1-5　儿童静脉液体维持用量参考

体重 /kg	每小时液体维持量
<10	4ml/kg
10~20	40ml+2ml/kg(10~20kg 之间,每 1kg 加 2ml)
>20	60ml+1ml/kg(>20kg,每 1kg 加 1ml)

(3) 体位摆放:体位摆放应优先考虑手术区域暴露,同时也要兼顾到麻醉医师能充分接触到患者。由于儿童头部血流占心排血量比例较高,头部位置的高低会影响到大脑静脉的回流和颅内压的高低,常规采取头部稍抬高,这样有利于手术区域静脉回流和脑脊液引流,但同时增加了静脉空气血栓出现的概率。由于儿童患者皮肤嫩,容易出现皮肤和软组织损伤,躯体所有受压点要做好保护。

(4) 体温维持:神经外科手术时间多较长,加上儿童体温调节中枢发育不健全,皮下脂肪薄弱,在手术过程中容易出现体温过低。在麻醉诱导、气管插管、患儿体位摆放和术后复苏过程中,做好体温监测,设定合适的环境温度,必要时使用保温毯或热风机等,以防体温下降和术后寒战发作。

3. 术后管理

(1) 麻醉恢复:复苏应在患者有自主呼吸和稳定的血流动力学状态下平稳复苏。儿童开颅手术多为气管插管全身麻醉,迅速苏醒容易引发呛咳,导致动脉压和颅内压增高,可在复苏前给予小剂量芬太尼。气管插管不宜过早拔出,以免喉头痉挛或窒息。术后患儿拔出气管插管的条件是有自主呼吸和对语言有适当反应,对于术后自主呼吸差,咳嗽反射差的患儿可戴管观察病情变化。

(2) 监测生命体征,做好血流动力学监测,仔细进行神经系统查体,术后常规复查头颅 CT,颅内情况平稳者,可给予镇痛处理。

(3) 预防电解质紊乱,预防癫痫,呕吐患者可给予非镇静止吐药物,如昂丹司琼。

(三) 妊娠期患者管理

1. 流行病学特点　妊娠期合并神经系统疾病是指发生在整个妊娠期及产后 6 周内的同时出现的神经系统疾病。目前有关妊娠期合并神经系统疾病的临床研究多为病例报告,国内外缺乏大规模的流行病学研究。妊娠期合并神经系统疾病需要外科干预,主要包括脑血管病和脑肿瘤。妊娠期合并脑肿瘤临床少见,尚无大规模的病例统计研究,美国人群研究报道的女性妊娠期合并脑肿瘤的发病率为 2.6/10 万,但脑肿瘤对孕妇及胎儿均可造成生命威胁。妊娠期合并卒中是当前临床关注的重点和治疗难点,卒中已成为当前妊娠期最常见和最危急的神经外科并发症。研究显示,妊娠期合并卒中占所有孕产妇死亡原因的 12%,相关报道本病发病率为(4.3~210)/10 万次分娩。最新美国一项多中心研究纳入 1 000 家医院患者数据,统计了 2 850 例妊娠期合并卒中患者,其发病率约为 34.2/10 万次分娩。

(1) 妊娠期合并脑肿瘤:妊娠期合并脑肿瘤以胶质瘤最为常见,其中以低级别胶质瘤多见。一项回顾性研究统计了 34 例女性妊娠期合并胶质瘤患者,其中 50% 的患者为Ⅱ、Ⅲ级胶质瘤。妊娠对胶质瘤生长的影响目前尚不清楚。两项针对Ⅱ级胶质瘤的研究发现,妊娠期合并胶质瘤的生长速度变得更快,同时发现肿瘤进展的速度和患者癫痫发作频率有关。另一项研究发现妊娠期会加速低级别肿瘤向着高级别胶质瘤发展,同时患者的临床症状也会加重。妊娠导致脑胶质瘤生长的确切病因尚不明确,现有研究报道几种原因:①妊娠期激素水平和血管生成因子的增加导致胶质瘤生长加速;②血管内皮生长因子和胎盘生长因子水平的增加;③妊娠期母体血容量的增加会同时增加脑血流量,进而加重肿瘤周围水肿。

(2) 妊娠期合并卒中:妊娠期合并卒中包括出血性卒中和缺血性卒中,静脉血栓栓塞是缺血性卒中常见病因,而妊娠高血压(含子痫),合并其他脑血管病是出血性卒中常见病因。

妊娠期血栓易形成的生理机制包括三方面。①高凝状态:血管假性血友病因子、凝血因子Ⅷ、纤维蛋白原升高,C 蛋白抵抗、S 蛋白浓度降低,纤溶酶原激活物抑制剂 1 和抑制剂 2 的增加,继发性高催乳素血症血小板聚集;②静脉淤滞:子宫压迫盆腔静脉丛,血液流动性降低;③血管内皮损伤:分娩时血管内皮损伤。

出血性卒中病因:妊娠期脑出血病因主要有妊娠期高血压疾病、子痫和先兆子痫、脑血管畸形(动静脉畸形和海绵状血管瘤)、颅内动脉瘤等。Sharsharet 等研究发现子痫、先兆子痫与妊娠期缺血性 / 出血性卒中高度相关,妊娠期卒中合并子痫和先兆子痫概率为 25%~45%。颅内动静脉畸形和颅内动脉瘤破裂出血是妊娠期脑出血另一主要原因,有文献报道了 154 例妊娠期脑出血病例,其中 77% 是动脉瘤性蛛网膜下腔出血(SAH),23% 为脑动静脉畸形破裂(AVM)出血,另有其他研究显示 AVM 比例可高达 48%。一项文献复习研究显示孕妇 SAH 中,动脉瘤和 AVM 比例约为 1.3∶1。

妊娠是否增加颅内动脉瘤和 AVM 破裂出血原因尚存有争议,通常认为妊娠期的血流动力学变化会增加其出血风险。

Kitter 等报告,妊娠后蛛网膜下腔出血发生率是非妊娠的 5 倍,妊娠期动脉瘤破裂是非妊娠患者的 2.5 倍。动脉瘤破裂的概率随着孕周的增加而增高,早期妊娠为 6%,晚期妊娠可达 55%,其中绝大多数破裂动脉瘤发生在妊娠中晚期,少数发生在分娩及产后 6 周。然而最新的一项研究纳入 244 例孕龄女性蛛网膜下腔出血的患者,通过病例交叉研究的方法,并未发现妊娠、分娩及产后 6 周时间段内动脉瘤破裂出血增加。对于妊娠期动静脉畸形破裂出血风险目前尚不十分明确,现有的病例研究可以发现 AVM 破裂出血可以发生在妊娠任何时期,以早期妊娠(12~20 周)和晚期妊娠(30~40 周)出血概率最大。北京天坛医院一项针对 979 例女性孕龄 AVM 患者的调查研究发现,12 例患者出现妊娠期畸形破裂出血,以晚期妊娠发生概率最高,但总体妊娠出血风险和非妊娠期出血风险并无差异。

2. 临床表现和诊断

(1) 妊娠和产褥期合并颅内肿瘤:根据肿瘤位置和大小,是否有压迫症状,可表现为高颅压症状,即头痛、癫痫、局灶神经功能障碍、突发意识障碍等。检查方法首选 MRI 检查,只有病情危急时才考虑选择头颅 CT 扫描。MRI 对肿瘤边界分辨良好,静脉顺磁性造影剂高效的对比性和肿瘤中组织学不相似部分之间的差异性,使得 MRI 对颅内肿瘤的诊断更具优越性,增强或不增强的 MRI 扫描均可为此病提供精细的解剖学描述。

(2) 妊娠和产褥期脑出血:妊娠和产褥期脑出血的临床表现与非妊娠患者一致,表现为突发剧烈头痛,伴有呕吐,SAH 可有颈部强直、眩晕,与先兆子痫临床表现非常类似。30% 妊娠期脑出血可引起反应性血压升高、一过性蛋白尿,而 40% 致密性子痫可同时并发 SAH,子痫常伴有心前区不适、水肿、抽搐,实验室检查可见大量蛋白尿、血小板减低、肝功能异常等,可供鉴别。脑出血的早期诊断主要依靠头颅 CT,对于 SAH 患者,应行 CTA 检查,对于胎儿,应准备保护罩,一般放射剂量 <50mGy 情况下,不会增加胎儿畸形、胎儿生长发育受限和流产的概率。对于 CTA 不能明确或者 AVM 患者,可行全脑血管造影(胎儿保护罩)。

3. 治疗及预后

(1) 妊娠期合并胶质瘤处理:妊娠期合并胶质瘤的治疗要考虑到很多因素,如肿瘤的部位、恶性程度、范围,孕妇的一般情况、孕周、胎儿成熟度等,对治疗的选择有重要的参考意义。对于Ⅰ级的胶质瘤,研究发现妊娠本身并不增加肿瘤生长和进展,因此对于这部分肿瘤,如果无明显临床症状,主张分娩后择期处理。对于考虑Ⅱ级及以上的胶质瘤,妊娠期间会促进胶质瘤发展,建议积极手术治疗,手术治疗是胶质瘤最基本、最直接的治疗方法,可以延长生存期。手术原则是在不加重脑功能损害的前提下尽可能彻底地切除肿瘤组织,解除脑脊液循环障碍,缓解和降低颅内压。对于症状不明显的胶质瘤,手术意愿不积极的患者,妊娠期动态影像学监测很有必要,一般建议头颅 MRI 监测,相关研究显示妊娠头颅 MRI 检查是安全的。

（2）妊娠期合并脑出血处理：妊娠期合并脑出血病情急、进展快，稍有延误对产妇和胎儿将会产生严重后果，患者的处理需要产科和神经内科多学科合作，在选择治疗时既要考虑孕妇和胎儿情况，也要结合颅内病情。与所有脑出血患者一样，妊娠期合并脑出血处理的主要目的是清除血肿压迫，对于无占位效应的脑出血，尤其是动脉瘤和动静脉畸形导致的脑出血，主要是预防再出血，血管痉挛。研究显示，再出血患者的死亡率最高可达 70%。对于动脉瘤破裂出血的处理原则应以神经外科治疗为主，产科协助治疗。Dias等研究证实，妊娠合并动脉瘤破裂出血后早期神经外科手术治疗对患者有益，其手术组孕妇和胎儿死亡率分别为 11% 和 5%，保守组分别为 63% 和 23%，两组有统计意义。因此，对于动脉瘤性导致的脑出血（蛛网膜下腔出血），如患者 Hunt-Hess 分级低于 4 级，应主张早期手术，开颅夹闭术困难者可选择血管内治疗。对于 AVM 导致的脑出血，如血肿量大，符合神经外科手术指征，应积极清除血肿，血管畸形较小者可同时切除术。对于巨大 AVM，手术风险高，手术时间长，潜在风险高者，可先清除血肿，二期手术治疗血管畸形。

分娩方式和分娩时机：在国内，如果患者处于妊娠早期和中期突发脑出血，患者及家属考虑影像检查对胎儿的潜在危险，通常选择人工流产、中期引产或剖宫产放弃胎儿，保证产妇的生命安全。然而，随着影像技术进步和胎儿遮挡，最新国际研究认为在遮挡下常规放射线对孕周 12 周以上胎儿并无明显影响。因此，对于 12 周以上但是孕周并未足月的孕妇，如果是单纯性脑出血量少可行保守治疗，待足月后分娩，分娩方式取决于产科情况。

第二节　手术体位设计

内容要点：

1. 神经外科手术患者的体位十分重要。合适的体位有利于手术操作的顺利进行，制订手术方案时，应结合手术切口部位，确定患者适当的体位。

2. 常见的手术体位包括仰卧位、侧卧位、俯卧位、坐位、半俯卧位。

3. 保持呼吸道通畅、避免身体突出部位受压、手术医师术中操作舒适等是手术体位设计的基本原则。

一、手术室的布局

现代神经外科手术需要很多大型的手术器械，如手术显微镜、高速颅钻、神经导航、超声吸引器、术中超声、麻醉监测仪、呼吸机、神经内镜和神经电生理监护仪等。神经外科显微手术在显微镜下进行，器械护士、麻醉医师无法直接看到手术进行的情况，影响手术的配合，为此还需配备与手术显微镜相连的监视器。如此众多的手术器械以及相连的管道与电源线，占据了手术室很大空间和地面。为了不出现人为的干扰，保证手术能安全高效进行，术者、助手和器械护士，以及呼吸机、相关仪器、手术显微镜等手术设备均应有相对固定的位置。有些设备，如各类管道和手术显微镜监视器可装在天花板上，以节约手术室空间。不同的神经外科手术对手术室布局的要求稍有不同，但在保证患者的整个手术过程安全，术者操作方便、快捷方面是共同的。

目前较通用的神经外科手术室布局如下：

幕上右侧切口手术时手术室布局：术者站在患者的头顶部，助手位于术者右侧，器械护士站在手术台右侧，麻醉医师在手术台的左侧。呼吸机及手术显微镜等手术设备也有其固定位置（图 2-2-1）。幕上左侧切口手术时，器械护士和麻醉医师站在手术台的位置可调换。左、右侧枕下切口时手术室布局也分别不同（图 2-2-2、图 2-2-3）。

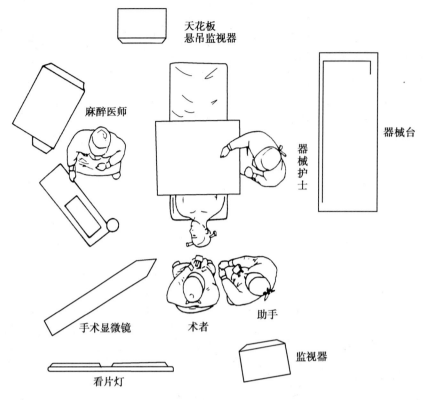

图 2-2-1 幕上右侧头皮切口手术入路时手术室布局

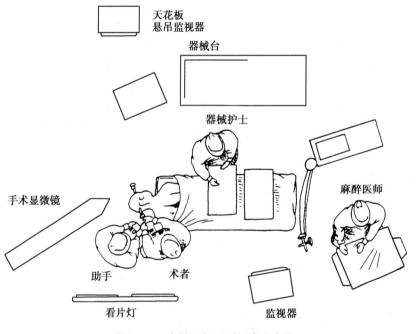

图 2-2-2 右枕下切口时手术室布局

二、患者体位摆放一般原则

1. 开颅手术中,患者体位摆放方法应符合的要求

(1) 一般常采用轻度头高脚低位(20°左右),开颅部位保持基本水平。因颈部和颅内静脉无静脉瓣,颅内静脉压水平的高低主要与头部和右心房水平之间的高度差有关。头位过高时可造成静脉负压,当静脉破裂时可形成血栓。头位过低则可造成手术中出血增多。

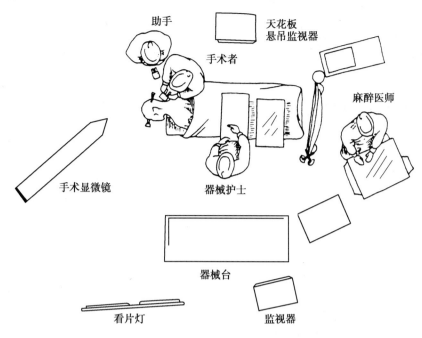

图 2-2-3　左顶枕或左枕下切口时手术室布局

（2）不扭曲患者气管内插管，保持呼吸道通畅，保证头部静脉回流不受阻。

（3）避免身体突出部位（如髋关节、肘关节）的血管神经和皮肤受压，保护好易损伤的眼、耳。

（4）手术医师术中操作舒适，能在直视下分离深部结构。

为了满足上述要求，患者的体位摆放应当由手术医师、麻醉医师及手术室工作人员协同完成。另外，术中调整手术床的高度与角度，也可弥补体位摆放的不足。对延髓、颈髓病变的患者，麻醉插管时，避免过度牵拉颈部，以免影响患者呼吸。

有学者建议手术前一日，对复杂的体位可在病房内模拟摆放。医师依照手术体（头）位的要求，将患者身体屈曲度和头位摆放好，并让患者保持5分钟，了解患者有何不适，同时检查生命体征和神经系统体征，观察不良反应。

2. 患者体位的摆放程序（图 2-2-4）

（1）完成麻醉插管，盖好眼罩。

（2）根据手术部位和切口摆好所需体位。

（3）医师安装头架，翻转患者时须注意气管内插管。

（4）巡回护士协助将患者头固定在适当位置。

（5）巡回护士用约束带固定好患者体位，保护好关节突出部位。

（6）检查气管插管位置是否正常、颈静脉是否受压。

三、常用体位

（一）仰卧位

仰卧位（supine position）（图 2-2-5）是开颅手术最常用的体位，适用于额部、颞部、顶部和翼点等多种手术切口。患者仰卧于手术台上，双臂固定在身体两侧，肘部垫以棉垫，保护尺神经不受压迫。

可根据不同手术切口要求，通过调整头架，转动头部角度从 30°~60°（图 2-2-6）。眼睑内涂眼膏封闭，防止角膜干燥和有害光照射。

患者头部应稍高于心脏水平，以防止头部静脉血回流障碍。头部位置应有利于术中通过脑组织自身重力作用自然下垂，加大脑底与颅底的间隙，增大手术空间，减少术中对脑组织牵拉。可根据需要旋转头部，但角度过大时，患者肩下应置一枕垫，以防颈部过度扭转影响静脉回流。麻醉所用的管道不要压迫颈

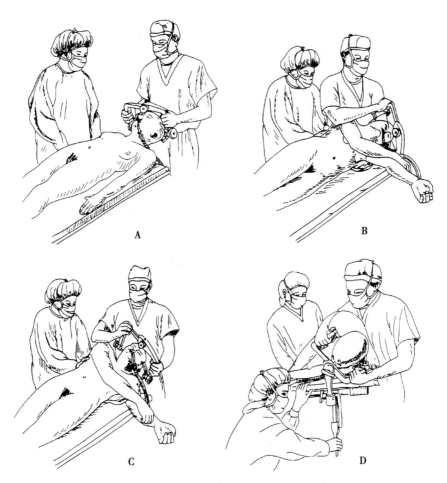

图 2-2-4　患者侧卧位时体位的摆放程序

A. 医师安装头架；B. 巡回护士协助医师翻转患者；C. 依要求摆好所需体位；D. 巡回护士协助将患者头架固定在适当位置。

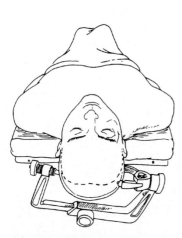

图 2-2-5　仰卧位医师安装头架

患者仰卧于手术台上，双臂固定在身体两侧，肘部垫以棉垫，保护尺神经不受压迫。

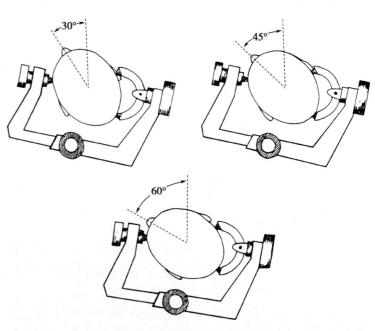

图 2-2-6　患者仰卧位时，根据不同手术切口要求，通过调整头架，转动头部

部血管,保障患者呼气道通畅。另外,显微手术时,患者身体上方的手术器械托盘应超过头顶部 40cm,以不妨碍装置手术显微镜为度。安装头架时注意勿使头架压迫双耳。

（二）侧卧位和倾斜侧位

侧卧位(lateral position)适用颞部、颅中窝底切口和枕下切口手术,也可用于椎板手术。侧卧位时,需用枕垫将患者胸部略垫高,以减少对患者身体下方腋窝内神经血管的压迫(图2-2-7)。头部摆放适中位即可。令患者一侧下肢(靠上侧)髋和膝关节屈曲,以避免躯体向一侧倾倒。用约束带将患者上面的手臂,自肩部向下牵拉,并固定在手术床上,这样可获得头部满意的暴露。

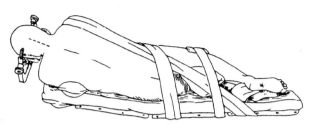
图 2-2-7 侧卧位

行枕下开颅时,还可采用侧倾斜卧位(lateral oblique position)(图2-2-8)。侧倾斜卧位较单纯侧卧位患者身体向前倾斜,更适用乳突后切口,切除桥小脑角肿瘤。安装头架固定头部时,将患者下颌尽量靠近胸部,颈部屈曲以充分暴露后颈部。这样可使头颅和寰椎后弓间隙变宽。这一点在体胖颈部较短的患者,行枕下后中线切口时尤为重要。

（三）俯卧位

俯卧位(prone position)(图2-2-9A)用于枕下切口、椎板手术,颅颈交界手术等。使用特殊的架子支撑骨盆和侧胸壁,尽量减小对腹腔的压力,保持膈肌运动,降低下腔静脉的压力,以减少硬脊膜外出血。俯卧位时要避免压迫腹股沟处股神经,防止术后出现股痛等感觉障碍。

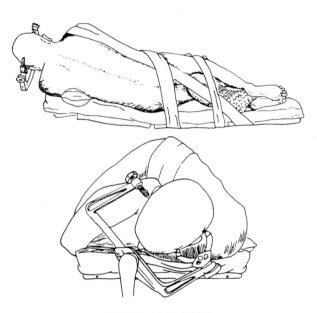
图 2-2-8 侧倾斜卧位

有些颅后窝和颅颈交界处手术,如颈关节不稳定需要用头架牵引固定头部(图2-2-9B)。弯曲颈部使下颌尽量靠胸,最大程度暴露后颈部。患者手臂放在身体两侧,勿压迫上肢的周围神经。用约束带系在肩部两侧并在背部十字交叉,向下牵拉充分显露后颈部术野。

上述原则适用成人。对儿童和婴幼儿,应使用头托。手术时要用泡沫塑料或手术巾衬垫身体,小心勿压迫患者眼球。应用保温毯保持婴幼儿体温。

俯卧位摆置完成后,必须确定患者通气道是否正常。若患者的头颈被过度屈曲,使气管插管扭曲,会造成通气困难。使用螺旋弹簧气插管,可防止这种意外发生。另外,患者在俯卧位时,低头屈颈,下颌靠近手术床的边缘,要注意勿使下颌受压。通过调整舌与口咽通气道及气管插管的位置,可以预防术后患者舌体下垂性水肿。双眼应涂眼膏后封闭,预防术后球结膜水肿。俯卧位的缺点是胸腔内压力升高、颈部过屈、手术时不利于观察颅后窝侧方。

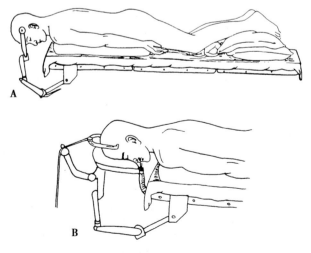
图 2-2-9 俯卧位头部固定
A. 患者肩部、胸部和髂部以软垫支持,不致使胸、腹部受压而影响呼吸;B. 颅后窝和颅颈交界处手术用头架牵引固定头部。

（四）坐位

坐位（sitting position）适用于颈部、枕部、枕下中线切口和经小脑幕下、小脑上切口等入路。其优点是：可减少术中出血，尤其适用颅后窝富于血运的肿瘤和巨大动静脉畸形切除术；经小脑幕下、小脑上切口，小脑因重力自然下垂，适用暴露小脑上面和第三脑室后部松果体区；因患者胸腔不受压，手术中呼吸道保持通畅好；宜保持患者头部的中线位置，减少椎动脉扭曲的危险。坐位切口手术的缺点是：手术中出血后易引起血压降低，手术后颅内血肿发生率较高；空气易进入静脉或静脉窦内引起空气栓塞，增加了放置中心静脉压管的危险；臂丛神经易受损；手术医师的手臂易疲劳等。

气管内插管全身麻醉后，放置动脉内三腔 Swan-Ganz 管；膀胱内留置导尿管。

将坐位用 Mayfield 头架弓固定在手术床上。利用手术床抬高大腿，床的尾部降低，以保护腓总神经和坐骨神经。然后以 3~5 分钟增加 10°~15° 的速度升高床的背部，同时监测脉搏和心电图。当床的背部升至 45°~50°，待患者生命体征稳定后，医师托住患者头部并尽量屈曲至理想位置，保持颏部和胸骨间的距离至少一指宽空间。与此同时，助手安装 Mayfield 头架，将头架弓连接固定在理想位置，避免头架移动。使 Mayfield 头架保持水平，脑自动牵开器的基座则会处在适当的角度以利于连接支持臂（图 2-2-10A、B）。但需注意，坐位切口手术时会出现气栓或低血压。中心静脉压导管可防止气栓，方法是在 X 线透视下，通过手臂外展或抬高调整导管末端的位置。使导管恰当地插入右心房，当导管刺激心壁时会引起心律失常，手术结束后应快速将导管从心腔退回到下腔静脉中，并要防止心肌灌注失常及心肌填塞障碍。另外，超声波监测可查出小的气栓，可由麻醉师操作监视。术中一旦损伤静脉窦，应立即用明胶海绵压迫，修补破口，防止气体进入静脉窦形成气栓。

坐位手术时，麻醉师要严密注意血压及脉搏变化，一旦出现低血压，要立即恢复患者平卧位并采取必要的措施。通过调节手术床，保证充足循环血量、双下肢用充气泵包裹、背部升至 45°~50° 等措施，可保证患者耐受因体位改变引起的心血管系统改变。同时屈髋，屈膝，防止压迫患者腘窝。乳突后切口时，向对侧旋转头颈以利暴露病灶（图 2-2-10C）。头颈体位摆放后，需再次验证气管内插管的位置，将头架确实固定。

患者的手臂放在两旁的扶手上，避免肩部下垂牵拉颈神经根，这点对有颈椎病的患者尤为重要。同时尚需注意保护尺神经。长时间麻醉可发生坐骨神经麻痹，屈膝或在大腿屈曲时小腿下垂。腓骨头两侧防护，

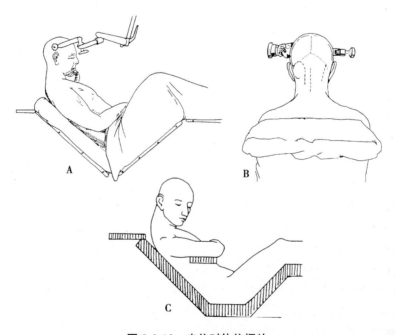

图 2-2-10　坐位时体位摆放
A. 患者坐位时体位摆放侧面观；B. 患者坐位时体位摆放后面观；C. 患者坐位时，头可转向对侧，适合于乳突后入路。

防止出现腓总神经麻痹。

建议在术前先让患者模拟摆放体位,使患者体验术中准备摆置的头颅的弯曲、旋转位置是否舒服。对儿童或青少年患者应将臀部垫高,以弥补身高的不足。

术毕先去除头架,缓慢放平手术床。待患者呼吸及血压稳定后,再拔除气管内插管和搬动患者。坐位手术关颅前要认真止血,因坐位时脑动脉压比其他体位低,止血不彻底易发生术后血肿。

（五）半俯卧位

半俯卧位(semi-prone position)(图 2-2-11)可用于做大脑后部如第三脑室后肿瘤、小脑幕肿瘤以及桥小脑角肿瘤等手术,也适用于颅后窝急诊手术。

摆放好的患者体位很像睡眠状,上面的手臂下垂,前臂弯曲,可靠近下颌,胸前垫一小枕。头部自手术床头伸出,头颈弯曲。患者下面的腿伸直,注意保护腓神经,上面的腿保持膝、髋关节屈曲。体位摆放后检查气管内插管,防止出现梗阻,并保持腹部放松而不影响肺部通气。注意,有些手术对体位有特殊要求,例如经蝶垂体腺瘤切除术、立体定向手术和颅底手术等。

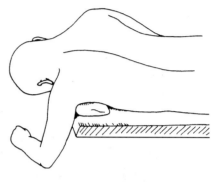

图 2-2-11 半俯卧位

第三节 常用手术切口

内容要点:

1. 精准的病变定位是选择手术切口的基本前提。

2. 设计手术切口的基本要求:①切口尽量在发际内;②暴露充分,对脑组织损伤小,到达肿瘤路径距离近且便捷;③充分利用脑组织自然下垂,尽量利用正常解剖间隙进入。

3. 常用的手术入路包括单额入路、翼点入路、枕下乙状窦后入路、枕下后正中入路、乙状窦前入路、经蝶窦入路等。熟练掌握各种入路的适应证是神经外科医师的基本功。

一、手术切口设计的基本原则

手术切口设计是否合理关系着手术成败。准确的肿瘤定位是选择手术切口的前提。CT、MRI 及神经导航的出现,使颅脑肿瘤的定位十分准确,尤其是 MRI 的 T_1 加权像对脑定位起到了重要的作用。脑血管造影的肿瘤血管染色也有助于颅脑肿瘤定位。近年来,功能磁共振成像(functional MRI,fMRI)的出现,为大脑半球功能定位提供了新的参考资料,使手术切口设计更可靠地避开脑功能区,有效地保证了手术安全。

手术切口设计的基本要求:①切口尽量在发际内,不影响美观;②暴露充分,对脑组织损伤小,到达肿瘤路径距离近且便捷;③充分利用脑组织自然下垂,尽量利用前、颅中窝底、脑裂等正常解剖间隙进入,暴露所需要的部位。本节重点介绍大脑半球病灶手术切口的设计方法。

手术切口设计一般分三步进行:

第一步,确定病灶在颅内位置。如果应用神经导航确定病灶部位,设计手术入路和头皮切口,则更加准确和方便。还可以应用 fMRI 图像,标出肢体运动和语言区,以方便设计切口时尽可能避开功能区。

如不具备神经导航设备,确定病灶在颅内位置方法是在 CT 和 MRI 影像上先确定某些解剖标志为参照物,如外耳道、耳的上/后缘、枕外隆突、冠状缝、人字缝、大脑深部的 Monro 孔、侧脑室、小脑幕等,计算病变与这些主要参照物的距离。如图 2-3-1 是左侧三角区脑膜瘤,肿瘤中心位于外耳道上 6cm,外耳屏上 3cm。MRI 矢状位,显示从冠状缝至肿瘤中心 5cm。肿瘤中心距脑皮层 3cm。依照上述资料,确定抵达肿瘤的手术入路,设计头皮切口。

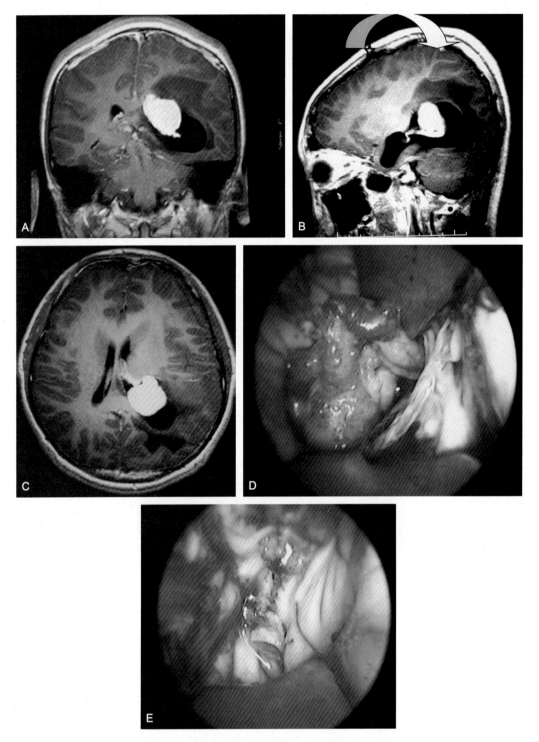

图 2-3-1   左侧三角区脑膜瘤

A. 根据 MRI 冠状位,肿瘤中心位于外耳道上方 6cm。B. 头颅侧位可见冠状缝至肿瘤 5cm,肿瘤中心至小脑幕垂直 3cm。C. 轴位可见肿瘤距脑皮层 3cm。D. 依照上述资料,可设计头皮切口。自脑沟进入侧脑室,神经内镜下观察肿瘤的供血动脉。E. 手术切除肿瘤后。

另外一种简易的定位辅助办法是 MRI 检查时,在患者头皮上放一个或几个标记物或维生素 E 胶囊作为参照标志,尽量使标志靠近病变在头皮投影区,获得 1~2 个平面图像。用这种方法,可使皮瓣设计得既小又精确(图 2-3-2)。

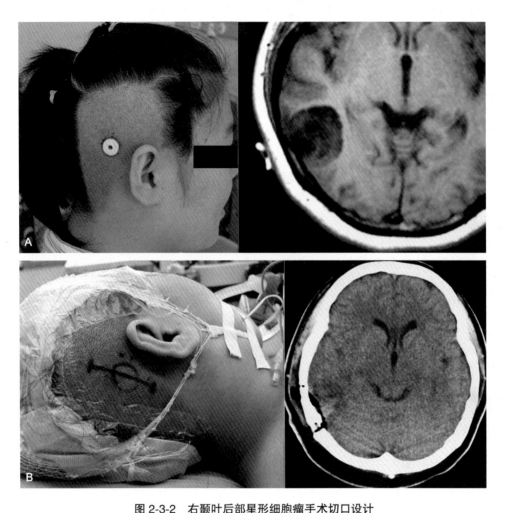

图 2-3-2 右颞叶后部星形细胞瘤手术切口设计
A. 做 MRI 检查时,在患者头皮上放一个或几个标记物,尽量使标志靠近病变在头皮投影区;
B. 获得 MRI 轴位,设计准确的头皮切口。

利用脑血管造影像的异常表现,如肿瘤染色,对脑肿瘤定位定性也有应用价值。但应注意,在脑血管造影的侧位像,颅骨前后径缩短,易将颞后脑肿瘤误诊为顶部肿瘤,应结合 MRI 定位,防止误差。另外,脑血管造影还可显示肿瘤与重要的脑深部静脉的关系,应尽量避免手术损伤。颅内肿瘤位置及其与颅脑解剖标志的距离确定后,肿瘤的头颅表面投影便可确定。

第二步,设计手术切口。根据肿瘤的部位考虑手术切口时,应注意肿瘤与岛盖(opercula)、优势半球的缘上回、中央回、距状裂(calcarine fissure)、岛叶等结构间的关系。手术切口尽量避开基底节、脑干、侧裂等这些重要部位,CT 与 MRI 都可确定肿瘤与脑室的毗邻关系,MRI 还能清楚显示肿瘤与侧裂的关系。MRI T_1 加权像和脑血管造影,还能清晰地显示与肿瘤毗邻的主要脑血管。

选择病变距皮层最近的部位切口,允许暴露范围最大,脑组织损伤最小。如病变在优势半球的侧脑室三角区,虽然经角回切口病变距离皮层可能最近,但术后有可能出现失语和视野缺损,最好选择经顶内沟切口。

第三步,选择切口部位和头皮切口设计画线。依据颅内肿瘤的定位诊断,确定切口部位后,即可设计手术切口。术前讨论病历时,选择颅骨标本或以医师头部为模特,模拟画出头皮切口线。手术当日,患者麻醉后画头皮切口。画切口前,术者应再次核对患者的 CT、MRI,确认体位和切口侧别无误。为了便于画线,必须掌握颅脑重要解剖结构的体表投影。确定切口前,先标出这些投影作为参照。以下介绍的投影线(Taylor-Haughton lines)可以根据脑血管造影、CT、MRI 以及 X 线片,在患者头部标出:

1. 基底线(baseline) 此线通过眶下缘及外耳道上缘。

2. 耳后线(posterior ear line) 经乳突垂直于基底线。

3. 髁突线(condylar line) 经下颌骨髁突垂直于基底线。

4. 上矢状线 连接眉间与枕外隆凸之间的头部正中线,K 为中点;是上矢状窦的头皮投影,枕部稍偏右侧。

5. 中央沟(central sulcus)线 是中央沟在头颅的投影,为耳后线与上矢状线交点、髁突线与侧裂线的交点,两点连线。

6. 侧裂线(sylvian fissure) 眼外眦与上矢状窦线后 3/4 点连下线为大脑外侧裂投影。

7. 上项线 乳突与枕外隆凸边线,是横窦的头皮投影线。

8. 冠状缝 成人自眉间沿上矢状窦向后 13cm 处。

9. 角回 位于耳上,优势半球的语言中枢,即 Wernicke 区。

10. 翼点 颧弓上 4cm、额骨颧突后 3cm(图 2-3-3)。

以上解剖标志投影可供设计切口时参考(图 2-3-4)。

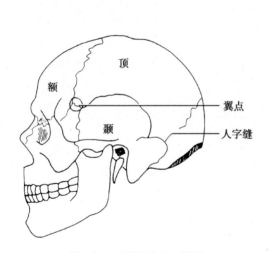

图 2-3-3 翼点的头皮投影

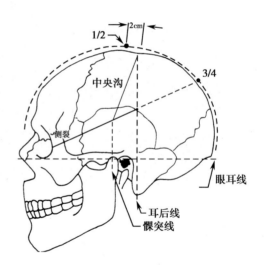

图 2-3-4 脑重要解剖结构的头皮投影

确定头皮切口大小取决于切口部位,应考虑到肿瘤的大小、性质、深度、切除肿瘤的方法等。头皮切口应大于肿瘤,尤其是对准备完整全切除的脑膜瘤,切口过小会造成肿瘤暴露和止血困难。头皮切口可呈曲线形、马蹄形、"S"形、直线形。

上述设计手术切口和画线方法主要用于幕上大脑半球病灶,对颅后窝病灶和颅底肿瘤,因病灶与特定颅脑解剖结构有关,通常选用较为固定的手术切口。

二、单额入路

额部切口适用于处理额叶前部及额极、颅前窝底和鞍区等部位的病变。若病变位于额极或为处理颅前窝底及鞍区病变,可采用发际内冠状切口。有时为修补颅前窝底脑脊液漏,也需采用这种开颅方式。骨瓣可在中线或过中线,后者适用于结扎、切开矢状窦和大脑镰。要求骨窗抵达颅前窝底,充分暴露额叶底面和眶顶,以便于抬起额叶底面,充分暴露病变。若病变的头皮投影位于发际以内,则可行单侧额部切口。
操作技术如下:

(一)冠状切口单额开颅

全身麻醉插管后患者采用仰卧体位。可根据条件及习惯选择是否利用头架固定头部。头皮切口起自
手术侧耳屏前方约 1cm,颧弓水平上方,向上于发际内约 1cm 沿
发际走行直至对侧额部眉弓水平,若需充分暴露双侧额底,切口
还应继续前行至对侧耳屏前方。切开头皮并止血后在帽状腱膜
下将皮瓣翻向鼻侧,无须切开颞筋膜及颞肌。沿中线位置切开骨
膜,将骨膜瓣同样翻向前。皮瓣应低于眶上壁。于额骨角突后方
向中线钻孔,应避免钻头进入眶内。为避免铣刀铣骨瓣时损伤上
矢状窦,亦可在上矢状窦两侧钻两孔并充分剥离。

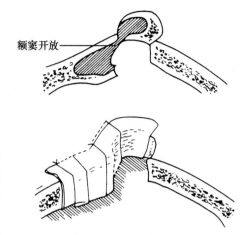

额窦开放

若额窦较大,术中钻孔或铣刀铣除骨瓣时可能使其开放。单
纯额窦开放,黏膜完整无破损时,只需骨蜡封闭破口。若窦黏膜
破损开放,需将骨瓣侧的额窦黏膜刮除。骨窗一侧的额窦开放需
用骨蜡封闭,然后游离马蹄形帽状筋膜,翻转缝合在颅前窝底的
硬脑膜上(图 2-3-5)。术后皮下不要放引流,以防鼻腔内分泌物逆
流。为防止术中器械被开放的额窦污染,钻孔时应将位于额窦部
位的钻孔放在最后进行。额窦修补结束后,被污染的器械应弃之不再用。

图 2-3-5　额窦开放后的处理

对于鞍区病变及颈内动脉、大脑前动脉及大脑后动脉动脉瘤亦可采取切口较小的额底外侧入路。切
口下缘平同侧眶顶,向上向前达额部中线附近(依患者发际高低而定)。较传统的翼点入路偏前。骨窗要
求低达眶顶以方便暴露额底,外侧显露外侧裂上缘以利于释放脑脊液,上部则不必过大,骨窗高度 3~4cm。
该入路因切口小、暴露充分、开关颅简便、可不剃发或少剃发等优点日益受到神经外科医师的青睐。

(二)单侧开颅

头皮切口为发际后 "U" 形切口:用于不需要显露颅底,并无须跨过中线的手术。需注意以下事项:

1. 中线深处有胼周动脉及大脑前动脉,注意保护。

2. 尽量避免损伤上矢状窦。

3. 避免不慎越过中线的胼胝体损伤对侧半球。

4. 优势半球 Broca 区(运动性语言中枢),位于额下回后部,应注意辨识和保护。

三、翼点入路

经典的翼点入路由 Yasargil 于 20 世纪 70 年代推广并广泛应用,是神经外科较为常用的一种手术入路,
其优势在于可以最有效地利用颅底的自然空间,尽量减少对于脑组织的牵拉。利用蝶骨嵴、额叶底面和眶
顶形成的圆锥形空间,在磨除蝶骨嵴及眶顶的骨质后,通过神经外科手术显微镜的放大、照明和立体透射
作用,使得颅底结构从鞍旁到视交叉上部,甚至向下越过脚间池、脑桥前池全脑桥小脑池和内耳道都可以
充分暴露。使术者获得最佳的手术视野,可用于多种疾病开颅手术治疗。

(一)适应证

1. 视交叉池及鞍上池肿瘤,视神经及视交叉肿瘤。

2. 颈内动脉及其分支动脉瘤,基底动脉分叉及其上部分支动脉瘤。

3. 眼眶上部、后部和外侧壁肿瘤。

4. 蝶骨嵴及前床突病变。

5. 额颞叶脑内病变。

6. 上斜坡及桥中脑腹侧暴露。

7. 颅内血肿清除,如基底节外囊区、壳核部位的出血。

（二）术前准备

1. 核对好患者信息,明确诊断,在保证患者生命安全的同时尽量完善术前相应影像学检查。

2. 完善血常规、凝血功能、血型等常规性检查。

3. 做好术前访视及谈话签字等工作。

4. 术前根据病情需要及既往病史选择相应药物治疗或其他处理方案,以减少其他疾病对手术及神经系统功能的影响。

5. 根据手术需要,术前一日或手术当天清晨进行局部备皮,注意检查手术区域有无疖肿、毛囊炎等皮肤感染,及时对相应情况进行处理。

（三）体位及头位摆放

1. 仰卧位,根据病变位置选择头部向病变对侧旋转的角度,患侧肩部可抬高。

2. 头下垂约 15°。

3. 固定膝部。

4. 使用三点颅骨固定装置(如头架)进行固定,头钉位置位于正前后方及正侧方之间。

5. 根据手术需要使患者头部旋转一定角度(30°,可暴露后部结构如后交通或颈内动脉分叉部动脉瘤;45°,可暴露中线结构如颈内动脉 - 大脑中动脉段动脉瘤;60°,可暴露前循环如前交通动脉瘤、鞍上肿瘤)。该头位的相应特点:①额骨隆突应置于术区最高点;②额叶在手术过程中可以自然下垂,使得额叶与额底骨板分离;③蝶骨嵴垂直向下,使得显微镜能够无任何阻挡地观察到蝶骨嵴至前床突的任何解剖结构。

（四）皮肤切口的选择

切口的确切位置应取决于不同患者颅内病变的实际情况和手术需要。一般的原则是采用发际内的弧形切口,始于耳屏前方,止于正中矢状线外侧 2~3cm 发际前缘,切口两端连线需满足眶外侧缘暴露。切口下端一般不超过颧弓水平且尽量靠近耳屏,以免损伤面神经额支和颞浅动脉额支(图 2-3-6)。

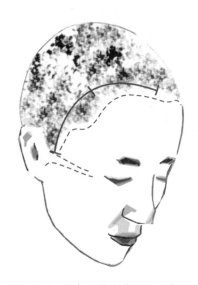

图 2-3-6　翼点入路皮肤切口示意图

（五）手术方案

1. 消毒铺巾　2.5% 碘酊消毒手术区皮肤两次,用 70% 酒精脱碘。铺无菌手术单,术野表面粘贴无菌塑料贴膜,术侧接手术集液袋。

2. 游离皮瓣

(1) 沿手术设计的皮肤切口及划线切开皮肤。

(2) 将帽状腱膜自骨膜及颞筋膜上分离,在颞肌的前 1/4、距眶缘 4cm 时,将皮瓣向眶部牵拉。在颞肌的前 1/4 部分进行皮瓣分离时,应在颞浅筋膜深浅层之间进行分离,解剖标志是颞浅筋膜深浅层之间的脂肪层。分离起于额骨的颧突,终于颧弓的外表面。此时前 1/4 部分镰状的颞肌仍被颞浅筋膜深层及部分的脂肪组织所覆盖。

(3) 颞浅筋膜深层切开起于额骨的颧突,终止于颧弓的内表面。骨膜及颞深筋膜的切开起自额骨颧突内侧,颞线上 5mm 平行其呈半弧形向后,止于冠状缝后的皮肤切口缘。

(4) 向前方切开额部的骨膜,使其能呈三角状向眶部翻起。颞上线上方的骨膜切口向颞窝对侧翻起。颞肌及其筋膜向下分离至与颧弓平行,以接近中颅凹底,将其沿肌腱附着的方向向后下方牵拉。此时可显露出相应的骨性结构,包括翼点、颞鳞的大部分、蝶骨、颧骨,外加额骨及顶骨向颞窝延伸的部分。

3. 游离骨瓣　传统的开骨窗方式为四孔或五孔开颅,各个孔的选择如下:

第一孔:靠近额骨颧突部位,额颧缝上方,颞线下方。

第二孔:位于额骨,第一孔上方 3~4cm,眶缘上方 1~2cm,眶上切迹,尽可能防止额窦开放。

第三孔:位于顶骨,冠状缝后方颞上线,依据动脉瘤的部位沿颞线选择。

第四孔:位于颞鳞部,第三孔下方约 4cm、第一孔后方约 3cm 的蝶颞缝后方。

第五孔:蝶骨嵴根部(第五孔一般较少使用)。

目前较为常用的开骨窗方式在传统的骨瓣形态选择基础上,采用两孔式开颅法。第一孔位于颧弓后根上方,可以尽量显露颅中窝底,另一孔位于颧骨,颞上线以及眶上嵴交界处,可以显露眼眶,尽量不要进入眼眶。

去掉骨瓣后,利用剥离子分离蝶骨嵴周围的硬膜,应用咬骨钳或高速磨钻去除蝶骨嵴的部分骨质直至前床突。使得蝶骨嵴残余的骨性结构不会在垂直线上影响显微镜的视野。咬/磨平蝶骨嵴过程中容易遇到眶脑膜动脉的渗血,可采用电凝、骨蜡填塞及明胶海绵压迫的方式止血。如遇到穿硬膜进入蝶顶窦的静脉分支,可逐一电凝切断。

4. 硬膜处理 在周边骨性结构打孔悬吊硬膜,硬脑膜沿蝶骨嵴弧形切开,必要时外加放射状剪开。

5. 术野显露 切开硬脑膜后,可见额叶、颞叶分别位于侧裂上方和下方。自侧裂前端分别牵拉额叶和颞叶,沿蝶骨嵴向深部探查,侧裂静脉向蝶顶窦的引流影响蝶骨嵴深部的暴露,可酌情切断。切断时应注意离开蝶骨嵴,靠近皮层表面,以免蝶顶窦硬脑膜撕裂导致出血。

将侧裂池蛛网膜分开,可以暴露大脑中动脉及其分支,同时使两侧额叶和颞叶的牵拉变得容易,暴露更加充分。此时可看到两侧嗅神经、视神经及视交叉、颈内动脉、大脑中动脉和侧裂部分血管(图 2-3-7)。

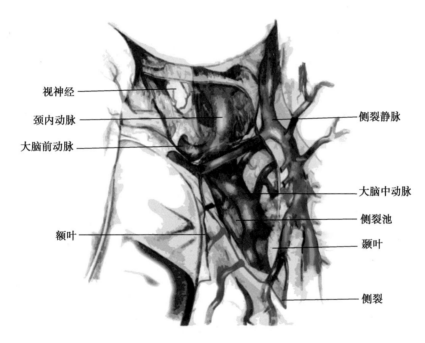

图 2-3-7 侧裂周围局部解剖示意图

翼点入路主要利用了基底池的三个蛛网膜下腔间隙。①第一间隙:视交叉之前、两侧视神经之间的视交叉前池;②第二间隙:视神经和颈内动脉之间的颈内动脉池;③第三间隙:颈内动脉和动眼神经之间。

通过第一间隙可暴露垂体柄自视交叉下面向前经鞍背的上方入垂体窝,扩大的第一间隙可见基底动脉分叉及其分支。多数眼动脉于视神经的内下 1/3 起自颈内动脉床突上段的起始部内上方。由于角度关系,翼点入路对于对侧眼动脉的暴露优于同侧。

第二间隙是翼点入路的最常用入路。沿蝶骨嵴分开额叶和颞叶,可直接暴露第二间隙。牵拉视神经和颈内动脉向两侧,可于间隙前部暴露后床突,鞍上池后部和脚间池。进一步调整角度,于第二间隙后部可以暴露桥前池上部和脚间池,垂体柄自视交叉下面斜行向前经鞍背的上方入垂体窝,垂体柄根部的后下方可见基底动脉分叉及其分支起始。

利用翼点进行额底暴露时,牵拉额叶底面向上,暴露颈内动脉分叉以及同侧前动脉 A1 段和前交通动脉,甚至对侧大脑前动脉 A1 段,视交叉位于动脉下方,前方为两侧视神经和视交叉池。

牵拉同侧大脑前动脉向前,牵拉同侧额叶底面内侧向后,暴露前纵裂内两侧 A2 段前动脉,回返动脉起自前动脉 A2 起始部,沿额叶底面从内侧向外达前穿质,供应内囊和基底节,为前交通动脉瘤术中需要保护的重要血管。

利用第三间隙可以暴露后交通动脉和垂体柄。后交通动脉起自颈内动脉后壁,向后与发自基底动脉的大脑后动脉交通。向内牵拉颈内动脉,第三间隙暴露扩大,可见后交通动脉与大脑后动脉连接,脉络膜前动脉向后进入环池,后部深面可见基底动脉分叉及其分支。大脑后动脉和小脑上动脉分别位于动眼神经前上和后下,血管神经后方为脑干。垂体柄位于视交叉下方,上连丘脑下部,下经鞍背上缘连接垂体,动眼神经起自脚间窝,穿行于大脑后动脉和小脑上动脉之间。

牵拉颈内动脉分叉部额叶底面,可以暴露起自大脑中动脉的外侧组和大脑前动脉的内侧组的穿支动脉,以及起自深部基底动脉系统的后组穿支动脉。这些动脉向内上达到前穿质,供应基底节和内囊,避免损伤。

（六）关颅要点

连续或间断严密缝合硬脑膜,也可用人工硬脑膜进行缝合修补。根据术中情况决定是否放置硬脑膜下及硬脑膜外引流管。骨瓣中央使用小磨钻打两孔进行硬膜悬吊。使用头钉及钛片进行复位及固定。间断逐层缝合骨膜、肌肉、颞肌筋膜以及皮肤,手术创口酒精擦洗消毒后覆盖无菌纱布及敷贴。

四、枕下乙状窦后入路

枕下乙状窦后入路,可以暴露脑干的外侧和脑桥前池的第 Ⅴ、Ⅵ、Ⅶ、Ⅷ、Ⅸ、Ⅹ脑神经,以及小脑后下动脉、小脑前下动脉。

桥小脑角(CPA)形成锥形立体三角,它在颅后窝的前外侧。由前内侧的脑桥外缘、外后方的岩骨内缘及后下方的小脑半球外侧构成一个锥形窄小的空间,而锥体顶端止于岩骨尖。第Ⅳ~Ⅺ脑神经位于区域内或附近。滑车神经和三叉神经位于上部附近,舌咽神经、迷走神经和副神经位于下部附近,展神经位于基底部的附近(图 2-3-8)。听神经瘤、微血管压迫及其他累及 CPA 区神经的相关疾病为此入路的主要

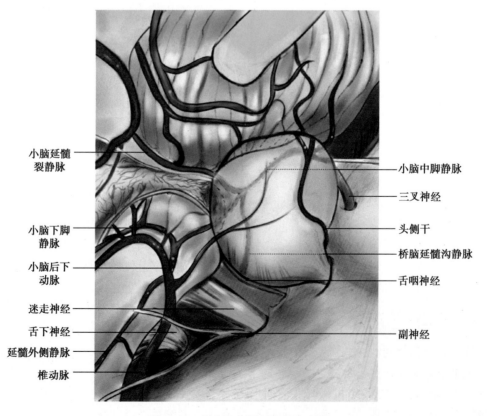

小脑延髓裂静脉	小脑中脚静脉
小脑下脚静脉	三叉神经
小脑后下动脉	头侧干
迷走神经	桥脑延髓沟静脉
舌下神经	舌咽神经
延髓外侧静脉	副神经
椎动脉	

图 2-3-8   桥小脑角局部解剖示意图

适应证。

（一）适应证

CPA 区主要的肿瘤有神经鞘瘤、脑膜瘤、表皮样囊肿、皮样囊肿、脊索瘤、软骨瘤、转移瘤和囊肿。桥小脑角入路主要适用于切除 CPA 区病变、小脑半球外侧肿瘤、三叉神经痛或面肌痉挛的微血管减压术。

（二）体位摆放

枕下乙状窦后入路有几种不同的体位，包括平卧位、侧俯卧位、侧斜位、俯卧位、坐位或半坐位。侧卧位能提供一个良好的颅后窝视野，手术医师及其助手有舒适的体位，重大并发症如静脉空气栓塞发生率明显降低。侧卧位还能将俯卧位引起的静脉充血和通气受限降到最小。头向手术侧旋转 20°~30° 轻轻屈向胸部。下颌颏部与胸部之间应有二指的间距以免压迫气管和颈静脉回流。肩部可向下拉，颈肩角加大，使显微镜光线垂直进入 CPA 区。

（三）皮肤切口

头皮切口位于耳后发际内，上缘达耳郭上缘水平，下缘达下颌角水平，通常为直切口或"S"形切口（图 2-3-9）。切开头皮，垂直分离肌肉直达枕骨，牵开器向两旁牵开肌肉，暴露星点。注意不要伤及椎动脉和枕静脉丛，向下分离肌肉时，警惕枕动脉，要电灼确切后切断。对三叉神经痛或面肌痉挛的患者行微血管减压术时，乙状窦后入路可行耳后横切口，于发际内外耳道上缘水平横切口即可。这一位置打开小骨瓣后，术野正对三叉神经和面听神经。

（四）开骨窗

可于星点单一钻孔，骨孔内确认横窦乙状窦夹角，分离硬膜与骨板的粘连，用铣刀铣下骨瓣。骨瓣暴露横窦乙状窦夹角及乙状窦上段内侧缘，下方达枕骨基底水平即可，不必暴露乙状窦和横窦全程。如硬膜和骨质粘连紧，不要直接铣到乙状窦内侧缘，以免把乙状窦铣破，可用高速磨钻磨除部分乳突，暴露下方乙状窦。如乳突气房开放，必须用骨蜡严密封补。常有 1 或 2 条静脉由乳突，穿越颅骨，进入乙状窦。可用双极电凝夹住电灼切断。部分剪开硬膜先放出蛛网膜池的脑脊液，降低颅后窝的压力，有利于防止小脑半球的突然疝出。

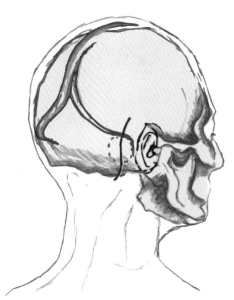

图 2-3-9　枕下乙状窦后入路皮肤切口示意图

（五）剪开硬脑膜

弧形剪开硬膜瓣的外侧部分，形成 1 个三角形的硬膜瓣，基底部分位于乙状窦，内侧部分硬膜留在原位，保护下面的小脑组织。打开中脑背外侧池上的蛛网膜，进一步放出脑脊液（图 2-3-9）。

（六）关颅

严密缝合硬脑膜，确认乳突已用骨蜡严密封堵，肽片固定骨瓣复位，逐层缝合肌肉和皮肤。

五、枕下后正中入路

枕下后正中入路（midline suboccipital approach）即颅后窝中线切口（midline incision of posterior fossa），适用小脑蚓部、小脑半球的肿瘤和血管畸形，第四脑室室管膜瘤、髓母细胞瘤，松果体区肿瘤，脑干肿瘤，以及环枕畸形减压术等。此切口对暴露和切除中线如第四脑室和小脑蚓部肿瘤效果好。坐位时，更适用小脑幕下、小脑上入路，暴露第三脑室后部（松果体区）；缺点是对小脑侧方暴露不佳。手术方法如下：

1. 患者可取侧卧、俯卧或坐位，以侧卧位较简便（图 2-3-10）。

2. 麻醉后装头架，摆好头位，头颈前屈，使小脑幕呈垂直位。

3. 枕下正中直切口，切口上端起自枕外隆凸上 2cm，下端抵颈椎棘突 5~6 水平（图 2-3-11）。用高频电刀切开头皮（图 2-3-12）。严格依颅后窝中线切开颈韧带、颈夹肌，以减少出血。用骨膜剥离器向两侧分开

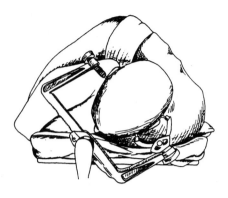
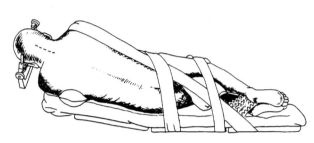

图 2-3-10   患者取侧卧位

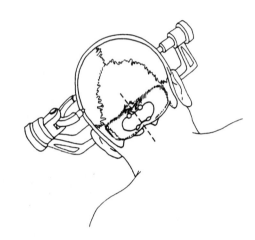

图 2-3-11   枕下正中直切口

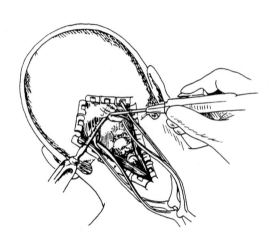

图 2-3-12   用高频电刀切开头皮

肌肉,推至枕骨骨面后,以自动牵开器向两侧撑开。在枕外隆凸处留下一小块菱形筋膜和肌肉,以便手术结束时缝合,此举有助于防止手术后皮下积液和脑脊液漏等并发症。剥离寰椎和枢椎后弓的筋膜和肌肉,宽度约 2.0cm。剥离环枕筋膜时应注意其下方的延髓。术野彻底止血。

4. 钻孔及骨瓣成形   以高速颅钻在枕外隆凸两侧各钻一个孔后,用铣刀铣下枕骨,上自枕外隆凸、下至枕大孔(图 2-3-13)。用磨钻切开相连骨孔的颅骨,再将中间的骨瓣翘起(图 2-3-14),暴露不够的部位可用微钻磨除。应用咬骨剪进一步扩大暴露枕大孔(图 2-3-15)。

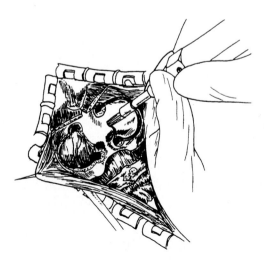

图 2-3-13   钻孔及骨瓣成形(一)

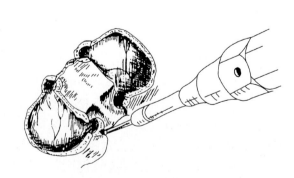

图 2-3-14   钻孔及骨瓣成形(二)

若不具备高速颅钻,也可钻孔后用咬骨钳咬除枕骨鳞部。是否同时咬除寰椎后弓,可视术前患者有无小脑扁桃体下疝而定。如存在小脑扁桃体下疝,则将寰椎后弓一并打开。因靠近横窦和窦汇处的颅骨较厚,钻孔时可多钻数孔,以减轻咬骨的负担。骨窗四周出血涂上骨蜡。硬脑膜外出血可铺条形明胶海绵。

5. "Y"形剪开硬脑膜,尽量不要损伤蛛网膜。枕窦出血可以缝扎。如颅内压高,可先剪开大池处硬脑膜一小口,放出脑脊液,可防止剪硬脑膜时损伤小脑。剪开硬脑膜后,四周悬吊硬脑膜。

6. 自动牵开器拉开小脑扁桃体,在小脑蚓部或大池处剪开蛛网膜,释放脑脊液,降低颅内压(图2-3-16)。

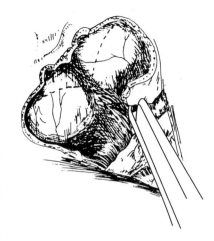

图2-3-15　应用咬骨剪进一步扩大暴露枕大孔

7. 颅后窝探查　观察双侧小脑半球是否对称,皮层颜色有无异常;是否存在小脑扁桃体下疝和小脑蚓部增宽。如是小脑囊性占位,可穿刺抽取囊液。同时还应探查双侧小脑后下动脉的走行,手术操作时不要将其损伤。

8. 缝合硬脑膜　肿瘤切除后应彻底止血,然后严密缝合硬脑膜,硬脑膜缝合不严,术后会出现枕部皮下积液,患者持续发热,甚至伤口感染。颅后窝的硬脑膜缝合遇到困难时,可用筋膜修补或覆盖人工硬脑膜。缝合硬脑膜后,将骨瓣复位,用钛钉或缝线固定,恢复颅腔的生理状态(图2-3-17)。

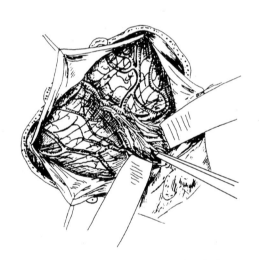

图2-3-16　剪开蛛网膜,释放脑脊液

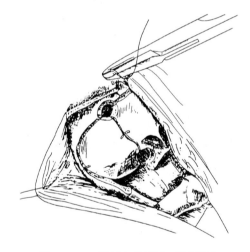

图2-3-17　骨瓣复位固定,缝合肌肉

9. 缝合肌肉和头皮　间断缝合枕下肌肉,肌肉厚时也可分层缝合。枕外隆凸处头皮较薄,必须将肌肉和切口留在枕外隆凸的筋膜缝好。尤其是儿童,缝合不严留下无效腔会发生术后假性囊肿。应将项筋膜、皮下组织和头皮分三层严密缝合。

六、乙状窦前入路

乙状窦前入路是处理中上岩斜区肿瘤重要的手术入路。根据其岩骨后壁磨除程度的不同,乙状窦前入路可具体分成四类:经迷路入路、经耳蜗入路、迷路后入路和部分迷路切除岩骨尖切除入路。无论采取哪种方式,其手术过程大致相同。

(一)适应证

位于岩斜区、脑桥小脑角、乳突和岩骨的占位性病变,特别是岩斜区巨大肿瘤,以及常规入路暴露困难的椎基底动脉结合处的动脉瘤。

（二）手术过程

1. **手术体位**   侧俯卧位,面向病变对侧,头架固定:调整头位使顶部略低,乳突和岩骨基底部位于最高点。

2. **皮肤切口设计**   采用绕耳的弧形切口或者马蹄形切口,前端至颧弓中点,上方约在耳郭上两横指,后方行于乳突后1.5cm并向下止于下颌角附近或者延伸至乳突尖部。其皮瓣具体边界可以根据病变位置进行调整,但是能够使幕上暴露尽量靠近颅底(图2-3-18)。

3. **皮瓣游离**   入路可采用以外耳道为中心的弧形皮瓣或是马蹄形皮瓣,切开皮肤后沿着帽状腱膜层分离皮瓣。将皮瓣向外耳道方向牵拉,并用拉钩固定。继而沿着皮肤切口方向分离颞肌,应用骨膜剥离子分离颞肌于颅骨的附着处,并向前下方牵拉。沿外耳道周围进行分离时需要注意防止过分分离导致皮肤的破溃。

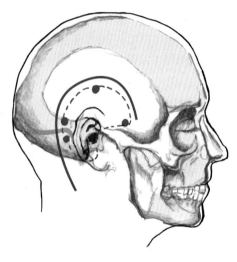

图 2-3-18   乙状窦前入路皮肤切口示意图

4. **开骨窗**   应用高速钻进行钻孔,幕上沿皮缘钻3孔,分别位于耳前的前方皮瓣处、耳上皮瓣处和耳后横窦上方的皮瓣处;幕下钻1孔,即耳后横窦下方枕骨处。辨认横窦的方法是辨认顶乳突缝、枕乳突缝和人字缝交汇处,一般对应横窦和乙状窦的交界处。也可以应用乳突上嵴最高点水平向后25mm处来确认横窦和乙状窦的交界处。应用铣刀将骨瓣铣下,铣刀经过横窦和乙状窦时应格外小心,尽量避免其损伤。根据具体病变部位来确定磨除乳突和岩骨的范围,以便进一步暴露乙状窦前间隙和扩大手术操作空间。注意对磨除较多的骨质部分进行骨蜡封闭,以避免术后发生脑脊液漏。

5. **剪开硬膜**   骨瓣成形后,以横窦和乙状窦移行处前方为中点,沿乙状窦前缘向下方,沿横窦上缘向后方,以及沿颞部骨窗下缘向前下方放射性剪开硬膜,注意窦边需适当预留硬膜用以后期缝合。在向下方剪开过程中,需先保留岩上窦,在其上下方硬膜处分别剪开,然后在岩上窦切口两侧分别进针,穿过小脑幕,并进行结扎岩上窦。为避免结扎过程中损伤脑组织,也可在结扎前对周围脑组织进行牵拉。然后与岩骨嵴平行剪开小脑幕至切迹处,对病变处予以暴露。

（三）入路暴露范围

乙状窦前入路可以同时暴露幕上下结构,其具体暴露情况根据具体骨瓣大小有所不同。抬起颞叶和牵拉小脑后可见三叉神经、展神经、面神经、听神经、后组脑神经、岩静脉、小脑上动脉及其穿支、小脑前下动脉、基底动脉及其穿支、大脑后动脉、脑桥和中脑等结构(图2-3-19)。

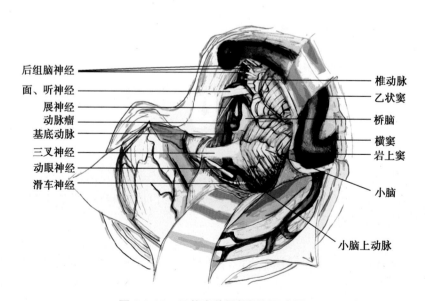

后组脑神经
面、听神经
展神经
动脉瘤
基底动脉
三叉神经
动眼神经
滑车神经

椎动脉
乙状窦
桥脑
横窦
岩上窦
小脑
小脑上动脉

图 2-3-19   乙状窦前局部解剖示意图

（四）入路的优缺点

1. 优点

（1）手术操作的直线距离缩短,视野可直达病灶及脑干的腹外侧甚至对侧。

（2）减小了对小脑和颞叶[包括下吻合静脉(Labbe 静脉)]的牵拉程度,并能减少对横窦和乙状窦的损伤。

（3）术中可以早期阻断肿瘤基底的血液供应,减少手术出血;并可多方位操作,便于对病灶进行分离和切除。

（4）减少对脑干神经牵拉,较少引起第Ⅶ、Ⅷ脑神经功能障碍。

2. 缺点　开关颅时间长,操作复杂,术后易发生感染和脑脊液漏。

七、经蝶窦入路

经蝶窦入路的典型入路是经蝶窦垂体瘤切除术,有唇下入路、单鼻孔入路和内镜单鼻孔技术几种选择。虽然三者进入蝶窦的方式不同,但最终的目的都是经过蝶窦,打开鞍底,进入鞍内,暴露肿瘤,进而切除肿瘤。

（一）适应证与禁忌证

1. 适应证　主要应用于局限于鞍内生长或侵犯蝶窦的鞍内病变、部分向鞍上发展的鞍内病变、蝶窦本身疾病和斜坡占位。

2. 禁忌证　有鼻窦感染、蝶窦炎、鼻中隔手术史;巨大垂体腺瘤明显向侧方、额底、鞍背后方发展者;有凝血机制障碍或其他严重疾病者。

（二）术前准备

1. 明确诊断　有关内分泌学检查;视力、视野和眼底检查;常规鞍区薄层 CT 扫描,以了解蝶鞍形态、蝶鞍气化情况;常规做增强 CT 或 MRI,了解肿瘤大小、密度或信号、形态、伸展方向。

2. 检查鼻腔　术前 1 日剪鼻毛。

3. 对垂体功能低下者,用皮质醇和 / 或甲状腺素。

（三）手术过程

以单鼻孔入路及神经内镜单鼻孔入路技术介绍经蝶窦入路的手术过程(图 2-3-20)。

1. 单鼻孔入路

（1）体位摆放:仰卧位,头略过伸,以便手术显微镜垂直对准鞍内。

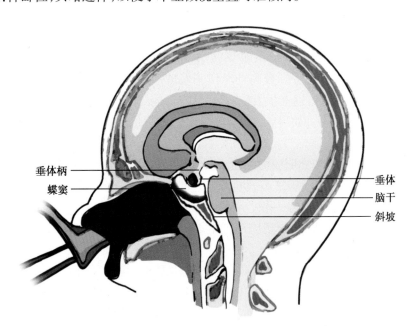

垂体柄
蝶窦
垂体
脑干
斜坡

图 2-3-20　经蝶窦入路示意图

（2）皮肤切口：于中鼻甲水平的鼻中隔黏膜做一垂直切口。

（3）手术步骤

1）消毒：常用 5% 碘伏消毒面部，用 0.05% 碘伏纱条消毒鼻腔。

2）鼻中隔分离：鼻腔消毒后，用 1：1 000 肾上腺素生理盐水棉片湿敷，以利黏膜血管收缩，减少出血。在手术显微镜下，选择一侧鼻孔先用长的鼻内镜或直接采用合适的鼻黏膜牵开器牵开，于中鼻甲水平的鼻中隔黏膜做一垂直切口，然后用剥离子分离鼻中隔黏膜直至蝶窦腹侧壁；继而在鼻中隔软骨与筛骨垂直板交界处离断，或在筛骨垂直板与犁骨交界处折断；再分离对侧鼻中隔黏膜至蝶窦腹侧壁，置入鼻黏膜牵开器，骑跨于骨性鼻中隔两侧达蝶窦腹侧壁。

3）开骨窗：用骨凿或磨钻自蝶窦腹壁开窗，进入蝶窦腔，切除蝶窦分隔，清除蝶窦黏膜。应用手术显微镜，确认鞍底位置及中线，使牵开器对准鞍底方向，于鞍底前下部作鞍底开骨窗。

4）关颅：肿瘤切除后，如有脑脊液漏或渗血，可取自体皮下脂肪和 / 或生物胶填塞漏口、鞍内以及蝶窦腔内，而不必鞍底成形。这样既能很好地防漏止血，又能减少瘢痕，有利于术后近期影像学观察，易与残留或复发肿瘤区分，亦可用自体筋膜或人工硬膜填塞。最后撤除牵开器，鼻腔内用凡士林纱条填塞，以利止血和黏膜愈合。止血完毕后缝合切口。

2. 神经内镜单鼻孔入路

（1）体位摆放：患者仰卧位，头部后仰 15°，向术者方向（一般为头部的右侧方）偏转 10°~20°。术者和助手位于患者头部的两侧。监视器应面对术者，患者头顶 1m 左右的距离，监视器、摄像、光源、冲洗泵、双极电凝器如能布置在同一器械车上，有利于术中管理，监视器的高度应与术者的视线尽可能平行。

（2）手术步骤

1）消毒：常用 5% 碘伏消毒面部，用 0.05% 碘伏纱条消毒鼻腔。

2）探查和扩大蝶窦开口：在内镜下寻找中鼻甲，沿中鼻甲与鼻中隔间塞入 2cm×4cm 的肾上腺素盐水浸泡的棉条，以扩张手术腔道。扩张范围，自中鼻甲上缘到中鼻甲根部和鼻中隔之间的蝶筛隐窝。在蝶筛隐窝内，常规可探查到蝶窦开口。蝶窦开口的暴露状态常有很大差距，大约 1/3 的患者，蝶窦开口直接暴露在术野。在一些患者中，蝶窦开口因骨结构增生而部分封闭：从蝶窦开口的内上缘起始，弧形向后切除一侧鼻中隔黏膜，将黏膜瓣铣向后方，显露内下方的骨性结构，用高速磨钻或筛窦咬钳切除蝶窦前壁，顺序为先内、下侧，后上、外侧，再向上外侧扩大。扩大蝶窦开口时，应注意防止损伤蝶窦外侧壁的视神经、颈内动脉和海绵窦等重要结构。一般蝶窦开口扩大范围应直径不小于 2cm。

3）蝶窦和鞍底的处理：进入蝶窦后，常可遇到方向不同的蝶窦间隔，使判断鞍底结构较为困难。切除影响手术操作的黏膜，充分显露鞍底。应自上而下地显露，从鞍结节到斜坡凹陷处，两侧达到海绵窦水平。辨清鞍底及相关的重要解剖结构，在内镜下可见鞍结节头侧方向的 11 点位和 1 点位为视神经前结节，颈内动脉和海绵窦位于鞍结节的侧方。颈内动脉位于斜坡凹陷的尾侧 5 点位和 7 点位。选择鞍底的薄弱区开窗，也可以自鞍底下部外窗，逐渐扩大，直径约大于 1cm。暴露硬膜后，用尖刀"+"字切开硬膜，电灼硬膜，使其收缩，暴露鞍内结构。如果肿瘤很小，切硬膜时避免过高和过于偏外，防止海绵间窦的汹涌出血。

4）关颅：切除肿瘤后鞍内可填充明胶海绵、止血纱布，也可以充填脂肪组织。如有鞍膈破裂则应用生物胶封闭。封闭鞍底后，应仔细清理蝶窦腔，防止过多充填物，恢复空腔蝶窦应有的功能及时吸除鼻咽腔内的血液。手术侧鼻腔充填凡士林纱条一根。

5）术后处理：密切监测激素水平，常规应用抗生素 3~5 日，手术后当天可以恢复正常生活。3 日可以拔除手术侧鼻腔填充物。3~5 日可以出院。

神经内镜单鼻孔入路术中应注意以下事项：①分离鼻黏膜时，保持黏膜完整，减少渗血，才有清晰手术野和顺畅入路。②严格保持正中入路，勿偏移，以免损伤鞍旁重要血管神经。③确认蝶鞍定位勿偏前过后，防止误损伤颅前窝、额叶、斜坡和脑干等颅内重要组织。④开骨窗选位和硬膜切开，大小要适度，动作要轻巧，以防损伤鞍膈、海绵窦和颈内动脉。⑤注意鞍内组织结构变异情况，如观察不清，切勿盲目下钳、牵拉或动刀剪;如发现颈内动脉突入鞍内,一定要设法避开,以免损伤大动脉引起出血;遇海绵间窦出血要及时止血。⑥在鞍内刮、吸、切除肿瘤,动作要轻柔,切勿损伤海绵窦、鞍膈、鞍上重要脑组织、神经和血管组织。⑦鞍内止血要彻底,渗血多者应放置引流。⑧鞍内、蝶窦内填塞脂肪组织要适度,过多脂肪易滑向鞍上,形成新的压迫,过少要滑向蝶窦腔内则防脑脊液漏、止血等无效。

第三章

头 皮 肿 瘤

第一节 头 皮 癌

内容要点：

1. 常见的头皮癌包括基底细胞癌、鳞状细胞癌、肉瘤及转移性肿瘤等，临床表现多为头皮肿物、疼痛、破溃等，极少出现局部和全身转移症状。

2. 头皮肿瘤的诊断主要依赖于病理学诊断，鉴别诊断需排除寻常疣、头皮痣、良性溃疡、硬皮病等。

3. 目前的治疗主要是以手术治疗为主的综合治疗。良性头皮肿瘤患者单纯给予手术切除即可治愈；恶性头皮肿瘤患者虽接受手术及放化疗等全身治疗，但总体预后欠佳。

头皮癌（scalp carcinoma）泛指头皮的恶性肿瘤，常见的皮肤恶性肿瘤为基底细胞癌、鳞状细胞癌、肉瘤及转移性肿瘤等。

一、基底细胞癌

基底细胞癌（basaloma）由 Jacob 于 1827 年首先描述，但到 1902 年才由 Krompecher 将其与其他上皮性肿瘤明确区分。肿瘤源于皮肤或附件尤其是毛囊的基底细胞，是一种低度恶性肿瘤（图 3-1-1）。通常发生在头面部，紫外线辐射是主要的环境病因学因素。由于臭氧层的漏洞，紫外线到达地球表面的辐射量大大加强，其他原因包括对紫外线所致损伤的基因易感性、电离辐射、免疫抑制、病毒感染、化学致癌物及慢性损伤等。多发于白色人种，在非白色人种中相对少见。研究资料显示，约旦等地区男女平均发病年龄差异均无统计学意义，女性发病率比男性高；在英国，男女发病率无明显的差异，在澳大利亚和美国男性发病率均较高；中国的流行病学资料尚缺乏。

（一）临床表现

基底细胞癌早期表现为局部皮肤略呈隆起、淡黄色或粉红色小结节，仅有针头或绿豆大小，呈半透明结节，质硬，表皮菲薄，伴有毛细血管扩张，但无疼痛或压痛；病变位于表皮深层者，表面皮肤略凹陷，失去正常皮肤的光泽和纹理，经数月或数年后，出现鳞片状脱屑，以后反复结痂、脱屑，表现溃烂、渗血。当病灶继续增大时，中间形成浅表溃疡，其边缘参差不齐，似虫蚀样。表面形成多种多样，大致可分为以下几种类型：

1. 结节溃疡型　结节溃疡型为头皮基底细胞癌中较为常见的一种，损害为单个，自针头大小至绿豆大小，呈半透明结节，质硬，表面菲薄，伴毛细血管扩张，稍受外伤即出血。其后渐增大，中央凹陷，表面糜烂或溃破，溃疡底部呈颗粒状或肉芽状、菜花样，覆以浆液性的分泌物；边缘继续扩大，可见多数浅灰色呈珍珠样外观的小结节，参差不齐向内卷起，临床上通常称之为侵蚀性溃疡。

2. 浅表型　头皮浅表型基底细胞癌极其少见，其发病特点为男性多于女性，发病年龄较早。

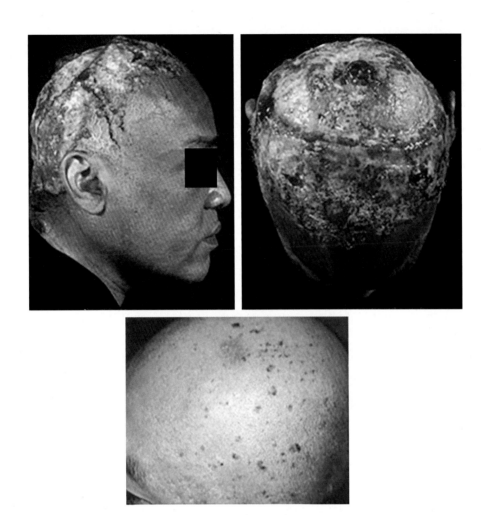

图 3-1-1 基底细胞癌

3. 局部性硬化型 局部性硬化型好发于面部、额部、颞部、鼻部和眼眦等处,临床上极少见。损害为单发,表现为扁平或稍隆起的浸润块,呈不规则或匐行状,大小自数毫米至占据整个前额部,灰白至淡黄色,表面光滑,可透见毛细血管扩张。生长缓慢,触之较硬,多有破溃,类似局限性硬皮病。

4. 瘢痕性癌 罕见,多发生于面部,损害为浅表性结节状斑块,生长缓慢。

5. 色素性基底细胞癌 当各种类型的基底细胞癌出现色素沉着时称其为色素性基底细胞癌。

(二) 病理

基底细胞癌起源于表面或皮肤附件的多能性基底样细胞,可分多方向分化。癌细胞似基底细胞呈卵圆形或梭形,胞核染色深,胞质少,胞界不清楚。瘤实质与间质之间有对 PAS 染色呈阳性反应的基底带。间质结缔组织内成纤维细胞增生。间质因含大量酸性黏多糖而呈黏液样,当标本经固定脱水后,间质内黏蛋白皱缩,导致部分或全部与瘤实质分离,可借这种现象在病理学上与鳞癌等肿瘤相区分 (图 3-1-2)。

(三) 诊断与鉴别诊断

当基底细胞癌有典型特征时,如结节超过数毫米容易识别,但早期色素增加的基底细胞癌与传染性软疣、老年性皮脂腺增生则难以区别,后者在损害中央可见有充以角蛋白的点状凹陷。当基底细胞癌表面有明显结痂或鳞屑时,应与寻常疣、角化棘皮瘤和鳞癌等相鉴别。而色素性基底细胞癌,可被误诊为黑色素瘤。基底细胞癌边缘内卷,有毛细血管扩张,色泽呈褐色,周围无色素晕。浅表型基底细胞癌则颇似湿疹、扁平苔藓、银屑病,但要注意其线形边缘不清楚,可与局限性硬皮病相鉴别,最终往往靠病理检查来确定。

（四）治疗

基底细胞癌生长缓慢，很少发生淋巴结节转移，预后较好。其对放射线敏感，故临床上一般采用放疗。

1. 放疗　放射剂量与照射范围视病灶大小而定：凡病灶直径 <1cm，较表浅的，可采用 50kV 接触治疗，总剂量 22Gy；病灶直径 <5cm，厚度 <0.5cm 者用 120~140kV 中度 X 线分割治疗，疗程 2~3 周或 3~5 周；病灶直径 >5cm，浸润较深者用 160~180kV 分割治疗，疗程 3~5 周，总剂量 45~60Gy。放疗的优点是疗效佳，头面部不留瘢痕，但对局部性硬化型基底细胞癌则不适用。

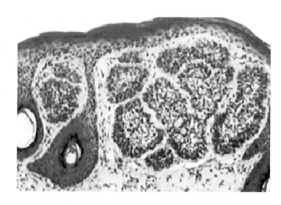

图 3-1-2　头皮多发基底细胞癌患者皮损组织病理
真皮内可见基底细胞团块，细胞有向毛囊分化的特征（HE 染色 ×100）。

2. 化疗　对于基底细胞癌的化疗，凡无淋巴转移者，头面部基底细胞癌一般不主张全身性化疗，多应用局部擦敷抗肿瘤药，氟尿嘧啶软膏涂抹，早晚各 1 次，持续 2~3 周。局部可能发生糜烂，改用抗生素油膏涂擦。20% 蟾蜍软膏，皮癌净，全身用平阳霉素 15mg，每日 1 次，总剂量 600~900mg；对较大病灶则局部用药疗效不佳，应慎用。

3. 冷冻治疗　冷冻治疗适用于富于纤维成分，病灶不大的基底细胞癌。以病灶中心及周围 2~5cm 正常组织作为治疗区域，用液氮喷射到癌中央，一般持续 30 秒左右，使局部温度降到 −20℃，然后缓慢解冻。如无精确温度计测量，临床上可按停止使用液氮后到解冻需要的时间来粗略估计冷冻是否足够。一般头颈面、面部的小病灶至少 1.5 分钟，还常需重复进行，解冻 2 次，第 2 次可据第 1 次治疗程度作适当调整。当肿瘤组织坏死脱落后用生理盐水冲洗，并涂以抗生素油膏，每日 2 次，3~4 周伤口可完全愈合。据报道，冷冻治疗后，头皮基底细胞癌复发率高，故多认为不宜采用。

4. 激光治疗　常用 CO₂ 激光及 Nd ：YAC。用高能量切割，低能量凝固，适用于较浅表肿瘤，优点是损伤小，修复好，缺点是缺乏边缘组织病理检查。

5. 手术治疗　对病灶 >1cm 者，手术仍是主要疗法。必要时可结合放疗联合应用。

（1）刮除手术：适用于浅表、较小的基底细胞癌。在局麻下先用 3~4mm 刮匙刮除周边和基底残余瘤组织，最好用电凝烧灼。伤口涂以抗生素油膏，优点是伤口小。适用于面部和额部。

（2）化学外科：美国医师 Mohs 首创，原先用氯化锌糊剂固定肿瘤后，将其水平削下送病理检查，每削一次送检一次，直至送检组织无癌组织为止。目前已无须用氯化锌糊剂，直接水平方向切削新鲜组织。此法适用于较大肿瘤，治愈率达 99%，其技术难度较大。有学者认为，此法与手术切除，送冷冻切片检查，并无本质区别。

（3）手术切除：根据灶大小，有无转移来决定切口范围和操作深度。当肿瘤深入颅骨时，应将累及的颅骨至硬脑膜一并切除，再做修复与植皮手术。

二、鳞状细胞癌

鳞状细胞癌（squamous carcinoma）（简称鳞癌），又称表皮样囊肿、棘细胞癌，系起源于表皮或附件如皮脂腺导管、毛囊、汗腺管等的角朊细胞。鳞状细胞癌是常见的皮肤恶性肿瘤之一，好发于老年人头皮、面部、颈、手背前臂等暴露部位。发病原因不明，可能与日光照射、服用某些药物、慢性辐射等有关（图 3-1-3）。

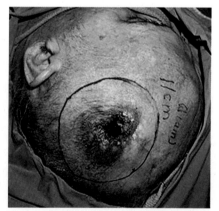

图 3-1-3　鳞状细胞癌
鳞状细胞癌患者：结节状突起，红褐色，边界不清，表面粗糙，伴有溃疡破损并向周围浸润。

（一）病因

自 Percival Pott1775 年首次报告扫烟囱工人因接触煤烟发生阴囊鳞癌以来，鳞癌的发病机制为人们所注意，其中，环境因素中的阳光、湿度、烟雾和气候,遗传因素,肤色等被认为与鳞癌的发生有密切关系。

1. 阳光中的紫外线 1948 年 Blum 证明致癌射线是太阳光谱中波长为 290~320nm 的部分。

2. 化学因素 某些化学物质(如砷、沥青等)可致皮肤鳞癌,与沥青接触的工人皮肤鳞癌的发病风险比一般工人高出 12 倍左右。

3. 种族因素 有色人种的发病风险比白色人种高。国内孙绍谦等 1956 年报告 191 例皮肤癌,其中鳞癌占 78.5%,而 1953 年德国 Bosenberg 报告 133 例皮肤癌中鳞癌仅占 15%。

4. 癌前期皮肤病 癌前期皮炎(Bowen 病)、放射性皮炎、光化性角化病、砷剂性角化病等均易致鳞癌。

5. 瘢痕 各种创伤性瘢痕,尤其烧伤性瘢痕更易发生鳞癌。

(二)临床表现

原发性鳞癌少见,早期为一小丘疹,结节状或呈疣状突起,淡红色,表面粗糙,生长迅速易破溃并向周围浸润;多见于头顶部,继发性鳞癌多见,常在原有头皮的慢性溃疡、瘢痕等损害基础上癌变所致。按临床形态,通常有两型:

菜花型:初为浸润型小斑块、小结节或溃疡,之后呈乳头状至菜花样隆起,淡红色,基底较宽,质硬,表面可见毛细血管扩张,伴有鳞屑和结痂,中心区常有钉刺样角质。若将其剥离则底部易出血,此型面部和四肢多见。

深在型:初为淡红色坚硬结节,表面光滑,逐渐增大。中央出现脐凹陷,周围有新结节形成,破溃后形成火山样溃疡,边缘隆起外翻。质硬,溃疡底面高低不平,创面有污垢坏死组织和脓样分泌物,散发恶臭。病变发展较快并向深层浸润可达颅骨,可有早期区域性淋巴结转移。亦有经血行转移者,但罕见。

(三)病理

鳞癌一般分化较好,高分化的鳞癌约占 75%,癌细胞呈乳头状、巢状、条索状或腺样结构,可浸润至真皮层或皮下组织,按癌细胞分化程度分 4 级。

1. I级 分化成熟的鳞癌,具有细胞间桥和癌珠。癌珠为鳞癌特征性结构,是由同心性排列的角癌细胞组成。

2. II级 以棘细胞为主要成分,并具有明显的异型性,包括癌细胞体增大,核大小不等,染色深浅不一,核分裂多见,癌珠少,且其中央有角化不全。

3. III级 细胞分化差,皮表层大部分细胞排列紊乱,细胞体积增大,核大异型明显,核分裂多见,无癌珠,但有个别细胞呈角化不良,病变在表皮内呈辐射状扩展,浸润真皮较晚。

4. IV级 为未分化型,无棘细胞,无细胞间桥和癌珠,癌细小呈梭形,核细长染色深,并有坏死和假腺样结构,少数呈鳞状细胞和角化细胞,可作为诊断依据。

(四)诊断

本病多见于 50 岁以上的患者,病变部位常有损伤瘢痕或溃疡。病变质地较硬,呈结节或斑块,边缘隆起,增长较快。应同良性慢性溃疡和结核性溃疡相鉴别,早期与基底细胞癌相似,病理检查可以确诊。

(五)治疗

根据病变大小、病程以及患者年龄和全身性情况,选择适当治疗方法。

1. 手术治疗 皮肤恶性肿瘤以基底细胞癌和鳞状细胞癌较为多见,肿瘤不但影响美观,而且危害患者的生命健康。手术切除是治疗头面部皮肤恶性肿瘤的金标准。但当癌症侵及颅内时,通常需要扩大切除,这会在术后留有较大面积的颅骨缺损,甚至硬脑膜缺损。因此在手术治疗时,不但要考虑到手术切除的彻底性以减少复发,而且又要考虑切除后创面修复问题,以便最大限度地保留或恢复头面部外观和功能。切口应距肿瘤边缘 1~2cm,深度则应按肿瘤侵犯程度来确定,原则是尽可能作广泛根治。未侵及颅骨者,作头皮全层切除,已侵犯颅骨者应切除颅骨并扩大到正常颅骨 1cm,若已累及板障和内板,则切除范围还应更大些。缺损颅骨范围不大者,一般不做修补。头皮作松解转移皮瓣缝合,缺损较大者作植皮术,有患侧枕部、耳后和颈部淋巴结转移者,亦应行清除术,术后应辅以放疗。

2. 放疗 凡不适宜手术或有手术禁忌者,可选用 X 线或镭 γ 线治疗。根据病灶大小深浅来决定剂量与疗程,<2cm 的浅表病灶采用 50kV 接触治疗 2~3 周;<5cm,厚度不超过 0.5cm 者采用 120~140kV 中度 X 线治疗 2~3 周;>5cm,厚度超过 0.5cm 以上者用 160~180kV 深度 X 线治疗 3~5 周,总剂量为 45~60Gy。

3. 激光治疗 适用于小而浅表病灶。

4. 药物治疗 局部用药:外用三氯醋酸、足叶草脂或 5-Fu 软膏,疗效较差,易复发。以皮癌净为主结合中药治疗。全身用药:肌肉或静脉注射博来霉素,每日一次,每次 15mg,总剂量为 600~900mg。

三、肉瘤

头皮肉瘤为起源于皮下组织的肿瘤,其发病率较低,临床上较为少见。

(一)纤维肉瘤

发生于头部的纤维肉瘤(fibrosarcoma)以枕颈部和眼眶部多见,患者多为中年人。开始为局部出现硬而无痛结节,生长迅速,隆起明显并压迫头皮,使其萎缩发生溃疡。触之瘤质较硬,不活动,不痛,有胀感。

1. 病理特点 肉瘤切面呈均匀灰红的颜色,湿润具有光泽,似鱼肉状。较大的肉瘤可见水肿、出血、坏死和囊腔形成,周围可有假包膜而界限清楚。镜下组织学变化很大,按瘤细胞核分裂多少、异型性程度、胶原纤维和网状纤维的数量及排列特点,可分为分化好的,分化差的和高度未分化的三种。

此外,一种偶见于头面部的隆起性皮肤纤维肉瘤,与纤维肉瘤不同,是从皮肤的成纤维细胞发生而来。初为一个或数个小结节,与皮肤附着固定但与浅筋膜不固定,故检查时肿瘤可移动。数个瘤结节可相互融合形成不规则的隆起结节,瘤质较硬,可破溃。切面呈灰白色,有光泽,无包膜,出血坏死少见。镜下细胞为棱形幼稚的成纤维细胞,大小形态较一致,异型性较轻。其特征是瘤组织由紧密的棱形细胞与胶原纤维围绕一个中心做放射状排列的车辐状结构。

2. 诊断与鉴别诊断 纤维肉瘤无特殊临床症状,需与头皮各种肿块相鉴别,确切的诊断有赖于病理检查。

3. 治疗 纤维肉瘤对放射线敏感性差,故多采用根治性手术,其转移和复发率因肿瘤分化程度和切除早晚而有不同,预后一般较差。

(二)横纹肌肉瘤

横纹肌肉瘤(rhabdomyosarcoma)是一种比较常见的恶性度较高的肿瘤,但原发于头部者极少,且仅见于颞部和枕部。

1. 临床表现 多见于青少年,胚胎性横纹肌肉瘤患者则多为 10 岁以下的儿童。肿瘤质硬不活动,发展迅速常显著侵袭颅骨,肿瘤血供丰富。笔者医院曾诊治 3 例,2 例为儿童,在枕部,1 例为成人,在颞部;切除时出血多,均见局部大片颅骨被侵蚀破坏;术后半年内复发,从发病到死亡仅一年。

2. 病理 肿瘤由不同程度未分化的横纹肌细胞组成,根据形态和临床特点分为三型。

(1)多形性横纹肌肉瘤:其特点是瘤细胞多形性,可能由成熟的横纹肌细胞退化而来。

(2)胚胎性横纹肌肉瘤:恶性度高,肉眼观肿瘤呈葡萄状,又称葡萄状肉瘤,易侵袭颅骨,早期即可经血道和淋巴道转移,以枕颈部多见,也可发生于原来没有横纹肌的部位。

(3)腺泡状横纹肌肉瘤:恶性度极高,是三型中预后最差的,瘤组织主要由小圆形细胞组成,有腺泡状排列倾向。

3. 治疗 以早期手术切除为主,术后辅以放疗或化疗。预后恶劣。

(三)脂肪肉瘤

发生于头部的脂肪肉瘤(liposarcoma)少见,极少从皮下脂肪发生,也极少由脂肪瘤恶变而来,通常一开始即为恶性。

1. 临床表现 患者以中、老年居多,常无明显症状,或偶有压痛,肿瘤呈浸润生长,瘤质较软,不活动,可累及头皮和颅骨。少数患者局部有外伤史。近年来注意到病毒与脂肪肉瘤的发生有关,已证明在特殊抗原和患者中分离出特殊抗体。

2. 病理 脂肪肉瘤形态随其组织成分不同,瘤细胞有近似成熟的脂肪细胞、脂肪母细胞、黏液样细胞、多形或圆形细胞和多核巨细胞等以及纤维组织和血管成分。表面有一薄层纤维组织构成的假包膜。切面呈分叶状,黄色或淡灰蓝色,有光泽。

3. 诊断与鉴别诊断 脂肪肉瘤不具特殊性,X线摄片对诊断有参考意义。术前应与浸润性脂肪瘤、肌间黏瘤、恶性间叶瘤、恶性纤维瘤以及横纹肌肉瘤等鉴别,最终有赖于病理检查证实。

4. 治疗 手术切除,术中宜做冰冻切片。确诊后做广泛根治术,并应避免撕破瘤表面假包膜。复发率较高,但较少转移。

(四)平滑肌肉瘤

软组织的平滑肌肉瘤(leiomyosarcoma),主要发生于皮肤和皮下组织,发生于头皮者罕见。本病多见于中老年人,男女发病率相近。肿瘤呈圆形或结节状,浸润性生长,但边界清楚,可有假包膜,切面呈灰红色、鱼肉样,可有液化囊变和出血坏死;瘤细胞因分化程度不同而有很大差异,分化好的似平滑肌瘤,其预后好。

治疗为手术切除,并送活检,一期完成手术。对恶性度较高的平滑肌肉瘤,应将瘤周筋膜、肌肉做适度切除。

四、转移性肿瘤

头皮转移性肿瘤(metastatic tumor)较少见,转移途径包括:邻近组织的恶性肿瘤直接侵犯头皮、由远隔组织器官的恶性肿瘤经血行和淋巴转移。前者包括颅内恶性脑膜瘤、颅骨及头皮下组织的恶性肿瘤,如颅骨成骨肉瘤、头皮汗腺肿瘤、颞肌横纹肌肉瘤等。远隔组织器官的恶性肿瘤经血行转移者,如肺癌、乳腺癌、肾癌等。经血行转移者颅内多见,极少发生单纯转移至头皮者,这与颈总动脉的血流大部分流到颈内动脉有关。此外,颈部的淋巴肉瘤,亦可转移到同侧头皮,有报道口腔咽部唾液腺肿瘤转移至头皮。

1. 诊断 头皮转移肿瘤本身可无任何症状,其临床表现取决于原发病灶引起的不同症状。对早期即发生头皮转移者难以及时作出诊断,而当发现原发病灶后,头皮出现迅速增大的肿块时,则应考虑转移的可能。

2. 治疗 转移至头皮的肿瘤以手术切除为主,一般无困难,局部也极少复发。治疗的着眼点在于对原发病灶的处理。因此,预后取决于原发病灶是否早发现,能否彻底切除,以及对放疗、化疗是否敏感等。

第二节 头皮黑色素瘤

内容要点:

1. 黑色素瘤恶性程度极高,尽管占皮肤肿瘤比例不到10%,却占皮肤肿瘤死亡病例的大部分,多发生于皮肤或接近皮肤的黏膜,也见于软脑膜和脉络膜。

2. 病变部位头皮有黑色素斑或黑痣,因理发、洗头、搔痒的反复刺激或长期戴帽压迫摩擦,表皮糜烂,依附的毛发脱落,并逐渐增大发生瘤变。

3. 临床根据原发灶的范围、淋巴结转移的情况和影像学检查有否远隔转移等结果来估测病期。临床上对于黑色素瘤的诊断靠病理检查证实。

4. 手术治疗宜早期施行对原发瘤的切除,若冰冻切片证实为黑色素瘤,则手术应做扩大切除。

黑色素瘤(melanoma)于19世纪初由Garswell命名,1894年Paget提出其来源于黑痣。白色人种比有色人种多见,好发于成年人,并随年龄增长发病风险增加。肿瘤起源于外胚叶的神经嵴,黑色素细胞位于表皮层与基底细胞间排列,细胞产生色素后,通过树状突将黑色素颗粒输送到基底细胞和毛发内。黑色素瘤恶性程度极高,尽管占皮肤肿瘤比例不到10%,却占皮肤肿瘤死亡病例的大部分,多发生于皮肤或接近皮肤的黏膜,也见于软脑膜和脉络膜。

一、病因

目前的研究对于黑色素细胞瘤变的真正原因尚不清楚,可能与良性黑色素斑块、阳光和紫外线照射、种族、遗传、外伤、慢性机械刺激等因素有关。

二、临床过程

病变部位头皮有黑色素斑或黑痣,因理发、洗头、搔痒的反复刺激或长期戴帽压迫摩擦,表皮糜烂,依附的毛发脱落,并逐渐增大发生瘤变。

三、临床分期

临床根据原发灶的范围、淋巴结转移的情况和影像学检查有否远隔转移等结果来估测病期。Ⅰ期:无区域淋巴结转移;Ⅱ期:伴有区域淋巴结转移;Ⅲ期:伴有远处转移。

四、病理分型

1. 大上皮样细胞　多见,细胞呈多边形。
2. 小上皮样细胞　核大而不典型。
3. 梭形细胞　胞质呈原纤维样,核大染色深。
4. 畸形细胞　为单核或多核。
5. 树枝突细胞　比正常黑色素细胞大,胞核异型,瘤细胞对酪氨酸酶呈强阳性反应。

五、诊断

临床上对于黑色素瘤诊断一般不难,少数不典型者,要靠病理检查证实。下列检查有助诊断:
1. 抗人黑色素瘤血清作间接免疫荧光标记黑色素组织,当抗血清稀释为1∶2时,最高阳性率可达89%。
2. 用Vacca双PAP免疫酶标记法标记测定,当抗血清稀释度为1∶400时,82.14%呈阳性反应。
3. 色素原检查,黑色素原经肾排出后氧化,使尿液呈暗褐色,称黑色尿。若在尿液中加入氯化铁、重铬酸钾、硫酸,可促进其氧化,再加硝酸钠,尿液呈紫色;先加醋酸,再加氢氧化钠,尿液呈蓝色。

六、鉴别诊断

1. 具有黑色素性的病变
(1) 幼年性蓝色素瘤:为良性,呈紫红色豆粒大小结节,色素分布均匀,边缘光滑,无毛发,局部皮肤变薄,切片检查黑色素缺如。
(2) 色素性基底细胞癌。
(3) 头皮纤维瘤:生长缓慢,表面常有均匀色素,界限清楚,瘤质常较硬,与表皮粘连紧密。
(4) 日光性雀斑样痣:多见于老年人,日光暴晒部位,色素均匀,边缘整齐。
(5) 某些血管性疾病:如头皮血管瘤、栓塞性毛细血管性动脉瘤等。
2. 非色素性病变　黑色素瘤与非色素性病变的鉴别,如化脓性肉芽肿、有局部炎症史。

七、治疗

1. 手术切除　手术治疗宜早期施行对原发瘤的切除,若冰冻切片证实为黑色素瘤,则手术应做扩大切除。传统理论认为切除范围应包括瘤外5cm区域。但近年来倾向于同意Mohs的观点,认为面部只需切除瘤外1cm的区域,其他部位黑色素瘤切除瘤外2cm区域即足够。术后4~6周,可根据头皮淋巴结引流方向作区域性头颈部淋巴清除,有利于提高生存率。

2. 物理治疗 物理治疗适用于浅表型和早期病变,可用激光或液氮,术后辅以放疗。

3. 化疗 抗黑色素瘤素(达卡巴嗪,简称 DIC 或 DTIC),每日 2.5mg/kg 加入 150ml 5% 葡萄糖液或生理盐水中,快速静脉滴注(10~15 分钟),连用 10 日为一疗程,3 周后可做第二疗程。可抑制骨髓和胃肠道反应及感冒样症状,应用第二疗程前做白细胞数检查。对晚期患者可试行同侧颈外动脉插管,便于多次连续注射治疗,以提高疗效。

洛莫司汀每日 2.5mg/kg 加入 250~500ml5% 葡萄糖液或生理盐水中,静脉滴注,每周 2 次,连用 3 周为一疗程。

氯乙环己亚硝脲(CCNU)200mg,1 次口服,每 6 周 1 次,服药前注射甲氧氯普胺以防呕吐。CCNU 亦具有抑制骨髓作用,需反复检查白细胞数。

4. 免疫治疗 目前的研究认为可应用自身肿瘤制成的疫苗,皮内注射,每周 1~2 次。此外,可选用白介素 -2(每日 2 万 U,20 日为一疗程)、卡介苗接种、转移因子、左旋咪唑、LAK 细胞、中药等以提高免疫力。

第三节 头皮血管瘤

内容要点:

1. 血管瘤是起源于血管的良性肿瘤,或发生于全身皮肤,亦见于肝、脑等脏器及肌肉组织。
2. 常见的头皮血管瘤有头皮毛细血管瘤、头皮海绵状血管瘤、蔓状血管瘤等。
3. 目前的治疗主要是手术治疗,相对于头皮癌而言,其总体预后较好。

一、毛细血管瘤

头皮毛细血管瘤(capillary hemangioma)多见于女婴,一般在出生后数天出现,逐渐增大,一年内可长到极限,之后常停止生长或自行消失。损害为一个或数个,直径 2~4cm,高出皮肤,呈草莓状分叶,边界清楚,质软,呈葡萄酒色或鲜红色,压之色褪,生长在发际内者因受密集的毛囊影响呈暗色。

(一)病理特点

此瘤多为错构瘤,瘤内毛细血管和内皮细胞均有明显增生。瘤细胞胞体较大呈圆形或椭圆形,细胞排列不止一层,呈条索状,因而有的仅见窄小而不清楚的管腔,可发生纤维化。

(二)治疗方法

一般先观察数年,如不消退或影响美容,可用 5% 鱼肝油酸钠溶液或 1%~10% 硫酸盐溶液注射于血管瘤底部,每次 0.1~0.5ml,需用数次方见效;冷冻疗法:常用液态氮选择适当治疗。硬化剂适用于小血管瘤,为常用疗法;激光治疗;32- 磷贴敷或 X 线照射,可使毛细血管栓塞,瘤体萎缩;皮质激素治疗用于发展快或范围较大者,可抑制血管瘤扩大;手术切除适用于瘤体较大者,效果好但留有瘢痕。

二、海绵状血管瘤

头皮海绵状血管瘤(cavernoma)常在出生时或生后不久发生,成人较少见,损害多见于睑裂附近;随小儿成长而增大,局部呈隆起肿块,边界不清楚,质软有弹性感,呈紫红色,压之可缩小,释手后可恢复原状。瘤体较大时可有沉重感或隐痛。本病可伴有血小板减少症和紫癜。

(一)病理特点

海绵状血管瘤主要由小静脉和脂肪组织构成,多生长在皮下组织,镜下可见大小不等,形状不一的血窦,窦内壁衬以单层内皮细胞,外周由分布不均的疏松胶原纤维和少量平滑肌细胞组成的厚壁包绕。窦内可有血栓形成或钙化。

(二) 治疗方法

对较大肿瘤宜先做血管造影,自供血动脉内或局部注入造影剂,以了解其确切范围,利于术中控制出血和彻底切除。术后若留有残余,可辅以放疗和硬化剂局部注射。

三、蔓状血管瘤

蔓状血管瘤(angioma arterial racemosum)由粗大扭曲的血管构成,外观呈蚓蚓状或条索状,大多属静脉血管,亦可有动脉或动静脉瘘。常发生在皮下或肌肉内,亦可侵及颅骨,范围较大,甚至遍及全头皮。触之柔软,有膨胀和搏动感,可在皮下滑动,有弹性,压迫后瘤体可缩小,解压后即恢复原状,听诊时可有吹风样杂音。

蔓状血管瘤的治疗宜尽早施行手术切除,术前须做血管造影,若造影显示与颅内血管沟通者,术前应做好充分准备。必要时做一侧颈外动脉结扎或在瘤周边做头皮全层连续缝扎。范围较大涉及头皮全层者,术前须做植皮术。

第四节　头皮脂肪瘤

内容要点:

头皮脂肪瘤通常发生于头皮、躯干、四肢皮下及腹腔等部位,绝大多数不会恶变,无特殊不适症状和并发症,目前多以手术切除为主。

脂肪瘤(lipoma)是由成熟脂肪组织增生形成的良性肿瘤,现有的研究认为此病可发生于任何年龄,但多见于40~60岁的成年人。机体的"脂肪瘤致瘤因子"在各种内外环境的诱导下被激活,当机体抵抗力下降时,脂肪瘤致瘤因子活性进一步增强并与机体正常细胞中某些基因片段结合,形成基因异常突变,使正常脂肪细胞与周围组织细胞发生异常增生,聚集于机体的不同部位形成脂肪瘤。通常发生于头皮、躯干、四肢皮下及腹腔等部位。脂肪瘤和周围组织之间的境界清楚,质地较软,生长缓慢,大多数体积都较小。其由分化成熟的脂肪细胞组成,并被纤维条索将瘤组织分割成大小不等的脂肪小叶,其中纤维成分较多的脂肪瘤又称纤维脂肪瘤,血管丰富的脂肪瘤又称血管脂肪瘤。由于绝大多数的脂肪瘤不会恶变,无特殊不适症状和并发症,超声、CT检查、MRI有助于诊断,确诊需病理检查,需与肉瘤相鉴别,治疗手段较为单一,目前多以手术切除为主。如病变较小,且无进行性增大,亦可动态观察。

第四章

小儿神经外科常见先天性畸形

第一节 神经管闭合障碍

内容要点：

1. **脑膨出** 是指脑组织、脑膜及脑脊液由颅骨缺损处凸出形成疝囊并膨出于体外，主要分为颅前部和颅后部，前者预后较后者好；常合并脑积水及其他颅内外畸形，产前超声及 MRI 等可明确脑膨出位置及类型，产后 MRI 及 CT 等可用于评估手术风险、制订手术方案。

2. **Chiari 畸形** 是以小脑扁桃体通过枕骨大孔不同程度的下疝为主要特征，I 型发病率最高；多伴脊髓空洞，主要表现为颅内压增高，以及脊髓、小脑、后组脑神经受损等症状；结合典型临床表现及影像学特征可明确诊断；无症状者可动态随诊，有症状者手术是唯一有效的治疗方法。

3. **Dandy-Walker 畸形** 是以小脑蚓部完全或部分缺如、颅后窝扩大伴小脑幕及横窦上移、第四脑室囊性扩张的典型三联表现为主要特征；多为常染色体隐性变异所致，常合并脑积水及其他颅内外畸形，主要依据影像学检查确诊；无症状者无须特殊处理，合并脑积水者可行相应手术治疗。

4. **脊柱裂** 可引起脊髓脊膜膨出、脊髓膨出和脊膜膨出，常表现为腰段、腰骶段背部先天性肿块，可伴有神经功能障碍，其中脊髓膨出症状最严重、预后最差，绝大多数可通过产前超声及羊水穿刺明确诊断；主要治疗方案为手术，目的是改善神经功能，阻止神经进一步变性。

5. **脊髓栓系综合征** 是脊髓因各种原因受到异常牵拉造成脊髓神经病理改变而产生的一系列神经功能障碍和畸形，最突出的临床表现是不对称的感觉和运动功能"跳跃区域"性的障碍；MRI 对明确诊断具有高敏感性，任何年龄的患儿一经诊断即可进行手术，目前预防性手术治疗越来越受到重视。

6. **皮肤窦道** 可出现在颅、脊柱轴线的任何区域，头部以枕部最多见，脊柱区窦道以腰骶部最多见；窦道外口多为一个且常位于中线部位，可排出角质蛋白碎片、毛发等，可逆行性感染造成患儿反复发热，常合并皮样囊肿或表皮样囊肿；诊断明确后应早期手术切除，避免诱发中枢神经系统逆行性感染。

一、脑膨出

（一）定义

脑膨出（encephalocele）是神经管闭合不全的一种类型，指脑组织、脑膜及脑脊液由颅骨缺损处凸出，形成疝囊并膨出于体外。

（二）流行病学

脑膨出在全球范围内由于地域和种族不同，发病率有所差异。在所有类型的脑膨出中，枕部脑膨出约占 75%，颅底区的脑膨出约占 10%。

（三）病理生理学

脑膨出的发病机制在分子水平上仍不明确。多数观点认为脑膨出是由于神经管的闭合缺陷引起,该缺陷导致瘢痕形成及皮肤与神经外胚层的粘连,阻止了中胚层的插入而最终形成一颅骨缺损,通过此缺损,异常的硬膜和神经组织疝出颅骨。

（四）临床表现及辅助检查

1. 颅后部脑膨出　　枕部脑膨出发生在人字点与枕骨大孔之间的中线处,可分为窦汇上型和窦汇下型。顶骨型脑膨出可以发生在前囟到人字点的任意位置,包括前囟和人字点。枕骨型脑膨出在外观、大小、内容物方面差异很大,患儿出生时局部就有肿块膨出,大的肿块可以比患儿头颅还大。颅后部脑膨出患儿易合并中枢神经系统异常,60%~90%的颅后部脑膨出合并脑积水,尤其多见于窦汇上型,同时可伴小头畸形、Dandy-Walker 畸形、Chiari Ⅲ型畸形;除此之外,颅后部脑膨出还常合并颅外畸形,包括脊髓脊膜膨出和心脏、肾脏、四肢及生殖器的异常。

2. 颅前部脑膨出　　颅前部脑膨出大体分为前顶型和前颅底型。前顶部脑膨出在出生后面部明显肿胀,而且哭泣或做 Valsalva 动作(捏鼻鼓气)时团块会增大。前颅底型脑膨出首发症状为鼻塞,还可发生脑脊液漏和反复脑膜炎。与前部脑膨出相关的畸形一般局限在头部。

3. 辅助检查

(1) 产前检查:羊膜腔穿刺测量羊水甲胎蛋白以及乙酰胆碱酯酶的含量,不同膨出物甲胎蛋白和乙酰胆碱酯酶的含量有所不同;胎儿超声和 MRI 检查可以明确脑膨出的位置和类型。

(2) 产后检查:MRI 可以明确脑膨出的位置以及评估囊内组织的功能性程度,还可以判断脑积水的严重程度;MRA/MRV 可以明确膨出物周围血管的位置;CT 三维重建可以帮助判断颅骨缺损的位置及大小。

（五）治疗方法

1. 颅后部脑膨出

(1) 手术要点

1) 手术可采取纵向切口或横向切口。

2) 分离正常组织与异常上皮至颅骨缺损处的囊颈处。

3) 可先释放脑脊液减压。

4) 异常的胶质样神经组织可以去除,但要注意保护重要神经、血管。

5) 硬膜需严密缝合。

6) 小的颅骨缺损一般不需修补,如需要修补颅骨,宜待患儿 5~6 岁后应用人工材料修补。

(2) 术后合并脑积水的处理

1) 确保术后硬膜缝合无渗漏。

2) 每日换药观察伤口情况。

3) 定期行头颅 CT 或超声检查,评估脑室变化。

4) 如脑积水进行性加重,应在伤口脑脊液漏之前实施脑脊液分流手术。

2. 颅前部脑膨出

(1) 经颅手术要点

1) 仰卧位,冠状切口,彻底止血,在颅前窝底上方双额开颅。

2) 如有较大的、位置靠后的颅底缺损,可行腰椎穿刺术,能降低颅内压、减少未成熟脑组织的回缩效应、有利于修补硬膜。

3) 根据需要确定是否保留膨出物、确定结扎或松解疝出组织,尽可能早地缝合硬膜,严密缝合伤口。

4) 如果颅底有大的缺损,建议用自体骨片移植。

5) 大多前部脑膨出需行内眦肌松解术。

6) 为防止双眼距过宽,需行眶骨移位术。

7）鼻泪管必须保留,如堵塞,需插管保持通畅或行鼻腔-泪囊造瘘术,避免术后泪囊炎的发生。

8）为了达到面部及鼻眶区的美观需要缩窄双眼间距、修整额骨与鼻骨使其达到一比较正常的鼻额角。

（2）内镜技术的应用:内镜技术可以较容易地修补硬膜及颅底。内镜经典入路为经鼻途径,此入路避免了经颅手术的巨大创伤,对于没有较大颅面缺损的前部及颅底脑膨出,内镜技术具有较明显优势。

【典型病例1】

患者,男,1岁,主因"枕部肿物1年"入院。

1. 现病史　患儿出生后家长即发现其枕部有一核桃大小的肿物,随患儿生长肿物无明显变化,无破溃及渗液现象,不伴有呕吐、抽搐等不适,行头颅CT检查,提示枕部脑膜膨出,收入院治疗。

2. 查体　T 36.5℃,P 95次/min,R 23次/min,BP 95/50mmHg。神志清楚,前囟平软,枕部可见一约3cm×3cm大小肿物,表面无毛发生长,质软,囊性,按压肿物大小无变化。心、肺、腹未见异常体征,四肢肌力、肌张力正常。生理反射正常,神经病理征阴性。

3. 辅助检查　头颅CT示枕骨局部缺损,枕部脑膜膨出。头颅MRI示枕部脑膜膨出(图4-1-1)。

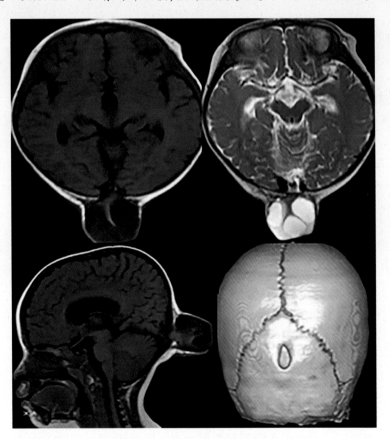

图4-1-1　头颅MRI示枕部脑膜膨出

4. 诊断　枕部脑膜膨出;枕骨局部缺损。

5. 治疗过程　根据枕部脑膨出的治疗原则及手术适应证,建议患者行脑膜修补术。具体的手术方式视术中情况而定,拟修补脑膜,切除膨出废用脑组织,不行颅骨修补术。

全身麻醉下行"枕部脑膜修补术",取肿物周围纵梭形切口,分离膨出囊至颅骨缺损处,剪开膨出囊表面,有清亮脑脊液流出,可见部分变性胶质样神经组织从囊颈部膨出,显微镜下切除膨出组织,于颅骨缺损水平严密缝合关闭硬脑膜,翻转缝合骨缺损旁骨膜覆盖缺损,逐层缝合皮下皮肤。术后患儿无异常,1周后拆线出院。

6. 病理结果回报　枕部脑膜膨出。目前随访恢复良好,复查MRI无异常。

知识点

枕部脑膨出之骨缺损及脑膨出较大如何处理

依据 MRA 资料注意硬膜静脉窦是否突入膨出物中,术中要仔细解剖膨出的囊颈,以免损伤囊颈周围通过的静脉窦,尽量保留囊壁以便作为硬脑膜修补的材料。自身组织不够时需用生物脑膜补片,紧密缝合后用生物蛋白胶补缀,以防脑脊液漏。巨大广基的脑膨出影像学检查有大量脑脊液,为减少手术风险,手术时应从囊内抽吸脑脊液。若膨出囊内有大量脑组织,术时不可能将之全部回纳至颅腔,必须切除自囊颈疝出的脑组织。

知识点

后部脑膨出预后

后部脑膨出的预后相对较差,导致预后差的因素包括:合并脑积水及其他颅脑畸形,抽搐及功能性脑组织的疝出。脑积水和抽搐在后部脑膨出中更常见,有研究显示后部脑膨出患儿术后在身体发育、神志、认知和总体健康方面均落后于前部脑膨出患儿。最新研究显示脑膨出的位置并不是影响预后的决定因素,脑积水与颅内畸形才与将来发育落后有关系。

脑膨出皮肤有溃破、脑脊液漏或皮肤菲薄将要破溃者应急诊手术。颅底脑膨出者有脑脊液漏或鼻咽阻塞症状应尽快手术,因脑脊液漏可引起中枢感染而危及生命。手术原则是切除脑膨出部分的囊,保护有功能的脑组织,修补硬脑膜。小儿颅骨尚在发育,故缺损的颅骨暂不做修补。

【典型病例2】

患者,男,5 日龄,主诉"左额顶部巨大肿块 1 日"入院。

1. 现病史　1 日前发现患儿左额顶部巨大肿块,就诊于门诊,考虑左额顶部脑膨出,收入院治疗。

2. 查体　T 37.2℃,P 140 次/min,R 40 次/min,BP 89/55mmHg。神志清楚,左额顶部可见一大小约 7cm×7cm 肿块,表面皮肤缺损,范围约 3cm×3cm,质软,基底部未触及颅骨,肿块挤压左侧眼眶,左眼睁开受限,余心、肺、腹查体未见异常。

3. 辅助检查　头颅 CT 示巨大额骨缺损、额部脑-脑膜膨出。头颅 MRI 示额部脑-脑膜膨出、额骨缺损。

4. 诊断　额部脑-脑膜膨出,额骨缺损。

5. 治疗过程　根据前顶部脑膨出的治疗原则及手术适应证,建议患者行额部脑膜修补、额骨修补术。具体的手术方式:沿左额部膨出肿物周缘正常皮肤交界处梭形切开皮肤、皮下,紧贴膨出硬脑膜外壁分离至额骨缺损缘处并切开缺损缘骨膜,暴露颅骨,切开膨出脑膜表面,放出清亮脑脊液,切除部分膨出额叶组织至额骨缺损水平,修剪膨出硬脑膜,严密缝合关闭硬脑膜,三维钛板塑形后固定于骨缺损缘,采用转移皮瓣法缝合头皮切口。术后患儿恢复好,2 周后拆线出院。目前随访恢复良好,复查 MRI 无异常。

知识点

颅前部脑膨出预后

颅前部脑膨出比颅后部脑膨出预后良好,但是,最近研究显示,脑膨出预后跟发病位置并无关系,而与有无并发脑积水和抽搐有关。颅前部脑膨出两个远期并发症为视觉和嗅觉功能异常。

二、Chiari 畸形

(一) 定义

Chiari 畸形是一种先天性颅颈交界区畸形疾病,以小脑扁桃体通过枕骨大孔不同程度的下疝为主要特征,又称小脑扁桃体下疝畸形。

(二) 流行病学

Chiari 畸形具体分为 0 型,Ⅰ型,1.5 型,Ⅱ型、Ⅲ型、Ⅳ型、Ⅴ型。其中以 Chiari 畸形Ⅰ型发病率最高,人群发病率 0.5%~3.6%,占 Chiari 畸形的 85%~90%。多发于 0~10 岁儿童,平均诊断年龄 7.6 岁,男女比例基本相当。

(三) 病理学

目前大多仍沿用 Hans Chiari 的早期分型。Chiari 畸形Ⅰ型最为常见,表现为小脑扁桃体下疝至枕骨大孔下(>5mm);多伴随有脊髓空洞。Ⅱ型在Ⅰ型的基础上合并脑干、小脑蚓部和第四脑室向下移位变形,常伴有脊髓脊膜膨出、脑积水;存在颅盖骨发育异常、枕大孔扩大以及一些上颈椎的畸形。Ⅲ型是在Ⅱ型的基础上合并枕部或颈部脑膨出,膨出的囊内包含延髓、小脑、第四脑室及各种病变神经组织成分。Ⅳ型极少见,表现为小脑发育不全或缺如。

(四) 临床表现

1. 颅内压增高症状　枕颈部疼痛是最常见症状,表现为用力咳嗽后短暂性头痛,伴呕吐、眩晕,可有轻微或不典型定位体征,合并脑积水患者可有视神经乳头水肿。

2. 脊髓受损症状　脊髓空洞常累及脊髓中央管腹侧的脊髓丘脑束交叉纤维,导致精细触觉与痛温觉分离的分离性感觉障碍,肢体麻木是患者前来就诊的常见首发症状。脊髓空洞累及脊髓前角可致肢体无力及肌萎缩,如累及皮质脊髓侧索可致脊髓受损长束体征,累及颈胸交界区脊髓侧角者可出现 Horner 综合征(表现为患侧眼裂缩小、瞳孔缩小、面部无汗、眼窝内陷)。合并颅底内陷或寰枢椎不稳者由于脊髓前索受压可有肌张力增高,病理征阳性。

3. 小脑受损症状　可以出现步态不稳、躯体性共济失调、眼球震颤及肌张力降低、意向性震颤、爆破性语音、指鼻试验及闭目难立征阳性等小脑定位体征。

4. 后组脑神经症状　以后组脑神经单独受累最为常见,可表现声音嘶哑及饮水呛咳,常见咽反射减退,合并脑积水者可因累及展神经出现复视。

5. 呼吸功能障碍　少数患者可出现呼吸暂停综合征及急性呼吸功能障碍。

(五) 辅助检查

X 线及 CT 检查可明确合并颅颈交界区骨性畸形、关节变形、关节内碎骨形成等。MRI 检查:颈椎 MRI 可见小脑扁桃体下疝至枕大孔下缘以下,并可见脊髓空洞,空洞内常有分隔,空洞液信号与脑脊液信号一致,空洞常好发于颈段可向延髓及胸脊髓延伸,脊髓常因空洞形成而增粗。合并颅颈交界区骨性畸形如颅底内陷、寰枢椎脱位、环枕融合、脊椎分节不全、脊柱侧弯等可见相应 MRI 表现。相位对比 MRI 检查可见脑脊液流动有枕大孔区有中断,小脑扁桃体下缘及上颈段蛛网膜下腔脑脊液尾向流速增快。

(六) 诊断及鉴别诊断

1. 诊断　根据上述临床表现,同时可根据颈椎 MRI 检查提示小脑扁桃体低于枕大孔下缘 5mm,可合并有脊髓空洞,即可作出诊断。

2. 鉴别诊断

(1) 肌萎缩侧索硬化:易与本病混淆,且可与本病同时存在。患者首发症状为无力、肉跳、容易疲劳等,伴发进展性全身肌肉萎缩和吞咽困难,最终常因呼吸功能衰竭死亡。查体有肌肉萎缩但常无感觉障碍,病情往往进展较快,肌电图检查显示神经损害呈广泛性分布,MRI 检查无脊髓受压或占位病变,以上几点可与本病鉴别。

(2) 颈椎病:由于患者发病年龄多为中年,常伴发颈椎退行性变,神经根型及脊髓型颈椎病临床表现常易与本病混淆,MRI 检查可见颈椎间盘退变,继发椎管狭窄,脊髓及神经根受压等征象,可有脊髓空洞形成,常见于脊髓受压上下节段,MRI 检查无小脑扁桃体下疝可与本病鉴别。

(3) 脊髓髓内肿瘤:可表现为进行性的脊髓功能障碍,感觉及运动障碍自病变节段由上向下发展,早期可伴发肌肉萎缩。患者病程短,MRI 可见脊髓增粗,髓内占位性病变有强化可与本病鉴别,如合并脊髓空洞术中穿刺空洞液常为黄色。

(七) 治疗

无症状患者可以动态随诊。对于有症状患者,目前手术治疗是唯一有效的治疗方法。

1. 手术适应证

(1) 有进行性神经功能恶化的证据。

(2) 生活不能自理 Karnofsky 评分 70 分以下或表现为难以控制的症状。

(3) MRI 随访提示空洞进展。

2. 手术方式　目前大多认为寰枕区减压术是有效合理的 Chiari 畸形治疗方法。但具体手术方式仍有不同。

(1) 关于减压骨窗:由于以往过大的减压窗术后有致小脑下垂风险,减压范围有缩小化趋势,一般认为减压窗直径应小于 4cm。

(2) 目前多数医生倾向于行硬膜成形术,认同 Chiari 畸形合并脊髓空洞症患者行枕大孔区减压硬膜成形术是较为合理的术式,并提倡尽可能保持蛛网膜的完整,以减轻术后蛛网膜的粘连,有利于恢复脑脊液循环和术后空洞的缩小。对于单纯扁桃体下疝患者仅行骨性减压或行寰枕筋膜外层切开术也同样有效,且并发症少。

(3) 硬膜修补材料:人工硬膜降低了对患者损伤同时可以缩短手术时间,目前认为是安全的,与自体筋膜相比,术后感染率无显著差异,长期随访发现应用防粘连人工材料进行硬膜修补可改善患者预后。

3. 术后并发症

(1) 术后发热:颅后窝手术常见并发症,与手术中硬膜关闭不严密所致切口下方积液有关,多于术后 1 周左右出现,常为无菌性脑膜炎,腰椎穿刺检查可见白细胞升高,应用激素治疗多能治愈,少数患者可出现迟发伤口感染需手术清创治疗。

(2) 术后小脑下垂:颅后窝及枕大孔减压范围过大易发生小脑下垂,同时减压窗过大可加重术后寰枢椎的不稳,常于术后 6~7 年出现,表现为顽固性头痛及神经功能缺失,研究表明骨窗直径大于 4cm 较易出现小脑下垂,一旦出现,部分枕骨成形术治疗有效。

(3) 其他手术并发症:包括脑脊液漏、皮下积液、假性脊膜膨出以及较少的血管损伤、脑积水、脑干压迫等。

(八) 预后

Chiari 畸形患者自然病程较长,大部分早期患者症状轻,在减压术后会有不同程度的改善。晚期患者出现严重的感觉缺失,双手骨间肌萎缩,关节变形,不同程度致残,手术效果差,神经功能障碍难以恢复。

【典型病例】

患者,女,15 岁,双上肢疼痛伴乏力 1 年余,加重伴吞咽异常感及双侧肩关节活动受限半年。

1. 病例特点

现病史:患者于 1 年余前无明显诱因出现双上肢疼痛乏力感,开始为双侧上肢肩部疼痛,范围逐渐扩展至双侧上臂，主动及被动活动后均加重。伴有双上肢乏力感，自觉提重物时无力。患者未予特殊诊治。半年前，患者无明显诱因出现上述症状加重，且自觉吞咽异常感，进食含液体较多食物时存在呛咳，伴有肩关节活动范围受限，且进行性加重。来医院门诊，考虑为 Chiari 畸形，为求进一步诊治收入院。患者自发病以来，神志清，精神可，食欲正常，睡眠可，二便正常，体重无明显变化。

查体：神清语利，双侧瞳孔等大等圆，直径 3mm，对光反射存在，伸舌居中，咽反射减弱，双侧转头肌力 5 级，右上肢指屈及肱二头肌肌力 4⁺ 级，四肢针刺觉正常，腱反射可引出，病理征未引出，轮替实验及 Romberg 征阴性。

辅助检查：颈椎 MRI 提示 Chiari 畸形，合并颈髓空洞（图 4-1-2）。

初步诊断：Chiari 畸形Ⅰ型。

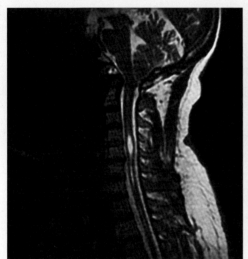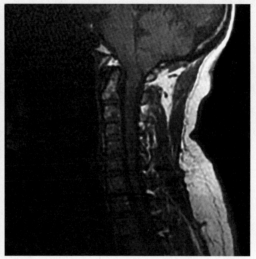

图 4-1-2　颈椎 MRI

2. 诊断依据

(1) 青年女性。

(2) 主诉：双上肢疼痛伴乏力 1 年余，加重伴吞咽异常感及双侧肩关节活动受限半年。

(3) 现病史：双上肢疼痛 1 年余，范围逐渐扩大，活动后加重，伴双上肢乏力感。症状加重半年，并出现吞咽异常感，进流食时呛咳及肩关节活动范围受限。

(4) 查体：咽反射减弱，伸舌居中，右上肢肌力下降，共济基本正常。

(5) 辅助检查：MRI 可见小脑扁桃体下疝，合并颈髓空洞。

3. 鉴别诊断

(1) 颈椎病：此病常见于中老年人，症状可包括颈肩部和上肢的麻木、疼痛、无力等，与该患者部分症状类似，并不能完全除外此病可能。但颈椎病一般不会出现后组脑神经受累的表现，即不会出现咽反射减弱，吞咽困难等症状体征。可考虑进一步查颈椎 MRI 明确颈椎情况。

(2) 颈髓肿瘤：此病可见于任何年龄段的患者，以中老年为发病高峰，症状可包括颈肩部和上肢的麻木，疼痛，无力，甚至可出现下肢症状，如病变位置较高，可能影响呼吸以及副神经等后组脑神经，因此该患者不能完全除外此病可能。但该患者外院 MRI 及颈椎所见，未见明显占位性病变，未见明显脊髓增粗。可考虑进一步查颈椎 MRI 明确颈椎情况。

4. 治疗过程　患者入院后，查颈椎 MRI，提示 Chiari 畸形，脊髓空洞形成。查肩关节 X 线提示肩关节退变。完善相关术前检查及准备工作后，于全身麻醉下行"寰枕减压＋硬膜成形术"。手术在电生理监测下进行,采用俯卧位。暴露枕骨鳞部和寰椎后弓后,将寰椎后弓切除约1cm宽骨槽,枕骨鳞部形成约4cm×4cm大小骨窗,松解寰枕筋膜后,因右侧硬膜上可见静脉窦,偏左侧大致Y字形剪开硬膜,使用人工硬膜行硬膜扩大成形。术后患者安返病房。

术后患者恢复良好,1周后拆线出院。出院前复查MRI可见通过减压＋成形手术,解除了枕骨对小脑的压迫,扩大了寰枕区空间,使小脑扁桃体自然回缩,脑脊液循环恢复通畅。目前随访恢复良好。

临床要点

小骨窗颅后窝减压术要点

小骨窗颅后窝减压术是治疗 Chiari 畸形的基本手术方式,手术目的是解除小脑扁桃体对脊髓的压迫,恢复枕大孔周围脑脊液循环通畅,重建枕大池。

手术要点:

(1) 减压窗不可过大,成人减压骨窗一般为枕大孔后缘宽约3cm、高约2cm的骨窗,寰椎后弓切除宽不超过2cm,骨窗两侧减压过多可导致小脑半球下垂。

(2) 术中注意松解寰枕筋膜,寰枕筋膜松解后可以使枕大孔区硬膜弹性增加,解除枕大孔出口的束带压迫。

(3) 小脑扁桃体下疝严重者需行硬膜成型,小脑扁桃体还纳,如合并颅底凹陷,颅后窝容积狭小,可做扁桃体部分切除,以免复发。

知识点

Chiari 畸形形成脊髓空洞的因素

1. 小脑扁桃体下疝导致第四脑室正中孔阻塞,脑脊液流出受阻;或枕大孔区的蛛网膜下腔梗阻,导致枕大池压力升高,均使得脑脊液在脊髓中央管积聚过多,并破坏室管膜进入脊髓实质,从而形成脊髓空洞。

2. 小脑扁桃体下疝使延颈髓交界处下行血管受压,颈髓局部血运进行性下降,致脊髓实质局部变性、坏死而成空洞。

三、Dandy-Walker 畸形

(一) 定义

Dandy-Walker 畸形(DWM)又称第四脑室孔闭塞综合征,是一种罕见的先天性中枢神经系统发育畸形,多系常染色体隐性变异、畸变所致。临床表现以颅后窝扩大伴小脑幕上移,第四脑室囊性扩张,小脑发育不全及小脑蚓部完全或部分缺如为特征,常伴有中枢神经系统其他畸形。

(二) 流行病学

DWM 是一种罕见的神经系统先天性发育畸形,多见于婴幼儿,其发生率为活体的 1/(35 000~25 000),男女比例约为 1∶1.5。约80%DWM 患儿可发生脑积水,是 4%~12% 婴儿脑积水的病因,约占囊性颅后窝畸形的 14%。

(三) 病理生理学

本病的病理生理过程目前尚不十分明确,多数学者认为其与遗传因素密切相关。推测认为当胚胎发育 3~6 周时,由于菱脑顶部的斜形唇不能完全分化,来自翼板的斜形唇神经细胞不能正常增殖和移行,导

致小脑蚓部发育缺如及下橄榄核异位。患儿最常见的染色体异常为9、13、18和21三体、三倍体、6p和3q22-q24缺失;相关的非染色体综合征包括Meckel综合征和Walker-Warburg综合征等。

（四）临床表现及辅助检查

1. 症状和体征　本病以婴幼儿多见,大多数患儿2岁以前出现症状,常因运动发育迟缓而就医。就诊时最常见外观特征是头部形状异常、枕骨区突出、全颅非特异性扩大及脑积水等。通常又以脑积水和高颅内压症状为主,多于生后6个月内出现脑积水和颅内压增高,表现为兴奋性增强、头痛、呕吐等。可伴有眼球震颤和第Ⅳ对脑神经麻痹,步态不稳及小脑性共济失调。头颅扩大枕部为主,前后径增宽,年长儿童可出现共济失调、宽基步态等小脑症状,以及智力低下、癫痫发作等。半数以上的DWM患者有精神运动发育迟滞和智力低下。2/3以上的DWM患者可合并其他先天性畸形,如胼胝体发育不全、前脑无裂、枕部脑膜膨出,以及心脏、面部、胃肠道和泌尿生殖系畸形。

2. 体格检查与辅助检查　本病的诊断除了患儿存在的脑积水和高颅压症状为主的临床表现外,确诊主要依靠超声、CT与MRI等影像学检查。

（1）CT影像学特点:①小脑蚓部体积变小或缺如,小脑半球分离伴萎缩改变,脑干受挤压向前推移,分离的小脑半球与前移的脑干共同形成横断面上的实质性"臀形";②扩大的第四脑室和扩大的枕大池相通。

（2）MRI是诊断本病最可靠的方法,其特征表现为:①颅后窝极度增大,伴横窦及窦汇抬高,超过人字缝;②天幕上抬超过人字缝,在冠状位和矢状位上显示尤清;③巨大的囊肿占据了颅后窝中线的绝大部分,并与扩大的第四脑室相通;④常伴有不同程度的脑积水,导水管扭结不通,小脑下蚓部缺如;⑤上蚓部被扩大的第四脑室及后方的囊腔推挤向前上方移位(图4-1-3)。需借助MRI与Blake囊肿、巨脑池、蛛网膜囊肿、单纯蚓部及小脑发育不全鉴别。

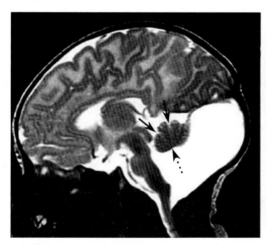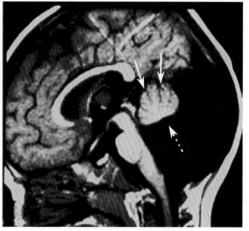

图4-1-3　患儿上蚓部向前上方移位

（3）超声检查:早孕期及中孕早期的阴道超声检查可使本病的诊断率大大增加。DWM的经典声像图:小脑蚓部完全或部分发育不全,小脑半球分开,小脑幕上旋,枕大池明显增宽>10mm,并在妊娠20周后仍存在与第四脑室的沟通为其特征。

（五）治疗

1. 主要治疗方法与评价　约1/5的DWM患者无明显临床症状,不需要特殊治疗,对合并有脑积水的DWM患者的外科治疗方法主要有3种。

（1）单纯囊肿切除术:适用于无脑积水患者。

（2）脑室分流术、囊肿分流术以及侧脑室和囊肿双分流术。

（3）内镜治疗:目前多数临床研究者认为联合分流可能是最佳的治疗方法,该术式可使颅后窝囊肿和侧脑室同时得到减压,是DWM最有效的手术方法。Mohanty等的研究认为内镜治疗对于儿童DWM患者是一种可接受的有效方法,然而其在减小脑室和囊肿体积方面的效果不如分流术显著。

2. 侧脑室脑室 - 囊肿联合分流术　手术步骤如下:

(1) 术前基础麻醉或全身麻醉,取仰卧位,头转向左侧,备好头、颈、胸腹部皮肤。

(2) 头部切口:右耳郭上 4~5cm,向后至枕外隆凸,向下至颈 1 水平。

(3) 颅后窝钻孔:皮瓣向枕下翻开,暴露枕骨鳞部,于中线旁右侧 2.0cm 钻孔,扩大骨窗,直径约 1.5cm。切开硬脑膜,于小脑皮质无血管处,以导针导引分流管,自外侧方斜向对侧外耳道方向穿刺,置入第四脑室或囊肿后,拔除导针将管再置入 2~3cm。脑脊液流出通畅后,将引流管固定于硬脑膜或骨膜上,于骨孔剪一斜面,将第四脑室管引至右乳突后,安装分流泵。

(4) 枕部颅骨钻孔,行同侧侧脑室枕角脑室穿刺置管。

(5) 分离皮下隧道,安装腹腔导管同 V-P 术。

(6) 采用"Y"形连接管,将侧脑室、第四脑室引流管共同接入同一分流阀,共用一条腹腔管。为防止脑脊液通过"Y"形管倒流,可分别在两管近端安装单向阀门。

术中注意要点:①第四脑室穿刺需斜线穿刺,可以减少引流管对第四脑室底部的损伤;②采用"Y"形管时,由于局部连接装置较多,连接要牢靠,避免弯折,并需防止两管相互倒灌。

【典型病例】

患儿,男,5 月龄。主因"出生后进行性头围增大 4 个月"入院。

现病史:患儿系其母孕第一胎,围产期无异常,足月顺产出生,出生时无异常,后发现其头围进行性增大,反应呆滞,与同龄儿相比生长发育缓慢。1 周前在当地医院就诊行头颅 CT 检查提示第四脑室和颅后窝扩大呈囊状相通,小脑蚓部发育不良,第三脑室及侧脑室显著扩张,考虑脑积水,为进一步治疗来院就诊并收治入院。

查体:T 36.8℃,P 22 次 /min,R 118 次 /min,BP 86/53mmHg,身高 68cm,体重 7kg。神志清楚,精神差,表情呆滞,营养差。头颅异常增大,头围 54cm,前囟较正常同龄儿明显增宽,约 5cm×5cm,触诊张力稍高。头颅叩诊呈破罐声,头皮可见静脉血管怒张。双侧眼球下视,呈现落日征,未见眼球震颤,双侧瞳孔均 3mm,瞳孔对光反射存在。四肢肌张力差,下肢肌肉轻度萎缩。

辅助检查:头颅 MRI(图 4-1-4)检查示双侧脑室系统对称性显著扩大,脑室前、后角变钝,双侧大脑半球脑实质明显变薄,脑实质内未见明确异常信号,颅后窝枕大池扩大,双侧小脑半球受压、上抬,小脑幕抬高,小脑蚓部缺如。

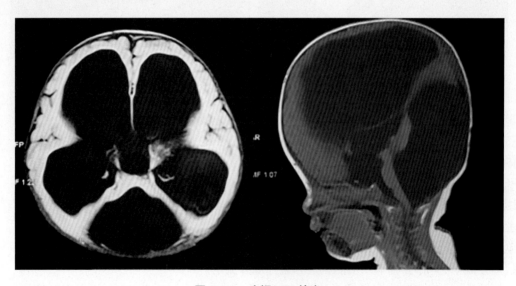

图 4-1-4　头颅 MRI 检查

　　治疗过程:患儿家长诉患儿出生后进行性头围增大,反应迟钝4个月。查体:神志清楚,精神差,表情呆滞。头颅异常增大,头围54cm,前囟较正常同龄儿明显增宽,约5cm×5cm,触诊张力稍高。头颅叩诊呈破罐声,头皮可见静脉血管怒张。双侧眼球下视,呈现落日征。头颅MRI检查示双侧脑室系统对称性显著扩大,颅后窝枕大池扩大,双侧小脑半球受压、上抬,小脑幕抬高,小脑蚓部缺如。诊断为:Dandy-Walker畸形,脑积水。

　　入院后对症治疗,完善相关术前检查后在全身麻醉下行右侧侧脑室及第四脑室囊肿联合腹腔分流术,术中侧脑室与第四脑室分流管以"Y"形接口连接(图4-1-5)。手术顺利,术毕患者安返PICU。术后24小时内行头颅CT检查,未见明显出血,引流管位置良好。术后查体:神志清楚,反应可。头围偏大。前囟张力不高,双眼球运动自如,双侧瞳孔等大同圆,直径约2.0mm,对光反射灵敏。颈部无明显抵抗、活动受限,四肢肌张力正常,病理反射Babinski征阳性,脑膜刺激征Kernig征阴性,Brudzinski征阴性。患者手术8日拆线出院。目前随访恢复良好,复查MRI脑室及第四脑室囊肿均明显缩小。

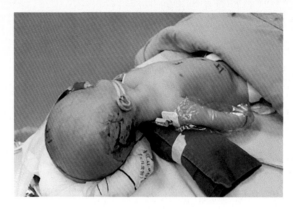

图4-1-5　侧脑室及第四脑室囊肿联合腹腔分流术中体位

 知识点

侧脑室-囊肿联合分流术适应证及禁忌证

　　适应证:①伴脑积水的Dandy-Walker畸形;②合并脑积水的孤立性第四脑室。
　　禁忌证:①颅内感染尚未控制者;②腹腔有炎症或腹水者;③脑脊液蛋白含量过高超过500mg/L,或有新鲜出血者;④头颈部或胸腹部皮肤有感染者。

四、脊柱裂

(一)定义

脊柱裂(spina bifida)是一种常见的先天性畸形,发病率2‰~3‰,有较高的致死、致残率。

(二)病因

引起本病的病因目前尚不明确,目前主要认为该病是基因、代谢、环境及营养共同作用导致的。

(三)病理

显性脊柱裂根据病理形态可分为脊髓脊膜膨出、脊髓膨出、脊膜膨出。

　　1. 脊髓脊膜膨出(myelomeningocele)　此型外观为一背部肿块,囊肿壁由硬脊膜、蛛网膜、软脑膜及发育畸形的脊髓组成,通过椎管缺损突出到皮肤外。该类患儿Chiari畸形和/或脑积水发生率可高达99%,其次可伴有脊髓空洞、脊髓纵裂及蛛网膜囊肿等。

　　2. 脊髓膨出(myelocele)　表现为背部一肿块,肿块中央呈现一紫红色的肉芽面,实质上为疝出的脊髓,直接暴露在皮肤外面。此型神经损害症状最严重。

　　3. 脊膜膨出　目前发现,单纯脊膜膨出常常伴有脊髓栓系,随着年龄的增长,也会逐渐出现神经功能损害症状。

（四）临床表现

显性脊柱裂多因背部先天性肿块而就诊，以腰段、腰骶段多见，表面覆盖或不覆盖正常完整的皮肤，可伴有神经损害症状，其中又以脊髓膨出的神经损害症状最严重。大多数脊髓脊膜膨出及脊髓膨出患者还伴有脑积水。

（五）辅助检查

目前脊椎 MRI 因其无创伤、组织分辨力强而成为脊柱裂诊断及其分型的主要辅助检查。MRI 可见脊膜通过脊柱缺损部位向背侧膨出，内含脑脊液，如同时伴有脊髓疝出者为脊髓膨出或脊髓脊膜膨出。

（六）诊断及鉴别诊断

1. 诊断　通过产前超声，90%~95% 的胎儿显性脊柱裂可被诊断出，而母体血清 AFP 检查能够监测出 50%~90%。如上述检查提示胎儿患有显性脊柱裂，需进一步做羊水穿刺监测羊水中 AFP 及乙酰胆碱酯酶水平，可进一步将诊断的准确率提高至 97%。

胎儿出生后根据患儿腰背部肿物的典型体征，结合其症状及 MRI 检查，可明确脊柱裂诊断，并对其进行分型。

2. 鉴别诊断

（1）背部良性肿瘤：如婴儿纤维错构瘤、脂肪瘤等，患儿可有背部肿块或皮肤异常改变，多不伴有神经损害症状，MRI 可鉴别诊断。

（2）骶尾部畸胎瘤：该病 X 线检查可发现骶骨前后软组织影内钙化影，MRI 可发现肿块与椎管腔不相通以鉴别显性脊柱裂。

（七）治疗

脊柱裂的治疗主要是手术，目的是改善神经功能，阻止神经进一步变性。

1. 手术年龄和时机　对于没有皮肤覆盖的脊髓膨出和脊髓脊膜膨出，通常在患儿出生后即行缺损关闭手术。预防性抗生素的应用以及手术关闭缺损最好在出生后 24~72 小时内。

对于术前已经明确有中枢神经系统感染或潜在中枢神经系统感染的患者，应考虑先行脊髓 / 脊膜膨出修补手术，待脑脊液漏愈合、中枢神经系统感染被控制后，二期行脑积水分流手术。

2. 手术原则　使脊髓从粘连的病灶上分离下来，切除病灶，解除脊髓压迫和栓系。

3. 手术技巧

（1）脊髓膨出：由于疝出的脊髓表面没有皮肤覆盖，处理比较特殊。当患儿进入诊室后，应迅速用蘸有盐水的湿纱布覆盖极易发生脑脊液漏的缺损部位，以避免外露的神经基板干燥和造成直接损伤。应避免使用具有神经毒性的碘络酮等消毒剂。患儿取俯卧位或侧位，静脉应用抗生素。

手术开始时，沿着外露的神经基板边界切开，将基板从四周组织上分离开，使其回纳入椎管腔内。再将基板上肉芽成分修剪掉。接着重新构建一个与脊髓形状相似的管型神经基板，使沿着基板两侧边缘的软膜 - 蛛网膜向中线相互卷拢，将其缝合。必须保护所有的神经组织，因部分基板还有残存的功能，在电凝时要特别注意，以防出现基板热灼伤。接着分离硬脊膜，在保证脊髓不受压迫的情况下，可以使用 5-0 可吸收线将硬脊膜密封缝合。

（2）脊髓脊膜膨出：分离出囊肿后，有时需要在脊柱裂区上下各切除 1 个椎板，以广泛显露囊的基底部，并切开正常硬脊膜，有利于看清正常脊髓与膨出脊髓之间的关系，以免分离囊壁时误伤神经。彻底分离、松解与囊壁粘连的脊髓及神经纤维。修剪硬脊膜，用自身硬脊膜或补片扩大缝合硬脊膜囊，防止对神经组织的压迫与粘连。

（3）单纯脊膜膨出：分离出膨出的脊膜囊后，顶部切开囊肿壁，探查囊内有无神经组织。根据术前 MRI 的结果，略微扩大囊腔的底部，探查椎管腔，有无终丝脂肪变性、纤维束带牵拉脊髓等，解除相应脊髓栓系。修剪多余囊壁，于基底缝合硬脊膜。

4. 神经电生理监测　先天性脊柱裂手术采用神经电生理监测，可以在术中实时监测神经通路的完整性、鉴别神经和非神经结构以及神经结构是否具有功能性，从而减少手术的盲目性，提高手术效率。在神经功能受影响时及时提醒手术者,采取立刻暂停手术操作或调整手术方案等保护措施,最大程度提高手术的安全性。

（八）预后

1. 脊髓膨出和脊髓脊膜膨出　手术仅能部分恢复神经功能,对于严重的患儿甚至无法达到改善的目的。

2. 单纯脊膜膨出　手术预后良好,大多数患儿可以终身无症状。

【典型病例】

患儿,女,7 岁,主因"出生时发现腰臀部包块并进行性增大,伴小便失禁、便秘 1 年"入院。

现病史:出生时发现左臀腰部约 1.5cm×1.5cm 包块,质软,遂至当地医院就诊,未予治疗。包块体积逐年增大,现约 10cm×8cm×6cm,质软,无痛,无走路不稳,近 1 年偶有小便失禁,大便 2~3 日 1 次,有便秘;无肢体肌力下降,为进一步诊治,就诊于医院,门诊以"脊柱裂伴脊膜膨出"收入院。

查体:神清语利,查体合作,双瞳孔等大等圆,双瞳孔直径 3mm,光反射灵敏,眼球向各方向运动可,口角无偏斜,伸舌居中,颈软。左臀腰部肿块约 10cm×8cm×6cm,质软,无压痛,表面皮肤略青紫。四肢活动好,肌力 5 级,肌张力不高,双侧病理征未引出;肛门略松弛。

辅助检查:MRI(图 4-1-6)示脊柱裂伴脊膜膨出、脊髓栓系低位。CT(图 4-1-7)示 S_1、S_3~S_5 骶椎裂,伴骶尾部脊膜膨出;脊髓栓系低位可能。

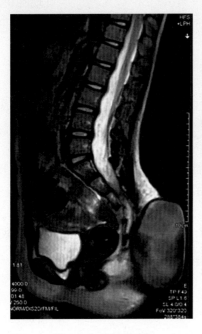 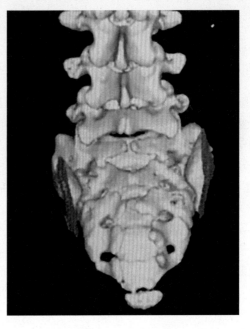

图 4-1-6　MRI 图像　　　　　　图 4-1-7　CT 图像

治疗过程:患儿出生后即发现腰骶部肿物,初时较小,未予特殊处理。目前包块逐渐增大至约 10cm×8cm,表面无毛发生长,质软,囊性,按压肿物大小无变化。腰骶 CT 三维重建示:S_1、S_3~S_5 骶椎裂。腰骶 MRI 示:①脊柱裂伴脊膜膨出;②脊髓栓系低位。结合病史及症状体征和影像学检查,诊断为:脊柱裂伴脊膜膨出,脊髓栓系。

患儿在全身麻醉下行"脊膜膨出修补术",取腰骶部肿物周围横棱形切口,分离膨出囊至椎板棘突缺损处,剪开膨出囊表面,有清亮脑脊液流出,完全敞开囊壁后可见终丝末端附着于囊颈附近,显微镜下切除膨出囊壁,分离切断终丝附着处,于椎板缺损水平严密缝合关闭硬脊膜,逐层缝合皮下皮肤。术后患儿无异常,2 周后拆线出院。

病理结果:脊膜膨出及脊髓栓系。术后随访至今无复发,复查 CT 及 MRI 未见异常。

专家解读

先天性脊柱裂的常见类型及手术对策专家共识(2016)

　　背侧单纯脊膜膨出的特点是脊膜自骨缺损处向背侧膨出,囊内含脑脊液,无脊髓及马尾神经。过去认为,单纯脊膜膨出,无神经功能损害症状。现在发现,单纯脊膜膨出常常伴有脊髓栓系,如终丝牵拉、脊髓纤维束带牵拉等,随着年龄的增长,会逐渐出现神经功能损害症状。

 知识点

单纯脊膜膨出手术原则

　　单纯脊膜膨出分离出膨出的脊膜囊后,顶部切开囊肿壁,探查囊内有无神经组织。根据术前MRI 的结果,略微扩大囊腔的底部,探查椎管腔,有无终丝脂肪变性,纤维束带牵拉脊髓等,解除相应脊髓栓系。修剪多余囊壁,与基底缝合硬脊膜。

单纯脊膜膨出预后

　　手术预后良好,大多数患儿可以终身无症状。

五、脊髓栓系综合征

(一)定义

脊髓栓系综合征(tethered cord syndrome,TCS)是指脊髓因各种原因受到异常牵拉,造成脊髓神经病理改变而产生的一系列神经功能障碍和畸形。

(二)病因

TCS 病因分为原发性及继发性。原发性多见于先天性神经管缺陷,如脊髓脊膜膨出、皮肤窦道、终丝牵拉等;继发性可见于脊髓手术后、脊髓蛛网膜下腔出血后粘连等。

(三)病理生理

脊髓栓系导致功能紊乱的机制可能是脊髓血流氧供不足,削弱了神经元的电生理和代谢活动。

(四)临床表现

新生儿期多无神经损伤症状,但多有显著的外观特征,可能伴发骨骼肌肉畸形。稍年长患儿可观察到存在步态异常、跑动姿势异常或笨拙、双下肢粗细不等、足高弓内翻畸形、膀胱括约肌功能障碍、肛门括约肌功能障碍。

对于任何年龄的患者,只要存在 TCS 的可能,均应认真执行神经系统检测。TCS 最突出的表现是不对称的感觉和运动功能"跳跃区域"性的障碍。

(五)辅助检查

MRI 是脊髓栓系综合征的主要检查手段,对明确儿童的 TCS 诊断具有高敏感性。MRI 检查可发现TCS 的一些典型表现,如圆锥低位(圆锥下端位于 L_3~L_4 以下)、脊髓空洞、马尾退变综合征、皮肤窦道、脊髓纵裂、脂肪瘤、皮样囊肿、终丝增粗缩短(终丝直径 >2mm)、终丝脂肪变性等。

但是 MRI 并不能完全替代临床医生通过病史和体格检查评价患者病情。部分存在 TCS 神经损害症状的患者 MRI 不具有典型 TCS 表现。

(六)诊断

患者特征性的腰骶部皮肤表现及不对称下肢萎缩、肌张力低下或亢进以及腱反射不对称性改变,再结合步态不稳、膀胱功能障碍、频繁疼痛等病史,辅助以 MRI 检查是否存在脊髓栓系的典型表现可诊断。

（七）鉴别诊断

1. 脑瘫　脑瘫患儿多有早产病史,轻偏瘫的脑瘫患儿检查通常可以发现单侧上下肢腱反射亢进和痉挛以及单侧上路神经元征,如跖反射。双侧痉挛性瘫痪多双侧对称存在,而 TCS 患者大多为下运动神经元损伤表现,有时有上运动神经元损伤表现,但以下肢不对称功能障碍为显著表现。

2. Friedreich 共济失调　幼儿患者很难被诊断。进行性肌无力直至无法行走的阳性家族史有助于与 TCS 鉴别诊断,DNA 检查可明确诊断。

3. 脊髓灰质炎　脊髓灰质炎患者也可具有 TCS 的一些特点,如肢体不对称的无力和肌肉萎缩。

（八）治疗

由于小儿外科手术技术的成熟、儿童专用手术室的建立、监测手段及显微外科手术的成熟,任何年龄的患儿一经诊断即可进行手术。目前预防性手术治疗越来越受到重视。症状显著的患儿,更需要尽快手术解除栓系,主要是将压迫脊髓的脂肪瘤组织尽量切除、椎管内皮样囊肿剥离、皮肤窦道完整切除、病变终丝切断、分离粘连束带并切除、松解脊髓及马尾神经粘连等。

1. 粗大终丝　将终丝从马尾神经中分离出来,双极电凝后切断。

2. 脊髓附着　将脊髓从硬膜囊末端分离并自由活动。

3. 脊髓纵裂　切口大小从病变椎体开始至脊髓纵裂以下水平,将椎板移除直至头侧的正常硬膜囊。通常可见纵裂的硬膜囊间有异常的骨性突起。将骨性突起咬除,此时骨突中央的动脉可有大量出血,可使用骨蜡封填止血,并适当输血。剪开纵裂两侧硬膜囊,分离脊髓粘连,背侧硬膜扩大缝合。

4. 脂肪脊髓脊膜膨出　中线切口,沿头侧分离直至正常椎板,移除椎板暴露正常硬脊膜,打开硬脊膜,向下延伸至脂肪瘤膨出部位,从脂肪瘤样肿物两侧分离硬脊膜,并延伸向下至正常硬脊膜或异常的硬脊膜末端。

（九）预后

脊髓栓系松解术后患者症状少有显著改善。大多数患者获得神经功能的稳定,阻止病情进一步恶化。

【典型病例】

患者,男,4 岁。主诉:跛行半年,进行性加重,伴便秘。

现病史:患儿半年前开始逐渐出现跛行,逐渐加重,伴便秘,大便每 3~4 日 1 次。小便有力,无漏尿、失禁等。就诊于医院神经外科门诊,行 MRI(图 4-1-8)提示脊髓栓系,收入院。

查体:神志清楚,骶尾部可见皮肤凹陷,周边有毛发生长。会阴部感觉正常,肛门松弛。右下肢较左下肢细,右下肢肌力 4 级,左下肢肌力 5 级,右足内翻畸形。

辅助检查:MRI 提示骶椎裂,圆锥位于 L_3 水平。

诊断:脊髓栓系综合征;骶椎裂;圆锥低位。

治疗过程:全身麻醉下行"枕部脑膜修补术",取肿物周围纵梭形切口,分离膨出囊至颅骨缺损处,剪开膨出囊表面,有清亮脑脊液流出,可见部分变性胶质样神经组织从囊颈部膨出,显微镜下切除膨出组织,于颅骨缺损水平严密缝合关闭硬脑膜,翻转缝合骨缺损旁骨膜覆盖缺损,逐层缝合皮下皮肤。

病理结果回报:枕部脑膜膨出。目前随访恢复良好,复查 MRI 无异常。

患儿入院后完善相关术前检查,于入院后第 2 日在全身

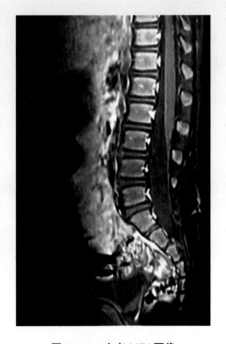

图 4-1-8　患者 MRI 图像

麻醉下行"终丝切断术"。术中沿窦道分离至骶椎裂处,扩大打开骶椎裂处椎管腔,切除皮下窦道,剪开硬膜后见终丝位于马尾神经后方中间,电生理监测下分离出终丝,双极电凝后 S_2 水平切断。术后患儿无异常,10 日后拆线出院。

知识点

终丝增粗综合征

正常终丝从脊髓末端发出,向下行走,穿过腰脊膜底部,固定在骶骨上。当终丝受到脂肪纤维组织浸润而变性甚至增粗时,将牵拉脊髓,引起神经功能缺损症状。常见如腰背疼痛,遗尿、大小便失禁、便秘等轻度膀胱、肛门括约肌功能障碍,双足畸形等。此时圆锥可低位,也可在正常位置。

知识点

终丝牵拉的手术

根据中线的位置、终丝黄色或银白色变、郎飞结的消失及脂肪浸润来确认终丝。将其与周围的神经分离,然后略微旋转以确定腹侧没有神经粘连。电凝并切断约 5mm 长的终丝。

六、皮肤窦道

(一) 定义

先天性皮肤窦道是由于神经外胚层发育异常而导致的一种较少见的先天性体表病变。先天性皮肤窦道可出现在颅、脊柱轴线的任何区域,在头部以枕部最多见,脊柱区窦道以腰骶部最多见,皮肤开口多为一个且常位于中线部位,少数也可位于中线旁两侧,并有多个开口。

(二) 病因

多数学者认为先天性皮肤窦道系胚胎发育时期皮肤外胚层与神经外胚层分离障碍引起的一种少见的先天性病变。当皮肤外胚层在神经管某处分离障碍,形成彼此相连的覆盖皮肤成分的管道,在皮肤与脊柱间形成永久性的管道。

(三) 病理学

皮肤窦道向深部延伸的深度不同,常穿过皮下组织层和中缝或通过裂开的椎板伸向硬膜;少数也可终止于蛛网膜下腔,形成开放的管道,出现脑脊液外溢,或造成感染逆行性进入椎管。

(四) 临床表现

1. **皮损表现**   窦道外口多在头部、脊柱中线处,少数也可在中线旁可见,以单个开口多见,少数可见两个以上开口,呈酒窝样细小开口。周围可伴有色素沉着或减少、毛发丛、毛细血管瘤等改变。窦道外口有时可排出角质蛋白碎片、毛发。

2. **发热**   窦道外口成逆行性感染的病原体的入口,部分患儿初期仅表现为不明原因的反复发热,当脑脓肿、脊髓脓肿时出现神经功能障碍。因合并中枢系统感染,少数患者尚可并发脑积水表现。

3. **占位症状**   皮肤窦道常合并皮样囊肿或表皮样囊肿,发生在颅内病变体积较大变时,可出现头痛、呕吐等颅内高压症状。

4. **神经功能障碍**   少数患者合并脊髓栓系,出现运动功能或排尿控制或发育过程中典型征象的退化,尚可表现出背部和下肢疼痛。

（五）辅助检查

超声常用于小于 6 月龄的小儿筛查是否合并隐性脊柱裂。年长儿推荐 MRI 检查。MRI 检查皮肤窦道常呈线样,边界规则,在 T_1WI、T_2WI 上均呈等或低信号,增强后可见线样强化。

（六）诊断及鉴别诊断

1. 诊断

（1）病史:在儿童中,头、臀裂间以上水平脊柱中轴线区域体表皮肤上见酒窝样开口。

（2）部位:在头部以枕部最多见,脊柱区窦道以腰骶部最多见。

（3）影像学表现:MRI 检查皮肤窦道常呈线样,边界规则,在 T_1WI、T_2WI 上均呈等或低信号,增强后可见线样强化。

（4）病理学诊断:根据术后病理结果可明确诊断。皮肤窦道是一内壁覆盖复层鳞状上皮,开口于皮肤,延伸至深层组织的类管型结构。

2. 鉴别诊断 需与以下两种情况相鉴别:

（1）假性皮肤窦道:可能起源于中胚层,纤维性实性管道,有半透明皮肤组织覆盖开口。一般见于腰部、腰骶部,有更明显皮损表现,烟烫征,局部水疱征,更多见于合并脑膜膨出、脊髓栓系出现。

（2）骶尾部小凹:在 4% 的新生儿中可见,此部位发生臀间褶,呈盲管状。

（七）治疗

皮肤窦道的治疗原则是手术治疗。为避免诱发中枢系统逆行性感染,诊断明确后,早期手术切除。当合并感染时,积极抗感染,炎症控制后再手术。皮肤窦道常合并皮样囊肿或表皮样囊肿、脊髓栓系、椎管内脂肪瘤等,无禁忌证时同期手术治疗,手术的方式一般根据窦道、合并病变位置进行常规全身麻醉下手术。

1. 手术治疗的适应证和禁忌证

适应证:

（1）患者有明确的头颅、脊柱中线区域皮肤窦道与颅内、椎管内关系密切。

（2）患者合并颅/椎管内皮样囊肿、表皮样囊肿等占位性病变。

（3）患者合并脊髓栓系。

（4）患者合并颅/椎管内感染控制后。

（5）患者自愿接受手术。

禁忌证:

（1）严重心、肺、肝、肾功能障碍,不能手术者。

（2）合并皮肤窦道、中枢神经系统感染急性期。

2. 术中明确窦道与硬脑/脊膜内外的关系

（1）窦道止于硬脊膜外的将其切除病变即可。

（2）窦道终止于硬脊膜,将皮肤窦道以及硬脑/脊膜窦道内口切除,严密缝合硬脑/脊膜防止脑脊液漏。

（3）若窦道穿过硬脑/脊膜的则需打开,以确定窦道仅仅是终止于硬脑/脊膜,或窦道穿过硬脊膜终止于终丝、马尾神经或脊髓。

（八）预后

影响预后的主要因素包括:是否合并中枢系统感染、脊髓栓系、术前出现不可逆性神经功能障碍。未出现神经功能障碍,早期切除一般预后良好。

【典型病例】

患儿,男,10 月龄,发现双下肢无力 8 个月,加重 2 周。

现病史:患儿于 8 个月前被家属发现无明显诱因双下肢踢腿活动渐减少,未重视,未行诊治。于 2 周前双下肢无力加重,未见明显活动,于外院行 MRI 检查显示腰椎管髓内病变,转诊医院。

既往史:患儿于出生后即发现腰骶部皮毛窦,偶有液体流出。出生后 1 个月即有不明原因反复间断发热,体温最高可达 39℃,不正规抗感染治疗,体温可短期恢复正常。

查体:腰骶部中线区见一小窦道口,直径约 2mm 双下肢肌张力低,双下肢肌力 1 级。双下肢痛觉减退。

辅助检查:MRI 示脊髓低位并骶部皮毛窦,胸 8 以下椎管内异常强化。

治疗过程:予头孢曲松抗感染治疗 7 周,患儿双下肢活动好转,以左下肢肌力改善明显,肌力达 3~4 级。2 个月后复查 MRI 示:胸腰段脊髓脓肿消失。抗感染治疗 10 周后行脊髓圆锥松解术 + 终丝离断 + 骶部皮肤窦道切除术。术后病理报告镜下见表皮形态大致正常,皮下纤维增生伴炎细胞浸润,灶区可见微脓肿形成。术后继续抗感染 2 周,患儿术口甲级愈合。随访恢复良好,术后 10 个月复查 MRI 脊髓低位。

专家解读

《先天性脊柱裂的常见类型及手术对策专家共识》(2016)

背部皮下窦道(back dermal sinus)可发生在脑脊髓轴背侧,由枕部到骶尾部之间的任何部位,其中以腰骶多见。位于骶尾部窦道很少进入椎管腔内,若位于骶尾水平以上,窦道可穿过硬脊膜进入椎管腔内或终止在脊髓表面。50% 的窦道终端为一皮样囊肿,可位于椎管腔内或脊髓内,脊髓因此被牵拉或压迫。皮肤外观可见针眼样孔,周围往往有异常的毛发、色素沉着或毛细血管瘤样改变。很多患者可继发囊肿感染、脑脊膜炎等。

知识点

皮肤窦道手术

皮肤窦道手术需要将脊髓内外皮样囊肿及窦道完全切除。必须探查窦道的终止点,虽然有时皮肤窦道在影像学上显示终止于硬脊膜的表面,但仍有必要打开硬脊膜探查,因为硬脊膜内细小的皮样囊肿 MRI 常常显示不清。

第二节　脑沟形成障碍和神经元移行障碍

内容要点:

1. **灰质异位畸形**　该病会导致多种症状,通常包括一定程度的癫痫或重复发生的癫痫发作,并且经常影响大脑在更高水平上运行的能力,症状从无到严重。诊断上,主要根据病史、发病部位以及影像学和脑电图检查来确诊。通常,当癫痫的患者接受 MRI 或 CT 检查,异位的肿块与大脑中的其他皮层相似。癫痫是灰质异位畸形的主要临床表现。治疗方面,主要包括药物治疗和手术治疗。

2. **脑穿通畸形**　是指脑内形成与脑室或蛛网膜下腔相通的囊肿。脑穿通畸形大致可分为先天性和继发性两大类。先天性脑穿通畸形与胚胎期的发育异常或母体的营养障碍有关,也可能与遗传因素有关。继发性脑穿通畸形继发于脑外伤、脑出血、脑梗死、脑手术、局限性脑炎和变性疾病等。本病最常见的症状包括智力低下、癫痫发作、语言不清或失语、头痛、呕吐、视力减退或失明、脑神经麻痹等。产前 MRI 可获得明确的诊断,一般建议终止妊娠。对于有症状的患儿,一旦经 CT 或 MRI 明确诊断,应行手术治疗。

一、灰质异位畸形

（一）定义

灰质异位症（gray matter heterotopia，GMH）是一种比较少见的先天性脑发育异常性疾病，是指由于胚胎期（7~16 周）神经迁移异常或室周基质内的神经母细胞凋亡失败导致皮质下神经元不能迁移到正常部位所引起的一种皮质发育畸形，以正常的皮层神经元出现在异常位置为特征。

（二）病因

灰质异位症可由遗传和环境因素引起，任何有害因素均可能导致神经元的移行停滞，导致皮层神经元不能迁移到正常位置，即形成灰质异位。与室管膜下型灰质异位相关的基因为 *CDH2*、*ACTB* 等，与皮层下型灰质异位相关的可能基因为 *ACTG*、*PHF6* 等。

（三）病理分类

国际上根据 MRI 特点、临床表现将灰质异位症分为三型：①室管膜下型，也叫结节型异位，该型最为多见；②皮层下型；③带状型。这个分型以异位灰质的位置和形态为基础，对诊断和治疗作用较大，目前已得到广泛采纳。

（四）临床表现

灰质异位症患者在青少年期发病多见。临床表现主要是癫痫发作，还包括智力障碍和神经功能缺失，如偏瘫、偏盲等。

1. 室管膜下型灰质异位症　约 90% 室管膜下型异位患者临床表现为癫痫发作，且多为药物难治性癫痫。癫痫发作类型多样，最常见的发作类型为全身强直 - 阵挛和复杂部分发作，常见于青少年时期，一般以 20 岁后发作多见。此型灰质异位症多见于女性。

2. 皮层下型灰质异位症　皮层下异位在临床少见，其癫痫发作与室管膜下型异位无明显差别，他们仅在影像学方面有区别。

3. 带状型灰质异位症　通常人们认为带状型异位为无脑回畸形的一个亚型。致病基因 *DCX* 突变在女性患者表现为典型的双皮质综合征，在男性患者则为无脑回畸形。

（五）辅助检查

目前有助于诊断灰质异位症的辅助检查主要为 MRI。灰质异位症所致的癫痫的诊断及定位的主要手段是视频脑电图、脑磁图、心理评估、颅内电极植入等检查。

1. CT　CT 扫描显示患者病灶密度与正常皮层一致或者稍高，可为室管膜下或脑白质区结节状、团块状或带状病灶，周边无水肿，无明显占位效应。增强扫描与正常大脑皮层的强化一致。

2. MRI　患者 MRI 表现为脑室周围或者脑白质内灰质信号，T_1 加权像、T_2 加权像均与正常皮层信号一致，周围无水肿，增强扫描时病灶无强化。

3. 脑电图　灰质异位症所致癫痫患者脑电图可表现为局灶、单侧或者双侧的癫痫样放电。发作期的脑电提示癫痫发作起源于包含异位灰质及其邻近皮层组织的异常组织环路。

4. 脑磁图　灰质异位症所致的癫痫多为症状性癫痫，脑磁图敏感性较头皮脑电更为敏感，对于此类癫痫定位比较有意义，尤其是发作较少，视频脑电图难以捕捉临床发作的患者。

（六）诊断及鉴别诊断

1. 诊断

（1）病史：多以癫痫为首发症状，好发于儿童及青壮年，性别无明显差异。

（2）部位：多位于室管膜下、皮层下，少数患者病变位于双侧，额、颞、顶叶多见。

（3）辅助检查

1）CT 表现：CT 扫描病灶密度与正常皮层一致，可为室管膜下或脑白质区结节状、团块状或带状病灶，周边无水肿，无明显占位效应。增强扫描与正常大脑皮层的强化一致。

2）MRI 表现：MRI 表现为脑室室管膜下、皮质下或者脑白质内灰质信号，呈团块状或者条状，T_1 加权像、T_2 加权像均与正常皮层信号一致,周围无水肿。灰白质成像显示更为清楚。

3)脑电图表现:灰质异位症所致癫痫患者脑电图可表现为局灶、单侧或者双侧的癫痫样放电,可限于灰质异位部位或向异位灰质周围扩大,亦可出现于与异位灰质无关的脑区。

4)脑磁图表现:脑磁图对灰质异位症引起的局灶性癫痫诊断意义比较大,放电部位多与灰质异位部位相关。

(4)病理学诊断:根据术后病理结果可明确诊断。

2. 鉴别诊断

(1)皮层下型灰质异位症:需与星形细胞瘤、胶质细胞增生、淋巴瘤等鉴别。颅内肿瘤多有占位效应和瘤周水肿,增强扫描后有不同程度的灶性强化。

(2)室管膜下型灰质异位症:需要与结节性硬化、淋巴瘤等鉴别。结节性硬化结节大小不一,形态不规则,好发于脑室旁,结节长轴与邻近脑室壁垂直,大部分结节与皮质信号不完全一致,可有钙化,淋巴瘤也好发于脑室旁,平扫为等密度或者稍高密度,但瘤周有水肿,增强扫描病灶强化。

(3)巨大孤立性灰质异位症:有时有明显的占位效应,但周围无水肿且信号与灰质一致。

(七)治疗

主要包括药物治疗和手术治疗。但应尽早进行综合评估,确定癫痫灶位置及与功能区关系,采取手术治疗。如果灰质异位症患者没有临床症状,不需要治疗。

1. 药物治疗　灰质异位症继发的癫痫,以部分性发作多见,全面性发作多为继发性。临床多首选卡马西平、奥卡西平等局灶性抗癫痫药物。非继发的全面性发作患者可选用丙戊酸钠、左乙拉西坦。常规抗癫痫药无效的患者也可以使用 ACTH 治疗,以减少其发作次数。文献报道发现拉莫三嗪对带状异位患者难治性癫痫发作有很好的控制作用。

2. 手术治疗　灰质异位症所致癫痫患者如果药物控制不佳,可以选择手术治疗。

(1)适应证:①患者为药物难治性癫痫;②灰质异位症与癫痫关系密切;③患者自愿接受手术。

(2)禁忌证:①严重心、肺、肝、肾功能障碍,不能手术者;②灰质异位于重要的功能区,手术会造成严重功能障碍;③其他不适合接受神经外科手术的禁忌证。

(3)术前评估:患者术前评估包括详细的病史、MRI、CT、视频脑电图、脑磁图、心理评估、颅内电极植入等。多数患者通过无创的检查可明确癫痫灶,制订相应的手术方案。可以通过颅内电极植入明确癫痫灶的具体位置及与功能区的关系。颅内电极植入对于此类患者非常重要,通过电极能明确致痫灶是单纯的灰质异位还是包括周边的组织,并可以明确具体的范围。电极植入后通过电刺激,结合导航、术中唤醒、N20 测定等方法可以精确癫痫灶与功能区关系,保证切除的精确性,并最大程度保护功能。

如果患者癫痫灶位于重要功能区或者多灶性,无法行切除性手术,可以选择脑浅表皮层电凝热灼术、迷走神经刺激器植入术、丘脑前核刺激器植入术,胼胝体切开等姑息性手术方式,多数患者可以达到一个有效的缓解。

(八)预后

灰质异位症是良性病变,如没有癫痫发作,可以不采取手术治疗。如诊断明确灰质异位症造成的癫痫,癫痫灶不位于功能区,手术切除灰质异位多可以取得良好的效果。如位于功能区可以采取姑息性手术治疗,多数能减少癫痫的发作。

【典型病例】

患者,女,17 岁,右利手,腹部疼痛,幻视 3 年。

现病史:患者 3 年前无明显诱因出现腹部疼痛,双眼幻视,持续几秒缓解,每日发作 1~3 次,多在白天发作,没有明显诱因,严重时候可以继发全身抽搐,意识丧失,服用多种抗癫痫药物无效。

查体:神清语利,步入病房,查体合作,对答切题,双侧瞳孔等大等圆,直径 3mm,光反射灵敏,眼动充分,听力粗测正常,颜面部感觉未见异常,四肢肌力 5 级,颈软,无抵抗。心、肺、腹未见明显异常,肌张力正常。生理反射正常,病理征(-)。

辅助检查:MRI 示右侧颞叶脑裂畸形并灰质异位。

初步诊断:①症状性癫痫(复杂部分发作,继发全身强直-阵挛发作);②右侧颞叶脑裂畸形、灰质异位症。

鉴别诊断:

(1) 与星形细胞瘤、胶质细胞增生、淋巴瘤等鉴别:颅内肿瘤多有占位效应和瘤周水肿,增强扫描后有不同程度的灶性强化,部分肿瘤可见钙化影,病灶处多不伴有异常脑沟。

(2) 与结节性硬化、淋巴瘤等鉴别:结节性硬化结节大小不一,形态不规则,好发于脑室旁,结节长轴与邻近脑室壁垂直,大部分结节与皮质信号不完全一致,可有钙化,淋巴瘤也好发于脑室旁,平扫为等密度或者稍高密度,但瘤周有水肿,增强扫描病灶强化。

(3) 巨大孤立性 GMH:有时有明显的占位效应,但周围无水肿且信号与灰质一致。

治疗过程:于入院后第 10 日在全身麻醉下行“右侧颞顶枕开颅,导航下颞枕致痫灶切除术”,术前神经导航进行灰质异位头皮投影定位。定位后行开颅手术,剪开硬膜后,术中神经导航确定灰质异位大脑皮层投影,术中脑电图监测大量棘波放电位于颞叶及颞枕交界处皮层,以颞叶皮层为著。手术完整切除颞叶、部分枕叶及部分海马结构,切除后脑电监测没有棘波出现。切开标本见白质内团块状灰质结节,边界清楚。确认无出血后缝合硬膜。

术后 24 小时内行头颅 CT 检查,未见出血。术后查体:双侧瞳孔等大等圆,直径 3mm,光反应敏感,血压 140/70mmHg,双肺呼吸音轻,未闻及干湿啰音。血氧饱和度 100%,脉搏 100 次/min,律齐,腹软,四肢自主活动。

病理结果回报:灰质异位。

术后半年复查 MRI 无异常,术后 8 年没有癫痫发作,目前已经停用抗癫痫药物 4 年。

二、脑穿通畸形

(一) 定义

脑穿通畸形(porencephaly)是指大脑半球内形成与脑室或蛛网膜下腔相通的囊腔,或囊腔与二者均相通,是一种脑结构异常,常常合并脑积水。

(二) 病因及发病机制

按照发病机制,可分为先天性和继发性。

1. 先天性脑穿通畸形　很罕见,发病率约为 3.5/10 万活产新生儿。先天性脑穿通畸形可能由于血供障碍而发生脑皮层变性所致。妊娠 24 周后的动脉缺血卒中可形成皮层-动脉型脑穿通畸形;另一种脑室周围静脉性梗死的学说认为妊娠 34 周前,生发层基质出血会压迫髓静脉,导致其引流区的脑室周围白质梗死,随后发生囊性退变,相应皮层往往完好。此外,妊娠期母体心脏停搏、腹部外伤、抗凝蛋白 C 通路缺陷及巨细胞病毒感染等因素也可能是脑穿通畸形的病因。

2. 继发性脑穿通畸形　多由于外伤、手术、脑血管病变、炎症、变性等原因引起脑组织软化、坏死、吸收形成囊肿。

本节仅叙述先天性脑穿通畸形,继发性处理原则与先天性类似。

(三) 病理

脑穿通畸形囊肿位于大脑半球内,双侧极为罕见,各脑叶均有可能发生。囊肿囊壁菲薄,透明或半透明,囊壁光滑,与脑室相通,囊液清亮,无色或淡黄色。镜下囊壁组织为纤维或胶质组织,内为室管膜细胞,外覆蛛网膜或其他组织。

(四) 临床表现及辅助检查

1. 症状和体征　先天性脑穿通畸形临床表现多样化。

（1）颅骨压迫所致的症状：头围进行性增大、前囟闭合延迟、颅骨不对称隆起、颅缝分离。

（2）颅内压增高所致的症状：头痛、呕吐、视神经乳头水肿。

（3）皮层功能受损及神经受压的症状：智力低下、反应迟钝、语言障碍、展神经麻痹、癫痫、偏瘫及偏身感觉障碍、病理征阳性等。

2. 辅助检查

（1）影像学检查

1）超声：可以作为胎儿及前囟未闭婴儿的初筛诊断。超声可以发现侧脑室增大及与侧脑室相通的半球内囊性病变。

2）CT：CT 可见大脑半球内，边界清楚的囊性灶，与侧脑室和 / 或蛛网膜下腔相通，可见侧脑室扩大、同侧蛛网膜下腔增宽等征象。囊液密度与脑脊液一致，增强扫描时囊壁不强化。CT 一般即可明确诊断。

3）MRI：可见囊液为长 T_1、长 T_2 信号，与脑脊液一致，囊壁无灰质内衬；DWI 无弥散受限。增强扫描囊壁无强化。MRI 可以更好地反映囊肿与周围脑组织的关系。

（2）脑电图检查：视频脑电图常揭示双侧背景活动不对称，病变侧背景活动受抑制或背景活动紊乱；癫痫波位于病变的同侧或对侧，也可以没捕捉到癫痫波发放。

（五）诊断及鉴别诊断

1. 诊断

（1）胎儿可以通过产前超声或胎儿 MRI 检查明确诊断。

（2）出生后患儿由于有神经系统症状（高颅压、癫痫、智力低下、偏瘫等）而至专科就诊，通过 CT、MRI 等影像学检查，诊断不困难。

2. 鉴别诊断

（1）蛛网膜囊肿：病变位于表面、脑裂及脑池处，不累及脑实质，其深部的灰质及白质均正常，容易鉴别。

（2）囊性胶质瘤：病变不与脑室及蛛网膜下腔相通，占位效应明显，同侧脑室一般受挤压而缩小，有瘤结节，部分患儿增强扫描可见结节强化。

（3）神经胶质囊肿：孤立囊性变，病变不与脑室或蛛网膜下腔相通。

（六）治疗

由于本病患儿出生后多出现比较严重的症状，如产前 MRI 获得明确的诊断，一般建议终止妊娠。

对于有症状的患儿，一旦经 CT 或 MRI 明确诊断，应行手术治疗。脑室 - 腹腔分流术可以降低颅内压，使囊肿变小，减轻或消除症状，而且手术风险小。对于有癫痫患者，如果能明确病灶，手术是首选。有智力和肢体活动障碍患儿需要康复治疗。

【典型病例】

患儿，男，6 月龄。主诉：左眼外展活动受限 1 个月。

现病史：发现患儿双侧眼裂开大不一致，左侧稍小，左眼外展活动受限。于当地医院行头颅 MRI 检查提示脑积水，脑穿通畸形可能。为进一步诊治收入院。

查体：颜面比例基本对称，头围约 44cm，前囟外凸、张力稍高，宽约 4cm×3cm。左侧眼裂小于对侧，左眼球外展受限。颈软。心、肺、腹未见异常体征，四肢肌力、肌张力正常。生理反射正常，神经病理征阴性。

辅助检查：头颅 MRI（图 4-2-1）与当地 MRI 检查结果一致。

诊断：右额颞脑穿通畸形。

治疗过程：入院后完善相关检查，无明显手术禁忌证，在全身麻醉下行"右侧侧脑室 - 腹腔分流术"。患儿取仰卧位，左肩垫高。穿刺点选取枕上粗隆上方 6cm，中线右侧 3cm，画手术切口。常规消毒、铺巾，取右顶后切口长约 3cm，切开皮肤、皮下、帽状腱膜、骨膜，钻开颅骨。于右上腹经腹直肌切口

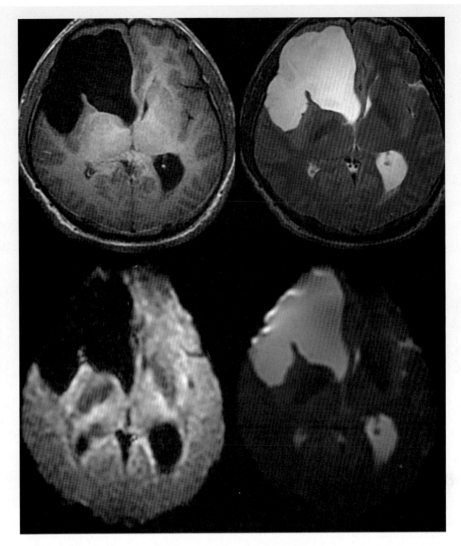

图 4-2-1 患儿头颅 MRI 检查结果

约 3cm,切开皮肤、皮下,分离至腹直肌前鞘,于该层外用通条做皮下隧道至头皮切口,顺通条扩张帽状腱膜下层,做一皮兜待用。顺通条将分流管腹腔端置入皮下隧道。电灼硬膜后切开,顺利置入分流管脑室端,置入长度约 10cm,有脑脊液流出,脑室端与腹腔端分别接泵。将泵置入预先做好的皮兜内固定。缝合皮下、皮肤。切开腹直肌前鞘及腹膜约 0.5cm,向右侧髂窝方向置入分流管腹腔端约 35cm,缝合腹膜、前鞘、皮下、皮肤。

术后患儿无新增症状体征,前囟平软,张力中等,余体征同术前,10 日后拆线出院观察。

 知识点

脑穿通畸形的预后

脑穿通畸形经过治疗预后较好,多数患儿术前神经症状有不同程度的好转,复查影像学可见颅内囊性病灶明显缩小甚至消失。患儿如无法行癫痫灶切除术、有抽搐发作的需要长期服抗癫痫药治疗,有运动、语言等功能障碍的要做康复治疗。

第三节 狭 颅 症

内容要点:

1. 流行病学 本病为先天性疾病。在颅缝早闭各种类型中,矢状缝早闭最为常见,男女发病比例约 4:1。

2. 病理生理学 研究认为颅缝早闭为家族性、常染色体显性遗传性疾病。婴儿出生后脑发育非常迅速,当颅骨发育与脑发育不同步时,过早闭合的颅缝影响了颅腔容积的扩增,进而限制了脑的发育,此乃狭颅症的病理基础。

3. 临床症状 表现为颅缝早闭及相关畸形。眼部表现为眼球突出,视力下降及视神经乳头水肿,是颅内压增高所致。冠状缝早闭患儿出现眼眶上缘移位、眼睑裂变宽等表现。颅内压增高和脑发育不良。

4. 诊断 患儿在出生后出现典型头颅畸形等临床表现,结合头部 X 线、CT 或 MRI,排除其他变形因素影响,诊断并无困难。

5. 治疗 原发性颅缝早闭主要靠外科手术治疗。手术目的为释放脑组织生长及发育空间,缓解颅内压增高,改变颅骨畸形外观。

一、定义

狭颅症为一条或多条颅缝过早闭合,继而出现头颅发育异常畸形、颅内压增高、脑组织发育障碍等症状及表现。

二、流行病学

本病为先天性疾病。在颅缝早闭各种类型中,矢状缝早闭最为常见,男女发病比例约 4:1。

三、病因学

引起本病的病因目前尚未明确,可能与胚胎期中胚叶发育障碍有关。研究认为颅缝早闭为家族性、常染色体显性遗传性疾病。

四、病理学

若颅缝早闭,其闭合处形成骨嵴,锯齿状缝痕消失。婴儿出生后脑发育非常迅速,当颅骨发育与脑发育不同步时,过早闭合的颅缝影响了颅腔容积的扩增,进而限制了脑的发育,此乃狭颅症的病理基础。颅缝早闭后,颅骨会出现向其他方向代偿性地生长,形成各种类型头颅畸形。

五、临床表现

1. 颅缝早闭及相关畸形
(1) 舟状头畸形:系矢状缝早闭所致。
(2) 尖短头畸形:系冠状缝、矢状缝及额缝早闭所致。
(3) 斜头畸形:包括前额斜头和后部斜头,分别为单侧冠状缝早闭、少见的原发性人字缝早闭所致。
(4) 三角头畸形:系额缝早闭所致。
2. 眼部症状 眼部表现为眼球突出,视力下降及视神经乳头水肿,是颅内压增高所致。冠状缝早闭患儿出现眼眶上缘移位,眼睑裂变宽等表现。

3. 颅内压增高和脑发育不良 颅缝早闭造成颅腔狭小,限制脑组织生长发育,造成颅内压增高。额叶发育不良时患儿出现智力低下、精神症状及神经功能缺失等表现。

六、辅助检查

辅助检查包括头部 X 线、头颅 CT 和 MRI 扫描,其中 CT 三维重建可以为颅骨塑形及颅底重建提供更详细的信息。

七、诊断及鉴别诊断

1. 诊断 患儿在出生后出现典型头颅畸形等临床表现,结合头部 X 线及 CT 或 MRI,排除其他变形因素影响,诊断并不困难。

2. 鉴别诊断

(1) 小头畸形:表现为颅骨形态正常,头颅整体变小;无颅内压增高;X 线无颅缝早闭表现。

(2) 后部斜头畸形:要与原发性人字缝早闭所致鉴别。后者表现为同侧顶枕部扁平伴有乳突凸起、耳向后移位,对侧前额隆起、顶部隆起。X 线表现为骨性联合。

(3) Crouzon 综合征:为最常见的与颅缝早闭相关的颅面畸形综合征。主要表现为双侧冠状缝早闭、尖头畸形,眼球突出,眼外斜和呼吸道梗阻等。还伴有上颌骨发育不全导致的面部畸形。一般无智力低下,发育迟缓少见。

(4) Apert 综合征:也是一种常染色体显性遗传疾病,与 *FGFR* 基因突变相关。除与 Crouzon 综合征表现为相同的继发性面部表现外,还伴有双侧指、趾畸形,肘、膝等大关节僵直。也伴有特征性神经系统异常表现,包括脑积水、Chiari 畸形和颈椎融合。发育迟缓伴发智力低下常见。

八、治疗

原发性颅缝早闭主要靠外科手术治疗。手术目的为释放脑组织生长及发育空间,缓解颅内压增高,改变颅骨畸形外观。

九、预后

由于小儿 1 岁以内大脑发育较快,越早对患儿进行手术效果越好。一旦出现神经功能障碍,手术治疗后不易恢复。各种狭颅症外科手术治疗中,以矢状缝早闭手术效果最好。

【典型病例】

患儿,男,11 月龄。主诉:发现头型异常 6 个月。

现病史:6 个月前家长发现患儿头型异常,枕部凸起明显,且患儿运动发育较同龄儿落后,现不能抬头,不能独坐,于当地医院就诊。行 CT 检查示:矢状缝早闭,为求进一步诊治就诊于医院,门诊以"颅缝早闭"收入院。

查体:头型异常,表现为枕部突出,前后径(17cm)长,左右径(9cm)短,CI 值 52.9%,头围 45cm。神志清楚,精神反应可,双侧瞳孔等大等圆,眼球运动自如。心肺腹未见明显异常,四肢肌张力稍低,自主活动可。腱反射未引出,Babinski 征阴性。

辅助检查:头颅 CT 检查示头型狭长,矢状缝闭合(图 4-3-1)。

治疗过程:入院后完善相关检查,在全身麻醉下行颅缝再造 + 颅盖重建术。于冠状缝后约 3cm 处做大冠状切口,切开头皮、帽状腱膜及骨膜,皮瓣分别向前翻至额结节处,向后翻至人字缝处,可见矢状缝闭合,局部骨质略隆起呈骨脊样。首先截去矢状缝骨条留置备用,额骨瓣做梅花瓣成型,双侧顶骨截去平行于冠状缝的骨条;接着裁切合适大小的骨片做局部塑形,扩大颅骨左右径,缩短颅骨前后径。创面严格止血、冲洗后,留置骨膜下引流管,逐层缝合头皮。术后患儿安返病房。术后患儿佩戴矫形头盔(图 4-3-2)。

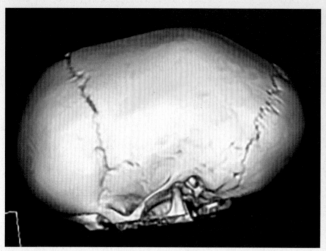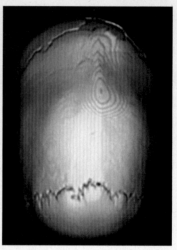

图 4-3-1   患儿头部 CT 三维重建

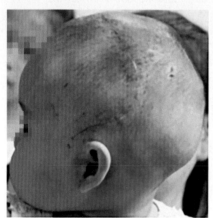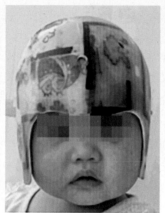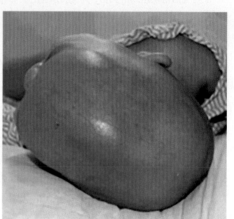

图 4-3-2   患儿术后情况

 知识点

术后矫形头盔

术后矫形头盔的佩戴非常重要,是手术成功的必要延续,其意义除保护颅脑免受外伤以外,更重要的是引导颅脑向圆形生长,矫正颅骨前后径。

第四节   颅颈交界区畸形

内容要点:

1. **流行病学**   颅颈交界区畸形的发病原因在不同种族间存在一定差异。

2. **病理生理学**   颅颈交界区畸形神经功能障碍的出现与下述病理因素和机制有关:①颅底凹陷或寰枢椎脱位造成齿状突向后上方移位突入枕骨大孔,对脑干和延髓造成直接骨性压迫;骨骼和神经组织生长过程中相对关系的变化,导致脑干或脑神经张力过高。②头部负重或轻微外伤的累积,使神经损伤逐渐加重。③枕骨大孔附近的韧带、硬脑膜及蛛网膜粘连增厚对脑组织和脑神经的束带作用或长期血管受压引起循环障碍。

3. 临床症状 先天性颅颈畸形经常伴有外观异常、颈神经根刺激症状、脑神经受累症状以及脑干脊髓受压症状等。

4. 诊断 主要依靠临床表现以及影像学检查。

5. 治疗 临床实践证实,大多数先天性及获得性颅底畸形,往往需要通过手术解除压迫、纠正畸形和维护枕颈稳定性进行治疗。

一、定义

颅颈交界区畸形是指枕骨、寰椎和枢椎骨质、软组织和/或神经系统异常的一系列病理改变。其致病原因在于骨质和/或神经组织发育畸形而造成的脑干和延髓、颈髓受压以及颅颈交界区关节的不稳定,其病因既有先天胚胎发育因素,又有后天病理生理学及生物力学改变的影响。颅颈交界区畸形致残率较高,并可危及生命。

二、分类

颅颈交界区的各种畸形可单发,也可多发。本节主要介绍颅颈交界区的骨质结构畸形和寰枕及寰枢关节整合异常的情况。颅颈交界区骨质畸形分类如下:

1. 枕骨畸形

(1) 枕骨髁发育不全。

(2) 寰椎枕化或寰枕融合。

(3) 斜坡分节。

(4) 枕骨周围残迹。

2. 寰椎畸形

(1) 寰枕融合。

(2) 寰枢融合。

(3) 寰椎后弓发育不良。

3. 枢椎畸形

(1) 寰枢椎不规则分节。

(2) 齿状突发育不良。

(3) 末端小骨发育不良或不发育。

(4) 齿突游离小骨。

(5) $C_2 \sim C_3$ 分节障碍。

4. 颅颈交界区关节整合畸形

(1) 扁平颅底。

(2) 先天性寰枢椎脱位与不稳。

(3) 继发性寰枢椎脱位与不稳(代谢障碍、唐氏综合征、Grisel 综合征、类风湿关节炎、外伤或肿瘤)。

(4) 颅底凹陷。

三、流行病学

颅颈交界区畸形发病原因众多,大体上分为先天性、发育性和获得性三种,可单独或合并出现。中国尚无颅颈交界区畸形流行病学资料,根据欧美地区寰椎枕化患病率 0.08%~2.79% 的统计数据,结合病因学发病特点,认为我国颅颈交界区畸形患病率可能高于此数据。

四、临床表现及病理生理

颅颈交界区畸形可出现一系列临床表现。

1. 先天性颅颈畸形经常伴有外观异常　患者的头可能歪向一侧,或者出现 Klippel-Feil 综合征经典的三联征(后发际过低、颈部活动受限和短颈)。这种综合征还可能出现面部不对称、蹼颈,有时也会出现脊柱侧凸。患儿身材矮小并不少见。

2. 颈神经根刺激症状　枕项部慢性疼痛,颈部活动受限或感觉减退、肢体麻木、疼痛、强迫头位等。

3. 脑神经受累症状　吞咽困难、呛咳、声音嘶哑、面部感觉减退、舌肌萎缩、言语不清、咽反射减弱等。

4. 脑干脊髓受压症状　四肢无力、感觉障碍、锥体束征阳性、尿潴留、吞咽呼吸困难、精细动作障碍、位置觉消失;有时出现单侧或双侧上肢节段性痛、温觉消失,而触觉和深感觉存在。

5. 小脑症状　以眼球震颤为常见,多为水平震颤,常出现小脑性共济失调,出现步态不稳。

6. 椎动脉供血障碍　发作性眩晕、视力障碍、恶心呕吐、四肢瘫痪及假性延髓性麻痹等。

7. 脊髓空洞症表现　节段性分离性感觉障碍,痛、温觉减退或消失,深感觉存在。自主神经损害出现多汗或少汗等。此外,还可出现梗阻性脑积水、高颅压症状。

五、影像诊断

1. 常见影像学测量指标(图 4-4-1)

(1) 钱氏线:正常时齿突尖低于此线(2.3±2.6)mm,齿突尖高于此线 3~5mm 考虑颅底凹陷。

(2) 麦氏线:又称基底线,正常时齿突尖低于此线(0.8±3)mm,齿突尖高于此线 6mm 考虑颅底凹陷。

(3) McRae 线:正常时齿突尖低于此线(5.8±1.6)mm。

(4) Wackenheim 线:指沿斜坡背侧面向下延伸的直线,正常时齿突与其相切或略低于此线(0.9±2.2)mm。

(5) 寰齿前间距:为寰椎前弓后缘与齿突前缘之间的距离。成人超过 3mm(<13 岁儿童超过 4mm)或动态(前屈后伸位)测量变化超过 2mm 均可考虑寰枢椎脱位。

(6) 寰齿后间距:寰齿后间距对于反映慢性寰枢椎脱位更为敏感,SAC<19mm 常有症状,一般将 13mm 作为诊断阈值。

(7) BDI 值:前屈后伸功能位时 BDI 值变化应小于 1mm,>1mm 提示寰枕不稳定,头部中立位 BDI>12mm 提示发生寰枕关节前脱位或分离脱位。

(8) BAI 值:正常成人 BAI 一般不超过 12mm。BAI>4mm 提示寰枕关节后脱位或分离脱位;BAI>12mm 时提示寰枕关节前脱位或分离脱位。

(9) Powers 比:该值正常为 0.7±0.09,>1 时考虑寰枕关节前脱位。

(10) 斜坡 - 椎管角:正常时该角度 150°(屈曲位)~180°(伸展位),小于 150° 时常存在脑干脊髓受压。

(11) 脑干 - 颈髓角:正常时该角度 150°~180°,小于 150° 时常存在脑干颈髓受压。

(12) 基底角:正常值 120°~140°,大于 140° 时考虑扁平颅底。

(13) 寰枕关节角:正常 124°~127°,角度增大考虑存在枕骨髁发育不良。

2. 随着影像技术的发展以及对疾病认识的加深,许多学者提出了一些新的影像学测量指标及诊断要点。

(1) 寰枢关节脱位不仅有寰齿关节脱位,还存在寰

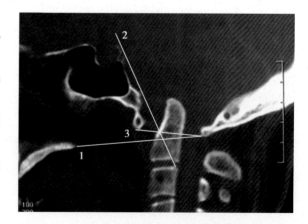

图 4-4-1　常见影像学测量指标
1. 钱氏线;2.Wackenheims 线;3.McRae 线。

枢外侧关节脱位,且与脊柱的长期稳定性以及复位的难易程度较为密切。有学者提出了寰枢外侧关节前倾角、后倾角与外倾角的概念。其中前、后倾角指矢状位上寰枢外侧关节面与水平面的夹角,正常人中立位为 $0° \sim 5°$,该角度增大提示寰枢关节不稳;外倾角指冠状位上寰枢外侧关节面与水平面的夹角,正常人中立位 $24.5° \pm 4.6°$,该角度增大提示侧块关节发育不良。

(2) C_1 下关节面矢状位角和冠状位角:前者指在中立位 CT 旁矢状位测量经过 C_1 侧块下关节面直线(前下点和后下点)和经过硬腭直线(前上点和后点)的夹角,该角度大于 $150°$ 提示能够复位;后者指在冠状位上经过 C_1 侧块下关节面直线(内侧点和外侧点)和经过枕骨大孔两侧最内点连线的夹角,该角度用于判定 C_2 嵌入 C_1 现象。

(3) 寰枢外侧关节矢状位倾斜角、冠状位倾斜角、颅颈倾斜角以及 C_1 下关节面面积、C_2 上关节面面积以及二者的重叠指数;其中,矢状位倾斜角指矢状位上齿状突长轴与寰枢外侧关节面的夹角,冠状位倾斜角指冠状位齿状突长轴与寰枢外侧关节面的夹角,颅颈倾斜角指齿状突长轴与斜坡的夹角。

(4) 颅底凹陷既可为先天性,也可为获得性,通常根据颅底凹陷是否合并寰枢椎脱位,可将其分成稳定型与不稳定型。再根据合并或不合并脊髓空洞,又可将颅底凹陷进一步细化分成四型:①寰枢椎脱位合并脊髓空洞;②寰枢椎脱位不合并脊髓空洞;③寰枢椎稳定合并脊髓空洞;④寰枢椎稳定不合并脊髓空洞。进一步阐述了颅底凹陷病理过程中,寰枢椎脱位与脊髓空洞等并发症的形成与关系,可为个体化治疗提供相应的理论依据。

六、治疗

临床实践证实,大多数先天性及获得性颅底畸形,往往需要通过手术解除压迫、纠正畸形和维护枕颈稳定性。

稳定性颅颈交界区畸形:

(1) 无骨性压迫:多为扁平颅底类型或合并颅底凹陷;如无症状或症状较轻者不需处理,建议随访观察;当有合并明显 Chiari 畸形及脊髓空洞时,临床症状明显或有加重倾向者建议手术。手术方式以枕下减压为主,可分为单纯骨性减压、硬膜下减压及蛛网膜下减压等三种方法。对小脑扁桃体下疝严重者(C_2 椎体水平以下)或出现严重的脊髓空洞症建议行枕下蛛网膜下彻底减压,对临床症状的改善和脊髓空洞的减小最有效。需要着重强调的是,当患者在扁平颅底或颅底凹陷合并 Chiari 畸形和脊髓空洞进行减压手术的同时,如果减压手术影响了颅颈交界区的稳定性,一定要Ⅰ期行枕颈或 C_1、C_2 固定融合术。

(2) 存在骨性压迫:根据患者的症状和体征,判断是否需要骨性减压,如果压迫来自后方,多是由枕化的 C_1 后弓或枕骨内陷造成的骨性压迫,需直接切除压迫和畸形的骨质,如果影响到颅颈稳定性,需Ⅰ期行枕颈或 C_1、C_2 固定融合术;如果压迫来自前方,需行前路经口或鼻畸形齿突切除减压术 + 后路固定融合术;如果同时合并明显 Chiari 畸形及脊髓空洞,处理原则同上。

(3) 失稳性颅颈交界区畸形。

(4) 寰枕脱位:根据脱位情况及齿突上移及局部软组织增生、变性情况,可行前路直接切除减压结合后路枕颈固定融合术;也可行前路直接复位 C_1、C_2 固定术或后路直接复位枕颈固定融合术。

(5) 寰枢椎脱位(包括合并颅底凹陷):可复性病变直接行 C_1、C_2 或枕颈固定融合术。难复性或不可复性病变的治疗方案较多,主要分为两类。一类是前后方复合入路手术,包括经典的经口咽 / 经鼻入路(或内镜经鼻、颈前入路)齿状突 / 斜坡下段切除术 + 后路固定融合术以及改良的经口齿突韧带松解 + 后路枕颈复位固定术;另一类是单一手术入路,包括后路枕颈撑开直接复位固定术,后路 C_1、C_2 侧块关节松解复位固定术,颅骨牵引下后路 C_1、C_2 侧块关节 Spacer 植入撑开复位固定术,颅骨牵引下后路枕颈 Spacer 植入撑开复位固定术或前路经口咽寰枢椎复位钢板内固定术等。不同手术方案均有一定的适应证,具体需要个体化分析评估,并结合术者的经验来选择。

七、常见手术并发症及处理

1. **脑干脊髓损伤**　麻醉后插管、体位摆放和手术中操作时,都有可能干扰脑干和脊髓造成损伤。发生后给予甲泼尼龙冲击配合神经营养药物治疗,后期康复锻炼。

2. **椎动脉损伤和出血**　多为行 C_2 螺钉固定时损伤高跨型的椎动脉所致,非优势侧损伤可无症状,优势侧损伤会带来严重后果。椎动脉损伤多发生在骨内段,出血多可用骨蜡封控制,螺钉植入后即无出血,发生在骨外段的椎动脉损伤多为分离暴露时造成,小的破口可用双极电凝止住,大的破口需要结扎椎动脉。椎动脉损伤后要预防迟发性基底动脉血栓,一经发生后果严重。

3. **脑脊液漏**　脑脊液漏多为术中造成的硬膜破损所致,或硬膜成形术时硬膜未采用不透水缝合所引起。脑脊液漏要预防感染,给予抗生素,必要时腰大池置管引流。

4. **感染**　包括局部切口感染和颅内感染,给予敏感抗生素。

5. **呼吸困难**　多出现在术前有后组脑神经症状或有憋气、呼吸睡眠暂停症状的患者,给予呼吸机辅助呼吸。

6. **肺部感染**　多出现在术前有后组脑神经症状患者。应加强呼吸道管理,给予敏感抗生素,必要时气管切开。

7. **吞咽困难**　多出现在后路直接复位术后的患者,多数患者在局部肿胀解除后能改善,其间可给予胃管鼻饲。

8. **咽部切口裂开**　为前路经口术后发生,发生率较低,必要时可减张缝合。

9. **其他**　包括深静脉血栓、舌下神经损伤等。

八、随访及预后

颅颈交界区畸形手术治疗后的随访应包括影像学和神经功能两方面。此外,长期随访还应关注颈椎曲度的变化(如出现下颈椎后凸畸形等)以及枕颈融合后对患者长期生活质量和脊柱功能的影响。对术后固定融合失败的患者应及时行返修手术治疗。

九、其他情况

1. **扁平颅底(platybasia)**　颅底角是指蝶鞍和斜坡所形成的角度,在颅骨侧位片上,为从鼻根向蝶鞍中心点之连线与蝶鞍中心向枕骨大孔前缘之连线所形成的角度,成年人正常角度通常为 109°~148°,平均132°。当颅底角大于145°时,则称为扁平颅底。当扁平颅底单独存在时,患者多无症状,也不需要特殊处理。

2. **寰枕融合**　寰枕融合是指枕骨与寰椎部分或完全融合,寰椎成为枕骨的一部分,又可称之为寰椎枕化,可引发寰椎旋转与倾斜。同时也可能合并寰椎或枕骨与枢椎脱位、颅底凹陷及 Chiari 畸形和脊髓空洞等(图 4-4-2、图 4-4-3)。

3. **颈椎分节不全**　颈椎分节不全是指两个或多个颈椎发生不同程度的融合,从而出现颈椎数目减少和一定程度的颈部畸形。颈项变短,后发际线低下,颈部活动受限。因头部重心前移,患者也可出现头颅倾斜或旋转,出现先天性斜颈、短颈畸形、Klippel-Feil 综合征等。还可合并颅底凹陷、颈肋、脊柱裂、脊柱侧弯等畸形。

4. **寰枢椎脱位**　先天性寰枢椎脱位主要是由于枢椎齿状突发育障碍和寰椎横韧带发育不全或韧带间隙软组织炎性改变而导致的寰椎与齿突之间距离增大,因齿状突前方有寰椎前弓,故寰枢椎脱位时,寰椎多向前脱位,齿突向后脱位。轻度外伤、头颈部活动过度、反复多次损伤可诱发或加剧寰枢椎脱位的发生。

(1) **临床表现**:寰枢椎脱位可因脱位本身引起的颈项部疼痛,头部活动受限,枢椎棘突有压痛,头部可出现强迫头位等临床症状;齿状突后移压迫脑干和脊髓,可出现肌张力增高、锥体束征、病理征等症状和体征;当合并 Chiari 畸形和脊髓空洞时,也可出现不对称感觉障碍、痛温感觉分离、肌肉萎缩等症状与体征。

(2) **影像诊断**:在侧位 X 线片上,尤其是在断层 CT 片上,寰椎前弓后缘与枢椎齿状突前缘的距离正常

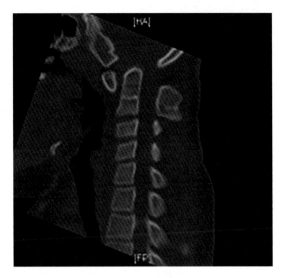

图 4-4-2　寰枕融合（一）

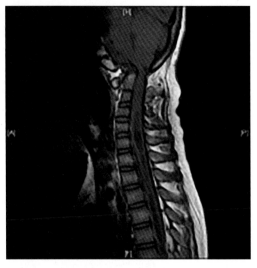

图 4-4-3　寰枕融合（二）

寰椎后弓与枕骨融合，枢椎后弓与第三颈椎后弓
融合，颅底凹陷，合并脊髓空洞。

不超过 2.5mm，儿童最大不超过 4.5mm，超过此范围即可诊断寰枢椎脱位。

（3）治疗：寰枢椎脱位的治疗原则是复位寰枢椎、解除脑干和脊髓受压、加强颅颈交界区关节结构的稳定性。对无明显神经系统症状或只有轻微体征的轻度寰枢椎脱位患儿，可行颈椎牵引，一般可使用颌枕带牵引的方法。对有先天性齿状突分离或齿状突发育不全的患儿应采用颅骨牵引。方法是在两侧外耳道之间经过顶连一直线在中线旁 3~4cm 处各做一小头皮切口，用特制钻头钻孔，然后用颅骨钳的两个齿钉各放入一个钻孔内固定齿钉。将牵引绳经过滑轮固定在床头。牵引重从 4kg 开始，逐渐加大重量，但不能超过 15kg，一般牵引 3~4 个月，以后用颈托或石膏等外部支架固定 2~3 个月。

对于脱位时间较长及脱位后压迫症状严重的，经牵引不能复位或中枢神经系统症状改善不明显的青少年或成人先天性寰枢椎脱位，多需要手术治疗。目前采用的方法有：①经颈部或口咽部寰枢椎直接复位固定融合术；②经口咽松解牵引复位，结合Ⅰ期后路寰枢椎或枕颈固定融合术；③直接经枕下后正中入路寰枢椎松解复位固定融合术或寰枕固定融合术。目前并没有任何一种手术方法适用于所有的寰枕畸形。面对纷繁复杂的各种颅颈交界区畸形，通过临床结合影像的综合评估，选择个体化的手术治疗方案，是提高颅颈交界区畸形手术治疗疗效的有效途径。

5. 颅底凹陷　颅底凹陷是颅颈交界区畸形中比较常见的一种病理现象，主要是以枕骨大孔为中心的颅底骨组织内翻，寰椎或齿状突向内陷入。枕骨大孔前后径缩短，齿状突高出正常水平进入枕骨大孔压迫脑干并使颅后窝体积缩小。

（1）临床表现：临床症状和颅底凹陷的程度并不一定完全一致。症状与颅底凹陷的程度、类型以及是否合并 Chiari 畸形和脊髓空洞等有关。患者可出现肌张力增高、锥体束征、病理征等脑干和脊髓受压症状；也可有颈神经根刺激症状，由于局部压迫此部位的筋膜多有增厚或形成纤维束，使神经根受压，出现颈项部疼痛，活动受限及强迫头位。当合并 Chiari 畸形和脊髓空洞时，可出现声音嘶哑、吞咽困难、进水发呛、舌肌萎缩等后组脑神经受累症状及脊髓空洞的相关临床症状和体征。

（2）影像诊断与分型：颅底凹陷主要依据 X 线片或 CT 及 MRI 上测量的枢椎齿状突的位置作为诊断依据。枢椎齿状突上移的测量方法有以下几种：

1）钱氏线：成人齿状突顶点高出此线 3mm 以上为颅底凹陷。青少年颅底凹陷诊断标准为齿突顶点高出此线 4.5mm。

2）麦氏线：正常人齿状突顶点不超过此线 6mm，6mm 以上为颅底凹陷。

3）Bull 角：在头颅侧位片上正常人为 13°，大于 13° 为颅底凹陷。

4）Fishgold 线：在正位头颅片上，做两侧二腹肌沟之间的连线。由齿状突尖至此线的距离，正常为10mm，如小于 10mm 为颅底凹陷。另一种是做两侧乳突之间的连线，正常时此线通过寰枕关节，齿状突可高出此线 2mm 以内，超过 2mm 可诊断颅底凹陷。

5）Boogard 角：在侧位头颅片上，枕骨大孔前后缘的连线与斜坡之间的夹角。正常时为 120°~130°，大于此角度为颅底凹陷。

6）Klous 高度指数：在颅骨侧位片上，由鞍结节到枕内粗隆的连线。齿状突到此线的垂直距离正常为40mm，如小于 30mm 可诊断此病。

7）外耳孔高度指数：正常值为 13~25mm，小于 13mm 为颅底凹陷。

（3）治疗

不稳定型颅底凹陷的治疗：当颅底凹陷合并寰枢椎脱位时，通过各种措施使寰枢椎复位，缓解脑干和脊髓受压并维护颅颈交界区的稳定性是治疗的根本目的。具体与寰枢椎脱位的治疗完全相同。

1）儿童及青少年颅底凹陷，无明显临床症状与其他并发症时，可临床随访观察，无须牵引及手术治疗。

2）儿童及青少年颅底凹陷，有明显临床症状时，需根据 MRI、MRI 电影成像，必要时 CT 检查等影像评估，确定骨性压迫来自前方还是后方，然后采用相应的减压手术，当减压手术影响到颅颈稳定性时，需要根据情况行 C_1、C_2 或枕颈固定融合术。

3）临床发现成人颅底凹陷时，多有明确的临床症状，需要手术治疗。BIb+O 型（颅底凹陷，寰齿间距无增大，不合并脊髓空洞）：此类患者如无明显临床症状，可随访观察；如来自前方的脑干受压严重，需经前方口咽入路切除上移突入枕骨大孔的骨质，I期或II期行枕颈固定融合术；如合并严重小脑扁桃体下疝，可经后路行显微枕下小脑扁桃体切除减压术，根据是否影响颅颈交界区稳定性，决定是否行寰枢或寰枕减压术。BIb+S 型（颅底凹陷，寰齿间距无增大，合并脊髓空洞）（图 4-4-4）：需根据患者的临床症状与体征，结合CT、MRI 及 MRI 电影成像进行综合评估，可行前路齿突切除骨性减压术。如果合并明显小脑扁桃体下疝和脊髓空洞，需要根据局部情况行后枕部硬脊膜下显微减压术。如果减压手术影响了颅颈交界区稳定性，需I期行枕颈或寰枢固定融合术。

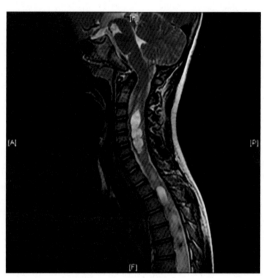

图 4-4-4　BIb+S 型颅底凹陷

第五节　其他先天性畸形

内容要点：

1. 蛛网膜囊肿　该病以儿童多见，大多数蛛网膜囊肿不会引起临床症状，其症状取决于位置、大小以及是否合并其他先天性疾病；一般可通过 CT 和 MRI 确诊；目前仍以手术治疗为主。

2. Apert 综合征　该病的特点是颅面和手/足同时存在畸形，是一种颅面骨发育不良同时合并多颅缝早闭的综合征；头颅 CT 及三维重建检查可确诊此病；治疗主要以外科手术为主。

3. Crouzon 综合征　是最常见的与颅缝早闭相关颅面畸形综合征；根据临床表现及头颅 X 线检查，即可作出诊断；治疗主要以外科手术为主。

4. 先天性脑积水　临床表现为头颅及前囟增大，颅内压增高的临床症状和体征，脑组织受压引起进行性脑功能障碍表现。根据临床症状和体征、脑脊液穿刺测压及影像学可作出诊断；目前以外科治疗为主，包括脑室-腹腔分流术和第三脑室底造瘘。

5. 扭转痉挛 又称全身性肌张力障碍、扭转性肌张力障碍或变形性肌张力障碍,是一种慢性、进展性全身肌张力障碍综合征;本病应进行综合疗法,需多学科协作制订治疗和康复方案;部分症状严重的患者最终需依赖外科治疗,脑深部电刺激为外科治疗的首选。

6. 小儿脑性瘫痪 是一组持续存在的中枢性运动和姿势发育障碍、活动受限的综合征;治疗方法包括康复治疗,针对痉挛肢体的外科手术治疗,药物治疗,以及传统按摩、针灸、中医药等治疗。

一、蛛网膜囊肿

(一)定义

蛛网膜囊肿(arachnoid cyst)又称软脑膜囊肿(leptomeningeal cyst),原发性或真性蛛网膜囊肿被定义为蛛网膜内液体的囊性聚集,是一种良性的先天性畸形,可能是在发育时蛛网膜分裂形成的。而非先天性蛛网膜囊肿也被称为继发性或假性蛛网膜囊肿,是因头部损伤、感染或颅内出血在蛛网膜下腔形成感染后小腔,进而引起脑脊液积聚而形成。

目前采用 Galassi 分类法衡量颅中窝蛛网膜囊肿大小,共分为 3 型。

1. Ⅰ型 即颅中窝前部半圆形囊肿,体积最小,仅累及颞叶颅中窝前部,颞极被梭形囊肿占据,脑室及中线结构无受压移位表现。

2. Ⅱ型 病变体积为中等,三角形或四边形,颅中窝底的前部、中部被囊肿占据,颞叶显著缩小,部分患者可有占位效应表现。

3. Ⅲ型 是最严重的一种类型,颞叶通常完全被囊肿占据,甚至可延伸至大脑半球,占位效应明显,脑室及中线结构明显移位,颞叶可以出现严重萎缩。

(二)流行病学

蛛网膜囊肿人群发生率为 5‰~10‰,占颅内占位性病变的 1%,其中 60%~80% 为 16 岁以下儿童,男女之比为 2∶1~4∶1,可累及双侧颅脑。蛛网膜囊肿以颅中窝最为常见(34%~60%),其次为桥小脑角池、四叠体池或上丘、小脑蚓部区域或枕大池、鞍上池(10%)、额顶叶凸面、纵裂池、斜坡,个别可位于脑室或脑实质内,其中幕上蛛网膜囊肿占 90%。颅中窝蛛网膜囊肿多见于左侧,男性多见。

(三)病理生理学

1. 形成机制 原发性蛛网膜囊肿是先天性病变,可能是在发育过程中因为蛛网膜的异常劈裂或重叠所致。

 知识点

蛛网膜囊肿形成机制

关于发生机制,较流行的观点有 3 种:①囊肿壁细胞的主动分泌;②由于压力梯度的存在液体不断渗入囊腔;③由于活瓣机制的存在,囊内液体不断增多。

Berle 等通过对蛛网膜囊肿患者的脑脊液与囊肿内液体的比较发现,脑脊液中的钠、钾、氯、钙、镁或葡萄糖等与囊肿内液体浓度一致,但是磷酸盐的浓度却显著升高,而血清总蛋白、铁蛋白以及乳酸脱氢酶的浓度较脑脊液中低。证明囊内液与脑脊液并不完全一致,从而支持囊肿的充填是由于囊肿壁细胞的主动运输或者是分泌的机制。

---

2. 增大机制 囊肿长期承受脑脊液的搏动和冲击而逐渐增大;或囊肿壁存在分泌功能,致使囊肿不断增大。

3. 形成硬膜下血肿的机制

(1)头部外伤使硬膜与蛛网膜之间的硬膜边界细胞连接断裂,使潜在的硬膜下腔开放,同时外伤引起囊肿膜的撕裂,囊内液体进入硬膜下腔,在硬膜下腔形成纤维性外膜,然后局部炎症反应促进新生毛细血管形成,这些新生血管由于内皮细胞退化而具有较高的通透性、脆性及高纤溶性,通过不断渗出及反复出血使得硬膜下积液演变为慢性硬膜下血肿。

（2）与正常脑组织相比，囊肿顺应性较差，在外伤的冲击或囊肿扩大作用下，囊壁、桥静脉及囊肿周围无结构支持的血管与软脑膜之间的血管损伤，导致硬膜下出血。

 知识点

囊肿形成硬膜下血肿的研究进展

外伤等外力作用是蛛网膜囊肿并发慢性硬膜下血肿的主要因素，然而目前出血来源和发病机制尚不明确。其发病机制有多种假说，但均缺少直接证据。目前多数学者认为，囊肿壁与硬脑膜内表面的桥静脉断裂、囊肿壁及囊肿表面的微小血管破裂是出血的主要来源。出血后血液可直接进入硬膜下，亦可通过蛛网膜囊肿破口缓慢进入囊肿腔内。囊肿并发出血后，由于血肿压迫导致正常结构发生改变，因而术中有时难以辨认囊肿与硬脑膜之间的桥静脉以及囊肿表面的小血管情况。

（四）临床表现及辅助检查

1. 症状和体征　绝大多数是偶然被发现（大多是因头部外伤），没有临床症状。囊肿发展增大时，特别是阻碍脑脊液循环时，可导致颅内压增高，但这类囊肿的发展一般均较缓慢，因而属于慢性颅内压增高。临床上多起病于 20 岁前，尤其多见于儿童早期。常见临床表现为非特异性的高颅压症状，如头痛和头晕；亦可表现为精神发育迟缓和局部神经功能障碍，并可引起癫痫、脑积水，囊肿位于颅中窝的儿童患者还可出现特有的无症状巨头畸形、颅骨压迹、变薄或局部膨隆表现。头痛可以是全头痛或囊肿局部疼痛，严重者较少见。

多数鞍上囊肿患者在出现症状时有脑积水存在，而成人则可表现为继发性慢性视神经乳头水肿或视觉通路的直接压迫引起的视觉症状；当囊肿扩大累及压迫下丘脑和垂体柄时，患者会有性早熟、垂体功能低下的表现，其中对生长激素的影响常见，其次则为 ACTH。鞍上囊肿的一个罕见的临床表现是点头综合征，表现为每秒 2~3 次的不自主点头，同时伴有躯干代偿性水平运动。桥小脑角蛛网膜囊肿患者可有耳鸣或听力丧失。四叠体囊肿除可引起梗阻性脑积水外，还可见瞳孔反应或眼球运动异常。

 临床要点

各种蛛网膜囊肿（AC）临床表现特点

（1）外侧裂 AC：占颅内 AC 的 66%~68%。临床表现包括头痛、癫痫、语言功能和神经认知功能受损、发育迟缓以及行为的改变。

（2）颅中窝 AC：该疾病有多种临床表现，包括头痛、局灶性神经功能障碍、巨颅、颅内高压以及脑积水。巨颅、颞骨隆起是婴儿最常见的症状，而长期、反复性的头痛在较大儿童中较为常见，其他症状包括偏瘫、癫痫发作或发育迟缓。

（3）鞍上池 AC：90% 的患儿有相应的临床症状，且需要治疗。常见的症状包括脑积水、视力损害以及内分泌功能障碍。患儿可出现不明原因的不自主点头、神经认知功能和智力受损。

（4）四叠体池 AC：占颅内 AC 的 5%~10%，因脑积水在婴幼儿时期引起巨颅，对较大儿童导致颅内高压（如头痛、呕吐、嗜睡以及视神经乳头水肿），从而压迫小脑引起共济失调步态，压迫中脑背侧引起向上的凝视功能损伤和其他眼部疾病（如会聚痉挛、瞳孔异常、上睑回缩）、Parinaud 综合征、眼球震颤，有些患儿则表现为发育迟缓。

（5）颅后窝 AC：占颅内 AC 的 10%~27%，主要分布于脑桥小脑角、小脑半球以及中线结构区域。颅后窝 AC 常压迫第四脑室和中脑导水管而引起梗阻性脑积水。不同部位 AC 的临床症状并不相同。枕大池 AC 主要表现为共济失调，脑桥小脑角区 AC 主要表现为面部感觉、运动异常，口眼歪斜等面瘫症状以及听力下降。小脑 AC 则表现为眼球震颤。第四脑室 AC 可引起大小便失禁，生长、运动发育及智力发育的落后。

2. 辅助检查　一般可通过 CT 和 MRI 确诊,其中 MRI 的应用提高了无症状囊肿的诊断率。

头颅 CT:边缘光滑、无钙化的脑外囊性占位,病灶密度与脑脊液一致,增强扫描囊壁并无变化

头颅 MRI:蛛网膜囊肿 DWI 序列扫描中通常显示为低信号。位于外侧裂或颅中窝的巨大囊肿,常表现为颞叶受压中线或脑室结构移位或颞叶发育不全。鞍上囊肿有时可能被误诊为扩大的第三脑室,MRI 提供的多平面影像将有助于鉴别。

（五）诊断及鉴别诊断

1. Dandy-Walker 畸形　需与发生于颅后窝的蛛网膜囊肿进行鉴别。Dandy-Walker 畸形是指第四脑室的囊性扩张伴有不同程度的小脑发育不全,常合并脑积水,可合并有其他先天性畸形。MRI 可显示小脑蚓部部分或完全无发育、第四脑室扩张、梗阻性脑积水、小脑幕或横窦抬高,这些特点可与蛛网膜囊肿相鉴别。

2. 表皮样囊肿和皮样囊肿　属于进展缓慢的良性肿瘤,二者在 MRI 的 DWI 序列扫描中典型表现为高信号,可与相应部位的蛛网膜囊肿进行鉴别。

3. 胶样囊肿　CT 和 MRI 显示病灶位于第三脑室前部,常阻塞 Monro 孔引起侧脑室扩大,CT 显示多数为高密度,约半数可被强化。MRI 表现为 T_1WI 高信号,可与蛛网膜囊肿加以鉴别。

（六）治疗

多数观点认为,无症状或体积较小、无明显占位效应的囊肿可随诊观察,不需要治疗;连续影像学检查囊肿大小无改变,不论其大小和部位如何,也不需手术;张力性囊肿或症状性囊肿及囊肿增大引起颅内压增高者、破裂出血者及因梗阻导致的脑积水病例建议手术治疗。目前公认的蛛网膜囊肿的手术适应证包括:①囊肿逐渐增大,直径 >5cm;②囊肿周边的颅骨隆起或变薄;③囊肿造成高颅压而出现明显头痛;④囊肿伴发癫痫且经脑电图检查定位与囊肿部位符合;⑤因外伤致囊肿破裂合并有出血。

1. 手术治疗　目前公认的手术方式主要包括以下几种:

(1) 微骨瓣开窗手术:包括显微镜下及内镜下开窗手术,其根本目的是建立永久性的囊腔 - 脑室或囊腔 - 蛛网膜下腔的通道,使脑脊液得以正常流动。这一方法对囊肿进行直视操作,可避免永久性保留分流管,可广泛沟通囊腔和脑池(尽可能多地打开各种脑池),其中显微镜下开窗对出血也能较好控制。近年来随着神经内镜技术的迅速发展,内镜辅助囊壁部分切除 + 周围脑池或脑室造瘘开窗的方法被更多提倡和使用,尤其适用于特殊部位的病灶,如脑室内、鞍上池、四叠体池囊肿,已经成为鞍上囊肿安全有效的首选治疗方法。但随访时间尚短,而且神经内镜手术也有一定风险和并发症,包括术中止血困难、气颅、造瘘口堵塞而使囊肿复发、脑脊液漏等,该方法术后可出现术腔的脑脊液再积存,且手术切除囊壁导致囊液突然流失过多可能导致减压后脑组织突然移位而引起病情恶化,甚至死亡。

(2) 分流手术:通常采用囊肿 - 腹腔分流术,个别学者采用囊肿 - 脑室分流术。其手术风险低,治疗安全,疗效确切,复发率也低,更无死亡率发生,可通过临床症状和囊肿占位效应的恢复证明。分流手术可使囊肿症状得到缓解率,但约 30% 的分流手术也可能造成感染、分流管失效堵塞、分流管依赖等远期并发症。近年来,由于需长期植入分流管可能导致的并发症(如分流管依赖综合征)逐渐被重视,采用分流手术的病例正逐渐减少,但其对蛛网膜囊肿的确切疗效仍不可忽视。随着可调压分流管技术的引入使得分流管依赖的远期并发症有所降低。

(3) 联合方法:外侧裂或颅中窝囊肿是蛛网膜囊肿最常见的发生部位,有证据表明发生出血的颅中窝囊肿大多数是巨大的。手术治疗包括分流和开窗,后者可在内镜或开颅显微镜下达到术中基底池开放的目的。但由于开窗处瘢痕形成的原因,常出现囊肿复发,进而可选择分流,通常使用囊肿 - 腹腔分流术。

(4) 鞍上囊肿:鞍上囊肿约占颅内蛛网膜囊肿的 10%,其临床表现有一定特殊性,发病时多有脑积水存在。使用神经内镜治疗鞍上囊肿的疗效令人满意。

(5) 凸面和纵裂内囊肿:通常少有症状,多偶然发现,儿童患者可以表现为局部颅骨膨隆。多数无须治疗,对于个别引起癫痫者可以采取囊肿 - 腹腔分流手术。

知识点

各类手术优缺点

(1) 分流手术与囊肿切除术的比较:分流手术操作较简单,手术成功率较高,病死率较低。对于婴幼儿体积较大的 AC,行分流手术能够迅速缓解症状,并且 95% 的患儿其术后囊肿和脑室的体积均可缩小。但是,囊肿 - 腹腔分流术并发症多,主要是分流依赖的产生以及固有分流系统引起的相关并发症,如感染、堵塞,甚至发生裂隙囊肿综合征;有的患儿可出现假性脑瘤,这些均可引起神经功能障碍的迅速恶化。Shim 等的研究显示,囊肿 - 腹腔分流手术患儿的分流管校正率可达 30%。抗虹吸和可调压阀门分流管的应用虽然降低了分流管校正率,但是不能完全消除分流管依赖。囊肿切除术可迅速缓解症状,但手术的风险和病死率相对于其他几种术式较高,且手术切口较大,与造瘘相比更易发生无菌性脑膜炎,甚至术后可出现室管膜粘连。

(2) 显微镜与神经内镜的比较:神经内镜手术由于侵袭性小、病死率低、高分辨率成像以及较好的视野,已被广泛用于颅内 AC 的手术治疗。内镜的视野有限(最大面积为 20mm^2),与许多装置系统发送一个二维图像。为了确保合适的方向,尤其是在囊腔内,解剖标志或导航系统是必要的。显微镜在操作时的视野较广(平均 600mm^2),其装置允许三维视觉。因此,囊内操作时显微镜更有优势。此外,与内镜相比,显微镜不会产生"鱼眼"的扭曲视觉效应。使用神经内镜时,如发生术中出血会迅速减小视野,甚至完全模糊视野,使手术难以进行甚至终止;显微外科手术则是在囊液排空后进行,术中出血不会影响视野神经内镜的光源效率,会随着距离的增加而下降,尤其是大的囊腔,会限制囊壁的可视度,从而使解剖标志导向困难。神经内镜手术的优势在于治疗位于中线且部位较深、直接开颅手术困难的囊肿,如鞍上池 AC、四叠体池 AC、颅后窝 AC。神经内镜手术可避免分流系统相关并发症,且大多数为短期并发症。研究报道,内镜手术的并发症发生率为 18.8%~20%,再手术率为 3.7%~12.5%。常见的并发症包括脑脊液漏、脑膜炎、硬膜下积液以及硬膜下血肿。通常情况下,神经内镜手术时通过正常解剖结构可精确控制内镜的轨迹,但是在某些病理条件下,解剖标志被破坏或消失。虽然可利用神经导航技术提高手术的安全性和准确性,但神经导航技术设备要求高、费用高,普及较为困难,而且,内镜手术关闭外囊壁困难,不能防止术后硬膜下积液的形成,对于透明度低且较厚的内侧囊肿壁开窗较为困难。显微镜下开颅手术进行颅内囊肿开窗的优点在于,可用于多发性囊肿患者囊肿壁的开窗,将囊肿开窗至邻近的脑池。虽然术后影像学上未能观察到邻近移位组织结构的复位,但能够迅速缓解头痛等症状。然而,5%~25% 患儿的临床症状由于囊肿体积再次增大而复发。此外,开颅手术创伤大、风险高,病死率亦较高。

2. 预后与转归　少数囊肿可以体积增大,个别可自愈,手术治疗效果一般良好,临床症状明显改善,增高的颅内压和局灶神经系统体征比癫痫发作得到更大程度的改善,但有行为异常或智力低下者效果较差。

【典型病例 1】

患者,女,6 岁,间断头痛伴恶心呕吐 1 个月。

现病史:患儿 1 个月前无明显诱因出现间断头痛,伴晨起恶心呕吐,偶有视物模糊。突起时觉头晕,无意识障碍等其他不适,当地医院行头颅 CT 检查示脑积水,具体诊疗情况不详,至今间断发作数次,为进一步治疗来医院。MRI(图 4-5-1)示:鞍区病变,蛛网膜囊肿? 幕上脑室扩大。门诊以"鞍上池囊肿"收入院。患者自患病以来饮食睡眠可,二便正常,体重无明显改变。

查体:T 36.5℃,P 78 次 /min,R 20 次 /min,BP 121/78mmHg,神清语利,精神可。双眼视力视野粗测未见异常,各方向眼动充分,双瞳等大正圆,直径 2.5mm,光反应(++);面纹对称,伸舌居中,听力粗测正常,颈软;四肢肌力 5 级,肌张力未见明显异常,生理反射存在,病理反射未引出。

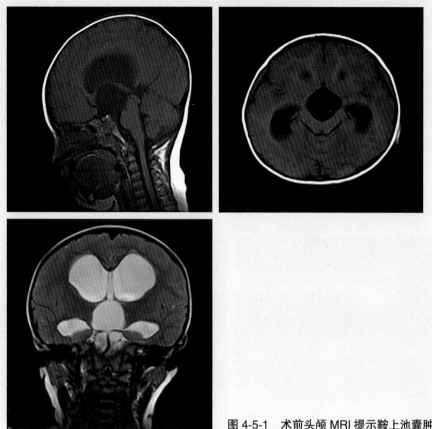

图 4-5-1 术前头颅 MRI 提示鞍上池囊肿

治疗方法:鞍上池囊肿造瘘术。造瘘术后复查头颅 MRI(图 4-5-2)提示脑室缩小,脑积水明显缓解。

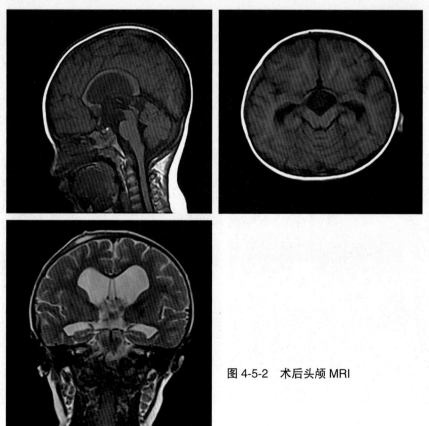

图 4-5-2 术后头颅 MRI

【典型病例2】

患者,男,11岁,外伤后偶然发现蛛网膜囊肿7日。

现病史:患者1周前骑车时不慎摔倒,随后出现阵发性头痛,无视物模糊,视物旋转,无畏寒乏力等不适,来院就诊,行MRI检查提示左顶蛛网膜囊肿。

查体:神清语利,查体合作,理解力,定向力,记忆力,计算力正常。视力左眼1.0/右眼1.2,视野粗测正常,双侧瞳孔等大正圆,对光反射灵敏,眼球运动正常。耳鼻无分泌物,嗅觉正常,双唇额纹、唇沟对称,伸舌居中,转头耸肩正常,颈软,四肢肌张力正常,肌力5级,各种浅反射及腱反射正常,病理反射阴性。

辅助检查:头颅MRI(图4-5-3)提示左顶蛛网膜囊肿。

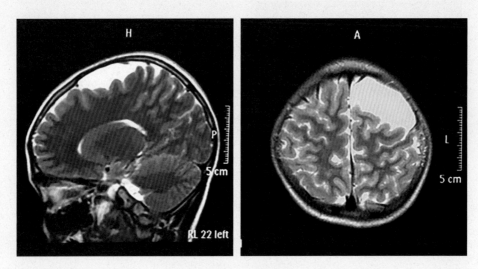

图4-5-3　头颅MRI

治疗过程:考虑患者无明显头痛头晕、恶心呕吐,未见癫痫发作,建议回家休养,定期复查,避免外伤。1年后患者来院复查,头颅MRI提示左顶蛛网膜囊肿消失(图4-5-4)。患者未诉明显不适。查体:神清语利,理解力、定向力、记忆力、计算力正常。视力视野粗测正常,双侧瞳孔等大正圆,对光反射灵敏,直径3mm,眼球运动正常。伸舌居中,转头耸肩正常,颈软,四肢肌力5级,肌张力正常,各种浅反射及腱反射正常,病理反射阴性。

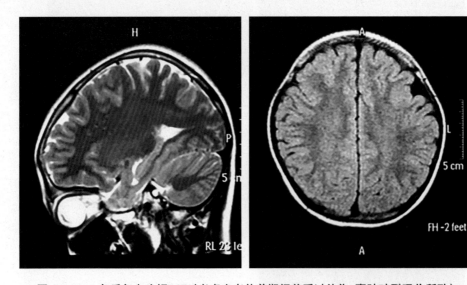

图4-5-4　1年后复查头颅MRI(考虑患者休养期间曾受过外伤,囊肿破裂吸收所致)

二、Apert 综合征

（一）定义

Apert 综合征的特点是颅面和手/足同时存在畸形,又称尖头并指综合征Ⅰ型,是一种颅面骨发育不良同时合并多颅缝早闭的综合征。

（二）流行病学

Apert 综合征发病率约为 1/16 万活产婴儿。南京市儿童医院神经外科经治的 319 位颅面畸形的患儿中,Apert 综合征患儿为 10 人,约占 3.13%,男女比例约为 1∶1。

（三）病理生理学

目前的研究表明,Apert 综合征为一种散发性的常染色体显性遗传病,主要由于 10 号染色体中成纤维细胞生长因子受体 *FGFR2* 基因的两处错义突变,导致该疾病的发生。

（四）病理特征

研究显示,Apert 综合征患者的 10 号染色体上的 *FGFR2* 基因中至少有两处功能获得性错义突变:Ser252Trp 和 Pro253Arg。其中 Ser252Trp 更为常见,该位点突变的患者并指/趾的症状较轻,而腭裂的发生率较高。Ser252Trp 位点的突变,导致靶器官受体对雄激素的反馈增高,从而致使骨骺弥漫性过早融合。

（五）临床表现

1. 颅面畸形 Apert 综合征的患者的颅面特征表现与 Crouzon 综合征略有差别,由于双侧冠状缝早闭,中面部发育不全,导致眶上额带条索状后缩,头颅畸形多为短头样(或扁头畸形),而其额缝和矢状缝未闭合或闭合不全,导致额部呈球状前突,前囟和额缝开放。患者常伴有轻度突眼和中度眶距增宽症,眶上缘后缩,同时眼眶水平轴线的外侧向下倾斜。多数患者会因颅底的颅缝过早闭合,导致颅前窝缩短,不对称,继而影响中面部骨骼的发育,表现为中面部凹陷,颚盖呈 V 形高拱。少数患者会合并腭裂、反颌、开颌等畸形。

2. 并指/趾畸形 Apert 综合征与 Crouzon 综合征最明显的区别即为并指/趾畸形,通常 Apert 综合征患者指/趾骨融合成为一个指/趾甲。

3. 其他 与 Crouzon 综合征患者不同,大多数 Apert 综合征的患者有智力发育迟缓。40%~90% 的患者有心室扩大,45% 的患者有颅内压增高的症状。此外,68% 的患者并发有多椎骨融合,最常见的为 C_5 和 C_6 椎骨的融合。

（六）辅助检查

以头颅 CT 及三维重建检查为主。

（七）诊断及鉴别诊断

1. 诊断 根据患儿颅面畸形,及并指/趾畸形的特点,同时结合头颅 CT 及重建影像,诊断较为明确。

2. 鉴别诊断 Crouzon 综合征主要表现为双侧冠状缝早闭、尖头畸形,眼球突出,眼外斜和呼吸道梗阻等。另外,伴有上颌骨发育不全导致的面部畸形。一般无智力低下,无并指/趾畸形,发育迟缓少见。

（八）综合治疗

手术治疗:Apert 综合征的治疗主要以外科手术治疗为主,对于颅面畸形,年龄较小的患儿首选颅面重建术治疗,可以显著改善患者颅骨外观,扩大颅腔容积,降低颅内压。

（九）预后转归

Apert 综合征较 Crouzon 综合征更为严重,常伴随智力发育的迟缓,手术治疗年龄小,难度大,常需要分期多次手术,需要手术者有丰富的经验和熟练的配合,从而降低并发症的发生率。

【典型病例】

患儿,男,11 月龄,出生后颅面畸形。

现病史:患儿出生后即发现颅面畸形,前额陡峭(图 4-5-5),伴有手足畸形,呈并指/趾状,有骨性融合(图 4-5-6),眼球呈外斜视,下颌、咽、腭部未见明显异常。病程中患儿食纳睡眠可,大小便正常。

查体：神志清，精神可，头颅畸形，明显短头并伴有尖头，前额陡峭，面中部1/3发育不足，下颌相对稍显前突，鼻梁低平，眼距过宽，外眦下斜；双侧瞳孔等大等圆，对光反应灵敏，颈无抵抗；手指、足趾并指/趾畸形，成勺状；四肢张力可，活动自如，生理反射存在，病理反射未引出。

辅助检查：头颅CT示，头颅形态失常，短头畸形，两侧冠状缝及颞鳞缝已闭，双侧人字缝及矢状缝仍在，颅顶骨见大小不等骨质缺损区，双侧额部扁平，颅前窝小，上颌骨较短，双侧眼球突出。眼眶浅，眼球突出，下颌反咬。硬腭、软腭存在；所及 $C_3 \sim C_7$ 椎间隙窄，椎弓、椎板、棘突融合。颅底短。额叶小，脑组织界面清晰，其内未见异常密度影。双侧侧脑室前角增宽，第三、四脑室形态、大小、位置未见明显异常，脑沟、池无改变。小脑未见明显异常。小脑未见明显异常。

诊断依据：患者主诉、体格检查及实验室检查。

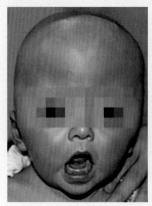
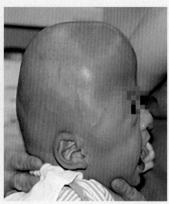

图 4-5-5　颅面畸形

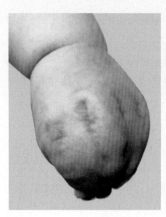
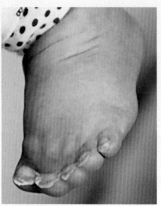

图 4-5-6　手足畸形

鉴别诊断：

（1）Crouzon 综合征：为最常见的与颅缝早闭相关的颅面畸形综合征。常染色体显性遗传疾病，与 FGFR 基因突变相关。其主要表现为双侧冠状缝早闭、尖头畸形、眼球突出、眼外斜和呼吸道梗阻等。另外，伴有上颌骨发育不全导致的面部畸形。一般无智力低下，无并指/趾畸形，发育迟缓少见。

（2）Carpenter 综合征：颅骨骨缝早闭使呈尖头畸形，但相当部分病例为单侧颅骨骨缝早闭，导致形成不对称的尖头，并指/趾为指/趾间软组织粘连呈蹼，非骨性融合，常累及第 3、4 指/趾，并可伴有多指/趾畸形，为常染色体隐性遗传。

治疗过程：完善相关术前检查后，全身麻醉下行手术治疗。患儿麻醉成功后取仰卧位，常规消毒手术野皮肤，铺手术巾单。取双顶冠状缝后全冠状切口长约 20cm，在皮下注射局部麻醉液后切开皮肤、帽状腱膜，皮瓣翻向前额，暴露双额顶枕手术区。切开额顶枕骨膜，翻向两侧颞部，铣取双额骨瓣开颅,下方在眶上缘 1.0cm,上部在冠状缝后 1cm;沿双侧颞部、颧弓上部、眶外侧壁、眶顶及鼻根部截取一宽约 1.2cm 的双侧眶上桥;后顶沿骨缘向顶后两侧各铣取一 5cm×6cm 大小的长矩形顶骨瓣,保留前囟后缘约 3cm 宽矢状桥骨瓣。将截取的眶上桥向前平移约 1cm,在双侧颞部予可吸收连接片连接固定,扩大眶内及前颅底容积。双侧顶骨瓣予与眶上缘固定以扩大前颅腔。原额骨瓣中线铣开后翻转固定于顶部矢状桥两侧。检查创面无活动性出血,缝合骨膜,骨膜下放置皮管外引流管一根,逐层缝合帽状腱膜及皮肤切口。术中输血无明显输血反应,手术经过顺利,术后患儿安返病房,患儿术后恢复好,无神经系统并发症发生,术后 2 周出院,现患儿随访恢复良好。

知识点

Apert 综合征手术治疗引入了 3D 打印技术和影像融合技术。可在术前根据 CT 数据打印颅面部实物模型,并根据影像融合技术进行截骨线和颅面重塑的设计,然后将设计图案标识在实物模型上,以指导手术进程。

三、Crouzon 综合征

(一) 定义

Crouzon 综合征表现为颅面成骨不全合并颅缝早闭的颅面畸形。

(二) 流行病学

Crouzon 综合征是一种先天性疾病,国外报道其发病率约 1/25 000 活产婴儿,国内尚未有相关报道。

(三) 病理生理

目前认为其是一种常染色体显性遗传病,绝大多数的病例均有 10 号染色体 *FGFR2* 基因的突变。

(四) 病理特征

病理特征及分型:由于双侧冠状缝、矢状缝等多颅缝早闭,颅面骨发育不全,常表现为尖短头,面中部后缩,眼眶浅,眼球突出,眼外斜,眼距增宽,上颌骨发育不良以及反颌等颅面畸形。临床上一般将 Crouzon 综合征分为 5 种类型:颅型 Crouzon 综合征;颜面型 Crouzon 综合征;颅面型 Crouzon 综合征;上颌型 Crouzon 综合征;假性 Crouzon 综合征。

(五) 临床表现

Crouzon 综合征典型的临床表现为尖短头,面中部后缩,眼眶浅,眼球突出,眼外斜,眼距增宽,上颌骨发育不良以及反颌等颅面畸形。

(六) 辅助检查

主要以头颅 CT 及三维重建检查为主,重建后的影像可以显著提高诊断的准确率。头颅 X 线以及头颅 MRI 也可以为作为辅助检查的手段。

(七) 诊断及鉴别诊断

1. **诊断**　根据患儿颅面畸形的特点,结合头颅 CT 及重建影像,排除可能的变形因素影响,可以确诊该疾病。

2. **鉴别诊断**

(1) Apert 综合征:患儿伴有双侧指、趾畸形,肘、膝等大关节强直。此外,患儿常伴有特征性神经系统异常表现,包括脑积水、Chiari 畸形和颈椎融合。发育迟缓伴发智力低下常见。

(2) 后部斜头畸形:后天变形因素及原发性人字缝早闭所致鉴别。前者为鼓励婴儿侧卧位睡姿引起,更为常见。从头顶面角度易观察,前者表现为同侧额部隆起、耳向前移位、枕部扁平,对侧枕部隆起,呈平行四边形。后者表现为同侧顶枕部扁平伴有乳突凸起、耳向后移位,对侧前额隆起、顶部隆起。X 线表现前者无人字缝融合及纤维联合,后者表现为骨性联合。

（八）综合治疗

Crouzon 综合征患者的治疗主要依靠外科手术治疗,手术的目的旨在改善颅面骨畸形外观,增加颅腔内容积,缓解颅内压增高症状。

1. 手术时机的选择　轻度 Crouzon 综合征患者可待成年后行 Le Fort Ⅲ型截骨术。对于伴有严重颅面畸形、突眼畸形的患者,宜早期行颅眶重建术,部分患者还需要行二期 Le Fort Ⅰ型或Ⅲ型截骨术。伴中面部畸形导致鼻咽部气道阻塞患者,也应早期行手术治疗。

2. 手术术式及基本方法

（1）颅面重建术:患者取仰卧位,发际后冠状切口到两侧颧弓,皮瓣前翻,暴露鼻根,沿鼻根到冠状缝切除宽约1cm骨片,再沿冠状缝中点咬除两侧颞部骨片,经眶部向两侧中线汇合。眶上及额缝两侧松散固定。

（2）Le Fort Ⅲ型截骨前移术:患者取仰卧位,冠状切口径路,分离帽状腱膜两侧至颞浅筋膜下、颞肌之上,向前至额眶缘上 2cm,切开骨膜,并剥离至鼻根部,设计截骨线,行鼻根、眶外侧缘、眶内下缘及颧弓的截骨,利用 Rowe 双头钳插入双鼻孔和上颚之间,夹持整个上颌骨和中面部,摇动至其完全松动后向前拉出。最后在骨间隙之内植骨固定。

 知识点

手术并发症

1. 脑脊液鼻漏　截骨前移术易因撕破硬脑膜或脑膜修补不善而导致脑脊液鼻漏,一般发生率在 1.5%~3.2%。此种情况可用大腿阔筋膜或额部颅骨膜修补缺损。对于持续不愈的患者应保持鼻腔畅通,不可堵塞,防止颅内感染。

2. 颅内血肿形成　与术者手术中暴力操作有关。术中轻柔操作和手术者的默契配合可以减少颅内血肿的形成。

3. 感染　与手术方法有关,少数患者可形成硬膜外脓肿和死骨。

（九）预后转归

与 Crouzon 综合征患者疾病严重程度有关,对于轻度患者,可以待成年后行手术治疗,手术难度较小,预后较好。而伴有严重突眼畸形、颅面畸形的患者,手术治疗年龄小,难度大,需要手术者有丰富的经验和熟练的配合,从而降低并发症的发生率。

【典型病例】

患儿,男,1岁,发现头型异常1年。

现病史:患儿出生后家长发现患儿头型异常,表现为头颅前后径较长,至外院行头颅 CT 检查示"颅前窝较窄,颅缝早闭,可符合 Crouzon 综合征表现,双侧脑室略大,鼻旁窦积液",未予特殊处理,遂至医院就诊,现为进一步行手术治疗,拟以"Crouzon 综合征"收住入院。

查体:神志清,精神可,头颅畸形,前后径长,左右不对称,额部扁平,前囟未闭,眼球突出,双侧瞳孔等大等圆,对光反应灵敏,颈软,无抵抗,四肢张力可,活动自如,生理反射存在,病理反射未引出。

辅助检查:头颅 CT 示颅缝早闭,双侧眼眶较浅,眼球突出,双侧侧脑室饱满,鼻中隔前部局部弯曲。

初步诊断:颅缝早闭;Crouzon 综合征。

诊断依据:患者主诉、体格检查及实验室检查。

鉴别诊断:

Apert 综合征:与 Crouzon 综合征同为常染色体显性遗传疾病,与 *FGFR* 基因突变相关。与

Crouzon 综合征表现为相同继发性面部表现外,患儿伴有双侧指/趾畸形,肘、膝等大关节强直。此外,患儿常伴有特征性神经系统异常表现,包括脑积水、Chiari 畸形和颈椎融合。发育迟缓伴发智力低下常见。

治疗过程:完善相关术前检查后,在全身麻醉下行手术治疗。患儿麻醉成功后取仰卧位,常规消毒手术野皮肤,铺手术巾单。取双顶冠状缝后全冠状切口长约 20cm,在皮下注射局部麻醉液后切开皮肤、帽状腱膜、骨膜,皮瓣分别翻向前额及后枕,暴露双额顶枕手术区。于闭合的冠状缝后铣取双顶约 6cm 宽骨瓣开颅;再向前铣取双额骨瓣开颅,下方在眶上缘 1.5cm;沿双侧颞部、颧弓上部、眶外侧壁、眶顶及鼻根部截取一宽约 1.5cm 的双侧眶上桥。将截取的眶上桥向前平移约 1cm,在鼻根部及双侧颞部予钛连接片连接固定,扩大眶内及前颅底容积;将额骨瓣于近矢状缝侧行梅花瓣切开成形,复位并与眶上缘重新固定以扩大前颅腔;双顶骨瓣沿中线行"Z"形切开,并向两侧左右平移后复位固定;双枕行栅栏状切开,并行青枝骨折成形,扩大后枕颅腔。检查创面无活动性出血,缝合骨膜,骨膜下放置皮管外引流管一根,逐层缝合帽状腱膜及皮肤切口。手术经过顺利,术后患儿安返病房。患儿手术 2 周后出院,现患儿随访恢复良好,未见神经系统并发症发生。

四、先天性脑积水

(一)定义

脑积水(hydrocephalus)是由于脑脊液产生、循环、吸收过程中的任何一个环节出现障碍,导致脑脊液在中枢神经系统内过度聚集(脑室系统及蛛网膜下腔),从而引起颅内压增高而产生的一系列神经系统症状。

可分为梗阻性脑积水与交通性脑积水两种,梗阻性脑积水是指脑脊液循环的蛛网膜颗粒前障碍,常见于肿瘤或先天发育异常导致的脑积水;而交通性脑积水则是指脑脊液循环的蛛网膜颗粒水平的吸收障碍,常见于感染性疾病导致的脑积水。

知识点

脑脊液循环动力学

脑脊液的循环动力学是一个极为复杂的过程。多伦多大学 Raybaud 利用流体敏感磁共振图像显示,脑脊液循环是脉冲式的而非匀速。随着年龄增长,脑组织顺应性减低,颅内动脉压升高,引起脑室内压力升高、脑室扩大和蛛网膜下腔缩小。脑积水发生的实质是脑脊液在颅内的重新分布。还有学者提出毛细血管也参与脑脊液的吸收,这一假设能解释急性梗阻性脑积水转变为慢性梗阻性脑积水的过程。

(二)流行病学

先天性脑积水(congenital hydrocephalus,C-HCP)是指在胎儿期、围产期及新生儿期即有的脑积水表现,其发生率在新生儿中占 0.48‰~1.8‰,占所有类型脑积水的 50% 左右。一经发现,需要及时手术干预。

(三)病理生理学

先天性脑积水多由神经系统发育异常(如神经管闭合不全等)、中枢感染或者颅内出血造成。脑积水后的持续高颅压对患儿神经系统的正常发育形成二次伤害。在脑积水发生的早期,由于脑室的扩大,脑室旁结构的压迫及牵拉,引起局部的缺氧缺血。随着颅内压的持续增高,神经系统会出现神经炎性反应、髓鞘细胞脱髓鞘改变、神经元退行性变、神经轴突胞质转运减缓、代谢受损等改变,进而影响血脑屏障的完整性,造成细胞毒性反应及突触结构的变性,最终导致细胞的不可逆损伤。

(四)临床表现及辅助检查

1. 症状和体征 先天性脑积水会有一些婴幼儿特征性的表现:

头围(head circumference,HC)增长曲线斜率增加:比如头围增长 >1.25cm/ 周。前囟饱满、隆起,骨缝增宽,特别是在孩子直立体位时的前囟饱胀需引起足够的重视。患儿容易哭闹,头部直立及控制困难。头皮静脉充盈明显。

MacEwen 征:轻扣翼点位置可及空响声(脑室扩大、脑实质体积小)。

展神经麻痹:可出现复视。

落日征:中脑顶盖部的视上丘及邻近的动眼神经核受压,造成眼球的运动功能受损,患儿除了会有落日征以外,还会有眼球上视障碍。

视神经乳头水肿:常见于慢性脑积水患儿,严重的会造成视力损害甚至失明。不规则呼吸节律及夜间呼吸暂停样表现。肢体的肌张力增高。

2. 检查方法　脑室穿刺测压高于正常值(小儿 40~110mmH$_2$O,成人 80~180mmH$_2$O)。但梗阻性脑积水严禁做腰蛛网膜下腔穿刺测压。

3. 辅助检查

(1) 基因筛查:对于怀疑有 X 连锁遗传性脑积水的患儿需行遗传学方面的检查,以确认是否存在基因缺陷。

(2) 动态头围曲线:对判断婴幼儿是否有高颅压异常重要。特别当婴儿头围增长曲线斜率在 1 个月内跨越第 25 百分位时即需引起足够重视。这一量化指标对早期判断婴幼儿脑积水非常有帮助。

(3) CT 影像:见脑室扩大,双额角径或颅内径(Evans 指数)>0.33 是诊断脑积水的标志性指标;额角变锐 <100°;颞角宽度 >3mm;脑室边缘模糊,室旁低密度晕环;基底池,脑沟受压 / 消失。

(4) MRI 影像:见脑室扩大及间质性水肿,双侧脑室周围脑白质区可见多发斑片状异常信号影,在 T$_1$WI 上信号低于正常脑白质,但略高于脑脊液,在 T$_2$WI 上信号明显高于正常脑白质,但略低于脑脊液,在 T$_2$ FLAIR 上呈高信号,在 DWI 上不表现为高信号,ADC 值常轻中度升高。

(5) 床旁超声:因其便捷及无创等特点,对于早期发现新生儿脑室内出血及随访评估婴幼儿脑积水具有不少优势,特别是对婴儿期前囟较大的患儿,优势尤其明显。

其他的检查,如脑电图,则需视患儿是否有癫痫史等确定。

(五) 治疗

1. 药物治疗　乙酰唑胺以及呋塞米常常会被用于治疗脑出血后脑积水。目前认为,药物治疗先天性脑积水只能作为一种临时性措施,特别是在患儿还不具备手术条件时,药物治疗是为赢得手术治疗时机而采取的过渡性治疗方案。

2. 囟门穿刺或者腰椎穿刺　囟门穿刺或者腰椎穿刺可以作为新生儿脑出血后脑积水治疗的一个临时性措施。反复穿刺引流血性脑脊液可以大大降低活动性脑积水发生的可能性;同时,也能为手术治疗赢得时间。但要注意的是,对于非交通性脑积水,腰椎穿刺是禁忌的。穿刺引流时,每分钟引流量不能大于10ml,每次穿刺引流总量不能大于 60ml。穿刺过程中一旦出现每分钟心率下降超过穿刺前基准值30 次时,操作必须停止。

 临床要点

腰椎穿刺的禁忌证

(1) 有脑疝征象者,属绝对禁忌。

(2) 临床诊断为颅内占位性病变,颅内压增高明显者。

(3) 穿刺部位的皮肤和软组织有感染者,腰椎穿刺易将感染带至椎管内甚至颅内。

(4) 开放性颅脑损伤或有感染的脑脊液漏,腰椎穿刺放出脑脊液可能会将感染吸入蛛网膜下腔。

(5) 穿刺部位的腰椎有畸形或骨质破坏者。

(6) 全身严重感染(败血症),休克或濒于临床休克者,或躁动不安不能合作者。

(7) 高颈段脊髓压迫性病变,脊髓功能处于完全消失时,腰椎穿刺术后易使病情恶化甚至呼吸停止。

(8) 未做神经系统检查,特别是未做眼底检查者,禁做腰椎穿刺。

3. 手术治疗　手术治疗脑积水的目标并不是将扩大的脑室缩小至正常水平。手术的唯一目的是让患儿达到一个稳定的神经功能状态以及良好的头颅外观。

(1) 第三脑室底造瘘（endoscopic third ventriculostomy, ETV）:适应证主要是非交通性脑积水患儿,也可作为分流管感染后分流装置移除后的一个治疗选项,也有学者将 ETV 用于治疗脑积水分流术后的裂隙脑室综合征。

(2) 脑脊液分流术:脑脊液分流术主要为脑室-腹腔分流术。

【典型病例】

患者,女,15 岁,间断头痛,发热 3 个月。

现病史:患儿 3 个月前无明显诱因突发头痛,无恶心呕吐。突起时觉头晕,无意识障碍等其他不适,当地医院行头颅 CT 检查示脑积水,具体诊疗情况不详,至今间断发作数次,患者及家属为进一步治疗来院。门诊 MRI 示:顶盖星形? 幕上脑室扩大。门诊以"脑积水"收入院。患者自患病以来饮食睡眠可,二便正常,体重无明显改变。

查体:T 36.5℃,P 78 次/min,R 20 次/min,BP 121/78mmHg,神清语利,精神可;双眼视力视野粗测未见异常,各方向眼动充分,双瞳孔等大正圆,直径 2.5mm,光反应(++);面纹对称,伸舌居中,听力粗测正常,颈软;四肢肌力 5 级,肌张力未见明显异常,生理反射存在,病理反射未引出。

辅助检查:CT 及 MRI(图 4-5-7)提示,顶盖星形? 幕上脑室扩大。

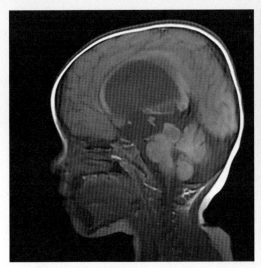
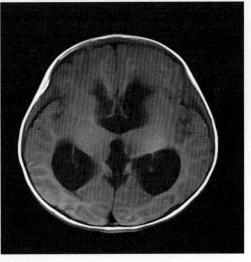

图 4-5-7　患儿头颅 MRI

初步诊断:顶盖星形;脑积水。

治疗过程:第三脑室底造瘘。手术所见:在气管插管全身麻醉下行"第三脑室底造瘘"。全身麻醉成功后,平卧仰头,定位右冠状缝前 2cm,中线旁开 2.5cm 处;以此为中心,3cm 头皮切口至颅骨,钻孔至硬膜,止血完全后切开硬膜;脑室穿刺针置入 4cm,有无色透明液体溢出,沿穿刺路径置入脑室镜,可见室间孔扩大,右侧室间孔进入第三脑室,第三脑室明显增大,前底部变薄,透过第三脑室底可见基底动脉等重要结构;行第三脑室底造瘘,并电凝造瘘口,完成后可见脑脊液与第三脑室外部脑池交通良好;探查第三脑室后部,可见第三脑室后部向内突出明显,大量生理盐水冲洗脑室,流出液清亮后拔除脑室镜,盖孔板封闭骨孔,缝合腱膜层及头皮。术后清醒,安返病房监护室。

术后复查头颅 MRI 见图 4-5-8。

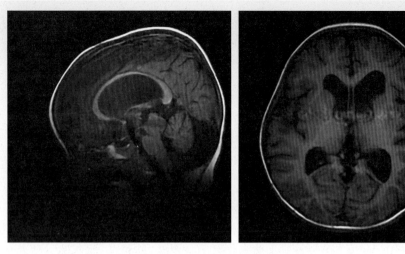

图 4-5-8   术后复查头颅 MRI

知识点

鞍上池囊肿所致脑积水和梗阻性脑积水鉴别

  鞍上池囊肿所致脑积水在 MRI 上有 4 个显著特征：①垂体柄和视交叉向上和向前移位；②乳头体受压向上向后移位；③脑桥腹侧面受压变平；④Mickey-mouse 征：随着囊肿体积的增大，囊肿填充并闭塞第三脑室，使中脑导水管变形受阻，第三脑室和两侧侧脑室明显扩张，在轴位影像上表现出典型的 Mickey-mouse 征。这些特征与中脑导水管狭窄引起的梗阻性脑积水不同，后者使乳头体和第三脑室底部向下移位（图 4-5-9）。

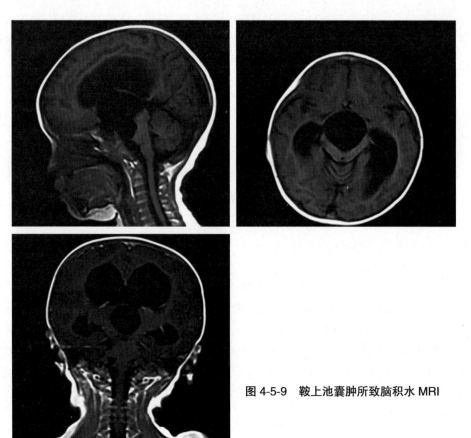

图 4-5-9   鞍上池囊肿所致脑积水 MRI

梗阻性脑积水(图 4-5-10)会压迫视上丘以及动眼神经核造成眼球运动功能障碍,CT 见脑室扩大,双额角径或颅内径 >0.33mm 是诊断脑积水的标志性指标;额角变锐 <100°;颞角宽度 >3mm;脑室边沿模糊,室旁低密度量环;基底池,脑沟受压 / 消失。MRI 为矢状位 T_1 可显示导水管梗阻,幕上脑室扩大,胼胝体变薄,向上拉伸,穹窿、大脑内静脉向下移位,第三脑室底疝入扩大的蝶鞍;T_2 显示脑脊液样的指纹状高信号向脑室外延伸到脑组织,间质水肿在脑室角周围明显,脑室内脑脊液形成湍流,导水管流空消失。

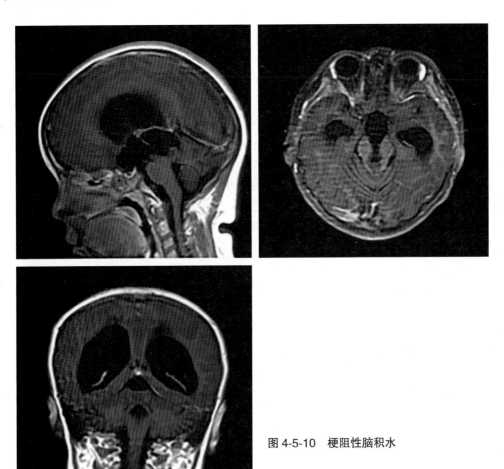

图 4-5-10　梗阻性脑积水

五、扭转痉挛

(一) 定义

扭转痉挛(torsion dystonia,TD)又称全身性肌张力障碍、扭转性肌张力障碍或变形性肌张力障碍,是一种慢性、进展性全身性肌张力障碍综合征。临床特征为肌肉异常收缩引起四肢、躯干甚至全身缓慢而剧烈的不随意重复运动、持续扭转和姿势改变。

(二) 流行病学

本病是一种慢性、进展性中枢神经系统疾病,按照病因可分为原发性扭转痉挛与继发性扭转痉挛。各年龄均可见发病,但以 7~15 岁青少年多见。

(三) 病理生理学

在扭转痉挛中尚无肯定的病理改变的证据,继发性(症状性)扭转痉挛往往伴有特异性病理形态变化,病变主要位于新纹状体、苍白球、丘脑以及它们的联络纤维。部分患者在临床 CT 检查中发现脑干损害,甚至病变明显局限于脑干区。在病理生理方面,扭转痉挛患者神经系统存在着不同水平的功能性紊乱。

（四）临床表现及辅助检查

1. 症状和体征　临床症状呈进行性发展,以躯干、四肢和头颈部不自主痉挛和扭转为特征。首发症状大多是一侧下肢的牵拉或僵硬感,并有轻度的行走不便。以后逐渐加重,该足部内旋,呈马蹄内翻足,行走时足跟不能着地。早期检查时下肢肌力正常,肌张力增高但有变异和波动。在重力牵拉下伸肌张力可略低,可有一侧或两侧膝关节轻微弯曲。

随着病情进展,一般患者均会呈现异常姿势,以下肢和肢体的近端最为明显。骶棘肌的肌张力过高导致腰椎的过度前凸,骨盆倾斜,也有躯干侧前凸的姿势。上肢肌张力障碍时呈弯曲、交换姿势或手指伸直、手和前臂内翻、持物或书写等特殊动作时出现手的痉挛性肌张力障碍。颈部肌群受累时有斜颈表现。面肌和咽喉部肌肉受累时引起面肌痉挛和构音困难。躯干及脊旁肌的受累引起全身的扭转或螺旋性运动,呈现出全身性肌张力障碍的扭转痉挛的特征性表现。

2. 辅助检查　国际上尚无统一的扭转痉挛诊断标准,主要依据已证实扭转痉挛的临床症状,结合发病年龄和部位,应用遗传学检测（基因检测）以及结合现代影像学技术等。

（五）治疗

1. 药物治疗　扭转痉挛的药物治疗是对症的,其目的是改善功能,减少异常运动,减少肌痉挛引起的疼痛。常用的药物包括:

（1）镇静剂:地西泮（安定）2.5~5mg 或硝西泮（硝基安定）5~7.5mg,3 次/d,对部分病例有效。

（2）左旋多巴类:对常染色体显性遗传的多巴反应性痉挛可明显改善症状,通常小剂量即可有效。左旋多巴类药物对其他类型的扭转痉挛效果较差。

（3）抗胆碱能药:如苯海索（安坦）,抗胆碱能药物可在左旋多巴类药物治疗无效时选用,对继发性扭转痉挛有较好疗效。

（4）GABA 类药物:如氯苯丁氨酸,可对三分之一的扭转痉挛患者有帮助,5~40mg/d,分次口服。

（5）抗精神病药:如氟哌啶醇 0.5mg,3 次/d 口服,逐渐加量。抗多巴胺能类制剂的应用存有争议,因为有可能诱发迟发型运动障碍。

（6）其他药物:如中枢性肌肉松弛剂、镇痛药等均可能缓解本病的某些症状。

2. 局部治疗　肉毒毒素局部注射可以缓解局灶性肌张力障碍,但对全身性肌张力障碍疗效不佳。继发性痉挛伴有疼痛和僵直的患者可考虑采用氯苯丁氨酸鞘内注射,慢性鞘内氯苯丁氨酸注射对下肢肌张力障碍的患者有一定疗效,但上肢和颈部肌张力障碍患者效果并不明显。

3. 外科治疗　扭转痉挛外科手术治疗的方式为脑深部电刺激（deep brain stimulation,DBS）。DBS 可以有效地缓解肌张力障碍,改善患者痉挛状态,并且具有可逆性和可调节性,已经成为扭转痉挛外科治疗的首选趋势。其刺激的靶点目标包括 Gpi 核、vim 核、STN、Vop 等。目前关于 DBS 治疗扭转痉挛最佳靶点还没有明确定论,但目前主要的靶点还是集中在 Gpi 核。

（六）预后

原发性扭转痉挛的转归差异较大,起病年龄和部位是影响预后的两个主要因素。

【典型病例】

患儿,男,12 岁,主因"智力发育异常 7 年,肢体扭转强直,姿势步态异常 2 年"入院。

现病史:患者 5 岁时被家属发现羞怯不合群,学习能力低下,执行指令时反应迟钝,上学 2 年后因成绩差休学。本次就诊 2 年前始出现右上肢弯曲较困难,伴轻微震颤,表现为精细动作不协调,拿筷子不稳;上述症状进行性加重,行走时出现右上肢强直旋后,向后伸,腕关节屈曲,掌心向上,先后于多家大医院就诊,诊断为"精神发育迟滞,肌张力障碍",对症治疗后肢体扭转症状改善不明显。入院前近 1 个月来患者姿势步态异常似加重,表现为频繁面部怪异表情,挤眉弄眼、耸鼻、龇牙交替出现;静止状态时左上肢屈曲挛缩,右上肢后伸,但掌指屈曲并拢,双下肢不自主左右偏摆,行走时左下肢"垫脚"以脚尖触地呈现画圈样步态,右下肢能站稳,双上肢无摆臂动作,左上肢仍为屈曲挛缩,右上肢过度后伸。

查体:T 36.5℃,R 18 次/min,P 95 次/min,BP 90/58mmHg,身高 118cm,体重 23kg。神志清楚,粗测听力正常,吐词不清,自发性呀呀声,智能障碍,双侧眼球活动正常,双侧瞳孔等大同圆,直径 3.0mm,对光反射灵敏。双下肢不自主左右偏摆,行走时左下肢"垫脚"以脚尖触地呈现画圈样步态,右下肢能站稳,双上肢肌张力时高时低,右上肢简短强直旋后,左上肢屈曲挛缩,双侧腕关节、掌指关节过度屈曲呈"鹰爪"样(图 4-5-11)。双上肢肌力 3~4 级,双下肢肌力 5 级。双侧肢体共济失调动作缓慢准确,双上肢 Hoffmann 征(-),双足 Babinski 征(-)。

辅助检查:头颅 MRI 检查提示未见明显异常。

诊断:扭转性肌张力障碍。

治疗过程:入院后经神经内科、康复科会诊及神经心理评估,拟行脑深部电刺激治疗,完善相关术前检查后在全身麻醉下行"双侧苍白球内侧部深部脑刺激电极植入术",术前行 3.0T 磁共振薄层扫描,手术当天局部麻醉下安装 CRW 头架进行 CT 定位,立体定向工作站图像融合计算靶点坐标。术中微电极检测行靶点电生理确认,安装深部刺激电极,外接临时刺激器。术毕患者安返 ICU。

术后立即行头颅 MRI 检查(图 4-5-12),确认电极位置满意,给予临时刺激 3 日后,患儿双侧肢体的扭动症状及行走步态明显改善,故再次全身麻醉下改行永久刺激器植入术。患儿手术 10 日后出院,术后 4 周行永久刺激器开机调试,肢体症状有明显改善。随访 2 年恢复良好,生活自理。

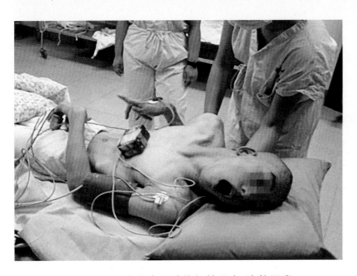

图 4-5-11 患儿表现肢体扭转强直,姿势异常

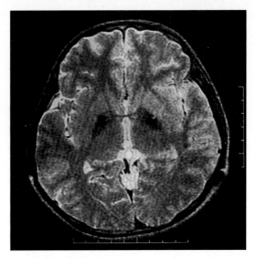

图 4-5-12 术后头颅 MRI 复查提示电极位置满意

 知识点

扭转痉挛的手术指征

年龄在 7 岁以上,病程超过 1~1.5 年;不自主收缩症状严重影响患者生活质量;应用药物治疗(包括暗示疗法)无效者,或者无法承受药物治疗带来严重的副作用者,又无其他严重疾病者可以考虑手术。对于单侧肢体扭转,且能独立生活,还可参加劳动者,或双侧严重疾病伴有明显延髓性麻痹,智能低下以及学龄前儿童均不宜手术。

六、小儿脑性瘫痪

(一) 定义

脑性瘫痪 (cerebral palsy) (简称脑瘫) 是一组持续存在的中枢性运动和姿势发育障碍、活动受限的综合征,是由于发育中的胎儿或婴幼儿脑部非进行性损伤所致。脑瘫的运动障碍常伴有感觉、认知、交流和行为障碍,以及癫痫和继发性肌肉、骨骼问题。

(二) 流行病学

有关文献按出生人口统计报告,我国内地脑瘫患者总数超过 500 万。引起本病的病因多种多样,其中主要是产前因素,另外产时和产后因素,如早产、低体重儿、窒息、高胆红素血症、缺氧缺血性脑病、环境和社会等其他因素也可导致脑瘫的发生。

(三) 病理生理学

脑瘫是 2 岁以内大脑运动皮层一个永久静态病理损害所导致的结果。即使病变本身没有改变,但是随着儿童的生长和发育,病理损害所引起的临床表现也是变化的。大部分脑瘫儿童的运动能力随着生长逐渐提高,但其改善比正常儿童明显缓慢。

与脑瘫运动功能受损相关的中枢神经系统病理学改变主要包括:中枢神经系统出血、机械性脊髓或脑干损伤、大脑皮层缺氧、中枢神经系统深部缺氧、短暂的或不可逆的缺血导致的继发于氧自由基形成的细胞坏死或缺氧代谢相关的细胞死亡。

(四) 临床表现及辅助检查

1. 症状和体征

(1) 痉挛型四肢瘫 (spastic quadriplegia):以锥体系受损为主,牵张反射亢进是最基本的特征。

(2) 痉挛型双瘫 (spastic diplegia):症状同痉挛型四肢瘫,主要表现为双下肢痉挛及功能障碍重于双上肢。

(3) 痉挛型偏瘫 (spastic hemiplegia):症状同痉挛型四肢瘫,主要表现在一侧肢体。

(4) 不随意运动型 (dyskinetic):以锥体外系受损为主,主要包括舞蹈徐动症 (choreoathetosis) 和肌张力障碍 (dystonic)。

(5) 共济失调型 (ataxia):以小脑受损为主,以及锥体系、锥体外系损伤。主要特点是由于运动感觉和平衡感觉障碍造成不协调运动。

(6) 混合型 (mixed types):具有两型以上的混合特点。

2. 肌张力分级评估   肌张力分级目前临床上应用最广泛的评定方法是改良 Ashworth 量表。0 级,无肌张力增加;1 级,肌张力轻度增加:受累部分被动屈伸时,在关节活动度之末,呈现最小阻力或出现突然卡住和释放;1+ 级,肌张力轻度增加:在关节活动范围后 50% 范围内出现突然卡住,然后在后 50% 关节活动范围均呈现最小阻力;2 级,肌张力较明显地增加:通过关节活动范围的大部分时,肌张力均较明显地增加,但受累部分仍能较容易地被移动;3 级,肌张力严重增高:被动运动困难;4 级,僵直:受累部位被动伸时呈现僵直状态而不能动。

3. 辅助检查

(1) 头颅影像学检查 (MRI、CT 和超声):是脑瘫诊断有力的支持,MRI 在病因学诊断上优于 CT。主要表现为脑室周围白质软化,弥漫性脑发育不良,皮层萎缩,皮层下、基底节、颞叶软化灶,脑梗死,巨脑回畸形,胼胝体发育不良等。

(2) 伴随症状及共患病的相关检查:脑瘫患儿 70% 有其他伴随症状及共患病,包括智力发育障碍 (52%)、癫痫 (45%)、语言障碍 (38%)、视觉障碍 (28%)、严重视觉障碍 (8%)、听力障碍 (12%) 以及吞咽障碍等。

(五) 诊断及鉴别诊断

1. 脑瘫的诊断

(1) 中枢性运动障碍:常在婴幼儿脑发育早期 (不成熟期) 发生,抬头、翻身、坐、爬、站和走等大运动功能和精细运动功能障碍,或显著发育落后。功能障碍是持久性、非进行性,但并非一成不变,轻症可逐渐缓解,重症可逐渐加重,最后可致肌肉、关节的继发性损伤。

(2) 运动和姿势发育异常:包括动态和静态,以及俯卧位、仰卧位、坐位和立位时的姿势异常,应根据不同年龄段的姿势发育而判断;运动时出现运动模式的异常。

(3) 反射发育异常:主要表现有原始反射延缓消失和立直反射(如保护性伸展反射)及平衡反应的延迟出现或不出现,可有病理反射阳性。

(4) 肌张力及肌力异常:多数脑瘫患儿的肌力是降低的;痉挛型脑瘫肌张力增高、不随意运动型脑瘫肌张力变化(在兴奋或运动时增高,安静时减低)。可通过检查腱反射、静止性肌张力、姿势性肌张力和运动性肌张力来判断。主要通过检查肌肉硬度、手掌屈角、双下肢股角、腘窝角、肢体运动幅度、关节伸展度、足背屈角、围巾征和跟耳试验等确定。

2. 脑瘫的鉴别诊断

(1) 发育指标/里程碑延迟:包括单纯的运动发育落后(motor delay)、语言发育落后(language delay)或认知发育落后(cognition delay)。

(2) 全面性发育落后(global developmental delay,GDD):5岁以下处于发育早期的儿童,存在多个发育里程碑的落后,因年龄过小而不能完成一个标准化智力功能的系统性测试,病情的严重等级不能确切地被评估,则诊断 GDD。

(3) 发育协调障碍(developmental coordination disorder,DCD):①运动协调性的获得和执行低于正常同龄人应该获得的运动技能,动作笨拙、缓慢、不精确;②这种运动障碍会持续而明显地影响日常生活和学业、工作,甚至娱乐;③障碍在发育早期出现;④运动技能的缺失不能用智力低下或视觉障碍解释;也不是由脑瘫、肌营养不良和退行性疾病引起的运动障碍所致。

(4) 孤独症谱系障碍(autism spectrum disorder,ASD):①持续性多情境下目前存在或曾经有过的社会沟通及社会交往的缺失;②限制性的、重复的行为、兴趣或活动模式异常;③症状在发育早期出现,也许早期由于社会环境的限制,症状不明显,或由阶段性的学习掩盖;④症状导致了在社会很多重要领域中非常严重的功能缺陷;⑤缺陷不能用智力残疾或 GDD 解释,有时智力残疾和 ASD 共同存在时,社会交流能力通常会低于智力残疾水平。有些 ASD 患儿可伴有运动发育迟缓,易误认为 GDD 或脑瘫早期的表现。

(5) 多发性硬化(multiple sclerosis,MS):是以中枢神经系统白质炎性脱髓鞘病变为主要特点的自身免疫病。本病主要临床特点为中枢神经系统白质散在分布的多病灶与病程中呈现的缓解复发,症状和体征的空间多发性和病程的时间多发性。运动发育异常的 5 个早期信号:①身体发软;②踢蹬动作明显少;③行走时步态异常;④两侧运动不对称;⑤不会准确抓握。

(6) 常见的遗传性疾病:有些遗传性疾病有运动障碍、姿势异常和肌张力改变,容易误诊为脑瘫。

(六) 治疗

目前对于脑瘫的相关治疗方法有很多,主要包括康复治疗,针对痉挛肢体的外科手术治疗,药物治疗,以及传统按摩、针灸、中医药等治疗。

手术适应证:①痉挛型脑瘫或部分以痉挛型为主的混合型脑瘫,痉挛较严重,影响患者日常生活和康复训练;②身体随意运动功能尚好,无明显肌无力、固定关节挛缩和不可逆性骨关节畸形;③痉挛状态已趋于稳定;④智力能够接受术后康复训练。

手术禁忌证:①以强直表现为主;②肌力差,运动功能不良;③存在严重的固定挛缩、骨关节畸形(可行矫形手术);④智商 <50% 或学习及交流能力较差。

1. 选择性脊神经背根切断术(SDR)　SDR 是目前唯一基于循证医学荟萃分析研究证实有效的脑瘫外科治疗技术。手术在全身麻醉下进行,术中不用肌肉松弛剂。应用超声骨刀行 $L_2\sim S_1$ 椎板切开,避免损伤神经根和硬膜,切开硬脊膜后,在放大镜或手术显微镜下仔细显露双侧 $L_2\sim S_2$ 神经根,应用神经肌电生理刺激仪,根据患者的临床症状,严格选择性地切断脊神经背根,严密止血后将硬膜严密缝合,椎板和棘突应用钛金属或者可吸收材料连接片复位固定良好,逐层缝合肌肉。术后 2 周开始康复训练。

2. 术后康复　患者术后 2 周开始康复,对于经济条件充裕的患者可以选择住院康复;对于普通患者,定期门诊复查接受康复医师指导,开展家庭康复,每日需要保证康复 4~6 小时,坚持术后至少康复半年。术后综合、全面的小儿脑瘫康复治疗(包括运动疗法、作业疗法、言语训练、感觉统合训练、引导式教育以及手术治疗等)可改善脑瘫儿童的运动、言语、行为和认知、社会交往与社会适应能力,保障手术效果的维持,得到最佳的治疗结果。

【典型病例】

患儿,男,6 岁,双下肢姿势、运动异常 5 年余。

现病史:患者为早产儿(孕 30 周出生),出生后无缺氧、窒息病史,出现过两次抽搐,出生后无黄疸病史。出生后运动、发育较正常同龄儿童明显缓慢。1 岁时患者学会说话,2 岁时开始会爬,2 岁半时开始能够独立行走,双足内旋,行走时双足尖着地,当地省儿童医院诊断脑瘫,给予药物、康复训练等治疗。患儿经过系统康复后,现患者语言清晰,双手活动灵活,双足内旋,双膝轻度屈曲,双足跟不着地明显。

查体:神清语利,查体合作,对答切题,双侧瞳孔等大等圆,直径 3mm,光反射灵敏,双上肢肌力 5 级,肌张力正常。双侧踝关节被动屈曲不能达到中立位。双髋内收肌、股四头肌、腘绳肌、腓肠肌、比目鱼肌肌力 3、4 级。腘绳肌肌力 4、5 级,踝关节背伸肌肌力 4 级。双踝阵挛阳性,双 Babinski 征阳性。

辅助检查:头颅 MRI 显示双侧侧脑室后角白质软化症;腰椎 MRI 提示未见占位性病变等。

初步诊断:脑瘫。

诊断依据:患者主诉、体格检查及影像学检查。

治疗过程:完善相关术前检查后在全身麻醉下行"选择性脊神经后根切断术"。应用超声骨刀行 L_2~S_1 椎板切开,显露硬脊膜,避免损伤神经根和硬脊膜,切开硬脊膜后,在放大镜下仔细显露双侧 L_2~S_2 神经根,术中应用神经肌电生理刺激仪,根据患者的临床症状,严格选择性地切断脊神经背根 30%~70%,严密止血后将硬膜严密缝合,椎板和棘突应用钛合金连接片复位固定良好,逐层缝合肌肉和皮肤。

患者手术 2 日后出院,感双下肢运动灵活,肌张力改善。随访 1 年,双下肢肌张力降为 0~1 级。复查腰骶部 MRI 和 CT 重建提示骨质愈合良好。

 知识点

脑瘫的诊断要点

1. 绝大多数存在早产、围产期脑损伤、缺氧缺血病史。

2. 存在运动发育落后、姿势异常、足尖着地、肌张力障碍,以及一些原始反射。

3. 常常合并癫痫、语言障碍、视力和听力损失、营养障碍。

第五章

脑　积　水

脑积水是指由于脑脊液循环受阻、吸收障碍或分泌过多导致脑脊液大量积聚于脑室系统或蛛网膜下腔,引起脑室或蛛网膜下腔扩大,出现颅内压增高和/或脑功能障碍等临床症状。

脑积水的分类:按年龄分为婴幼儿脑积水和成人脑积水;按发病时间分为先天性脑积水和获得性脑积水;按部位分为脑室内脑积水和脑外脑积水;按病程和症状轻重分为急性(1周内)、亚急性(1个月内)和慢性(1个月以上);按颅内压增高与否分为高压力性脑积水和正常压力性脑积水;按病因分为梗阻性脑积水和交通性脑积水。

第一节　高压力性脑积水

内容要点:

高压力性脑积水是脑室内平均压力或搏动性压力增高而引起脑室系统扩大,以致不能代偿的脑积水。临床表现以头痛、呕吐等颅内压增高征为主。CT/MRI 显示脑室系统普遍扩大,伴有明显的间质性水肿。高压力性脑积水应尽早行手术治疗。

高压力性脑积水又称进行性脑积水,是由于脑室系统和蛛网膜下腔发生阻塞,导致脑室内平均压力或搏动性压力增高而引起脑室系统扩大,以致不能代偿,而出现相应的临床症状。

一、病因

1. 颅脑先天性发育异常　如中脑导水管先天性狭窄或闭锁、Arnold-Chiari 畸形及 Dandy-Walker 畸形等,因脑脊液循环通路先天性发育异常导致。

2. 病变阻塞脑脊液循环通路　如颅内占位、出血及寄生虫等可影响脑脊液循环通路的病变均可能导致脑积水。如侧脑室内病变可阻塞室间孔;第三脑室病变可阻塞第三脑室;第四脑室内、小脑半球及蚓部、脑干和桥小脑角病变可阻塞或压迫第四脑室和中脑导水管出口。颅脑损伤去骨瓣减压术后发生严重脑膨出、移位,可导致脑脊液循环阻碍而产生脑积水。

3. 脑脊液分泌增多　某些颅内肿瘤,如脑室内脉络丛乳头状瘤,能分泌异常增多的脑脊液,超过机体的吸收能力而产生脑积水。

4. 脑脊液吸收障碍　颅内出血、炎症后使软脑膜和蛛网膜之间发生粘连或阻塞蛛网膜颗粒,造成脑脊液的循环和吸收障碍,也有可能造成颅内压升高。

二、病理生理

正常生理条件下,成人脑脊液容积约为 150ml,生成速度为每分钟 0.3~0.5ml。脑脊液主要由脑室内脉络丛产生,少数来自室管膜和脑实质毛细血管内皮。脑脊液循环开始于侧脑室,经室间孔进入第三脑室,再经中脑导水管进入第四脑室。此后脑脊液分别通过第四脑室的正中孔和外侧孔进入脊髓和脑的蛛网膜下腔,被矢状窦旁的蛛网膜颗粒吸收流入静脉血中。当颅内发生脑脊液分泌过多、循环通路受阻或吸收障碍时,脑室将发生进行性扩大,产生高压力性脑积水。

在大体解剖上,高压力性脑积水表现为大脑皮质菲薄、脑回平坦、脑沟变浅;胼胝体、基底节及脉络丛等结构因长期受压而萎缩;第三脑室底向下凸出;室管膜细胞的侧突肿大、伸长,继而室管膜逐渐消失;脑室的进行性扩大,使脑脊液进入脑室周围组织而导致白质水肿,严重时可扩展至灰质;侧脑室周围可形成憩室或囊肿,穿破大脑皮质时可发生脑室与蛛网膜下腔穿通。

三、临床表现

1. 急性高压力性脑积水　是指在数小时至 1 周内进行性颅内压增高的脑积水。常见于急性脑出血、脑室内出血所致脑室系统及中脑导水管的梗阻。患者多表现为急性高颅压征象,以头痛、呕吐为主要症状,可伴有视力减退、复视等。病情进展,可出现嗜睡、反应迟钝等表现。严重时出现昏迷、瞳孔散大、对光反射消失、血压升高、脉搏徐缓、呼吸不规则等。若不及时救治,可因呼吸循环衰竭而死亡。

2. 亚急性和慢性高压力性脑积水　亚急性高压力性脑积水常发生于原发病后 2~3 周,慢性高压力性脑积水病程进展缓慢。多继发于各种原因引起的蛛网膜下腔出血、感染或颅内占位性病变。主要有以下临床表现:

①头痛:以双颞侧为主,卧位时加重,站立位时缓解。随着病情的进展,可出现持续性全颅疼痛。②呕吐:多伴有与头部位置无关的剧烈头痛,呕吐后头痛可有缓解。③视力减退:脑积水中晚期可出现视物不清、复视及眼底视神经乳头水肿。晚期时扩大的侧脑室枕角损伤枕叶视皮质或扩大的第三脑室压迫视交叉,引起视力减退甚至失明。④脑室的异常扩张牵拉、损伤脑室周围的皮质脊髓束纤维,导致四肢轻瘫、肌张力增高,晚期可有锥体束征、四肢痉挛性瘫、去脑强直等。⑤脑室系统地进行性扩大导致明显的脑萎缩,引起记忆力和智力减退。⑥脑积水进展期可出现精神不振、反应迟钝,晚期可出现嗜睡、昏迷、癫痫发作。如病情继续进展,可发生脑疝而死亡。

四、辅助检查

目前诊断高压力性脑积水的辅助检查主要为 CT、MRI。对于有头痛、呕吐等症状者,应及时行头颅 CT 或 MRI 平扫和增强扫描,不仅能早期诊断高压力性脑积水,还能明确阻塞的部位和原因、脑室扩大程度及皮质厚度等情况。另外,CT 和 MRI 检查还可用于术后复查或追踪脑积水病情的进展。

五、诊断及鉴别诊断

(一) 诊断

1. 病史　①有无头部外伤或手术史;②有无颅内感染史;③有无颅内血管性疾病所致出血史;④有无脑积水家族史;⑤有无寄生虫流行疫区接触史。

2. 临床表现　以颅内压增高为主要特征。

3. 影像学表现

(1) CT 表现(图 5-1-1):①脑室系统普遍扩大而蛛网膜下腔变浅或消失;②侧脑室额角和颞角变钝、变圆,枕角扩大出现较晚;③侧脑室周围白质内可见明显的低密度水肿带。

(2) MRI 表现(图 5-1-2):①脑室系统明显扩大,蛛网膜下腔消失;②脑室额角和 / 或颞角呈圆形,伴脑室周围呈低或等 T_1 信号、高 T_2 信号的间质性水肿带;③第三脑室呈球形扩大,视隐窝和漏斗隐窝变浅变钝;④胼胝体位置抬高。

(二) 鉴别诊断

高压力性脑积水需要与以下疾病相鉴别:

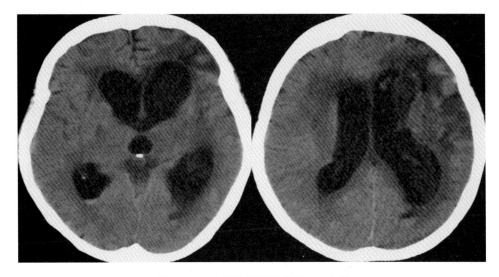

图 5-1-1 高压力性脑积水的 CT 表现

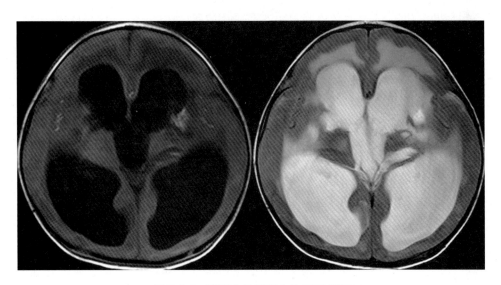

图 5-1-2 高压力性脑积水的 MRI 表现

1. 低级别胶质瘤 常位于一侧大脑半球白质内,边界不清。CT 表现为均匀或不均匀的等或低密度灶,伴有一定的占位效应和瘤周水肿。MRI 表现为低或等 T_1、高 T_2 信号,可伴有轻度瘤周水肿,脑室系统扩大较为少见。

2. 慢性硬膜下积液或血肿 常有头部外伤史,可出现头痛、呕吐等颅内压增高临床表现。CT 或 MRI 上表现为单侧或双侧新月形病灶,蛛网膜下腔变浅或消失,侧脑室受压变形,无脑室扩大和周围水肿带。

六、治疗

(一) 手术治疗

1. 适应证 高压力性脑积水一旦明确诊断,应尽早行手术治疗。

2. 禁忌证 下列情况不适合做分流手术:

(1) 处于急性脑积水所致脑疝晚期,出现双侧瞳孔散大、呼吸、循环衰竭征象者。

(2) 有严重的心、肺、肝、肾等系统疾病不能耐受手术者。

(3) 有严重的凝血功能障碍者。

(4) 脑脊液异常者(蛋白升高,白细胞和 / 或红细胞增多)。

（5）拟行脑室-腹腔分流术患者，存在腹水和颅内、腹腔或分流通道感染者。

3. 手术方式

（1）病因治疗，切除引起梗阻的肿瘤或病变。

（2）脑室外引流术：急性高压力性脑积水暂无脑脊液分流术或颅内原发病变切除术条件时，应急诊行侧脑室外引流术救治。待病情允许后，择期行进一步手术治疗。

（3）梗阻性脑积水首选脑室镜下终板造瘘术。

（4）侧脑室-腹腔分流术：是治疗高压力性脑积水的主要脑脊液分流术式。另外还有脑室-矢状窦分流术、脑室-心房分流术等。

（二）药物治疗

颅内压增高程度较轻时，可以使用高渗药物和利尿剂治疗，如静脉滴注甘露醇或口服乙酰唑胺、静脉注射呋塞米等。药物治疗仅能暂时缓解临床症状，并不能阻止病情的继续发展。

七、预后

高压力性脑积水患者的预后与脑积水病情发展程度、手术治疗时机及病因治疗效果等因素相关。因此，若能达到尽早诊断、及时手术和有效解除致病因素，高压力性脑积水患者将能够获得相对良好的预后。

【典型病例】

患者，男，58岁，主诉"头痛半年，突发抽搐伴昏迷10小时"。

现病史：患者半年前无明显诱因出现头痛，为双颞侧胀痛，能自行缓解，未予特殊诊治。近1个月来患者头痛症状明显加重，伴有呕吐，于当地诊所静脉滴注甘露醇注射液治疗有效。10小时前患者排尿后突发抽搐2次，表现为神志不清、四肢痉挛、口吐白沫，每次持续约30秒。于当地医院行头颅CT检查显示颅内占位病变伴脑积水，镇静、脱水治疗后未再有抽搐发作，为求进一步治疗急诊转来医院。

查体：嗜睡状态，查体不配合。双瞳孔等大正圆，直径约4.0mm，对光反射迟钝，无眼球震颤或斜视；颈强直；心肺未闻及异常；腹平软，无肌紧张；四肢刺痛有躲避反应，肌张力增高。膝反射亢进；双侧征阴性。

辅助检查：头颅CT（图5-1-3）提示第三脑室见类圆形低密度病变，脑室普遍扩大，脑沟消失，伴侧脑室周围低密度水肿带。

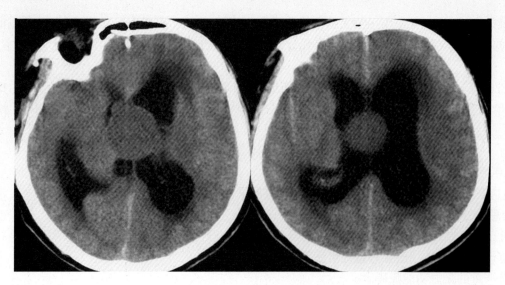

图 5-1-3 头颅 CT 表现

初步诊断:第三脑室内占位性病变;高压力性脑积水。

治疗过程:双侧侧脑室外引流术。

知识点

梗阻性脑积水的影像学表现

头颅 X 线片:颅骨内板可见指压痕(慢性病例)。

头颅 CT:见脑室扩大,双额角径或颅内径(Evans 指数)>0.33 是诊断脑积水的指标;额角变锐 <100°;颞角宽度 >3mm;脑室边缘模糊,室旁低密度晕环;基底池,脑沟受压 / 消失。

头颅 MRI:矢状位可显示导水管是否梗阻,幕上脑室扩大;胼胝体变薄,向上拉伸;穹窿、大脑内静脉向下移位、第三脑室底疝入扩大的蝶鞍;脑脊液样的指纹状高信号向脑室外延伸到脑组织,间质水肿在脑室周围明显;脑室内脑脊液形成湍流;导水管流空消失。

指南解读

梗阻性脑积水治疗方式的选择
中国脑积水规范化治疗专家共识(2013 版)

1. 脑室 - 腹腔分流术适合于大多数类型的脑积水。

2. 脑室 - 心房分流术常用于不适合做脑室 - 腹腔分流术者,如腹腔内感染,有严重呼吸、循环系统疾病者为禁忌证。

3. 第三脑室底造瘘术适合于非交通性和部分交通性脑积水患者。

4. 脑室穿刺外引流可作为急诊抢救的手段。

术后查体:神志恍惚,能简单回答问话。双瞳孔等大正圆,直径 4.0mm,对光反射灵敏。颈软。四肢自主活动良好,肌张力略高。双侧 Babinski 征阴性。给予抗炎、脱水及对症治疗。术后 24 小时内复查头颅 CT 结果显示脑室系统明显变小(图 5-1-4)。术后第 3 日患者神志清楚,问答合理。双侧脑室引流管通畅。术后第 4 日完善头颅 MRI 检查(图 5-1-5)。双侧侧脑室外引流术后第 6 日于全身麻醉下行"经纵裂 - 胼胝体 - 穹窿间入路第三脑室内占位病变切除术"。手术过程顺利,复查头颅 CT 显示完全切除肿瘤,脑室大小基本正常(图 5-1-6)。病理检查结果回报:胶样囊肿。患者 2 周后出院。目前随访恢复良好,未见肿瘤和脑积水复发。

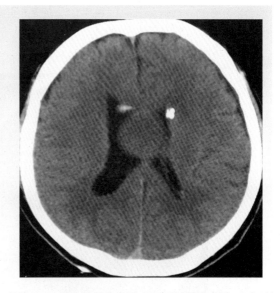

图 5-1-4 脑室外引流术后 CT 表现(引流术后 24 小时)

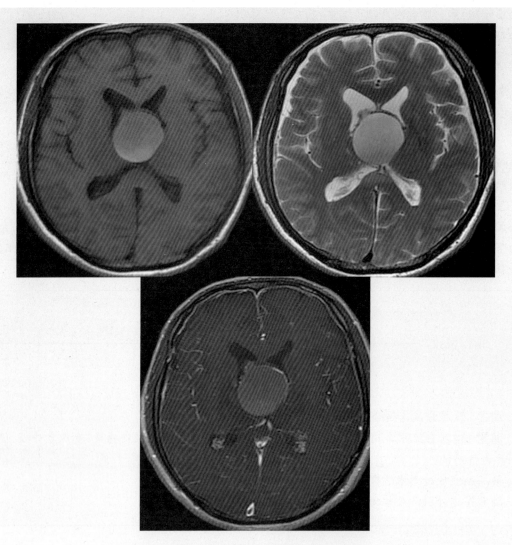

图 5-1-5　脑室外引流术后 MRI 表现（引流术后第 4 日）

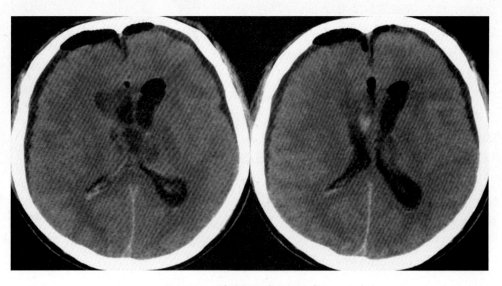

图 5-1-6　肿瘤切除术后 CT 表现

临床要点

合并颅内占位的脑积水患者应该如何处理,医学界对其认识也在逐渐提高。较为传统的认识:若估计手术不能全部切除肿瘤,或不能解除梗阻因素,做术前脑室-腹腔分流术有助于肿瘤切除术后安全度过围手术危险期。由于手术技术和辅助手段的提高,解除颅内梗阻的可能性有很大提高,术前分流的情况有所减少。同时由于神经内镜的应用,可以在部分梗阻性脑积水病例中进行终板造瘘,做到了脑脊液的内引流,不必行分流手术。

第二节 正常压力性脑积水

内容要点:

正常压力性脑积水是颅内压正常的脑积水。典型临床表现为 Hakim 三联征,即步态异常、尿便失禁和痴呆。CT/MRI 显示脑室扩大,Evans 指数 >0.3。Tap 试验对其诊断和疗效预判具有重要意义。正常压力性脑积水诊断明确后,首选侧脑室-腹腔分流术治疗。

正常压力性脑积水是指颅内压正常的脑积水,根据病因学分为两类:继发性正常压力性脑积水和特发性正常压力性脑积水。腰椎穿刺测颅内压在 80~180mmH_2O。

一、病因

1. 脑血管疾病 颅内动脉瘤、动静脉畸形、高血压动脉硬化和烟雾病等引起的脑室内或蛛网膜下腔出血,引起脑脊液的吸收障碍,有 15%~20% 的患者逐渐发展为继发性正常压力性脑积水。

2. 颅脑损伤 广泛性脑挫裂伤、创伤性脑室内及蛛网膜下腔出血、硬膜下血肿等疾病能明显增加脑积水的发生率,部分患者逐渐发展为继发性正常压力性脑积水。

3. 颅内感染 各种原因所致的颅内感染,可以引起脑室系统阻塞和蛛网膜粘连,产生继发性正常压力性脑积水。

4. 不明原因 特发性正常压力性脑积水的发病机制目前仍不明确。

二、病理生理

正常压力性脑积水的脑组织病理生理改变主要包括:

(1) 蛛网膜和软脑膜的变性增厚。

(2) 蛛网膜颗粒的炎症改变。

(3) 脑室室管膜的崩解。

(4) 室管膜下胶质增生。

(5) 脑组织受压引起脑血流量减少。

(6) 继发性神经元损害。

三、临床表现

正常压力性脑积水的病程较长,可经历多年。典型的病例同时具备 Hakim 三联征(图 5-2-1):步态异常、尿便失禁和痴呆。但这 3 个症状不一定同时出现,而且严重程度和进展也不一致。症状常可

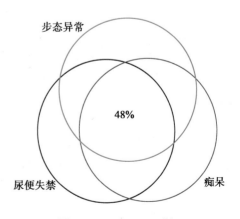

步态异常

48%

尿便失禁　　　　痴呆

图 5-2-1 Hakim 三联征

进行性加重,有时呈波动性。一般无头痛。

1. 步态异常　表现为动作缓慢,步伐小,呈水平熨衣样步态,协调性差,可伴有摆动臂。

2. 尿便失禁　常表现为频率增加,也可有急迫性尿失禁或完全性尿失禁。大便失禁少见。

3. 痴呆　为精神运动迟滞,情感淡漠,注意力不集中,行为和人格改变,记忆力和执行能力下降。

四、辅助检查

1. 头颅 CT　脑室扩大,尤以侧脑室额角明显,额角周围可有低密度区。Evans 指数(图 5-2-2)(Evans 指数 =A/B,A= 侧脑室前角最宽横径,B= 最宽颅内横径)大于 0.3。

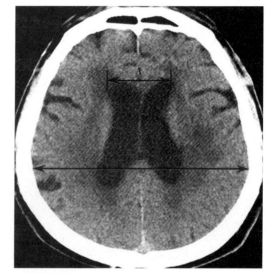

2. 头颅 MRI　脑室扩大,Evans 指数 >0.3,而且脑室扩大和蛛网膜下腔扩大不成比例。T$_2$WI 和 FLAIR 像示脑室周围高信号(约占 40%),提示脑室周围间质性水肿(图 5-2-3)。

3. 放射性核素检查　经腰椎穿刺注入放射性同位素,SPECT 追踪同位素脑脊液循环的途径。正常情况下,24 小时后即可到达大脑表面,48 小时后大脑表面的同位素完全消失,同位素不能进入脑室内,而且两侧的流动和分布是对称的。正常压力性脑积水则可见以下情况:①小脑延髓池注入同位素后 30~60 分钟即可在脑室内发现,并在此停留 24~72 小时以上,而大脑表面无同位素,或仅在外侧裂池有少量存在;②脑室显影短暂而大脑表面显影延迟或正常;③脑室不显影而大脑表面显影延迟或正常。

图 5-2-2　CT 平扫示 Evans 指数

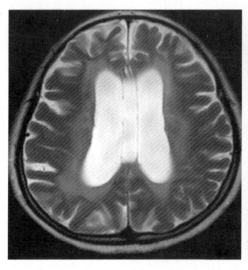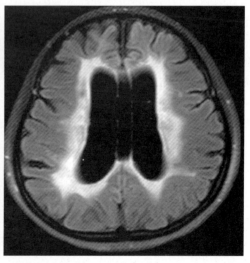

图 5-2-3　脑室周围间质性水肿

4. 腰椎穿刺释放脑脊液试验(Tap 试验)　通过腰椎穿刺缓慢释放 30~50ml 脑脊液,部分正常压力性脑积水患者的症状能在 12~36 小时后得到改善。Tap 试验对正常压力性脑积水能否从脑脊液分流手术受益有重要的指导意义,灵敏度 26%~62%,特异度 33%~100%。

五、诊断及鉴别诊断

正常压力性脑积水的诊断流程见图 5-2-4。

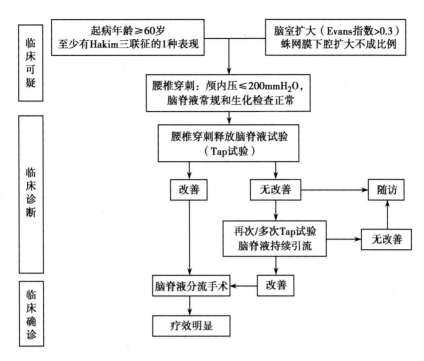

图 5-2-4　正常压力性脑积水的诊断流程

1. 临床可疑诊断

(1) 成人缓慢起病并逐渐加重,症状可波动性加重或缓解;临床上有典型步态异常、痴呆和尿便失禁三联征表现中的至少 1 种症状。

(2) 影像学显示脑室增大(Evans 指数 >0.3);脑室周围可有 / 或无低密度(CT)或高信号(MRI 的 T_2 加权像)征象;脑室扩大和蛛网膜下腔扩大不成比例。

(3) 颅内压≤200mmH$_2$O,脑脊液常规和生化检查正常。

2. 临床诊断

(1) 符合临床可疑正常压力性脑积水的诊断标准。

(2) 符合下列标准之一者:①脑脊液释放试验测试后症状改善;②脑脊液持续引流测试后症状改善。

3. 鉴别诊断　继发性正常压力性脑积水一般不难鉴别,但特发性正常压力性脑积水需要与以下疾病相鉴别:

(1) 帕金森病:主要表现为静止性震颤、肌张力高、运动迟缓、步态异常,影像学上无脑积水表现;而特发性正常压力性脑积水无震颤、肌肉强直的表现。

(2) 多系统萎缩:主要为直立性低血压、锥体系和锥体外系受损表现,影像学上可见小脑等萎缩;而特发性正常压力性脑积水无锥体外系受损症状。

(3) 脑萎缩:影像上的鉴别要点见表 5-2-1。

(4) 阿尔茨海默病:早期为近事记忆下降,影像学上主要为颞叶海马萎缩;而特发性正常压力性脑积水所致的痴呆主要表现为额叶痴呆,早期记忆力一般无明显异常。两者认知方面障碍的对比要点见表 5-2-2。

(5) 皮层下动脉硬化性脑病:主要表现为进行性痴呆、步态异常和尿失禁,但多伴有假性延髓性麻痹,可与特发性正常压力性脑积水相鉴别。

表 5-2-1 正常压力性脑积水和脑萎缩的影像学鉴别

	项目	正常压力性脑积水	脑萎缩
CT	脑室扩大	明显	中度
	脑室轮廓	光滑	不光滑
	脑室旁低密度区	可有	无
	脑沟	不变宽	变宽
	脑实质密度	不减低	减低
	脑室与脑池比例	脑室扩大重于脑池	均扩大
MRI	T_2WI 脑室周围高信号	可有	无
	冠状位脑室顶间夹角	<120°	>140°
	第三脑室形状	球形扩大	无变形
	视隐窝、漏斗隐窝	变浅、变钝	无变形
SPECT	核素逆流脑室	(+)	(−)

表 5-2-2 阿尔茨海默病和特发性正常压力性脑积水认知障碍的对比

项目	阿尔茨海默病	特发性正常压力性脑积水
认知损害	记忆力	精神运动性迟滞
	学习能力	精细运动速度
	定向力	精细运动准确性
	注意力	
	执行能力	
	书写能力	
边缘性认知损害	运动和精神运动能力	听觉记忆(即时的和延迟的)
	视觉空间能力	注意力
	语言能力	执行能力
	阅读能力	行为和人格改变

六、临床评估

1. 根据主要的临床症状进行评估(表5-2-3)。

表 5-2-3 正常压力性脑积水(NPH)评分分级系统

分级评分/分	步态	排尿功能	认知功能
0	正常	正常	正常
1	主诉头晕或行走困难,但客观查体无步态异常	尿频或尿急	主诉记忆力下降、注意力分散,但客观检查无记忆力和注意力损害
2	步态不稳,但可独立行走	偶发尿失禁	记忆力下降、注意力分散,但无时间空间的定向力障碍
3	借助辅助工具行走	频发尿失禁	存在时间空间的定向力障碍,但是可以交流
4	不能行走	膀胱功能几乎或完全丧失	定向力障碍,完全不能交流

2. 步态异常评估

(1) 5m 折返行走试验:记录行走的步数和时间,其中转身需要的步数也要记录下来。

(2) 10m 行走试验:按照日常行走的状态或者辅助状态,测定 10m 直线行走所需的时间和步数。

3. 认知功能障碍评估　建议采用简易精神状态检查(mini-mental state examination,MMSE),痴呆评分参考:正常,27~30 分;轻度,21~26 分;中度,10~20 分;重度,0~9 分。

4. 生活能力评估　建议采用国际通用的改良 Rankin 量表(modified Rankin scale,mRS)(表 5-2-4)进行评估。

表 5-2-4　改良 Rankin 量表(mRS)

评分 / 分	神经功能恢复状况
0	完全没有症状
1	尽管有症状,但未见明显残障;能完成所有经常从事的职责和活动
2	轻度残障;不能完成所有以前能从事的活动,但能处理个人事务而不需帮助
3	中度残障;需要一些协助,但行走不需要协助
4	重度残障;离开他人协助不能行走,以及不能照顾自己的身体需要
5	严重残障;卧床不起、大小便失禁、须持续护理和照顾
6	死亡

七、治疗

正常压力性脑积水首选脑室 - 腹腔分流手术治疗。

1. 适应证　凡经充分评估,明确诊断为正常压力性脑积水的患者,应尽早行手术治疗。

2. 禁忌证　①严重的基础疾病不能耐受手术者;②严重的凝血功能障碍者;③脑脊液异常者(蛋白升高,白细胞和 / 或红细胞增多);④存在腹水,颅内、腹腔及分流通道感染者;⑤脑室或腹腔有新鲜或近期出血者。

3. 手术方式　侧脑室 - 腹腔分流术:正常压力性脑积水的首选手术方式。

八、预后

正常压力性脑积水患者的预后受多种因素的影响。除了脑积水的发展程度和治疗的时机外,也与是否合并其他疾病有关。共病指数(comorbidity index,CMI)量表(表 5-2-5)是对正常压力性脑积水合并心脑血管及其他系统疾病进行评分的量表,总分越高,提示预后越差,而总分较低,相对预后良好。

表 5-2-5　共病指数(CMI)量表

项目	1 分	2 分	3 分
血管风险因素	高血压	糖尿病	
周围血管病变	股动脉旁路移植术 周围血管支架 颈内动脉狭窄	周围血管堵塞	
脑血管疾病	后循环缺血	血管性脑病 短暂性脑缺血发作	脑梗死
心脏疾病	心律失常 瓣膜病 心力衰竭 心脏支架 主动脉冠状动脉分流 心肌梗死		
其他		帕金森病	

【典型病例1】

患者,男,58岁,7个月前因自发性蛛网膜下腔出血就诊,Hunt-Hess分级Ⅰ级,经3D-CTA检查确诊为前交通动脉瘤,遂行前交通动脉瘤介入栓塞术。手术顺利,术后5日出院。2个月前患者逐渐出现走路不稳,伴记忆力减退,夜尿较频,时有大便失禁。

查体及评估:神志淡漠,定向力、记忆力和计算力明显下降,5m折返行走共用39步,32秒,NPH评分7分,mRS评分3分,MMSE评分为19分。

辅助检查:

(1)头颅CT示脑室扩大,Evans指数=0.38(图5-2-5)。

(2)Tap试验:腰椎穿刺测压155mmH$_2$O,放出40ml脑脊液后测压90mmH$_2$O。第2日其家属反映患者记忆力、定向力明显改善。脑脊液化验生化和常规均正常。

初步诊断:继发性正常压力性脑积水。

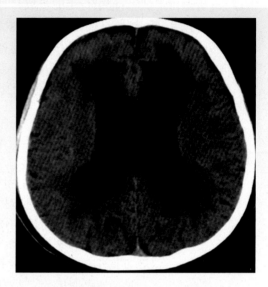

图5-2-5　术前头颅CT平扫

知识点

腰椎穿刺释放脑脊液试验

腰椎穿刺释放脑脊液试验(Tap试验)是指通过腰椎穿刺释放一定量的脑脊液后观察临床症状有无改善的一种方法,是辅助诊断特发性正常压力性脑积水(iNPH)的有效方法之一。分为单次Tap试验及持续腰大池释放脑脊液试验。单次Tap试验推荐每次释放脑脊液30~50ml,脑脊液释放不足以达到以上标准时则腰椎穿刺终压0为终止点。在放液前后分别进行以上相关的临床评估。建议8~24小时内至少评估1次,若阴性,应在72小时之内复测。

持续腰大池释放脑脊液试验建议释放脑脊液的量为150~200ml/d,连续引流72小时。由于会存在假阴性结果,对于首次引流测试后症状无改善的患者,如果其临床症状呈进行性加重则有必要重复脑脊液引流测试。释放脑脊液试验的复查,至少在1周后进行。

知识点

正常压力性脑积水的诊断要点

结合此病例,诊断有如下要点:

(1)病史:自发性蛛网膜下腔出血史明确,曾行前交通动脉瘤介入栓塞术。

(2)临床表现:神志淡漠,定向力、记忆力和计算力明显下降,NPH评分7分。

(3)头颅CT:脑室扩大,Evans指数=0.38。

(4)Tap试验:腰椎穿刺测压155mmH$_2$O,释放40ml脑脊液后,认知功能改善。

治疗过程:行侧脑室-腹腔分流术,手术顺利。术后 CT 示脑室较术前回缩(Evans 指数 =0.36),大脑皮质沟回较前加深(图 5-2-6)。

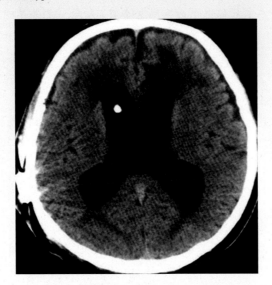

图 5-2-6　术后头颅 CT 平扫

出院前(术后第 8 日)评估:NPH 评分 4 分,5m 折返行走共用 19 步,15 秒,MMSE 评分 25 分。

 知识点

分流术后的常见并发症及处理措施

分流术有诸多并发症,术前应仔细评估:

(1) 感染:术后常见的有颅内感染、切口感染、腹腔内感染、分流管皮下通道感染等。一旦有感染,可先拔出分流管,抗感染治疗,在有效控制感染后,再次分流术。

(2) 过度引流:可表现为裂隙脑室综合征、硬膜下积液或硬膜下血肿。在治疗积液或血肿的同时,应更换高一级压力的分流泵(压力固定型分流管)或调高压力(可调压型分流管)。

(3) 引流不足:患者临床表现无明显改善,脑室无缩小。首先检测分流系统是否通畅,如果发现有阻塞,应更换分流管。如果分流管通畅,应调低设定压力(可调压型分流管)或更换低一级压力的分流泵(压力固定型分流管)。

(4) 分流管阻塞:阻塞可在颅内,也可在腹腔端。按压头皮下分流泵储液囊,能快速回弹说明分流管通畅,不能回弹或回弹缓慢说明分流管脑室端阻塞。分流管腹腔端阻塞可以做腹部超声判定有无腹腔内积液或包块,有包块提示大网膜包裹分流管。处理方法:分流管调整术或更换分流管。

(5) 分流管断裂:常见断裂部位为分流管和泵连接处和皮下走行区。用手触摸和行 X 线片检查,可判定分流管断裂部位。可用腹腔镜将滑入腹腔内的分流管取出。

(6) 其他少见并发症:包括分流管进入肠道、膀胱、阴道、胸腔等,头部分流管皮下积液(因硬膜切口过大和脑皮层薄),颅内出血(分流管颅内盲穿所致),帕金森反应(在正常压力性脑积水分流术后偶见,多巴胺药物有效)。

【典型病例2】

患者,女,65岁,因"步态不稳伴记忆力下降3个月"入院。患者无明显诱因逐渐出现步态不稳,走路慢,步伐小,需要借助工具行走,同时伴有记忆力下降,时常记不清时间和家庭住址。尿频,时有尿失禁。大便正常。

查体及评估:神志淡漠,交流困难,定向力障碍,计算力下降,5m折返行走需52步,69秒,NPH评分9分,mRS评分3分,MMSE评分12分。

辅助检查:①头颅MRI示脑室扩大,Evans指数=0.35;②Tap试验,腰椎穿刺压力120mmH$_2$O,释放脑脊液45ml后24小时,家属感觉患者精神状态较前有改善,但客观测量评分无改善。脑脊液常规生化均正常。

对患者行床旁腰大池引流,控制脑脊液引流速度,每日引流100~120ml,第5日患者认知能力明显改善,MMSE评分23分。

初步诊断:特发性正常压力性脑积水

诊断依据:①无明显诱因,无合并基础疾病;②临床表现,典型的Hakim三联征,NPH评分9分,MMSE评分12分;③头颅MRI示,脑室扩大,Evans指数=0.35;④腰椎穿刺压力120mmH$_2$O,腰大池引流脑脊液,认知能力明显改善,MMSE评分23分。

治疗过程:行侧脑室-腹腔分流术。术后1个月对患者再次评估,NPH评分4分,5m折返行走共用22步、23秒,MMSE评分27分。

指南解读

特发性正常压力性脑积水(iNPH)的治疗时机

目前,证实外科治疗是iNPH的有效治疗措施,以各种分流手术尤其是脑室-腹腔分流术(VPS)最多见,早期手术可明显改善患者病情及预后。一旦诊断为iNPH,经充分评估符合临床诊断,可尽早手术治疗。

指南解读

分流装置选择和压力调整目标

分流装置主要包括可调压阀门、定压阀门、流量调节阀门、抗重力装置、抗虹吸装置,条件容许情况下推荐可调压分流系统,其可根据患者临床症状及影像学表现进行体外调压,避免了再次手术。抗重力阀门在不影响治疗效果的前提下,可降低分流过度发生的概率,可能更适合体位经常变动的患者,但对于长期卧床的患者,简单牢靠的定压阀门也是选择。

分流阀压力调整目标:根据分流手术前的腰椎穿刺压力基础数据,建议术后首次调整压力循序渐进,不宜过低,以初始压力下调10~30mmH$_2$O为宜,后期需根据患者的临床表现、影像学变化等进行动态调节,以达到个体化治疗之目的。

临床要点

　　人颅腔中主要有三种内容物,即脑组织、脑脊液和血液,其中血液的供给是相对恒定的。如脑组织和脑脊液的容量发生变化,就会出现不同的病理生理变化:

　　1. 脑组织容积减小,相应的脑脊液就要增多,在这种情况下脑脊液是被动增加的,表现为脑外积水,脑室有一定程度的扩张,同时伴有蛛网膜下腔扩大,一般不会引起临床症状。无须特殊处理。

　　2. 脑脊液容积缓慢增加,导致脑组织容积变小,颅内压并没有增加。这就是正常压力性脑积水。脑脊液增加的原因一般是因为脑脊液的吸收障碍,脑室逐渐扩大,会出现神经系统症状,应该考虑治疗。

　　3. 脑组织容积没有变化,而脑脊液增加。脑脊液增加如果是因为机械梗阻所致,会表现为梗阻部位以上的脑室扩张,伴有颅内压的增高,根本的解决办法是解除梗阻。

　　如上所述,看似简单,但是实际情况可能很复杂,在脑积水和神经功能障碍之间找到明确的关联,是神经外科干预治疗的基础。

　　神经外科干预的手段主要是各种分流手术,分流手术看似简单,却是神经外科并发症发生率最高的手术,而且分流后分流管将伴随患者终身,因此手术选择应慎重。

第三节　脑积水的手术治疗

内容要点:

　　脑积水的治疗以外科手术为主,早期手术效果较好,晚期因大脑皮质萎缩或严重神经功能障碍造成手术效果较差。

　　目前常采用的手术有 3 种。①针对病因,解除梗阻的手术:如颅内占位病变切除术、颅后窝枕下减压术及中脑导水管狭窄扩张术等;②减少脑脊液产生的手术:如脑室脉络丛电灼或切除术;③脑脊液引流或分流术:是目前脑积水的主要手术治疗方式。

一、脑室外引流术

　　采用脑室穿刺体外引流脑脊液,可以迅速解除高颅压,避免因病情进一步加重而发生脑疝,甚至死亡。

　　1. 适应证　高压力性脑积水引起严重颅内压增高,病情危重,不允许行脑脊液分流术或颅内原发病变切除术者。

　　2. 禁忌证

　　(1) 处于急性脑积水所致脑疝晚期,出现双侧瞳孔散大、呼吸循环衰竭征象者。

　　(2) 有严重的基础疾病不能耐受手术者。

　　(3) 有严重的凝血功能障碍者。

　　3. 手术步骤　选取侧脑室额角穿刺点(冠状缝前和中线旁各 2.5cm)。采用弧形或直线切口长约 3cm。颅钻钻 1 枚骨孔,电凝并切开硬脑膜。穿刺方向与矢状面平行,对准双侧外耳孔假想连线。有脑脊液流出后,继续深入 2cm。取出穿刺针芯,缓慢释放脑脊液,确认引流通畅后,另取皮肤切口导出引流管并固定,连接防反流引流装置。引流高度不宜过低,防止引流过度。引流管放置时间不宜超过 7 天,当病情相对稳定后,应及时采取进一步治疗措施,彻底解除脑积水的病因。

4. 主要并发症

(1) 脑内、脑室内或硬膜下血肿:急性高压力性脑积水时,脑组织张力增高,行脑室穿刺过程中损伤脑表面及深部血管,导致血肿发生。

(2) 颅内感染:如脑膜炎、脑室炎等,严重者迁延不愈,甚至死亡。

二、第三脑室底造瘘术

目前常用的是神经内镜下第三脑室底造瘘术,具有微创、直视、更符合生理性脑脊液循环等特点,显著降低了脑脊液分流术的术后并发症。

1. 适应证　梗阻性脑积水。

2. 禁忌证　交通性脑积水。

3. 手术步骤　选取侧脑室额角穿刺点(冠状缝前和中线旁各 2.5cm)。采用弧形或直线切口长约 3cm。颅钻钻 1 枚骨孔并适当扩大,电凝并切开硬脑膜。穿刺方向与矢状面平行,对准双侧外耳孔假想连线。见脑脊液流出后,神经内镜下经侧脑室进入第三脑室,于第三脑室底部造直径大于 1.0cm 的瘘口,使脑室内脑脊液流入基底池中。

4. 主要并发症

(1) 下丘脑损伤。

(2) 动眼神经、展神经麻痹。

(3) 外伤性基底动脉动脉瘤等。

三、分流术

分流术是将脑脊液分流至人体体腔内吸收,达到重建脑脊液循环通路的手术,包括脑室 - 腹腔分流术、脑室 - 上矢状窦分流术、脑室 - 胸腔分流术、脑室 - 心房分流术、脑室 - 颈内静脉分流术、腰大池 - 腹腔分流术等术式。

1. 脑室 - 腹腔分流术　此术式具有操作简便、适应证广泛等特点,是目前脑积水手术治疗的首选方法。

脑室分流装置由以下三部分组成:脑室导管、单向阀(分为高、中、低压型)和远端导管。最佳的脑室分流系统应该包括:①抗感染分流管;②可调节压力阀;③可调节抗重力装置和储液囊。这种分流装置具有以下优点:①降低感染发生率;②能设定合适的阀门压力,防止发生脑脊液分流不足或分流过度;③避免因虹吸力引起脑室塌陷;④便于判断分流系统是否通畅;⑤可注入药物和抽取脑脊液。

脑室 - 腹腔分流术时可采用侧脑室额角或枕角穿刺(图 5-3-1)。

(1) 适应证:各种类型的脑积水。

(2) 禁忌证:①颅内或腹腔内感染尚未得到控制者;②脑脊液异常者(蛋白升高,白细胞和 / 或红细胞增多);③脑室内存在出血;④严重的基础疾病不能耐受手术者。

(3) 手术步骤(以额角穿刺为例):选取右额部弧形或直线切口。钻骨孔 1 个,电凝并切开硬脑膜。取头端分流管,穿刺方向与矢状面平行,对准双侧外耳孔假想连线。见脑脊液流出后,继续深入 2cm。拔除穿刺针芯,缓慢释放脑脊液,确认引流通畅后,临时夹闭。取右耳郭上后方直线切口,将分流管脑室端引入切口内,临时夹闭。向下方钝性分离颈部皮下组织,以钝头金属导条自皮下向锁骨下切口形成隧道,导出腹腔端分流管。连接分流装置与头端分流管,注意保证阀门上下方向正确。以 4 号丝线双重牢固结扎后,将分流装置置于耳后皮下,按压储液囊,确认分流管腹腔端脑脊液流出通畅。

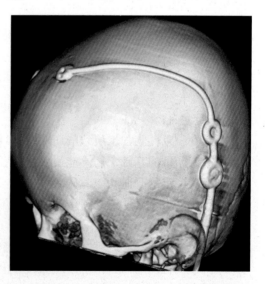

图 5-3-1　额角穿刺侧脑室 - 腹腔分流术

取脐周或经腹直肌切口,切开腹直肌外鞘,钝性剥离腹直肌至显露出腹膜。切开腹膜约 1cm,自皮下向锁骨下切口穿通形成皮下隧道,将分流管通过隧道放入腹腔内 20~25cm。关闭头部、锁骨下和腹部切口。

(4) 主要并发症

1) 分流系统堵塞:若患者术后临床症状无缓解,甚至加重时,需要明确是否存在分流系统堵塞,并予及时处置(图 5-3-2)。

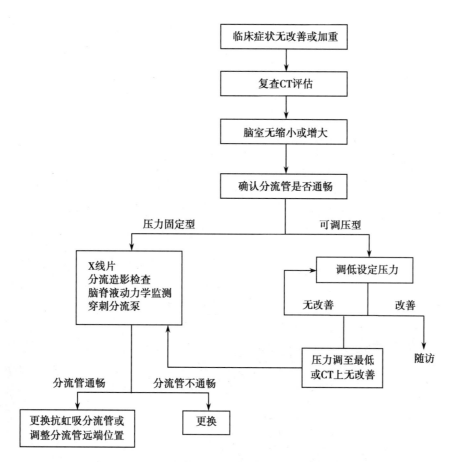

图 5-3-2 临床症状无改善 / 加重的诊治流程

2) 感染:发生率为 7%~10%,在儿童中可高达 30% 以上,主要为脑室炎或腹膜炎。

3) 分流过度或不足:部分患者术后临床症状和影像学上提示出现分流不足或分流过度,其诊断和处理流程见图 5-3-3。分流过度可以出现裂隙脑室综合征或慢性硬膜下血肿或积液。

2. 脑室 - 上矢状窦分流术 此术式是将脑脊液直接由脑室引入静脉血液循环,符合颅内脑脊液循环的生理过程。

(1) 适应证:①各种类型的脑积水;②由于腹腔粘连或感染导致脑室 - 腹腔分流术失败者。

(2) 禁忌证:①颅内感染尚未得到控制者,或头皮有破溃感染者;②脑脊液异常者(蛋白升高,白细胞和 / 或红细胞增多);③脑室内存在出血者;④严重的基础疾病不能耐受手术者。

(3) 手术步骤:采用右侧脑室额角穿刺术皮肤切口,同时取中线上冠状缝后 4cm 处纵行皮肤切口(图 5-3-4)。侧脑室额角穿刺成功后(步骤同脑室 - 腹腔分流术),临时夹闭分流管。牵开中线处头皮切口,于矢状缝上钻骨孔,以咬骨钳适当扩大,显露上矢状窦处硬脑膜。穿刺确认上矢状窦后,切开少许窦表面硬脑膜,可见静脉窦血涌出。向后迅速插入带裂隙的分流管尾端长约 3cm,通过注射器抽吸和注入生理盐水

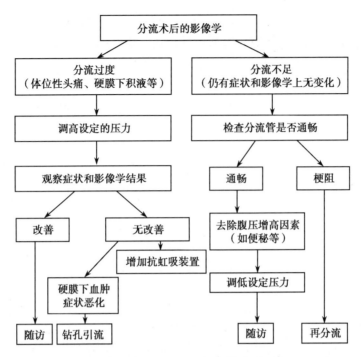

图 5-3-3　分流不足和分流过度的诊治流程

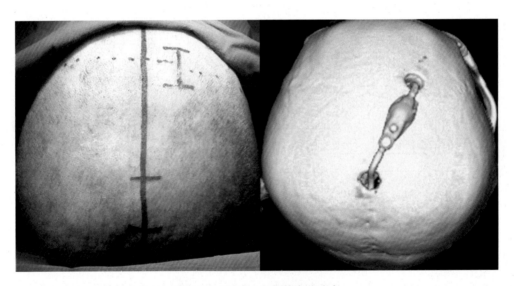

图 5-3-4　脑室 - 上矢状窦分流术

确认分流管尾端位于窦内,明胶海绵压迫矢状窦切口止血。连接可调压分流阀,以 4 号丝线双重牢固结扎。分离切口间骨膜下层,将分流阀引入额部切口,连接脑室端分流管,结扎固定后,分流阀放置于骨膜下层(图 5-3-4)。

（4）主要并发症

1）硬膜下血肿：因脑脊液过度引流,导致脑皮质塌陷,桥静脉发生断裂,引起硬膜下血肿。

2）静脉窦血栓形成：分流管的存在,使上矢状窦内逐步形成血栓,严重时引起上矢状窦血栓,导致分流失败。

延伸阅读

腰大池腹腔分流术

有研究表明,腰大池腹腔分流术对正常压力性脑积水患者有明确疗效,相对安全,针对患者或家属不愿意经颅手术的情况,可作为脑室-腹腔分流术的替代治疗,但缺乏大型前瞻性研究的支持。操作流程相对简单,且不进行颅内侵入性操作,有较低的感染风险,但其分流效果不稳定,并发症发生率较高。

并发症包括分流管梗阻、腿痛,有腰椎疾病的老年患者高发,故不推荐用于患有腰椎僵直或腰骶部有压疮的患者。腰大池腹腔分流的术后管理极其重要,要调整适合的压力,防止分流过度的发生,尤其是体位变动较大的患者。

第六章

颅 脑 创 伤

第一节 概 述

内容要点:

颅脑创伤机制复杂,伤情表现多样,变化快,延误抢救会导致灾难性后果。国际上通常用格拉斯哥昏迷评分区分伤情轻重。

全身创伤中颅脑创伤的致死率和致残率都位居第一位,是中青年人群最主要的致死病因。和平时期颅脑闭合伤占大多数,战争时期颅脑火器伤多见,平时亦可见到钝器或锐器所造成的非火器性颅脑开放伤。颅脑创伤可在早期造成颅内血肿或脑挫裂伤等,进而出现颅内血肿、脑水肿,导致颅内压增高甚至脑疝。在颅脑创伤的救治中,神经影像学及颅内压监测已成为重要的诊疗手段,可及早发现伤员病情变化,以决定手术指征及时机。颅脑创伤较其他部位的创伤致伤机制更为复杂,且具有病情变化快,并发症多样的特点,对患者救治提出了更高的要求。

一、机制

颅脑创伤可根据暴力作用机制分为直接性暴力损伤和间接性暴力损伤。直接性暴力损伤是指暴力直接作用于头部引起的损伤,包括加速性损伤、减速性损伤及挤压伤。而间接性暴力损伤则指暴力作用于身体其他部位,然后传导至头部所造成的损伤,包括脊柱传递性损伤、挥鞭性损伤(whiplash injury)及胸部冲击伤(爆震伤)所致脑损伤。

二、分型

(一) 国际分型

意识障碍是颅脑创伤最突出临床表现,其严重程度是衡量伤情轻重的指标,目前广泛应用格拉斯哥昏迷评分(Glasgow coma scale,GCS)评估颅脑创伤患者的伤情严重程度(表6-1-1)。GCS 13~15 分为轻型颅脑创伤,伤后昏迷时间一般在 20 分钟以内,而 GCS 9~12 分为中型颅脑创伤,伤后昏迷时间一般在 20 分钟 ~6 小时。GCS 3~8 分为重型颅脑创伤,伤后昏迷时间可在 6 小时以上或伤后 24 小时内出现意识加深并昏迷在 6 小时以上。

表 6-1-1　格拉斯哥昏迷评分标准

评分/分	睁眼反应	语言反应	肢体运动
6			依指令动作
5		说话有条理	刺激定位动作
4	自主睁眼	答非所问	疼痛肢体回缩
3	呼唤睁眼	可说出单字	疼痛刺激,肢体弯曲呈去皮质强直姿势
2	刺激睁眼	可发出声音	疼痛刺激,肢体伸直呈"去脑强直"姿势
1	刺激无反应	无任何反应	无任何反应

注:C 分,如因眼肿、骨折等不能睁眼,应以"C(closed)"表示;T 分,因气管插管或切开而无法正常发声,以"T(tube)"表示。

（二）国内分型

1. 轻型　主要指单纯脑震荡,没有颅骨骨折和意识丧失不超过 30 分钟者,有轻度头痛、头晕等自觉症状,神经系统、神经影像和脑脊液检查无明显改变,GCS 13~15 分者为轻型。

2. 中型　主要指轻度脑挫裂伤或颅内小血肿,有或无颅骨骨折、颅底骨折及蛛网膜下腔出血,无脑受压,昏迷在 6 小时内,有轻度神经系统阳性体征,有轻度生命体征改变,GCS 9~12 分者为中型。

3. 重型　主要指广泛颅底骨折,广泛脑挫裂伤、脑干损伤或颅内血肿,昏迷在 6 小时以上,意识障碍逐渐加重或出现再昏迷,有明显的神经系统阳性体征或生命体征改变,GCS 3~8 分者为重型。

神经外科医生不仅要熟悉颅脑创伤伤员的诊治,而且要熟悉自然灾害导致的批量颅脑创伤伤员的救治原则。灾难条件下颅脑创伤的救治与战时救治有很多相似之处,如在短时间内出现大批量伤员、灾区/战区医疗环境恶劣、患者众多而医疗资源有限等,因此分类、分级救治原则对有效发挥医疗资源和正确处置伤员具有重要作用。大批量伤员出现时,应该根据伤情伤类进行检伤分类,确定救治的先后顺序和救治重点,而不能采取正常时期的诊治方法。有些伤员需现场抢救,有些只需观察或简单处理,有些应该后送到医疗条件稍好的专科医院去救治。损伤控制(damage control)技术在颅脑创伤救治中已逐渐应用,如侧脑室钻孔外引流、去骨瓣减压、颅内血肿钻孔外引流等手段控制颅内压,随后复苏或后送,待患者状况允许或到达有条件的医疗机构后再施行确定性手术。

第二节　头皮、颅骨损伤

内容要点:

头皮和颅骨是保护脑组织的重要结构。若有创伤,治疗目的是恢复正常的解剖结构和层次。由于头皮和骨膜解剖特点,会出现不同类型的血肿,应注意鉴别。颅骨的损伤多种多样,颅骨骨折的复杂性主要体现在颅骨和硬膜、脑组织和脑脊液的关系上,恢复颅骨的解剖结构、减少因骨折导致的邻近组织损伤、保持颅骨的完整性是治疗目的。

一、头皮血肿

1. 概述　头皮组织富含毛细血管,钝器伤可致组织内血管破裂,形成各种头皮血肿(scalp hematoma)。按头皮血肿发生的具体层次主要分为皮下血肿、帽状腱膜下血肿和骨膜下血肿。单纯头皮损伤一般不引起严重后果,但在临床处理中应注意有无合并颅骨及颅内的损伤,根据头皮损伤判断外力作用的着力点,推测脑损伤部位与机制。

2. 分类及临床特点　各类头皮血肿临床特点见表 6-2-1。

表 6-2-1　头皮血肿临床特点

血肿类型	临床特点
皮下血肿	血肿局限,位于损伤灶中央,中心硬,周围软,无波动感,有时因周围组织肿胀而形成中央凹陷,易误诊为凹陷骨折
帽状腱膜下血肿	血肿易蔓延至全头,质地软,波动感明显
骨膜下血肿	血肿不超过颅缝,张力高,波动感弱,患者疼痛剧烈,常伴颅骨骨折,必须行 CT 检查

3. 治疗

(1) 皮下血肿无须特殊处理,1~2 周可自行吸收,但可为判断颅内损伤提供依据。

(2) 帽状腱膜下血肿和骨膜下血肿早期可冷敷和加压包扎,小儿骨膜下血肿忌用加压包扎,以免血肿挤压入颅内。

(3) 血肿体积较大可在局部消毒条件下反复穿刺抽吸并加压包扎。另外对合并骨折的血肿不宜强力加压包扎。

(4) 巨大血肿、已感染的血肿及多次穿刺仍复发的头皮血肿应考虑手术切开止血引流。

(5) 儿童帽状腱膜下血肿合并贫血或休克表现者,应及时输血扩容,并严密监护颅内有无迟发型血肿。

二、头皮裂伤

1. 机制　锐器伤伤口边缘整齐,裂口较平直;钝器伤创缘参差不齐,形态多样及组织缺损。由于头皮血运丰富,血管破裂后不易自行闭合,出血较严重,可引起失血性休克。

2. 治疗

(1) 尽快止血:用无菌纱布填塞创口后行加压包扎,或直接用大角针暂时、间断全层缝合头皮。

(2) 尽早施行清创缝合:头皮血供丰富,只要无明显感染征象,清创后其一期缝合的时限允许放宽至 24 小时。

(3) 清创时要特别注意伤口深处有无骨折或碎骨片,如有脑脊液或脑组织外溢,按开放性颅脑损伤处理并防止进一步污染,用无菌纱布覆盖保护创口。

(4) 早期注射破伤风抗毒素。

(5) 伤口无污染,早期清创缝合时可不用抗生素;对于污染伤口需用抗生素治疗感染。

三、头皮撕脱伤

1. 机制　多因头发受机械力牵扯,部分或整个头皮自帽状腱膜下或骨膜下被撕脱,甚至将肌肉、耳郭或上眼睑一并撕脱。头皮撕脱伤损伤重,可导致失血或疼痛性休克。

2. 治疗

(1) 处理原则:①防止失血性休克,立即用无菌敷料加压包扎;②防止疼痛性休克,使用强镇痛剂;③注射破伤风抗毒素及抗生素预防感染;④保护撕脱头皮,在无菌、无水和低温的条件下将撕脱头皮随同伤者尽快送至医院;⑤早期行高压氧治疗可改善撕脱头皮的血氧供应;⑥手术原则为消灭创面、恢复和重建头皮血运的目的,最大限度提高头皮存活率。

(2) 手术方式

1) 清创缝合术:撕脱头皮残留,撕脱时间较短,有良好血液供应,可以行彻底清创消毒后,将撕脱头皮直接与周围正常皮肤缝合。

2) 清创头皮再植:撕脱头皮在 6 小时内,创面干净,血管断端尚整齐,应立即行显微血管吻合术及自体头皮再植术。

3) 清创自体植皮:头皮撕脱伤无法进行头皮血管显微吻合术,而创面无明显污染,撕脱时间在 8 小时之内,骨膜完整或骨膜可缝合修补的情况下,可将撕脱头皮制成中厚皮片行一期植皮,严禁原位全皮再植。

4）晚期植皮：对于头皮撕脱伤晚期，创面明显感染，上述方法失败且伴大面积颅骨暴露者，只能清洁创面，待肉芽生长后行晚期植皮。若颅骨大面积暴露，骨膜缺损可切除颅骨外板或颅骨外板多处钻孔直达板障层，待晚期肉芽生长后晚期植皮。

四、颅骨骨折

闭合性颅脑损伤中有颅骨骨折（skull fracture）占15%~20%，颅骨骨折的重要性常常并不在于骨折本身，而在于可能同时并发的脑膜、脑、颅内血管和脑神经等的损伤。

1. 机制　颅骨骨折是指暴力作用于头部瞬间，颅骨产生弯曲变形，如果外力较大，使颅骨的变形超过其弹性限度，即发生骨折。颅骨遭受外力时是否造成骨折取决于外力大小、作用速度与方向、致伤物与颅骨接触面积以及颅骨自身解剖结构特点。特别是颅骨骨折线跨越硬脑膜中动脉或大静脉窦所引起的颅内血肿，或引起的脑脊液漏或并发感染等。

2. 分类　颅骨骨折按骨折形态分为线形骨折（linear fracture）和凹陷骨折（depressed fracture）；按骨折与外界是否相通，分为开放性骨折（open fracture）和闭合性骨折（closed fracture）；按骨折部位分为颅盖骨折、颅底骨折。

（1）颅盖骨折（fracture of skull vault）：按形态分为线形骨折和凹陷骨折两种。

1）线形骨折：颅盖部的线形骨折发生率最高，约占颅盖骨折的70%以上。致伤物多运行速度较慢，与头颅接触面积较大，致伤力的方向不与颅骨平面垂直的情况。颅骨X线片和CT扫描显示骨折线呈线状或星形放射状，骨折线走行多与外力的方向一致。另外，骨缝分离也属于线形骨折。

治疗方法：①单纯线形骨折无须特殊处理，可自行愈合，儿童应警惕形成生长性骨折（growing fracture）；②硬脑膜血管沟、静脉窦途径骨折线时应警惕并发硬脑膜外血肿；③骨折线通过鼻窦和岩骨时应警惕发生脑脊液鼻漏或耳漏；④骨折线通过气窦者可导致颅内积气，需预防颅内感染发生。

2）凹陷骨折：多见于致伤物速度快，与头部接触面积小或暴力直接打击头颅。以骨板凹陷（多在0.5cm以上）为主要特征，可单独或与线状骨折合并发生。成人凹陷骨折多为粉碎性、放射状骨折；婴幼儿可呈乒乓球样凹陷，一般为闭合性。

治疗方法：

处理原则：多数颅骨凹陷骨折应采取手术清创、清除骨片对脑组织压迫，恢复局部血液循环，修补硬脑膜以及减少癫痫发生。

手术适应证：①大面积的骨折片陷入颅腔深度超过1cm者，导致颅内压增高表现，有脑疝可能者，应急诊开颅行颅骨整复术，如果术前出现脑疝者，可能需行去骨瓣减压。②骨折部位位于重要脑功能区，凹陷的骨折片压迫引起神经功能障碍，如偏瘫、癫痫、语言障碍等，应行骨折片复位或去除手术。③位于大静脉窦处的凹陷骨折，手术应极慎重，如未引起神经体征或颅内压增高，不宜手术；如必须手术，需做好处理大出血的准备。④开放性骨折的碎骨片易致感染，需全部去除；硬脑膜如果破裂应清创后缝合或修补。

手术禁忌证：①非功能区的轻度凹陷骨折；②静脉窦区凹陷骨折，无脑受压及颅内压升高症状；③婴幼儿无明显局灶症状者。

（2）颅底骨折（fracture of skull base）

1）机制及分类：颅底骨折约占颅骨骨折的30%，多因颅盖骨折延伸所致，可分为颅前窝、颅中窝及颅后窝骨折。颅底骨折可造成硬脑膜撕裂，蛛网膜下腔与鼻腔、耳道贯通，形成开放性骨折，增加感染风险。但颅底骨折常无须复位，处理上更接近颅脑闭合性损伤。

2）临床表现与诊断要点：不同部位颅底骨折的临床表现不尽相同（表6-2-2）。诊断要点如下：

① 患者有明确外伤史。

② 相应部位头部瘀斑（"熊猫眼"）、脑脊液漏、脑神经损伤等；怀疑脑脊液漏者，可收集流出液行葡萄糖定量检测参考。

③ 头颅X线片和CT检查：X线片可显示颅内积气，但仅30%~50%能显示骨折线；CT骨窗检查可显

示颅底或视神经管骨折;MRI 可见视神经受压挫伤伴水肿。

表 6-2-2 不同部位颅底骨折的临床表现

骨折部位	迟发黏膜瘀斑	脑神经损伤	脑脊液漏	合并脑损伤
颅前窝骨折	眼睑、球结膜下	Ⅰ、Ⅱ	鼻漏、眼漏	额极、额底
颅中窝骨折	颞肌下	Ⅱ、Ⅲ、Ⅳ、Ⅴ、Ⅵ、Ⅶ、Ⅷ	鼻漏、耳漏	颞极、颞底、垂体、下丘脑
颅后窝骨折	耳后、乳突、枕下、咽后壁	Ⅸ、Ⅹ、Ⅺ、Ⅻ	乳突、胸锁乳突肌皮下	小脑、脑干、延髓

3) 治疗

① 颅底骨折本身无须特殊处理。

② 合并脑脊液漏者需预防颅内感染,不可堵塞或冲洗鼻道、耳道等脑脊液漏的通道;慎行腰椎穿刺或腰大池引流,取头高位卧床休息,避免用力咳嗽、打喷嚏及抹涕,预防性应用抗生素。若 CT 或 MRI 提示无脑组织疝入骨折线,患者也可试行腰椎穿刺或腰大池引流,以促进漏口愈合,但应严密监测患者意识、状况变化和颅内感染可能。

③ 绝大多数脑脊液漏口在伤后 1~2 周内自行愈合,如超过 1 个月仍未愈者,可考虑行手术修补硬脑膜;若脑组织疝入骨折线或鼻旁窦内时,也可早期行手术修补。

④ 由于骨片压迫或水肿、出血使视神经管通道狭窄,压迫视神经,出现继发性视神经损伤者,应争取在 12 小时内行神经管减压,视觉诱发电位监测,并结合视神经管薄层 CT 或 MRI,对判断继发性视神经损伤及决定是否手术有重要意义。可选择经颅或内镜下经蝶视神经管减压。

<h1 align="center">第三节 脑 损 伤</h1>

内容要点:

脑损伤是颅脑创伤中较为严重的一种情况。脑挫裂伤和轴索损伤是原发性损伤,是创伤时各种致伤机制造成。受影响的脑组织范围可以在局部,也可弥漫全脑;受影响的病理改变也可轻可重,因而病情复杂。需要注意的是,在弥漫性轴索损伤中,影响全脑的功能,会出现较为严重的临床症状。而局灶性的脑挫伤,应及早处理,力争减少继发性损伤。需要注意有时两种情况可能合并存在。

一、脑挫裂伤

(一) 机制

脑挫裂伤(cerebral contusion)指发生于脑内,多呈点片状出血。可为单发,亦可多发,好发于额极、颞极及其颞底。脑挫伤指脑组织遭受破坏较轻,软脑膜尚完整者;脑裂伤指软脑膜、血管和脑组织同时有破裂,伴有外伤性蛛网膜下腔出血。脑挫裂伤通常可引起血管源性水肿,一般于伤后 3~7 日内发展到高峰,易发生颅内压增高甚至脑疝。挫裂伤灶日后可形成瘢痕、囊肿或与硬脑膜粘连,引起外伤性癫痫。如蛛网膜与软脑膜继发性粘连,影响脑脊液循环,可造成外伤性脑积水。广泛的脑挫裂伤可在数周以后形成外伤性脑萎缩或脑软化灶。

(二) 临床表现与诊断要点

1. 应详细询问头部受伤过程,特别注意检查头皮损伤部位,以此推测脑损伤受伤机制、部位及可能的演变过程。

2. 动态应用格拉斯哥昏迷评分评估脑挫裂伤患者意识障碍严重程度。

3. 神经系统局灶症状因损伤的部位和程度而异。若未伤及脑功能区可无明显神经系统功能障碍;功能区受损时可出现相应的神经系统阳性体征。

4. 颅内高压相关症状,如伤后持续剧烈头痛、频繁呕吐、视神经乳头水肿等,应明确有无颅内血肿或水肿等继发性损害。

5. 腰椎穿刺脑脊液呈血性,含血量与损伤程度有关;颅内压增高者应高度怀疑有颅内血肿或严重脑水肿。颅内压明显增高或脑疝迹象时忌腰椎穿刺。

6. 头颅 X 线片　了解有无颅骨骨折,有助于判断致伤机制及严重程度。

7. 头颅 CT 和 MRI 扫描　CT 扫描脑挫裂伤表现为低密度和高低密度混杂影像,挫裂伤区呈点片状高密度区,严重者可伴有脑水肿和肿胀。MRI 扫描表现为脑挫裂伤灶长 T_1、长 T_2 水肿信号及不同时期的出血信号,对微小病灶、早期梗死灶及轴索损伤较 CT 检查有优势,SWI 序列对于发现早期微出血有特殊的应用价值。

8. 以动态 CT、颅内压监测、脑组织氧分压($PbtO_2$)或经皮脑氧饱和度监测、微透析等多模态监测指导治疗更为有利。

（三）治疗

治疗原则:单纯脑挫裂伤一般以非手术治疗为主,有继发性颅内血肿或难以控制的颅内压增高者需手术治疗。应动态观察意识、瞳孔、语言及肢体活动情况;动态复查 CT,必要时行颅内压监测,晚期应注意外伤性癫痫。

1. 非手术治疗措施

（1）密切观察病情,可抬高床头 14°~30°,以利于颅内静脉回流降低颅内压,对昏迷患者采取侧卧或侧俯卧位,以免误吸。

（2）保持呼吸道通畅,及时清除呼吸道分泌物,短期不能清醒者,应早做气管切开。对爆震伤患者更应注意保持气道通畅。

（3）建立动态观察患者意识、瞳孔、神经体征及生命体征参数变化的意识,动态复查 CT,有颅内压监测指征者应行颅内压监测。

（4）减轻脑水肿,降低颅内压:头高脚低体位,过度换气,脱水利尿、镇静镇痛,必要时行亚低温治疗。难治性颅内压增高可行脑室外引流或去骨瓣减压。

（5）对症支持治疗。

（6）神经营养治疗,有随机双盲临床研究表明,脑苷肌肽与环孢霉素 A 作为神经保护剂对脑挫裂伤动物具有治疗效果,对脑挫裂伤患者效果有待进一步验证。

 延伸阅读

颅脑创伤的保守治疗

亚低温治疗:目前饱受争议。不推荐采取早期(2.5 小时内)、短时程(伤后 48 小时)预防性亚低温治疗。但是亚低温治疗的临床和基础研究仍是颅脑创伤领域的一个方向,其临床风险和收益并存。亚低温疗效可能与颅脑创伤的类型、所采用的低温方法以及医院的医护水平密切相关,今后仍需进行更为规范和细化的临床研究。

高渗治疗:甘露醇和高渗盐水都是传统的降颅内压药物,但其确切的作用机制仍不清楚。高渗治疗可降低颅内压,但对于重型颅脑创伤患者,尚无足够的证据支持其能改善预后。甘露醇可有效控制颅内压升高,应用剂量为(0.25~1)g/kg。应避免动脉性低血压(收缩压 <90mmHg)。对于使用颅内压监测的患者,在脑疝或进行性神经功能恶化征象(不能归因于颅外原因)出现以前,尽量少用甘露醇。

激素治疗:不建议使用类固醇激素改善预后或降低颅内压。重型颅脑创伤患者应禁用大剂量甲泼尼龙,否则会导致病死率增加。

预防癫痫:不推荐预防性使用苯妥英钠或丙戊酸钠防治晚期癫痫;推荐使用抗癫痫药物(苯妥英钠)降低早期(伤后 7 日以内)外伤后癫痫的发生率。

2. 颅内压监测探头植入指征

（1）推荐

1）颅脑创伤（复苏后 GCS 3~8 分）和 CT 扫描异常的全部抢救患者均应进行颅内压监测。头颅 CT 扫描异常包括血肿、挫伤、肿胀、脑疝或基底池受压。

2）对于入院 CT 扫描正常的重型颅脑创伤患者，如有≥2 个以下特征：年龄超过 40 岁；单侧或双侧肢体运动障碍；收缩压 <90mmHg，应行颅内压监测。

（2）不推荐：CT 检查未发现颅内异常、病情比较稳定的轻中型颅脑创伤患者（GCS 9~15 分）不应该行有创颅内压监测。

指南解读

2016 年美国《重型颅脑创伤治疗指南（第四版）》关于颅内压监测的解读

颅内压监测作为重型颅脑创伤治疗中的核心监测技术，《重型颅脑创伤治疗指南（第四版）》ⅡB 级证据推荐：利用颅内压监测所获得的信息管理重型颅脑创伤患者，可以降低住院日和伤后 2 周的病死率。

颅内压监测推荐和我国的《神经外科重症管理专家共识（2013 版）》基本一致。

颅内压监测技术的临床应用已有近 60 年历史。由于颅脑创伤患者病情复杂、个体差异大，仅以颅内压单一指标评估预后显然是不科学和不全面的。此外，对于每例患者而言，颅内压是时刻变化的，如何客观、全面地反映颅内压的情况是个根本问题，亟待开展更深入的研究（包括颅内压的波形、长时记录分析等）。

3. 手术指征

（1）患者意识障碍逐渐加深，保守治疗无效。

（2）CT 提示脑挫裂伤灶进行性增大及继发性脑水肿严重，中线移位明显，脑室系统及环池受压明显，或出现脑干受压征象。

（3）脑挫裂伤合并颅内血肿容量超过 30ml。

（4）颅内压持续升高 >30mmHg，药物难以控制。

4. 脑挫裂伤手术方式　根据挫伤灶及颅内血肿发生部位及减压部位选择手术切口及入路。手术入路主要包括行冠状开颅、单侧或双侧额颞部扩大翼点入路。手术中应清除血肿及糜烂脑组织，防止继发恶性脑肿胀或外伤性癫痫。颅脑爆震伤组织肿胀更甚，推荐早期行大骨瓣减压术，必要时切除额极或颞极行内减压。如术中发现脑挫裂伤严重，即使当时脑肿胀不明显，也应早期去骨瓣减压，以预防继发脑肿胀及恶性颅内压升高发生。清除血肿及挫伤灶后，应放置脑池或脑室引流，预防脑积水的发生；脑挫裂伤已并发脑积水时，应先行脑室引流并查明原因后再做相应处理。术中放置颅内压监测探头对术后治疗具有指导意义。

指南解读

2016 年美国《重型颅脑创伤治疗指南（第四版）》关于去骨瓣减压手术的解读

该指南ⅡA 级证据推荐如下：

1. 对于发生弥漫性脑损伤的重型颅脑创伤患者，以及伤后 1 小时内颅内压升至 20mmHg 以上、持续超过 15 分钟、一线治疗无效的患者，双额去骨瓣手术不能改善其预后（以伤后 6 个月扩展格拉斯哥预后分级为标准），但可降低颅内压，并缩短在重症监护室的住院天数。

2. 推荐额颞顶大骨瓣开颅减压（骨瓣不小于 12cm×15cm 或直径 15cm），可降低重型颅脑创伤患者的病死率和改善神经功能预后。

去骨瓣减压手术在我国推广已久,目前仍然是救治顽固性颅内压增高的重要手段,其积极作用值得肯定。然而,面对重型颅脑创伤患者的复杂病情和高度个体化的情况,目前仍有许多问题亟待解决。国际上近年发表的一些关于去骨瓣减压手术的随机对照试验(RCT)结果并不一致,需要更多的证据验证这一治疗方法,而提供这类证据,也是中国医生的责任。

【典型病例1】

患者,男,73岁,"高处坠落伤后头痛、呕吐2小时"入院。

入院查体:神清,按吩咐动作,GCS 15分。伤后头颅CT提示双额叶脑挫裂伤,予以保守治疗,动态复查头颅CT,早期未行颅内压监测。伤后48小时意识障碍加重,出现嗜睡,GCS 10分。伤后60小时患者出现昏迷,右瞳孔散大(直径5mm),光反射消失,虽然急诊手术,并行双侧大骨瓣减压,但最终患者因脑疝形成而死亡,患者动态头颅CT结果见图6-3-1。

本病例提示双额脑挫裂伤患者早期虽然临床表现尚可,但其实颅内压可能很高,仅因为病变在额部,为相对功能亚区,意识、瞳孔光反应等变化出现较晚,但一旦出现昏迷则提示可能已错过最佳治疗时机。

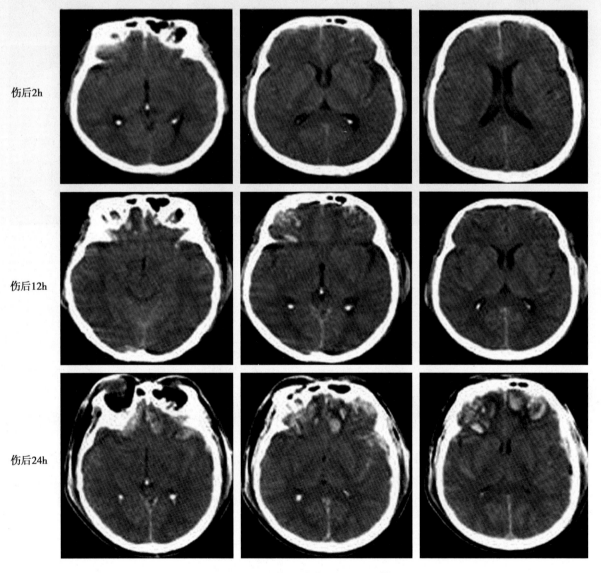

图 6-3-1 外伤后动态头颅 CT 扫描

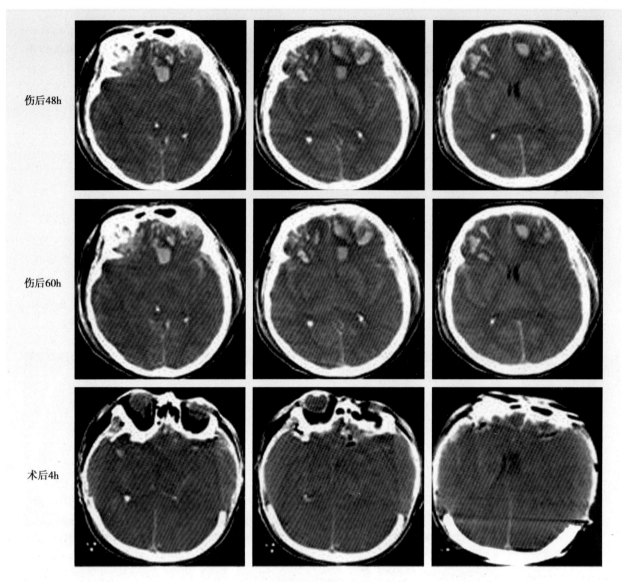

伤后48h

伤后60h

术后4h

图 6-3-1(续)

 临床要点

GCS 的标准虽然是在 CT 出现之前制订的,并没有考虑到脑损伤的实际损伤情况,近年来有很多争论,认为该评分应该结合颅内受损的具体情况,但是迄今为止,并没有发现更好的病情评价系统。而且发现 GCS 和预后直接相关,评分越低,预后越差。因此,目前国际通用的颅脑创伤的病情分级仍以此为依据。

就此病例来说,入院时 GCS 15 分,应该是轻型颅脑创伤。但是要注意的是其后的病情变化:"伤后 48 小时意识障碍加重,出现嗜睡,GCS 10 分",这时应该是病情的转折点,说明已有的干预措施无法扭转颅内脑损伤的继发改变,应该考虑升级干预措施,如手术清除血肿或挫伤等。

【典型病例 2 】

患者,男,46 岁,因"不慎跌倒致头部外伤 1 日"转入院。

入院查体:浅昏迷,双瞳孔直径 2mm,光反射迟钝,四肢可见自主活动,GCS 8 分。

辅助检查:头颅 CT 检查提示双侧额颞叶广泛脑挫裂伤,脑室变小。伤后 24 小时转入院,急诊行颅内压探头植入,动态监测颅内压、PbO₂,发现颅内压持续升高,36mmHg 上下浮动,PbO₂ 偏低,最低达 4mmHg。

治疗过程:急诊双侧大骨瓣减压,术后 6 小时颅内压下降至 11mmHg,PbO₂ 上升至 21.3mmHg。患者意识转好,颅内压监测 5 日后拔出探头,治疗 1 个月出院。患者动态头颅 CT 结果见图 6-3-2。

该病例提示颅内压及 PbO₂ 监测下对及时判定颅内压变化情况,及早制订治疗方案具有重要意义。

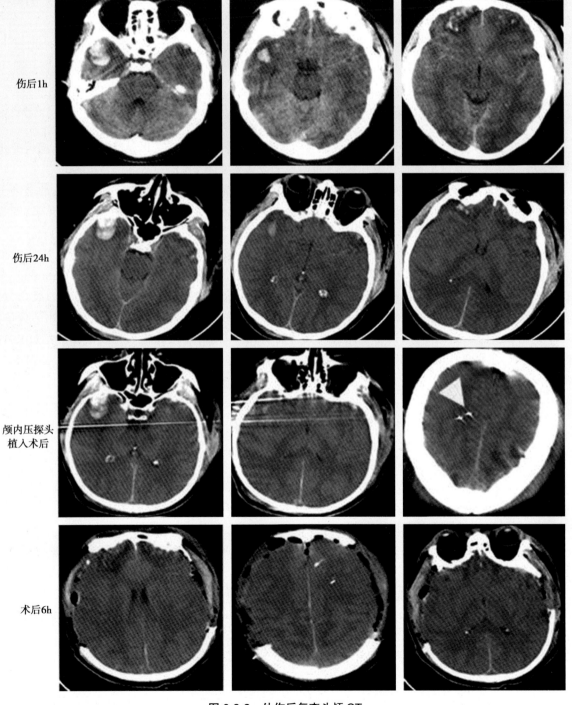

图 6-3-2 外伤后复查头颅 CT

延伸阅读

高级脑监测（advanced cerebral monitoring，ACM）

ACM 包括经颅多普勒（TCD）、动静脉血氧含量差（AVDO$_2$）、局部脑氧监测（PbO$_2$）等，还包括测量脑代谢（葡萄糖、乳酸、丙酮酸、谷氨酸）和脑电监测等。这些监测手段对了解病情变化有一定意义。但是目前只有Ⅲ级证据推荐：推荐将颈静脉球监测所得的 AVDO$_2$（arteriovenous oxygen content difference）的指标可以作为治疗决策的参考信息，其他指标的意义还在进一步探索中。

高级脑监测技术是重症前沿技术的一个热点领域。许多重型颅脑创伤中的病理生理机制、信号通路、级联反应等问题，或可通过监测技术的进步得以进一步明晰。近几年监测技术的发展有限，迄今并无可以达到指南证据级别的指标。

 延伸阅读

颅内压监测的阈值

颅内压监测是现代神经外科重要进步。可以直观地观察到颅内压变化和趋势，对判断病情变化有帮助。但是无创颅内压监测仍不可靠，通用的监测方式都是有创的。

对于颅内压阈值，《重型颅脑创伤治疗指南（第四版）》推荐：建议对颅内压 >22mmHg 的患者予以治疗，因为高于此阈值与病死率增加相关。综合颅内压数值、临床症状以及脑 CT 检查结果，可将其作为临床治疗决策的依据。

此病例中"颅内压持续升高，36mmHg 上下浮动"，肯定是有手术指征的，但是颅内压监测中需要手术干预的阈值是多少？这个问题目前还没有定论，DECRA 试验中采用的是 20mmHg，而 RESCUE-ICP 研究把 25mmHg 作为决定是否手术的标准。还有专家认为可以采用更高的数值，但是由于伦理的问题，无法施行临床试验。随着认识提高，研究人员认为不应该仅仅依靠监测的数值，同时要观察颅内压变化趋势，因其更能代表病情的变化。而且，最近的随机对照试验研究（BEST-TRIP）发现，颅内压监测并不优于传统的临床观察加神经影像检查。因此，绝不能忽略密切的临床观察。

【典型病例3】

患者，老年男性，69 岁，因"摔伤后意识模糊、头痛 1 日"入院。

入院查体：生命体征平稳，意识嗜睡，精神萎靡，呼之能应，言语模糊无力，能简单对答，GCS 14 分，双侧瞳孔等大形圆（直径 3mm），光反射灵敏，颈抵抗阴性，四肢肌力、肌张力正常，双侧 Babinski 征（－）。

头颅 CT：①双侧额叶脑挫裂伤；②左额颞部硬膜下血肿；③蛛网膜下腔出血；④右顶骨骨折；⑤右枕顶部头皮血肿。

入院后行颅内压监护探头置入术。给予止血、脱水、营养神经、预防癫痫等治疗。动态复查头颅 CT 显示出血及水肿情况稳定，颅内压波动在 8~14mmHg 之间，术后第 5 日拔除颅内压监护，继续保守治疗。最终经治疗后患者病情好转出院。患者动态头颅 CT 结果见图 6-3-3。

本病例中，颅内压监测在保证患者安全的情况下，避免了手术清除血肿的风险。

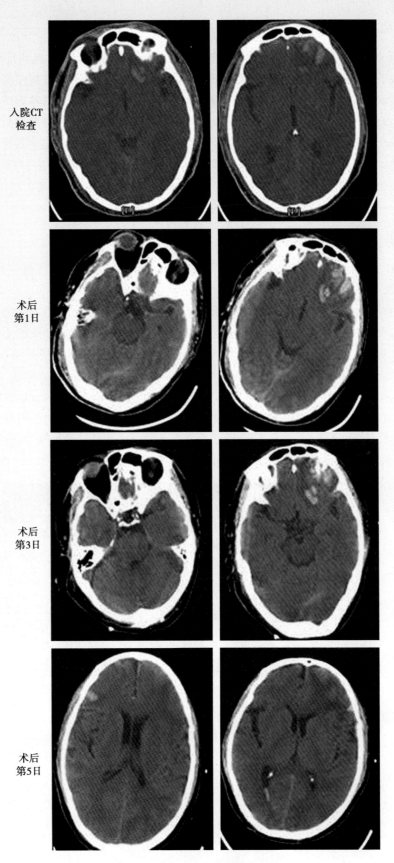

入院CT
检查

术后
第1日

术后
第3日

术后
第5日

图 6-3-3　外伤后头颅 CT

临床要点

　　额叶的挫裂伤,特别是双额叶的挫裂伤,病情变化有时出乎意料。会出现病情的突然变化,有时就是"talk and die",刚刚和别人讲完话,马上就出现脑疝,意识丧失。颅内压监测可以帮助发现问题。

　　关于什么情况下行颅内压监测,《重型颅脑创伤治疗指南(第四版)》推荐如下:颅脑创伤(GCS 3~8 分)和 CT 扫描异常的全部抢救患者。此例患者的 GCS 为 14 分,轻型颅脑创伤患者适合做颅内压监测吗?从治疗的结果看,颅内压监测对于这例患者有益处。所以,需要思考如何看待指南和具体的临床实践工作。指南只能通过医生的实际工作起作用,即指南只能通过增进临床医生的临床经验得以体现其功能。指南只是总结众多病例中一些规律性的经验,并不能完全概括所有情况。

【典型病例 4】

　　患者,男,36 岁,摔伤后意识障碍 8 小时。否认外伤史,但查体右侧颞顶部可见软组织挫伤,神志嗜睡,双侧瞳孔等大,四肢可见活动。

　　术前头颅 CT:右顶部硬脑膜外血肿,左侧蛛网膜下腔出血、硬膜下出血。CTA 检查未见脑血管病。行右侧额部钻孔颅内压监测(颅内压 28mmHg 左右),然后行右侧顶部硬脑膜外血肿清除术,血肿清除完成后术中颅内压波动于 19~25mmHg,骨瓣复位后颅内压波动于 25~30mmHg,升高头位、过度通气、快速输注甘露醇等均能降低颅内压 3~6mmHg。关颅后双瞳孔等大,颅内压 28mmHg,结束手术,返回病房,复查 CT 未见左侧硬膜下血肿,脑中线无移位。术后甘露醇 250ml,每 8 小时 1 次,颅内压 20~27mmHg;术后 4 日患者意识精神好,颅内压 20mmHg 左右,后期患者病情稳定,遂拔除颅内压监护探头,患者痊愈出院。该病例使用术中颅内压监测,指导手术方式,避免了去骨瓣减压及后续的颅骨修补。术后颅内压连续监测指导脱水药的使用,使患者在安全的情况下度过水肿高峰。患者动态头颅 CT 结果见图 6-3-4。

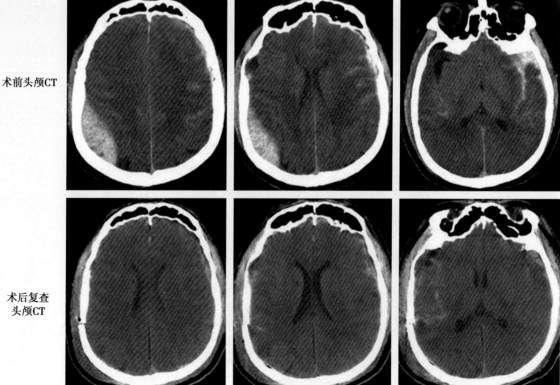

术前头颅CT

术后复查
头颅CT

图 6-3-4　手术前后头颅 CT

延伸阅读

预防性去骨瓣减压

去骨瓣减压手术可分为两种:一种是预防性的,即在手术当时并没有明显的颅内压升高,但是判断可能会有其后的脑肿胀等情况,所以去除骨瓣;另一种是在保守治疗中,高颅压状态无法控制所以去除骨瓣。脑创伤手术去不去骨瓣,一直是神经外科医生争论的话题,目前还未达成共识。这主要因为患者情况状态各异,很难总结出适用于所用情况的指南。目前进行的两个临床试验:一个为英国剑桥大学主导的 RESCUE-ASDH 试验,是考察急性硬膜下血肿患者预防性去骨瓣的意义,在手术当中随机选择去除还是保留骨瓣;另一个是 PRECIS 试验,在四川大学华西医院进行,研究目的是验证脑内血肿手术中去骨瓣的意义。可以预见,即使两个研究得出不同的研究结论,争议也不会完全消除,因为临床实践远远要比随机对照试验复杂。

二、弥漫性轴索损伤

(一) 机制及分类

弥漫性轴索损伤(diffuse axonal injury)属于惯性力所致的弥漫性脑损伤,由于头部产生旋转加速度或角加速度,脑组织内部发生剪切力作用,脑组织受压及回位过程中神经轴索和小血管损伤。胼胝体、脑干头端以及小脑、内囊和基底节则是剪切力作用下的易损区。显微镜下所见为轴突断裂的结构改变。

根据患者昏迷的时间和程度,将弥漫性轴索损伤分为三种类型。

1. 轻型　伤后昏迷 6~24 小时,清醒后有记忆力减退和逆行性遗忘,无肢体运动障碍,少数患者出现短期的去皮质状态。

2. 中型　最为常见,伤后昏迷数天至数周,常伴有颅底骨折,伤后偶尔出现脑干体征和去皮质状态,清醒后有明显的记忆力减退、逆行性遗忘和轻度肢体运动障碍。

3. 重型　最严重的一种类型,伤后昏迷数周或更长,出现明显的去皮质状态、去大脑强直、植物状态或痴呆。

(二) 临床表现与诊断要点

1. 头部有加速性损伤病史。

2. 伤后大多即刻昏迷,昏迷程度深,持续时间长,无中间清醒期。

3. 无明确的神经系统定位体征,部分患者出现瞳孔可表现为双侧瞳孔不等大,单侧或双侧散大,对光反射消失,以及同向斜视、眼球分离或强迫下视。

4. 非出血性病灶和针尖样大小的出血点较难在 CT 上识别,而头颅 MRI 扫描可见大脑皮质的髓质交界处、神经核团和白质交界处、胼胝体、脑干有单发或多发微小出血灶及弥漫性肿胀、蛛网膜下腔出血。弥散张量成像(DTI)对各方向走行的轴突形态进行重建,从而直观地显示轴索损伤程度。另外,磁敏感加权成像(SWI)对脑内微小出血具有特殊的诊断敏感性。

5. 严重弥漫性轴索损伤可造成脑干诱发电位潜伏期明显延长。

(三) 治疗

1. 严密观察患者的生命体征与病情变化时,复查头颅 CT 或 MRI。

2. 保持呼吸道通畅,必要时做气管切开和呼吸机辅助呼吸。

3. 减轻脑水肿,降低颅内压。头高脚低体位,过度换气,脱水利尿,镇静镇痛,必要时行亚低温治疗。

4. 止血剂、亚低温与高压氧治疗可作为脑保护措施。

5. 治疗并发症,如脑积水等。

6. 手术治疗。对于脑肿胀严重导致颅内压升高,保守治疗无法控制者,可考虑行去骨瓣减压。

7. 神经营养治疗。

 延伸阅读

脑保护药物的评价

除了外科治疗，脑保护药物治疗神经创伤的热点。黄体酮虽然在前期的实验中取得很好的效果，但是在临床试验中却没有取得预期的结果。促红细胞生成素（erythropoietin）被认为可以通过抗兴奋性氨基酸毒性、抗细胞凋亡、增加细胞钙内流和抑制 NO 合成等机制，具有脑保护作用，但在临床试验中并没有表现出它的作用。同样有很好前景的环孢霉素（cyclosporine）和烟酰胺（nicotinamide），在严格的动物实验中被发现缺乏脑保护作用的证据。

脑损伤后手术干预并不能很好地改善预后，很多关于手术干预随机对照试验无明显效果的原因在于，手术仅仅是减少了继发性损伤，原发性损伤的治疗一直是难点。药物治疗应该是创伤性脑损伤的重要研究方向。

三、外伤性颅内血肿

（一）机制及分类

外伤性颅内血肿（intracranial hematoma）形成后，其严重性在于血肿占位效应引起颅内压增高；一般幕上血肿超过 30ml、幕下血肿超过 10ml 即可引起脑组织受压和颅内压增高，甚至发生脑疝。早期清除血肿，可在很大程度上改善预后。根据血肿的形成时间、血肿部位、血肿数量、是否伴有脑挫裂伤、头颅 CT 特点等，颅内血肿有不同的分类（表 6-3-1）。

表 6-3-1 颅内血肿的分类

分类方法	类别
按照血肿形成时间	(1) 特急性颅内血肿：伤后 3h 内 (2) 急性颅内血肿：伤后 3h~3d (3) 亚急性颅内血肿：伤后 3d~3 周 (4) 慢性硬脑膜下血肿：伤后 3 周以上
按照血肿部位	(1) 硬脑膜外血肿：颅骨和硬脑膜之间 (2) 硬脑膜下血肿：硬脑膜和蛛网膜之间 (3) 脑内血肿：脑实质内
按照血肿数量	(1) 单发性血肿 (2) 多发性血肿
按照是否有脑挫裂伤	(1) 单纯性血肿：无脑挫裂伤 (2) 复合性血肿：合并脑挫裂伤
根据头颅 CT 特点	(1) 迟发性颅内血肿：首次 CT 检查未见血肿，复查发现血肿 (2) 隐匿性颅内血肿：无相关症状，CT 检查发现血肿

（二）硬脑膜外血肿

1. **机制及分类** 硬脑膜外血肿（epidural hematoma，EDH）是指外伤后血肿形成于颅骨内板与硬脑膜之间，好发于幕上大脑半球凸面，约占外伤性颅内血肿的 40%，出血多源于骨折损伤的硬脑膜动静脉、静脉窦或颅骨板障，主要由颅骨线形骨折所致，以脑膜中动脉损伤出血最常见。

2. **临床表现与诊断要点** 硬脑膜外血肿临床表现与血肿大小、位置、血肿扩大速度及并发脑损伤相关。

（1）意识障碍：患者伤后可出现下列五种情况。①一直清醒；②一直昏迷；③伤后清醒随即昏迷；④伤后昏迷随即清醒;⑤20%~50%患者出现典型"昏迷-清醒-再昏迷",即中间清醒期(lucid interval)。头部受伤急性期出现意识障碍,意识恢复后由于硬脑膜外血肿扩大、颅内压增高导致脑干受压,再次出现昏迷,并可能出现脑疝症状。

(2) 颅内压增高:多数患者伤后即有头痛、恶心、呕吐等颅内压增高症状。颅内压伴随血肿量扩大进行性增高,则出现血压升高、脉搏减慢、脉压增大、心率和呼吸减慢等代偿反应,称为库欣反应;病情进一步恶化则出现血压下降、脉搏细弱和潮式呼吸,病情十分危重。

(3) 瞳孔改变:颅内血肿所致的颅内压增高达到一定程度,便可引起脑疝,幕上血肿大多先形成小脑幕切迹疝,除意识障碍外,还出现瞳孔变化,早期是因动眼神经受刺激,表现为患侧瞳孔缩小,但时间短暂,往往不被察觉,随即由于动眼神经受压,患侧瞳孔散大。若脑疝继续发展,脑干严重受压,中脑动眼神经核受损,则双侧瞳孔散大。与幕上血肿比,幕下血肿较少出现瞳孔变化,而易出现呼吸紊乱甚至骤停。

(4) 多数急性硬脑膜外血肿不会出现明显神经系统体征,仅当血肿压迫脑功能区可出现相应的神经功能缺损。

(5) 头颅 X 线片:颅骨 X 线片观察到跨脑膜中动脉及横窦、乙状窦、上矢状窦等重要静脉窦的骨折线时,应高度重视有硬脑膜外血肿的可能。松果体钙化对判断脑中线移位也有一定意义。

(6) 头颅 CT:表现为颅骨内双凸形或梭形高密度影。部分硬脑膜外血肿可合并有其他颅内病变,如硬脑膜下血肿、脑挫裂伤和脑内血肿等。

3. 治疗 急性硬脑膜外血肿有手术指征后,应立即手术清除颅内血肿、解除颅内高压。通常单纯硬脑膜外血肿不必去骨瓣减压,但合并严重脑挫裂伤或手术前脑疝时间长,应行去骨瓣减压术。术中超声对开颅患者探查有重要作用。术中急性脑膨出时,应高度警惕对侧颅内血肿的形成,可应用术中超声探测,必要时在对侧钻孔探查和/或手术。手术指征如下:

(1) 幕上血肿量大于 30ml、颞部血肿量大于 20ml、幕下血肿量大于 10ml、中线移位超过 5mm、脑室受压明显者。

(2) 意识障碍进行性加重或出现再昏迷。

(3) 局灶性神经系统症状持续存在。

(4) 颅内压大于 25mmHg 或有进行性升高表现。

4. 手术禁忌证 濒死状态、GCS≤3 分者或≤5 分且年龄大于 75 岁者、瞳孔散大、无自主呼吸或血压不升者。

临床上还可见慢性硬脑膜外血肿,血肿形成速度较缓慢,出血来源多为静脉损伤。临床表现发展缓慢,以头痛、呕吐及视神经乳头水肿等慢性颅内压增高的症状和体征为主。慢性硬脑膜外血肿可自行吸收,如吸收不完全可行手术治疗,多采用骨瓣开颅清除血肿,血肿已液化且包膜未钙化者可钻孔冲洗引流,但术后复发率达 25%,复发时应行 CTA 或 DSA 排除外伤性脑膜中动脉动脉瘤。

(三) 硬脑膜下血肿

硬脑膜下血肿(subdural hematoma,SDH)是指创伤后发生于脑皮质与硬脑膜和蛛网膜之间的血肿,出血多来源于脑挫裂伤、脑皮质动静脉破裂或桥静脉断裂,是颅内血肿中最常见者,常呈多发性或与其他血肿合并发生。可按发病时间分为急性硬脑膜下血肿(伤后 3 日内发生)、亚急性硬脑膜下血肿(伤后 3 日~3 周)和慢性硬脑膜下血肿(伤后 3 周后发生)。本节介绍急性硬脑膜下血肿。

1. 机制 一般都为暴力使脑组织与固定的硬脑膜形成移位,将皮质与硬脑膜静脉窦间的桥静脉撕断而引起出血,也可由于脑组织挫伤后皮质血管出血流入硬脑膜下腔所致。复合性血肿大多由对冲性脑挫裂伤所致,好发于额极、颞极及其底面。单纯性血肿多为桥静脉损伤所致,此类血肿较广泛地覆盖于大脑半球表面。

2. 临床表现与诊断要点 急性硬脑膜下血肿多与脑挫裂伤及继发性脑水肿伴发,伤情一般比较严重,病情发展较快,伤后意识障碍较为突出;常表现为持续昏迷,并呈进行性恶化,较少出现中间清醒期,即使意识障碍程度可能一度好转,也较短暂。急性硬脑膜下血肿与急性硬脑膜外血肿临床特点往往存在不同(表 6-3-2)。

表 6-3-2　急性硬脑膜外血肿与急性硬脑膜下血肿临床特点比较

临床特点	急性硬脑膜外血肿	急性硬脑膜下血肿
着力点	多发生在着力同侧	多发生在着力对侧,同侧少
脑挫裂伤	较轻,多发生在着力部位	较重,多发生在对冲部位
颅骨骨折	多数有	半数患者有
血肿与骨折关系	多在同侧	同侧、对侧均可
原发性意识障碍	较轻	较重
中间清醒期	多见	较少出现
蛛网膜下腔出血	少见	严重

　　(1) 外伤史:一侧枕部着力,可能于对侧额、颞部发生脑挫裂伤和硬脑膜下血肿;后枕中线部着力易导致双侧额、颞底部脑挫裂伤和硬脑膜下血肿;前额部受力时,脑挫裂伤和血肿往往都发生于前额部,极少发生于枕部。

　　(2) 主要表现:意识进行性加深,生命体征变化突出,较早出现小脑幕切迹疝。

　　(3) 患者多合并脑挫裂伤,如累及相关脑功能区可出现神经系统阳性体征。由于多并发严重蛛网膜下腔出血,可出现明显脑膜刺激征。神经系统阳性体征进行性加重或新发,应考虑继发性颅内血肿。

　　(4) 头颅 X 线片:急性硬脑膜下血肿患者约半数可见颅骨骨折。

　　(5) 头颅 CT:颅骨内板与脑组织之间高密度新月形影,覆盖于脑表面。

　　(6) 急性期硬脑膜外血肿 MRI 检查为等信号,但 MRI 对脑挫裂伤的范围、程度以及血肿部位、血肿量、占位效应及合并缺血性脑损伤较 CT 更为敏感。

　　3. 治疗　确诊后应及时在脑疝形成前清除血肿,伴有脑疝、严重脑挫裂伤或脑水肿、中线结构移位明显、血肿清除后颅内压缓解不理想时,需行去大骨瓣减压术。手术指征如下:

　　(1) 幕上血肿量大于 30ml、颅后窝血肿量大于 10ml、中线移位超过 5mm。

　　(2) 意识障碍进行性加重或出现再昏迷。

　　(3) 神经系统症状进行性加重或出现新的阳性体征。

　　(4) 颅内压大于 30mmHg 或进行性升高等患者符合去骨瓣减压的手术指征。

　延伸阅读

RESCUE-ASDH 试验

　　RESCUE-ASDH 试验,入组的是成年颅脑创伤患者,CT 上可见急性硬膜下血肿(若同时伴有血肿或挫伤也可纳入)需要手术清除血肿,手术清除完血肿后随机分组,一组骨瓣复位,一组去除骨瓣。最后比较两组预后的差异,以此来验证原发减压手术能否改善此类患者预后。试验计划在五年的时间招募 990 个病例,现试验正在进行中。

　　在目前的认识水平上应该找到一个平衡点,若减压手术适应证过宽,就会增加不必要的去骨瓣减压,增加并发症;若适应证过严,就可能需要二次手术减压,同样增加了患者的风险。

　　(四) 脑内血肿

　　1. 机制　脑内血肿(intracerebral hematoma)是指外伤后脑实质内血肿,根据受伤的部位及机制,可发生于脑组织任何部位,以额叶和颞叶最为多见。脑内血肿约占颅内血肿的 5%。多是因为脑组织受剪切力或形变作用致使脑实质内血管撕裂出血所致。

2. 临床表现与诊断要点

(1) 位于非脑功能区的血肿首发症状以颅内压增高三主症为主,多无明显定位症状或体征。

(2) 当重要功能区及传导束受血肿压迫,则可出现偏瘫、偏身感觉障碍、失语、偏盲以及局灶性癫痫。

(3) CT 扫描在受伤急性期出现的脑内血肿可显示高密度团块,周围有低密度水肿带,2~4 周时血肿变为等密度信号;4 周以上呈低密度。

3. 治疗

(1) 手术治疗:急性脑内血肿多伴随脑挫裂伤及硬膜下血肿。手术方法多采用骨窗或骨瓣开颅术,清除硬脑膜下血肿及挫伤糜烂脑组织后,随即清除脑内血肿。部分脑深部血肿,如基底节区血肿,可采用微创内镜血肿清除手术治疗,或采用钻孔引流术,必要时可注入尿激酶液化血肿后引流或吸引。

(2) 非手术治疗:少部分脑内血肿脑挫裂伤不重,幕上血肿不足 30ml,神志清楚,病情稳定,或颅内压监护不超过 25mmHg 者,均可采用非手术治疗。慢性脑内血肿已有囊变者,颅内压正常,除非有难治性癫痫,一般不考虑手术治疗。

(五) 脑室内出血与血肿

1. 机制 外伤所导致的脑室内出血与血肿约占重型颅脑损伤发生率的 1%~2%,常与弥漫性轴索损伤、脑挫裂伤或脑内血肿合并存在。外伤性脑室出血可分为原发性出血(损伤室管膜血管)和继发性出血(脑实质内血肿破入脑室)。

2. 临床表现与诊断要点 外伤性脑室出血与血肿患者临床表现根据出血量大小、时间、合并颅脑损伤程度与类型而异,两者症状可发生重叠不易区分。

(1) 患者多有不同程度的意识障碍,单纯性外伤脑室出血意识障碍较轻,合并广泛性颅脑挫裂伤者,常常昏迷程度较深。部分患者早期可出现中枢性高热,体温可达 39℃以上。同时患者可出现颅内压增高症状。另外,伤后并发脑室出血者早期出现瞳孔变化,时大时小,对光反射迟钝,同时可出现呼吸急促,去脑强直及脑膜刺激征,易与脑干损伤及丘脑下部损伤混淆。

(2) 头颅 CT 检查可见明显高密度影充填部分脑室系统,大量出血可形成全脑室铸型。

3. 治疗 外伤性脑室出血与血肿往往并发严重脑挫裂伤及其他部位血肿,常需手术治疗。少量脑室出血多能自行吸收,可行腰椎穿刺引流血性脑脊液或脑脊液置换术。脑室出血量充盈全脑室系统,需行开颅手术或钻孔脑室外引流,并视情况在获得知情同意后给予尿激酶溶解和引流铸型血块;后期如果出现脑积水,尚需行脑室 - 腹腔分流术。

(六) 迟发性颅内血肿

1. 机制 迟发性颅内血肿指的是患者在外伤后首次检查头颅 CT 未发现颅内血肿,经一段时间后复查 CT 才发现颅内血肿形成,或者在原无血肿的部位发现新的血肿。发生机制可能是外伤导致的血管损伤,但尚未引起全层破裂,甚至形成创伤性动脉瘤。

2. 临床表现与诊断要点

(1) 患者在受伤后经历一段时间的病情平稳期后,出现进行性意识障碍加深,或出现颅内压增高甚至脑疝表现。

(2) 颅脑损伤患者在出现病情变化时,需及时动态 CT 观察比对。迟发性颅内血肿常发生于伤后 24 小时内,可发生于脑内、脑室内或硬脑膜下,以脑内最常见,CT 检查可准确定位。

3. 治疗 治疗原则与首发性颅内血肿相同,一经发现血肿形成,并符合手术指征者应及时安排手术。可选择开颅血肿清除术或颅骨钻孔冲洗引流术。脑内幕上血肿量不足 30ml 或幕下不足 10ml,且脑挫裂伤不重,一般情况好,生命体征稳定或颅内压测定不超过 25mmHg 者,可采用非手术治疗,予以动态观察,及时复查 CT。此外,迟发性颅内血肿应高度警惕创伤性动脉瘤破裂可能,及时行 CTA、MRA 或 DSA 检查以明确诊断。

第四节　慢性硬膜下血肿

内容要点:

　　慢性硬膜下血肿指硬脑膜下、蛛网膜以外的硬脑膜下腔发生慢性血肿积聚,且血肿发生超过 3 周以上。慢性硬膜下血肿进展缓慢,临床表现隐匿。伤后 3 周至数月、极少数可在伤后数年才出现症状,临床表现差异大。慢性硬膜下血肿患者凡有明显症状者,即应手术治疗,目前主流术式为钻孔冲洗加置管引流术。

　　文字最早报道慢性硬脑膜下血肿是在 17 世纪,1925 年 Putnam 和 Cushing 正式把该病命名为慢性硬膜下血肿,它指硬脑膜下、蛛网膜以外的硬脑膜下腔发生慢性血肿积聚,且血肿发生超过 3 周以上。该病发病率为 7/10 万 ~13/10 万,好发于老年人,平均发病年龄约为 63 岁,但该病也发生于几周龄到 3~4 岁幼儿,总体发生率约占颅内血肿的 10%。血肿常发生于额顶颞半球凸面,多为单侧,1/10~1/5 患者为双侧血肿。血肿存在完整包膜,积血量可达 100~300ml,液化的血肿呈"酱油样"改变。

一、发生机制

　　慢性硬膜下血肿的出血来源和发病机制尚不完全清楚。过去有观点认为系大脑皮质凸面汇入上矢状窦的桥静脉破裂出血而致,但目前认为慢性硬膜下血肿好发的解剖区域并无桥静脉;还有学者认为与出血后局灶高渗透压有关,但 20 世纪 80 年代已经有学者通过实验给予否认。也有学者认为系急性硬膜下血肿演变而来,但是最新流行病学统计发现,53% 左右的患者有明确外伤史,而其他患者不能提供或无明确外伤史。目前普遍认为血肿发生与局部炎性反应有关。也有学者提出营养不良、维生素 C 缺乏、硬脑膜血管性疾病、本身存在凝血机制异常、长期饮酒和癫痫发作等也是易发因素。更有学者认为发生慢性硬膜下血肿与患者先天脑发育不良、脑萎缩等导致患者本身存在硬膜下较大间隙相关。

二、临床表现

　　慢性硬膜下血肿进展缓慢,临床表现隐匿。伤后 3 周至数月、极少数可在伤后数年才出现症状。临床表现差异很大,大致可归纳为三种类型:①以颅内压增高症状为主,表现为头痛,且与体位有关。部分患者可出现视力障碍或双眼外展受限,眼底水肿甚至出血。②以局灶症状为主,如偏瘫、失语、局限性癫痫等。③以智力和精神症状为主,表现为头昏、耳鸣、记忆力减退、精神迟钝或失常。第一、二种类型易与颅内肿瘤混淆,第三种类型易误诊为神经症或精神性疾病。

三、诊断

　　慢性硬膜下血肿容易被误诊或漏诊,应引起注意。凡老年人出现上述某种临床表现,特别是曾经有过轻度头部受伤史者,应考虑到慢性硬膜下血肿的可能,及时施行 CT 或 MRI 检查。不同时期的硬膜下血肿在 CT 上显示为脑表面高低不等的新月形或半月形密度影(图 6-4-1),但如果密度如脑脊液样密度,须考虑硬膜下积液可能,MRI 有助于鉴别;而不同时期的硬膜下血肿在 MRI 上信号各异(图 6-4-2、表 6-4-1)。

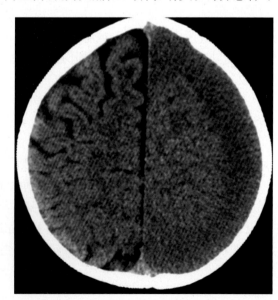

图 6-4-1　CT 示慢性硬膜下血肿

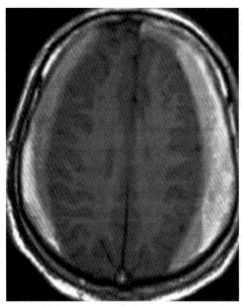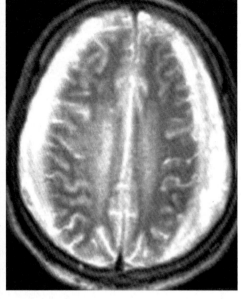

图 6-4-2 MRI 示慢性硬膜下血肿

表 6-4-1 硬膜下血肿 CT/MRI 表现

影像学检查	急性	亚急性	慢性
CT	高密度	等或略高密度影	略低或等密度
MRI	T_1/T_2 低信号	T_1/T_2 高信号	T_1 低 /T_2 高信号

四、治疗和预后

（一）治疗

1. 手术治疗 慢性硬膜下血肿患者凡有明显症状者,即应手术治疗。

（1）手术指征

1）临床出现高颅压症状和体征,伴有或不伴有意识改变和大脑半球受压体征。

2）CT 或 MRI 扫描显示单侧或双侧硬脑膜下血肿厚度 >10mm、单侧血肿导致中线移位 >10mm。

（2）手术方法:包括开颅血肿清除、钻孔引流等,目前主流术式为钻孔冲洗加置管引流术,对于反复发作、包膜厚、血肿机化的慢性硬膜下血肿,则需要开颅手术剥除血肿包膜、清除机化血肿。手术操作过程注意要点如下:

1）钻颅位置选择血肿最厚部位并使该位置位于头位最高点。

2）钻孔时注意避免过多剥离硬脑膜,以免导致急性硬膜外血肿。

3）手术时,在钻孔前下及后上方各开一小缺口利于斜形置管,切开硬膜的同时将引流管置入血肿腔,避免引流管尖端垂直下行而损伤大脑皮质。

4）多方向反复温盐水冲洗,最好将血凝块冲洗排出。冲洗盐水的温度以接近体温为宜。

5）术毕时冲水排气。

慢性硬膜下血肿钻孔引流术后血肿残留常见,患者通常没有症状。研究发现约78%的患者在术后第10日复查头颅 CT 仍可见少量硬脑膜下血肿,完全消失需要 6 个月。如果血肿量没有进行性增加,且患者症状未加重,可继续观察。

2. 非手术治疗 选择非手术治疗的原因如下:

（1）临床症状和体征轻微,CT 或 MRI 扫描显示单侧或双侧硬脑膜下血肿厚度 <10mm、中线移位

<10mm，允许长期观察。

（2）患者术后长期残留血肿，或术后血肿复发，但拒绝再次手术。

（3）老年患者合并其他疾病以致手术风险加大，术后并发症发生率高。

（4）对手术存在恐惧心理而不愿接受手术等。

近年来，以 MGS-GCS（表 6-4-2）作为筛选工具，选择 MGS-GCS 不超过 2 分者施以保守治疗，未在治疗中发现脑疝等紧急情况。

非手术治疗包括观察和药物治疗两种。有多项研究报道一些慢性硬膜下血肿可自我吸收，但缺乏大宗数据。20 世纪 50 年代欧洲许多医生尝试以糖皮质激素保守治疗或作为术后补充治疗防止血肿复发。21 世纪初则有学者尝试应用血管紧张素转换酶抑制剂、止血药（氨甲环酸）以及阿托伐他汀等疗法。

表 6-4-2 MGS-GCS 标准

MGS-GCS 分级	GCS/ 分	评估
0 级	15	神经系统正常，无症状
1 级	15	无神经系统缺失，但有头痛和步态不稳等症状
2 级	13~14	有局灶神经系统缺失如嗜睡、定向不能和偏瘫等神经系统症状和体征
3 级	9~12	意识水平改变，但疼痛刺激反应尚正常，出现一些神经体征，如偏瘫等
4 级	<9	昏迷，对疼痛刺激无运动反应。出现去脑强直或去皮质强直

（二）预后

慢性硬膜下血肿患者经钻孔引流术后多可获得满意效果。未及时诊治、病情危重或伴有并发症者疗效欠佳或死亡。影响预后的主要因素与血肿大小、是否有间隔、是否高龄以及治疗是否规范和及时有关。

延伸阅读

慢性硬膜下血肿复发和疗效评价

慢性硬膜下血肿是神经外科最常见的疾病，随着人口老龄化，该病发病率增高。慢性硬膜下血肿复发，通常指再次出现临床症状并且神经影像上看到血肿液在原手术部位的再积聚。根据以上定义，没有症状、仅复发发现血肿有所增大不属于"复发"。

国际上先进的手术方法是钻孔引流，剑桥大学的研究显示其复发率为 8.9%，依照这一手术方案的临床研究结果，复发率为 5%~10%，疗效应该有提升空间。进一步的研究应该从两个方面开展：一是优化手术流程，二是药物治疗，可以一定程度避免再次手术。在药物治疗方面，阿托伐他汀是有效药物，在国内已形成共识；而糖皮质激素经过严格临床试验验证后，不建议临床使用。

第五节 开放性颅脑损伤

内容要点：

开放性颅脑损伤的处理应借鉴战伤的处理原则，即现场急救原则，专科医院的处理步骤和目标，并要顾及其后的修复和康复。爆震伤的受伤机制复杂，有可能是多发伤和复合伤，诊治的困难更大，需要仔细评估和密切监测，确定处理的顺序。

在现代战争和灾难救治中，颅脑爆震伤比例增加，成为最大的致死原因。颅脑爆震伤作为颅脑损伤中特殊类型，死亡率高，救治难，后期伴有不同程度的神经功能障碍。

一、非火器性开放性颅脑损伤

（一）机制

非火器性开放性颅脑损伤（open craniocerebral injury）是指非火器导致的脑组织、硬脑膜、颅骨和头皮均向外界开放的损伤。其致伤物分为两类，一类是锐器伤，另一类是钝器伤。锐器伤往往容易穿透头皮、颅骨、硬膜，进入脑组织；钝器的致伤机制可因致伤物种类而不同，如石块等击中头部造成的开放伤，机制与闭合性颅脑损伤中的加速伤类似。与闭合性颅脑损伤比较，开放性颅脑损伤由于创口存在，脑组织与外界相通，在临床上更容易发生失血性休克、颅内感染等并发症。

（二）临床表现与诊断要点

1. 患者有明确的颅脑外伤史。

2. 重者可见创口头皮裂开，颅骨碎裂外露，碎烂的脑组织或脑脊液外溢；轻者伤口可以很小，被头发掩盖而漏诊。检查应注意创口大小、方向、深度、是否有活动性出血，创口内有无异物。

3. 开放性颅脑损伤早期可出现休克及生命体征改变。休克多因损伤颅内重要动静脉或全身多发复合伤所引起的失血性休克。严重的开放性颅脑损伤救治要特别注意检查是否存在复合伤；其常见的复合伤多为胸腹闭合性损伤。另外，损伤如果直接伤及脑干、下丘脑等重要结构也会出现生命体征变化。

4. 意识障碍的发生与脑损伤部位和程度直接相关，严重的开放性颅脑损伤，常合并有颅内血肿或急性脑水肿的发生，导致颅内高压者，可早期出现意识障碍。患者意识障碍的进行性加重提示脑疝的发生。

5. 当开放性损伤伤及脑功能区，可出现相应的神经系统症状局灶症状。伤及脑神经，也可出现相应神经功能缺失。

6. 开放性颅脑损伤患者早期可有低热，致伤物可将头皮、头发、碎骨片等异物带入脑组织内，若清创时间延迟或不彻底，易发生化脓性脑膜炎、脑炎或脑脓肿，引起高热、谵妄及癫痫，脑膜刺激征阳性。

7. 头颅 X 线片检查可了解颅骨骨折的类型、部位、程度，颅内金属异物或碎骨片性质、数目、位置，有利于指导清创。头颅 CT 扫描除了可显示颅骨骨折及颅内异物情况，也可用于诊断颅内血肿、脑挫裂伤、蛛网膜下腔出血、早期脑疝征象等。MRI 用于更清楚显示颅内脑组织、水肿等变化。

（三）治疗

1. 维持呼吸、循环稳定，防止休克。

2. 急救时尽量少扰动伤口，尽快用敷料包扎，减少出血和继发损伤、污染；伤口内留置有致伤物者不可拔出或摇动，以免引起颅内大出血。

3. 遇脑组织外溢者，注意用干净的纱布或碗状物保护好突出的脑组织。

4. 手术清创。开放性颅脑损伤原则上需尽早行清创缝合术，使之闭合。清创缝合应争取在伤后 6 小时内进行；在使用抗生素前提下，72 小时内尚可行清创缝合，清创从头皮到脑伤道逐层进行，去除失去活力的头皮组织和异物，修齐创缘；去除游离的碎骨片，于邻近损伤部位钻孔，咬除污染区碎骨片；最小限度地切除硬脑膜边缘，最后彻底清除血凝块、异物及嵌入的骨碎片。清创后若脑组织塌陷、脑搏动良好，缝合或修补硬脑膜；脑挫裂伤严重，清创后颅内压仍高者，可不缝合硬脑膜减压，分层严密缝合头皮。对于感染的开放性颅脑损伤，先行抗感染、伤口引流等处理，待感染控制后行晚期清创。

5. 异物处理。有致伤物嵌入者不可贸然拔除，应将患者送至有条件的单位，在对致伤物可能伤及颅内重要结构（如血管等）行 CTA、DSA 等检查后，并在做好充分准备的情况下行手术拔除。以头皮伤口为中心，做一"S"形切口，绕颅骨穿孔周围钻孔形成骨瓣，将嵌入物连同骨瓣沿其纵轴方向缓慢拔出，发现活动性出血时立即剪开硬脑膜，寻找出血点止血，清除失活脑组织和凝血块后逐层缝合。

二、颅脑爆震伤

颅脑爆震伤在战时常见，平时亦有发生，仅次于四肢伤，但死亡率居首位。

（一）机制

主要为爆炸物爆炸产生的投射物和冲击波对颅脑及全身产生的损伤。投射物（如弹丸、弹等）穿透脑膜入颅后，在脑内形成伤道，类似枪弹伤，其病理机制如下：①原发伤道区，指伤道中心区，内含有毁损与液化的脑组织碎块、出血、血块以及随致伤物进入的颅骨碎片、头发、泥沙及弹片或枪弹等；②脑挫裂伤区，由于高速投射物穿入颅腔后的瞬间，在脑内形成暂时性空腔，产生超压现象，冲击波向周围脑组织传递，使脑组织顿时承受高压和相继的负压作用而引起脑挫裂伤；③震荡区，脑挫裂伤区以外为震荡区。组织结构完整，神经元及神经纤维可因震荡而发生暂时性功能抑制，不伴其他继发性损害，日后常能恢复。震荡区的大小不一，范围与传递给组织的能量有关。

冲击波致伤则是冲击波直接导致的脑组织瞬间损伤，可直接导致神经细胞凋亡、坏死，导致神经功能丧失，此过程通常不可逆转，也可损伤毛细血管和小血管直接引起颅内血肿，并且冲击波致伤所引起的创伤性脑水肿（traumatic brain edema，TBE）。特别是恶性脑水肿往往是患者预后不良的主要病理变化。此外，因为冲击波的物理致伤机制往往对含气器官损伤较重，所以对颅脑含气较多的鼻旁窦和听觉系统损伤较重。

（二）临床表现与诊断要点

1. 表现为意识障碍、记忆缺失和/或神经功能丧失，可根据 GCS 分为轻度（GCS 14~15 分）、中度（GCS 9~13 分）及重度（GCS 3~8 分）。

2. 爆震伤往往有呼吸骤停，损伤越重，骤停时间越长。

3. 心肺栓塞充血在早期可造成恶性高颅压。

4. 脑组织及头皮水肿，且水肿程度与硬脑膜外血肿不相称。

5. 血管痉挛是颅脑爆震伤后的常见并发症。

6. 加/减速损伤可导致创伤后弥漫性轴索损伤。

7. 挤压伤易导致静脉窦破裂，而引起静脉高压加重颅内高压。

8. 可伴发烧伤、毒气、辐射、窒息等其他损伤。

9. 投射物产生的损伤类似枪弹伤，子弹进入组织后发生偏航、翻滚，甚至弹头碎裂，出口总是大于入口，体内多有残留碎片；子弹留存脑内较透过脑组织损伤更严重；穿透性损伤可导致颅内各种污染物（如头发、碎骨片、头盔残片等）存留，同时形成"小出口大空腔"特点的腔道，可形成永久空腔；伤道异物和感染多发；多脑叶受累预后不良；颅骨损伤特点：多见同心起伏骨折和径向骨折，骨折线一般不会交叉，骨折线交叉提示多个弹着点，匙孔骨折往往提示破碎颅骨形成二次弹丸。

10. 脑内弹丸可发生"反跳伤"，引起反弹点硬膜外出血和骨折；因重力作用可发生颅内"弹丸迁移现象"（图 6-5-1），迁移弹丸必须手术；术前、术中必须多次复查，注意远距和迟发迁移。

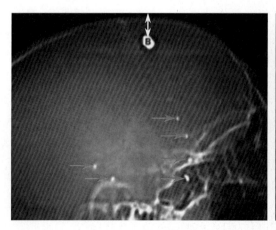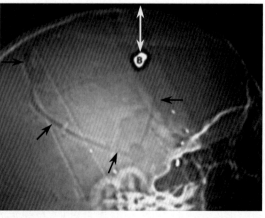

图 6-5-1　CT 示颅内"弹丸迁移现象"

（三）治疗

颅脑爆震伤往往合并全身其他脏器的损伤，伤情复杂、进展迅速，救治难度和要求极高，现场采取 ABC 急救方案，维护生命体征稳定，在此基础上应早期对颅脑损伤的创面进行清创处理，预防感染，变污染开放伤为清洁闭合伤；再按闭合伤处理原则对脑挫裂伤、脑水肿及感染进行综合治疗。此外，还应高度重视吸入性呼吸道损伤及全身多处软组织伤、异物伤。颅内压监测等在该类伤救治中有更重要的意义。

1. 清创手术 尽可能在伤后 6~8 小时内进行，应用有效抗生素的情况下，早期清创缝合时间可延长到伤后 48 小时。清创的目的是彻底清除挫碎组织、碎骨、血肿及污染物如毛发、泥沙、弹片等，经清创后使创道清洁、无异物、无出血、无坏死脑组织，清创完毕后再修补硬脑膜并缝合头皮。若脑组织膨胀，术后颅内压高，可以不缝硬脑膜，并去骨瓣减压术。若伤道与脑室相通时，应清除脑室内积血，并留置脑室引流管。患者若有休克，应首先加以纠正，待生命体征平稳后再行清创。伤后 24 小时内，肌内注射破伤风抗毒素1 500U。

钢锥、钎、钉等特殊致伤物刺入颅内所形成较窄伤道，不宜盲目拔除，否则将有可能引起颅内重要血管破裂或重要脑功能区损伤。应首先行头颅正侧位 X 线片及 CT 扫描，了解伤道以及致伤物大小、形状、深度，以及伤及的范围。如果异物靠近颅内大血管或静脉窦，应行脑血管造影、CTA 等检查查明致伤物与血管毗邻关系（图6-5-2）。根据检查，分析研究取出致伤物方案。充分准备后再行手术，必要时应在 DSA 复合手术室内手术，以减少或及时处理合并的颅内大血管损伤。

对于就诊时间超过 72 小时或早期清创不彻底，创面已有感染迹象的开放性颅脑损伤，不宜进行早期彻底清创。清洁创面并改善引流后，选择敏感抗生素进行全身抗感染治疗；待创面分泌物减少、肉芽生长良好且细菌培养连续三次阴性，可全层减张缝合头皮创口，留置引流 3~5 日。

2. 脑损伤的术后处理 应严密观察患者意识、瞳孔、生命体征的变化和神经系统体征。行头颅 CT 动态观察有无

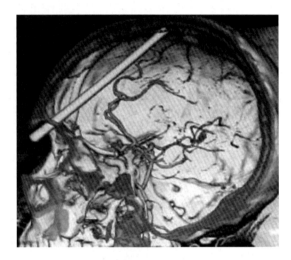

图 6-5-2 CTA 图像示异物通过眼眶插入颅内

继发性血肿、脑水肿、脑脊液漏等，有条件时行颅内压监测。加强抗感染、抗脑水肿、抗休克治疗，术后常规抗癫痫治疗，昏迷患者保持呼吸道通畅，吸氧并加强全身护理，预防呼吸道感染、消化道出血、压疮及尿路感染。

第六节 颅脑损伤的并发症和后遗症

内容要点：

颅脑创伤发生时，对脑、颅骨头皮都会造成损伤，这些原发损伤可以造成脑脊液漏、神经损伤；若是血管损伤，会出现颈内动脉海绵窦瘘和创伤性动脉瘤；由于解剖结构的破坏，细菌可能侵入到各层结构中造成感染。以上都与原发性损伤有关，处理上应恢复解剖结构，去除致病因素。另一种并发症是创伤后的脑积水，是一种继发性损伤，病因不明确，治疗时机、治疗方式还有争论。总的原则是若影响了脑功能，就需治疗，因此仔细评估脑功能是必要的。

一、颅内感染

（一）机制及分类

多因开放性伤口清创不及时或不彻底，颅底骨折后鼻腔及中耳发生逆行性感染，主要包括头皮、颅骨

及脑膜、脑室、脑实质感染。颅脑创伤后感染根据部位不同可分为头皮感染、颅骨感染及颅内感染。

（二）临床表现与治疗原则

1. 临床表现

（1）头皮感染：主要临床表现为局部的炎症反应，包括红肿热痛、伤口裂开与化脓分泌物等。由于头皮血运丰富，经清创处理及规律换药后，多数感染可得到有效控制。

（2）颅骨感染：头皮伤口愈合延迟、破溃并形成窦道应考虑颅骨感染。头颅 X 线片及 CT 扫描显示不规则蜂窝样骨质破坏，并可见米粒状高密度死骨。全身应用抗生素控制感染的条件下，手术切除死骨，刮出肉芽，过氧化氢溶液彻底冲洗。清创过程注意保护硬脑膜，以免引起颅内感染。

（3）颅内感染：包括外伤性脑膜炎、脑室炎及脑脓肿。脑膜炎主要表现为脑膜刺激征，包括颈强直、Kernig 征、Brudzinski 征。脑室炎可出现持续高热、意识障碍、谵妄抽搐等全身症状。脑脓肿除了上述全身性症状外，还可出现神经系统局灶性定位征、颅内高压甚至脑疝。头颅 CT 可见低密度或混杂信号影，周围水肿，脑池边界模糊；MRI 检查，尤其是弥散成像和增强扫描对发现颅内感染具有独特的优势。腰椎穿刺及脑脊液检查可显示颅内压升高，白细胞可达数千以上，以中性粒细胞为主，蛋白量也相应增高，糖含量降低。由于颅内压升高患者腰椎穿刺可能诱发脑疝，操作时切勿放脑脊液，只能取少量脑脊液进行化验。

2. 治疗原则　脑脓肿尚未完全局限前，应进行大剂量抗生素和降颅内压治疗。脓肿形成后，采取手术治疗。在颅内感染发生早期，及时选择易通过血脑屏障的敏感抗生素，因颅内感染革兰氏阳性菌发生率高，使用抗生素应选用针对革兰氏阳性菌的万古霉素、利奈唑胺、替考拉宁等，同时注意对病原微生物检查。如有相应用药指征，可行鞘内或脑室注射。在药敏结果未回报之前，可采用联合用药或应用广谱抗生素控制感染。对颅内高压者可应用甘露醇或高渗盐水脱水治疗。手术治疗包括穿刺抽脓术、导管持续引流术、切开引流术及脓肿切除术，术后常规抗癫痫治疗。

二、脑脊液漏

（一）机制

其常见外伤性脑脊液漏包括鼻漏、耳漏、眼漏及伤口漏。颅骨骨折后，硬脑膜及蛛网膜撕裂，硬脑膜缝合不完整、术后伤口不延迟愈合、伤口感染及脑膨出均可造成脑脊液漏。由于蛛网膜下腔与外界相通，易发生逆行性感染，从而有诱发颅内感染的风险。

（二）临床表现与诊断特点

主要临床表现为伤后鼻腔或耳道反复流出血性或清亮液体，低头时流量增加，并可伴发头痛。流出液行葡萄糖定量分析，其含量在 1.7mmol/L 以上，有参考意义。头颅 X 线片和 CT 可见颅底骨折。

（三）治疗

多采用内科疗法：取头高位卧床休息，鼻腔与耳道不冲洗，避免咳嗽、喷嚏及用力，避免脑脊液加速流失，运用甘露醇等降压药物为瘘孔愈合创造条件，限制饮水量和食盐摄入量，预防便秘。同时应用抗生素预防逆行性颅内感染。CT 及 MRI 提示无脑组织疝入骨折线时，部分脑脊液漏可通过腰椎穿刺或腰大池引流促进瘘口愈合可能，但应高度警惕继发颅内感染的风险，脑脊液漏经 4 周不愈者，可考虑手术经颅或内镜经鼻修复漏口。

三、脑神经损伤

（一）机制

多见于颅底骨折，外伤引起的直接损伤、颅骨与脑组织相对移位及缺血性损伤都可造成单发或多发性脑神经损伤。

（二）临床表现与诊断要点

临床症状与相应脑神经功能密切相关。嗅神经损伤可引起单侧或双侧嗅觉减退或消失；视神经损伤可造成同侧视力下降甚至失明；动眼神经、滑车神经及展神经损伤可引起眼球运动障碍，对光反射迟钝或消失,瞳孔散大,复视、斜视等症状;三叉神经、面神经、听神经损伤可造成面瘫,面部感觉障碍,听觉减退或消失,前庭功能障碍等;舌咽神经、迷走神经、副神经及舌下神经损伤可出现舌咽运动障碍、咽反射减弱。饮水呛咳,易因误吸导致吸入性肺炎。

（三）治疗

脑神经损伤多采用神经营养药、维生素及血管扩张药等保守治疗,如有明确的压迫则可行手术减压。

四、创伤性颈内动脉海绵窦瘘

（一）机制

颅底骨折所致颈内动脉海绵窦段或其分支损伤,或火器伤、锐器伤直接伤及动脉,造成动脉壁的点状出血或局限性损伤,进而造成海绵窦段直接与静脉交通,形成动静脉瘘。

（二）临床表现与诊断要点

患者临床表现主要包括局部症状与全脑症状。局部症状主要表现为搏动性突眼、血管性杂音、视力障碍及海绵窦与眶上裂综合征;另外,瘘管盗血引起颅内供血减少,造成缺血性损伤;如果破口与蝶窦相通则可发生鼻腔大出血。脑血管造影可显示颈内动脉、海绵窦、大脑中静脉、蝶顶窦或眼静脉明显扩张。病侧大脑前与中动脉显影不良。

（三）治疗

血管内栓塞治疗是颈内动脉海绵窦瘘的首选治疗手段,包括可脱球囊栓塞、弹簧圈栓塞等。

五、创伤性脑积水

（一）机制

多见于重型脑挫裂伤合并蛛网膜下腔出血,是伤后病情加重与预后不良的重要因素。主要是由于破入脑室的血块影响脑脊液循环,或血性脑脊液妨碍蛛网膜绒毛对脑脊液的吸收。

（二）临床表现与诊断要点

急性脑积水主要表现为颅内压进行性升高,患者持续昏迷,意识障碍好转后又加深;慢性脑积水者可持续脑昏迷数月,也可发生智力障碍,精神症状,步态不稳及尿失禁等。头颅 CT 或 MRI 显示脑室系统扩大,室周白质水肿。

（三）治疗

颅脑创伤患者于开颅手术前应行脑室引流与颅内压探头植入,早期即施行颅内压监护,及时廓清血性脑脊液,预防脑积水的发生。明确外伤性脑积水诊断后,应及时施行脑脊液分流手术,主要包括脑室 - 腹腔分流、腰池 - 腹腔和脑室 - 心房分流,脑室 - 腹腔分流为目前应用最广的分流途径。当脑积水合并颅骨缺损时可考虑分期或一期行分流或颅骨修补。

六、创伤性动脉瘤

创伤性动脉瘤所造成的蛛网膜下腔出血是颅脑创伤后特殊并发症,发生率虽然较低,但死亡率及病残率高,有资料证明创伤性动脉瘤是颅脑损伤患者延期死亡重要原因之一。

（一）机制

创伤性动脉瘤多为异物、器械、骨片等直接伤及动脉管壁,或血管牵拉造成动脉壁薄弱鼓出,形成真性或假性动脉瘤,以假性居多。战时常见于颅脑穿通伤,平时多见于闭合性颅脑损伤,骨折片损伤血管,或脑在颅腔移动时血管撞击颅内骨嵴、硬脑膜游离缘或剪切力作用致血管损伤。创伤性动脉瘤形成也可由医源性损伤导致,如导管、穿刺针损伤血管,或经蝶窦手术时损伤颈内动脉。主要发生于颈内动脉系统,也可见于椎基底动脉系统及脑膜中动脉。

（二）临床表现与诊断要点

其临床表现包括突发爆炸性头痛、脑神经麻痹、肢体无力或麻木、癫痫、鼻腔大出血等。头颅 CT 扫描可以敏感地发现动脉瘤引起的蛛网膜下腔出血,脑血管造影是诊断创伤性动脉瘤的"金标准",能够明确判断动脉瘤的大小、部位、形态、数目、是否存在血管痉挛。下列情况需提高对创伤性动脉瘤的警惕性:①颅底骨折严重或累及颈动脉管;②穿通伤,伤道穿越脑动脉主干区域或中线结构;③伤后 CT 扫描见颅内血肿或蛛网膜下腔出血邻近脑动脉主干,且与外伤性颅内血肿不符;④延迟性病情恶化及继发出血难以解释。

　　(三)治疗

　　创伤性动脉瘤由于存在部位不同,其处理原则也截然不同:①脑浅表部位创伤性动脉瘤:因病变易于显露,一经确诊应及时手术治疗;②位于深部血管的创伤性动脉瘤:因大多为假性动脉瘤,瘤囊薄、无瘤蒂、不易夹闭,多需阻断载瘤血管,手术风险大,宜先止血、脱水等治疗,待病情缓解后行介入或手术治疗;③颈内动脉海绵窦段动脉瘤破裂后可形成颈内动脉海绵窦瘘,有致命性鼻腔大出血的风险,确诊后首选血管内介入治疗。

【典型病例】

　　患者,男,15 岁,因"车祸致颅脑外伤后 3 小时"送入院,查体情况不详。

　　头颅 CT:右侧额颞部硬脑膜外血肿、右侧额颞部凹陷骨折(图 6-6-1)。急诊行右侧额颞开颅血肿清除术+凹陷骨折整复术。患者术后意识、肢体活动、进食情况尚可。术后复查头颅 CT 如图 6-6-2 所示。

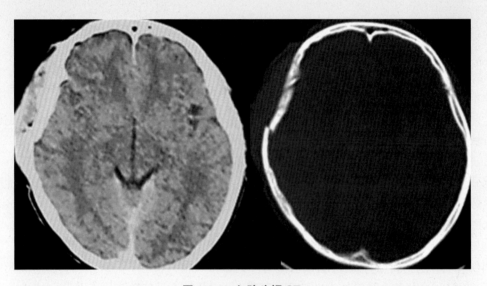

图 6-6-1　入院头颅 CT

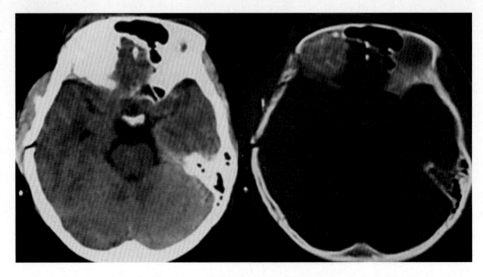

图 6-6-2　患者首次术后头颅 CT

患者术后 1 周,癫痫大发作 2 次;发作后患者出现昏迷,GCS 7 分(睁眼 2 分 + 言语 1 分 + 动作 4 分)。瞳孔等大正圆,直径 3mm,光反射灵敏,四肢肌力 3 级,肌张力增强。复查头颅 CT 示纵裂积血(图 6-6-3)。进一步行头颅 MRI 示:双侧额颞叶、胼胝体挫伤。头颅 CTA 示:大脑前动脉动脉瘤(A2 段远端,体积:5mm×6mm,图 6-6-4)。4 日后,患者出现意识程度加深,左侧瞳孔 5mm,对光反射迟钝。

急诊行左侧额颞顶去大骨瓣减压术。术后复查头颅 CT 并行经股动脉插管全脑血管造影术,结果证实:大脑前动脉动脉瘤(图 6-6-5,A2 段远端,体积:5mm×6mm)。1 周后,患者再次出现右侧瞳孔 5mm,对光反射消失。左侧减压窗张力高。急诊行右侧额颞顶去大骨瓣减压术。4 日后,行经股动脉插管颅内动脉瘤栓塞术。患者颅内感染控制不佳,远期并发脑积水,反复多次行腰大池引流术,于 4 个月后行右额钻孔侧脑室 Ommaya 储液囊置入术。患者现呈植物状态。

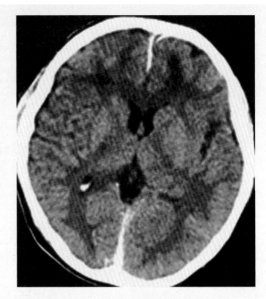

图 6-6-3 患者癫痫发作后头颅 CT

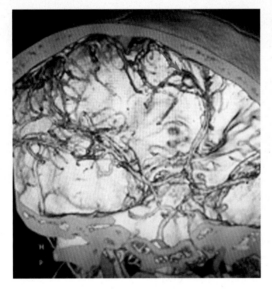

图 6-6-4 患者头颅 CTA(红箭示颅内动脉瘤)

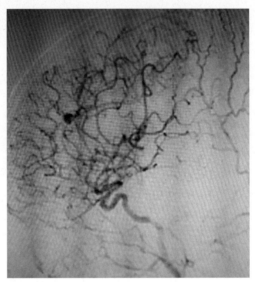

图 6-6-5 患者去大骨瓣减压术后头颅 DSA

 延伸阅读

创伤性动脉瘤

创伤可为直接暴力或间接暴力损伤。前者如弹片、刺戳等贯穿伤,使动脉壁破裂、断离;后者如爆炸伤,距离动脉本身虽有一定距离,但因高速、高压力量的传递波及动脉,造成动脉严重挫伤,使动脉壁撕裂。动脉壁创伤破裂出血,因附近有软组织,伤道小而曲折,血液不易流出,形成与动脉相通的血肿。4~6 周后,血肿外壁组织纤维化,形成瘤壁,创伤性动脉瘤大多属此类。动脉瘤可发生破裂、继发感染及动脉栓塞。

这是一个病情变化复杂的病例,创伤性动脉瘤在颅内发生较为少见,但是如果考虑到此情况,应该积极检查以确诊。确诊后的治疗应该等同于破裂出血的动脉瘤,应该积极有效地处理,避免再次出血危及生命。

第七节　颅骨修补术

内容要点：

颅骨修补不单纯是美容性手术,恢复颅骨的完整性,减少外界气压对颅内的影响是有积极意义的。修补材料多样也说明了各有利弊,材料学上还有很大的发展空间。手术看似简单,但是这种手术并发症出现的比例不低,国外报告最常见的是感染,超过四分之一的患者可能出现,其他还有出血、癫痫等情况,说明手术操作还有需要完善的地方。

回顾颅骨修
补发展史

临床上可见各种原因所致的颅骨缺损,大面积颅骨缺损改变了颅腔内正常压力和颅内血液及脑脊液循环,打破了颅内原有的生理平衡,导致颅腔内容物处于可变状态,容易造成脑组织变形、移位,脑室扩大,影响脑脊液的产生、吸收及循环,从而形成脑积水、脑膨出等并发症,因此对颅骨缺损进行修补成形已成为神经外科医生共识。颅骨修补术不仅起到修复整形、保护脑组织的作用,还可改善缺损部位脑组织的供血障碍和脑脊液循环异常,使患者获得心理安全,也能够改善如头痛、头晕、恶心等一些神经症状。

一、颅骨修补术的适应证、手术时机和禁忌证

1. 适应证
(1) 颅骨缺损直径 >3cm。
(2) 缺损部位有碍美观。
(3) 引起长期头晕、头痛等症状并难以缓解。
(4) 脑瘢痕形成伴癫痫发作者,需同时切除病灶。
(5) 颅骨缺损致严重精神负担,影响工作与学习者。

2. 手术时机　颅骨修补手术时机的选择应根据具体情况决定。外伤性单纯凹陷性颅骨骨折碎骨片摘除术后、颅骨良性病变摘除术后可同期手术完成颅骨修补;开放性颅脑创伤所致颅骨缺损,应在早期清创术后 3~6 个月行颅骨修补术。

目前去骨瓣减压术后颅骨缺损已经成为颅骨修补术最主要的指征。传统观点认为,对于此类颅骨修补术应在术后 6 个月后施行。近年来,越来越多的学者提出应施行早期颅骨修补术(3 个月内)。研究表明,早期颅骨修补患者的预后较延期修补好。对于有颅内感染的患者,颅骨修补术的时间应当适当延迟,建议控制感染 1 年后方可行颅骨修补术。

3 岁以下的儿童不宜行颅骨修补术;待 5 岁儿童颅骨再生稳定后再考虑颅骨修补手术。

3. 禁忌证
(1) 局部头皮有感染者。
(2) 颅内存在感染灶者。
(3) 颅内压增高者。
(4) 缺损区头皮菲薄者。
(5) 全身状况差者,神经缺损严重、生活不能自理者。

二、修补材料

理想的颅骨修补材料应有足够的强度、质量轻、可透过射线、无磁性、易消毒、不导热、易于固定、价格便宜及可诱导骨形成生长等特点。目前还没有一种材料完全达到以上标准,故应根据患者个体情况、经济、修补部位考虑选用。临床上曾使用硅胶、本人自体颅骨(包括各种保存方法)、钛板及其他高分子材料等进

行颅骨修补。

1. 自体颅骨移植　自体颅骨虽并发症少,组织相容性好,费用合理,但不论体外还是体内保存的自体颅骨瓣都存在着颅骨吸收变小,甚至无菌骨坏死而出现松动、不稳的缺点。另外,不易保存、容易感染是另一缺点。

2. 金属材料　目前常用的钛板属于此类,相对安全、质量轻、强度高、易固定、塑形满意。但缺点有价格偏高,且术中需边塑形边裁剪,某些特殊部位塑形欠满意,使术后出现局部变形,刺激头皮引起疼痛等。CT 三维重建技术的数字化颅骨塑形技术是对颅骨修补手术的一次革命性的进步;CT 三维重建是根据患者颅骨缺损的状况,模拟颅骨的自然形态,经过 CT 的数据处理、医学的三维重建、颅骨自然曲面的表面绘制、计算机图形图像的辅助设计和钛金属的数字制造等 5 项程序,利用 CT 三维重建检查结果,为患者精确地设计预制出个性化的修补缺损的钛修补材料,这项技术实现了钛修补材料与缺损部位的精确结合。

3. 合成材料　包括硅胶、甲基丙烯酸甲酯(有机玻璃)、羟基磷灰石、氧化铝陶瓷和聚醚醚酮(PEEK),有些目前较为少用。但 PEEK 材料和骨骼的物理性状最为接近,应用有增多的趋势。

(1) 硅胶:价格便宜,易于塑形。但因为易老化、强度小、形状固定、易形成皮下积液、手术操作复杂等,尤其是材料过厚使修补后外观欠佳,患者难以接受。

(2) 聚丙烯:高分子聚酯材料,低密度、不吸水、通透性好、不导热、可透 X 线,但形状固定,某些部位外形修复不满意,易松动移位,因个体差异可出现排斥反应。

(3) PEEK:也为高分子材料,具有良好的生物相容性与稳定性,生物力学特性接近颅骨,目前可采用 3D 打印的方法完美塑形,具有良好前景。

三、修补方法

颅骨修补术常见的方法有两种:

1. 嵌入式　如硅胶、本人自体颅骨原位置入等。

2. 覆盖式　如各种钛板。

钛网修补是根据缺损部位,将钛网塑形并修剪适中后覆盖在缺损区,钛钉固定。钛网数字化成形是将术前经颅骨 CT 三维重建好的钛网直接覆盖在缺损区,钛钉固定即可,不必再行术中修剪塑形。目前公认的最理想的异体材料是钛板,特别是三维数字塑形钛网在发达地区医院已广泛应用。

四、颅骨修补的并发症

颅骨修补术后较常见的并发症有皮下积液、出血、感染、骨瓣松动下陷、钛钉松脱、材料裸露等。头皮下积液是最常见的并发症,头皮下积液的发生与术中残留硬膜外无效腔、局部渗血、脑脊液漏以及修补材料的组织相容性等有关。采用体外保存的自体颅骨瓣进行修补,最常见的并发症是感染,预防感染应严格无菌操作并按照规定预防应用抗生素。一旦发生感染,要及时去除骨瓣,不要抱侥幸心理。另外,考虑到颅内发生感染的可能性,对于有开放性颅脑损伤或外伤后有颅内感染的病例,切忌早期行颅骨修补术。

五、展望

三维可塑性钛网是目前较为理想的颅骨修补材料,已广泛应用于临床。近年来,再生医学的发展、计算机辅助设计成型和 3D 打印技术等促使颅骨修补得以进一步发展,植入材料有各种聚合物、陶瓷和合成金属等。通过 3D 打印技术将不同的特异性植入物设计塑形,可与患者的颅骨完美匹配。植入物提供的机械力均匀分布在创伤部位表面,起到有效的保护作用,同时,还可以在植入物上的孔隙贴敷细胞因子或种植经基因工程改造的细胞,促进植入物如同自体移植物一样与人体组织融合。

各种新型修补植入物逐渐开发,各具特点。聚甲基丙烯酸甲酯(PMMA)具有良好可塑性和炎症反应轻等优点,从而成为常用的颅骨替代移植物。多孔高密度聚乙烯(MEDPOR)具有良好的可塑性,能用剪刀进行直接修剪。现已有 MEDPOR 和钛板结合的新产品上市,但不能避免发生感染。聚醚醚酮(PEEK)/聚醚酮酮(PEKK)的材料属性与周围骨组织最为接近,尤其是在弹性系数方面,具有一定的成骨诱导作用。3D 打印可吸收聚合物聚富马酸丙二醇酯的颅骨植入物,具有可接种人类间质干细胞的孔隙。

当前,颅骨修补术最大的两项革新来自移植物制造工艺(颅骨植入物成型软件和 3D 打印技术)以及再生医学技术(组织工程),两者有机结合既解决了移植物和自体颅骨间的融合问题,又能保护颅脑组织免于感染。创伤性机械力的合理分布对保护脑组织至关重要,而为患者制作个体化的植入物模板则能有效改善这一问题。

第八节　颅脑创伤的综合治疗

内容要点:

颅脑创伤的治疗是一个体系,不是单纯的医院抢救,还包括院前急救和术后康复。各个环节缺一不可,衔接要紧密。

神经外科治疗不单纯是手术治疗,在颅脑创伤的治疗中,手术仅仅是治疗中的一个环节。手术的主要目的是降低颅内压,保守治疗的各种措施也要掌握,包括脑脊液引流、高渗药物治疗、过度通气、亚低温治疗和巴比妥治疗等。虽然其中的一些治疗措施仍有争论,但对于特定的病例,能起到较好效果。对于术后的患者,良好的神经重症支持能提高治疗效果。

一、院前急救

院前急救的原则及目标是:先排险后施救,先急救后转运,先救命后治伤,避免继发损伤。院前急救对于脑外伤患者的救治至关重要,恰当的院前急救可使患者救治率明显提高。目前国内外专家们一致认为颅脑创伤患者伤后 1 小时内应得到救治,并将伤后医疗救治的时间作为衡量创伤救治水平的重要指标。研究认为,低血压及缺氧是影响颅脑损伤预后的独立因素。院前急救需要做到以下几点。

1. 检查生命体征　判断意识,测量瞳孔,评估严重合并伤,有严重活动性出血者立即采取简单有效止血措施。怀疑颈椎骨折时,需要给予局部颈椎外固定,防止救治过程造成颈髓损伤。心跳停止者即刻行心肺复苏,休克患者尽早抗休克治疗。

2. 气道管理　检查患者呼吸情况,避免缺氧。对存在呼吸困难的患者,需开放、清理气道,吸氧,必要时建立人工气道。有颌面外伤的患者应放宽气管插管指征。

3. 在救治的同时急救人员应尽可能详细记录受伤过程,为救治医师判断伤情提供更全面的线索。初步处理后,迅速转运,骨折处需要简单固定,就近转至有救治条件的医院。

二、急诊室救治

急诊室首诊医师首先要在短时间对患者进行评估,了解病史,进行重点体格检查,安排进一步检查及初步治疗。治疗原则仍是先救命后治伤,避免继发性损伤,控制活动性出血,稳定生命体征,条件允许时在较短时间进行全面的病情评估。有开放伤的患者给予人破伤风免疫球蛋白或破伤风抗毒素及抗生素治疗。如果病情严重或有其他合并伤时,可呼叫相关的专科医师会诊。

1. 气道(airway,A)及呼吸(breathing,B)管理　脑外伤者常有呕吐、颌面外伤及舌后坠等情况,易引起误吸、呼吸道梗阻,需要特别重视。尽快开放气道对患者的救治至关重要,当吸氧状态下,血氧仍不能维持时,果断进行气管插管,必要时进行气管切开。

2. 循环(circulation,C)和控制血压　即使能扪及桡动脉搏动,仍不能忽略测血压。较严重的外伤,应尽快建立静脉通道,同时进行血型及交叉配血试验、血常规、凝血功能、肾功能及电解质测定。低血容量性休克时,特别要重视除外胸腹重要脏器损伤造成的大出血,并积极进行液体复苏等抗休克治疗,维持机体有效灌注。颅脑创伤患者出现血压增高、脉压增大、脉搏徐缓、呼吸深慢等库欣综合征表现,则应警惕颅内压的增高。

3. 神经功能障碍(disability,D) 评估意识,进行 GCS,测量瞳孔。注意缺氧、休克及中毒等状态,可导致 GCS 及瞳孔测量不准确,应积极纠正。神经外科医师需要进行前后对比,评估患者病情变化,判断预后。

4. 生命体征稳定后,联合其他专科医师充分暴露(exposure,E)患者并进行全身体格检查。神经外科医师要了解患者受伤机制、意识变化、伤后有无呕吐及癫痫发作等,进行头部检查,包括头皮伤口及颈部伤口,判断是否有局部骨折、面部瘀痕、脑脊液漏、肢体活动等。

5. 影像科检查 自从 CT 应用于临床,完全改变了脑外伤患者的评估方式。脑外伤患者建议与其他专科一起联合行 CT 检查,在数分钟内能准确判断患者伤情。如患者头颅 CT 检查结果与出现的局灶性神经功能障碍不符,则要高度怀疑颅内血管损伤或弥漫性轴索损伤的可能,情况允许可行头颅 CTA 或 MRI 检查。

6. 留观患者 患者有明确头外伤史,GCS 15 分,无明显神经功能障碍,可在告知注意事项后回家观察;患者有剧烈头痛、恶心、呕吐等,意识丧失小于 5 分钟,GCS 14~15 分,可行头颅 CT 检查,若无异常,可留观 12 小时再告知注意事项后回家观察;若患者意识丧失大于 5 分钟,GCS 9~13 分,行头颅 CT 检查无异常,可留观 12 小时以上或先行其他专科治疗,在 24 小时内复查头颅 CT,仍无异常或病情好转,可在告知注意事项后回家观察。如有下列情况之一者,应立即返院复诊:头痛、呕吐加剧;再次出现意识不清;躁动不安;呼吸困难;脉搏减慢;肢体瘫痪;失语;癫痫发作;精神异常等。若伤情较重,昏迷时间大于 20 分钟,伴或不伴有局灶性神经功能障碍,头颅 CT 提示骨折、脑挫伤、外伤性蛛网膜下腔出血、硬膜外或硬膜下血肿、脑肿胀,则应收入院治疗。如果留观患者复查头颅 CT 正常,但临床症状改善不满意者,也可考虑收入院治疗。存在高颅压的患者即刻给予甘露醇等脱水降颅内压治疗。

对于危重患者,维持血流动力学稳定和气道通畅是急诊医生、神经外科医生的首要任务。

三、神经专科治疗

(一)紧急手术指征

伤情危重的闭合性颅脑损伤,存在意识障碍,GCS 3~8 分,颅内压增高,一侧瞳孔增大和 / 或对侧也开始增大,头颅 CT 提示颅内血肿达到一定体积(一般幕上 >30ml,幕下 >10ml)、中线移位、脑室扩张、颅骨凹陷骨折等,需要考虑紧急手术治疗。幕上颞叶血肿,双额血肿容易在观察中发生突然变化,需要格外警惕。开放性颅脑损伤患者需行手术清创。重型损伤患者一半以上合并其他损伤,尤其是骨折。骨科手术固定过程中,缺氧及低血压风险增高,因此,病情允许,不应急于做固定术。对于合并胸腹部内脏损伤的患者,存在低血压等提示活动性出血时,一般情况是先行胸腹手术止血、血压回稳后再视患者情况行开颅手术。术前准备同其他手术,但急诊开颅术多需要备足血。开放性颅脑损伤或预计术中开放鼻旁窦或乳突等的手术,术前常规给予抗生素预防感染。闭合性颅脑损伤如预计手术时间超过 4 小时,术中失血将超过 1 000ml,通常也给予预防性抗生素。

由于头颅 CT 的普及和急诊绿色通道的建立,往往能在短时间确定手术指征,目前通常主张对脑外伤患者实施开颅手术:术前根据头颅 CT 精确定位,骨瓣开颅,一般情况骨瓣大小为 8~10cm;若脑挫裂伤脑水肿严重并合并恶性颅内压增高者,应采取标准外伤大骨瓣开颅方法(骨窗范围约 12cm×14cm)。清除硬脑膜外血肿或呈瓣状切开硬脑膜清除硬膜下和 / 或脑内血肿。此方法可作为颞肌下减压术和额颞部脑挫裂伤减压术的基本术式。根据术前及术中情况,情况好的患者可考虑还纳骨瓣。注意:对颅内压较高的患者,铣开骨瓣及剪开硬脑膜时,因突然减压,可引起血压下降,导致脑血管灌注压骤减,可加重脑缺血、缺氧损害。

开放性清创:原则是尽早手术清创,将开放变闭合。早期清创时限可以延长到伤后 72 小时,彻底清创缝合后常能一期愈合。在未准备好包括输血、麻醉、多学科手术等各个环节前,不要轻易触动嵌于创伤内的异物,以免引起大出血。应用过氧化氢溶液消毒及生理盐水冲洗时,避免灌入颅内。硬脑膜必须修复,头皮全层缝合,颅骨缺损待后期处理。开放性颅脑损伤手术,应尽量避免人工硬脑膜和固定器材的应用。

（二）非手术治疗

1. 一般治疗　予吸氧、心电、血压、血氧监护等,积极纠正低血压及低氧血症,必要时气管插管或气管切开甚至机械通气治疗,维持电解质及酸碱平衡,予补液、必要时输血等治疗,稳定生命体征。存在意识障碍的患者留置导尿管,监测尿量,注意出入量平衡。急性期予禁食水,监测并控制血糖。有误吸风险或消化道出血的患者行胃肠减压并给予抑酸治疗。严密监测患者意识及瞳孔变化,注意临床表现有无新的或加重的情况出现,必要时加强影像学监测。如果患者有颅内压监测适应证可以行颅内压监测。

2. 防治脑水肿及降颅内压治疗

（1）脱水治疗:颅内压高的患者给予甘露醇、高渗盐水、呋塞米等药物脱水降颅内压治疗。建议应用高渗药物进行脱水降颅内压治疗在颅内压监测指导下进行,颅内压在 20mmHg 以上时开始使用。避免不适当的强力脱水治疗诱发颅内出血或迟发性颅内血肿,及电解质紊乱、肾功能损害等。血浆及白蛋白也有一定的消除脑水肿及降颅内压作用,但对其是否能改善脑外伤预后存有争议。高渗盐水宜快速进入静脉,因而必须经深静脉途径使用,应用时必须监测血钠浓度;而甘露醇宜彻底溶解后使用。

（2）持续脑室外引流:使用该方法治疗的患者可间断放出一定量的脑脊液,或待病情相对稳定后,腰椎穿刺放出适量脑脊液来降低颅内压。但要注意,在恶性高颅压及颅后窝颅内压高时避免行腰椎穿刺检查。

（3）控制性降温疗法:体表降温有利于降低脑的新陈代谢,减少脑组织耗氧量,防止脑水肿的发生、发展。重型颅脑损伤的患者因病情严重,可以考虑低温治疗。有学者推荐 32~35℃亚低温治疗作为难治性高颅压的主要手段,但由于亚低温治疗脑外伤可能带来严重并发症等不利因素,目前大规模推广尚存争议。目前 关于控制性降温治疗的相同意见是:高温不利于脑外伤患者的预后改善,可增加死亡率和致残率,需要控制高热患者的体温。其分歧主要在于:首选亚低温治疗还是正常体温治疗? 亚低温治疗是长疗程,还是短疗程更优(国外多个应用亚低温治疗脑外伤的随机对照试验研究,其亚低温疗程均未超过 5 日)? 亚低温治疗给脑外伤患者带来的益处是否多于弊端?

（4）巴比妥治疗:大剂量戊巴比妥或硫喷妥钠可降低脑的代谢,减少氧耗及增加脑对缺氧的耐受力,降低颅内压。

（5）辅助过度换气:通常,动脉血二氧化碳分压每下降 0.13kPa(1mmHg),可使脑血流递减 2%,从而使颅内压相应下降。研究显示,预防性过度换气导致血 CO_2 的浓度过低将增加颅脑创伤患者的死亡率。因此,应避免预防性过度换气治疗,且不能长时间应用。

指南解读

2016 年美国《重型颅脑创伤治疗指南(第四版)》中的综合治疗

颅脑创伤的治疗是多角度和多维度的,从院前急救到急诊室再到神经专科的处理,都需要不停地判断、评估,优先解决主要问题,同时也要兼顾到全面情况。

1. 低温治疗　ⅡB 级证据推荐:不推荐早期(2.5 小时内)、短时程(伤后 48 小时)亚低温治疗。

2. 高渗治疗　高渗治疗可降低颅内压,但对于重型颅脑创伤患者,尚无足够的证据支持其能改善预后。

3. 脑脊液引流　Ⅲ级证据推荐:①重型颅脑创伤患者采取脑室外引流系统脑脊液持续引流较间断引流可更有效地降低颅内压;②对于伤后 12 小时内初始格拉斯哥昏迷评分(GCS)<6 分的患者,可考虑使用脑室外引流系统。

4. 通气治疗　ⅡB 级证据推荐:不建议采取长期预防性过度通气。Ⅲ级证据推荐:①过度换气被推荐为一种临时措施来降低颅内压;②过度通气应避免在伤后第一个 24 小时进行,因为此时期脑血流量(CBF)往往严重减少;③如果使用过度换气,推荐监测颈内静脉血氧饱和度(SjO_2)或脑组织氧分压($PbtO_2$)。

3. 抗癫痫治疗 脑皮层及额颞叶损害,包括硬膜下血肿、颅骨骨折等,是引起颅脑损伤后癫痫的重要因素。因此,严重颅脑损伤的患者(典型表现为长时间的意识丧失,CT上表现为颅内血肿或脑挫裂伤,和/或凹陷性颅骨骨折)可应用预防性抗癫痫药物治疗,开始为静脉途径负荷量,应在伤后尽早用药以减少伤后早期痫性发作的风险。不推荐在外伤7日以后常规预防性应用苯妥英钠、卡马西平或丙戊酸来减少创伤后晚期癫痫性发作的风险。在癫痫发作时,可予地西泮或水合氯醛治疗,并予苯妥英钠或丙戊酸钠静脉维持,在癫痫控制后逐渐更改为口服药并减到最小维持剂量。由于脑外伤后继发性感染常使用碳烯酶类抗生素美罗培南,而美罗培南可以加大丙戊酸钠从血液中清除效率,二者应尽量避免同时使用。

指南解读

预防性抗癫痫药物的应用

ⅡA级证据推荐:①不推荐预防性使用苯妥英钠或丙戊酸钠,以防止晚期外伤后癫痫;②如认为整体获益大于治疗相关并发症的不利影响,推荐使用苯妥英钠以降低早期(伤后7日以内)外伤后癫痫的发生率。然而,早期外伤后癫痫与预后不良并无相关性。

(1) 镇痛镇静治疗:对躁动不安的患者应首先解除不适原因,包括疼痛、尿潴留或缺氧等。在除外颅内血肿等情况后,可在密切监测生命体征、意识及瞳孔情况下,给予镇痛镇静治疗。注意避免重视镇静而忽略镇痛,以及高度重视镇静剂所致低血压、心律异常等副反应。

(2) 神经营养药物:这类药物有神经节苷脂、脑活素以及谷氨酸、三磷腺苷、细胞色素C、辅酶A、胞磷胆碱等。可按病情选用或联合应用。

(3) 营养治疗:根据最新指南推荐,在脑外伤患者复苏及血流动力学稳定时,在伤后24~48小时内可给予早期肠内营养支持,予蛋白2g/(kg·d)及能量25~30kcal/(kg·d)。可以给予免疫调节配方或增加EPA/DHA等特殊营养素。

(4) 早期促醒及康复治疗:严重的脑损伤会造成患者长期昏迷和植物状态。早期的促醒及康复治疗方法目前仍存在争议。常用的促醒治疗有纳洛酮、醒脑静、金刚烷胺等药物,以及正中神经电刺激及经颅电刺激等方法。通常,早期康复训练可在病情稳定48小时后开展。规范化康复治疗除有运动治疗外,还包括理疗、吞咽障碍治疗、语言障碍治疗等。运动治疗包括卧床肢体摆放、体位转移训练、主动和/或被动的关节活动、肌力训练或站立训练、有氧运动等。

第七章

颅 脑 肿 瘤

第一节 概　述

颅脑肿瘤是神经外科最常见的疾病。多数是起源于颅内各组织的原发性颅内肿瘤,其中,原发于中枢神经系统的脑胶质瘤是十大常见肿瘤之一,年发病率(15~20)/10万,年患病率约130.8/10万。继发性颅内肿瘤则来源于身体其他部位的恶性肿瘤转移或邻近组织肿瘤的侵入。颅内肿瘤约占全身肿瘤的5%,占儿童肿瘤的70%,可发生于任何年龄,以20~50岁最为多见,男性略高于女性。

随着20世纪中期神经影像学技术的发展,颅脑肿瘤定位和定性诊断的准确性达到了新高度。近些年,PET、fMRI、脑磁图、神经导航、术中CT/MRI、立体定向放射外科、术中唤醒麻醉技术的涌现和普及,明显提高了颅内肿瘤的治疗效果。尤其是随着放化疗、分子靶向治疗、基因免疫治疗等技术不断更新,部分恶性颅脑肿瘤患者的生存时间和生活质量得到了有效的提升和改善。

然而,目前颅脑肿瘤的整体治疗水平还未尽如人意,特别是恶性胶质瘤,与全身其他器官的恶性肿瘤一样,治疗效果尚无突破性进展,这也给许多新思路和新技术的出现提供了一定的发展空间。"精准医疗"的概念正在引领医疗观念发生重大革新。颅脑肿瘤的综合治疗较早启动和把握住了这一历史机遇。神经导航、多模态影像学技术以及术中唤醒麻醉技术和电生理技术的引入及广泛应用,大大提高了颅脑肿瘤尤其是脑胶质瘤手术的精准化和个体化。随着二代测序技术的成熟,肿瘤全基因组测序开启了颅脑肿瘤个体化分子靶向治疗的全新时代。利用基因组学技术构建恶性肿瘤的全景图谱,实现全基因组测序指导下更加精确的个体化治疗,是未来医学发展的趋势。

我国在《国家中长期科学和技术发展规划纲要(2006—2020年)》中将"脑科学与认知"列入基础研究八个科学前沿问题之一。"中国脑计划"已从认识脑、保护脑、模拟脑三方面全面启动。其中在"保护脑"方面,开展对脑重大疾病系统深入的转化医学研究是对医疗卫生机构提出的要求。"中国脑计划"重点指出了数据库的重要性。对于脑肿瘤而言,系统收集临床资料、建立样本库和配套的高质量数据库(影像、认知、功能、遗传)无疑是推动我国颅脑肿瘤诊疗取得可持续发展的基础力量。十余年来,我国脑胶质瘤临床科研事业取得了长足的发展。由中国脑胶质瘤协作组发起的中国胶质瘤基因组图谱计划先后获得多个国家级项目支持,构建了国内最大的脑胶质瘤生物样本信息库和基因组学数据库,这不仅便于完善中国癌症数据采集标准,促进我国脑胶质瘤的基础与临床研究,更有助于架起我国脑胶质瘤学科与国际沟通的桥梁,对于我国神经肿瘤诊治走向世界起到重要的推动作用。

当前,困扰我国颅脑肿瘤综合诊疗水平发展的主要问题之一是从业人员分散和技术参差不齐。目前我国从事该领域工作的临床医师和专职研究人员分布在神经外科、头颈外科、神经影像科、放射治疗科、神经病理科、肿瘤内科、康复治疗科等,诊疗水平因医院层级不同而呈现较大差距,医师和研究人员尤其缺少学术交流与技术协作。唯有不断加强交流协作、凸显学科交叉,才有助于引导和推动研究的深入和临床治疗效果的进一步提高。

新元素的注入必将促进学科的进一步发展,神经外科的同道们将会更加专注颅脑肿瘤的研究、教学和防治等,推动学科领域发展。

第二节　颅骨肿瘤

内容要点:

颅骨肿瘤的发病率占全身所有骨肿瘤的 1%~2%,其在神经外科手术患者中占的比例也不大,但却是神经外科门诊的常见病。颅骨肿瘤分为原发性、继发性及类肿瘤样病变三大类。本节主要讨论颅骨肿瘤及肿瘤样病变的临床特征、诊断及治疗。

一、颅骨骨瘤

(一)概述

骨瘤(osteoma)是一种常见的成骨细胞良性肿瘤,生长缓慢,病程多较长,可达数年到数十年。好发年龄在 20~30 岁,儿童和老年人相对少见。常发生于颅顶、乳突、鼻旁窦、下颌骨。位于鼻旁窦内的病变可以表现为反复发作的鼻窦炎。颅骨骨瘤是最为常见的颅骨原发肿瘤,占所有颅骨原发肿瘤的 20%~30%。因为很多骨瘤并不引起患者注意,因此其实际发生率可能更高。本病常见于女性,有报道认为女性与男性发病比例约 3:1。个别患者的发病可能与外伤有关。

(二)病理

骨瘤按骨与纤维的比例不同分为致密型骨瘤和疏松型骨瘤。致密型骨瘤多起源于颅骨外板,内板多保持完整;显微镜下与正常骨质相似,有的可见成骨性结缔组织,内有新骨组织,肿瘤结构致密,质地坚硬,也被称为"象牙骨瘤"。疏松型骨瘤起源于板障,在其中有较多的纤维组织,有时也含有骨髓或脂肪性骨髓,此种骨瘤也被称为"成熟型骨瘤"。

(三)影像学检查

在颅骨 X 线片和 CT 检查上可见圆形或是椭圆形高密度影。为边界清楚、密度均匀的突起。可起源于内板或者外板。可以是致密的或者疏松的。板障保留且血管通道不增加是与脑膜瘤的不同之处。骨密质型骨瘤一般发生在颅骨外板上。向外隆起,内部结构均匀致密。骨松质型骨瘤内部疏松,密度不均匀,斑点状影提示骨小梁内可有钙化。发生在额窦和筛窦内的骨瘤呈分叶状。

(四)临床表现及诊断

骨瘤生长缓慢,依其生长部位不同临床表现各异。多数生长在外板,在皮下可扪及无痛性包块,表面光滑、质硬、无压痛、边界清、包块固定、大小不等。板障型多膨胀性生长,范围有时较广,颅骨突出部位光滑,局部有轻度压痛。部分骨松质型骨瘤呈内生性生长,较大时可引起局部受压的神经系统症状甚至颅内压增高,但临床少见。位于颅底和鼻窦的骨瘤,较小时多无症状,多为偶然发现。有报道额窦骨瘤可引起反复发作的鼻窦炎,可能与骨瘤堵塞了鼻窦的引流所致。

(五)鉴别诊断

1. 脑膜瘤　内生型脑膜瘤有时在影像学上酷似骨瘤。CT 上可以表现为密度不均一或者毛刺样改变,伴有骨膜增生。MRI T_1 增强检查可见肿瘤增强明显且常伴有"脑膜尾征"。

2. 颅骨纤维性结构不良　该病变范围广泛,以眼眶顶部多见,蝶骨次之。有面容改变,累及颅骨全层,并可有全身其他扁骨的改变。可有面容外形改变或者视力下降。

3. Gardner 综合征　又称"家族性多发性结肠息肉 - 骨瘤 - 软组织瘤综合征"或"遗传性肠息肉综合征"。特征性表现为结肠息肉病伴发多发性骨瘤和软组织肿瘤三联征,属于常染色体显性遗传病。如果见到多发的骨瘤,尤其是在下颌骨和颅盖部位,应考虑到 Gardner 综合征的可能。其特点是颅骨和下颌骨的多发骨瘤伴有可能恶变的肠道息肉病、良性软组织肿瘤。

（六）治疗

骨瘤治疗与否取决于骨瘤的大小和部位。个别生长缓慢或无生长的小骨瘤可以临床观察。在发际外影响外貌的骨瘤则需要手术处理。没有累及内板的外生型骨瘤可用骨凿切除或用磨钻磨除，保留内板的完整。个别特大的骨瘤，向内生长压迫硬膜或者皮层的，则需开骨瓣切除，然后修补颅骨，除用人工材料外还可将骨瓣上骨瘤剔平，高温杀瘤后还纳。对鼻窦内的骨瘤可与耳鼻喉科合作，内镜经鼻手术切除。

二、颅骨纤维性结构不良

（一）概述

纤维性结构不良（fibrous dysplasia，FD），又称纤维异常增殖症。可发生于任何骨骼（包括颅骨），占骨类肿瘤样病变的首位，是一种良性进展性的骨疾病，影响单块（单骨性的 FD）或多块（多骨性的 FD）骨内的结缔组织，引起骨组织的膨大、扭曲及脆弱化。

颅骨 FD 通常最多累及蝶骨和额骨（眶板），其次为筛骨、上颌骨、颞骨及枕骨。患者常表现为进展性眼眶骨膨隆，眼球突出，眼位变低，单侧或者双侧视力进行性下降。

（二）流行病学

颅骨 FD 好发于 20 岁前，女性略多见，发生率为 1/（4 000~10 000）。

（三）发病机制

有学者认为该病是胚胎时期形成骨质的间质生长异常所致。已证实信号编码蛋白 Csα 基因 *GMAS* 的突变是 FD 的一个发病原因。FD 亦是 McCune-Albright 综合征的一部分。

（四）病理学

可见不同比例的纤维组织和骨组织；疏松的梭形细胞背景上分布细长弯曲的骨小梁，骨小梁周边不见骨母细胞活性。

（五）影像学检查

1. CT　表现为典型的面部及颅底骨内骨髓腔（板障）膨胀性生长，颅骨增厚明显，相当于正常颅骨厚度的 2~3 倍。其在骨窗上纤维性钙化表现为毛玻璃样密度（25%）。50% 的患者病变表现为硬化的混合物及透明样改变（变形性骨炎样型），25% 表现为带薄硬边界的囊变。1/4 的病例，累及多骨。侵犯神经及血管相关的颅孔常发生，并可能累及邻近的鼻窦。

2. MRI　FD 的纤维及骨化区域表现为 T_1WI 及 T_2WI 的低信号，斑片状区域 T_2WI 高信号，与 CT 上透明区域相对应。病变呈不均匀增强，增强最明显的区域为 T_2WI 高信号区。MRA 及 MRV 可能有局域血管狭窄。硬膜完整，可以有额叶或者颞叶皮层受压，但无脑水肿。病变侵入皮质骨并延伸至周边软组织提示肉瘤样改变（1% 的患者发生）。

3. 骨扫描　FD 病变内可见放射性示踪元素的摄取增加。

（六）诊断

因为颅前窝和眶板部受累，典型的面容改变，两侧不对称，眼球外凸，面部膨起明显，表现为骨性狮面征（leontiasis ossium）。可伴有单侧或者双侧视力下降。额部或者颞部局部隆起，伴有 CT 扫描的毛玻璃样改变，MRI 表现为局部颅骨增厚，以板障为主，硬膜完整，脑组织受压即可诊断。

（七）鉴别诊断

1. Paget 病　又称畸形性骨炎，多见于成年人，男性多于女性，有家族发病倾向。累及颅骨时早期表现为片状溶骨性破坏，X 线片显示病变区域呈明显透光区；随着病变的进展可出现以板障和外板为主的广泛的颅骨增生，甚至可以见到颅骨小梁；病变区域血供丰富；病变有恶变倾向。

2. 颅骨内脑膜瘤　少见，属于异位脑膜瘤。主要表现为颅骨骨板的破坏，通常外板的破坏程度大于内板，组织学上具有脑膜瘤特征，硬脑膜、蛛网膜、脑组织上无肿瘤生长。呈溶骨性破坏的异位脑膜瘤 MRI 表现 T_1WI 与大脑皮层相似的信号强度，也可不均匀，T_2WI 为高信号，呈增生的异位脑膜瘤 T_1WI 和 T_2WI 均表现为低信号。

3. 巨细胞瘤　颅骨巨细胞瘤以蝶骨和颞骨最多见,蝶骨和鞍区附近的肿瘤可引起视力障碍、视野缺损,以及动眼神经、展神经和三叉神经受损症状,CT 表现为均一高密度病灶,不强化或轻微强化。

4. 嗜酸性肉芽肿　儿童和青少年好发,男性多见,额骨、顶骨最常受累,病程较短,多在 1 个月内突然出现头部疼痛性肿块。局部淋巴结不增大,伴有乏力、低热等表现。颅骨 X 线片可见局部骨质破坏,周围可有增厚的骨反应。血常规有嗜酸性粒细胞增多。

（八）治疗及预后

本病有自愈倾向,至青春期以后可停止发展。有症状的病变手术治疗最佳。如无症状且视神经无异常者可以随访观察。

1. 手术适应证

（1）面部外形明显改变,影响工作生活,患者无法接受,且有强烈的手术意愿。

（2）单眼视力下降明显,而且呈进行性,眼底视神经乳头水肿或者苍白,CT 及 MRI 提示视神经管狭窄。

2. 手术治疗原则

（1）参考对侧或正常侧骨质厚度,打磨颅骨,使两侧对称。

（2）骨瓣开颅,从硬膜外磨除异常增生的骨质及纤维化成分。

（3）可在导航引导下行眶顶及视神经管减压,对视神经管要做到 270° 的全程减压,以免复发。手术过程中要持续冲洗,避免对神经的热灼伤。

3. 放射治疗（简称放疗）、化学治疗（简称化疗）　肿瘤对放疗（可能致恶变）及化疗均不敏感。

4. 预后　25 岁后病变趋于临床稳定,极少发生恶变（恶变率 0.4%~4%）,可以持续观察。

三、颅骨皮样和表皮样囊肿

胚胎样颅骨肿瘤生长于板障内的先天良性肿瘤,是神经管闭合过程中细胞异常分化所造成,常位于中线部位、发生于板障内。表皮样囊肿和皮样囊肿可以由于感染、外伤或者医源性操作等不当因素,使表皮和真皮种植到颅骨板障内形成肿瘤,又称获得性或者继发性肿瘤。

（一）流行病学

表皮样囊肿（epidermoid cyst）和皮样囊肿（dermoid cyst）。如果颅骨在发育期间包入了外胚层残余物,则上述病变可累及颅骨。通常位于中线部位,可是内板和外板膨胀。

（二）病理

两者的临床和影像学表现相似,但皮样囊肿有皮肤附属物（皮肤构成物）。这些良性病变可以累及下方的硬膜、静脉窦结构或者脑组织。皮肤破溃后可以发生感染。

（三）影像学检查

1. 颅骨 X 线片　溶骨性改变,边界清楚,有硬化边缘。

2. CT　病变为低密度（角蛋白含有脂肪）,较脑脊液密度略高;不强化。可见板障增宽,内外板分离、变薄。

3. MRI　类似脑脊液,T_1WI 为低信号,T_2WI 为高信号,在 DWI 上为高信号,与脑脊液信号不同。

（四）临床表现

临床表现取决于病变的部位。

（五）治疗

治疗方法是手术。刮除骨边缘,必须探查有无通向颅腔内的窦道,如果存在必须随访观察。病变位于矢状窦上方（包括窦汇区）时,应做好修补硬脑膜静脉窦的准备。不宜做放疗和化疗。

四、动脉瘤样骨囊肿

（一）概述

动脉瘤样骨囊肿（aneurysmal bone cyst）是良性类肿瘤样病变,以膨胀性、溶骨性生长为特点,半数以上发生于长骨,多见于青少年;累及颅骨的占动脉瘤样骨囊肿的 1% 左右,占颅骨肿瘤的 7% 左右。动脉瘤样骨囊肿并非真正意义上的肿瘤，"动脉瘤"或者"囊肿"可能是由于损伤导致局部血流动力学紊乱而形成。这些良性的肿瘤通常发生于颅盖骨，如枕骨、额骨、颞骨和顶骨。多见于青少年，无明显的性别差异。

（二）病理学

动脉瘤样骨囊肿为蜂窝样结构，显微镜下囊肿为大小不等的有骨性分隔的腔隙，互相交通，内有不凝的血液、巨细胞以及散在的骨样组织和纤维组织，但并无内皮细胞。

（三）临床表现

因为动脉瘤样骨囊肿同时累及颅骨的内板和外板，呈对称地膨胀性生长，因而可以表现为局部骨质膨隆，并根据不同的部位造成局灶性神经功能障碍，向内发展压迫脑组织可以有颅内压增高症状。

（四）影像学检查

1. 颅骨 X 线片　特征性表现为环形透明区，伴有蜂窝状或者小梁状结构（见于约 50% 的病例），或者小梁排列成放射状，产生日光放射结构（见于约 11% 的病例）。明显的硬化边缘仅见于约 33% 的患者。

2. CT　表现为界限清楚伴骨皮质中断的膨胀性包块，低密度病变，伴硬化小梁。约 1/3 的患者可见液平，因为密度不同，其分层结构具有不同的 CT 值，邻近的骨质无侵蚀迹象，增强亦不明显。

3. 骨扫描　典型者为"热区"。

4. MRI　表现为显著膨胀性骨质破坏，特征包括病灶边缘呈低信号，病灶内有成分不一的液平；还可见到囊肿、纤维组织强化等表现。

（五）治疗

首选手术切除。肉眼观表现为骨膜下的蓝顶硬质肿物。手术容易达到的病变可通过完全切除术或者刮除术治愈。术前放疗可降低术中大出血的风险。手术无法到达部位的肿瘤可考虑进行放疗。

五、颅骨嗜酸性肉芽肿

（一）概述

嗜酸性肉芽肿（eosinophilic granulomatosis）为一种组织细胞瘤，是单发的朗格汉斯细胞组织细胞增生症（LCH）。组织细胞瘤指由组织细胞构成的一大类肿瘤或类肿瘤，位于颅内，不同类型具有相同的组织学特点：①嗜酸性肉芽肿是指单发的朗格汉斯细胞组织细胞增生症（LCH）；②Hand-Schüller-Christian 病（汉 - 许 - 克病）是指多发的朗格汉斯细胞组织细胞增生症；③Letterer-Siwe 病是指多系统、多发的朗格汉斯细胞组织细胞增生症。以上 3 种统称为朗格汉斯细胞组织细胞增生症，常伴 MAPK 通路变异，其中约 50% 为 *BRAF V600E* 突变，其他包括 *ARAF*，*ERBB3* 及 *MAP2K1*。

1953 年 Lichtenstein 注意到这三类疾病的组织细胞相似，统一命名为组织细胞增生症 X（histiocytosis X）。1957 年 Nezelof 报道组织细胞增生症 X 里的异常细胞是朗格汉斯细胞，组织细胞增生症 X 即是指朗格汉斯细胞组织细胞增生症。1987 年组织细胞学会写作小组（Writing Group of the Histiocyte Society）正式将朗格汉斯细胞组织细胞增生症归类为 I 型组织细胞增生症。

（二）流行病学

组织细胞肿瘤好发于儿童，年发病率为（1~5）/100 万，病因不明。61% 患者为单发骨病变；12% 多发骨病变；5% 下丘脑 - 垂体病变；7% 有多器官受累。

（三）病理学

1. 发病机制　颅骨嗜酸性肉芽肿的发病机制大都不明。推测可能和免疫机制有关。

2. 组织病理　颅骨嗜酸性肉芽肿病理上主要表现为病变骨组织内大量朗格汉斯细胞增生，细胞分化成熟，其间并有大量嗜酸性粒细胞、淋巴细胞、浆细胞及中性粒细胞浸润。有时可见多核巨细胞，形态与炎性肉芽肿相似，故称为嗜酸性肉芽肿。其发展分四个阶段。

（1）增殖期：病灶内有大量组织细胞出现，伴有少量浆细胞、淋巴细胞和嗜酸性细胞。

（2）肉芽期：出现富血管的肉芽组织，并出现大量的嗜酸性粒细胞、单核吞噬细胞等，伴有局限性坏死或出血。

（3）黄色肿块期：可见大量含有脂质的细胞。

（4）纤维化期：肉芽组织被结缔组织所代替，有纤维化现象和新骨形成。免疫组化染色 Langerin、S-100、波形蛋白、CD1a 阳性。

超微结构的标志性改变是胞质内出现网拍状颗粒（Birbeck 颗粒）。

3. 分级 无 WHO 分级。

（四）影像学检查

1. CT

（1）LCH 有溶骨性破坏，呈特征性的斜边表现。

（2）相应的软组织肿块有强化。

（3）常累及颞骨乳突。

2. MRI

（1）LCH 典型的颅骨病变表现为 T_1 上的低信号，T_2 上的高信号。

（2）病变有强化，且相应软组织和硬膜都有可能强化。

（3）中枢神经系统内，LCH 常导致垂体漏斗增厚和下丘脑的肿块，常显著强化。

（4）LCH 常伴大脑、基底节、脑桥、幕上白质的信号改变。T_2 上多为高信号，T_1 上信号多变，没有强化。

（5）硬膜、脉络丛、松果体腺、脑实质的肉芽肿亦有报道。

（6）窦组织细胞增生症表现为以硬膜为基底的肿块，相应颅骨的破坏和鞍上的肿块。

3. X 线 颅骨 X 线片为边界清楚的溶骨性病变，病灶边缘为斜面。

（五）临床表现

病变位置不同，临床表现各异。组织细胞瘤为单发或者多发，并且可以累及一个或者多个系统。可以表现为：低热、颅骨缺损、肿块、眼球突出、慢性中耳炎、上睑下垂、多尿、烦渴；神经根或脊髓压迫表现。颅骨或者脊柱受累表现为疼痛和触痛。可有血液嗜酸性粒细胞增高。其他器官（包括肺部、淋巴结、肝脏、脾脏、胸腺）亦可受累。下丘脑、大脑半球、脉络丛、小脑、颅底都有可能受累。

（六）治疗

对于单发病变，外科手术是主要的方法，多发病变则考虑化疗。

1. 放疗 局灶低剂量放疗适用于单发性病变。对于多发病变伴相应器官受累的患者，骨骼病变可进行姑息性放疗。一般用 6~9Gy 的小剂量照射即可。

2. 化疗 最常用的化疗药物为长春碱，常同时使用泼尼松。其他可能的化疗药物有依托泊苷、6- 巯基嘌呤、环孢素、环磷酰胺和甲氨蝶呤。

3. 手术 颅内单发病变可以考虑外科手术切除。如果病变累及鞍上区则进行活检。任何累及颅骨的单发病变应该完全切除，并进行颅骨修复。对于多发病变或者弥散性病变则考虑活检。

第三节 神经上皮组织肿瘤

内容要点：

1. 根据 2021 年最新版中枢神经系统肿瘤分类要求，肿瘤的诊断需包含组织病理诊断和基因特征，基因检测对胶质瘤的分子诊断、治疗决策及预后评估尤为重要。

2. 癫痫发作、颅内压增高和神经功能障碍是脑胶质瘤患者的三大临床表现。超过半数的患者以癫痫起病，充分评估患者的癫痫危险因素，制订合理的围手术期癫痫治疗方案，有助于提高患者的生活质量，延长患者的生存时间。

3. 脑胶质瘤的诊断主要依赖于影像学技术，但患者的临床表现及体格检查仍不容忽视。无论胶质瘤级别高低，均需要与脑软化灶、局灶性脑炎、脑血管病、转移瘤、脑寄生虫、恶性淋巴瘤等疾病相鉴别。

4. 最大限度地安全切除肿瘤是脑胶质瘤的治疗关键,减轻肿瘤负荷、明确(分子)病理诊断,是进行术后放化疗及靶向治疗的必要前提。在精准医学的指导下,发挥多学科协作的优势,基于分子遗传学特征为患者制订个体化的诊疗方案,是当前脑胶质瘤的治疗方向。

5. 近年来,胶质瘤患者通过系统化及个体化综合治疗,术后生存时间和生活质量均有明显提高,良好的预后不仅与规范化治疗密切相关,术后康复也是其重要影响因素。

一、成人型和儿童型弥漫性胶质瘤

(一)概述

2021 年世界卫生组织(WHO)中枢神经系统肿瘤分类联合应用组织病理和分子特征对脑胶质瘤的分类分级进行了修改完善(表 7-3-1)。根据最新的肿瘤分类,脑胶质瘤可分为成人型弥漫性胶质瘤、儿童型弥漫性低级别胶质瘤、儿童型弥漫性高级别胶质瘤、局限性星形细胞胶质瘤和室管膜肿瘤。本节所涉及的脑胶质瘤泛指星形细胞和少突胶质细胞来源肿瘤,室管膜瘤相关内容将在其他章节中介绍。

表 7-3-1　2021 年 WHO 中枢神经系统肿瘤分类脑胶质瘤分类及分级

胶质瘤分类	CNS WHO 级别
成人型弥漫性胶质瘤	
星形细胞瘤,*IDH* 突变型	2~4 级
少突胶质细胞瘤,*IDH* 突变和 1p/19q 联合缺失型	2~3 级
胶质母细胞,*IDH* 野生型	4 级
儿童型弥漫性低级别胶质瘤	
弥漫性星形细胞瘤,*MYB* 或 *MYBL1* 变异型	1 级
血管中心型胶质瘤	1 级
青年人多形性低级别神经上皮肿瘤	1 级
弥漫性低级别胶质瘤,MAPK 通路变异型	未定级
儿童型弥漫性高级别胶质瘤	
弥漫性中线胶质瘤,*H3 K27* 变异型	4 级
弥漫性半球胶质瘤,*H3 G34* 突变型	4 级
儿童型弥漫性高级别胶质瘤,*H3* 野生和 *IDH* 野生型	4 级
婴儿型半球胶质瘤	未定级
局限性星形细胞胶质瘤	
毛细胞型星形细胞瘤	1 级
具有毛样特征的高级别星形细胞瘤	建议 3 级
多形性黄色星形细胞瘤	2~3 级
室管膜下巨细胞型星形细胞瘤	1 级
脊索样胶质瘤	1 级
星形母细胞瘤,*MN1* 变异型	未定级
室管膜肿瘤	
幕上室管膜瘤	2~3 级
幕上室管膜瘤,*ZFTA* 融合阳性型	2~3 级

续表

胶质瘤分类	CNS WHO 级别
幕上室管膜瘤,*YAP1* 融合阳性型	2~3 级
颅后窝室管膜瘤	2~3 级
颅后窝室管膜瘤,PFA 组	2~3 级
颅后窝室管膜瘤,PFB 组	2~3 级
脊髓室管膜瘤	2~3 级
脊髓室管膜瘤,*MYCN* 扩增型	2~3 级
黏液乳头型室管膜瘤	2 级
室管膜下瘤	1 级

脑胶质瘤的人群发病率在 5/10 万 ~8/10 万,占所有原发性中枢神经系统肿瘤的 40%~60%,约占中枢神经系统恶性肿瘤的 81%,是最常见的颅内原发性恶性肿瘤。根据 2021 WHO 中枢神经系统肿瘤分类要求,脑胶质瘤的诊断需包含组织病理诊断和基因特征,主要基因特征是异柠檬酸脱氢酶(*IDH*)突变状态、染色体 1p/19q 联合缺失状态、O^6- 甲基鸟嘌呤 -DNA 甲基转移酶(*MGMT*)启动子甲基化、α - 地中海贫血伴智力低下综合征 X 连锁基因(*ATRX*)突变、端粒酶反转录酶(*TERT*)启动子突变、肿瘤抑制蛋白(*TP53*)突变、组蛋白 *H3* 突变、*MYB*/*MYBL1* 基因变异、丝裂原激活蛋白激酶(MAPK)通路相关基因变异等(表 7-3-2)。

表 7-3-2 脑胶质瘤中关键的基因、分子及信号通路改变

肿瘤类型	关键基因及分子变异[①]
星形细胞瘤,*IDH* 突变型	*IDH1*、*IDH2*、*ATRX*、*TP53*、*CDKNA/B*
少突胶质细胞瘤,*IDH* 突变和 1p/19q 联合缺失型	*IDH1*、*IDH2*、染色体 1p/19q、*TERT* 启动子区、*CIC*、*FUBP1*、*NOTCH1*
胶质母细胞瘤,*IDH* 野生型	*IDH* 野生、*TERT* 启动子、第 7 号染色体和第 10 号染色体、*EGFR*
弥漫性星形细胞瘤,*MYB* 或 *MYBL1* 变异型	*MYB*、*MYBL1*
青年人多形性低级别神经上皮肿瘤	*BRAF*、*FGFR* 家族
血管中心型胶质瘤	*MYB*
弥漫性低级别胶质瘤,MAPK 通路变异型	*FGFR1*、*BRAF*
弥漫性中线胶质瘤,*H3 K27* 变异型	*H3 K27*、*TP53*、*ACVR1*、*PDGFRA*、*EGFR*、*EZHIP*
弥漫性半球胶质瘤,*H3 G34* 突变型	*H3 G34*、*TP53*、*ATRX*
儿童型弥漫性高级别胶质瘤,*H3* 野生和 *IDH* 野生型	*IDH* 野生、*H3* 野生、*PDGFRA*、*MYCN*、*EGFR*(DNA 甲基化谱)
婴儿型半球胶质瘤	*NTRK* 家族、*ALK*、*ROS*、*MET*
毛细胞型星形细胞瘤	*KIAA1549*::*BRAF*、*BRAF*、*NF1*
具有毛样特征的高级别星形细胞瘤	*BRAF*、*NF1*、*ATRX*、*CDKN2A/B*(DNA 甲基化谱)
多形性黄色星形细胞瘤	*BRAF*、*CDKN2A/B*
室管膜下巨细胞型星形细胞瘤	*TSC1*、*TSC2*
脊索样胶质瘤	*PRKCA*
星形母细胞瘤,*MN1* 变异型	*MN1*
幕上室管膜瘤	*ZFTA*、*RELA*、*YAP1*、*MAML2*
颅后窝室管膜瘤	*H3 K27me3*、*EZHIP*(DNA 甲基化谱)
脊髓室管膜瘤	*NF2*、*MYCN*

注:①其中部分为诊断所必需的,另一部分尽管不是诊断所必需的,但属于肿瘤的典型分子病理学特征。
②诊断性分子标志列在最前面;对于无诊断性分子标志物的肿瘤类型,最常见的分子变异列在最前面。
③大多数肿瘤均有特征性 DNA 甲基化谱,"DNA 甲基化谱"表示甲基化检测对于此类肿瘤具有特定的诊断意义。
④*H3* 代表一个基因家族(包括 *H3F3A*,*HIST1H3B* 等)。

（二）病因

如同其他肿瘤一样，脑胶质瘤也是由于先天的遗传高危因素和环境的致癌因素相互作用所导致的。一些已知的遗传性肿瘤综合征，如 1 型神经纤维瘤病以及结节性硬化症等，为脑胶质瘤的遗传易感因素。此外，一些环境的致癌因素也可能与胶质瘤的发生相关，如电离辐射、亚硝酸盐食品、病毒或细菌感染及生活环境等因素相关。

（三）形态学及分子病理学特点

1. 成人型弥漫性胶质瘤　成人型弥漫性胶质瘤包括：星形细胞瘤，*IDH* 突变型（CNS WHO 2~4 级）；少突胶质细胞瘤，*IDH* 突变和 1p/19q 联合缺失型（CNS WHO 2~3 级）；胶质母细胞瘤，*IDH* 野生型（CNS WHO 4 级）。这种新分类不仅仅是基于年龄、组织病理和肿瘤的生物学行为，更多的是基于 *IDH1/2* 基因的突变状态及染色体 1p/19q 联合缺失状态。成人型弥漫性胶质瘤诊断流程见图 7-3-1。

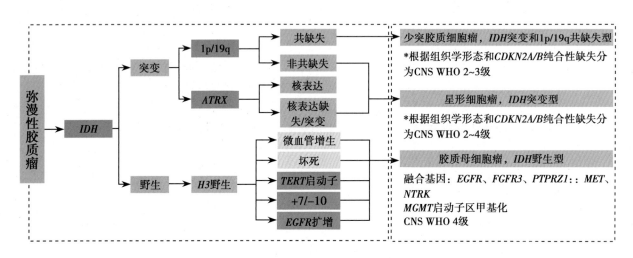

图 7-3-1　成人型弥漫性胶质瘤诊断流程

（1）星形细胞瘤，*IDH* 突变型：星形细胞瘤，*IDH* 突变型是一类弥漫性、浸润性生长的胶质瘤，伴 *IDH1* R132 或 *IDH2* R172 突变，常见 *ATRX* 和 / 或 *TP53* 突变，无染色体 1p/19q 缺失。按 2021 年 WHO 病理分类，弥漫性星形细胞瘤，*IDH* 突变型根据组织学形态和分子特征分为 3 个级别，即 CNS WHO 2~4 级。其中，CNS WHO 2 级肿瘤组织学形态分化良好，缺乏或仅有低度的有丝分裂活性，无微血管增生、坏死等间变特征，无 *CDKN2A/B* 纯合性缺失；CNS WHO 3 级的肿瘤表现为局灶性或散在的间变性组织学形态，有明显的有丝分裂活性，缺乏微血管增生、坏死及 *CDKN2A/B* 纯合性缺失；CNS WHO 4 级的肿瘤分化差，有明显的有丝分裂活性，且具有微血管增生、坏死或 *CDKN2A/B* 纯合性缺失。此类肿瘤伴有高频的 *ATRX* 和 / 或 *TP53* 突变，因此当弥漫性胶质瘤具有 *IDH* 突变，伴免疫组化 ATRX 核表达缺失时，可以在不进行染色体 1p/19q 检测的情况下诊断 "星形细胞瘤，*IDH* 突变型"。此外还需注意，肿瘤出现 *CDK4* 扩增、*RB1* 突变或纯合性缺失、*PIK3CA* 或 *PIK3R1* 突变、*PDGFRA* 扩增、*MYCN* 扩增、全基因组 DNA 低甲基化水平、基因组不稳定性和第 14 号染色体缺失等分子变异时，提示患者预后不良。

（2）少突胶质细胞瘤，*IDH* 突变和 1p/19q 联合缺失型：对于弥漫性胶质瘤，无论组织学形态是否表现为少突胶质细胞瘤，如果同时存在 *IDH* 突变和 1p/19q 联合缺失，即可定义为少突胶质细胞瘤，*IDH* 突变和 1p/19q 联合缺失型。根据其组织学形态和分子特征（*CDKN2A/B* 纯合性缺失），将此类肿瘤分为两个级别：

1）CNS WHO 2 级肿瘤：呈弥漫性生长，常见钙化，镜下细胞呈特异的"煎蛋"样表现，伴枝丫状血管，预后良好，无 *CDKN2A/B* 纯合性缺失。

2）CNS WHO 3 级肿瘤：具有间变特征，核分裂象易见，可见血管增生、坏死或 *CDKN2A/B* 纯合性缺失。此类肿瘤常伴 *TERT* 启动子突变，*CIC* 突变、*FUBP1* 突变和 *NOTCH1* 突变。

（3）胶质母细胞瘤，*IDH* 野生型：胶质母细胞瘤是恶性程度最高的一种表型，约占胶质瘤的 50%。胶质母细胞瘤具有极强的侵袭性，可使肿瘤同时出现在灰、白质，并可沿胼胝体或长传导束播散，跨过中线出现在对侧半球。2021 年 WHO 分类将胶质母细胞瘤，*IDH* 野生型定义为 *IDH* 野生和组蛋白 *H3* 野生的弥漫性星形细胞胶质瘤，伴微血管增生、坏死、*TERT* 启动子突变、*EGFR* 基因扩增、7 号染色体扩增 /10 号染色体缺失中一项或多项的肿瘤，属于 CNS WHO 4 级。根据组织学特征可分为 3 个亚型：

1）巨细胞胶质母细胞瘤：约占胶质母细胞瘤的 5%，好发于老年人，以大脑半球浅表部位居多，颞顶叶皮质最为多见。

2）胶质肉瘤：一般认为胶质肉瘤由双相组织学构成，含有神经胶质和肉瘤两种成分。

3）上皮样胶质母细胞瘤：特点为肿瘤生长的位置较浅，肿瘤与周围边界清晰但常伴有转移，肿瘤组织内有较大的上皮样细胞。

胶质母细胞瘤，*IDH* 野生型可表现出复杂的生长方式和多样的组织形态，包括小细胞、伴原始神经成分的胶质母细胞瘤、颗粒细胞、脂化细胞、化生（上皮样化生、鳞状细胞化生）、肥胖细胞等。

2. 儿童型弥漫性胶质瘤 儿童型弥漫性胶质瘤虽然在组织学形态上与成人型有相似之处，但其发病部位和分子病理学特征与成人型有很大不同，主要发生于儿童，亦可见于成人。2021 年 WHO 分类将儿童型弥漫性胶质瘤分为儿童型弥漫性低级别胶质瘤和儿童型弥漫性高级别胶质瘤两组。

（1）儿童型弥漫性低级别胶质瘤：根据组织学形态和分子特征分为 4 个类型。①弥漫性星形细胞瘤，*MYB* 或 *MYBL1* 变异型；②血管中心型胶质瘤；③青年人多形性低级别神经上皮肿瘤；④弥漫性低级别胶质瘤，MAPK 通路变异型。

前两类肿瘤以 *MYB* 或 *MYBL1* 变异为特征，变异形式包括基因拷贝数变异和基因融合（*MYB* 伴侣基因有 *QKI*、*ESR1*、*MMP16*、*MAML2*、*PCDHGA1* 等，*MYBL1* 伴侣基因有 *RAD51B*、*MAML2*、*ZFHX4*、*TOX* 等）。

后两类肿瘤以 MAPK 通路相关基因变异为特征。青年人多形性低级别神经上皮肿瘤的分子变异包括 *BRAF* V600E、*FGFR3*∷*TACC3* 融合、*FGFR2*∷*CTNNA3* 融合、*FGFR2*∷*KIAA1598* 融合等；弥漫性低级别胶质瘤，MAPK 通路变异型的常见分子变异包括 *FGFR1* 酪氨酸激酶结构域（TKD）重复、*FGFR1* 突变、*FGFR1* 融合，以及 *BRAF* V600E 突变、*BRAF* 融合、*BRAF* 插入突变等。

（2）儿童型弥漫性高级别胶质瘤：根据组蛋白 *H3* 突变状态、受体酪氨酸激酶（RTK）通路变异状态、临床特征等分为 4 个类型。①弥漫性中线胶质瘤，*H3 K27* 变异型；②弥漫性半球胶质瘤，*H3 G34* 突变型；③儿童型弥漫性高级别胶质瘤，*H3* 野生和 *IDH* 野生型；④婴儿型半球胶质瘤。

1）弥漫性中线胶质瘤，*H3 K27* 变异型：发生于中枢神经系统中线位置，呈弥漫性生长，具有胶质瘤病理学特征和免疫组化 H3 K27me3 核表达缺失的特点。根据分子变异、临床特点和 DNA 甲基化特征，进一步将此类肿瘤分为 *H3.3 K27M/I* 突变、*H3.1/2 K27M/I* 突变、*H3* 野生伴 EZHIP 过表达，以及 *EGFR* 突变 4 个亚型。

2）弥漫性半球胶质瘤，*H3 G34* 突变型：主要发生于大脑半球，表现为组蛋白 H3.3 第 34 位甘氨酸（G）被精氨酸（A）或缬氨酸（V）取代的错义突变（*H3.3 G34R/V*），常伴 *ATRX* 基因突变、*TP53* 基因突变、免疫组化 Olig-2 核表达缺失，以及 *MGMT* 启动子甲基化。

3）儿童型弥漫性高级别胶质瘤，*H3* 野生和 *IDH* 野生型：好发于儿童和青年，具备高级别肿瘤组织学特征，但分子病理学特征表现为 *IDH* 野生型、组蛋白 *H3* 野生型。根据 DNA 甲基化特征可以分为 RTK 1 型、RTK 2 型和 MYCN 型：①RTK 2 型伴高频率的 *EGFR* 扩增和 *CDKN2A/B* 纯合性缺失，中位生存期为 44 个月；②MYCN 型伴高频率的 *MYCN* 扩增和 *ID2* 扩增，中位生存期仅为 14 个月；③RTK 1 型伴高频率 *PDGFRA* 扩增，预后介于上述两者之间。

4）婴儿型半球胶质瘤：主要发生于婴幼儿，位于大脑半球，分子遗传学特征为 RTK 家族变异，主要包括 *NTRK* 家族基因（*NTRK1/2/3*）融合、*ROS1* 融合、*MET* 融合、*ALK* 融合。

儿童型弥漫性胶质瘤诊断流程见图 7-3-2。

3. 局限性星形细胞胶质瘤 生长方式较局限，影像学可见肿瘤界限较清晰，预后相对较好，但"局限

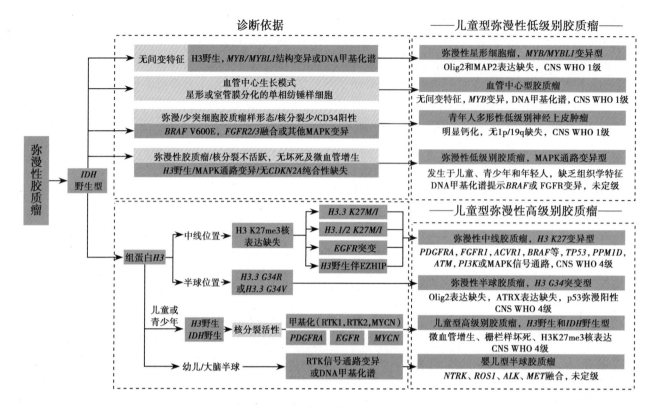

图 7-3-2　儿童型弥漫性胶质瘤诊断流程

性"并不代表低级别,不能代表肿瘤恶性程度,某些肿瘤存在侵袭,甚至播散的可能。2021 年 WHO 分类将以下 6 类胶质瘤归为局限性星形细胞胶质瘤:①毛细胞型星形细胞瘤;②具有毛样特征的高级别星形细胞瘤;③多形性黄色星形细胞瘤;④室管膜下巨细胞型星形细胞瘤;⑤脊索样胶质瘤;⑥星形母细胞瘤,*MN1*变异型。局限性星形细胞瘤的诊断流程见图 7-3-3。

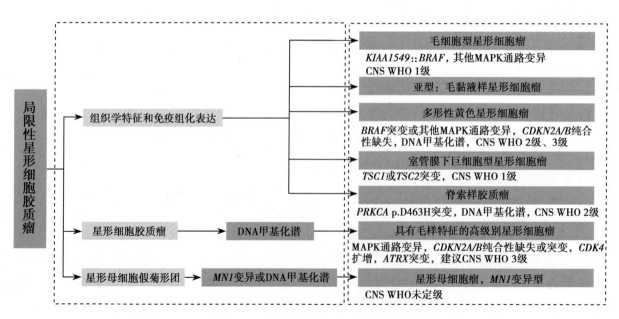

图 7-3-3　局限性星形细胞瘤诊断流程

（1）毛细胞型星形细胞瘤：一类具有独特的形态学和生物学特点的星形细胞瘤，包括双相组织学特点，有毛细胞样细胞学特征，低增殖活性，可见 Rosenthal 纤维或嗜酸性颗粒小体，与 MAPK 通路变异有关（主要为 *KIAA1549::BRAF* 融合）。此类肿瘤包括毛黏液样星形细胞瘤和具有间变组织学特征的毛细胞星形细胞 2 个亚型。

（2）具有毛样特征的高级别星形细胞瘤：一类被新定义的肿瘤，组织形态缺乏特异性，部分肿瘤具有高级别毛样和 / 或胶质母细胞瘤样组织学特征，常见 MAPK 通路相关基因变异（包括 *BRAF* 突变和融合、*NF1* 突变、*FGFR1* 突变和融合、*KRAS* 突变），伴 *CDKN2A/B* 纯合性缺失，*ATRX* 基因突变或 ATRX 核表达缺失，需要依赖特征性的 DNA 甲基化谱诊断。

（3）多形性黄色星形细胞瘤：常发生于幕上，以额颞部多见，患者多伴有长期的癫痫发作病史。组织学形态为明显的多形性、黄色瘤样肿瘤细胞，以及血管周围淋巴细胞浸润，常见 *BRAF* V600E 突变和 *CDKN2A/B* 纯合性缺失，分为 CNS WHO 2~3 级。

（4）室管膜下巨细胞型星形细胞瘤：起源于侧脑室室管膜下层，生长缓慢。大部分肿瘤外观呈暗红色、形态不规则、表面光滑呈结节状，有时有分叶，是结节性硬化症患者常见的位于脑室壁的肿瘤，也是确诊结节性硬化症的指标之一，常伴 *TSC1* 和 *TSC2* 突变。

（5）脊索样胶质瘤：脊索样胶质瘤是一种罕见的局限发生于第三脑室的低级别神经上皮肿瘤，组织学上可见簇状和条索状的上皮样 GFAP 阳性的肿瘤细胞，伴 *PRKCA* 基因 p.D463H 错义突变及免疫组化 TTF-1 核表达阳性。

（6）星形母细胞瘤，*MN1* 变异型：星形母细胞瘤是一类罕见的神经上皮肿瘤，占胶质瘤的 0.45%~2.80%。肿瘤多位于大脑半球表浅部位，多累及额顶叶，其次为颞叶和枕叶，影像学上表现为边界清楚的皮质或皮质下肿物，组织形态由圆形、立方形或柱状细胞呈假乳头状或血管周围排列生长，可见血管周围无核区及血管和细胞周围玻璃样变，伴 *MN1* 变异。

（四）临床表现

1. 癫痫　癫痫是脑胶质瘤患者最常见的临床症状之一，幕上肿瘤患者其癫痫发生率超过 50%。癫痫发作常是患者的首发症状，也可伴随其他症状同时出现。低级别胶质瘤患者的癫痫发生率为 65%~100%；而在胶质母细胞瘤中，其发病率为 40%~60%。癫痫发作类型与肿瘤部位有关，额叶肿瘤多为癫痫大发作；中央区及顶叶肿瘤多导致癫痫部分性发作；颞叶肿瘤可表现为伴有幻嗅的精神运动性发作；而枕叶肿瘤的临床癫痫发生率较低，部分肿瘤累及视觉皮层可能诱发癫痫视幻觉发作。患者的年龄、肿瘤的病理类型、定位深浅以及肿瘤体积会影响癫痫发生率。一般认为：年轻患者（年龄 <38 岁）更易出现癫痫症状；含少突细胞成分的胶质瘤比单纯星形细胞瘤更易诱发癫痫；肿瘤定位越表浅、越累及中央前回及辅助运动区，越易引起癫痫症状；肿瘤最大直径小于 4cm 的患者其临床癫痫发生率相对略高。

2. 颅内压增高　由于颅腔空间非常有限，肿瘤占位经常推挤或侵犯脑组织结构，导致颅内压增高。颅内高压通常表现为头痛、呕吐和视神经乳头水肿。症状的发展通常为慢性、进行性加重；当瘤内出血时，肿瘤短时间内迅速增大，导致颅内压突然升高。严重者或肿瘤晚期多有脑疝形成。另外，肿瘤部位及性质、患者年龄对颅内压增高都有影响：中线或者脑室系统内肿瘤患者通常出现颅内压增高较早；恶性胶质瘤生长较快，周围脑组织水肿严重，常常颅内高压症状或者体征出现也较早；老年患者由于脑组织萎缩，颅内空间相对充裕，导致在肿瘤体积较大时才会出现颅内高压表现。肿瘤占位引起的头痛多为发作性钝痛，头痛的部位与肿瘤定位无明显关联。

3. 神经功能障碍

（1）运动感觉障碍：患者出现的运动感觉障碍和肿瘤累及位置有关。当肿瘤累及中央前回或内囊时，患者可出现肌力下降或偏瘫。当肿瘤累及锥体外系时，患者可出现对侧肢体肌肉强直、震颤及运动亢进。当肿瘤累及中央后回或累及丘脑时，患者可出现对侧感觉障碍。当肿瘤累及小脑时，患者可出现共济失调。

（2）语言障碍：分为运动性失语和感觉性失语两种基本类型，见于优势大脑半球肿瘤。优势半球额下回后方（Broca 区）受侵犯时，患者保留理解语言的能力，但是丧失语言表达的能力，称为运动性失语；当优势半球颞上回后部（Wernicke 区）受侵犯时，患者虽然保留语言表达的能力，但不能理解语言，称为感觉性失语。当肿瘤累及额叶时，会造成患者出现语言运用障碍：表现为语义错乱、句法结构错误等。

（3）视野障碍：颞叶深部和枕叶肿瘤影响视辐射，可出现视野缺损，早期表现为同向性象限视野缺损，随着肿瘤体积增大，视野缺损的范围随之增大。

（4）认知功能障碍：当肿瘤累及额叶时可造成患者出现执行功能下降、决策缓慢、记忆力下降、默认网络改变等。当肿瘤累及右侧顶叶或破坏腹侧上纵束时可造成患者空间认知障碍，出现左侧忽视。

（5）精神障碍：当肿瘤侵犯或累及额叶、扣带回前部、边缘系统及双侧颞叶时可出现相关精神症状。如肿瘤累及腹侧前额叶时会导致患者出现负面情绪、易激惹等症状；当累及扣带回时可出现情绪识别障碍等。

（五）辅助检查

目前有助于诊断低级别胶质瘤的辅助检查主要为 CT、MRI。根据 CT 及 MRI 不同序列可对胶质瘤的级别及成分进行初步诊断。常用的 MRI 检查序列有 T₁WI、T₂WI、T₂ FLAIR、T₁ 增强、MRS、PWI 等。若肿瘤累及功能区，还可进行任务态功能磁共振成像（BOLD-fMRI）、弥散张量成像（DTI）等检查。T₁WI、T₂WI、T₂ FLAIR 序列有助于判断病灶范围及水肿情况；T₁ 增强像、MRS 序列有利于判断肿瘤恶性程度，了解肿瘤代谢情况；PWI 序列可提供肿瘤及周围血流灌注情况。BOLD-fMRI 可了解脑皮质相关功能区的激活情况（图 7-3-4）；

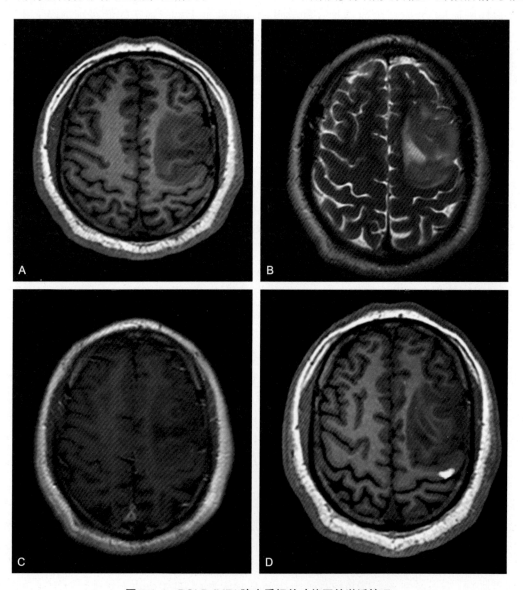

图 7-3-4 BOLD-fMRI 脑皮质相关功能区的激活情况
A. T₁WI 序列；B. T₂WI 序列；C. T₁+c 序列；D. BOLD-fMRI（红色部分为患者患侧握拳运动的皮质激活区）。

DTI 可了解皮质下纤维束的走行及与肿瘤的位置关系。

（六）诊断及鉴别诊断

1. 诊断

（1）弥漫性低级别星形细胞瘤

1）病史：多以癫痫为首发症状，好发于儿童及青壮年。

2）部位：好发于额叶后部、颞叶、岛叶及顶叶前部。

3）影像学表现

① CT 表现

平扫：颅内呈境界不清的均匀或不均匀的低密度病灶，常位于一侧大脑半球，有一定的占位效应和瘤周水肿。10%~20% 存在钙化。

增强 CT：一般不强化或轻度强化（除毛细胞和肥胖细胞型外），若有强化则提示局部恶变。

② MRI 表现：肿瘤在 T_1WI 上表现为低或等信号，在 T_2WI 及 T_2 FLAIR 上表现为均匀高信号。钙化、囊变、出血及瘤周水肿较罕见。注射 Gd-DTPA 后，肿瘤可有轻度均匀强化或不强化。

③ MRS 表现：与正常脑组织相比，胆碱（Cho）峰值升高，N- 乙酰天冬氨酸（NAA）峰值降低，肌酸（Cr）和肌醇（MI）峰值略下降，乳酸（LAC）的峰值可出现异常升高，Cho/Cr 或 Cho/NAA 升高，但升高程度远低于胶质母细胞瘤。

（2）具有间变特征的星形细胞瘤

1）病史：好发于青壮年或中年，进展相对较快，发病后约半年到两年内即可出现神经功能障碍、颅内高压等症状。

2）部位：可发生于大脑大部分区域，好发于额叶后部、颞叶、岛叶及顶叶前部。

3）影像学表现

① CT 表现

平扫：肿瘤边界不清，病灶常呈混杂密度影，肿瘤周围水肿及占位效应明显，可有出血。

增强 CT：多数可出现强化，有时表现为不规则的强化环。

② MRI 表现：肿瘤在 T_1WI 上表现为低至等的混杂信号，有时可见出血及囊变。在 T_2WI 及 T_2 FLAIR 上表现为中心高信号，周围等信号并可伴有"指压状"水肿高信号。注射 Gd-DTPA 后，肿瘤可出现部分或环状不规则强化。

③ MRS 表现：与正常脑组织相比，胆碱（Cho）峰值升高，N- 乙酰天冬氨酸（NAA）峰值降低，肌酸（Cr）和肌醇（MI）峰值略下降，乳酸（LAC）的峰值可出现异常升高，Cho/Cr 或 Cho/NAA 升高，但升高程度远低于胶质母细胞瘤。

（3）胶质母细胞瘤（GBM）

1）病史：可以任何形式起病，常见症状有癫痫、头痛、认知功能障碍等。继发 GBM 常以癫痫复发且药物难以控制就诊。GBM 可发生于任何年龄，好发于中老年（主要在 45~70 岁发病）。

2）部位：可发生在大脑大部分区域，好发于幕上。

3）影像学表现

① CT 表现

平扫：可见混杂高密度病灶，中央为低密度坏死或囊变，钙化较少见，常见不同时相的出血。病灶周围水肿严重，脑室常受压变形，中线结构可发生移位。

增强 CT：出现不均匀或环状强化，坏死区常位于肿瘤实质内，呈边界不齐的低密度影。

② MRI 表现：肿瘤在 T_1WI 上表现为边界不清的混杂信号，常伴有坏死、囊变，占位效应明显。注射 Gd-DTPA 后，肿瘤发生明显不均匀强化或沿囊壁出现"花环"样不均匀强化，强化部分代表细胞密度高及新生血管丰富的肿瘤外周部分，血管流空现象常见。在 T_2WI 及 T_2 FLAIR 上表现不均匀混杂信号，瘤周水肿明显，常呈"指压状"。T_2WI 上的影像代表"肿瘤 + 水肿"的影像。

③ MRS 表现:与正常脑组织相比,胆碱(Cho)峰值明显升高,N-乙酰天冬氨酸(NAA)峰值明显降低,肌酸(Cr)和肌醇(MI)峰值下降,乳酸(LAC)的峰值可出现异常升高,Cho/Cr 或 Cho/NAA 显著升高。

(4) 少突胶质细胞瘤

1) 病史:多以癫痫为首发症状或存在多年癫痫病史。好发于成年人,平均年龄 40 岁。

2) 部位:90% 以上生长在幕上,额叶多见。

3) 影像学表现

① CT 表现

平扫:肿瘤呈低、等或略高密度病灶,多呈类圆形,边界不清晰。肿瘤周边大多伴有钙化,可呈条索状、局限点片状、不规则团块儿状。瘤周水肿及占位效应不明显。

增强 CT:常无对比增强,若出现不规则或不均匀强化则提示有恶变的可能。

② MRI 表现:肿瘤在 T_1WI 上表现为低或等信号,在 T_2WI 表现为高信号,边界清楚,周围无水肿或轻微水肿。注射 Gd-DTPA 后,大部分肿瘤可出现强化。

③ MRS 表现:NAA 峰值下降,Cho 峰值上升。

2. 鉴别诊断　无论胶质瘤级别高低,首先要与脑软化灶、局灶性脑炎、脑血管病、转移瘤、脑寄生虫、恶性淋巴瘤相鉴别。

(1) 脑软化灶、局灶性脑炎:可常有感染病史或合并中耳炎,近期有拔牙史等。在影像学上,脑脓肿呈环形厚壁强化,内壁光滑,周边水肿明显。DWI 序列是鉴别的关键,由于脓液中含有很多的炎性细胞、细菌及坏死组织,对于水分子弥散限制明显,故在 DWI 序列上呈高信号并且 ADC 值明显下降。

(2) 脑血管病:患者既往常有高血压、动脉硬化病史。脑梗死患者可急性或亚急性起病,但在短期内渐进性加重,脑出血患者常突然起病,很快出现意识障碍。这两种疾病均会造成患者偏瘫、偏盲、失语等症状及体征。在影像学上符合一定的血管分布区,较容易诊断。隐匿性脑梗死需要与低级别星形细胞瘤进行鉴别,而高血压脑出血需要与肿瘤卒中进行鉴别。

(3) 转移瘤:患者中老年居多,常有其他部位肿瘤病史,多发于额叶或顶叶,病灶可为单发或多发。症状以颅内压增高,精神异常及癫痫为主。影像学上显示肿瘤边界清楚,周边水肿明显。

(4) 脑寄生虫病:病原体多为囊虫或绦虫。患者常出现癫痫、精神症状及颅内压增高的表现。血和脑脊液的补体结合试验以及酶联免疫吸附试验有助于诊断。

(5) 淋巴瘤:常为多发,且好发于胼胝体、基底节及脑室周围,增强扫描呈明显均匀增强、伴周围明显水肿。

鉴别胶质瘤级别的高低需要结合临床特征及影像学特征。低级别胶质瘤生长相对缓慢,病史相对较长。而高级别胶质瘤特别是 GBM 进展迅速,患者病情变化快。在影像学特征上,低级别胶质瘤的囊变及出血情况少见;T_2WI 高信号,且信号较均匀,肿瘤周围水肿不明显;T_1 增强中强化多不明显,若出现强化则强化均匀。而高级别胶质瘤特别是 GBM,囊变及出血情况常见;T_2WI 呈高信号,但强度不均匀,肿瘤周围呈"指压状"水肿,水肿一般较严重;T_1 增强中常呈明显不均匀强化,若发生囊变常呈"花环"样不均匀强化。

小脑星形细胞瘤好发于青少年,发病年龄在 10~20 岁,常为囊性,半数肿瘤具有瘤壁。临床症状多表现为脑积水和小脑功能障碍。需与髓母细胞瘤、室管膜瘤及血管网状细胞瘤相鉴别。因这几种肿瘤生长在颅后窝,均可引起脑积水、颅内压增高导致患者出现头痛、呕吐、共济失调等症状,从症状上较难鉴别。可通过流行病学特点及影像学特点鉴别:①髓母细胞瘤常好发于儿童,常见于小脑蚓部;CT 上表现为高密度,增强后可明显强化,可伴有钙化。MRI 上 T_1WI 呈低信号,T_2WI 呈异常信号,瘤内可有囊、血管及钙化影,大多数肿瘤强化明显。②室管膜瘤多好发于青壮年,以发生于第四脑室多见,肿瘤强化明显。③血管网状细胞瘤发病年龄偏大,是成人颅后窝最常见的原发肿瘤。可发生于小脑半球、小脑蚓部及脑干。在影像学上,增强后典型表现为大囊小结节且仅结节强化。

（七）治疗

脑胶质瘤需要多学科综合治疗,包括神经影像、手术、病理、放疗、化疗和支持治疗等。神经影像学是神经胶质瘤的非侵入性评估,被认为是个性化治疗和患者管理的关键手段之一,因为准确的诊断和划分对肿瘤治疗计划制订以及治疗反应评估至关重要。CT 扫描能显示肿瘤相关特征,MRI 能更敏感显示肿瘤的存在以及它的比例和位置,这将有助于引导诊断干预措施,如活检和治疗,包括手术和辐射。正电子发射体层成像(PET)可用于脑胶质瘤评估,特别是可用于鉴别诊断。

1. 手术治疗　手术切除仍然是脑胶质瘤必不可少的治疗措施。在"最大安全切除"原则下,应尝试保护患者的神经功能。全切除术的肿瘤患者一般伴有更好的临床预后。应用包括术中导航系统、术中磁共振成像、术中神经电生理监测等新技术可增加切除范围,同时降低神经功能缺损风险。术中唤醒可以帮助神经外科医师切除邻近控制视觉、语言和肢体动作等脑功能区的肿瘤。此外,手术切除有利于肿瘤癫痫发作的控制,特别是对长期癫痫病史的患者。胶质瘤的手术治疗大体可按肿瘤生长位置分为两

大脑功能区
胶质瘤切除

类:非功能区胶质瘤手术和功能区胶质瘤手术。

(1) 非功能区胶质瘤:非功能区胶质瘤手术的治疗原则是肿瘤全切除。当肿瘤体积过大且一次开颅无法全切肿瘤时,可配合术后进行放疗及化疗。手术的方式一般根据肿瘤位置进行常规全身麻醉下开颅手术。

适应证:①患者未累及脑功能区的胶质瘤;②患者有明确癫痫发作史;③患者自愿接受手术;④患者肿瘤累及功能区,但存在唤醒手术禁忌;⑤患者肿瘤累及功能区,但不具备开展唤醒手术条件。

禁忌证:①严重心、肺、肝、肾功能障碍,不能手术者;②其他不适合接受神经外科开颅手术的禁忌证。

(2) 功能区胶质瘤:功能区胶质瘤手术的治疗原则是在安全范围下最大程度地切除肿瘤。推荐在神经导航指导下,运用术中唤醒配合术中皮质及皮质下电刺激进行胶质瘤切除。此种方法可有效地保护患者的神经功能,避免术后出现永久性神经功能损伤。

适应证:①累及脑功能区的胶质瘤患者;②年龄一般不小于 14 岁(取决患者的认知与自控能力);③无明确的精神病史或严重精神症状;④意识清醒,认知功能基本正常,术前能配合完成指定任务;⑤自愿接受唤醒麻醉手术者。

禁忌证:除常规全身麻醉下开颅手术禁忌证外,还应包括 8 项。①患者术前出现严重颅内高压症状或已存在脑疝;②患者存在意识障碍或认知障碍;③明确精神病史;④年龄小于 14 岁(相对禁忌)或患者心理发育迟滞;⑤患者沟通交流障碍,存在严重失语,难以配合完成指定术中检测任务;⑥患者不能长时间耐受固定体位;⑦麻醉医师和手术医师无唤醒手术经验;⑧拒绝接受唤醒麻醉手术者。

在神经导航指导下,运用术中唤醒配合术中皮质及皮质下电刺激进行胶质瘤切除的优势在于术者可在术中实时观察患者的情况,对患者的神经功能进行实时监测,可使手术切除更准确。其不足之处在于开展此项手术限制因素较多,对手术仪器及手术人员的经验要求较高。若患者无法进行唤醒手术可在神经功能导航指导下进行肿瘤切除术。需注意,当胶质瘤侵袭邻近运动区(<4mm)时,基于 fMRI 的定位结果可能出现不准确的情况,患者术前可能出现运动障碍,影响术中定位效果。

(3) 岛叶胶质瘤:岛叶在解剖和功能上是旁边缘系统(岛叶 - 额眶回 - 颞极)的核心,与整个大脑的皮层及皮层下核团有丰富的神经联系,岛叶胶质瘤的外科治疗仍有很大的挑战性。目前多数观点认为,对于各级别的岛叶胶质瘤来说,积极手术切除都有助于延长患者的总生存期;对于低级别岛叶胶质瘤,扩大切除范围有助于延长无进展生存期,并有利于开展术后辅助治疗。岛叶位于外侧裂的基底,其表面走行的大脑中动脉的分支(M2 段)发出中、短穿支动脉分布于岛叶皮层和最外囊,长穿支动脉常经岛后短回和岛长回的顶部或上环岛沟穿过岛叶皮层汇合于卵圆中心,分布于与运动相关的皮质脊髓束、皮质核束以及优势半球与语言相关的弓状束、额枕束。岛叶皮层的内侧紧邻壳核、苍白球、尾状核及内囊,这些结构的血供来自大脑中动脉 M1 段的分支——前外侧中央动脉(豆纹动脉)群。手术中损伤这些供血动脉会造成术后严重的神经功能障碍。

对于手术入路的选择,局限于岛叶皮层的肿瘤通常采用经侧裂入路暴露和切除;侵袭至岛盖的肿瘤可采用经额叶或颞叶皮层入路,这样可以获得更多的手术空间,更容易分离大脑中动脉及其分支血管;对于巨大的肿瘤(Yasargil 分型 5 型),通常需要先切除额叶和 / 或颞叶的肿瘤部分。肿瘤切除的内部边界,在解剖上以豆纹动脉为界,在功能上以内囊和锥体束为界。为了降低缺血的风险,肿瘤如果包绕豆纹动脉,可考虑将包绕部分的小部分肿瘤予以残留。基于肿瘤的生长侵袭过程,以及与周围重要神经解剖结构的位

置毗邻关系,对岛叶胶质瘤进行分型,有助于更为细致和全面地描述病变占位、生物学特点和患者的临床表现,进而制订个体化的手术治疗方案。

(4) 丘脑胶质瘤:丘脑胶质瘤位于脑中线深部,邻内囊、下丘脑、第三脑室等重要结构,手术难度大,致残致死率高,对于治疗尚未形成一致观点。多数学者对手术持保守态度:对于早期诊断的患者采取"等待并观察"的观点;对于影像学诊断考虑为低级别胶质瘤的患者,主张活检明确诊断后行放化疗以延长患者的生存时间;若伴有脑积水,可在活检的同时行脑室 - 腹腔分流术。近年来由于神经外科手术技术的提高和丘脑手术入路的改善,手术病残率与病死率大大降低。虽然丘脑部位深在,但除其腹外侧面紧邻基底节和内囊外,其内侧面、后表面和上表面均是游离的,上述解剖特点决定了手术的可行性。尤其对于合并脑积水的高级别胶质瘤的患者,先行脑室 - 腹腔分流术缓解临床症状后,积极行肿瘤切除,术后辅助针对性放化疗,有助于延长患者的术后生存期。现有手术入路包括经皮质(经额、经顶、经颞、经顶枕)经脑室丘脑肿瘤切除术,经胼胝体(胼胝体前部、胼胝体后部)经脑室丘脑肿瘤切除术,经胼胝体穹窿间丘脑肿瘤切除术,经侧裂丘脑肿瘤切除术和经幕下小脑上丘脑肿瘤切除术。基本手术原则为在保留正常生理功能的前提下最大限度地切除肿瘤,保证脑脊液循环通畅,缓解高颅压,为放疗、化疗创造条件。

(5) 脑干胶质瘤:脑干胶质瘤的手术原则是在保护功能的前提下最大程度地切除肿瘤,以延长患者的生存期。不同部位的肿瘤应采取损伤最小的手术入路,脑干安全进入点的选择至关重要,建议在纤维束导航及术中神经电生理监测的引导下避开脑干内重要的传导束和核团,选择脑干表面离肿瘤最近的区域进入,术中应沿纤维束走行切开脑干,尽可能减少对脑干的机械牵拉,避免对正常供血动脉、引流静脉的损伤。部分伴有脑积水或高颅压症状但不适合肿瘤切除的患者可选择减压术、分流术缓解临床症状。放疗是弥散内生型脑桥胶质瘤的标准治疗方案,但只能短暂地缓解症状,无法延长总生存期。除以下所列的适应证外,最终是否采取手术治疗需结合病情的轻重、患者的一般情况及意愿进行综合考虑。

适应证:①外生型脑干胶质瘤;②局灶内生型脑干胶质瘤;③伴有局灶性强化或 PET/CT 显示伴有局灶高代谢的弥散内生型脑干胶质瘤;④不伴有局灶性强化或 PET/CT 显示不伴有局灶高代谢的弥散内生型脑干胶质瘤可选择开放活检术或立体定向活检术;⑤观察期间表现出恶变倾向的脑干胶质瘤(体积增大、MRI出现强化病灶或侵及周围结构)。

禁忌证:①弥散型脑干胶质瘤累及整个脑干(中脑、脑桥、延髓);②伴有软脑膜播散或种植转移的脑干胶质瘤;③卡诺夫斯凯计分(功能状态评估)(KPS)<50 分,脑干功能严重衰竭者;④合并多脏器功能异常,无法耐受手术者。

2. 综合诊断与辅助治疗 手术切除或活检获得足够量的肿瘤组织可用于组织学和分子生物学检测分析。目前,"综合诊断"应用于临床诊断已成为胶质瘤个体化治疗方案确定的趋势。"综合诊断"除包括肿瘤级别和组织病理类型,还要纳入关键的分子信息。《中国脑胶质瘤临床管理指南 2022》提出了适合于中国人的脑胶质瘤分子病理综合诊断流程,为个体化诊断治疗提供了依据。

术后放疗和化疗是高级别胶质瘤标准治疗中不可缺少的部分,放疗推荐分次外照射;化疗推荐替莫唑胺化疗。替莫唑胺是相对耐受良好的口服烷化药剂,易通过血脑屏障,在细胞内转化为强效的烷化剂,使鸟嘌呤烷基化,损伤 DNA,导致瘤细胞死亡。具体方案应根据患者的临床资料、手术切除程度、组织学分级及分子特征等。此外,具体的治疗决策必须考虑患者的个体体征、肿瘤位置、放疗靶区、并发症和治疗毒性风险等问题。根据我国脑胶质瘤发病的具体情况及临床特征,《中国脑胶质瘤临床管理指南 2022》中分别针对低级别胶质瘤(图 7-3-5)和高级别胶质瘤(图 7-3-6)提出了适合于国人脑胶质瘤的综合治疗策略。

(1) 低级别胶质瘤的处理原则:手术切除是低级别胶质瘤的主要治疗手段。目前推荐最大程度安全切除肿瘤原则,大量研究证据表明,更大范围的肿瘤切除可显著提高患者的无进展生存期和总生存期。

对于低级别胶质瘤术后是否放疗及放疗时机,既往研究并未得到一致的答案。多数回顾性研究结果表明:低级别胶质瘤术后立即放疗患者的中位生存期、5 年存活率、癫痫的控制率明显高于术后延迟放疗(肿瘤有复发迹象时再行放疗)的患者,而部分回顾性研究结果显示二者并无显著性差异,但术后立即放疗患者组中迟发性放射并发症显著升高,主张术后延迟放疗。因此目前对于低级别胶质瘤患者,主张首先根

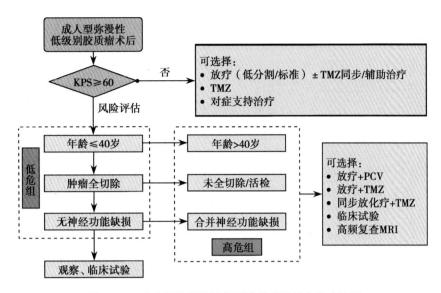

图 7-3-5　成人型弥漫性低级别胶质瘤的综合治疗流程

KPS. 卡诺夫斯凯计分；TMZ. 替莫唑胺；PCV. 甲基苄肼、洛莫司汀、长春新碱；MRI. 磁共振成像。

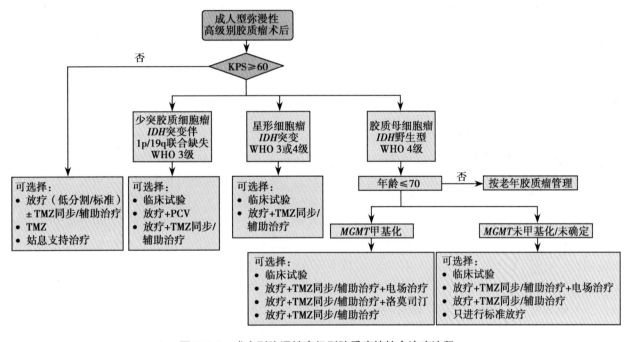

图 7-3-6　成人型弥漫性高级别胶质瘤的综合治疗流程

KPS. 卡诺夫斯凯计分；TMZ. 替莫唑胺，PCV. 甲基苄肼、洛莫司汀、长春新碱。

据已知影响预后的因素，将其归类为高风险组或低风险组，对于高风险组患者，应给予术后立即放疗以期带来更大的获益，而对于低风险组患者可延迟术后放疗。根据 2022 年《NCCN 中枢神经系统肿瘤临床指南》，对于年龄≤40 岁且接受全切除的低级别胶质瘤患者（低风险组），若患者无明显临床症状，可选择观察，5 年内每 3~6 个月复查 MRI，5 年后可每年复查 MRI，如发现肿瘤进展则进行放疗，总放疗剂量 50.4~54Gy，每次 1.8Gy，这是目前低级别胶质瘤的标准放疗方案。

近年来，分子生物学研究显示，某些特殊的分子遗传学标志物可用于指导脑胶质瘤的临床治疗。如伴有 *TERT* 启动子区突变 / 野生型 *IDH* 的较低级别胶质瘤，其生存预后与胶质母细胞瘤相近，此类患者应按照高级别胶质瘤进行临床治疗。尽管替莫唑胺（TMZ）已被证明比 PCV 方案（甲基苄肼、洛莫司汀、长春新碱）更易耐受，可作为 PCV 早期治疗的替代方案，然而，根据最近基于 *IDH* 突变型脑胶质瘤的配对研究发现，TMZ 的使用存在增加 *IDH* 突变型肿瘤基因突变的潜在风险。

(2) 间变性脑胶质瘤的处理原则:最大范围安全切除肿瘤可改善患者的临床症状,有利于患者神经功能恢复,并延长患者生存期。术后标准治疗为总剂量 60Gy 的放疗。术后化疗应依据肿瘤组织学类型、分子分型及临床状态等因素进行调整。伴有 1p/19q 联合缺失的间变性少突胶质细胞瘤患者可获益于化疗,选择术后放疗联合 PCV 方案化疗,患者临床预后更好。与 PCV 方案相比,TMZ 被认为毒性更小,患者更易耐受,而且在有效率和生存率方面二者没有差异。循证医学建议,1p/19q 联合缺失型间变性脑胶质瘤可选择多种治疗方案:放疗联合 PCV 化疗,放疗联合 TMZ 化疗,放疗联合并辅助 TMZ 化疗或仅化疗(TMZ 或 PCV 方案)。对间变性脑胶质瘤,*MGMT* 启动子甲基化状态可预测 *IDH* 野生型肿瘤对烷化剂的敏感性,但在 *IDH* 突变型肿瘤中没有预测价值。另外,*IDH* 野生型、无 1p/19q 联合缺失、含有少突胶质细胞成分的间变性脑胶质瘤患者,接受放疗联合 PCV 化疗不会明显获益。对于新诊断的无 1p/19q 联合缺失型间变性脑胶质瘤患者,采用放化疗联合治疗的效果未见明显优于单纯放疗或单纯化疗。2022 年《NCCN 中枢神经系统肿瘤临床指南》推荐,新诊断的间变性星形细胞瘤接受术后放疗后可选择保守观察,在发现肿瘤进展后再行化疗。一项回顾性研究显示,对于 *IDH* 突变、无 1p/19q 联合缺失型脑胶质瘤患者,*ATRX* 表达阳性者接受早期放疗联合 PCV 化疗可以明显获益。

(3) 胶质母细胞瘤的处理原则:在最大范围安全切除肿瘤的前提下,术后 TMZ 同步放疗及辅助化疗是目前年龄小于 70 岁、新诊断胶质母细胞瘤患者的标准治疗方案,该方案可显著提高胶质母细胞瘤患者的生存率。放疗通常总剂量为 60Gy,分 30 次,放射范围通常包含 MRI T_1 像增强区及 T_2 像和 FLAIR 像异常区边界外 2~3cm。TMZ 同步化疗为患者放疗期间每日接受 TMZ 化疗,剂量为 $75mg/m^2$,1 个周期 7 日;辅助化疗为患者放疗结束后每 28 日接受 5 日 TMZ 化疗,剂量为 $150~200mg/m^2$,共持续 6 个周期。多个临床试验或队列研究均表明,伴有 *MGMT* 启动子甲基化的胶质母细胞瘤患者,接受烷化剂治疗可获得更长的生存时间。

2012 年,两项独立的随机对照研究系统评估了老年胶质母细胞瘤患者(70 岁以上)接受单纯放疗或单纯替莫唑胺化疗的临床获益情况,结果表明替莫唑胺化疗与低分次放疗均可作为老年胶质母细胞瘤患者的标准治疗方案。另外,两项研究均发现,伴有 *MGMT* 启动子甲基化的肿瘤患者,接受化疗后临床预后更好。依据 NOA-08 和 Nordic 临床试验结果,*MGMT* 启动子甲基化状态可推荐作为常规检测指标。最近,中国脑胶质瘤基因组图谱计划(CGGA)研究发现,放疗联合 TMZ 化疗可显著延长 *IDH* 野生型胶质母细胞瘤患者的生存时间,而 *IDH* 突变型患者接受放疗联合 TMZ 化疗或单纯放疗对延长生存时间的影响无明显差异。目前,*IDH* 突变已被作为诊断继发性胶质母细胞瘤的分子标记,可客观有效地用于与原发性胶质母细胞瘤进行鉴别诊断。因此,*IDH* 突变和 *MGMT* 启动子甲基化状态的检测有助于胶质母细胞瘤患者治疗策略的制订。此外,某些具有内源性调控功能的非编码 RNA 在 GBM 患者中的疗效和预后评估价值逐渐受到重视,研究发现 GBM 中微 RNA 家族微 RNA-181 是预测预后的可靠分子标志物,提示对替莫唑胺化疗敏感。另有研究证实 *PTPRZ1::MET* 融合基因在脑胶质瘤复发过程中发挥重要作用,是继发性 GBM 的一类特殊基因亚型,提示预后不良。

美国于 2006 年启动人类癌症基因组图谱计划(The Cancer Genome Atlas,TCGA),将胶质母细胞瘤这种预后极差的肿瘤作为前期目标。2008 年 TCGA 研究组通过基因芯片和多组学测序技术,首次报道胶质母细胞瘤发生发展的三条核心信号转导通路:RTK/RAS/PI3K、p53 和 RB 通路。2010 年 TCGA 研究组依据基因组学特征将胶质母细胞瘤分为前神经元型、神经元型、经典型和间质型四大分子亚型。2012 年中国脑胶质瘤协作组(CGCG)开展中国脑胶质瘤基因组图谱计划(CGGA),将大样本全级别脑胶质瘤分为 G1、G2 和 G3 三个亚型。上述关于脑胶质瘤基因组学层面的研究发现为开展分子靶向治疗奠定了基础,靶向抑制这些关键通路或分子逐渐成为治疗脑胶质瘤领域最具前景的发展方向,新近发布的美国 NCCN 指南、欧洲 EANO 指南及中国 CNS 胶质瘤诊断和治疗指南中均有提及。

当前治疗脑胶质瘤的分子靶向药物中,已完成Ⅲ期临床试验的有血管内皮生长因子(vascular endothelial growth factor,VEGF)抑制剂贝伐单抗(bevacizumab)、VEGF 受体抑制剂西地尼布(cediranib)、整合素抑制剂西仑吉肽(cilengitide)、蛋白酶抑制剂恩扎妥林(enzastaurin)以及表皮生长因子受体(epidermal growth factor receptor,EGFR)抑制剂尼妥珠单抗(nimotuzumab)。其中以贝伐单抗的临床治疗效果最为明显,目前已被包括美国在内的全球近 40 个国家批准用于复发胶质母细胞瘤的联合治疗。而针对新诊断的胶质母细胞瘤,联合贝伐单抗治疗往往只能延长患者的肿瘤无进展生存期,而对于总生存期无明显改善。另有Ⅱ期临床试验表明,对于 *MGMT* 启动子非甲基化的胶质母细胞瘤患者,联合贝伐单抗治疗比单纯替莫唑胺治疗能显著延长患者的肿瘤无进展生存期,但结果仍需Ⅲ期临床试验证实。虽然其他几种靶向药物的临床试验均未得出预期的阳性结果,但是考虑到脑胶质瘤受复杂信号网络调控的异质性,未来靶向药物的选择需结合大数据分析基础上的精准分子检测,制订个体化的治疗方案,这是实现胶质瘤靶向治疗的发展方向。美国于 2016 年再次启动癌症"登月计划",通过肿瘤组学大数据的深入挖掘、有效分子靶点的鉴定和靶向药物研发以及临床试验方法的不断改进,势必会对脑胶质瘤带来全新疗法。

(4) 胶质瘤患者围手术期癫痫用药原则:目前,临床上对于脑肿瘤癫痫患者如何使用抗癫痫药物 (antiepileptic drugs,AED)尚无明确标准,尤其是脑胶质瘤患者,由于手术不能完全治愈肿瘤以及术后化疗药物与 AED 的相互作用,AED 的使用原则也相对特殊。当前国内外对于脑肿瘤患者的癫痫用药原则仍类似于原发性癫痫,即针对癫痫发作类型对症用药。随着最新研究的进展,新型抗癫痫药物的涌现,国内外各神经学科专家在脑肿瘤患者围手术期癫痫用药原则上基本达成共识。

1) AED 简介:AED 可分为传统抗癫痫药物和新型抗癫痫药物。传统抗癫痫药物:丙戊酸钠(VPA)、卡马西平(CBZ)、苯巴比妥(PB)、苯妥英钠(PHT);新型抗癫痫药物:左乙拉西坦(LEV)、奥卡西平(OXC)、拉莫三嗪(LTG)、托吡酯(TPM)、加巴喷丁(GBP)。常用 AED 的药物代谢动力学特征见表 7-3-3。

表 7-3-3　神经外科常用抗癫痫药物的药物代谢动力学特征

药物	生物利用度 /%	一级动力学	蛋白结合率 /%	半衰期 /h	达峰时间 /h	活性代谢产物	对肝酶的作用
丙戊酸钠	70~100	否	90~95	8~15	1~4	有	抑制
卡马西平	75~85	是	65~85	25~34	4~8	有	诱导
苯巴比妥	80~90	是	45~50	40~90	1~6	无	诱导
苯妥英钠	95	否	90	12~22	3~9	无	诱导
左乙拉西坦	<100	是	0	6~8	0.6~1.3	无	无
奥卡西平	<95	是	40	8~25	4.5~8	有	弱诱导
拉莫三嗪	98	是	55	15~30	2~3	无	无
托吡酯	≥80	是	13	20~30	2~4	无	抑制
加巴喷丁	<60	否	0	5~7	2~3	无	无

2) 选药原则:脑肿瘤患者的癫痫选药原则为根据癫痫发作类型对症用药(表 7-3-4)。临床经验一般认为 VPA 可作为癫痫全面性发作的一线用药,CBZ 为癫痫部分性发作的一线用药,对于控制效果不好者,新型 AED 均可用于添加治疗。最新研究证实将 VPA 与 LEV 联合使用可取得控制脑肿瘤患者癫痫发作的良好疗效,并且最终部分患者只接受 LEV 治疗就可完全控制癫痫发作。常规应用 VPA 联合 LEV 控制脑肿瘤患者癫痫发作的效果要明显优于单纯应用 VPA 的效果,而且没有发现额外的药物毒副作用。

表 7-3-4　根据癫痫发作类型的选药原则

发作类型	一线用药	二线用药	三线用药	相对禁忌药物
强直 - 阵挛	VPA	LEV、TPM	PB、PHT	
强直	VPA	LEV、LTG、TPM	PB、PHT	CBZ、OXC
阵挛	VPA、TPM	LEV、LTG		CBZ、OXC、PHT、GBP
失神	VPA、LTG	TPM		CBZ、OXC、PB、GBP
失张力	VPA、LTG	LEV、TPM	PB	CBZ、OXC
部分性	CBZ、VPA OXC、LTG	LEV、GBP、TPM	PHT、PB	

注:VPA,丙戊酸钠;CBZ,卡马西平;PB,苯巴比妥;PHT,苯妥英钠;LEV,左乙拉西坦;OXC,奥卡西平;LTG,拉莫三嗪;TPM,托吡酯;GBP,加巴喷丁。

3）AED 与化疗药物的相互作用：AED 与化疗药物之间的相互作用有可能引起严重的不良反应，这些药物之间的相互影响既不利于癫痫发作的控制，又不利于脑肿瘤的化疗，而且还可能会增加彼此的毒副作用。很多 AED 能够以兴奋和抑制的方式影响肝脏的细胞色素 P-450 酶系统，并由此被分成酶诱导性的 AED 和酶抑制性的 AED。传统的 AED，如卡马西平、苯巴比妥、苯妥英钠都是肝药酶诱导剂，它们能够引起某些经过细胞色素 P-450 酶系统进行代谢的化疗药物血浆中浓度和抗肿瘤活性的下降，如亚硝基脲类、紫杉醇、环磷酰胺、鬼臼乙叉甙类、托泊替康、依立替康和甲氨蝶呤等。与此同时，AED 与化疗药物之间的相互作用也影响了自身的抗癫痫效果。但是，对于酶抑制性的 AED 来说，在与化疗药物同时应用的情况下，就能够增加某些经过细胞色素 P-450 酶系统进行代谢的化疗药物血浆中的浓度，进而增加这些化疗药物的毒性作用。VPA 是一种典型的酶抑制性 AED，它通过抑制亚硝基脲类和鬼臼乙叉甙类的代谢，进而能够增加这些化疗药物对骨髓的毒性作用。而近年来国外推出的第三代 AED，如 LEV、LTG 和 GBP 等就不经过肝脏细胞色素 P-450 酶系统代谢，也就不会与肿瘤的化疗药物发生相互影响，因此更适合与抗肿瘤药物同时使用。

4）AED 的围手术期用药时间：目前尚无直接证据证明对于没有癫痫症状的脑肿瘤患者预防性应用 AED 的效果，而且由此带来的副作用比原发性癫痫患者更为常见。因此，大多数学者指出，对于没有癫痫发作病史的脑肿瘤患者无须预防性使用 AED。此外，脑肿瘤患者术后 AED 的用药时间也被逐渐缩短，一般认为，针对没有癫痫发作病史的脑肿瘤患者，术后 2 周无癫痫发作，复查脑电图，结果阴性即可逐渐减量停药。针对术前有癫痫发作者，术后 3 个月无癫痫发作，复查脑电图，结果阴性即可逐渐减量停药。临床中存在诸多癫痫预后不良的危险因素（表 7-3-5），神经外科医师应当综合考虑，必要时延长患者的术后用药时间。

表 7-3-5　AED 用药时间与术后癫痫危险因素

时间段	肿瘤伴发癫痫	肿瘤未伴发癫痫
发病 ~ 入院	AED	—②
术后 2 周	AED	AED 减量②
术后 2 周 ~1 个月	AED	AED 停用②
术后 1~3 个月	AED 减量①	—②
术后 3~6 个月	AED 停用①	—②
术后 6~12 个月	—①	—②

注：
① 存在以下危险因素的用药时间：癫痫病史 >6 个月；癫痫发作频率 >1 次 / 月；癫痫部分性发作；肿瘤位于颞叶（尤其伴海马硬化者）；肿瘤次全切除；肿瘤 Ki-67 表达≥"+"；术后 2 周出现≥1 次非诱导性癫痫发作。
② 存在以下危险因素的用药时间：肿瘤位于颞叶（尤其伴海马硬化者）；肿瘤位于运动区需功能监测；术中皮质暴露时间 >4 小时；肿瘤侵犯皮质或手术损伤皮质严重；术中损伤引流静脉或皮质供血动脉，预期会有明显脑水肿或皮质梗死；肿瘤次全切除；复发肿瘤手术；术后脑水肿严重或消退时间过晚；术后有硬膜下或脑内出血；术后 2 周出现≥1 次非诱导性癫痫发作。

（5）胶质瘤患者术后康复原则：近年来，胶质瘤患者通过系统化及个体化综合治疗，术后生存时间和生活质量均有明显提高，良好的预后不仅与规范化治疗密切相关，术后康复也是重要影响因素。基本原则如下：

1）帮助患者树立恢复期的信心，正确认识疾病，避免因精神因素而引起疾病的变化。部分额 / 额颞叶胶质瘤患者术后可能出现负面情绪、易激惹等精神症状，需要得到医师与家人的理解，必要时咨询专业心理或精神科医师。

2）嘱患者规律服药，尤其是抗癫痫药物，切忌自行停药。定时门诊随访，了解病情的转归。

3）如患者术后出现偏瘫、失语等并发症，建议尽早进行功能康复治疗。

4）接受术后放疗的患者，一般建议在出院后 2 周或 1 个月进行。放疗期间定时测血常规，放疗治疗中若出现全身不适，食欲缺乏等症状，及时与放疗医师沟通。

5）接受术后化疗的患者，应定期做血、尿常规及肝、肾功能等检查，及时处理，避免肝肾过度损伤。

6）术后定期随访十分重要，一般推荐低级别胶质瘤患者每半年复查头颅增强 MRI 检查，高级别胶质瘤患者需 3 个月复查头颅增强 MRI 检查，以便及时了解病情变化。

（八）预后

WHO 指出 1、2 级胶质瘤为低级别胶质瘤，3、4 级为高级别胶质瘤。1 级胶质瘤一般认为偏向于良性肿瘤，肿瘤完全切除后即使术后不加行放化疗，复发的概率也很小。2~4 级的胶质瘤为恶性肿瘤。其中，除 2 级的少突胶质细胞瘤可能达到根治效果外（发现早、手术切除彻底、结合放化疗），多数 2 级及以上的胶质瘤，尤其是来源于星形胶质成分的胶质瘤，绝大多数会复发且具有向高级别胶质瘤转化的潜能。在接受标准治疗前提下，目前 2 级胶质瘤患者的中位生存期约 78.1 个月，1 年生存率 94%，5 年生存率达到 67%；3 级胶质瘤患者中位生存期 37.6 个月，1 年生存率 75%，5 年生存率 36%；而 4 级胶质瘤患者中位生存期仅有 14.4 个月，1 年生存率 61%，5 年生存率仅 9%。

影响胶质瘤患者预后的因素有很多，其中包括：年龄、术前状态、肿瘤生长部位、肿瘤体积、肿瘤切除程度、术前神经功能缺失情况、病理类型、分子病理特征等。

1. 一般情况　年龄超过 40 岁，肿瘤最大直径超过 6cm，肿瘤跨越中线，患者术前 KPS<80 分等因素均对患者生存期不利。

2. 切除程度　最大安全范围下切除累及功能区的胶质瘤和全切非功能区胶质瘤可使患者获得较好的预后。肿瘤全切可以尽可能地延长肿瘤复发时间，降低肿瘤去分化率，减少肿瘤向更高级别的胶质瘤转化的机会。

3. 组织病理　含有少突胶质成分胶质瘤患者的预后较好，其无进展生存期及总生存期相对于单纯星形细胞瘤的患者较长。病理组织含肥大细胞成分或为肥大细胞型星形细胞瘤的预后较差。

4. 分子病理　当肿瘤发生 ATRX 基因突变或缺失，IDH1/2 基因突变、染色体 1p/19q 联合缺失以及 TP53 基因突变对患者的预后有利。同时发生 IDH 基因突变和染色体 1p/19q 联合缺失的低级别胶质瘤患者的预后最理想。存在 MGMT 启动子甲基化的患者可从 TMZ 治疗中获益。

【典型病例】

患者，女，48 岁，主因"突发意识丧失伴全身抽搐 6 日"入院。既往体健。

现病史：患者 6 日前无诱因突发意识丧失伴全身抽搐，表现为双眼上翻，口吐白沫，四肢抽搐，持续约 10 分钟逐渐自行缓解，伴有间断左手无力及麻木感。当地医院就诊，行头颅 CT 提示右额顶占位性病变。予口服丙戊酸钠缓释片抗癫痫治疗。现患者为求进一步诊治入院。

查体：T 36.5℃，P 82 次/min，R 18 次/min，BP 116/80mmHg。神志清楚，语言流利，正确对答。双侧瞳孔等大等圆，直径 2.5mm，对光反射灵敏，辐辏及调节反射正常，眼球运动灵活。耳鼻无异常，口角无偏斜，伸舌居中，颈软，无抵抗，四肢活动自如，四肢肌力 5 级，肌张力正常。双侧生理反射正常引出，病理征阴性。心肺腹未见明显异常。

辅助检查：头颅 MRI 提示右额顶占位性病变，右额顶部皮层下可见类圆形 T_1 低信号、T_2 高信号异常信号影，考虑低级别胶质瘤可能性大（图 7-3-7）。

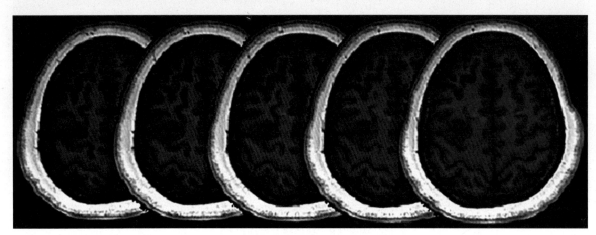

图 7-3-7　患者头颅 MRI 平扫表现

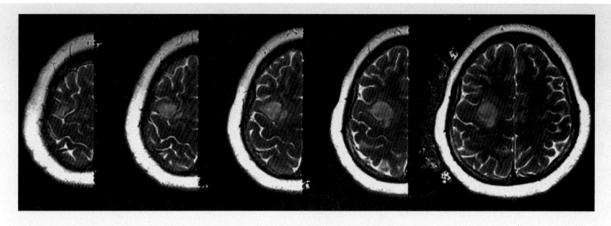

图 7-3-7(续)

诊断要点:

(1) 患者以癫痫全身性发作为临床表现。

(2) 查体未见明显高颅压或神经功能障碍体征。

(3) 头颅 MRI 表现:类圆形异常信号,T_1 呈不均匀低信号,T_2 呈不均匀高信号,无明显强化,提示低级别胶质瘤可能性大。

 指南解读

依据指南:《唤醒状态下切除脑功能区胶质瘤手术技术指南(2014)》以及《成人幕上低级别胶质瘤的手术治疗指南(2016)》。

由于病变位于右侧中央前回前方,属于运动功能区肿瘤,为最大程度切除肿瘤的同时尽力保留患者的运动功能,根据指南建议,最终确定为该患者行"术中唤醒配合功能区监测定位右额肿瘤切除术",术前需完成相关运动功能磁共振检查。

术前准备:患者入院后规律服用丙戊酸钠缓释片预防癫痫发作,术前 3 日使用甘露醇 250ml(静脉滴注,1 次 /d)减轻局部脑水肿,完善功能磁共振检查后,提示患者左手运动功能区位于右侧中央前回"手节(hand-knob)"区(图 7-3-8)。术前神经外科医师、麻醉科医师及神经心理科医师与患者及

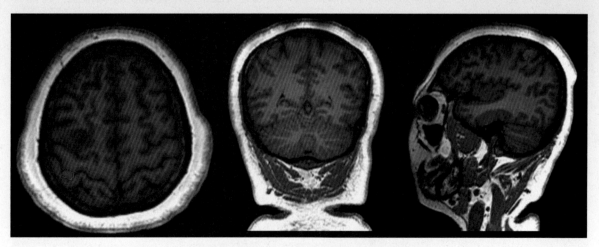

图 7-3-8 功能磁共振结果

图中红色部分为握拳运动的皮质激活区。

家属进行细致耐心地沟通,详细告知功能监测的必要性和意义、术中监测的步骤和要求、术中唤醒状态下可能出现的不适及应对措施后,患者表现出了良好的依从性。在制订完成术前导航计划后,患者择期待术。

手术经过:患者全身麻醉插管后,取仰卧体位,头左偏15°抬高,用头架固定,导航注册,确定颅内病变头皮投影,取右额顶马蹄形切口;常规消毒铺巾,依次切开头皮、肌肉各层,皮瓣翻向前方,颅骨钻孔,铣刀游离骨瓣,硬膜张力不高,沿骨窗四周悬吊硬膜。放射状剪开硬膜,唤醒患者,行直接皮层电刺激功能区监测,初始2mA电流刺激,未能引出左侧肢体及颜面部运动,增加电流至3mA后,引出左腕屈曲、拇指屈曲,术中定位结果提示与术前手运动区定位结果基本一致。皮质功能监测完成后,患者在清醒状态下行肿瘤切除,切除肿瘤累及皮质下纤维束结构,再次进行皮质及皮质下电刺激,刺激电流为3mA,成功在皮质引出左腕屈曲、拇指屈曲及小指屈曲,未引出皮质下阳性区域。患者手运动功能正常。随后再次全身麻醉患者,继续后续手术步骤至完成手术。术后患者清醒后离开手术室,手运动功能正常(图7-3-9)。

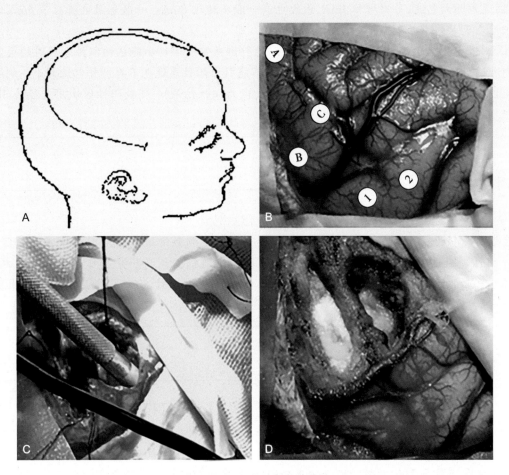

图 7-3-9 患者手术经过图解
A.根据导航结果确定肿瘤位置,设计手术切口;B.术中直接皮层电刺激结果,①为拇指屈曲,②其余四指屈曲;C.刺激皮质下情况;D.肿瘤切除后情况。

临床要点

术中直接电刺激手术技术要点

（1）术中唤醒配合直接皮层及皮质下电刺激是胶质瘤手术功能区监测的"金标准"。其目的在于能够准确判断功能区位置，避免术中损伤患者功能区，以保证在安全条件下最大程度地切除肿瘤。

（2）麻醉方式一般分为 AAA（asleep-awake-asleep）模式和局部麻醉两种方式。后者国外有报道使用，国内多采用前者。唤醒的时机往往选择铣开骨瓣，并用利多卡因浸泡的棉条贴敷硬膜15分钟后。唤醒患者并判断患者的清醒程度后，嘱患者保持安静休息状态继续手术。

（3）剪开硬脑膜的方式不固定，以最适合暴露功能区和肿瘤为主。

（4）电刺激监测时，根据指南及既往文献报道，初始电流控制在2mA，刺激若未能引出相应功能表现，则逐步加大电流，每次增加1mA，最大电流一般不超过8mA。一般刺激电流在3~5mA时即可引出阳性表现。

（5）刺激首先从运动或感觉区定位开始，以能引出感觉或运动功能区的阳性表现时的电流为此次电刺激的标准电流，即刺激其他功能区时即使不能引出阳性表现也不再调整电流大小。刺激阳性结果应以2/3原则确定（即刺激三次，两次以上表现为阳性结果）。刺激阳性区域用直径为5mm的数字标签标记。

学科新进展

肿瘤安全切除范围

近期文献报道，肿瘤切除范围逐渐扩大。最早以阳性刺激区域外2cm作为手术可切除范围，随后以阳性刺激区域外1cm作为手术可切除范围。目前根据最新研究及作者团队的手术经验，可沿患者阳性区域周围进行手术切除，切除时尽可能保护周边引流静脉，术后患者不易出现功能障碍。

知识点

唤醒手术的常见并发症及处理原则

（1）患者清醒时由于颅内压升高，造成畸形脑膨出。此并发症极为凶险，为避免此种情况，建议术前3日开始常规根据患者情况使用甘露醇进行脱水治疗。手术切口及骨瓣范围应大于常规非功能区手术暴露范围1~2cm，以给予脑组织充分的空间，减小脑组织表面张力。

（2）电刺激电流过大引起患者出现癫痫。此并发症同样非常凶险，易引起患者脑膨出，为避免此情况发生，首先应从较小的电流进行刺激，同一个位置不应连续刺激。一旦出现癫痫情况，应及时将已准备好的冰生理盐水或冰林格液"淋"在脑表面上，直至癫痫发作停止。若此方法仍不奏效，则应立即对患者进行全身麻醉，暂停电刺激。待患者平稳后，可选择性再次唤醒患者。

　　最终诊断及术后转归：

　　术后病理回报：少突 - 星形细胞瘤（CNS WHO 2 级）。焦磷酸测序结果回报：*MGMT* 启动子甲基化；*TERTC228T* 突变；*TERT250T* 无突变；*IDH1-R132* 突变。免疫组化：MMP-9（-）；EGFR（++）；p53（-）；Ki-67（+，约 5%）；ATRX（+++）。FISH 染色：存在 1p36 杂合性缺失；不存在 19q13 杂合性缺失。根据 2021 年 WHO 中枢神经系统肿瘤最新分类，该患者的最终诊断为"少突胶质细胞瘤，*IDH* 突变和 1p/19q 联合缺失型（CNS WHO 2 级）"。术后常规给予患者脱水、抗癫痫、抑酸、补液等对症支持治疗，术后患者恢复良好，复查各项指标满意，于 7 日后出院。

病例延伸及指南解析

　　假设该患者的术后病理诊断为高级别胶质瘤（间变或胶质母细胞瘤，CNS WHO 3~4 级），根据 NCCN 指南（2022）、*CGCG clinical practice guidelines for the management of adult diffuse gliomas*（2021）《中国中枢神经系统胶质瘤诊断与治疗指南（2015）》《中国脑胶质瘤分子治疗指南（2014）》等国内外临床指南，该患者无论手术是否完全切除肿瘤，术后均应配合进行常规的放疗及化疗等辅助治疗。由于该患者非老年患者，焦磷酸测序结果提示 *MGMT* 启动子甲基化，提示对替莫唑胺治疗敏感，因此首先推荐采用"放化疗同步 + 后续辅助化疗"的治疗方案。放疗推荐的剂量为 54~60Gy，单次剂量为 1.8~2.0Gy。同步使用"STUPP 方案"（替莫唑胺，75mg/（m²·d），放疗期间连服 42 日，放疗后 150mg/（m²·d），d1~d5，28 日一个周期，共 6 个周期）。同时，根据指南要求，患者术后应每 3 个月进行一次头颅增强 MRI 检查，以监测肿瘤复发情况。

二、室管膜瘤

（一）概述

　　室管膜瘤（ependymoma）属于神经上皮肿瘤，可见于任何年龄的人群，但有两个主要的发病高峰年龄段：0~4 岁和 55~59 岁。该肿瘤可发生于中枢神经系统的任何部位，尤以幕上、颅后窝和脊髓最为常见。成人室管膜瘤主要见于脊髓（约 46%）、颅后窝（约 35%）和幕上（约 19%）。儿童室管膜瘤几乎（约 90%）均见于颅内，且 2/3 发生于颅后窝。

（二）病理与分子病理

　　1. 大体标本　肿瘤多呈结节状、分叶状或绒毛状，肿瘤呈淡红色，较脆软，触之易碎，瘤内血管及纤维组织较多，较硬。

　　2. 镜下检查　组织学上室管膜瘤的特点是包绕在血管周围形成"假菊形团"或"室管膜样菊形团"改变，电子显微镜可见血管周围包绕着无细胞区。

　　3. 分子病理和整合诊断　2021 年 WHO 分类按照肿瘤解剖部位分类，可将室管膜瘤分为幕上、颅后窝和脊髓共 3 个部位。

　　（1）幕上室管膜瘤：以融合基因为主要特征，可分为 *ZFTA* 融合阳性型和 *YAP1* 融合阳性型。*ZFTA*（*C11orf95*）的融合方式主要为 *ZFTA*∷*RELA* 融合，导致核因子 -κB（NF-κB）信号转导通路过度激活；其他融合方式包括 *ZFTA*∷*MAML2/3*、*ZFTA*∷*NCOA1/2*、*ZFTA*∷*MN1* 等。*ZFTA* 融合阳性的幕上室管膜瘤有相似的 DNA 甲基化特征。*YAP1* 融合的方式主要为 *YAP1*∷*MAMLD1* 融合，主要发生于儿童，预后相对较好。非 *ZFTA* 非 *YAP1* 融合的幕上室管膜瘤比例较低，部分伴 *MAML2*∷*ASCL2*、*MARK2*∷*ADCY3*、*RTN3*∷*NCOA1*、*MTMR3*∷*NCOA3* 等融合。*CDKN2A/B* 是幕上室管膜瘤不良预后的标志。

　　（2）颅后窝室管膜瘤：表现为特征性 DNA 甲基化谱，可分为 PFA 组和 PFB 组。PFA 组主要发生于婴幼儿,多数具有间变性特征,预后较差,组蛋白 H3 K27me3 核表达缺失、EZHIP 过表达,染色体 1q 获得和 6q 缺失是此类肿瘤预后不良的生物学标记;PFB 组主要发生于大龄儿童或者成人,预后相对较好,H3 K27me3 表达正常或偶见减弱。

(3)脊髓室管膜瘤:其中有一类以 *MYCN* 扩增为特征,具有很强的侵袭性和转移能力,预后较差。脊髓室管膜瘤常见 22q 缺失和 *NF2* 突变。由于缺乏基于分子特征的临床试验数据,目前室管膜瘤仍然根据其组织学特征定义 CNS WHO 2 级或 3 级。

不同肿瘤部位分子病理特点如图 7-3-10。

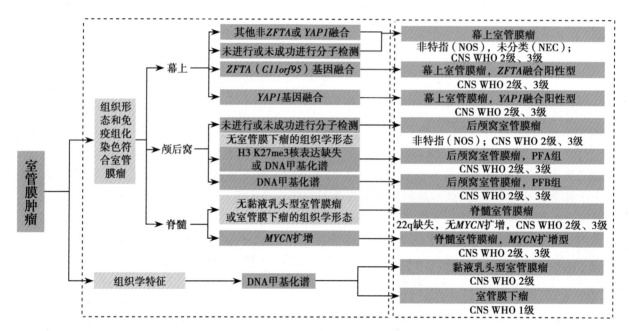

图 7-3-10   不同肿瘤部位分子病理特点

(三)诊断

1. 临床表现   肿瘤的病程和临床表现因肿瘤的部位不同而异。发生于颅后窝的常见的症状为平衡障碍、恶心、呕吐、头痛等;常见的体征为共济失调和眼球震颤。发生于第四脑室的肿瘤病程较短,早期可出现颅内压增高,也可造成第四脑室底部脑神经损害,如耳鸣、视力减退、吞咽困难、声音嘶哑等;发生于幕上侧脑室者,病程较长,肿瘤较小时可无任何症状,当肿瘤增大阻塞室间孔时可出现梗阻性脑积水、高颅压等症状。肿瘤侵犯相邻脑组织也可出现相应症状,如偏瘫、偏身感觉障碍、癫痫等。

2. 辅助检查

(1)CT 平扫:示病变位于脑室周围或脑室内,呈分叶状等或略高密度病灶,肿瘤内囊性变可表现为小的低密度;增强扫描显示肿瘤多呈均一强化,强化后边界清楚,囊性变区不强化。

(2)MRI 平扫:T_1 加权像显示肿瘤呈等信号分叶状,边界清楚,囊性变区域为低信号,肿瘤位于脑室内,肿瘤一般不伴有瘤周水肿,如肿瘤位于脑实质的室管膜可伴有轻度水肿。平扫 T_2 加权像显示肿瘤以高信号为主,但 MRI 对钙化不甚敏感。增强后肿瘤常呈不均匀强化,其中以环形增强最常见。室管膜下瘤主要表现为边界清楚的不增强结节状病变。黏液乳头型室管膜瘤主要表现为边界清楚香肠样肿物,可有强化表现。

(3)腰椎穿刺检查:可用于检查脑脊液中脱落的肿瘤细胞。

3. 鉴别诊断   需与脑室系统其他常见肿瘤性疾病相鉴别,如脉络丛乳头状瘤、脑室星形细胞瘤、脑膜瘤以及髓母细胞瘤等。

(四)治疗

迄今为止,手术切除肿瘤和术后放疗仍然是治疗室管膜瘤的主要方法。

1. 手术是治疗该类肿瘤的主要手段 对于黏液乳头型室管膜瘤而言,完整保留肿瘤包膜的完整切除对于患者预后具有重要作用,对于其他类型的室管膜瘤也应该在保证安全的前提下尽可能完整切除。术中 MRI 或术后 24~48 小时 MRI 复查对于判断肿瘤切除程度很有帮助。对于室管膜瘤的分期主要靠术后的全脑全脊髓 MRI 检查以及手术治疗 2 周以后进行的脑脊液检查来进行评价。

肿瘤位于第四脑室者,肿瘤是否能够全切取决于肿瘤与脑干粘连程度;位于侧脑室者,选邻近肿瘤的非功能区,切开皮层进入脑室切除肿瘤,若肿瘤较大,可部分切除皮层以利于肿瘤显露及切除。注意:①术中勿损伤丘脑、丘纹静脉、中脑、延髓及大脑内静脉;②切除肿瘤同时尽量解除脑脊液循环障碍。

2. 对于完整切除的、病理级别为Ⅱ级的室管膜瘤是否需要放疗还存在争议。对于间变室管膜瘤以及未完全切除的低级别肿瘤需要术后放疗。对于没有播散证据的肿瘤常推荐进行局部放疗而非全脑全脊髓放疗。针对年轻患者,质子放疗也被用于治疗生长在重要功能区的肿瘤以减少对周围重要组织的损伤。

如果没有脊髓播散,低度恶性室管膜瘤术后可行局部或全脑放疗;如果是幕下肿瘤应增加颈部放疗;如果已有脊髓播散或高度恶性室管膜瘤的患者都应行全脑全脊髓放疗。婴幼儿进行脑部放疗时可有较多的并发症,可以考虑应用其他方法如化疗等治疗。

3. 室管膜瘤的化疗作用尚无定论 长久以来化疗常常被用于年轻患者以推迟患者接受放疗的时间,从而延缓患者发生迟发性放疗反应的时间。对于新诊断的室管膜瘤,化疗效果尚未确定。对于复发的室管膜瘤,研究表明铂类化疗药物为基础的化疗方案效果要优于氮芥类化疗药物。近期的研究表明 TMZ 对于复发颅内室管膜瘤具有一定的作用,有望成为颅内复发室管膜瘤的治疗选择。

（五）预后

室管膜瘤的预后与患病年龄、肿瘤位置、病理级别等密切相关。总的来说,肿瘤级别越高,预后越差。研究表明,儿童患者的幕下肿瘤提示预后不良;与之相反,成年患者的幕上肿瘤是患者预后不佳的危险因素。成年患者幕上肿瘤的平均复发时间为 3.9 年,幕下肿瘤为 12.3 年。生长在颅内的肿瘤较之脊髓部位,预后不佳。

【典型病例】

患者,男,3 岁,主因"头痛 20 余日,加重伴呕吐 3 日"入院。

现病史:20 余日前患儿无明显诱因出现头痛,呈钝痛性质,间断性,无明显发作规律。近来发作趋于频繁。近 3 日出现头痛进一步加重,伴喷射性呕吐。与进食无关。发病以来食欲缺乏,睡眠可。

查体:T 36.5℃,P 90 次 /min,R 20 次 /min,BP 90/65mmHg。神志清楚。哭闹不合作,双瞳孔等大,光反应灵敏。心、肺、腹未见异常体征,四肢肌力、肌张力正常。生理反射正常,神经病理征阴性。

辅助检查:头颅 MRI 可见第四脑室占位性病变,信号混杂不均,注射增强剂后呈不均匀增强,内有囊变,幕上脑室扩大(图 7-3-11)。

病例解析:颅后窝是儿童颅内肿瘤最常见的部位,进行性加重的头痛症状(包括呕吐和 / 或步态不敏等症状和体征)不具有肿瘤定性特异性。术前诊断主要依据患病年龄和 MRI 影像特点来分析。此患者是 3 岁儿童,处于幕下室管膜瘤的好发年龄,MRI 显示肿瘤不均匀增强并伴有囊性变,是室管膜瘤区别于发生于此位置的髓母细胞瘤的显著性影像特征,因为髓母细胞瘤在 MRI 增强扫描时经常为均匀性增强,且很少有囊变发生。

星形细胞瘤也是儿童幕下常见的神经上皮肿瘤,但此型肿瘤多见于小脑半球等偏离中线的方向,多有明显的囊变区域,囊壁常有增强,显然与此患者的肿瘤位置和影像表现不符。

治疗过程:患儿发病较急,有明显脑积水和颅内压增高表现。入院后急诊全身麻醉下行后正中开颅病变切除术。术中见病变呈淡红色,质地软韧,血供中等,与脑组织边界尚清。切除病变后显露第四脑室底及导水管下口(图 7-3-12)。术后患儿恢复良好,脑积水明显缓解。病理报告:室管膜瘤。建议患者术后行常规放疗,门诊定期来诊。

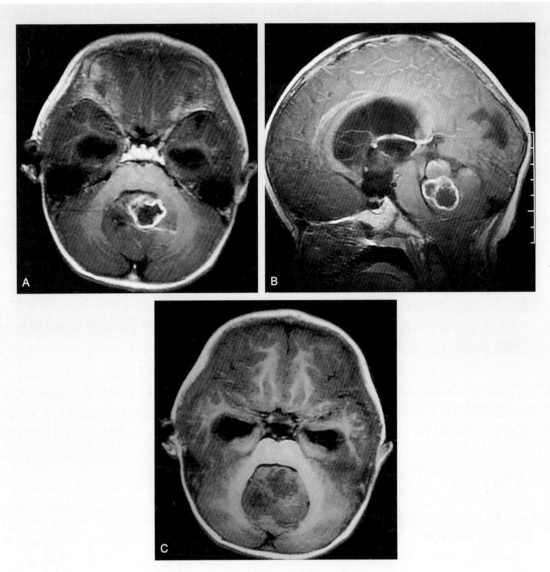

图 7-3-11　头颅 MRI
A. T_1 轴位增强；B. 矢状位 T_1 增强；C. 轴位 T_1 平扫。

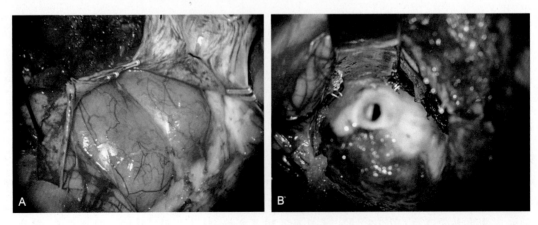

图 7-3-12　患儿治疗过程
A. 肿瘤外观；B. 肿瘤切除后。

三、脉络丛肿瘤

(一)概述

脉络丛肿瘤(choroid plexus tumors)是一类由脑室系统内脉络丛上皮发生的肿瘤,其人群发病率约为0.3/1 000 000,占颅内肿瘤的0.4%~0.6%。脉络丛肿瘤多见于儿童和青少年,占15岁以内人群肿瘤2%~3%,1岁以内人群肿瘤10%~20%。根据2021年WHO中枢神经系统肿瘤分类标准,脉络丛肿瘤分为三类:脉络丛乳头状瘤(CPP,CNS WHO 1级)、不典型脉络丛乳头状瘤(aCPP,CNS WHO 2级)和脉络丛乳头状癌(CPC,CNS WHO 3级)。其中脉络丛乳头状瘤的发病率最高,约为脉络丛乳头状癌发病率的5倍。80%的脉络丛乳头状癌病例为儿童,占儿童脉络丛肿瘤20%~40%,其中70%在2岁以内发病,中位发病年龄为26~32个月。

脉络丛肿瘤多数位于脑室中脉络丛存在的部位,如侧脑室(50%)、第四脑室(40%)、第三脑室(5%)或并存于多个脑室。肿瘤也可发展至脑室外,如由第四脑室穿过侧孔达到脑桥小脑角;少数直接发生于脑室系统以外,如鞍区、枕大孔等,也可穿通脑皮质向外发展。脉络丛肿瘤的总发病率男性略高于女性:侧脑室脉络丛肿瘤的男、女性发病率约为1∶1,第四脑室发病率约为3∶2。在成人中,脉络丛肿瘤多见于第四脑室,而儿童脉络丛肿瘤则多见于侧脑室。

(二)发病机制

脑室内的脉络丛肿瘤由脉络丛的被覆上皮转变而来。从胚胎发生学的观点来看,脉络丛乳头状瘤和室管膜肿瘤是同源的,但临床生物学行为上有差别。但也有报道脉络丛肿瘤起源于非脉络丛组织的,Nakano等在1997年报道一例第三脑室后部的脉络丛乳头状瘤,它并不起源于第三脑室的脉络丛,而起源于第三脑室后壁正常脑组织。脉络丛肿瘤的病因目前尚未明确。Shah等人于1976年提出类人猴病毒SV40可能跟脉络丛肿瘤的发生发展相关。随后研究者们给新生啮齿类动物接种SV40,对表达SV40大T抗原的转基因鼠进行研究,发现SV40能诱导脉络丛肿瘤的产生。Bergsagel等人发现在20例临床脉络丛肿瘤样本中,10例能检测到SV40的DNA片段,然而后期的人群研究发现接种被SV40感染的脊髓灰质炎活疫苗的人群,其脉络丛肿瘤的发病率较正常人群并无差异,提示SV40的表达可能与肿瘤形成后细胞微环境的改变有关。

随着研究的深入,更多的脉络丛肿瘤潜在诱发因素被揭示。有学者发现血小板源性生长因子(PDGF)可能与脉络丛肿瘤的发生发展相关,其α亚型在CPP、aCPP和CPC中均有表达,β亚型在CPC中的表达较CPP中明显增高;Hasselblatt等人将正常脉络丛组织和CPP进行比较发现6种相关基因可能与CPP的发生发展有关,包括转录因子TWIST1、BCLAF1、WNT抑制因子1(*WIF1*)、跨膜蛋白AJAP1,瞬时受体电位通道TRPM3和IL-6信号传感器IL-6ST。Notch3在脉络丛肿瘤临床组织中检测出有表达特异性,提示其可能也与肿瘤发生相关。此外,*CDH1*、*RARB*和*SFN*基因也被揭示在脉络丛肿瘤中存在表达特异性。Donovan等人在9例CPP中发现存在7、12、15、17和18染色体异常。对49例脉络丛肿瘤样本分析发现,*CPP*表达+7q(65%),+5q(62%),+7p(59%),+5p(56%),+9p(50%)以及-10q(56%),而*CPC*表达+12p,+12q,+20p(60%),+1,+4q,+20q(53%)以及-22q(73%),均提示染色体失衡与脉络丛肿瘤的发生具有一定相关性。

(三)病理特征

1. 脉络丛乳头状瘤(CPP,CNS WHO 1级) 外观大小不一,小者不及1cm,大者可充满脑室,瘤体表面呈乳头状或菜花状或细颗粒状或绒毛状,灰红色,血管丰富,与正常脑组织界线清晰。肿瘤实质偏硬,较脆,偶尔伴有严重的钙化,可发生囊变及出血。镜下CPP组织和正常脉络丛组织相似,细胞排列较正常脉络丛组织更为紧密;被覆单层立方上皮细胞或复层柱状上皮细胞,上皮细胞一般分化良好,排列规则,在基底膜处与间质分开,在间质部分存在许多血管,无浸润现象。

2. 不典型脉络丛乳头状瘤(aCPP,CNS WHO 2级) aCPP区别于CPP的最大特征是细胞有丝分裂活动增加,能观察到增生更为活跃、核多形性、乳头状生长模糊和坏死增加。其划分标准为每10个高倍镜视野下观察,可见2个≤aCPP的有丝分裂现象≤5个。

3. 脉络丛乳头状癌（CPC,CNS WHO 3 级） CPC 属于浸润性病变,较易与 CPP 区分。其至少符合以下特征中的 4 点:①增生活跃;②规则乳头结构消失;③高有丝分裂活动(每 10 个高倍镜视野下 >5 个);④核多形性及肿瘤内坏死明显。

（四）临床表现

依肿瘤大小、生长部位而异。因侧脑室内空间较大,故当肿瘤较小且位于室间孔以外部位时,早期可无任何症状。但当肿瘤邻近室间孔及导水管的上口或下口时,或肿瘤体积较大影响脑脊液循环通路时,可引起患侧脑室或两侧脑室扩张积水,继而出现颅内压增高症状;如侵犯或压迫相邻组织结构时,也可出现相应的局灶性症状。在小儿主要表现为头围增大,这是因为肿瘤分泌过量的脑脊液,造成交通性脑积水。

1. 颅内压增高症状 在婴儿可表现为头围增大、囟门膨出、骨缝分离、斜视、呕吐或发育延迟。在儿童及成人,头痛是最早而且最多见的主观症状,占 80%~96.3%。其中多表现为间歇性或阵发性(61.5%)。头痛多为前额部疼,也可有枕部或枕顶部疼,多无定位意义。上述症状严重时,1/3~1/2 患者可伴有眩晕、恶心、呕吐。视力减退是第二多见的自觉症状,见于 40%~50% 的患者,患者在头痛发作时,常伴有一过性视物不清。可伴有恶心、呕吐、视神经乳头水肿、嗜睡、癫痫发作、神经功能缺失、行为异常等,少数患者症状可突然加重,可能与室间孔或导水管被肿瘤阻塞造成脑脊液通路急性受阻有关。检查可见视神经乳头水肿、视神经萎缩等。

2. 癫痫 见于 27% 的患者,绝大多数表现为大发作,也有杰克逊癫痫和精神感觉性发作的报道。

3. 精神症状 有的患者早期出现不同程度的精神障碍,表现为记忆功能障碍(尤其是近期记忆障碍)、虚构、人格改变、欣快感、无欲、不语等。应注意和精神分裂症相鉴别。

4. 其他症状 当肿瘤生长较大时,除颅内压增高外,患者还可有局灶性症状如一侧肢体肌力减弱,半身麻木等。

5. 脉络丛肿瘤可伴发其他的综合征 Libow 等在 1999 年报道一例婴儿脉络丛乳头状瘤伴有隆凸性皮肤纤维肉瘤(dermato fibrosarcoma protuberans,DFSP)。Uchiyama 等于 1997 年报道一例脉络丛乳头状瘤伴有艾卡尔迪综合征(Aicardi syndrome),以胼胝体发育不全、婴儿痉挛、脉络膜视网膜空窝为主症。Trifiletti 等在 1995 年报道一例脉络丛乳头状瘤伴有艾卡尔迪综合征和多发性胃息肉。

（五）辅助检查

1. 影像学检查

(1) X 线片:肿瘤可有点状钙化。颅骨内板指压迹增加或骨缝分离(图 7-3-13)。

(2) CT:CPP 常出现低密度和等密度影,约 25% 的病例可见高密度区,增强 CT 上显示均一强化(图 7-3-14)。CPC 的 CT 扫描为高密度阴影,边界清楚而不规则,可见有钙化、坏死,也有增强效应。

(3) MRI:在 T_1WI 上呈低信号,T_2WI 呈高信号,有时为等信号或不均匀高信号(图 7-3-15)。有明显的强化。在磁共振波谱分析上,CPC 可以区别于 CPP 表现出低水平的肌醇和高胆碱水平。

(4) 脑血管造影:肿瘤血供丰富,可与血管母细胞造影类似,大多数由脉络膜前动脉及脉络膜后动脉增粗供血。

(5) 脑室造影:肿瘤部位充盈缺损。

2. 实验室检查 CPC 的脑脊液可见蛋白细胞分离,糖和氯化物正常或轻度改变。

（六）诊断与鉴别诊断

脉络丛肿瘤由于发病率较低,诊断时易误诊。但一般

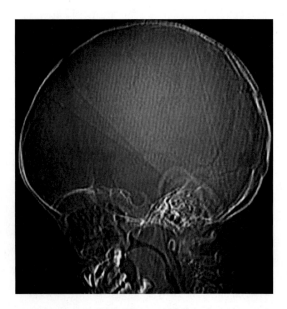

图 7-3-13 X 线片

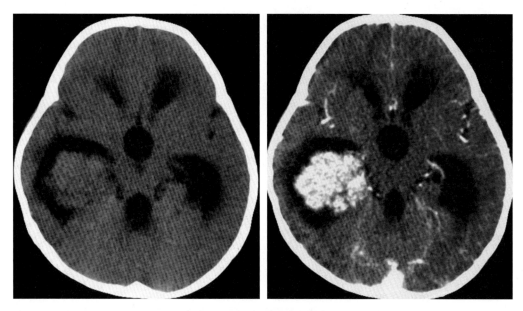

图 7-3-14　CT 平扫及增强

根据病变部位、发病年龄、临床症状及影像学资料可以考虑其诊断。

1. 脑胶质瘤　本病病程长短不一,发病年龄多在 20~50 岁,以 30~40 岁为高峰,具有高颅压症状、局灶体征和精神症状,特别是局灶性癫痫。CT 扫描大多为低密度阴影,少数为等密度或高密度阴影,边界不清,形状不规则,且多为不均匀增强。低度恶性胶质瘤可出现伴囊变的 CT 征象,但病程较长。脑胶质瘤分类分级复杂,MRI 表现多样,增强扫描较平扫对肿瘤恶性程度的提示更好。通常低级星形细胞瘤无强化(但毛细胞型星形细胞瘤明显强化),高级别胶质瘤多表现为 T_2WI 增强信号、明显水肿及明显的不规则强化,磁共振波谱(MRS)可辅助进行肿瘤鉴别。

2. 脑转移瘤　脑转移瘤以肺癌最常见,其次为乳腺癌。因其多为血行转移,故出现颅内多发性病灶,且主要位于大脑中动脉供血部位。单发转移瘤者也不少见。临床表现有典型高颅压症状及局部体征,脑脊液压力升高,蛋白细胞分离,糖和氯化物正常或改变轻微。头颅 CT 扫描为低、等密度阴影,可伴有出血及钙化等,约 90% 发生肿瘤坏死。增强扫描为中度或高度增强,呈圆形均匀或环形增强。MRI 表现为平扫长 T_1、长 T_2 信号,与灰质信号相仿,周围水肿明显,增强扫描形态与 CT 增强类似,但对小病灶的敏感度优于 CT 和 MRI 平扫。

3. 颅内感染性疾病　常见的疾病为颅内脓肿和颅内结核球。颅内脓肿分为耳源性、鼻性、外伤性隐匿性和血源性,结合病史和查体,可排除脑脓肿。头颅 CT 平扫显示为不规则低密度区,有明显的占位效应及水肿区,强化后脓肿中央为低密度区,包膜完整、薄壁、光滑均匀一致的强化。MRI 显示层次较为分明的 T_1WI 的脓肿坏死区低信号、周围等信号或低信号薄层环绕(包膜)及外周低信号水肿区,T_2WI 中心坏死区高信号、包膜环状低信号及外周水肿高信号,增强扫描可以更好显示多房脓肿的内部情况。

4. 散发性脑炎脑瘤型(脑瘤型病毒性脑炎)　本病少见,症状和体征均不典型,有时表现为高颅压症状和局部神经损害。CT 扫描为圆形或不规则斑片状低密度灶,有占位效应但不如肿瘤明显,部分病例有增强效应,呈线状或环状增强,表现为低密度者,颇似胶质瘤。MRI 可见片状异常信号影,T_1WI 低信号、T_2WI 及 FLAIR 高信号,增强扫描边缘条索状强化,DWI 病灶呈高信号,提示水分子弥散受限,MRS 显示 NAA 峰降低稍低于胆碱峰,双向乳酸峰较大。

5. 侧脑室肿瘤　侧脑室肿瘤指来源于侧脑室壁、异位组织的肿瘤。常见者为脑膜瘤、室管膜瘤及表皮样囊肿。以 20 岁以前发病较多。其临床表现取决于肿瘤的大小和部位。CT 扫描显示不规则不均匀高密度阴影,瘤内可见高密度钙化或低密度囊腔影,强化后肿瘤增强。侧脑室脑膜瘤少见,MRI 增强扫描多呈均一强化;室管膜瘤 MRI 表现为长 T_1、长 T_2 占位,外周包绕薄层脑脊液,增强扫描肿瘤明显强化,囊变区不

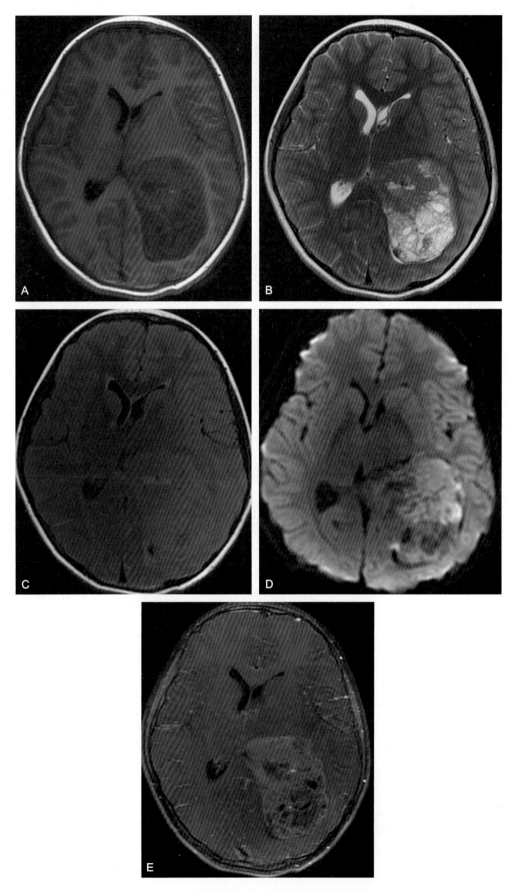

图 7-3-15　MRI 图像

A. T$_1$WI；B. T$_2$WI；C. FLAIR；D. DWI；E. 增强扫描。

强化;侧脑室室管膜瘤会有恶变或脑脊液播散的侵袭行为,增强 MRI 可显示 T_2WI 上被脑脊液信号掩盖的肿瘤信号改变。特别是乳头状室管膜瘤,这是室管膜瘤的一个很少见的亚型,它的解剖位置、光镜、超微结构和脉络丛乳头状瘤相似。但它对细胞角蛋白(CK22 和 CAM5.2)免疫染色阳性,而对 GFAP、vim、EMA、S-100 蛋白染色阴性。超微结果显示肿瘤呈频繁出现的由短粗的微绒毛、纤毛、粘连小带构成的微丝球和肿瘤细胞的嵌合体,胞质突起比一般的室管膜瘤明显减少。胞质内不含中间丝。线粒体呈多形,且有不正常的线粒体嵴。

（七）治疗和预后

近年来由于现代影像技术、现代显微神经外科和神经麻醉技术的应用,对大多数 CPP 已能达到全切除,有报道称 CPP 术后 1 年、5 年、10 年生存率分别达到 90%、81%、77%,同时还发现手术全切患者生存周期明显长于次全切患者。因而现阶段对脉络丛肿瘤的治疗,主张在条件许可的情况下,对所有的脉络丛肿瘤均争取肿瘤的全切除,以减少复发,提高存活率和生存质量。关于 aCPP 的治疗和预后还缺乏大样本的统计数据。CPC 完全切除困难,且多易复发,癌细胞还可以向周围脑组织浸润性生长,也可随脑脊液播散。CPC 预后较差,5 年生存率为 40%~50%。Mcgirr 等研究了 26 例手术切除的脉络丛肿瘤的临床病例资料,并进行了长期随访观察,发现不管是 CPP,还是 CPC,预后主要取决于手术切除的程度;该研究同时指出,此类病例,只要手术彻底切除肿瘤,足以防止复发,而无须常规术后放疗,但对一些不全切除的脉络丛肿瘤特别是 CPC 仍需行放疗。

单纯放疗或化疗治疗脉络丛肿瘤的效果鲜有报道。放疗绝对适应证:肿瘤未全切除或者复发的脉络丛肿瘤患者,3 岁以内的婴幼儿除外。对于肿瘤全切的患者是否术后放疗仍存在争议性。Wolff 等人报道了 48 例脉络丛肿瘤患者术后 24 例接受放疗后能明显提高其 5 年生存率,而 Fitzpatrick 等人的临床研究却未发现术后放疗的优越性。aCPP 和 CPC 术后可发生脑脊液播散,特别是后者,对于全切的以上两类患者,多数学者主张术后常规放疗和 / 或化疗,化疗通常应用于肿瘤未完全切除的患者以及无法接受放疗的婴幼儿。Wrede 等人在 2005 年曾报道化疗能提高未全切脉络丛肿瘤患者的生存率。国际儿科肿瘤学会也报道过采用依托泊苷、长春新碱、环磷酰胺或卡铂治疗脉络丛肿瘤。

（八）小结

脉络丛肿瘤是由脑室系统内脉络丛上皮发生的肿瘤,多见于儿童和青少年,包括脉络丛乳头状瘤(CPP,CNS WHO 1 级)、不典型脉络丛乳头状瘤(aCPP,CNS WHO 2 级)和脉络丛乳头状癌(CPC,CNS WHO 3 级)。目前尚无确切病因,人猴病毒 SV40、PDGF 等被报道可能与脉络丛肿瘤发生发展相关。脉络丛肿瘤的临床表现依肿瘤大小、生长部位而异,如颅内压增高、癫痫、精神症状等。MRI 平扫及增强影像为脉络丛肿瘤的主要辅助检查手段。目前对各类型脉络丛肿瘤的治疗均主张在条件许可的情况下争取肿瘤的全切除,无法全切或复发的患者应用放、化疗进行辅助。本病的预后主要取决于病理类型及手术切除的程度。

【典型病例】

患儿,女,3 岁 5 个月,因"发现右侧脑室内占位 4 个月"入院。

现病史:患儿 4 个月前因玩耍不慎摔倒,当时无呕吐,无头晕,无抽搐,至当地医院就诊,CT 提示右侧脑室占位。病程中,患儿无发热、抽搐、嗜睡、呕吐等异常。体格检查、神经系统检查均未见异常。

辅助检查:头颅 CT 见右侧脑室占位。头颅 MRI(图 7-3-16):右侧脑室颞角及三角区内 4.7cm×3.8cm×2.9cm 肿块影,略呈分叶状,T_1WI 等信号,T_2WI 稍高信号,信号略不均匀,周围无水肿;DWI 未见明显弥散受限,增强扫描病灶明显强化。

初步诊断:脉络丛乳头状瘤。

手术记录摘要:①取右颞马蹄形切口长约 12cm,在皮下间隙注射局部麻醉液后,全层切开皮肤、帽状腱膜、颞肌及骨膜。②钻骨孔后用铣刀铣取右颞 4cm×4cm 大小颅骨瓣开颅。③切开硬膜,右颞脑表面张力高。行右颞中回切开造瘘,切开颞叶皮层约 1cm×3cm,见右颞脑室内一实质性肿瘤组织,

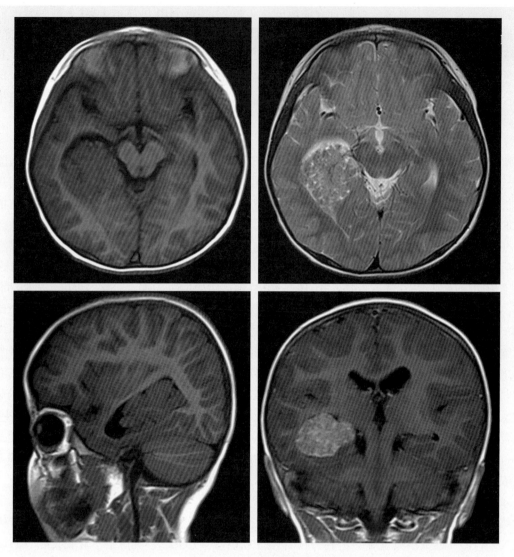

图 7-3-16 MRI 平扫及增强

表面呈乳头状,与周围组织有粘连,血供丰富。在显微镜下沿肿瘤周分离,见肿瘤内侧经一薄层膜性组织与脑室相连,基底部见肿瘤供血动脉。显微镜下肿瘤完整切除困难,予分块切除,至基底部电凝肿瘤的供血动脉及引流静脉,行肿瘤显微镜下全切除。术中见右侧脑室开放,有脑脊液流出。④创面仔细止血,检查无活动性出血,清点器械、敷料无误后缝合硬膜。硬膜周悬吊一圈,骨瓣复位固定牢固。逐层缝合骨膜、帽状腱膜及皮肤切口,帽状腱膜下放置皮管外引流管。切除标本送病检。

病理诊断:肿瘤细胞呈乳头状增生,表面被覆单层/复层立方形上皮,细胞核呈圆形或卵圆形,无明显异型性,核分裂象罕见(图 7-3-17)。免疫组化表达 CK 局部(+),Ki-67 个别细胞(+),诊断为脉络丛乳头状瘤。

术后随访:术后未行放化疗,自 2014 年 5 月术后随访至 2016 年 11 月时复查未见复发,认知、运动能力与同龄儿童基本相同。

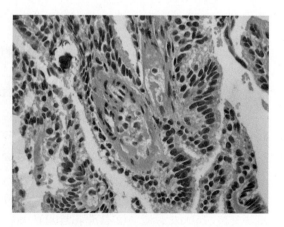

图 7-3-17 HE 染色(×400)

四、神经元及混合性神经元 - 神经胶质肿瘤

(一) 小脑发育不良性神经节细胞瘤

1. 概述　小脑发育不良性神经节细胞瘤 (dysplastic gangliocytoma of the cerebellum) 是一种由发育不良的神经节细胞组成的小脑肿瘤,WHO 1 级,又称 Lhermitte-Duclos 病 (LDD),于 1920 年由 Lhermitte 和 Duclos 首先报道该病而命名。此前曾被称为颗粒细胞肥大症、小脑错构瘤、弥漫性小脑神经节细胞瘤、髓神经细胞瘤、浦肯野细胞瘤等。

LDD 发病机制和遗传学改变仍不明确。病变可为局灶性或弥漫性。对该病的系统性研究目前还比较少,相关报道多为散发病例。女性多见,各年龄均可发病,已报道的发病年龄跨度大 (9~39 岁)。病变多累及单侧小脑,左侧多见,因此会出现小脑占位的症状和体征,也可以出现脑积水表现或偶然检查发现。虽然其被归类为 WHO 1 级肿瘤,但是其临床过程更像是伴随小脑叶不典型增生的错构瘤。患者可有颅内压增高、头痛、眩晕、呕吐、视神经乳头水肿和共济失调 (走路不稳) 等症状,这些症状可持续数个月到数年不等。

2. 辅助检查　头颅 CT 检查很难诊断该病,病变区呈模糊低密度影且无强化,可能会有钙化和枕骨变薄。MRI 可表现为小脑半球增大、第四脑室受压并引起梗阻性脑积水,还可造成小脑扁桃体疝和脊髓空洞症,病变区多呈长 T_1、长 T_2 信号,其间可交错等 T_1、等 T_2 信号,从而影像上病变呈分层状结构,形似 "虎斑" 状条纹。FLAIR 像上该现象更明显。事实上,如果在儿童 MRI 检查中出现 LDD 的表现 (即便是很典型表现),髓母细胞瘤 (特别是广泛结节型髓母细胞瘤) 的可能性更大。

3. 病理表现　镜下可见小脑皮质规则分子层、浦肯野细胞层和颗粒细胞层的改变,多有浦肯野细胞的缺失,颗粒细胞层被大量肥大的发育不良的神经节细胞和一些神经元细胞取代,这可能是 *PTEN* 基因突变引起的。大约 40% 患者伴有 Cowden 综合征 (Cowden syndrome, CS),该现象由 Padberg 于 1961 年首次报道。Cowden 综合征是一种罕见的常染色体显性遗传病,伴有多种起源于内胚层、中胚层和外胚层的错构瘤和恶性肿瘤,包括面部毛囊瘤,口腔乳头状瘤,甲状腺、乳腺、结肠、子宫内膜、卵巢肿瘤。有些个案报道发现患者同时存在 *PTEN* 基因突变和 Cowden 综合征,但更常见的是只伴其中一项。也有散发病例没有 *PTEN* 基因突变和不伴 Cowden 综合征,特别是儿童期发病的患者。现在对 LDD 的临床及病理学诊断仍存在挑战,在缺乏详细的临床信息时单纯靠病理诊断困难,结合 MRI 和伴随征象对诊断有一定帮助。需要注意的是与低级别胶质瘤和神经元肿瘤的鉴别。HE 染色可见白质内存在大量空泡状有核细胞,并具有一定的多形性,可见脱髓鞘,有丝分裂及血管增殖很少发现,有文献称用 Ki-67 评价增殖功能实验发现血管增殖比例小于 1%,可能会存在一些畸形血管。

4. 治疗　目前存在争议。对于儿童患者建议活检以除外髓母细胞瘤。如出现明显占位效应时手术切除,因为肿瘤增长可导致脑干受压。由于该病变与正常小脑组织分界不清,全切除相对困难,勉强全切可能造成神经功能损害如小脑缄默症等,部分切除的患者则会导致肿瘤复发。有文献报道部分肿瘤切除的患者术后 11 年肿瘤复发而再次行肿瘤切除,但很少见恶性转化。放疗作用不明确。通常预后较好。利用高分辨纤维追踪技术 (high definition fiber tractography, HDFT) 能更好地显示病变周围解剖关系,为制订更佳的手术计划、术中最大安全范围切除肿瘤并保留神经功能提供了新的方法。

(二) 神经节细胞瘤和神经节细胞胶质瘤

1. 概述　神经节细胞瘤 (gangliocytoma) 是一种罕见的发生于神经节细胞的良性肿瘤,生长缓慢,1870 年由 Loretz 首次报道。占全部中枢神经系统肿瘤的 0.1%~0.5%。由发育异常的神经节细胞和非肿瘤性胶质细胞构成。可发生在任何年龄,但多为儿童和青壮年,80% 患者 <30 岁,无明显性别差异。

临床表现与肿瘤的发生部位有关,是最常见的与癫痫相关的肿瘤类型。神经节细胞瘤颅内病变好发于第三脑室、颞叶和额叶等部位,偶可发生在脑干、小脑、松果体区、视神经 / 视交叉、脑室内和脊髓。

2. 辅助检查　神经节细胞瘤典型征象:头颅 CT、MRI 显示肿瘤边界清晰,可有完整或不完整包膜,呈类圆或椭圆形、梭形或不规则形、哑铃形 (椎管内外);CT 上呈低密度,多数密度均匀,伴有黏液变时可不均匀,约 20% 患者伴点状钙化;MRI 上呈长 T_1、长 T_2 信号,可见旋涡状征象;CT 和 MRI 增强扫描动脉期无强

化或轻度强化,延迟期呈渐进性轻度强化。如果 CT 和 MRI 呈现不典型表现,说明肿瘤可能含有恶性成分。术前单纯依靠 CT 和 MRI 检查作出诊断仍有困难,最终诊断还需依靠组织病理学检查。

3. 病理　肉眼观察体积小,质稍硬。界限清楚,灰红色,部分病例囊性变、钙化。光镜下,由成熟的神经节细胞和突起构成,神经节细胞分布不规则、单核、双核或多核,有核仁,胞质内有尼氏体,瘤组织内混杂有髓鞘和无髓鞘的神经纤维。有一部分病例的瘤组织内有一定数量的肿瘤性胶质细胞,称为神经节细胞胶质瘤(ganglioglioma);如肿瘤性胶质细胞有间变特征,称间变性神经节细胞胶质瘤。免疫组化瘤组织内胶质细胞GFAP标记阳性,神经节细胞 NF、NSE、Syn 及 CgA 标记阳性。电镜观察瘤细胞见有颗粒、突触前小泡和突触结构。

4. 治疗　最有效的治疗方法是尽早行手术切除,可减少恶性转化、偏瘫和其他并发症的风险。肿瘤切除程度视手术风险而定,如果肿瘤没有影响到重要功能区域,可进行全切除。大多预后良好,虽然术后复发率低,术后一般无须再行放化疗和其他治疗,但需长期随访。

【典型病例】

患者,女,16 岁,间断性抽搐发作 13 年。

现病史:13 年前于发热后发生抽搐,发作时意识不清,双手握拳,头偏一侧,双眼上翻,无舌咬伤及尿失禁。约 1 分钟后缓解,当日有数次发作。13 年来上述发作时有发生,有时 1 日数次,最高达20 余次。于 6 年前服用丙戊酸钠,发作次数逐渐减少,频率为每日 1~2 次至每 2~3 日 1 次。行头颅CT/MRI 检查,发现"右颞占位性病变"。

查体:神情正常,对答正确,反应较迟钝。双侧瞳孔等大等圆,左:右 =4mm:4mm,间接、直接对光反射迟钝。四肢运动基本正常。病理反射未引出。

辅助检查:头颅 MRI(图 7-3-18)示右颞皮层及皮层下可见团块状长 T_1、长 T_2 信号,内部信号不均匀,可见分隔。边缘较清,边缘少许水肿影。右侧大脑脚受压。注射增强剂后可见病变不均匀强化。

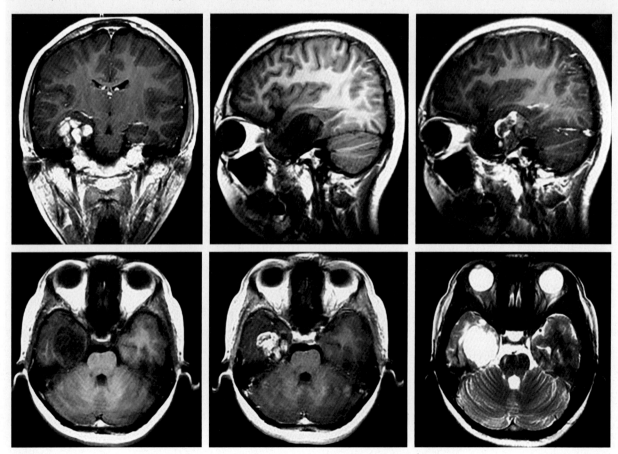

图 7-3-18　头颅 MRI

病情解析:儿童期起病,长期伴有癫痫发作症状,MRI显示右颞脑实质内占位性病变,病灶周边水肿不重,注药后增强不明显,不除外低级别胶质瘤的可能性,该病灶可能是引起癫痫发作的病因。

入院后经完善术前检查,后全身麻醉下行右额颞开颅病变切除术。术中见病变呈淡红色,质地软,血供中等,与脑组织边界不清。术后患者癫痫发作明显缓解。

病理报告:神经节细胞瘤。

考虑患者年龄小,病变切除彻底,病理为神经节细胞瘤,故不建议放化疗。叮嘱患者定期随访。

(三)胚胎发育不良性神经上皮肿瘤

1. 概述 胚胎发育不良性神经上皮肿瘤(dysembryoplastic neuroepithelial tumor,DNT)是一种罕见的神经元 - 神经胶质细胞混合性肿瘤,由法国病理学家 Daumas-Duport 等于 1988 年首次提出,属于良性肿瘤,主要累及灰质及灰白质交界区。DNT 好发于幕上,颞叶最多见,额叶、顶枕叶、脑室、小脑、透明隔、尾状核及脑干发病也有少量报道,确切发病率尚无统计。

男女均可发病,常见于儿童及青少年,绝大部分首次发病于 20 岁以前。临床上常表现为顽固性癫痫发作,绝大多数呈全面起始发作,个别也有局灶起始发作;一般无神经功能缺损表现,少数病灶内可有出血,以急性颅内出血起病。

2. 辅助检查 目前为止,研究显示 DNT 在影像学上表现一致:CT 上表现为皮质及皮质下边界较清晰的低密度病灶,常伴有病灶处的皮层发育异常,多数无强化,少数可有局灶性强化,可合并钙化及囊变,部分肿瘤可见局部颅骨受压变形。MRI 上显示病变边界清楚,呈长 T_1、长 T_2 信号,病灶周围常无明显水肿或仅有轻度水肿,一般不造成中线移位,病变多位于脑表面,可呈脑回状;可见单个或多个囊状改变或分隔区,若合并钙化则呈混杂性低信号,多无明显强化,少数呈结节样或点状强化。通常病变超过正常脑皮质的厚度,若病变较大可以累及白质甚至深部结构,如内囊、丘脑、海马旁回等,病变在皮层处最大,向脑室内缩小,呈尖端指向脑室的三角形或扇形。在 MRI 冠状位上最明显,三角征和瘤内分隔表现对 DNT 和其他疾病鉴别有一定帮助。近年来功能影像学的发展和弥散加权成像(DWI)等有助于 DNT 的诊断和鉴别。鉴别诊断包括少突胶质细胞瘤,神经诊断仍存在很大难度,最终还需组织病理学确诊。

3. 病理 组织病理学显示,肿瘤典型表现为由不同比例的少突神经胶质细胞样细胞、星形胶质细胞和成熟的漂浮神经元(floating neurons)组成,皮层灰质常呈多结节样的生长模式。常伴 *BRAF* V600E 突变或其他 MAPK 信号通路变异。

4. 治疗 目前最有效的治疗方法仍是手术完全切除病灶,越早越好。绝大多数患者预后较好,术后癫痫发作终止,或减少 90% 的癫痫发作。部分切除肿瘤会引起复发,也有个别报道肿瘤切除后或术后进行放化疗促进了恶性转化,所以在术中脑电监测的基础上进行肿瘤全切还是有必要的。切除范围一般比 DNT 肿瘤范围略大。术后不需要进行放疗及化疗。

(四)中枢神经细胞瘤和脑室外神经细胞瘤

中枢神经细胞瘤(central neurocytoma,CN)是一种少见的分化较好的良性颅内肿瘤,好发于青年,其常见发病部位为侧脑室近室间孔区域。脑室外神经细胞瘤(extraventricular neurocytoma,EVN)发生于脑室外,与中枢神经细胞瘤组织学形态相似,常伴 *FGFR1*::*TACC1* 融合。两者均为 WHO 2 级肿瘤。

1. 流行病学 中枢神经细胞瘤约占原发颅内肿瘤的 0.1%~0.5%,各年龄均可发病,以青年人多发,70% 的患者处于 20~40 岁之间,半数在 20~30 岁间发病,发病年龄中位数为 31 岁。无明显性别差异。尽管 Sharma 等认为 CN 存在基因偏向性,在亚洲人群中发病率较高,但大部分学者认为中枢神经细胞瘤在各人群中发病率不存在区别。

2. 病因 中枢神经细胞瘤的发生来源尚不清楚,以前多认为是神经细胞起源,但目前体外培养实验表明中枢神经细胞瘤具有胶质和神经分化的双向前体细胞特性,提示其可能起源于室周基质中可以向神经元和胶质细胞发展的双能祖细胞。

3. 病理 中枢神经细胞瘤及脑室外神经细胞瘤均为 WHO 2 级肿瘤。

(1) 肉眼:中枢神经细胞瘤多呈局限、分叶状灰红色团块,质地软韧,血供丰富,多有囊变、坏死、钙化,少有瘤内出血,肿瘤可因钙化而质脆,常紧密黏附于脑室壁或透明隔。

(2) 光镜:肿瘤细胞多呈片巢状分布,镶嵌于特异性的无细胞纤维区中,又称神经纤维岛。大的无细胞纤维区可见瘤细胞呈流水样排列,即神经毡样结构。间质区域富含薄壁而长的枝丫状毛细血管,部分可见肿瘤细胞围绕毛细血管形成松果体细胞瘤样菊形团。钙化常见,多位于瘤体内。多棱形的肿瘤细胞小至中等大小,包膜清楚,胞质透明,胞核呈均一圆形或卵圆形,居中,核膜清楚,染色质细斑点状,偶见核仁,罕见核分裂。因核周胞质清亮,可形成核周空晕表现,呈"煎蛋样"典型表现。

(3) 免疫组化:中枢神经细胞瘤特异性表达突触素(Syn),多位于神经纤维岛内,弥漫性表达神经元核抗体(NeuN),高表达神经元特异性烯醇化酶(NSE)。胶质纤维酸性蛋白(GFAP)偶见阳性,多认为是反应性星形细胞。部分学者因其 Syn、GFAP 均可见阳性,考虑其具有神经元与胶质细胞双向分化潜能。少突胶质细胞转录因子(Olig-2)多为阴性,偶见阳性。神经节相关的神经微丝蛋白(NFP)、上皮膜抗原(EMA)及 CgA 多为阴性。此外,神经细胞黏附分子(NCAM)、神经元相关的 β-tubulinⅢ蛋白(Tuj-1)、微管相关蛋白 2(MAP-2)、S-100 蛋白以及视网膜 S 抗原都曾有阳性报道。

Ki-67 的表达可用来判断肿瘤细胞的增殖活性,其 MIB-1 单克隆抗体标记指数在有分裂和坏死的中枢神经细胞瘤中增高,有学者认为高 Ki-67 表达与肿瘤的侵袭性生物学行为,如脑室内出血和脑脊液播散等事件有关,部分报道认为 3% 的 MIB-1 标记指数是一个临界点,与肿瘤的生长活跃、容易复发有关。

(4) 电镜:其特征性改变是瘤细胞有多个细胞突起,可见神经分泌颗粒、透明囊泡、微管、突触等神经细胞特异性结构,并可依此考虑为神经元起源的细胞。

(5) 遗传学改变:中枢神经细胞瘤在染色体 1p、2p、10q、13q、18q、17p、17q、19q 等都发现过异常,与 p53、bcl-2、EGFR、PTEN 基因也都有一定的关系,这些研究可以帮助理解中枢神经细胞瘤的生物学特性,但对于诊断和预后尚无明显意义。

部分中枢神经细胞瘤 Ki-67>3%,病理上可见灶性坏死、血管增生和有丝分裂旺盛等特征,预后较差。

4. 临床表现　中枢神经细胞瘤是指发生于脑室内的神经细胞瘤,其主要位于侧脑室,尤其是侧脑室前部,亦可见于室间孔、第三脑室,而发生于脑室外位置的则称为脑室外神经细胞瘤(EVN),如额叶、颞叶、顶叶、枕叶、丘脑、鞍区、脑干及脊髓等。

中枢神经细胞瘤病程常缓慢进展、可长达 1~2 年,可因室间孔完全闭塞导致的急性脑积水加重,或肿瘤出血出现急性进展。平均病程 5~6 个月,部分患者可无症状体检发现占位性病变。个别患者可因急性脑室阻塞猝死。

主要表现为阻塞室间孔引起脑积水,而出现的颅内压增高相关的症状和体征,以头晕、头痛最为常见,约占 65%;其次为恶心、呕吐,约占 28%;此外还包括继发于视神经乳头水肿的视力下降、视野缺损、耳鸣、乏力及意识状态改变等。侵犯半球的肿瘤多导致肢体无力及癫痫,其发病率分别为 11% 及 4%,有癫痫症状的患者几乎均伴有不同程度的意识状态改变。较少出现偏瘫、面瘫、偏身麻木等症状。可有内分泌紊乱表现,压迫垂体柄可引起月经紊乱、泌乳等症状。

EVN 的症状随病变发生的位置不同表现多样,幕上可表现为癫痫、视力改变、头痛、呕吐、偏瘫、偏身麻木等症状,脊髓内病灶可表现为下肢瘫痪、感觉异常等局灶定位体征。

5. 辅助检查　影像学检查示中枢神经细胞瘤多位于侧脑室,特别是前部近室间孔区,多呈广基底与透明隔相连,可占据双侧侧脑室、突入第三脑室。肿瘤边界清楚,分叶状,瘤内可存在多处囊样区域,呈"蜂窝状"或"丝瓜瓢"样改变。瘤内出血少见,多无瘤周水肿,半数病例可见钙化,绝大多数伴有脑积水或单侧脑室扩大。

(1) CT 平扫:肿瘤为不均匀的等或高密度,可见低密度囊样区域,钙化通常表现为点灶状,也可见丛状、条状、团块状钙化。增强扫描肿瘤多呈轻到中等程度增强。

(2) MRI:可因瘤内钙化、囊样区域以及匐行性血管流空影而呈现不均一表现,典型为"肥皂泡"样表现。瘤实质在 T_1WI 同脑白质相比为等或稍高信号,囊样区域为低信号。T_2WI 为等或高信号,囊样区域为高信号。肿瘤多呈轻或中等程度增强,FLAIR 像中可见囊样区域为低信号。

(3) DWI:肿瘤实质均呈稍高或高信号,尤以"花斑状"高信号最典型,ADC值为$(0.84 \pm 0.11) \times 10^{-3}\text{mm}^2/\text{s}$。

(4) MRS:可见胆碱(Cho)峰和丙氨酸(ALA)增高,肌酸和 N- 乙酰天冬氨酸(NAA)峰下降或消失。偶可见 3.3.5ppm 峰,考虑为甘氨酸(Gly)或肌醇(Mi)的波峰。

(5) DSA:并非常规检查,若行 DSA,可见血管显影持续到静脉期。大多数中枢神经细胞瘤血供来源于脉络膜血管,其次为豆纹动脉及胼周动脉的分支。

6. 诊断和鉴别诊断　中枢神经细胞瘤以中青年人为主,多因脑积水所致颅内压增高症状起病。影像学检查可发现侧脑室近室间孔区占位性病变,多因囊性、钙化、匍匐性血管流空影而呈现信号不均一的表现,增强呈不均匀强化。确诊需要病理证实,Syn 阳性为中枢神经细胞瘤特有表现。光镜难以诊断时,还需要电镜检查确诊。

EVN 可见瘤周水肿及瘤内出血,中枢神经细胞瘤常见,可达 1/3。镜下可见瘤巢不典型,呈片状、带状或者霍 - 赖玫瑰花结(Hormor-Wright rosettes),肿瘤细胞可趋向神经节分化,多见透明样血管及黏液样背景,GFAP(+)可达 30%。可伴有 1p/19q 联合缺失。预后不佳。

中枢神经细胞瘤应特别注意与少突胶质细胞瘤、幕上室管膜瘤相鉴别,因其影像学和光镜下相似的表现和结构,鉴别需要免疫组化,Syn 阳性为中枢神经细胞瘤特有,而 GFAP、Olig-2 常为阴性。当光镜难以区分时,还需要电镜检查确诊。其他还需要与脉络丛乳头状瘤、室管膜下巨细胞型星形细胞瘤及侧脑室脑膜瘤等进行鉴别。

(1) 少突胶质细胞瘤:40~60 岁多发,男∶女约为 3∶1。起源于少突胶质细胞。首发症状多为局灶性癫痫,可伴有神经功能障碍及高颅压。额叶多见,单纯脑室内少见。钙化和囊变常见,坏死和出血少见。CT 呈稍低或等密度,内有大而不规则的高密度钙化,常呈簇状,结节状和条带状。MRI 示 T_1WI 低或等信号及 T_2WI 高信号,不均匀轻中度强化。光镜下细胞密集,蜂窝状结构,同样拥有"煎蛋样"、钙化等特征。免疫组化示 Syn(-),Olig-2(+),GFAP(+),NeuN(-)。常见 1p/19q 联合缺失和 *IDH1* 突变。

(2) 幕上室管膜瘤:多见于成人,病变部位多在侧脑室三角区。与侧脑室广基相连,沿脑室塑形性生长,容易累及脑室旁脑组织。钙化率低于中枢神经细胞瘤,常伴有囊变、坏死、瘤内出血。CT 示等密度,多有钙化,轻到中度不均匀强化。MRI 示 T_1WI 呈等或低信号,T_2WI 为高信号,增强呈不均匀强化。光镜下可见有核沟,不成形腺泡,有特征性室管膜菊形团,与无核纤维岛类似,但基质突起粗且垂直于血管壁,一般不出现神经毡样结构。部分病例可见"煎蛋样"核周晕。免疫组化示 Syn(-),GFAP(+),NeuN(-),EMA(+)。

(3) 脉络丛乳头状瘤:多发于 10 岁以下儿童,且多位于侧脑室三角区,以脑积水引起的颅内压增高症状为主。肉眼可见菜花样肿物,分叶状,瘤内可合并脑脊液或出血。CT 呈等或高密度,内可见点灶状钙化,边界清楚。MRI 示 T_1WI 等信号,T_2WI 等或稍高信号,增强明显强化。

(4) 室管膜下巨细胞型星形细胞瘤:常见于 20 岁以下青少年,来源于室管膜结节的巨大星形细胞,常伴有结节性硬化。临床表现为癫痫、皮脂腺瘤、智力低下三联征,易产生阻塞性脑积水。室间孔附近好发,囊变少见。CT 呈等密度均质肿块,边界清楚,增强明显但不均一。MRI 示 T_1WI,T_2WI 混杂信号,同时可见室管膜下其他结节。

(5) 侧脑室脑膜瘤:多见于中老年妇女,多以脑积水引起的颅内压增高症状为主。位于侧脑室,左侧居多。CT 示高或稍高密度,边界清楚。MRI 示 T_1WI 低信号,T_2WI 高信号,增强均一强化,MRS 无 NAA 峰。

7. 治疗　由于中枢神经细胞瘤发病率低,以往报道的资料存在例数偏少、随访时间短、缺乏随机对照研究等问题,导致关于中枢神经细胞瘤治疗方面的相关证据级别偏低,多属Ⅲ、Ⅳ级证据。

中枢神经细胞瘤的治疗方式包括手术切除、放疗及化疗等方式。其中手术治疗是治疗中枢神经细胞瘤最主要的方式。手术治疗的目的是解除高颅压症状、建立有效的脑脊液循环通路、为后续的放疗等提供条件。

因中枢神经细胞瘤大多位于侧脑室前 2/3 区域,手术切口常采用额部"U"形皮切口,切口的内界在矢状缝,外界在中线旁 5~6cm,后界在冠状缝或冠状缝后 1cm;前界一般在发际处,至于左、右侧别的选择,常参考肿瘤的主体是以左、右哪侧为主。剪开硬膜腔后,进入侧脑室的方式包括额部皮层造瘘、额部脑沟入路或纵裂经胼胝体入路等。有学者认为纵裂经胼胝体入路存在脑组织损伤少、解剖标志明确等优点。

中枢神经细胞瘤肿瘤质地多较软,但供血丰富,手术切除的要点包括:先瘤内快速减压,待肿瘤体积缩小后处理并分离肿瘤周边,有条件尽快电灼、离断与脉络丛的关联,一旦处理与脉络丛的联络后供血常常迅速减少,尽可能全切或近全切除肿瘤,彻底止血。注意保护丘脑、保留丘纹静脉。

如果肿瘤切除较彻底,脑脊液循环通路已建立,不一定强调进行透明隔造瘘。一般术中常规放置脑室外引流,目的在于引流创面残渣和血性脑脊液、减少术后发热,同时也有助于度过术后高颅压阶段;但术后每 24 小时引流以不超过 300ml 为宜,避免出现"低颅压依赖"表现,引流时间也不宜过长,超过 1 周则感染的机会明显增加。

开颅术后最常见的并发症是发热,约 67% 的患者会发生。33% 的患者可伴有低钠血症或肌力下降。颅内感染的发病率约为 28%,其中 97% 的患者伴有发热,行腰椎穿刺术脑脊液引流及抗感染等对症治疗后可控制感染及发热,部分患者需腰椎穿刺置管或侧脑室置管进行外引流。此外,还可见失语、贫血、术后脑积水、硬膜下积液、低钾血症、癫痫、术区及脑室出血等并发症。目前对于中枢神经细胞瘤术后死亡率尚无统一认识,根据相关文献报道,其死亡率为 0~27%。

放疗也是治疗中枢神经细胞瘤的主要措施。对于接受完全切除的病例,由于生存率和局部控制率均很高,无须行放疗。对于未能完全切除肿瘤的病例,放疗对控制肿瘤的局部复发有效,应作为治疗残存肿瘤或复发肿瘤的主要辅助手段。邱晓光等回顾分析了北京天坛医院手术加术后常规分次放疗的 63 例中枢神经细胞瘤患者。其中 28 例接受次全切除,11 例部分切除,在接受辅助放疗后 5 年生存率和 5 年无进展生存率分别为 96.4% 和 100%、100% 和 90.9%,疗效与全切除病例组相当。63.3%(38/63)的中枢神经细胞瘤患者放疗后出现晚期神经毒性,大部分为 1 级(28/38),3 级毒性仅有 3 例。短期记忆损伤为最常见的神经毒性。也有采用立体定向放疗的报道,包括伽玛刀及直线加速器,认为可以缩短放疗时间、降低放射剂量,同样能起到控制或延缓肿瘤复发的作用,但是病例数较少,其疗效仍需要进一步评价。

对于中枢神经细胞瘤是否有必要应用化疗以及化疗是否能够达到长期控制肿瘤生长的效果尚不清楚。但有文献报道对于术后存在肿瘤残存,且 MIB-1>4% 者可以采用常规分割放疗加依托泊苷、顺铂和环磷酰胺化疗。

8. 预后　中枢神经细胞瘤一般预后较好,其生存率主要与手术切除程度有关,手术全部切除较部分切除预后好,5 年生存率分别为 99% 及 85%,5 年无进展生存率为 92.1% 及 55.3%。ACN 预后较差,CN 与 ACN 的 10 年生存率分别是 90% 和 63%,局部控制率分别是 74% 和 46%。术后放疗可提高 10 年局部控制率,对比术后无放疗患者,两者的比例为 75% 和 51%,但对于总生存期无明显影响。

9. 小结

(1) 根据 2016 年 WHO 中枢神经系统肿瘤分类,中枢神经系统细胞瘤分为中枢神经细胞瘤(CN)和脑室外神经细胞瘤(EVN),属于神经元与混合性神经元 - 神经胶质肿瘤,均为 WHO II 级肿瘤。

(2) 其典型病理表现为巢状分布的癌细胞,镶嵌于特异性的无细胞纤维区中,瘤细胞呈"煎蛋样"。免疫组化可见 Syn、NeuN 阳性,GFAP、Olig-2 阴性。中枢神经细胞瘤特征是 Ki-67>3%、灶性坏死、血管增生和有丝分裂旺盛。

(3) 好发于 20~40 岁,缓慢起病,多位于侧脑室前部近室间孔区,也可位于脑室外组织。多以脑积水引起的颅内压增高症状起病,也可出现占位引起的神经功能障碍。

(4) 影像学检查因囊性、钙化、匍匐性血管流空影而呈现信号不均一的表现,增强呈不均强化。MRS 示 Cho 峰、Gly 峰、NAA 峰下降或消失。

(5) 手术切除为首选治疗方案,全部切除为手术目标。残余或复发肿瘤需行辅助治疗,如放疗、化疗、SRS 等。

(6) 全切术后预后最好,局部控制率高,辅助治疗(放疗、SRS、化疗)可提高局部控制率;ACN 预后较差。

【典型病例】

患者,女,31 岁,主因"间断性头痛 2 年余,视物不清 5 个月"入院,CT 示"双侧脑室占位",MRI 示"双侧脑室占位,考虑中枢神经细胞瘤"(图 7-3-19)。

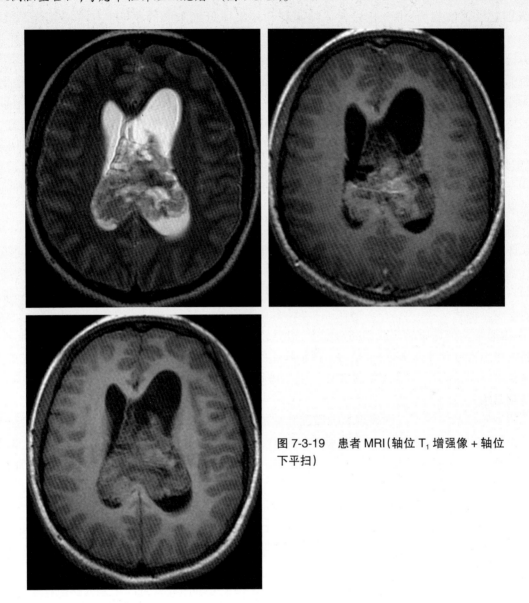

图 7-3-19　患者 MRI(轴位 T_1 增强像 + 轴位 下平扫)

患者行"左额开颅皮质造瘘肿瘤全切术",全切肿瘤约 6.0cm×6.0cm×5.0cm。

患者术后恢复良好,免疫组化示 Syn(+)、GFAP(+),Olig-2(-),NeuN(-),考虑中枢神经细胞瘤 (WHO 2 级)。

五、松果体细胞瘤

(一)概述

松果体区肿瘤约占颅内肿瘤 1% 以下,其中 60%~70% 为生殖细胞起源,14%~27% 为松果体实质细胞起源。松果体实质肿瘤(pineal parenchymal tumors)是起源自松果体腺神经内分泌细胞的少见肿瘤,包括松果体细胞瘤(pineocytoma)(CNS WHO 1 级)、松果体母细胞瘤(pineoblastoma)(CNS WHO 4 级)、中分化的松果体实质肿瘤(pineal parenchymal tumor of intermediate differentiation)(CNS WHO 2~3 级)。根据既往病理组织学统计,松果体实质细胞肿瘤中 14%~60% 为松果体细胞瘤,40% 为松果体母细胞瘤。此外,松果体区肿瘤还包括,松果体区乳头状肿瘤(papillary tumor of the pineal region)(CNS WHO 2~3 级)和松果体区促纤维增生性黏液样肿瘤,*SMARCB1* 突变型(desmoplastic myxoid tumor of the pineal region, *SMARCB1* mutant)(未定级)。

低级别松果体细胞瘤、中分化松果体细胞瘤和松果体母细胞瘤的 5 年生存率分别为 86%~100%、39%~74% 和 58%。

有关松果体细胞瘤组织病理学的文献较少,发病机制仍不明确,而且低级别松果体细胞瘤与中分化松果体细胞瘤的组织学和免疫组化表型有重叠表达特征,使病理医师鉴别困难。如有些低级别松果体细胞瘤表现为松果体实质肿瘤的多形性变异,包括存在巨大不规则细胞、核深染、多核和松果体细胞呈菊花团状排列的特征性表现等。细胞的多形性在中分化松果体细胞瘤中也可见,是细胞增殖活跃的表现,所以对肿瘤病理级别的精确诊断至关重要,需保证待活检的组织不能太小。同样松果体细胞瘤和其他松果体区肿瘤(生殖细胞瘤、松果体母细胞瘤、松果体囊肿、胶质瘤、畸胎瘤、脑膜瘤、乳头状瘤)的鉴别也很重要,这都关系到有效的治疗策略和预后。目前还没有特别有效的分子标志物来区分松果体实质肿瘤和其他细胞起源的松果体区肿瘤。

(二)临床表现及辅助检查

松果体细胞瘤大多境界清楚,呈膨胀性生长,可压迫中脑导水管造成梗阻性脑积水,并可向第三脑室生长。其临床表现与松果体区发生的其他肿瘤相似。由于肿瘤占位和压迫,常表现为颅内压增高并引起头痛、恶心、呕吐、视力或视野改变、智力障碍、脑干或小脑功能障碍、癫痫等。还可导致性早熟,性功能减退和尿崩等少见症状。

CT 平扫通常为较均质的等或稍高密度影,边界较清楚,呈圆形或类圆形,轮廓较光滑,瘤周水肿较少见。肿瘤内可出现散在多发钙化,这是与生殖细胞瘤的鉴别点之一。MRI T_1 加权像呈均质等或稍高信号,钙化明显时可表现为信号不均。CT 及 MRI 增强扫描呈轻、中度均质强化,但不如生殖细胞瘤显著。

(三)病理

松果体细胞瘤的组织形态学表现为肿瘤细胞常被富含血管的纤维结缔组织分隔成小叶状结构,细胞形态一致,细胞较小至中等大小,核呈圆形或卵圆形,染色质颗粒细,核仁小或不明显,胞质呈淡伊红染。有丝分裂活动较低,不易出现核分裂,无肿瘤坏死,Ki-67 增殖指数为 1%~2%。松果体细胞瘤菊形团形成是组织学的特征性表现,但不是所有病例都存在,类似 Homer-Wright 菊形团,但是其菊形团中心是更大、更多粉染的神经纤维聚集体,周边由肿瘤细胞包绕。菊形团瘤细胞可表达突触素(Syn)、神经元特异性烯醇化酶(neuron-specific enolase,NSE)、神经丝蛋白(neurofilament protein)和嗜铬粒蛋白 A(chromogranin A)。瘤细胞缺乏 GFAP 表达或仅呈局灶性表达,提示灶性区域瘤细胞有向胶质细胞分化的特征。

(四)治疗

以手术切除为主。应尽可能全切肿瘤以避免复发。松果体细胞瘤常见的手术入路包括经枕下小脑幕上入路、幕下小脑上入路、幕上幕下联合入路、经胼胝体入路等,可根据肿瘤的位置、扩展方向和术者对入路的熟悉程度,采取相应的入路。尽管治疗这类肿瘤最好的方法是全切肿瘤,但由于松果体区解剖学的复杂性,完整切除常难以做到。如果对肿瘤只能做到部分切除,也应在手术中尽力打通脑脊液循环通路。应对所有松果体实质性肿瘤患者施以放疗,尤其当肿瘤有播散倾向时应进行全脑脊髓放疗。化疗对此瘤患者是否有益,尚无定论。确诊时如果肿瘤已发生播散,预后最差。

【典型病例】

患儿,男,14 岁,1 周前无明显诱因出现头痛,间断性,枕部为著。伴恶心及呕吐,呕吐呈喷射性,与进食无关,为胃内容物。2 日前出现精神弱,嗜睡,视力下降。既往体健。

查体:嗜睡,呼之能应,精神弱,查体欠配合。生命体征平稳,双侧瞳孔等大等圆,直径 4mm,间接 / 直接对光反射迟钝,粗测双眼视力较差,双眼上视不能。四肢运动基本正常。病理反射(-)。

　　辅助检查:头颅MRI检查,发现松果体区病变,混杂T_1、T_2信号,注射造影剂后病变不均匀增强,内有囊变,幕上脑室扩大(图7-3-20)。

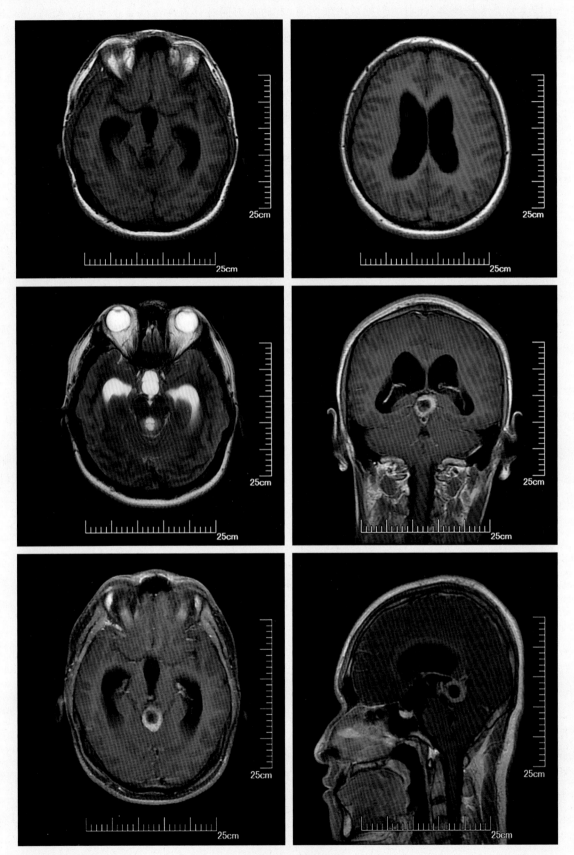

图 7-3-20　头颅 MRI

病例解析：根据患儿的病史、临床表现及头颅 MRI，判断松果体区占位病变，松果体细胞瘤可能性大、伴脑积水。需与生殖细胞瘤、畸胎瘤等鉴别诊断。生殖细胞瘤可有性早熟、多饮多尿等症状。MRI 检查病变多较均匀，注射造影剂后增强明显，有的病例同时伴有鞍区病变。可伴有 AFP、HCG 等标志物增高。畸胎瘤为各种分化良好的来自各胚叶组织混合而成。头颅 CT 及 MRI 检查可见病变密度及信号混杂。

患儿发病较急，有明显脑积水和颅内压增高表现。入院后急诊全身麻醉下行脑室-腹腔分流术。术后患者症状明显缓解。1 周后行枕下小脑幕上入路病变切除术。术中见病变呈淡红色，质地软，血供中等，与脑组织边界欠清，分块全切除病变。术后患儿恢复良好，脑积水明显缓解。

病理报告：松果体细胞瘤。

考虑病变切除彻底，患者年龄小，放疗可能导致患者认知功能下降，建议暂不放疗。叮嘱患者定期随访。

六、胚胎性肿瘤

（一）髓母细胞瘤

内容要点：

1. 流行病学　本病好发于 15 岁以下儿童，在 3~4 岁及 8~9 岁有两个发病高峰，占儿童颅后窝肿瘤的 29%；成人髓母细胞瘤较少见。经过手术加放疗及化疗，患者 5 年存活率约为 65.1%。

2. 病理　在 2007 年 WHO 神经系统肿瘤分类中，髓母细胞瘤组织学分为经典型、促结缔组织增生/广泛结节型、间变型和大细胞型。最近的主流观点认为，从 2016 版 WHO 中枢神经系统肿瘤分类开始，增加了基因学定义的分型。

3. 临床表现　①颅内压增高症状（头痛、恶心呕吐、视神经乳头水肿）；②小脑共济障碍症状；③颅后窝危象：合并梗阻性脑积水，严重时出现呼吸、循环、意识障碍、锥体束征及去皮层强直；④肿瘤转移症状：髓母细胞瘤在蛛网膜下腔转移后，可出现相应的脑和脊髓受累症状，如癫痫、神经根刺激，以及偏瘫、截瘫等症状。

4. 诊断　主要根据临床表现以及影像学检查，病理为确诊依据。

5. 治疗　髓母细胞瘤的治疗是手术治疗为主，辅以放化疗的综合治疗。

1. 定义　髓母细胞瘤（medulloblastoma）是一种胚胎性肿瘤，起源不明，来源于胚胎残余组织。一种学说认为起源于胚胎期小脑外颗粒细胞层，另一种学说认为可能起源于后髓帆室管膜增殖中心的原始细胞。髓母细胞瘤高度恶性（CNS WHO 4 级）。

2. 流行病学　本病好发于 15 岁以下儿童，在 3~4 岁及 8~9 岁有两个发病高峰，占儿童颅后窝肿瘤的 29%；成人髓母细胞瘤较少见（小于 6%）。经过手术加放疗及化疗，儿童髓母细胞瘤 5 年存活率达到 65.1% 以上。

3. 病理学　在 2007 年 WHO 神经系统肿瘤分类中，髓母细胞瘤组织学分为经典型、促结缔组织增生/广泛结节型、间变型和大细胞型。最近的主流观点认为，从 2016 版 WHO 中枢神经系统肿瘤分类开始，髓母细胞瘤增加了基因学定义的分型，包括：髓母细胞瘤 WNT 激活、髓母细胞瘤 SHH 激活和 *TP53* 突变、髓母细胞瘤 SHH 激活和 *TP53* 野生、髓母细胞瘤非 WNT/非 SHH（包括Ⅲ型髓母细胞瘤和Ⅳ型髓母细胞瘤），2021 版基本沿用了此基因学分型。

4. 细胞及分子遗传学　虽然髓母细胞瘤具有分子遗传学的异质性，但目前已确认的共识将髓母细胞瘤分为 4 个分子亚型，每个亚型都具有不同的遗传学特征、临床行为、预后及潜在的治疗靶点。

（1）WNT 型髓母细胞瘤：大约占髓母细胞瘤的 10%，主要发生于 5~13 岁儿童，婴儿病例未见报道。该型肿瘤细胞可能起源于胚胎脑干背部神经前体细胞,伴 WNT 信号通路上调。组织病理多为经典型,少数为大细胞/间变型。代表特征为 *CTNNB1* 的激活突变,β-联蛋白免疫组化染色细胞核染色比例明显增高以及具有相关 *WNT* 基因表达标签。另外该亚型患者经常出现 6 号染色体单倍型。其他较常见的基因异常包括 *TP53* 突变等。在髓母细胞瘤的四个亚型中 WNT 型髓母细胞瘤预后最好,发生转移者很少。

(2) SHH 型髓母细胞瘤:大约占髓母细胞瘤的 30%,该类肿瘤主要发生在小于 3 岁患儿以及大于 16 岁较年轻的成年人。组织病理学多为促结缔组织增生/结节型,其次是伴有广泛结节形成型和大细胞/间变型;婴幼儿患者促纤维增生/结节型或伴有广泛结节形成型的患者预后较好;大细胞/间变型患者预后差,特征为 SHH 通路的激活。*PTCH* 基因及 *SUFU* 基因种系突变者为髓母细胞瘤的易感人群。SHH 型患者存在的体细胞突变包括 *PTCH1*、*SMO*、*SUFU*。2021 版指南进一步分为髓母细胞瘤,SHH 激活和 *TP53* 野生型髓母细胞瘤,SHH 激活和 *TP53* 突变型,根据 DNA 甲基化谱或转录组数据可将 SHH 激活型髓母细胞瘤分为 SHH-1、SHH-2、SHH-3 和 SHH-4 四个亚型。

知识点

miR-125a-5P 在髓母细胞瘤中的异常表达及其抑癌作用

miR-125a-5P 在儿童髓母细胞瘤组织中的相对表达量是其在正常儿童脑组织的近 1/14,存在明显的表达缺陷。随后检测两个髓母细胞瘤株 D341 细胞和 Daoy 细胞中 miR-125a-5P 的表达发现,与成熟分化的神经胶质细胞和神经元高表达 miR-125a-5P 情况相反,儿童髓母细胞瘤组织中同样存在 miR-125a-5P 表达缺陷,以髓母细胞瘤株 D341 细胞最为明显。由于髓母细胞瘤是一种由神经干细胞演化而成的原始神经外胚叶神经母细胞瘤,以成熟分化的神经胶质细胞和神经元为对照可能存在理论上的不足,因此加入神经干细胞作为另一对照细胞。结果发现,miR-125a-5P 在正常神经干细胞中同样表达低水平,几乎接近 Daoy 髓母细胞瘤株。这从另一角度验证髓母细胞瘤可能起源于神经干细胞的学说。但是其内在机制有待进一步探索。

5. 临床表现及诊断

(1) 临床表现:①颅内压增高症状(头痛、恶心呕吐、视神经乳头水肿);②小脑共济障碍症状;③颅后窝危象:合并梗阻性脑积水,严重时出现呼吸、循环、意识障碍、锥体束征及去皮层强直;④肿瘤转移症状:髓母细胞瘤在蛛网膜下腔转移后,可出现相应的脑和脊髓受累症状,如癫痫、神经根刺激,以及偏瘫、截瘫等症状。

(2) 辅助检查

1) CT 平扫:示病灶位于颅后窝中线,略高密度,边界清楚;周围有瘤周水肿,第四脑室受压变形,可合并梗阻性脑积水。增强扫描显示肿瘤多呈均一强化,若脑室室管膜下转移也可明显强化。

2) MRI:T_1 加权像显示肿瘤为略低信号,信号较均匀;T_2 加权像显示肿瘤为等或高信号区。若病灶信号不均匀,提示有坏死囊变或出血。增强扫描可见肿瘤实质部分明显强化,强化较均匀,增强扫描对发现有无椎管内蛛网膜下腔的转移灶有意义。

6. 鉴别诊断　髓母细胞瘤需要同第四脑室室管膜瘤、小脑星形细胞瘤、脉络丛乳头状瘤、血管网织细胞瘤相鉴别:①第四脑室室管膜瘤起源于第四脑室,特点是肿瘤可压迫第四脑室底神经核团引起相应症状,小脑实质损害较髓母细胞瘤轻,CT 或 MRI 常见钙化及大的囊变;②小脑星形细胞瘤多见于小脑半球,肿瘤多呈囊性,壁上有瘤结节;③脉络丛乳头状瘤好发于第四脑室及侧脑室,10 岁以下儿童占 1/3,CT 显示为高密度、边缘不规则肿块,多见钙化;④血管网织细胞瘤青壮年多见,好发于小脑半球,CT 或 MRI 可见小脑囊性占位,边界清楚,增强后瘤壁上常可见强化结节。

7. 治疗　髓母细胞瘤治疗是手术治疗为主辅以放疗和化疗的综合治疗。

(1) 手术治疗:手术目的是明确病理诊断、解除脑脊液循环障碍、尽可能全切肿瘤减轻瘤负荷。

手术多采用侧俯卧位。枕下后正中直切口,充分打开小脑延髓裂可减少小脑蚓部的切开。少数肿瘤同第四脑室底有粘连,可残留少量瘤体,注意保护好脑干。

术后常见的并发症为小脑共济失调、眼球震颤以及缄默症。10% 的幕下肿瘤切除患者术后出现缄默症,典型症状出现在术后 24~48 小时,表现为情感障碍、自主活动减少、小脑共济失调以及少见的长束征,这一综合征是暂时性的,多在数周到数月后消失。

WNT 型临床预后最好,优于其他亚型,患者对常规的治疗方法反应较好,患者长期存活率 >90%,临床治疗中需要降级治疗。

SHH 型预后次于 WNT 型,类似非 SHH 型,优于非 WNT。婴儿 SHH 型,可以通过放疗消除病灶,而在成人不同,可能提示 SHH 型中婴儿和成人在分子生物学上存在明显差异。此型对常规的治疗方法反应欠佳,目前一些小分子的抑制剂已经进入临床试验,但这类药物仅仅对部分 SHH 型有效,如 SMO 抑制剂临床试验显示对 SHH 型治疗有很好的效果,对 *PTCH1* 突变有效,而 *SUFU* 突变及 *MYCN* 扩增的原发耐药。

非 WNT/SHH 型仍需要更加深入的研究,了解其潜在的发病机制,为临床靶向治疗提供指导。

(2) 放疗:该类肿瘤对放疗敏感,放疗是治疗髓母细胞瘤的必要措施。应行病灶局部及全脑和全脊髓放疗(全脑 + 全脊髓为 30~40Gy,颅后窝总剂量不低于 50Gy)。

(3) 化疗:对于高危人群或者不适合放疗的婴幼儿,可进行联合化疗。目前推荐的针对儿童髓母细胞瘤患者的化疗方案为:CCNU(洛莫司汀)+CCP(顺铂)+VCR(长春新碱)。

知识点

髓母细胞瘤的危险分层

决定髓母细胞瘤危险分层的因素主要有两个:一是复发的风险,这主要取决于肿瘤的范围;二是治疗毒性的风险,如小于 3 岁的儿童由放疗造成的神经功能缺损的风险尤其高。具体的危险分层如下:

(1) 中危患儿(≥3 岁):定义为肿瘤全切或接近全切除,颅脑和脊柱 MRI 成像以及脑脊液分析未发现播散性肿瘤的证据。如果这些患儿无法被纳入正式的临床试验,推荐做联合治疗,包括全脑全脊髓放疗和辅助的联合化疗(1B 级)。

(2) 高危患儿(≥3 岁):定义为术后残余肿瘤大于或等于 $1.5cm^2$ 和 / 或存在肿瘤播散或转移的证据。应尽可能将这些患者纳入临床试验治疗。如无合适的临床试验,建议做全脑全脊髓放疗合并同步化疗,然后行联合化疗(2B 级)。

(3) 婴儿和幼儿(<3 岁的儿童):3 岁以下的患儿预后不良,估计 5 年生存率为 40%~50%。诊断时病灶已播散的幼儿预后尤其差,5 年生存率为 15%~30%。全脑全脊髓放疗时,3 岁以下的髓母细胞瘤患儿出现严重神经功能缺损的风险很高。推荐这个年龄组的患儿采用联合化疗的方案,以延迟或避免全脑全脊髓放疗(1B 级)。

8. 预后

(1) WNT 型髓母细胞瘤:预后最好,较少发生转移,5 年生存率约为 95%,属于低风险型。

(2) SHH 型髓母细胞瘤:预后较 WNT 型差,少有转移,5 年生存率可达 80% 以上,属于标准风险型。

(3) Ⅲ型髓母细胞瘤:极易转移,预后最差,5 年生存率约为 45%,属于极高风险型。

(4) Ⅳ型髓母细胞瘤:婴幼儿比较罕见,其预后与 SHH 型相似。

知识点

不同分型髓母细胞瘤的预后

儿童和成人患者中,WNT 型预后最好,儿童和成人患者的 10 年生存率可以达到 95% 和 100%。原因可能是 WNT 型髓母细胞瘤对术后放化疗敏感性较其他亚型更高。SHH 型预后与Ⅳ型很相似,介于 WNT 型（最好）与Ⅲ型（最差）之间，成人患者的预后要好于婴儿和儿童患者。在所有的年龄段中，Ⅲ和Ⅳ型预后最差，婴儿和儿童的 10 年生存率分别是 39% 和 50%。有学者认为Ⅳ型患者的预后也许比之前更好，但仍然需要后续的临床试验进行证实。Ⅳ型髓母细胞瘤中婴儿的预后最差，说明放疗在此型髓母细胞瘤治疗中的重要性。从组织病理学角度来看，SHH 型中促结缔组织增生型的预后要好于经典型，间变性大细胞型预后最差。

【典型病例】

患者，男，16 岁，主诉"间断恶心呕吐伴头痛 2 周，进行性加重"入院。

现病史：患者 2 周前无明显诱因出现恶心，呕吐，伴头痛，头晕，步态不稳，进行性加重。近 2 日出现精神萎靡，嗜睡，尿失禁。急诊就诊，CT 示第四脑室占位，梗阻性脑积水，遂急诊收入院。

既往体健，无药物过敏史

查体：神清，精神弱，查体欠合作，双瞳等大正圆，直径 2.5mm。光反应迟钝，生理反应对称引出，病理征未引出。

辅助检查：

（1）术前 CT：第四脑室占位性病变，信号密度偏高，边界欠清，无钙化，第四脑室受压变形，幕上脑室扩张（图 7-3-21）。

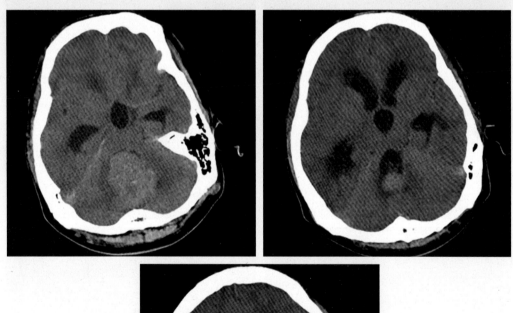

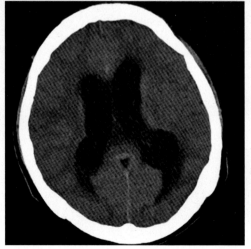

图 7-3-21　术前 CT

（2）术前 MRI：颅内占位病变（第四脑室），梗阻性脑积水（图 7-3-22）。

术前诊断：颅内占位性病变（第四脑室）；梗阻性脑积水。

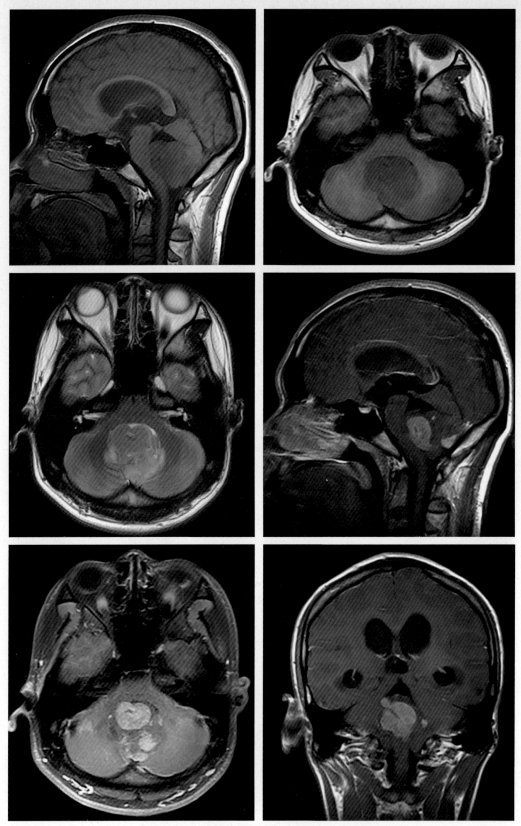

图 7-3-22　术前 MRI

治疗过程:

(1) 手术名称:枕下后正中入路第四脑室肿瘤切除术。

(2) 手术情况:左侧卧位,枕下后正中入路,术中见肿瘤起源于小脑蚓部,灰红色无明显包膜,与周围小脑组织粘连,周围有轻度水肿。肿瘤质地软韧不均。血供极丰富,富含成簇微小滋养血管,电凝烧灼,阻断双侧 PICA 蚓支(右侧为主)血供后,瘤体出血减少,继而游离肿瘤各极,瘤体腹侧与第四脑室底粘连不紧密,仔细游离,棉条妥善保护脑干,肿瘤完整切除。导水管下口通畅。术野彻底止血,速用纱布覆盖,脑压不高,脑搏动良好,未输血,术后安返病房。

(3) 出院后治疗方案:继续放化疗及康复治疗。

(4) 术后 MRI(图 7-3-23)。

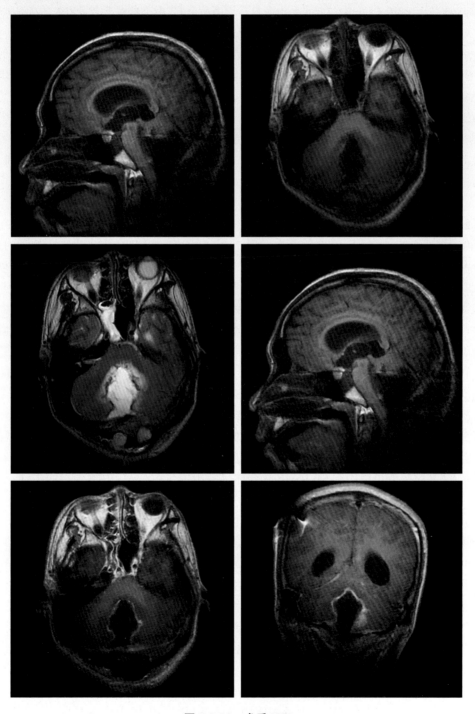

图 7-3-23 术后 MRI

（二）非典型性畸胎样/横纹肌样肿瘤

内容要点：

1. 流行病学 非典型性畸胎样/横纹肌样肿瘤（AT/RT）是一种好发于儿童的神经系统恶性肿瘤，成人罕见，发病率占颅内肿瘤的 2.3%，男性稍多于女性。AT/RT 可起源于颅内任何部位，其中49%~52% 的肿瘤起源于小脑或第四脑室，且大多数为颅内单发病变，多发病灶罕见。

2. 病理生理学 绝大多数的 AT/RT 患者是由于定位于 22 号染色体的 *SMARCB1*（*hsNF5/INI1*）双等位基因突变或 *SMARCB4* 基因位点突变引起染色体修复蛋白复合体（SWI/SNF 复合体）失活，从而导致胚胎发育过程中的干细胞增殖和分化异常，引起肿瘤的发生。

3. 临床症状 AT/RT 的一般症状主要由颅内压增高所引起。由于本病患者多以 3 岁以下婴幼儿为主，大部分婴儿患者颅缝未闭合，故颅内高压症状可较晚出现，表现为非典型性症状，如呕吐、昏睡、易激动、体重减轻、头围增大及体重减轻等。AT/RT 可引起患者癫痫发作，婴幼儿以全身性癫痫为主，成年患者多为部分性癫痫。精神症状和定位体征与肿瘤发生部位相关，意识障碍则多在晚期肿瘤患者中出现。

4. 诊断 AT/RT 主要以影像学检查为主，术后辅助免疫组化及分子生物学等实验室检查，其中 *SMARCB1/SMARCB4* 基因位点突变情况的检测具有临床诊断的指导意义。

5. 治疗 AT/RT 患者预后极差，中位生存期只有约 17 个月。目前对于 AT/RT 治疗，主要以手术切除并辅助放化疗的综合治疗方案为主，以期延长患者的生存期，但国际上尚无明确的治疗标准及指南。

---

1. 流行病学 非典型性畸胎样/横纹肌样肿瘤（atypical teratoid/rhabdoid tumors，AT/RT）是一种少见的原发性胚胎性神经系统肿瘤，于 1987 年首次发现，并于 1993 年由 WHO 定义为独立的颅内恶性肿瘤，在最新的 2021 年 WHO 中枢神经系统肿瘤分级修订版中定义为非典型性畸胎样/横纹肌样肿瘤（CNS WHO 4 级）。AT/RT 主要发生于小儿，成人患病极其罕见。从 2007—2011 年美国注册的 16 044 例儿童中枢神经系统肿瘤中，AT/RT 发病率占颅内肿瘤的 2.3%，其中小于 1 岁的病例中，约 42.9% 的胚胎性中枢神经系统肿瘤为 AT/RT，1~4 岁为 21.1%，5 岁以上的为 1.96%。本病的男女发病比例为(1.3~1.5)：1，男性稍多于女性。AT/RT 可起源于中枢神经系统的任何部位，并可以发生颅内或颅外转移。研究表明，49%~52% 的 AT/RT 位于小脑或第四脑室，34%~39% 位于幕上大脑半球（包括基底节区），4% 位于中脑或松果体区，1.7%~2% 位于脊髓内；其中绝大多数为颅内单发性肿瘤，颅内多发性病灶不足 2%。

2. 发病机制 目前研究表明，绝大多数的 AT/RT 患者是由定位于 22 号染色体的 *SMARCB1*（之前也被称作 *hsNF5/INI1*）双等位基因突变引起的。SMARCB1 蛋白是一种 ATP 依赖的染色体修复蛋白复合体（SWI/SNF 复合体）的重要组成部分，这种蛋白复合体在正常组织细胞中负责调控干细胞增殖和分化。最近又发现 *SMARCB4* 基因突变可以引起 SWI/SNF 复合体另一组成蛋白——BRG1 蛋白的失活，从而导致肿瘤形成。

3. 病理分类 AT/RT 的典型组织学表现为肿瘤内含有横纹肌样细胞及原始神经外胚层、上皮组织和肿瘤性间叶组织细胞。光镜下肿瘤含有形态大小不等的横纹肌样细胞，肿瘤组织中可含有原始神经外胚层肿瘤（PNET）样细胞、肿瘤性间质和/或腺样或鳞状上皮成分，有时可见到室管膜上皮组织，有丝分裂象及坏死多见；免疫组化显示：横纹肌样细胞几乎均表达 EMA、SMA、vim、GFAP、NF、CK、Syn。文献报道 AT/RT 最常见的阳性标志物为 vim、NSE、EMA、GFAP，阳性率分别为 100%、100%、91%、91%。AT/RT 的诊断应在常规病理学检查发现典型横纹肌样细胞的基础上，结合免疫组化染色检查结果（vim、EMA、SMA、GFAP、NF、Syn 等标志物）进一步分析。另外，*SMARCB1/SMARCB4* 基因位点突变情况的检测可帮助病理科医师对肿瘤进行诊断。

4. 临床表现 AT/RT 患者的症状与体征的出现及进展与肿瘤所在的部位有关。

（1）一般症状与体征：一般症状主要由颅内压增高所引起。颅内压增高主要由三方面的原因所致：肿瘤本身的占位效应及脑水肿使颅内容物的体积超出了生理调节限度;肿瘤造成的梗阻性脑积水;压迫静脉窦致静脉回流受阻。但由于本病患者多以3岁以下婴幼儿为主,大部分婴儿患者颅缝未闭合,故颅内高压症状可较晚出现,表现为非典型性症状,如呕吐、昏睡、易激动、体重减轻、头围增大及体重减轻等。

1)头痛:颅内压增高或者肿瘤本身的压迫作用可以导致头痛。头痛一般无定位意义。

2)呕吐:AT/RT导致患者呕吐的原因包括颅内高压引起的迷路水肿,脑积水牵张或肿瘤直接刺激第四脑室底的呕吐中枢。呕吐常出现在剧烈头痛时,易在早晨发生。

3)视力障碍:AT/RT导致的颅内高压引起视神经乳头水肿从而导致患者视力下降。视神经乳头水肿早期往往无视力减退或仅为一过性视力下降。当视神经乳头水肿持续数周以上时则可发生继发性视神经乳头萎缩,视野向心性缩小甚至失明。另外,肿瘤累及视神经时可导致不同程度的视野缺损或者视力下降。

4)头晕及眩晕:颅内高压引起内耳迷路水肿或前庭功能受累可引起眩晕或头晕。

5)癫痫:AT/RT可引起患者癫痫,婴幼儿以全身性癫痫为主,成年患者多为部分性癫痫。

6)精神及意识障碍:颅内高压、脑水肿以及肿瘤本身刺激或破坏某些精神功能区可导致患者出现不同程度的精神异常,表现为思维、情感、智能、意识、记忆力等方面的改变。意识障碍往往出现在晚期,患者表现为嗜睡或者昏迷状态。

(2)定位体征:AT/RT肿瘤发生于不同部位时会有不同的定位体征。

1)小脑或第四脑室:49%~52%的AT/RT位于小脑或第四脑室。小脑肿瘤常出现强迫头位,眼球震颤、共济失调及肌张力减低等。累及小脑蚓部的肿瘤以躯干性共济失调为主,小脑半球的肿瘤以患侧肢体共济失调为主。晚期可发生小脑性抽搐。累及脑桥小脑角的肿瘤早期表现为耳鸣、眩晕、听力逐渐下降,以后出现面部感觉障碍、周围性面瘫、小脑体征损害。

2)幕上大脑半球:幕上AT/RT占34%~39%。累及额叶的患者常有精神症状,肿瘤累及功能区可导致不同程度的相应功能区症状,如运动性失语、书写不能、运动性癫痫等。累及顶叶的肿瘤以感觉障碍为主,可出现对侧深浅感觉及皮层复合感觉障碍,或部分性感觉性癫痫。左角回和缘上回受累时出现Gerstmann综合征(手指失认、计算不能、书写不能、左右定向力障碍等)。肿瘤累及基底节区时因内囊受累而致偏瘫。颞叶肿瘤可影响视放射而产生一定程度的视力障碍,颞叶内侧受累可产生颞叶癫痫。

3)中脑及松果体区:4%位于中脑或松果体区。主要症状为肿瘤压迫中脑导水管、四叠体区、小脑等邻近结构引起。主要表现为中脑导水管狭窄或闭锁导致的阻塞性脑积水,从而引起头痛、呕吐、视力减退等高颅压症状。肿瘤压迫四叠体上丘可引起眼球向上下运动障碍、瞳孔散大或不等大,即Parinaud综合征。肿瘤较大时可压迫四叠体下丘及内侧膝状体而出现双侧耳鸣和听力障碍。丘脑下部损害可表现为尿崩症、嗜睡。

4)脊髓:AT/RT累及脊髓的极其少见,只有不到2%。主要表现为相应节段的神经痛及神经功能缺失。肿瘤累及平面以下可有运动和自主神经调节功能障碍。

5. 辅助检查 术前诊断主要以影像学检查为主,术后辅助免疫组化及分子生物学等实验室检查。

(1)影像学检查

1)CT:平扫CT可见AT/RT多表现为混杂密度,也可表现为等密度或稍高密度影。肿瘤内多发囊性变,囊变和坏死区域呈低密度灶。增强CT扫描可见肿瘤呈不均匀强化,肿瘤周围常可见囊性变区和/或低密度水肿带。偶尔可见瘤内钙化。

2)MRI:T_1WI可见肿瘤呈不均匀低信号或等信号,瘤内囊变区呈低信号,T_2WI和FLAIR上肿瘤实质呈不均匀性等信号和稍高信号,而囊变区及坏死区呈高信号。肿瘤周围可见水肿影。注射造影剂后大多数肿瘤在T_2像呈中高程度增强,肿瘤边缘可见环形强化或部分区域带状强化,少部分肿瘤无增强。DWI序列中可见肿瘤呈高信号,表观弥散系数(ADC)较低(0.45~0.60)。MRS图中显示,肿瘤实质中胆碱水平增高,N-乙酰天冬氨酸(NAA)水平减低。

(2)实验室检查

1)脑脊液监测:约有50%的AT/RT伴有脑脊液转移,年龄越小则发生的概率就越大。所以患者腰椎穿刺脑脊液细胞学检查可作为常规检查手段,部分患者脑脊液中可见肿瘤细胞。

6. 诊断及鉴别诊断 根据患者发病年龄、症状、肿瘤的位置特点以及肿瘤的影像学特点,小于 3 岁的婴幼儿颅内小脑或第四脑室肿瘤,伴有特征性的 MRI 表现可考虑本病。但由于肿瘤影像学特点特异性不强,需与以下肿瘤相鉴别,目前 AT/RT 仍需要利用病理及免疫组化明确肿瘤的分子遗传学特点来确诊。

(1) 髓母细胞瘤:颅后窝的 AT/RT 首先要与髓母细胞瘤进行鉴别。临床上,髓母细胞瘤较 AT/RT 更为常见。在小于 19 岁的患者中,髓母细胞瘤是最常见的原发颅内肿瘤,约占全部儿童颅内肿瘤的 20%,而 AT/RT 更多见于 3 岁以下婴幼儿。术前影像学检查很难鉴别两者,MRI 提示髓母细胞瘤大多呈均匀信号分布,可有强化;而 AT/RT 则多有囊性变或坏死区域,两者均可有瘤内钙化的可能。术后病理检查可最终明确诊断。

(2) 室管膜瘤:室管膜瘤多起源于第四脑室底部或顶壁,肿瘤不常显示钙化及大范围的囊变,增强扫描肿瘤实质轻到中度强化。肿瘤组织柔韧,常经外侧孔向脑桥小脑角池生长,经正中孔向枕大池和颈椎管生长。典型的室管膜瘤根据发病年龄、MRI 特点较容易与 AT/RT 鉴别,但部分婴幼儿起病的室管膜瘤仍需术后病理检查明确诊断。

7. 治疗 由于 AT/RT 患者预后极差,中位生存期只有约 17 个月,目前对于 AT/RT 的治疗,主要以手术治疗并辅助放化疗的综合治疗方案为主,主要目的是延长患者生存期。但目前国内外均无统一的治疗指南或治疗标准。

(1) 手术治疗:手术治疗是 AT/RT 患者首要的治疗措施,其主要目的是缓解高颅压症状。目前,尚无证据表明肿瘤切除程度与患者预后有明显的相关性。

(2) 化疗:AT/RT 目前尚无统一有效的化疗方案。临床上对于 AT/RT 患者的化疗治疗主要参考横纹肌肉瘤的化疗方案,即 IRS-Ⅲ方案。IRS-Ⅲ方案包括在放疗的同时每周使用长春新碱,以及静脉应用更生霉素 -D、阿霉素,以及氢化可的松、甲氨蝶呤及阿糖胞苷三联鞘内化疗。后来 Zimmerman 等人对 IRS-Ⅲ方案进行了改良,并加入了右丙亚胺来保护阿霉素药物累积导致的心脏损害。一些报道使用改良后的 IRS-Ⅲ方案治疗 AT/RT,使患者生存率有了一定程度的提高,即使在没有肿瘤全切的前提下,IRS-Ⅲ也可以显著提高 AT/RT 患者的生存率。对于经过手术和联合化疗的患者来说,复发后的肿瘤细胞可能产生一定程度的抗药性,从而对复发前的化疗方案不敏感。对于复发患者,大剂量顺铂可能会有一定的作用。

(3) 放疗:术后放疗对改善患者的预后很有帮助,尤其是对于肿瘤床的局部放疗。也可另外进行全脑全脊髓照射。由于总累积剂量大于 5 000Gy 时也不能改善患者预后,故全脑全脊髓照射剂量多控制在 5 000Gy 以下。但是否需要在局部放疗后进行全脑全脊髓照射还不明确。

(4) 靶向治疗:由于目前已明确 AT/RT 肿瘤是由定位于 22 号染色体的 SMARCB1 或 SMARCB4 基因突变引起的。所以针对相关基因及其下游蛋白的靶向治疗是目前本病治疗方面研究的热点。包括细胞调控蛋白 D1(cyclin D1)、Aurora A、胰岛素样生长因子、酪氨酸激酶等一系列相关位点已成为目前靶向治疗的新目标。

8. 预后 AT/RT 患者的整体预后极差,经过手术联合放化疗的患者中位生存期也只有约 17 个月。另外,肿瘤中存在 SMARCB1 或 SMARBC4 突变的患者较未突变的患者预后差,其中 SMARCB4 突变的患者预后较 SMARCB1 突变的患者更差。

9. 小结 颅内 AT/RT 是一种少见的颅内恶性肿瘤,其影像学表现多样,组织来源复杂,易被误诊为原始神经外胚层肿瘤与髓母细胞瘤等其他肿瘤。肿瘤常规病理学检查发现典型横纹肌样细胞后,行免疫组化染色检查,若发现相关标志物阳性即可诊断。在条件允许的情况下行细胞遗传学检查,若发现 22 号染色体单体缺失或 22q11.2 的 SMARCB1 基因或 SMARCB4 基因,则诊断准确率更高。肿瘤治疗目前仍以手术为主,术后联合应用化疗及放疗,以期延长患者的生存期,但目前无统一的治疗方案。患者预后极差。

【典型病例】

患儿,男,3岁,因"发作性呕吐6个月,精神萎靡6日"入院。

入院查体:神经系统未见明显阳性体征。

辅助检查(图7-3-24):

头颅MRI:右侧脑室室间孔处混杂信号,边界清,大小36mm×37mm×40mm,注射Gd-DTPA后明显不均匀强化,考虑为"巨细胞型星形细胞瘤伴出血"。

头颅CT:右侧脑室室间孔巨大类圆形病变,CT值45Hu,边界欠清楚,可见弧形钙化,考虑为"室管膜下巨细胞型星形细胞瘤"。

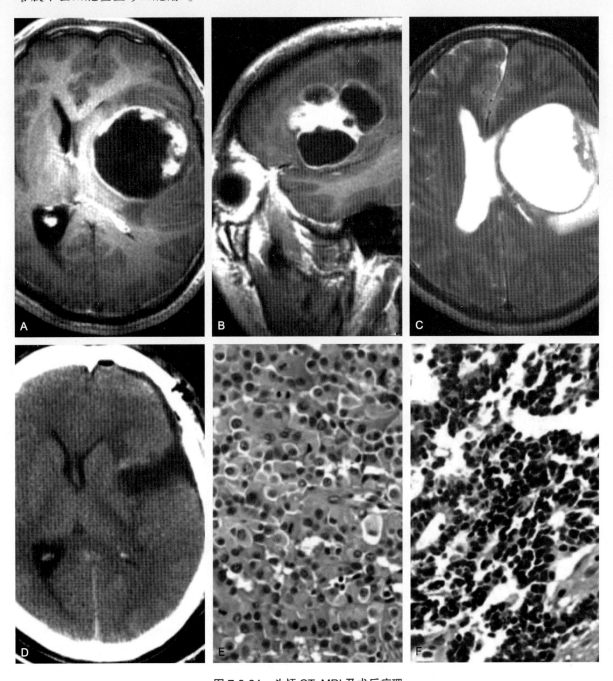

图7-3-24 头颅CT、MRI及术后病理

A、B. 术前MRI增强扫描,肿瘤呈类圆形环形强化,外侧壁、下壁可见结节样不均匀强化,其内可见分隔样表现;C. 术前T₂像,肿瘤呈长T₂囊性信号,外侧壁可见等信号结节,周边水肿影;D. 术后CT;E、F. 术后病理(HE染色×200)。

治疗过程:入院后行"右额开颅皮质造瘘肿瘤近全切术"。术中见肿瘤位于右侧侧脑室和第三脑室,外观呈紫红色,有坏死,大部分肿瘤质软、少部分质韧,边界不清、与周边脑组织粘连重,血供丰富,切除肿瘤大小 4cm×3cm×3cm。术后出现硬膜下积液,外引流效果不佳,4 周后行硬膜下积液腹腔分流术,分流术后 1 周恢复正常出院。病理提示:AT/RT。免疫组化:GFAP 边缘散在阳性,少突胶质细胞转录因子(Olig-2)胞质阳性,EMA 散在少许阳性,癌胚抗原(CEA)、CK、Desmin、SMA 均阴性。

 知识点

AT/RT 的诊断及鉴别诊断

本病的临床症状不典型,影像学表现多样,极易造成误诊,初步诊断多为髓母细胞瘤、室管膜细胞瘤或神经外胚层肿瘤等。目前尚无有效的无创术前诊断和鉴别诊断手段,需根据患者一般情况、临床表现、影像学表现及实验室检查等综合考虑。

患者未做放化疗治疗,预后为 15 个月。从本病例可以看出,AT/RT 术前诊断有一定的难度,可以根据患者年龄、生长部位等进行推断。但仍需术后病理及免疫组化结果明确诊断。

 知识点

AT/RT 的综合治疗及预后

目前,AT/RT 仍以手术治疗为主,术后辅以放化疗及基因靶向治疗等综合治疗。目前国内外尚无统一有效的治疗方案。在综合治疗的基础上,本病预后仍极差,平均中位生存期只有 15~17 个月。

第四节　颅内神经鞘瘤

内容要点:

1. 流行病学　神经鞘瘤占颅内肿瘤的 8%~12%,前庭神经鞘瘤最常见,占颅内神经鞘瘤的 90%~95%,脑桥小脑角区肿瘤的 80%~90%。成年人多见,发病年龄高峰为 30~40 岁,三叉神经鞘瘤比较常见,占颅内脑神经鞘瘤的 0.8%~8%。颈静脉孔区神经鞘瘤比较罕见,约占颅内神经鞘瘤的 2.9%。

2. 病理生理学　引起神经鞘瘤的病因目前尚不明确,可能与遗传因素、电离辐射、噪声及炎性创伤等因素有关。神经纤维瘤病与基因突变有关。

3. 临床症状　临床表现主要与肿瘤发生的部位、受累及的脑神经有关。前庭神经鞘瘤 95% 表现为单侧进行性的听力下降,多伴有耳鸣和眩晕、走路不稳等前庭功能受损症状,也可出现三叉神经、后组脑神经受损症状。三叉神经鞘瘤的首发症状多为三叉神经痛,以及三叉神经分布区内的感觉和运动障碍,或同侧颞肌、咀嚼肌萎缩。

4. 诊断　结合病史、病变部位、头颅 MRI 辅助检查等综合诊断,包括听力检查、影像学检查、电生理检查等。

5. 治疗　前庭神经鞘瘤患者应将保留面、听功能作为选择治疗指征和方式的重要参考因素,充分考虑肿瘤分期、位置、是否囊性变、患侧或对侧听力水平、患者全身状况、心理预期、社会角色等,综合选择手术治疗还是立体定向放射外科(SRS)治疗。对于体积较小,外科手术难度较大,手术不全切除或复发者,以及有手术禁忌证不能耐受手术者或拒绝手术者均可行 SRS。SRS 对大型三叉神经鞘瘤控制效果不理想,手术全切除仍是提高治疗效果的关键。

一、概述

颅内神经鞘瘤是一种神经鞘良性肿瘤，又称施万细胞瘤（Schwannoma），相当于 CNS WHO 1 级，为普通的、无黑色素变的神经鞘瘤组织，由分化完好的施万细胞构成。多发性神经鞘瘤多与 2 型神经纤维瘤病或神经鞘瘤病有关。

神经鞘瘤根据部位主要分为：前庭神经鞘瘤，三叉神经鞘瘤，动眼神经鞘瘤；面神经鞘瘤和中间神经鞘瘤，颈静脉孔区神经鞘瘤和舌下神经鞘瘤；其他罕见部位的神经鞘瘤（脑干神经瘤、鞍区神经瘤、大脑实质内的神经瘤）。

二、流行病学

神经鞘瘤占颅内肿瘤的 8%~12%，12 对脑神经中除第 1、第 2 对外，其余均有施万细胞鞘膜，均可能发生神经鞘瘤，肿瘤易侵犯感觉神经，运动神经较少受累及。约 95% 的病例是散发性的单发结节，约 5% 的多发神经鞘瘤在 2 型神经纤维瘤病（NF2）的基础上发生，具有家族遗传性特征并伴其他颅内肿瘤。

前庭神经鞘瘤，又称听神经瘤，是颅内神经鞘瘤中最多见者，约占颅内肿瘤 6%~9%，颅内神经鞘瘤的 90%~95%，脑桥小脑角区肿瘤的 80%~90%。大多起源于前庭神经鞘膜的施万细胞，蜗神经受累极少。成年人多见，一般报道平均发病年龄为 37.2 岁，发病年龄高峰为 30~40 岁，占患者总数 60%；男女比例为 0.8∶1。前庭神经鞘瘤大多位于一侧，平均分布在左、右两侧；少数为双侧，可见于 2 型神经纤维瘤病。

三叉神经鞘瘤起源于三叉神经鞘膜，发病率仅次于前庭神经鞘瘤，占颅脑肿瘤的 0.2%~1%，占脑神经鞘瘤的 0.8%~8%。按肿瘤生长部位和发展方向，可分下列四型。①颅后窝型（约占 18.7%）：肿瘤起源于颅后窝三叉神经根，局限于颅后窝；②颅中窝型（约占 37.6%）：肿瘤起源于颅中窝三叉神经半月节的 Meckel 囊于颅囊鞘膜或节后某一分支，局限于颅中窝；③哑铃型（约占 33.6%）：肿瘤起源于半月节或节后周围神经支，向前到颅中窝、海绵窦，向后长入颅后窝；④周围型（约占 10%）：肿瘤起源于三叉神经节后周围支，并从颅中窝或海绵窦长入眶上裂或眼眶，经圆孔、卵圆孔长入翼腭窝，或长入颞下窝。发病高峰年龄 40~50 岁，男女发病率无明显差异，女性略高于男性。左、右分布大致平均，病程持续几个月至十年不等。

面神经鞘瘤比较罕见，起源于面神经鞘膜，主要起源于面神经的感觉支，可发生于面神经的任何部位。面神经鞘瘤如果位于脑桥小脑角时与前庭神经鞘瘤难以区分，面神经鞘瘤累及颞骨的机会更多，易破坏面神经管而较早引起面神经功能异常。2008 年，McMonagle 回顾分析了 53 例面神经鞘瘤，发病年龄从 5~84 岁，平均年龄 49 岁，男女分别为 30 例与 20 例（1∶0.67），男性略多见。左右分别为 25 例与 28 例（1∶1.12）。另外，1996 年由 Kudo A 首先报告了 1 例起源于面神经 - 非运动支的中间神经鞘瘤，此类病例比较少见，迄今文献仅见个案报告。

眼运动神经鞘瘤迄今报道有 49 例，主要是指单个发生于动眼神经、滑车神经和展神经等的神经鞘瘤。其中，动眼神经鞘瘤 24 例（占 60%）；滑车神经鞘瘤 12 例（占 28%）；展神经鞘瘤为 5 例（占 12%）。年龄分布为 10~54 岁，平均发病年龄 44 岁；女性多见；病程长达 2~5 年。

颈静脉孔区神经鞘瘤主要是指起源于第Ⅸ、Ⅹ、Ⅺ对脑神经的鞘瘤；由于舌下神经行径与颈静脉孔区相距较近，故舌下神经鞘瘤一般也归入颈静脉孔区神经鞘瘤，常将其一起描述。颈静脉孔区神经鞘瘤比较罕见，约占颅内神经鞘瘤的 2.9%。

三、病理生理学

引起神经鞘瘤的病因目前尚不明确，可能与遗传因素、电离辐射、噪声及炎性创伤等因素有关。NF2 神经鞘蛋白或 merlin 蛋白是一种细胞骨架蛋白，其编码基因 *NF2* 定位于染色体 22q12。NF2 发病率约为

1/4万,表现为双侧或单侧前庭神经鞘瘤。在神经鞘瘤、室管膜瘤、星形细胞瘤和脑膜瘤中该基因常发生改变。电离辐射、噪声及炎性创伤等因素可机械性损伤施万细胞,造成细胞增殖修复,在分裂过程中,DNA 的复制错误可导致其向肿瘤转化。

（一）大体病理

大部分神经鞘瘤呈球形,少部分较大的肿瘤可以呈不规则形或分叶状。直径几厘米到十几厘米不等,表面光滑,可有结节。肿瘤的颜色和硬度与肿瘤的大小和变性程度有一定的相关性:①较小的(直径<1.5cm)肿瘤呈黄色或灰红色,质地较硬。切面呈半透明状,实质性。②中等大小的肿瘤(直径 2~5cm)呈苍黄色,有时呈浅灰色,质地较韧,切面呈实质性,有光泽。③较大的肿瘤(直径 >5cm)由于存在退行性变,外观变异较大,颜色最常见为亮黄色(主要为组织细胞的颜色)到黄褐色,切面较浑浊,急性出血呈红色,陈旧性出血呈棕色,纤维化为灰色。肿瘤的切面一般为实质性,胶冻状,有时肿瘤内形成含黄色液体的囊腔。质地变异较大。肿瘤的颜色呈黄色通常提示神经鞘瘤。

（二）组织病理学

常见的神经鞘瘤完全由肿瘤性施万细胞构成,2 种基本的组织结构以不同的比例组成。①致密区:瘤细胞长梭形偶尔伴栅栏状排列的细胞核(Antoni A 区,图 7-4-1);②疏松区:细胞少,排列疏松,不明显的胞突和多少不等的脂质成分(Antoni B 区,图 7-4-1),网状结构很少见。构成肿瘤的施万细胞胞质嗜酸,细胞轮廓清晰。Antoni A 区组织特征是瘤细胞的核梭形或圆形,与平滑肌细胞的核大小相似;但平滑肌细胞核两头钝,神经鞘瘤细胞的核两头尖。Antoni B 区内肿瘤细胞核小,圆形到卵圆形。核多形性,甚至有核内胞质包涵体("古老型神经鞘瘤")的巨核形态,有时可见核分裂象,但不要以此误诊为恶性肿瘤。Antoni A 区由紧密的肿瘤细胞组成,核呈栅栏状结构(Verocay 小体),细胞核与细胞紧密排列的方向相平行,细胞突起方向一致。所有神经鞘瘤细胞都有网织纤维构成的基底膜。在

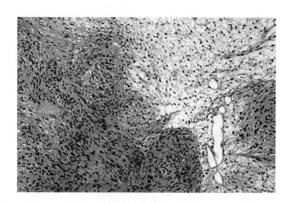

图 7-4-1　神经鞘瘤组织病理学切片,可见左侧致密的 Antoni A 区和右侧疏松的 Antoni B 区

Antoni B 区,肿瘤细胞排列疏松。含脂细胞在 Antoni A 区或 Antoni B 区内都可以出现。神经鞘瘤血管壁特征性增厚并透明变性,扩张的血管周围常见出血。第Ⅷ对脑神经的神经鞘瘤内 Verocay 小体不多见,Antoni B 区组织占多数,常见簇状的含脂细胞。伴有脑膜皮细胞岛的神经鞘瘤少见,仅限于 NF2 患者。在普通神经鞘瘤中可见膨胀性地生长或伸入包膜内的生长方式,但镜下罕见恶性转化,也有横纹肌母细胞瘤分化的报道。

1. 细胞性神经鞘瘤　　该亚型全部或大部分成分均为细胞密集的 Antoni A 区成分,不易形成 Verocay 小体。肿瘤好发于骨盆脊柱旁区、腹膜后和纵隔。脑神经也可累及,尤其是第Ⅴ、Ⅷ对脑神经。临床表现同普通型神经鞘瘤,但由于细胞密度高、丛状增生、核染色质增多、核异型和低分裂活性(常 <4/10HPF),易误诊为恶性肿瘤。细胞性神经鞘瘤是良性肿瘤,尽管该病变可复发(特别是脊髓肿瘤),但不发生转移也不恶变致死。只有 2 例细胞性神经鞘瘤被报道发生恶性转化,其中 1 例与 NF2 有关。

2. 丛状神经鞘瘤　　这一亚型定义为丛状或多结节状生长的,可以是普通的或是细胞性的神经鞘瘤。好发于四肢、头颈部或躯干的皮肤或皮下组织的神经丛。该肿瘤与 2 型神经纤维瘤病有低度相关性,但与 1 型神经纤维瘤病无关,也有些患者无 2 型神经纤维瘤病,但伴有多发性神经鞘瘤(神经鞘瘤病)。脑和脊神经很少累及。

3. 其他神经鞘瘤的亚型　　包括古老型神经鞘瘤、上皮样神经鞘瘤以及微囊 / 网状型神经鞘瘤。

（三）电镜

超微结构具有特异性,肿瘤细胞具有大量的胞质突和常见的细胞器,含有丰富颗粒的内质网和微丝,无数致密均匀一致的圆形微粒,常伴有膜状的髓磷脂降解产物。这些细胞由一层厚 350~360A 的基底膜包

围,并形成无数突起伸展至由絮状物和一些胶原纤维所充满的细胞外间隙。肿瘤内可见两种比例不同的组织。

（1）致密型组织（A 区）:细胞突起相互连接,并使细胞外间隙变小。

（2）疏松型组织（B 区）:细胞呈空泡状,细胞外间隙较宽,可见胶原纤维。Antoni A 区结构的肿瘤,瘤细胞呈长梭形,核染色质较致密,覆盖基底膜物质的纤维的细胞突起呈手指状交叉在一起。Antoni B 区结构的肿瘤,瘤细胞突起呈网状交织在一起。另一特征为肿瘤细胞间可见胞带状梭形胶原纤维（Luse 小体）,常见于普通型神经鞘瘤,在细胞性亚型中少见。黑色素性神经鞘瘤有黑色素单个细胞的基底膜包裹不均匀。

(四)分子病理

1. 原癌基因 有关神经鞘瘤癌基因方面的研究不多。1992 年,Riva 应用分子杂交技术研究了 *c-sis* 及 *c-fos* 在前庭神经鞘瘤（含 NF2）组织中的表达,在 7 例患者中发现有 *c-sis* 和 *c-fos* 共同表达,且有 2 例表现出极高水平的 fos-mRNA 转录,而 *c-fos* 并无明显的改变或扩增的情况。认为 *c-fos* 表达可能是肿瘤发生中的重要的分子事件,邻近编码区（*NF2* 基因）的初始改变可能成为激发因素。尽管不能非常肯定,但这一结果提供了自分泌环路调节肿瘤生长的模式,细胞表面 PDGF 受体信号介导肿瘤细胞 *c-sis* 基因转录激化,可能是其核靶。这种癌基因自分泌环路的存在对认识前庭神经鞘瘤的生物学行为有重要意义。

施万细胞来源于神经外胚层上皮,相对分化较低,而 *bcl-2* 在调节上皮组织的分化及发育程序性死亡方面起着重要作用。Nakasu 等研究了 140 例不同类型的中枢神经系统肿瘤的 *bcl-2* 表达,发现肿瘤中以神经鞘瘤的表达阳性率最高,且正常施万细胞也有 *bcl-2* 表达。2001 年又发现前庭神经鞘瘤不仅存在 *bcl-2* 高表达,而且存在第 14、18 对染色体移位,导致过度表达 *bcl-2/JH* 基因融合,此外 *bax* 也有表达,故认为 *bcl-2* 在前庭神经鞘瘤发生中可能起重要作用。前庭神经鞘瘤的囊性变与肿瘤自身相关细胞凋亡调控基因相关蛋白 bcl-2/bax 表达的相对水平有关。前庭神经鞘瘤更多地表达促进细胞凋亡的 bax 蛋白,可能是促使肿瘤发生肿瘤囊性变的内在分子病理基础。

2. 抑癌基因 神经鞘瘤（单或双侧）的发生与 *NF2* 基因失活有关。NF2 神经鞘蛋白或 merlin 蛋白是一种细胞骨架蛋白,其编码基因 *NF2* 定位于染色体 *22q12*。神经鞘蛋白的功能目前尚不清楚,被认为在保持细胞膜稳定性和细胞形状中发挥作用。但它可以作为酪氨酸激酶的底物,提示它们可能通过酪氨酸磷酸化作用介导生长因子特异性的细胞转化。

导致 *NF1* 的基因缺陷定位于 17 号染色体,这一位点正常情况下编码一种称为神经纤维瘤蛋白的肿瘤抑制蛋白。*NF1* 基因与咖啡牛奶斑及多发性神经纤维瘤同时出现,大多累及皮肤。视神经胶质瘤、星形细胞瘤、室管膜瘤、神经鞘瘤、脑膜瘤和神经纤维瘤是与 *NF1* 基因相关的最常见的中枢神经系统肿瘤。

神经鞘瘤是良性的神经鞘肿瘤,常伴有神经间叶细胞的 S-100 免疫反应。它们一般生长缓慢,偶尔会快速生长。肿瘤生长的连续 CT 和 MRI 研究表明症状的持续时间和肿瘤的生长之间呈负相关。分析所有部位的肿瘤后,发现有丝分裂常见,但高发生率（大于 4/10HPF）罕见。一组源于外周和颅内的 70 例神经鞘瘤的研究发现 MIB-1 标记指数与肿瘤复发之间无相关性,平均为 6,但与有丝分裂明显相关。一个大型的前瞻性研究评价了 124 例前庭神经鞘瘤的 MIB-1 标记,根据每 10 个 HPF 中阳性细胞数目将肿瘤分为 3 组,发现增殖活性越高,则诊断前症状持续的时间越短,且 CT 证实的 7 例生长的肿瘤中 6 例肿瘤高速增殖,提示 MIB-1 标记有助于判断肿瘤的生长速度和复发情况。

四、临床表现及辅助检查

神经鞘瘤的临床表现主要与肿瘤发生的部位、受累及的脑神经有关。

(一)前庭神经鞘瘤

前庭神经鞘瘤是一种缓慢发展的颅内良性肿瘤,其症状的出现和发展过程受肿瘤的起始部位、发展方向、大小、血液供应等许多因素的影响。

1. 典型前庭神经鞘瘤的症状演变过程

（1）前庭神经、蜗神经受累阶段：在内耳道外侧，面神经、蜗神经、前庭上神经和前庭下神经的位置相对固定。面神经和蜗神经位于前上和前下 1/4 象限，而前庭上神经和前庭下神经位于后上和后下 1/4 象限。前庭神经鞘瘤最先受累的绝大多数为前庭神经，继之蜗神经受肿瘤推挤、刺激而产生相应临床症状，患者出现眩晕、耳鸣、听力下降、恶心及呕吐。

（2）肿瘤邻近脑神经受累阶段：随着肿瘤体积的逐渐增大，肿瘤向上发展累及三叉神经，三叉神经感觉根受刺激引起同侧面部疼痛、感觉减退，角膜反射减退或消失；累及运动根出现同侧咀嚼肌无力甚至咀嚼肌、颞肌萎缩。肿瘤累及展神经可出现复视。肿瘤向下发展累及后组脑神经则引起吞咽困难、饮水呛咳、软腭麻痹、声音嘶哑、同侧舌后 1/3 味觉减退或消失、同侧咽反射减弱或消失以及胸锁乳突肌、斜方肌麻痹或萎缩。

（3）脑干和小脑受压阶段：肿瘤向内发展推挤脑干，可使脑干受压变形、移位，甚至肿瘤可嵌入脑干，引起脑干内传导束功能障碍，出现对侧肢体不同程度的偏瘫、偏侧感觉障碍。有时脑干受压于对侧天幕裂孔边缘，出现患侧或双侧的偏瘫、偏侧感觉障碍，脑干的移位可使动眼神经受到牵拉，导致单侧或双侧动眼神经损伤而出现眼球运动障碍、眼睑下垂、瞳孔散大。小脑脚及小脑半球受肿瘤挤压出现同侧肢体共济失调、辨距不良，小脑构音障碍等。

（4）颅内压增高阶段：随着肿瘤的不断发展，向上伸入天幕上，使中脑导水管受压；向下发展可达颈静脉孔区，压迫乙状窦及颈内静脉；也可使枕大池、颅后窝侧池及环池下部闭塞；向内侧推挤脑干使第四脑室受压变形，脑脊液循环通路闭塞或导水管部分阻塞发生阻塞性脑积水，产生头痛、恶心、呕吐、视神经乳头水肿等高颅压症状。后期发生小脑扁桃体慢性下疝，引起患者颈部僵直，颈枕部不适及疼痛。

为了便于了解肿瘤的发生发展过程，根据肿瘤的侵袭范围对前庭神经鞘瘤进行分级，最常用的分级方法有 Koos 分级（表 7-4-1）以及 2001 年日本前庭神经鞘瘤（听神经瘤）多学科共识会议提出的分级方法（表 7-4-2）。

表 7-4-1 前庭神经鞘瘤 Koos 分级

级别	肿瘤直径与位置特点
1 级	肿瘤局限于内耳道
2 级	肿瘤侵犯脑桥小脑角池，<2cm
3 级	肿瘤占据了脑桥小脑角池，不伴有脑干移位，≤3cm
4 级	巨大肿瘤，>3cm，伴有脑干移位

表 7-4-2 2001 年日本前庭神经鞘瘤（听神经瘤）多学科共识会议提出的分级方法

级别	肿瘤范围
0 级	完全局限于内耳道内
1 级	内耳道以外 1~10mm
2 级	内耳道以外 11~20mm
3 级	内耳道以外 21~30mm
4 级	内耳道以外 31~40mm
5 级	内耳道以外 >40mm

2. 前庭神经鞘瘤的典型临床表现

（1）听力下降：前庭神经鞘瘤最常见的临床症状，约占 95%。主要是由于蜗神经受压损伤或耳蜗血供受累导致。常表现为单侧或者非对称性、渐进性感觉神经性听力下降，高频听力多最先累及，但也可表现为突发的听力下降，可能与肿瘤累及内耳的滋养血管有关。从出现症状到手术的时间间隔约为 3.5 年。

（2）耳鸣：常因肿瘤刺激蜗神经所致。在前庭神经鞘瘤中耳鸣的发生率高达95%,其中以耳鸣为首发症状者约占70%,以高频音为主,顽固性耳鸣在听力完全丧失后仍可存在。听力存在者耳鸣的发生率为74%,听力丧失者耳鸣的发生率为46%,且耳鸣的发生率与肿瘤大小呈负相关,肿瘤越小,耳鸣的发生率越高,随着肿瘤体积的增大,耳鸣反而减少。

（3）眩晕：在前庭神经鞘瘤中以眩晕为首发症状者约占40.2%,有眩晕症状者占46.7%。大多为非真性旋转性眩晕,而以步态不稳和平衡失调为主,可反复发作。多出现在前庭神经鞘瘤生长早期,为前庭神经或迷路血供受累所致,症状可随前庭功能代偿而减轻或消失。从出现症状到手术的时间间隔约为2.1年。

（4）面部感觉减退：为肿瘤生长压迫三叉神经所致,发生率为42%~86%,查体可发现角膜反射减弱或消失,面部痛触觉减退。往往查体发现的面部感觉减退者要多于主观感觉面部感觉减退者。三叉神经症状的发生与肿瘤大小呈正相关。

（5）共济失调、步态不稳、眼球震颤：为小脑半球受压所致,主要见于瘤体较大的患者,肿瘤越大,其发生率越高。前庭神经鞘瘤患者最常见的症状为小脑性共济失调,其次为步态不稳和眼球震颤。在一组602例的前庭神经鞘瘤中,80.9%患者出现共济失调,77.4%患者出现步态不稳,71.3%患者出现眼球震颤。

（6）颅内压增高表现：颅内压增高是前庭神经鞘瘤常见的症状之一,其出现的时间和程度与肿瘤的大小、生长速度、生长部位等因素相关。肿瘤的生长可导致脑脊液循环受阻,引起脑室系统扩张,从而引起颅内压增高症状。肿瘤体积越大,颅内压增高症状越明显。但内侧型肿瘤由于肿瘤靠近中线,尽管肿瘤体积不大,早期即可影响脑脊液循环而引起梗阻性脑积水,故颅内压增高症状往往出现得较早。

（7）面神经麻痹：其发生率为6%。面神经损害体征出现较晚,且程度也轻,可能与面神经的运动纤维对外来压力的耐受性较强有关。肿瘤越大发生面神经受损的概率越大,此类患者可出现不同程度的周围性面神经麻痹以及舌前2/3味觉减退或消失。少数外侧型听神经桥瘤患者由于内耳道口相对狭窄,可在早期出现面神经麻痹,偶尔伴面肌痉挛。

（8）声音嘶哑、吞咽困难、饮水呛咳：其发生率为2.7%。见于体积较大的肿瘤,肿瘤生长晚期可出现后组脑神经受累症状。查体可发现同侧舌后1/3味觉减退或消失、软腭麻痹、同侧咽反射消失以及声带麻痹。

（9）偏瘫、躯体感觉减退：少见,系肿瘤压迫或者推挤脑干引起脑干内传导束功能障碍所致。内侧型前庭神经鞘瘤由于肿瘤生长点靠近脑干,故脑干症状出现早且多较重,而对大多数前庭神经鞘瘤而言脑干症状出现较晚,且多见于大型或巨大型肿瘤。

（二）三叉神经鞘瘤

三叉神经鞘瘤也是一种缓慢发展的颅内良性肿瘤,其症状的出现和发展过程受肿瘤的生长部位和发展方向、大小、血液供应等许多因素的影响。肿瘤可以起源于三叉神经根、半月神经节及三支周围神经支的任何一支中的任何部位,肿瘤可长入一个、两个或三个截然不同的区域:硬膜下区域（脑桥小脑角区）、硬膜内区域（海绵窦侧壁及Meckel囊）和硬膜外区域或颅外区域（眼眶、翼腭窝和颞下窝）。

1. 同侧面部感觉障碍　感觉障碍通常为麻木,也可为疼痛或感觉异常,症状持续的时间从数月到15年不等。面部疼痛从钝痛到刺痛;累及三叉神经半月节的肿瘤疼痛比累及三叉神经根的肿瘤更常见。疼痛可能仅限于三叉神经某一支的分布区,但三支均不同程度受累的情况更为常见。对于累及三叉神经半月节的肿瘤,疼痛可持续数小时,无扳机点。对于累及三叉神经根的肿瘤,疼痛也可持续数小时,往往有扳机点存在。三支感觉完全消失的情况少见,提示半月节受到恶性侵犯。随着肿瘤体积的增大,逐渐出现咀嚼肌、颞肌的无力和萎缩。

2. 由于肿瘤发展方向的不同,出现其他不同的临床表现。

（1）肿瘤位于颅后窝：可引起第Ⅵ、Ⅶ和Ⅷ脑神经症状,如复视、面瘫和听力障碍,6%三叉神经鞘瘤初始表现可以是听力下降。后期可出现颅内压增高的症状、小脑受压症状和后组脑神经症状、锥体束征等。

（2）肿瘤位于颅中窝：可引起第Ⅱ、Ⅲ、Ⅳ和Ⅵ脑神经症状，如视力减退、复视、眼球活动障碍、突眼等，颞叶内侧受压出现幻嗅和颞叶癫痫等症状，大脑脚和颈内动脉受压引起对侧偏瘫等。面瘫和听力下降罕见，若有上述表现，可能的原因是肿瘤侵犯了颞骨内的岩浅大神经、面神经、咽鼓管或耳蜗。

（3）肿瘤骑跨中颅后窝：除引起三叉神经和相关脑神经症状外，由于肿瘤内侧面紧靠中脑大脑脚和颈内动脉，常引起对侧轻瘫、颅内压增高及小脑症状。

肿瘤呈哑铃状骑跨于中、颅后窝，并向颅外发展侵犯眼眶、翼腭窝及颞下窝（约占三叉神经鞘瘤的10%）：常出现三叉神经分布区的刺痛或感觉减退，面部隐痛，颞肌和/或咀嚼肌萎缩出现咀嚼困难，甚至口腔内出现肿块，症状呈进行性加重。

应注意，相当一部分的三叉神经鞘瘤即使长得很大，引起相应症状却很轻微，或仅有头痛、头晕。至后期，无论肿瘤位于颅中窝还是颅后窝，均可出现颅内压升高症状或脑积水等。

（三）辅助检查

1. 前庭神经鞘瘤的辅助检查

（1）听力学检查：包括纯音测听（pure tone audiometry，PTA）、听性脑干反应（auditory brainstem response，ABR）、言语识别率（speech discrimination score，SDS）、畸变产物耳声发射（distortion product otoacoustic emission，DPOAE）等。

1）纯音测听（PTA）：常表现为单侧或不对称的感音神经性听力下降。

2）听性脑干反应（ABR）：常表现为蜗后病变，Ⅰ、Ⅲ、Ⅴ波潜伏期延长、波幅下降。

3）言语识别率（SDS）：多数（72%~80%）有异常，准确性不如 MRI 和 ABR。

4）畸变产物耳声发射（DPOAE）：早期可引出。

（2）听力评估：采用美国耳鼻咽喉头颈外科学会（AAO-HNS）听力分级法，根据纯音平均听阈和言语识别率进行术前、术后听力评估（表7-4-3）。术后听力保留率以听力水平 C 级以上（含 C 级）为统计依据，术后听力良好率以听力 B 级以上（含 B 级）为统计依据。

表 7-4-3　AAO-HNS 听力分级

听力分级	听力情况	评估指标
A 级	听力良好	PTA≤30dB，SDS≥70%
B 级	有实用听力	PTA≤50dB，SDS≥50%
C 级	有可测听力	PTA>50dB，SDS≥50%
D 级	无可测听力	SDS<50%

注：PTA. 纯音测听；SDS. 言语识别率；AAO-HNS. 美国耳鼻咽喉头颈外科学会。

（3）面神经功能检查：面神经功能检查有两大类，即肌电学检查和非肌电学检查。目前常用的面神经功能试验主要是其肌电学检查部分。在肿瘤源性面瘫，可见肌电图有纤颤电位和多相电位，表示有变性和再生同时发生。当肿瘤生长相当缓慢时，肌纤维有足够时间被神经再生新芽重新支配，其速度与失神经支配的速度差不多一样快，所以可不出现纤颤电位，而且运动单元会很大，随意运动受干扰不明显。患侧肌电图试验应与健侧对比，以发现患侧的微小差异。

（4）神经功能评价：可采用多种分级系统或量表对面神经功能进行评价。目前常用 House-Backmann（H-B）面神经功能分级系统（表7-4-4），分别于术前、术后1周、3个月、6个月、9个月、1年及2年对面神经功能进行评估，判断面神经状态，以决定下一步治疗。此外，根据掌握程度，还可以选择区域性 H-B 面神经功能分级系统、面神经分级系统 2.0（FNCS2.0）、Sunnybrook 量表、Terzis 量表等，对面神经功能进行更为精细的评估。面神经临床电生理检查作为面神经功能评价的参考指标。

表 7-4-4　House-Backmann(H-B)面神经功能分级系统

分级	表现
I级	面神经功能正常
II级	轻度障碍 总体:近距离观察可见轻微异常;可能有轻微联带运动 休息时:双侧对称 运动时:①前额,中度至良好的功能;②眼睑,闭合不费力;③嘴角,轻度不对称
III级	中度障碍 总体:双侧明显不对称;不严重的联带运动、挛缩和/或半面痉挛 休息时:双侧对称 运动时:①前额,轻度至中度运动;②眼睑,可费力闭合;③嘴角,费力时也可见轻度异常
IV级	中重度障碍 总体:明显异常和/或毁容性不对称 休息时:双侧对称 运动时:①前额,无运动;②眼睑,不完全闭合;③嘴角,明显不对称
V级	重度障碍 总体:勉强可见的运动 休息时:不对称 运动时:①前额,无运动;②眼睑,不完全闭合;③嘴角,轻微运动
VI级	完全瘫痪 无运动

通常临床上根据 H-B 面神经功能分级将面神经功能分为三类:①良好(H-B:Ⅰ+Ⅱ级);②一般(H-B:Ⅲ级);③差(H-B:Ⅳ+ Ⅴ + Ⅵ级)。

(5)前庭功能检查:眼震电图常见向健侧的自发性眼震,冷热试验及前庭诱发肌源性电位(vestibular evoked myogenic potential,VEMP)有助于判断前庭神经鞘瘤的起源神经。

(6)影像学检查:包括颞骨 CT、内耳道及脑桥小脑角增强 MRI。

1)CT:前庭神经鞘瘤的 CT 平扫表现为脑桥小脑角区域等密度或低密度团块影,其中 60% 为等密度,40% 呈低密度。瘤体内一般无钙化,形态大多为圆形、椭圆形,少数形态不规则。增强后肿瘤实体部分明显强化,而囊性部分无明显强化。骨窗可清晰显示内耳道正常或不对称性扩大,以及岩骨骨质的破坏(图 7-4-2)。

2)MRI:由于颅后窝 CT 检查有较明显的伪影,有时会影响到脑桥小脑角区的观察,故推荐 MRI 为首选的方法,包括平扫和增强检查。MRI 平扫检查包括 T_1WI、T_2WI 以及 FLAIR 序列,通常包括矢状位、轴位检查;增强检查应包括矢状位、轴位和冠状位检查,其中建议轴位增强检查为脂肪抑制序列。MRI 可显示内耳道内的微小前庭神经鞘瘤;肿瘤位于内耳道及脑桥小脑角,T_1WI 呈低信号或等信号,T_2WI 呈不均匀高信号,增强后呈不均匀强化。前庭神经鞘瘤出现囊变及坏死区较常见,在增强后实质部分明显强化,囊性部分除囊壁强化外,其余囊壁不强化。

根据影像学表现可分为实性前庭神经鞘瘤与囊性前庭神经鞘瘤。①实性前庭神经鞘瘤:占52%~96%(平均80%,图 7-4-3);②囊性前庭神经鞘瘤:为特殊类型,占 4%~48%(平均 20%,图 7-4-4),通常见于大型前庭神经鞘瘤,具有以

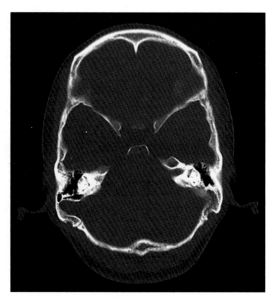

图 7-4-2　CT 骨窗可见左侧内耳道扩大

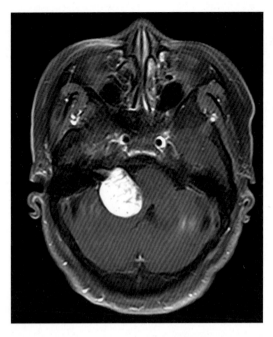

图 7-4-3　实性前庭神经鞘瘤

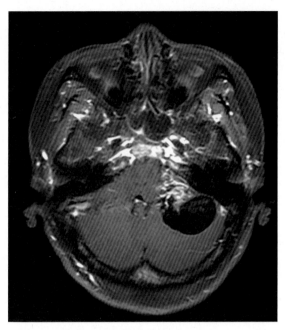

图 7-4-4　囊性前庭神经鞘瘤

下特点：生长快速（2~6mm/年）；容易压迫粘连周围脑神经和脑干，产生脑水肿和相关神经症状；生物学行为难以预测。发生囊变的病因目前未明。囊变既可表现为中央型厚壁囊肿，即中央型囊性前庭神经鞘瘤；也可表现为周围型薄壁单个或多个小囊肿，即周围型囊性前庭神经鞘瘤。

　　根据前庭神经鞘瘤的起源部位可将肿瘤分为 3 型：

　　1）外侧型：临床上最常见，约占 70%。肿瘤主要起源于前庭神经远离脑干方向的外侧，与 Obersteiner-Redlich 区吻合。该型肿瘤临床症状最符合典型前庭神经鞘瘤的进展顺序和临床渐进性特点，常有内耳道骨质的破坏和扩大（图 7-4-5）。

　　2）内侧型：临床上占 20%~25%，肿瘤主要起源于前庭神经邻近脑干方向的内侧，脑干受压症状出现较早。常无内耳道骨质的破坏和扩大（图 7-4-6）。

　　3）管内型：少见，约占 5%。前庭神经和蜗神经受损症状明显，面神经受损出现面瘫症状也较早、较明显（图 7-4-7）。

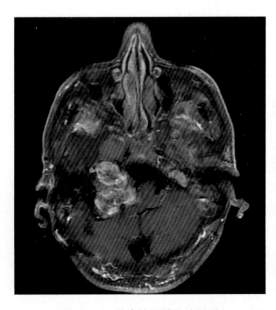

图 7-4-5　前庭神经鞘瘤外侧型

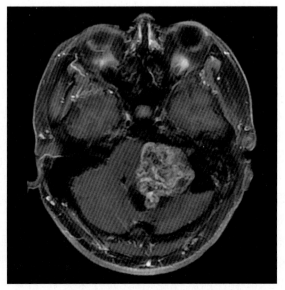

图 7-4-6　前庭神经鞘瘤内侧型

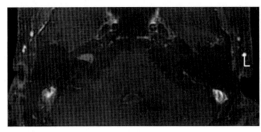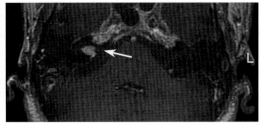

图 7-4-7　前庭神经鞘瘤管内型

2. 三叉神经鞘瘤的辅助检查

（1）听性脑干反应（ABR）

1）肿瘤体积较小时，ABR 的潜伏期和峰间潜伏期均可正常或仅表现为各波波幅的异常减低。

2）如肿瘤体积较大压迫脑干，表现为患侧Ⅴ波绝对潜伏期延长，波形分化异常。Ⅰ~Ⅲ波峰间潜伏期、Ⅲ~Ⅴ波峰间潜伏期异常延长，一般伴有波幅的降低。还可以表现为Ⅲ波、Ⅴ波的缺失。

3）如肿瘤体积较大压迫脑干且引起脑干移位，则表现出患侧Ⅴ波绝对潜伏期延长，波形分化异常。Ⅰ~Ⅲ波峰间潜伏期、Ⅲ~Ⅴ波峰间潜伏期异常延长，一般伴有波幅的降低。并伴有健侧Ⅲ~Ⅴ波峰间潜伏期异常延长，健侧（Ⅲ~Ⅴ）/（Ⅰ~Ⅲ）>1。

4）三叉神经诱发电位检查：患侧诱发电位各波的潜伏期较健侧延长，波幅也较健侧减低。

（2）影像学表现

1）MRI 检查：是本病的主要检查方法。肿瘤呈边界清楚的类圆形占位病灶，位于颅中窝底和 / 或颅后窝，T_1WI 为等信号或略低信号，T_2WI 为高信号，注射造影剂后肿瘤呈均匀或不均匀强化，也可见肿瘤呈哑铃状骑跨于颅中、后窝，并侵犯眼眶、翼腭窝及颞下窝，囊变有肿瘤不少见，T_1WI 为低信号，T_2WI 为高信号，注射造影剂后呈环状增强（图 7-4-8）。MRI 检查还可显示肿瘤生长方向、与周围神经血管的关系，利于手术入路的选择。

2）CT 扫描：肿瘤呈均匀的等密度或略低密度，少数为低密度或略高密度，也可为混合密度，增强后大多数肿瘤表现为均匀或不均匀强化，肿瘤完全囊变时，可见肿瘤周边环状强化。可见颅中窝或岩骨骨质的破坏吸收，圆孔、卵圆孔扩大或破坏（岩骨尖骨质、圆孔、卵圆孔或眶上裂骨质吸收、骨孔扩大等）（图 7-4-9）。

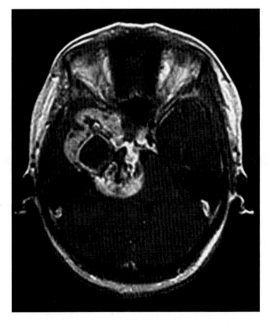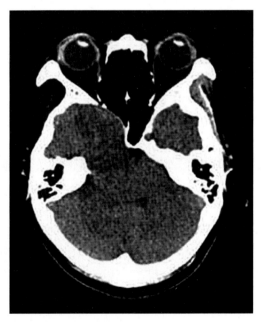

图 7-4-8　三叉神经鞘瘤 MRI 检查　　　　图 7-4-9　三叉神经鞘瘤 CT 扫描

3) X 线片检查:现已较少应用。可见典型的岩尖骨质的破坏和吸收,边缘可较清晰,圆孔和卵圆孔扩大,肿瘤较大时,可伴有患侧中颅底骨质的破坏和吸收、鞍底下陷、眶上裂扩大等。

五、诊断及鉴别诊断

(一)前庭神经鞘瘤

1. 诊断

(1)病史:一般以听力下降、耳鸣为首发症状,好发于中年人,儿童和老年人相对少见。

(2)部位:常位于脑桥小脑角区,有时可见位于内耳道内的微小前庭神经鞘瘤。

(3)影像学检查

①CT 表现:可见脑桥小脑角区等密度或低密度团块影。瘤体一般无钙化,形态大多为圆形、椭圆形,少数形状不规则。骨窗可显示内耳道正常或不对称扩大。增强扫描可见肿瘤实体部分明显强化,而囊性部分无明显强化。②MRI:可显示内耳道内微小的前庭神经鞘瘤,肿瘤位于内耳道及脑桥小脑角区,T_1WI 呈低信号或等信号,T_2WI 呈不均匀高信号,增强后呈不均匀强化。前庭神经鞘瘤常出现囊变及坏死。

2. 鉴别诊断　前庭神经鞘瘤需要与脑桥小脑角区其他好发肿瘤鉴别。

(1)脑膜瘤:脑膜瘤是脑桥小脑角区发病率第二位的肿瘤,虽然形态上可呈圆形或类圆形,边缘光滑,但脑膜瘤不以内耳道为中心生长,其基底部较宽,平扫多呈等 T_1 等 T_2 或稍长信号,且可伴有血管流空信号及钙化。囊变概率较前庭神经鞘瘤低,增强扫描可见特征性的"脑膜尾征"。

(2)表皮样囊肿:位于脑桥小脑角区的表皮样囊肿,临床可有三叉神经痛和患侧耳鸣、听力下降症状,晚期出现脑桥小脑角综合征。神经系统检查可有第 Ⅴ ~ Ⅷ脑神经功能障碍,面部感觉减退、听力下降,共济失调,少数出现舌咽神经和 / 或迷走神经麻痹。小脑、脑干受压症状少见。肿瘤 T_1WI 呈低信号,T_2WI 呈高信号,肿瘤形态不规则,沿着脑沟脑池向周围匍匐生长,对邻近组织压迫症状出现晚。T_2WI FLAIR 序列表皮样囊肿内可见数量不等的絮状稍高信号影,DWI 呈明显高信号影,较具特异性。

(3)三叉神经鞘瘤:首发症状多为三叉神经痛,以及三叉神经分布区内的感觉和运动障碍,或同侧颞肌、咀嚼肌萎缩,由于肿瘤起源的部位、发展方向和大小的不同,临床表现可有较大的差异,诊断应注意首发症状。可跨颅中、后窝生长,位于岩骨尖常伴有骨质破坏和骨质吸收,且听神经束无增粗,若三叉神经束增粗可明确诊断。

(二)三叉神经鞘瘤

1. 诊断

(1)病史:首发症状多为三叉神经痛,以及三叉神经分布区内的感觉和运动障碍,或同侧颞肌、咀嚼肌萎缩,由于肿瘤起源的部位、发展方向和大小的不同,临床表现可有较大的差异,诊断应注意首发症状。症状持续的时间从数月到 15 年不等。发病高峰年龄 40~50 岁,女性略高于男性。

(2)部位:常位于岩骨尖区,跨颅中、后窝呈哑铃形生长,其中 50% 位于颅中窝,20%~30% 位于颅后窝,15%~25% 骑跨颅中、后窝生长,约 10% 发展到颅外侵犯眼眶、翼腭窝和颞下窝。

(3)影像学检查

①CT 平扫:肿瘤呈均匀的等密度或略低密度,少数为低密度或略高密度,也可为混合密度,增强后大多数肿瘤表现为均匀或不均匀强化,肿瘤完全囊变时,可见肿瘤周边环状强化。骨窗位可见颅中窝或岩骨骨质的破坏吸收,圆孔、卵圆孔扩大或破坏。②MRI:肿瘤呈边界清楚的类圆形占位病灶,位于颅中窝底和 / 或颅后窝,T_1WI 为等信号或略低信号,T_2WI 为高信号,注射造影剂后肿瘤呈均匀或不均匀强化,也可见肿瘤呈哑铃状骑跨于颅中、后窝;囊变有肿瘤不少见,其在 T_1WI 为低信号,T_2WI 为高信号,造影后呈环状增强。

三叉神经鞘瘤的诊断主要依据三叉神经损害的症状和影像学的改变。

2. 鉴别诊断

(1)前庭神经鞘瘤:常以耳鸣、听力下降发病,耳鸣呈持续高音调,逐渐出现听力下降,随着肿瘤体积的增大出现同侧第 V~XI 脑神经及小脑、脑干受损的症状,晚期出现头痛、恶心、呕吐等高颅压症状。尽管在 CT 和 MRI 表现上前庭神经鞘瘤和三叉神经鞘瘤信号相似,发病位置相互靠近而难以区分,但前庭神经鞘瘤较三叉神经鞘瘤位置低,靠近内耳道,一般不骑跨颅中、后窝生长。CT 上可见内耳道扩大,MRI 显示肿瘤突向内耳道内。

(2) 海绵窦脑膜瘤:临床出现头痛、海绵窦综合征、癫痫。CT 显示海绵窦饱满,肿瘤呈均匀略高密度的肿块,边界清楚光滑,宽基底与颅骨或硬脑膜相连,可见颅骨增厚或变薄。MRI 肿瘤呈等 T_1 和等 T_2 信号,可见周围脑组织受压、推挤移位。

(3) 脑桥小脑角脑膜瘤和 Meckel 囊脑膜瘤:临床表现表现为单根多根脑神经麻痹,小脑和脑干受压症状,可有三叉神经分布区感觉异常、疼痛或感觉减退,常可累及颅中、后窝,但脑膜瘤多呈均匀一致密度增高的椭圆形肿块,很少呈哑铃形,有时肿瘤内出现钙化,增强后呈明显均匀强化,广基型者伴有邻近骨质增生,瘤周可有水肿,在 MRI 上脑膜瘤具有特征性的等 T_1 和等 T_2 信号。三叉神经鞘瘤信号呈等 T_1 或稍低 T_1,瘤周多无水肿。三叉神经鞘瘤 T_2 信号明显高于脑膜瘤,增强后呈不均匀强化,而脑膜瘤强化效应明显强于三叉神经鞘瘤。

(4) 表皮样囊肿:位于脑桥小脑角区的表皮样囊肿,临床可有三叉神经痛和患侧耳鸣、听力下降症状,晚期出现脑桥小脑角综合征。神经系统检查可有第 V~VIII 脑神经功能障碍,面部感觉减退、听力下降、共济失调,少数出现舌咽神经和/或迷走神经麻痹。小脑、脑干受压症状少见。MRI 扫描肿瘤 T_1WI 呈低信号,T_2WI 呈高信号,肿瘤形态不规则,沿着脑沟脑池向周围匍匐生长,对邻近组织压迫症状出现晚。T_2WI FLAIR 序列表皮样囊肿内可见数量不等的絮状稍高信号影,DWI 呈明显高信号影,较具特异性。

六、治疗

(一) 前庭神经鞘瘤

1. 处理策略及适应证 前庭神经鞘瘤的处理策略包括随访观察、手术治疗以及立体定向放射外科 (stereotactic radiosurgery, SRS);对于合并脑积水或颅内压增高症状明显的患者,必要时还可采取包括脑室-腹腔分流术。前庭神经鞘瘤手术难度较大,因此建议开展前庭神经鞘瘤手术的医疗机构或科室需达到相应的资质和技术水平,尽可能地保留面神经的功能。在选择治疗方式时注意尊重患者的知情权和选择权,充分考虑肿瘤的分期、部位、生长速度、是否囊变、患侧或对侧的听力水平、患者的年龄、全身状况、心理预期、社会角色等,综合选择治疗方式。

2. 处理原则 参考 Koos 分级建议处理原则如下:

Ⅰ级:以随访为主,每 6 个月进行一次 MRI 增强扫描。如随访过程中出现肿瘤生长,且患者存在有效听力,可以采取保留听力的手术治疗;如患者已无有效听力,则首选手术治疗;但对于 70 岁以上、全身条件差无法耐受手术的患者,应首选 SRS 治疗。

Ⅱ、Ⅲ级:如患者存在有效听力,可以采取保留听力的手术入路或者 SRS 治疗;若患者已无有效听力,则首选手术治疗,SRS 治疗可作为备选。对于体积不大又无生长的 Ⅱ、Ⅲ级前庭神经鞘瘤,可先行保守观察;如肿瘤增大,可以考虑采取保留听力的手术入路或者 SRS 治疗。

Ⅳ级:首选手术治疗,如患者不能耐受手术或者拒绝手术时,可尝试 SRS 治疗。

3. 手术治疗 前庭神经鞘瘤手术的常用入路包括乙状窦后入路、迷路入路、耳囊入路、颅中窝入路等。手术入路的选择应考虑肿瘤的大小、发展方向、侵犯内耳道的程度、术前听力状态和术者的经验。术中应给予面、听神经监护,主要包括听觉诱发电位、自由描记肌电图、诱发性肌电图及经颅电刺激面神经运动诱发电位、体感诱发电位等。

(1) 乙状窦后入路:经乙状窦后缘、横窦下缘进入脑桥小脑角区,开颅的关键点在于显露横窦和乙状窦连接处,是神经外科治疗前庭神经鞘瘤最常用的手术入路。①适应证:适用于任意大小的肿瘤;②优势:能够保留听力,可以处理肿瘤与脑干的粘连,暴露肿瘤所需时间较短;③不足:术后颅内血肿、脑梗死发生率高于经迷路入路。

（2）迷路入路：以骨性外耳道后壁和面神经垂直段为前界、颅中窝底硬脑膜为上界、乙状窦为后界、颈静脉球为下界，切除乳突和部分迷路，进入内耳道和脑桥小脑角，常为耳科医师选择。①适应证：适用于任意大小、不考虑保留听力的肿瘤；②优势：该手术入路较为直接，对脑组织牵拉小，术后面瘫发生率低于乙状窦后入路；③不足：手术操作时间相对较长，对脑桥小脑角区的显露不佳，术后手术侧听力丧失，脑脊液漏的发生率高。

（3）耳囊入路：常为耳科医师选择，切除范围除迷路入路涉及的范围外，还包括外耳道、鼓室内容物及耳蜗；面神经以骨桥形式保留在原位，能充分暴露岩尖及脑桥小脑角前部；适用于较大的前庭神经鞘瘤，尤其是侵犯耳蜗、岩尖及向脑桥小脑角前方扩展较多的肿瘤；手术操作时间相对较长，术后手术侧听力丧失，脑脊液漏的发生率高。

（4）颅中窝入路：该入路于颞骨鳞部开骨窗，经颅中窝底、内耳道顶壁进入内耳道，可暴露内耳道所有内容物及部分脑桥小脑角，常为耳科医师选择。①适应证：适用于内耳道或脑桥小脑角处直径≤10mm肿瘤；②优势：无须牺牲听力即可充分暴露内耳道的3个侧壁，为可能保留听力的路径；③不足：面神经损伤风险相对较大，暴露空间及角度有限、颞叶和Labbe静脉损伤等。

4. 术中面、听神经监测　常用的术中监测技术，主要包括听觉诱发电位、自由描记肌电图（free-EMG）、诱发性肌电图（trigger-EMG）及经颅电刺激面神经运动诱发电位（FNMEP）、体感诱发电位等。

（1）术前脑干及面神经功能评估：为保证术中监测达到较为理想的效果，术前可通过ABR检查对脑干功能进行评估，通过瞬目反射、神经传导速度的测定、面神经F波、面肌肌电图等多种技术手段对面神经功能进行全面测定，进一步指导术中监测，有效解读技术指标并合理指导预后。术中单一监测技术应用局限，应联合监测，最大限度发挥优势。

（2）术中面神经监测：面神经监测的意义包括3方面。①定位面神经走行；②提示术中操作对神经的刺激和损害；③预测术后神经功能。监测过程中应注意避免肌肉松弛剂对结果的干扰。

前庭神经鞘瘤手术中应常规使用自由描记肌电图联合诱发性肌电图对面神经、三叉神经、后组脑神经等进行监测。术中记录采用多导联模式，包括额肌、咀嚼肌、眼轮匝肌、口轮匝肌、颏肌等导联。监测中可分为自由肌电反应和诱发肌电反应。诱发肌电图刺激量1~3V提示神经保留完整；5~10V可能有损伤；电刺激量＞15V则提示面神经功能不可逆损伤。

由于肌电图监测存在"假阳性"缺陷，即使面神经横断后刺激远端仍有反应，在条件允许情况下应采用FNMEP联合监测技术。刺激电极置于面运动体表投射区或者脑电图国际10/20系统M1/M2、M3/M4等位置，记录电极选择口轮匝肌和颏肌。术中监测FNMEP波幅和潜伏期。术中运动诱发电位波幅下降≤50%，术后可获得较好的面神经功能，波幅下降＞50%可能预示术后不同程度面瘫。

（3）术中蜗神经监测：在保留听力的前庭神经鞘瘤手术中可使用听觉监测技术，具体包括脑干听觉诱发电位（BAEP）、耳蜗电图（ECochG）和听神经复合动作电位（CAP）监测技术，可根据具体情况选择。BAEP反映延迟性反馈信息，CAP则反映神经实时监测信息，有条件的可多项监测联合。

蜗神经动作电位是一种直接记录第Ⅷ脑神经的复合性动作电位（compound action potential），又称"CPA动作电位"。可以直接记录来自蜗神经的动作电位，大大降低术中蜗神经损伤造成听力丧失的可能性，但也存在电极放置困难以及由于电极漂移造成的"假阳性"结果。

前庭神经鞘瘤术中对BAEP的Ⅰ、Ⅲ及Ⅴ波及潜伏期进行监测，其中Ⅴ波几乎在任何情况下均可以引出，所以当术中Ⅴ波潜伏期延长或波幅下降时，需及时告诉术者，以便调整甚至停止操作，直到其恢复。

5. 肿瘤切除范围评估　肿瘤切除程度分为四级：

1级：肿瘤全部切除（gloss total resection，GTR），指术中显微镜下肿瘤全切，术后MRI检查中无残余肿瘤。

2级：肿瘤近全切除（near-total resection，NTR），仅限于术中为保留面、听神经完整性，在第Ⅶ和Ⅷ脑神经及脑干表面残留小片肿瘤（小于0.5mm），术后MRI显示残余肿瘤呈线形增强（＜1%~2%的原始瘤体）。

3级：肿瘤次全切除（subtotal resection，STR），指术中为保留面、听神经和脑干等结构的完整性，在这些结构表面残留块状肿瘤残留（几毫米厚），术后MRI显示有5%~10%的原始瘤体残余。

4级：肿瘤部分切除（partial resection）。部分切除者，其残留肿瘤较大。

肿瘤全切率随肿瘤直径增大而降低。肿瘤全部切除率在管内型肿瘤达100%，小肿瘤为98.2%，中等肿瘤为77.7%，较大肿瘤为67.5%，大型肿瘤为45.4%，巨大肿瘤为44.8%。选择肿瘤近全切除或肿瘤次全切除最大原因在于瘤体和脑干或脑神经的纤维黏附。此外，肿瘤组织丰富的血管和纤维化特点也会影响肿瘤的彻底切除。

6. 手术主要并发症及处理

（1）颅内出血：颅内出血为术后严重并发症，以意识、瞳孔、生命体征改变为特征。术后必须密切观察患者生命体征，若出现意识障碍，如淡漠、嗜睡甚至昏迷，应尽快行急诊CT检查，明确是否为脑桥小脑角出血。若出血量少、脑干压迫移位不明显、患者生命体征稳定，可保守观察，否则应尽快手术清除血肿并止血。若患者生命体征变化较快，甚至出现一侧瞳孔散大，应在床边迅速切开伤口减压，立即送手术室。

（2）脑脊液漏：前庭神经鞘瘤术后常见并发症为脑脊液漏，术后脑脊液漏分切口漏、鼻漏和耳漏，以耳漏最为多见，易导致颅内感染。发生脑脊液漏后，首先考虑保守治疗，包括绝对卧床、降颅内压药物应用和局部加压包扎，如效果不佳，可行腰椎穿刺、腰大池置管引流、手术修补、脑室-腹腔分流等。

（3）面神经麻痹：如术中发现面神经离断，可行面神经重建，方法包括3种。①面神经端端吻合：适用于面神经近端完好，两断端存在且缺损长度较短者，如缺损>3~4mm，可行远端改道后吻合；②耳大神经移植：适用于面神经近端完好，两断端存在但缺损长度>5~10mm者；③面-舌下神经吻合：适用于面神经近端无法确认者，常用腓肠神经进行吻合。

术后面神经麻痹的处理：非手术治疗措施包括注意眼部护理，预防角膜炎；对于泪液分泌减少的患者可给予人工泪液、湿房眼镜、睡眠时眼膏保护；采用胶布缩短睑裂、保护性的角膜接触镜片等。建议术后2周开始进行面肌功能训练，延缓表情肌萎缩，促进神经功能恢复。如面神经功能Ⅳ级并在术后1年内无明显恢复，可考虑行面-舌下神经吻合、舌下神经转位术、咬肌神经-面神经吻合等技术。对于眼睑闭合不全的患者，可以采用局部神经转位手术、跨面神经移植手术、下睑退缩或外翻治疗，以及上睑Müller肌切除手术、金片植入手术等方式。对于面瘫超过2年的患者，还可考虑行颞肌筋膜瓣修复术或行血管神经化的游离肌肉移植。总之，术后面神经麻痹的处理较为复杂，不同医疗机构需结合实际情况选择治疗方式，必要时可由整形科医师参与面神经的修复。

（4）听力丧失：听力能否保留主要与肿瘤大小、位置、生长方式和术前听力状况等有关。保存耳蜗结构、保留蜗神经、避免刺激内听动脉等才可能保留听力。

对于肿瘤<3cm、蜗神经结构正常、听力丧失的患者，可采用人工耳蜗植入重建听力；未能保留蜗神经者可考虑植入骨锚式助听器（BAHA）。

7. 前庭神经鞘瘤的SRS

（1）治疗方法：SRT是采用立体定向等中心旋转照射技术，将射线在空间三维集束聚于某一局限性的病变靶区，进行单次或分次大剂量照射，使之发生不可逆转的生物毁损，而病变靶区外组织因迅速地剂量递减免受和少受照射，从而在病变靶区边缘形成一如刀割样的损伤边界，达到类似外科手术的效果，包括立体定向放射外科（stereotactic radiosurgery，SRS）和分次立体定向放射治疗（fractionated stereotactic radiotherapy，FSRT）二种治疗模式。

SRS常用伽玛刀来完成，主要适用于直径不超过3cm的病灶。SRS也可采用赛博刀实现，适用于不能耐受手术或拒绝手术肿瘤直径大于4cm的患者。SRS后，大多数前庭神经鞘瘤将仍然保持相同大小或继续增长，只有少数的病例显示肿瘤的缩小甚至出现放疗相关的不良反应，如更加严重的耳鸣、眩晕感增加、听力丧失、面部麻痹、面部麻木和共济失调。放疗失败的前庭神经鞘瘤病例为外科手术带来了一些特殊困难，如瘤壁与周围神经和血管之间的严重纤维粘连、纤维化使肿瘤组织质地变硬。相对于进行显微外科治疗的患者，接受SRS的患者必须定期进行MRI检查和由医师对其生活状态进行评估。

（2）剂量选择：伽玛刀治疗通常以50%的等剂量曲线包裹肿瘤，对于保留有用听力的患者，给予肿瘤周边12~13Gy的处方剂量，对已无有用听力的患者，周边剂量13~14Gy，耳蜗受照射剂量不超过4~5Gy。

（3）放射外科术治疗后的处理：治疗结束后立即拆除立体定向头架；可给予静脉注射甲泼尼龙 40mg 或地塞米松 10mg，以缓解放射后的急性反应。伽玛刀治疗后可观察数小时，一般 24 小时内出院。

（4）并发症

①急性反应：射线引发的急性反应包括治疗后即刻出现的头晕、头痛、恶心、呕吐等，治疗前后类固醇激素的应用，能很好预防或缓解症状。②中期反应：治疗后数月出现的头痛、头晕及患侧面痛、麻木、无力，平衡障碍，甚至脑积水症状等。由于肿瘤膨胀或瘤周水肿造成，多数为一过性，经休息、药物治疗可缓解。③晚期反应：治疗 2~3 年后，新症状的发生多是由于肿瘤复发或脑积水造成，需要相应的处理。放射直接引起的脑神经损伤则很难恢复。

（5）疗效评估：SRS 治疗后的患者均需做神经影像（MRI 或 CT）的连续定期随访，建议治疗后 6 个月、1 年、2 年及逐年或隔年随诊。保留有用听力的患者在复查影像的同时，应做测听试验（PTA 和 SDS）。

一组同样大小的前庭神经鞘瘤，显微手术与 SRS 的结果比较，手术后复发率为零，术后面神经功能障碍率为 1.3%，听力保存率为 57%；而 SRS 组肿瘤长大或复发率为 5.6%，治疗后面神经功能障碍率为 23%，听力保存率为 51%。

8. 前庭神经鞘瘤的残留和复发　残留和复发病例处理原则同原发性肿瘤。

立体定向放射外科治疗后肿瘤再生长病例，手术风险增大，再手术的面听神经保存率低。

（二）三叉神经鞘瘤

1. 手术治疗　三叉神经鞘瘤的主要治疗手段是手术切除，特别是对大型的三叉神经鞘瘤，手术治疗是唯一的治疗方法，全部切除可获得治愈。

根据肿瘤的生长部位、大小、发展方向选择合适的手术入路是能否 I 期切除肿瘤的关键。目前治疗三叉神经鞘瘤的常用手术入路有枕下 - 乙状窦后入路、颞下入路、颞前入路、额颞入路（翼点入路）、颞前经岩骨入路、颞下经颧入路、经颧岩骨入路和幕上幕下联合入路。

Samii 根据影像学资料和肿瘤生长的部位将三叉神经鞘瘤分为 4 型。①A 型：肿瘤主体位于颅中窝；②B 型：肿瘤主体位于颅后窝；③C 型：肿瘤骑跨颅中、后窝呈哑铃形；④D 型：颅内外沟通型肿瘤，肿瘤骑跨颅中、后窝，并侵犯至眼眶、翼腭窝及颞下窝。

（1）枕下 - 乙状窦后入路（suboccipital-retrosigmoid approach）：为经典的手术入路，适用于颅后窝型（Samii B 型）肿瘤，通过充分释放枕大池的脑脊液，利于减轻对小脑的牵拉。三叉神经鞘瘤位置较前庭神经鞘瘤深，与岩静脉关系密切，经枕下 - 乙状窦后入路时难免损伤该静脉，所以牵拉小脑半球时应朝向内上方，有准备地切断该静脉，以防不小心拉断时止血困难。在切除与脑干粘连的肿瘤时，不要过分牵拉脑干，避免使用单极电凝。对于肿瘤主体位于颅后窝、小部分位于颅中窝的骑跨型三叉神经鞘瘤，Samii 提出了经枕下 - 乙状窦后经内耳道上结节入路，即在枕下 - 乙状窦后入路的基础上，磨除内耳道前上方的内耳道上结节，从而获得对 Meckel 囊及颅中窝的显露。

（2）颞下入路（subtemporal approach）：可经硬膜内或硬膜外入路切除肿瘤，适用于颅中窝型（Samii A 型）肿瘤，经硬膜内颞下入路牵拉颞叶可能会造成 Labbe 静脉损伤，术中骨窗应尽量接近颅底，减轻对颞叶的牵拉，硬膜外入路可减轻对颞叶的牵拉。经硬膜内外联合颞下入路并行乙状窦前岩骨的部分切除有利于暴露，可减轻对脑组织的牵拉，保全 Labbe 静脉。

（3）颞前入路（frontotemporal approach）：适用于颅中窝型肿瘤，可经硬膜内或硬膜外入路切除肿瘤，较颞下入路可减少或避免 Labbe 静脉损伤。

（4）额颞入路：适用于颅中窝型肿瘤，可经硬膜内或硬膜外入路切除肿瘤。通过充分释放脑脊液（硬膜外入路可行腰大池置管引流），减轻对脑组织的牵拉，避免颞下入路造成 Labbe 静脉损伤，有利于切除累及海绵窦肿瘤。肿瘤累及海绵窦多是一种挤压性改变，海绵窦外侧壁分为两层，肿瘤与海绵窦的关系有三种类型：①肿瘤与海绵窦间隔全层外侧壁；②肿瘤位于海绵窦内；③肿瘤位于海绵窦外侧壁两层膜之间。三叉神经鞘瘤与海绵窦的关系主要为第 3 种类型，肿瘤与海绵窦间尚有一层硬膜，可在不进入海绵窦的情况下，全切肿瘤。

（5）颞前经岩骨入路（anterior transpetrosal approach，ATP）：适用于骑跨颅中、后窝哑铃形的肿瘤（Samii C型）。在传统的颞前入路的基础上，在硬膜外显露岩骨嵴的前部和卵圆孔、圆孔的侧缘，在棘孔处电凝并切断脑膜中动脉，从颅中窝底硬膜上将岩浅大神经连同周围的硬膜锐性分离出来，避免损伤膝状神经节处的面神经，可通过切开覆盖于肿瘤上或眶上裂、圆孔、卵圆孔的硬膜从硬膜间显露颅中窝的肿瘤。大多数情况下肿瘤被三叉神经纤维包裹，可仔细将其从肿瘤分离并。可通过钝性分离颅中窝肿瘤显露被菲薄的海绵窦侧壁内层覆盖的第Ⅲ、Ⅳ、Ⅵ脑神经和海绵窦。磨除位于岩浅大神经及弓状隆突内侧的岩骨尖，提供了一个从颅中窝进入颅后窝的通道。对于小于10mm的颅后窝肿瘤，可以在不切开天幕的情况下，通过切开向内耳道切开Meckel囊的侧壁获得显露和切除。对于较大的颅后窝肿瘤，需切开颅中窝硬膜，结扎并切断岩上窦，切开天幕以获得广泛显露。Meckel囊内的肿瘤通常被三叉神经的丛状部分包裹，常有囊变、质地较软，经该入路通过肿瘤囊内减压可以全部切除较大的。第Ⅳ、Ⅵ脑神经通常位于肿瘤的内下方，在切除位于颅后窝的肿瘤后这些神经可以得到仔细保护。对于与三叉神经根出脑干处紧密粘连的肿瘤，为避免脑干损伤带来的并发症，可残留小块肿瘤。在肿瘤切除完成后，岩上窦周围的硬膜缺损可用颞肌筋膜进行修补。

（6）颞下经颧入路（zygomatic infratemporal approach，ZIT）或颞下经眶颧入路（orbitozygomatic infratemporal approach，OZIT）：适用于骑跨颅中、后窝哑铃形的肿瘤（Samii C型）。是在颞部开颅的基础上，联合去除颅中窝底侧方颧弓或眶颧骨质，显露切除突向颞下窝的肿瘤。对于突向眼眶的肿瘤，需在眶颧开颅的基础上切除眶上壁和侧壁。通过切开与颅中窝肿瘤包膜相连的肿瘤颅外部分的包膜显露肿瘤。应用这种硬膜外-硬膜间入路，可在不显露颞叶或三叉神经以外的脑神经情况下，完全切除从颅中窝突向颅外的肿瘤。只有在从Meckel囊后缘切除肿瘤的情况下需开放硬膜内空间。在肿瘤切除完成后，Meckel囊的硬膜缺损可用颞肌筋膜进行修补，以防脑脊液漏。

（7）经颧岩骨入路（zygomatic transpetrosal approach）：适用于同时侵犯颅中、后窝并侵犯至颅外到眼眶、翼腭窝及颞下窝的颅内外沟通型肿瘤（Samii D型）。其实质是颞下经颧入路（ZIT）和颞前经岩骨入路（ATP）联合，行颞部开颅，开放眶外侧壁和切断颧弓，在棘孔处电凝并切断脑膜中动脉，从颅中窝底硬膜上将岩浅大神经连同周围的硬膜锐性分离出来，磨除颅中窝底外侧部分的骨质，在扩大的圆孔处切开肿瘤表面的硬膜，显露并切除位于颅中窝和颞下窝的肿瘤。然后行岩骨前部骨质切除，切开Meckel囊侧壁的硬膜，扩大的颅后窝进而显露和切除位于颅后窝的肿瘤。对于较大的颅后窝肿瘤，为扩大显露可切开天幕。打开眶上裂后，经上睑提肌及上直肌进入眶内切除肿瘤。由于三叉神经节后支位于海绵窦外侧壁的颅中窝硬脑膜夹层内，有利于硬膜夹层分离，而且可争取既切除肿瘤，又保留未受累三叉神经。由于肿瘤起源的生长方向不同，节后三叉神经分支可位于肿瘤包膜表面或深面，要注意分辨。展神经和颈内动脉多位于肿瘤的腹侧。选择神经间隙处，游离和切开肿瘤包膜。肿瘤质地多脆软，可吸除或分块切除，少数较坚韧（多见于放疗后）需锐性切除。等瘤体缩小后，游离和切除瘤包膜。由于三叉神经鞘瘤与周围神经血管结构多无粘连（曾放疗者除外），可小心分离后切除。

（8）幕上幕下联合入路：适用于骑跨于颅中、后窝的哑铃型（Samii C型）肿瘤。横跨颅中、后窝的哑铃状肿瘤手术较困难，这部分病例可采取颞下与枕下-乙状窦后联合入路，通过幕上和幕下两个操作空间分别切除位于颅中窝和颅后窝的肿瘤，利于肿瘤全切和脑神经保护。

2. 术中的神经功能监测　术前脑干及面神经功能评估：为保证术中监测达到较为理想的效果，术前可通过BAEP检查对脑干功能进行评估，通过瞬目反射、神经传导速度的测定，面神经F波，面肌肌电图等多种技术手段对面神经功能进行全面测定，进一步指导术中监测。

术中应该常规使用自由描记肌电图联合诱发性肌电图对面神经、三叉神经、后组脑神经功能状态等进行监测，提示术中操作对脑神经的刺激和损害，最大程度保障脑神经结构的完整，并预测术后神经功能状态。应通过BAEP对术中脑干功能状态进行监护，监测Ⅰ、Ⅲ及Ⅴ波及潜伏期。

3. 手术疗效与并发症　常见的手术并发症主要为神经功能障碍，包括动眼神经麻痹、面瘫、听力下降和三叉神经及展神经损害等。大多数神经功能障碍均可恢复，但仍可遗留不同程度的三叉神经感觉障碍

(37%左右)和咀嚼肌萎缩(20%)。其他的并发症有脑脊液漏、颅内感染、颅内血肿和脑积水等。故手术时应严密缝合硬膜,填补修复颅底,防止脑脊液漏。

4. SRS 对于体积较小,外科手术难度较大,手术不全切除、复发者,以及有手术禁忌证不能耐受手术者或拒绝手术者均可行SRS。常用的手段有伽玛刀或射波刀。中小型三叉神经鞘瘤行SRS具有安全、创伤小、并发症低的特点。对大型三叉神经鞘瘤,SRS的3年控制率明显减低。少数肿瘤伽玛刀治疗后会暂时因肿瘤囊性变导致肿瘤体积增大,但随访过程中会缩小。对行SRS的三叉神经鞘瘤患者,需进行长期的临床随访。

关于三叉神经鞘瘤伽玛刀治疗的剂量,要遵循低剂量的原则,根据肿瘤体积、与脑神经、脑干等重要结构的毗邻关系选择治疗剂量。Pollock等选择(平均18Gy),肿瘤控制率为96%。Nettel等用平均剂量15Gy,肿瘤控制率为91%。国内王恩敏按肿瘤的大小选择剂量,肿瘤最大径≤30mm,周边剂量14Gy;最大径30~35mm,周边剂量13Gy;最大径>35mm,周边剂量12Gy;中长期随访肿瘤控制率为91%以上。

七、预后

(一)前庭神经鞘瘤

随着神经外科影像诊断技术的不断进步,显微手术操作技术的不断提高,以及术中神经电生理监护技术的广泛应用,目前前庭神经鞘瘤的全切率已达90%以上,手术的安全性大大提高,致残率和致死率明显降低。在较小的前庭神经鞘瘤,致残率几乎为零。但在较大前庭神经鞘瘤,致残率和致死率为5%~10%和1%~2%。面神经、蜗神经的解剖保留率和功能保留率也明显提高。肿瘤全切者术后复发率低,而部分切除者和复发者可通过SRS有效控制肿瘤的生长。

虽然超声刀、术中神经电生理监护等手段在不断改善和应用,但前庭神经鞘瘤患者术后仍有不同程度的神经损伤的并发症。因此,尽可能减少前庭神经鞘瘤患者术后神经功能损伤的发生,提高患者的生存质量是神经外科医师追求的目标。

(二)三叉神经鞘瘤

三叉神经鞘瘤由于生长部位及生长机制的特殊性,手术难度和风险较大。由于显微外科技术的应用和手术入路的不断改进,三叉神经鞘瘤手术全切除率有了显著提高。大宗病例报道,手术全切除率已达90%以上,神经功能损害为9%,死亡率为0~1%,长期随访肿瘤复发率为0~3%。由于SRS对大型三叉神经鞘瘤控制效果不理想,故手术全切除仍是提高治疗效果的关键。

【典型病例1】

前庭神经鞘瘤

患者,女,52岁,因"右侧耳鸣、听力下降4年余,加重伴面部麻木、走路不稳1年"门诊入院。

现病史:患者于4年前无明显原因出现右侧耳鸣,1个月后接听电话时发现右耳听力较左侧下降,在当地医院以"神经性耳聋"行对症治疗症状无任何改善。近1年来右耳听力进行性下降,于半年前出现右耳失听,并出现右面部麻木、走路不稳及饮水呛咳,遂来求治。

查体:神志清楚,对答切题,查体合作,双侧瞳孔等大等圆,直径3mm,光反应灵敏,可见双眼粗大水平眼球震颤,右眼角膜反射消失,右侧面部浅感觉减退,右侧颞肌轻度萎缩,右侧咽反射减退;心、肺、腹未见明显异常;走路步基宽,走直线不能,向右侧倾倒,右侧指鼻试验(+),Romberg征(+);四肢肌力5级,肌张力正常,生理反射正常,病理征(−)。

辅助检查:

(1)影像学检查:MRI示右侧脑桥小脑角占位性病变,T_1WI呈略低信号,T_2WI呈不均匀高信号,注入造影剂后明显强化(图7-4-10)。CT示右侧内耳道明显扩大,呈"喇叭口"样(图7-4-11)。

(2)听力检查:右耳听力,PTA>90dB,SDS<50%。左耳听力,PTA<30dB,SDS>70%。

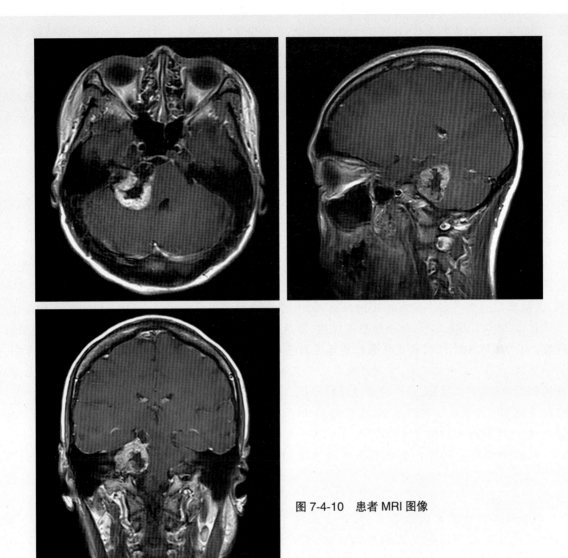

图 7-4-10　患者 MRI 图像

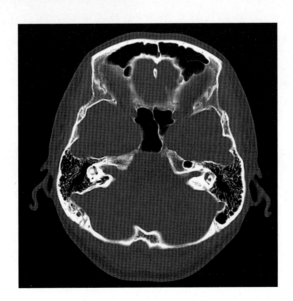

图 7-4-11　患者 CT 图像

（3）脑干听觉诱发电位（BAEP）：100dB 刺激，患侧Ⅲ波、Ⅴ波缺失，对侧Ⅰ~Ⅲ波峰间潜伏期、Ⅲ~Ⅴ波峰间潜伏期延长，波幅降低。

病例解析：中年女性，隐匿起病，慢性进行性病程。主要表现为"右侧耳鸣、听力下降 4 年余，加重伴面部麻木、走路不稳 1 年"。神经系统查体示双眼粗大水平眼球震颤，右眼角膜反射消失，右侧面部浅感觉减退，右侧颞肌轻度萎缩，右侧听力障碍，右侧咽反射减退，共济运动障碍。MRI 示右侧脑桥小脑角占位性病变，T_1WI 呈略低信号，T_2WI 呈不均匀高信号，注入造影剂后明显强化。CT 示右侧内耳道明显扩大。

初步诊断：颅内占位性病变性质待查（CPA、右），前庭神经鞘瘤可能性大。

鉴别诊断：①脑膜瘤，发病率占脑桥小脑角区肿瘤的第二位，虽形态上可呈圆形或类圆形，边缘光滑，但脑膜瘤不以内耳道为中心生长，其基底部较宽，MRI 平扫多呈等 T_1 等 T_2 或稍长信号，且可伴有血管流空信号及钙化。囊变概率较前庭神经鞘瘤低，增强扫描可见特征性的"脑膜尾征"。②表皮样囊肿，脑桥小脑角区的表皮样囊肿，临床可有三叉神经痛和患侧耳鸣、听力下降症状，晚期出现脑桥小脑角综合征。神经系统检查可有第Ⅴ~Ⅷ脑神经功能障碍，面部感觉减退、听力下降，共济失调，少数出现舌咽神经和／或迷走神经麻痹。小脑、脑干受压症状少见。MRI 扫描可见肿瘤 T_1WI 呈低信号，T_2WI 呈高信号，肿瘤形态不规则，沿着脑沟脑池向周围匍匐生长，对邻近组织压迫症状出现晚。T_2WI FLAIR 序列表皮样囊肿内可见数量不等的絮状稍高信号影，DWI 呈明显高信号影，较具特异性。③三叉神经鞘瘤，首发症状多为三叉神经痛，以及三叉神经分布区内的感觉和运动障碍，或同侧颞肌、咀嚼肌萎缩，由于肿瘤起源的部位、发展方向和大小的不同，临床表现可有较大的差异，诊断应注意首发症状。可跨颅中、后窝生长，位于岩骨尖常伴有骨质破坏和骨质吸收，且听神经束无增粗，若三叉神经束增粗可明确诊断。

根据神经鞘瘤的治疗原则及手术适应证，建议患者行病变切除术，术中以磨钻打开内耳道后壁，拟一期完全切除病变，术中电生理监测辅助定位、保护正常神经结构，常规修复脑膜及颅骨。

治疗过程：完善术前准备后，在全身麻醉下行"右枕下-乙状窦后入路肿瘤切除术"，术中行神经电生理监护以判定面神经走行方向和脑干功能。见肿瘤位于右侧脑桥小脑角区，边界清楚，与小脑间有蛛网膜界面存在，灰红色，有完整包膜，瘤组织较韧，血供中等。三叉神经、后组脑神经受肿瘤的推挤，分别位于肿瘤的前上方和后下方，与肿瘤轻度粘连，分离较容易；面神经位于肿瘤的前下方，受肿瘤的挤压变形，与肿瘤紧密粘连。借助电生理监护判定肿瘤后表面无神经后，先切开肿瘤包膜行肿瘤囊内分块切除，使其体积逐渐缩小。再沿蛛网膜界面分离出肿瘤的上极和下极，分块切除肿瘤包膜。在高倍镜下分离出肿瘤与脑干的界面，借助电生理监护找出面神经的脑干端；磨除内耳道的后壁，切开内耳道内硬膜，分离出内耳道内肿瘤，借助电生理监护判定面神经的内耳道端，再边分离切除肿瘤边探测判定面神经走行，切除肿瘤而保持面神经结构完整。最后用刺激电极分别刺激面神经的脑干端和内耳道端，根据能否产生动作电位判定面神经功能状态。彻底止血后，严密缝合硬膜，常规关颅。术毕患者安返神经外科 ICU。

术后查体：生命体征平稳，神志清楚，双瞳等大等圆，直径 3mm，光反应灵敏，心、肺、腹无异常，四肢活动自如。保持营养及代谢平衡。24 小时评价面神经功能为 H-B Ⅰ级。48 小时复查 MRI 示肿瘤全切，术区未见出血。第 3 日及第 7 日评价面神经功能分别为 H-B Ⅱ级、Ⅲ级。

术后病理回报：前庭神经鞘瘤，CNS WHO 1 级。术后 2 周出院，随访 1 年肿瘤无复发（图 7-4-12），面神经功能分别为 H-B Ⅱ级。

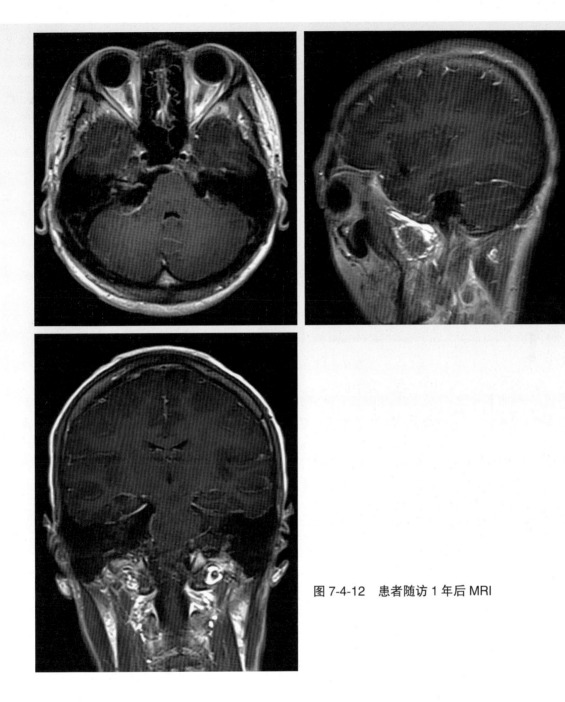

图 7-4-12 患者随访 1 年后 MRI

【典型病例 2】

三叉神经鞘瘤

患者,女,44 岁,因"左侧面部麻木 5 年,加重伴左面部肌肉萎缩、耳鸣 1 年"入院。

现病史:患者于 5 年前出现左侧面部麻木,对症治疗无明显效果,症状进行性加重,近 1 年来发现左侧面部较右侧变小,并出现左侧耳鸣,在外院行 CT 检查提示左侧颅中窝、颅后窝占位性病变,遂转来求治。

查体:神志清楚,对答切题,查体合作,双侧瞳孔等大等圆,直径 3mm,光反应灵敏,右眼角膜反射减退,左侧三叉神经分布区浅感觉减退,左侧咀嚼肌、颞肌萎缩;心、肺、腹未见明显异常;走路步基宽,走直线不能,左侧指鼻试验(+),Romberg 征(+);四肢肌力 5 级,肌张力正常,生理反射正常,病理征(-)。

　　辅助检查:MRI 示肿瘤骑跨左侧颅中窝、颅后窝,边界清楚、类圆形,T$_1$ 加权像为等信号或略低信号,T$_2$ 加权像为混杂信号,注射造影剂后肿瘤呈不均匀强化(图 7-4-13)。CT 示左侧骑跨颅中窝、颅后窝混合密度占位性病变,岩骨尖骨质破坏吸收。

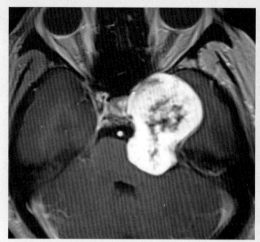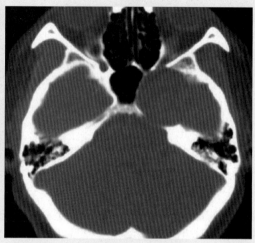

图 7-4-13　患者 MRI

　　病例解析:中年女性,隐匿起病,慢性进行性病程。主要表现为"左侧面部麻木 5 年,加重伴左面部肌肉萎缩、耳鸣 1 年"。神经系统查体示右眼角膜反射减退,左侧三叉神经分布区浅感觉减退,左侧咀嚼肌、颞肌萎缩,共济运动障碍。MRI 示肿瘤骑跨左侧颅中窝、颅后窝,边界清楚、类圆形,T$_1$ 加权像为等信号或略低信号,T$_2$ 加权像为混杂信号,注射造影剂后肿瘤呈不均匀强化。CT 示左侧骑跨颅中窝、颅后窝混合密度占位性病变,岩骨尖骨质破坏吸收。

　　初步诊断:颅内占位性病变性质待查(左侧颅中窝、颅后窝),三叉神经鞘瘤可能性大。

　　鉴别诊断:①前庭神经鞘瘤,前庭神经鞘瘤常以耳鸣、听力下降发病,耳鸣呈持续高音调,逐渐出现听力下降,随着肿瘤体积的增大出现同侧第Ⅴ~Ⅺ脑神经及小脑、脑干受损的症状,晚期出现头痛、恶心、呕吐等高颅压症状。尽管在 CT 和 MRI 表现上前庭神经鞘瘤和三叉神经鞘瘤信号相似,发病位置相互靠近而难以区分,但前庭神经鞘瘤较三叉神经鞘瘤位置低,靠近内耳道,一般不骑跨颅中、后窝生长。CT 上可见内耳道扩大,MRI 显示肿瘤突向内耳道内。②海绵窦脑膜瘤,临床出现头痛、海绵窦综合征、癫痫。CT 显示海绵窦饱满,肿瘤呈均匀略高密度的肿块,边界清楚光滑,宽基底与颅骨或硬脑膜相连,可见颅骨增厚或变薄。MRI 肿瘤呈等 T$_1$ 和等 T$_2$ 信号,可见周围脑组织受压、推挤移位。③脑桥小脑角脑膜瘤和 Meckel 囊脑膜瘤,临床表现表现为单根多根脑神经麻痹,小脑和脑干受压症状,可有三叉神经分布区感觉异常、疼痛或感觉减退,常可累及颅中、后窝,但脑膜瘤多呈均匀一致密度增高的椭圆形肿块,很少呈哑铃形,有时肿瘤内出现钙化,增强后呈明显均匀强化,广基底型者伴有邻近骨质增生,瘤周可有水肿,在 MRI 上脑膜瘤具有特征性的等 T$_1$ 和等 T$_2$ 信号。三叉神经鞘瘤信号呈等 T$_1$ 或稍低 T$_1$,瘤周多无水肿,三叉神经鞘瘤 T$_2$ 信号明显高于脑膜瘤,增强后呈不均匀强化,而脑膜瘤强化效应明显强于三叉神经鞘瘤。④表皮样囊肿,位于脑桥小脑角区的表皮样囊肿,临床可有三叉神经痛和患侧耳鸣、听力下降症状,晚期出现脑桥小脑角综合征。神经系统检查可有第Ⅴ~Ⅷ脑神经功能障碍,面部感觉减退、听力下降,共济失调,少数出现舌咽神经和/或迷走神经麻痹。小脑、脑干受压症状少见。肿瘤 T$_1$WI 呈低信号,T$_2$WI 呈高信号,肿瘤形态不规则,沿着脑沟脑池向周围葡匐生长,对邻近组织压迫症状出现晚。T$_2$WI FLAIR 序列表皮样囊肿内可见数量不等的絮状稍高信号影,DWI 呈明显高信号影,较具特异性。

　　根据神经鞘瘤的治疗原则及手术适应证,建议患者行病变切除术,拟一期完全切除病变,术中电生理监测辅助定位、保护正常神经结构,常规修复脑膜及颅骨。

治疗过程：完善术前准备后，在全身麻醉下行"左颞下岩前入路肿瘤切除术"，术中行神经电生理监护以判定面神经、三叉神经和脑干功能。在颞部开颅的基础上，充分显露颞底，应用硬膜下入路，切开包裹颅中窝底肿瘤的硬膜，显露肿瘤。如有必要从Meckel囊下入囊后缘打开，尽量完全切除肿瘤。在肿瘤切除完成后，Meckel囊的硬膜缺损可用颞肌筋膜进行修补，以防脑脊液漏。见肿瘤位于右侧脑桥小脑角区，边界清楚，与小脑间有蛛网膜界面存在，灰红色，有完整包膜，瘤组织较韧，血供中等。三叉神经、后组脑神经受肿瘤的推挤，分别位于肿瘤的前上方和后下方，与肿瘤轻度粘连，分离较容易；面神经位于肿瘤的前下方，受肿瘤的挤压变形，与肿瘤紧密粘连。借助电生理监护判定肿瘤后表面无神经后，先切开肿瘤包膜行肿瘤囊内分块切除，使其体积逐渐缩小。再沿蛛网膜界面分离出肿瘤的上极和下极，分块切除肿瘤包膜。在高倍镜下分离出肿瘤与脑干的界面，借助电生理监护找出面神经的脑干端；磨除内耳道的后壁，切开内耳道内硬膜，分离出内耳道内肿瘤，借助电生理监护判定面神经的内耳道端，再边分离切除肿瘤边探测判定面神经走行，切除肿瘤而保持面神经结构完整。最后用刺激电极分别刺激面神经的脑干端和内耳道端，根据能否产生动作电位判定面神经功能状态。彻底止血后，严密缝合硬膜，常规关颅。术毕患者安返神经外科ICU。

术后查体：生命体征平稳，神志清楚，双瞳等大等圆，直径3mm，光反应灵敏，心、肺、腹无异常，四肢活动自如。保持营养及代谢平衡。24小时评价面神经功能为H-B I级，听力改善，左侧三叉神经分布区浅感觉无明显变化。48小时复查MRI示肿瘤全切，术区未见出血。

术后病理回报神经鞘瘤，CNS WHO 1级。

术后2周出院，随访1年肿瘤无复发（图7-4-14），三叉神经分布区浅感觉减退轻度改善。

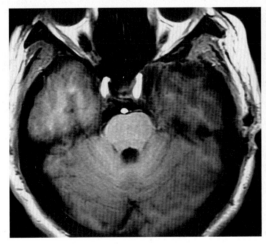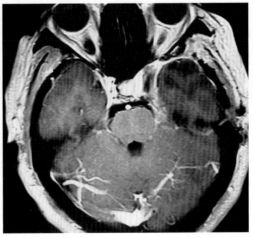

图7-4-14 患者随访1年后MRI

第五节 脑 膜 瘤

内容要点：

1. 脑膜瘤为脑外肿瘤，起源于蛛网膜帽状细胞；发生于幕上或颅底，常累及静脉窦，可包绕血管和神经并侵犯颅骨。

2. 多见于中老年人，女性多发，临床表现主要为头痛和与部位相关症状。

3. 80%~90%的脑膜瘤为CNS WHO 1级，生长缓慢（2~4mm/年）；病理学证实CNS WHO 2级和3级脑膜瘤具有高复发和高侵袭生长特性，建议切除后放疗。

4. 典型影像学特征 表现为伴有"脑膜尾征"均匀强化的脑外占位病变，周边有蛛网膜裂隙。

5. NCCN 指南治疗建议　治疗应综合衡量患者、肿瘤和治疗相关因素。对于无症状的脑膜瘤：小于 3cm 者推荐观察，大于 3cm 者可手术或直接放疗，有症状的脑膜瘤无论大小均建议手术或者直接放疗。术后放疗取决于肿瘤病理级别和切除程度。

脑膜瘤（meningioma）是起源于蛛网膜帽状细胞（并非硬脑膜）的脑外肿瘤，多数为良性，占原发颅内肿瘤的 1/4~1/3，其人群发生率为 5/10 万 ~7/10 万。常见于中老年人，发病高峰在 60~70 岁，儿童发病率低。总体上女性与男性比例约为 2：1。脑膜瘤的好发部位依次为幕上部位的矢状窦旁（可累及大脑镰和静脉窦）、大脑凸面和颅底部位的蝶骨嵴、嗅沟、鞍旁或鞍上和岩骨，少数起源于脑室脉络丛和视神经鞘，儿童脑膜瘤多位于脑室内和颅后窝。80%~90% 的脑膜瘤为良性（CNS WHO 1 级），经外科手术可达到治愈。

一、病因

迄今，脑膜瘤的病因仍存有争议。不同剂量的放射可能诱发脑膜瘤，通常发生在接受照射的 5 年以后。其他可能的因素包括头部外伤和病毒感染等。另外，内源性或外源性激素的增加使女性患者罹患脑膜瘤的风险增加。遗传因素所致的脑膜瘤见于神经纤维瘤病。

二、病理学

（一）大体病理

肿瘤体积大小不一，位于大脑半球或脑室内者呈圆球形或半球形，颅底肿瘤受颅底结构影响或包绕血管神经等可呈分叶状或哑铃型，某些为扁平状脑膜瘤。多数质地硬韧，伴有砂粒状改变或钙化，也有部分肿瘤质地较软。肿瘤基底广泛附着于硬脑膜，或侵犯颅骨。

（二）组织学分类与分型

脑膜瘤归属于脑膜上皮细胞肿瘤，组织病理学多样，WHO 分类共计 15 种亚型，其中内皮型、纤维型和过渡型（混合型）脑膜瘤最为常见。依据形态学特点可将脑膜瘤分为 3 级，CNS WHO 1 级者为良性，非良性的 CNS WHO 2 级和 3 级脑膜瘤有侵袭性生长和手术易复发的风险，具体分类见表 7-5-1。随病理级别增高，肿瘤细胞的有丝分裂活动增加，复发率增高和生存期缩短。以下简要说明非良性脑膜瘤的组织学特点。

表 7-5-1　脑膜瘤组织学分型

肿瘤类型		肿瘤类型	
低复发和低侵袭生长的脑膜瘤	内皮型	高复发和高侵袭生长的脑膜瘤	非典型
	纤维型		透明细胞型
	移形型		脊索样
	砂粒体型		横纹肌样
	血管瘤型		乳头状
	微囊型		间变性（恶性）
	分泌型		
	富于淋巴浆细胞型		
	化生型		

1. 非典型脑膜瘤　肿瘤细胞核分裂活动增高（核分裂象≥4/10HPF），可伴有下列三个或以上特点：细胞密度高，小细胞大核，核质比增高，核仁明显，无定型或片状生长方式和局部"自发的或地图样"坏死。WHO 中枢神经系统肿瘤分类 2021 年修订版将肿瘤核分裂象≥4/10HPF 合并肿瘤侵犯脑组织（以前作为分期指标而非分级指标）作为病理学标准，可以单独诊断 CNS WHO 2 级非典型脑膜瘤。

2. 透明细胞型脑膜瘤　好发于脑桥小脑角池区，以儿童和青少年多见。大部分细胞排列无序，即使出现旋涡状排列亦不明显;胞质内含有丰富的糖原,血管周围和间质胶原沉积为突出特征。透明细胞型脑膜瘤有明显复发倾向,少数可出现脑脊髓播散种植转移,因此透明细胞型脑膜瘤被归入 CNS WHO 2 级。

3. 脊索样脑膜瘤　瘤内局部组织学上与脊索瘤相似,脊索瘤样区域与脑膜瘤样区域相混杂;间质内有黏液性基质,可有慢性炎症细胞浸润。此类肿瘤即使近全切除复发率仍较高,因此归入 CNS WHO 2 级。

4. 横纹肌样脑膜瘤　簇状或片状排列的横纹肌样细胞,胞核偏心,核仁明显,胞质嗜酸性,有旋涡样中间丝。横纹肌样脑膜瘤和乳头状脑膜瘤常伴活跃的核分裂象等非典型或间变性特征,因此既往 WHO 分类一直将横纹肌样脑膜瘤和乳头状脑膜瘤归为 3 级,但 2021 版 WHO 分类中提到局灶横纹肌样会乳头状特征并非此类肿瘤独立预后因素。

5. 乳头状脑膜瘤　少见,好发于儿童。肿瘤细胞常位于血管周围,呈假乳头状排列。75% 脑组织浸润,55% 复发,20% 发生转移(主要至肺)。

6. 间变性(恶性)脑膜瘤　组织学上呈现明显的远超过不典型脑膜瘤的恶性肿瘤特征,诊断依据为有丝分裂活性增高,细胞有丝分裂≥20/10HPF,患者平均生存期 <2 年。但需要注意肿瘤的恶性进展潜能,因某些肿瘤具有介于不典型脑膜瘤和恶性脑膜瘤过渡的组织学特征。

(三) 免疫组化

脑膜瘤免疫组化染色表现为生长抑素受体(SSTR-2)、上皮膜抗原(EMA)阳性,波形蛋白(vim)表达见于所有脑膜瘤,而 S-100 表达不一。

三、分子生物学

(一) 生长因子及其受体、类固醇激素及其他因子

脑膜瘤的生长、发展与生长因子及其受体、类固醇激素等因子有关。概况如下:①生长因子及其受体包括血小板源性生长因子(PDGF)、表皮生长因子(EGF)、血管内皮生长因子(VEGF)和成纤维细胞生长因子(FGF)等;②类固醇激素,包括雌激素、黄体酮和雄激素等;③其他因子,包括生长抑素、多巴胺、干扰素、白介素及内皮素等。

(二) 分子遗传学

包括 22 号染色体、NF2 基因、merlin 蛋白等的异常改变。22 号染色体单体型是最常见的染色体改变,约占所有脑膜瘤患者的半数。NF2 基因位于 22 号染色体长臂(22q),在脑膜瘤中,编码 NF2 基因的染色体区域 22q12.2 发生等位基因缺失较为常见,大多数 NF2 基因相关的脑膜瘤和 40%~70% 散发脑膜瘤存在 22q12.2 等位基因缺失。在 WHO 分级的各级脑膜瘤中 NF2 基因突变情况几乎相同,推测 NF2 基因可能与脑膜瘤的发生有关,与脑膜瘤生物学行为恶性转化无关。merlin 蛋白是 NF2 基因编码的蛋白,与细胞生长、增殖、迁移有关,NF2 基因突变产生无功能蛋白,可能与脑膜瘤有关。22 号染色体上与脑膜瘤有关的基因还有 BAM22(22q12.2)、BCR(22q11)、TIMP3(22q12)等。染色体 1p、6q、10q、14q、18q 基因拷贝数减少及 1q、9q、12q、15q、17q、20q 基因拷贝数增加在非典型脑膜瘤中常见。间变性脑膜瘤中 6q、10q、14q、9p 基因拷贝数减少,17q23 基因拷贝数增加相对常见,这种染色体的改变可能提示良性向非典型和恶性转化的进程。

脑膜瘤常见的基因突变与肿瘤的组织学类型相关,TRAF7、KLF4 与分泌型脑膜瘤相关,AKT1、SMO、POLR2A 与内皮型脑膜瘤相关,SMARCE1 与透明细胞型脑膜瘤相关,BAP1、PBRM1 与横纹肌样脑膜瘤和乳头状脑膜瘤相关。需要注意的是,具有 TERT 启动子突变或 CDKN2A/B 纯合性缺失的脑膜瘤,可以在不考虑组织学级别的情况下直接诊断为 CNS WHO 3 级。H3 K27me3 核表达缺失的脑膜瘤预后较差。

四、临床表现

1. 病程长　通常生长缓慢,症状甚至可达数年。少数生长迅速、病程短、术后易复发和间变。非良性脑膜瘤尤其见于儿童和年轻患者。

2. 局灶性症状　因肿瘤呈膨胀性生长和累及硬脑膜,患者往往以头痛为首发症状,其他症状包括肢体无力或癫痫、脑神经受累和小脑 - 脑干症状。不同部位脑膜瘤可出现相应的局灶症状,如嗅沟脑膜瘤出现

嗅觉丧失和 Foster-Kennedy 综合征,鞍结节脑膜瘤出现视力下降,海绵窦脑膜瘤出现眼肌麻痹和复视等,岩尖脑膜瘤出现三叉神经痛和面部麻木,CPA 脑膜瘤出现耳鸣、听力下降等,枕大孔脑膜瘤出现颈项部疼痛和肢体感觉或运动异常等。

3. 颅内压增高症状多不明显,尤其在老年患者中 因 CT 和 MRI 检查的普及,许多患者因不相关的症状查体或外伤后检查偶然发现。因肿瘤生长缓慢,甚至肿瘤往往生长至巨大而临床症状仍不显著。有时患者眼底检查发现视乳头水肿已很严重,或继发视神经萎缩,而头痛并不剧烈,无呕吐。当神经系统失代偿时,才出现颅内压增高的表现,病情迅速恶化。

4. 对颅骨的影响 邻近颅骨的脑膜瘤常可引起骨质的变化。可表现为骨板受压或吸收变薄,某些肿瘤引起骨质增生或破坏,甚至穿破骨板侵蚀至帽状腱膜下,头皮局部可见隆起。也可使骨内板增生,增厚的颅骨内可见肿瘤组织(图 7-5-1)。

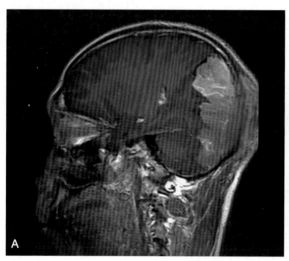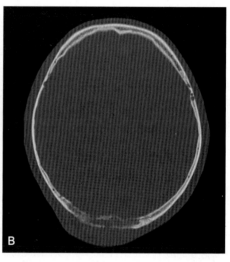

图 7-5-1 MRI 及 CT 图像

A. MRI 强化扫描(矢状位)显示幕上 - 下脑膜瘤,侵蚀枕部颅骨和帽状腱膜至皮下,致头皮隆起;B. CT 骨窗像显示枕部颅骨虫蚀样破坏,伴有骨质增生。

五、辅助检查

目前诊断脑膜瘤的辅助检查主要为 CT 和 MRI。CT 骨窗像可以清晰显示肿瘤邻近颅骨骨质的变化,而 MRI 在脑膜瘤的定性和定位诊断以及显示毗邻血管神经结构等方面具有诸多优势,诊断特征包括:以硬脑膜为宽基底的占位性病变,均匀强化,脑膜尾征和脑脊液裂隙等。另外,脑膜瘤属于脑外(轴外)肿瘤这一特点对诊断有很大帮助,即使影像学表现不典型,如微囊型脑膜瘤等。

（一）CT

多数脑膜瘤可经 CT 扫描检出,影像特征包括:①肿瘤呈圆形、扁平状或分叶状,边界光滑清晰。②呈等密度或稍高密度,少数可不均匀或呈低密度。20%~30% 的脑膜瘤可见不同程度钙化(图 7-5-2A),约 15%的脑膜瘤伴有不典型的坏死、囊变或瘤内出血。③局部颅骨骨质改变,多表现为增生,少数可呈骨质吸收或破坏,后者为肿瘤侵犯的表现。④增强扫描多数呈显著均一强化。钙化明显的砂粒型脑膜瘤可不强化;⑤瘤周水肿,CT 平扫显示为瘤周低密度区。

（二）MRI

脑膜瘤 MRI 表现:①T_1 加权像上大多数脑膜瘤呈与灰质等信号,少数略低或低信号,个别为略高信号。T_2 加权像上多呈与灰质等或略高信号,少数为高信号,低信号较少。较大的脑膜瘤在 T_1 和 T_2 加权像上信号强度可以不均。75% 的脑膜瘤的 T_2 加权像信号强度可能与病理亚型有关,如纤维型多为低信号,内皮型多为高信号。②脑膜瘤多以宽基底与硬脑膜相连,且与硬脑膜相连处为钝角,与硬脑膜粘连较窄的

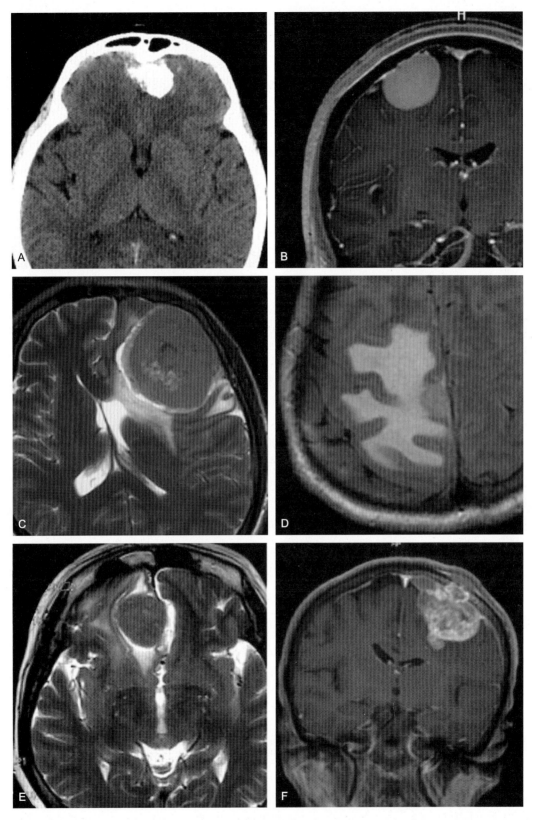

图 7-5-2　脑膜瘤影像学表现

A. 头颅 CT 平扫显示额部镰旁脑膜瘤钙化；B. 头颅 MRI 冠状位增强扫描，显示"脑膜尾征"；C. 头颅 MRI 轴位 T$_2$ 像，显示脑脊液 - 血管间隙；D. 头颅 MRI 轴位 FLAIR 像，显示镰旁脑膜瘤伴严重水肿；E. 头颅 MRI T$_2$ 像轴位，显示皮质及白质受压征；F. 头颅 MRI 增强冠状位，显示脑膜瘤侵及颅骨、骨板向外隆起。

"带蒂脑膜瘤"较为少见,与硬脑膜毫无粘连的脑膜瘤更为少见,可见于儿童。③脑膜尾征,是脑膜瘤最为特征性的影像学表现,又称"鼠尾征"(图 7-5-2B),可能是异常的毛细血管通透性增加、局部血流量增加、水肿、肿瘤浸润硬脑膜所致。但应注意,"脑膜尾征"并非脑膜瘤特有,也可见于邻近硬脑膜的其他病变,如胶质瘤、淋巴瘤、肉瘤、神经鞘瘤、转移瘤和孤立性纤维性肿瘤。④肿瘤与脑组织之间的脑脊液 - 血管间隙,在 T_1 上呈狭窄的低信号带(图 7-5-2C)。此间隙为肿瘤和脑表面的蛛网膜下腔及其内的血管。⑤T_2WI 和 FLAIR 上可清晰显示瘤周水肿(图 7-5-2D)。⑥皮质及白质受压征,提示脑外肿瘤的征象,肿瘤推挤邻近的脑组织,引起邻近的皮质和白质受压变扁(图 7-5-2E)。⑦其他,如骨质改变,包括增生、吸收、破坏,骨板受压变薄、向外隆起等。脑膜瘤可呈浸润性生长,可长入板障,蚀破骨质侵入颅外软组织(图 7-5-2F)。

多数脑膜瘤都具有典型的 CT 和 MRI 表现,但有时容易出现漏诊,后者常见于:①小的无症状脑膜瘤,无占位效应及水肿,尤其是靠近顶部者;②多发脑膜瘤中小的脑膜瘤。

六、治疗

脑膜瘤的治疗方法包括动态观察、手术治疗、放疗和药物治疗。

(一) 外科治疗

脑膜瘤多属于良性肿瘤,手术全切可治愈,但由于手术存在风险及相应的并发症,加之无症状检出者比例不断增加,许多患者在随访过程中不产生临床症状,所以应谨慎把握手术指征。手术决策应考虑以下因素:①全面评估患者的手术风险、效果及预后。包括肿瘤的大小和部位,患者的症状、年龄、基础疾病情况、带瘤生存心理承受能力等。②偶然发现的无症状脑膜瘤,尤其是老年患者,可定期复查头颅 MRI,观察肿瘤生长情况再决定是否需要手术。③若肿瘤占位效应明显,伴有神经功能障碍、瘤周水肿明显应积极手术治疗。④对于明显影响神经功能(包括视力、视野、听力、运动、语言等)等脑膜瘤应相对积极并争取全切;而对包绕颅内动脉,预见切除后出现明显脑神经麻痹,如岩斜区等部位脑膜瘤,应考虑保留功能前提下尽可能切除肿瘤,而不应强求全切。⑤海绵窦内脑膜瘤直接开放手术可能导致脑神经麻痹等并发症,应慎重考虑手术利弊。

手术切除程度越高,术后复发机会越低。1957 年 Simpson 介绍了脑膜瘤切除程度的 5 级分类法,目前最为公认(表 7-5-2)。在保留功能的前提下,能做到全切除者应争取根治性全切,以减少复发,且复发再次手术者,由于局部结构紊乱、粘连,手术难度较大,全切更为困难,手术风险及并发症出现的可能性增加。

表 7-5-2　脑膜瘤切除程度的 Simpson 分级

分级	切除程度
Ⅰ级	肉眼下全切肿瘤,肿瘤附着处硬膜及所有受累骨质一并切除
Ⅱ级	肉眼下全切肿瘤,肿瘤附着处硬膜没有切除,仅灼烧
Ⅲ级	肉眼下全切硬膜内的肿瘤,没有切除或灼烧肿瘤附着处硬膜或硬膜外肿瘤
Ⅳ级	次全或部分切除肿瘤
Ⅴ级	开颅减压,肿瘤仅活检

(二) 放疗

放疗包括常规放疗、适形或调强放疗和 SRS。放疗适用于以下方面:①CNS WHO 3 级和 2 级脑膜瘤切除术后;②未能全切的脑膜瘤,估计很可能复发;③复发的脑膜瘤再手术风险较大;④具有手术禁忌证或患者基础状态差,手术存在高风险。SRS 是指对小靶区进行立体定向、高度聚集、高剂量的照射,包括 X 刀、伽玛刀、射波刀等,以远离重要神经结构(如视神经、视交叉、脑干等)的小型肿瘤(≤3cm)为宜。

放疗常见的副作用包括:脑水肿、放射性坏死、神经功能障碍、认知功能障碍、癫痫、脑积水、内分泌紊乱等。长期的随访及随机的临床研究对于评价放疗的疗效十分必要。

（三）药物治疗

用于复发且不能进行手术和放疗的患者。目前文献报道的药物主要有五类：①细胞毒性药物，如羟基脲、替莫唑胺、伊立替康等；②抗性激素类药物，如他莫昔芬、米非司酮等；③生长激素类似物，如奥曲肽、帕瑞肽等；④分子靶向药物，如伊马替尼（PDGFR 抑制剂）、贝伐单抗（VEGF 抑制剂）、吉非替尼和埃罗替尼（EGFR 抑制剂）、舒尼替尼（VEGF 和 PDGFR 抑制剂）等；⑤免疫调节药物，如 IFN-α 等。由于研究大多数样本量较少，且缺乏同质性（脑膜瘤分级、部位、切除程度、手术放疗情况等），因此解释这些药物的疗效具有局限性。据临床试验有效性，目前 NCCN 指南推荐生长激素类似物（如奥曲肽扫描阳性）、IFN-α（2B 类证据）、舒尼替尼（2B 类证据）。

指南解读

NCCN 治疗指南解读：脑膜瘤

1. 无症状的脑膜瘤　小于 3cm 者推荐观察，对可能引发神经功能障碍者应手术或直接放疗（需考虑肿瘤和治疗相关风险，如视神经附近脑膜瘤）；大于 3cm 者建议手术或者直接放疗。

2. 有症状的脑膜瘤　无论大小均建议手术或者直接放疗。

治疗选择应考虑患者因素（年龄、行为能力、伴随疾病和治疗意愿）、肿瘤因素（大小级别、生长速度、部位、症状的严重程度以及不治疗的后果）和治疗相关风险（手术或放疗所致并发症、完全切除的可能性、肿瘤进展能否得到肿瘤外科或放疗专家的治疗）等。

术后放疗适用于：CNS WHO 3 级脑膜瘤和未完全切除的 CNS WHO 2 级脑膜瘤，完全切除但有症状的 CNS WHO 1 或 2 级脑膜瘤可考虑放疗。

七、预后

脑膜瘤复发率与肿瘤的外科切除程度和组织病理学级别有关。某些部位脑膜瘤肿瘤手术全切并不容易，尤其对于颅底及窦旁脑膜瘤很难做到 Simpson I 级切除。某些部位的脑膜瘤的生长部位与较高的复发率相关：如内侧型蝶骨嵴脑膜瘤和矢状窦旁脑膜瘤的复发率较高。术后复发率在不同研究系列有所不同；蝶骨嵴脑膜瘤复发率最高（>20%），矢状窦旁脑膜瘤次之（8%~24%）。凸面和鞍上脑膜瘤分别为 5% 和 10%。另外，脑膜瘤复发与 WHO 分级有关，CNS WHO 1 级的脑膜瘤 5 年复发率为 5%，CNS WHO 2 级的脑膜瘤 5 年复发率 40%，CNS WHO 3 级的脑膜瘤 5 年复发率可达 80%，平均生存期 <2 年。

（一）大脑凸面脑膜瘤

大脑凸面脑膜瘤（convexity meningioma）是指起源于大脑凸面，其肿瘤基底与颅底硬脑膜或静脉窦无关（图 7-5-3）。约占颅内脑膜瘤的 22%。常发生于额部、顶部、颞部、枕部、外侧裂等处，以额、顶部最为常见。Cushing 和 Eisenhardt 将凸面脑膜瘤分为冠状缝前型、冠状缝型、冠状缝后型、旁中央型、顶叶型、枕叶型和颞叶型。

大脑凸面脑膜瘤可无任何症状，检查时偶然发现。引起的局灶症状与肿瘤的位置有关，早期可出现局部刺激症状，如癫痫发作、幻听、幻视等，后期可出现功能破坏症状，如感觉减退、肌力减弱、视野缺损。局灶症状主要包括：①癫痫；②精神症状；③锥体束损害；④感觉障碍；⑤失语；⑥视野改变。

大脑凸面脑膜瘤影像学诊断并不困难，其典型特征：附着于硬脑膜的类球形肿块，边界清晰，周围可伴或不伴水肿，常见钙化，少数可有坏死及囊变、出血，增强扫描强化明显，可见脑膜尾征。肿瘤附着处骨质增生。但凸面脑膜瘤不典型的影像表现有时诊断并不容易，微囊型脑膜瘤需与胶质瘤鉴别；小的凸面脑膜瘤伴周围严重水肿，需要与转移瘤、淋巴瘤鉴别；扁平型脑膜瘤为一种生长特殊的脑膜瘤，它沿硬脑膜生长蔓延，不形成明显肿块，需要与脑膜转移癌鉴别。

手术将肿瘤及肿瘤附着处硬膜、所有受累骨质一并切除（Simpson I 级），具有较低的复发率，因此凸面脑

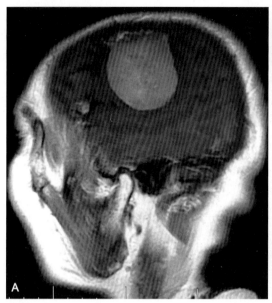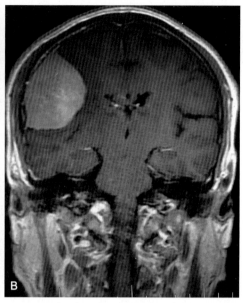

图7-5-3　大脑凸面脑膜瘤 MRI

A. 头颅 MRI 增强矢状位,显示额顶部凸面脑膜瘤,明显强化;B. 头颅 MRI 增强冠状位,显示大脑半球
凸面脑膜瘤伴有明显的脑膜尾征。

膜瘤应尽量做到 SimpsonⅠ级切除。Al-Mefty 提倡 0 级切除,切除范围包括肿瘤、病变硬膜至正常硬膜缘和
受累骨质,用这种方法切除 37 例无复发。近年来,神经导航应用较为广泛,具有术前准确定位肿瘤、指导
头皮切口及骨窗设计、确定切除范围、减少手术损伤等优点,值得推广。

（二）蝶骨嵴脑膜瘤

蝶骨嵴脑膜瘤(sphenoid wing meningioma)是起源于蝶骨大、小翼上的脑膜瘤,内始自前床突,外抵翼点。
占颅内脑膜瘤的 12%,居第三位,仅次于矢状窦旁脑膜瘤和凸面脑膜瘤。1938 年 Cushing 根据蝶骨嵴脑
膜瘤的生长方式、部位及症状和手术特点,首先阐述了其分类。蝶骨嵴脑膜瘤形态上有球形、扁平形两种。
扁平形脑膜瘤颅内压增高症状少见且出现较晚,可出现患侧颞部骨质显著增生、硬化和隆起。Cushing 分
类中球形脑膜瘤按肿瘤附着点位置分为三类:内 1/3（前床突）、中 1/3（蝶骨小翼）、外 1/3（蝶骨大翼）。其
发生率以内、中、外依次增高。由于肿瘤附着点可能较宽,不能划入其中任何一类,且根据手术特点和难
度不同,故临床上常有内侧型与外侧型之分(图 7-5-4)。内侧型中起源于前床突的脑膜瘤亦可归入鞍上脑
膜瘤。

蝶骨嵴脑膜瘤的临床表现取决于肿瘤的部位和生长方向。向内侧可长至鞍区侵犯海绵窦,甚至蝶窦
内;向外侧沿蝶骨嵴生长;向前可凸向颅前窝,也可长入视神经管或沿眶上裂长入眶内;肿瘤亦可骑跨蝶骨
嵴向颅前中后窝生长侵犯岩斜部。内侧型肿瘤早期症状明显,累及蝶骨嵴内侧有许多重要结构,包括同侧
视神经、眶上裂、海绵窦、颞叶内侧、大脑脚和垂体等,如肿瘤压迫视神经、包绕视神经孔和视神经管可引起
单侧视力损害和原发性视神经萎缩;压迫眶上裂可出现眶上裂综合征;累及海绵窦可出现海绵窦综合征;
颞叶内侧受压可出现嗅觉减退、幻嗅、颞叶癫痫等;大脑脚受压可出现对侧肢体偏瘫;垂体功能减退;单侧
突眼;精神症状及智力下降;涉及优势半球可出现失语等。外侧型症状出现较晚,早期可仅有头痛而缺乏
定位体征,压迫蝶顶窦致静脉回流受阻。可出现颞叶癫痫发作,肿瘤向后生长时可出现对侧同向偏盲,如
肿瘤侵犯颞部骨质,可出现局部隆起。

影像学上,蝶骨嵴脑膜瘤具有典型脑膜瘤的影像表现,诊断一般并不困难。蝶骨嵴脑膜瘤典型表现:
以蝶骨嵴为中心,跨前、中颅底团块状实质性占位,沿蝶骨嵴形成脑膜尾征。颅骨继发改变是脑膜瘤的重
要特征。靠近鞍旁的蝶骨嵴内侧脑膜瘤需要与海绵窦内海绵状血管瘤鉴别,后者呈外侧大、内侧小哑铃状
占位,T_2 加权像上呈边界锐利的均匀显著高信号是其重要特征。

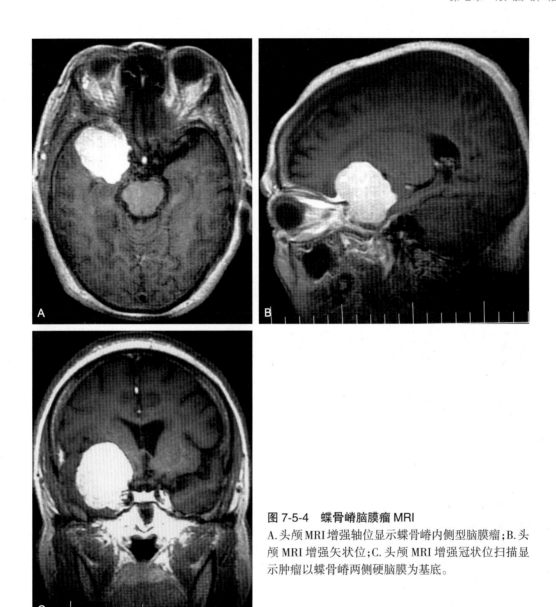

图 7-5-4　蝶骨嵴脑膜瘤 MRI
A.头颅MRI增强轴位显示蝶骨嵴内侧型脑膜瘤;B.头颅 MRI 增强矢状位;C.头颅 MRI 增强冠状位扫描显示肿瘤以蝶骨嵴两侧硬脑膜为基底。

　　CTA 可显示肿瘤与血管的关系,术前评估肿瘤对颈内动脉及其主要分支的推挤、粘连和包裹关系,内侧型肿瘤与颈内动脉及其分支关系密切,巨大者可累及大脑前动脉、后交通动脉和脉络膜前动脉。必要时可行 DSA 检查。

　　全切蝶骨嵴脑膜瘤又不增加患者的神经功能损害并非易事。特别是内侧型肿瘤,其位置深在、邻近颈内动脉及其分支、视神经和动眼神经以及蝶顶窦等重要结构,手术难度较大。无论内侧型还是外侧型肿瘤,目前多采用额颞开颅翼点入路,可根据肿瘤大小、生长方向灵活调整骨窗范围。尽量磨除蝶骨嵴外侧,以获得良好的术野显露和操作空间。以蝶骨嵴为中心半弧形切开硬脑膜,解剖外侧裂,释放脑脊液,获得充分的操作空间。可先离断部分肿瘤基底,为保护重要结构,可采用超声吸引器(CUSA)将瘤内减压以减少肿瘤体积,结合瘤外分离,分块切除肿瘤。注意保护肿瘤周围重要神经 - 血管结构,同时还需注意保护动脉的分支及细小穿支血管。

　　(三) 鞍结节脑膜瘤

　　鞍结节脑膜瘤(tuberculum sellae meningioma)(图 7-5-5),通常归于鞍上脑膜瘤。鞍上脑膜瘤包括起源于鞍结节、前床突、鞍膈和蝶骨平台的脑膜瘤。因上述解剖结构邻近,有时肿瘤较大附着点较宽,累及多处,且术前准确区分它们较为困难,故临床对上述区域脑膜瘤习惯称之为鞍结节脑膜瘤。鞍结节脑膜瘤占颅

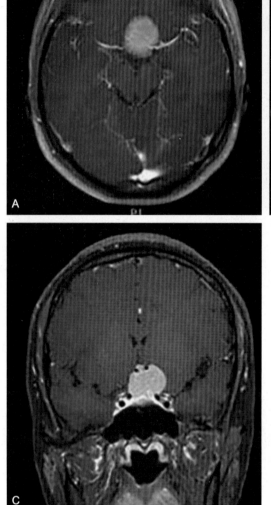
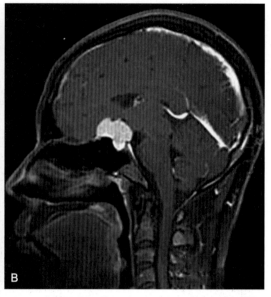

图 7-5-5　鞍结节脑膜瘤 MRI
A. 矢状位平扫;B. 增强扫描;C. 轴位 T_2;显示鞍上肿瘤,位于双侧视神经和颈内动脉之间,宽基底延伸至鞍内,均匀明显强化。

内脑膜瘤的 4%~10%。诊断时平均年龄为 40 岁,男女性别比例 1:3。

　　隐匿发展的视力、视野障碍是鞍结节脑膜瘤最主要症状,约 80% 的患者为首发症状。因肿瘤部位和生长方向有异,临床上可表现为多种形式的视力障碍和视野缺损。单侧视力障碍占 55%,双侧视力障碍占 45%,视野障碍以单眼视力下降,另一眼颞侧偏盲或双颞侧偏盲多见。头痛是该部脑膜瘤另一常见症状。肿瘤压迫垂体、垂体柄和下丘脑,可出现内分泌功能障碍,以鞍膈脑膜瘤多见。少数患者可出现精神障碍、嗅觉障碍、癫痫、眼肌麻痹、肢体运动障碍等。

　　影像学具有脑膜瘤的典型特征,通过 CT 和 MRI 检查容易诊断。包括:鞍上或鞍内类圆形肿块,边界清晰,可见钙化,增强扫描明显均匀强化,可见"脑膜尾征"。CT 可更好观察骨质改变情况。MRI 可清晰显示肿瘤与鞍区、鞍旁如视神经、第三脑室、垂体、海绵窦等结构的关系。鞍膈脑膜瘤向鞍内生长时与垂体大腺瘤鉴别,前者常可见到受压变扁的正常垂体,与肿瘤有明显分界。

　　手术是鞍结节脑膜瘤最有效的治疗方法。常用的手术入路有翼点入路和单侧额下入路,对于瘤体特别巨大者,现较小采用双额冠状开颅,结扎前矢状窦经纵裂入路。翼点入路通过广泛去除蝶骨嵴和充分解剖侧裂,只需少许程度的脑组织牵拉就可到达鞍上,现在已为神经外科医师广泛采用。手术入路应根据肿瘤的大小和生长方式的不同进行选择,此外,手术入路选择与术者对某一手术入路的理解程度及习惯有一定关系,并无固定原则。瘤体较小者,可先电凝处理肿瘤基底部,阻断血供,然后分块切除肿瘤。肿瘤较大时,可先切开瘤包膜,将瘤内容物分块切除,使瘤包膜充分变薄,仔细分离与周围重要结构粘连,最后分块切除瘤包膜和处理肿瘤基底部。鞍结节脑膜瘤与视神经、前循环血管关系密切,质地较韧的肿瘤,常将血管、神经推移至肿瘤的周边,其间有一层蛛网膜界面,保持蛛网膜界面的完整性,对于保护血管、神经、垂体柄等重要结构非常重要。颈内动脉内侧发出的穿支血管供血双侧视神经和视交叉,在切除肿瘤时,应注意保护,对于保护视力较为关键。

【典型病例】

患者,男,34岁,左下肢麻木1年,加重伴力弱2个月。无明显头痛和呕吐,无肢体抽搐。既往健康。

行头颅MRI检查发现右额顶交界区占位性病变伴有瘤周水肿,进一步行磁共振静脉成像(MRV)显示上矢状窦中后部纤细(图7-5-6)。

初步诊断:上矢状窦脑膜瘤(右额顶交界区)。

经术前准备行右额马蹄形切口(过中线2cm),双额顶开颅(左侧为主),肿瘤切除术。术后行脱水、激素和抗癫痫治疗,无新发神经功能缺失,出院。组织病理学结果:内皮型脑膜瘤(CNS WHO 1级)。

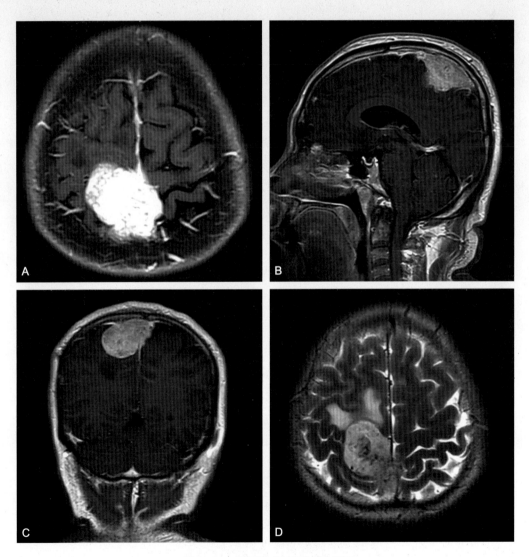

图 7-5-6 患者头颅 MRI 及 MRV

A~C.头颅 MRI 增强轴位、矢状位和冠状位,显示右侧额顶交界区矢状窦脑膜瘤,侵犯至窦内,均匀强化,边界不规则;D.轴位 T$_2$WI 显示瘤周水肿。

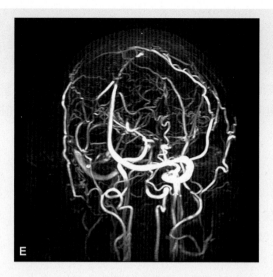

图 7-5-6(续)
E. 增强 MRV 显示上矢状窦中后部纤细,血流减
少,右侧横窦缺如。

病例解析:根据术前的影像学资料,手术切除肿瘤可能发生较为严重的并发症是对侧肢体运动或感觉障碍,其主要原因是什么,如何处理?

肿瘤位于功能区(额顶交界区,中央沟附近),体表投射在下肢代表区,肿瘤侵犯上矢状窦向窦内和对侧生长。并发症发生的主要原因是:①手术直接损伤该区域大脑皮层和纤维传导束;②毗邻静脉回流障碍,造成脑水肿加重甚至静脉梗死性出血。

处理措施包括:①术前、术中和术后应用甘露醇和激素,以降低颅内压;②手术中应准确定位肿瘤,开颅骨瓣应充分暴露肿瘤;③分块切除肿瘤以减少体积,强调沿肿瘤周 - 蛛网膜界面分离毗邻脑组织和动静脉血管;④止血以贴敷和少量压迫为主,减少电灼静脉血管以保持其通畅,静脉窦修补酌情进行。

第六节　黑色素瘤

内容要点:

1. 流行病学　颅内黑色素瘤是一种少见的颅内恶性肿瘤。转移性黑色素瘤多见,原发性黑色素瘤罕见。

2. 病因学　颅内转移性黑色素瘤常由皮肤黑色素瘤转移而来,近75%的皮肤黑色素瘤转移患者有脑转移。颅内原发性黑色素瘤起源于正常软脑膜组织中的黑色素细胞,尚未发现颅内原发性黑色素瘤的明确病因。

3. 病理生理　肿瘤呈黑棕色,质软,边界清楚,血运丰富,沿脑膜扩散、向脑组织蔓延,脱落的肿瘤细胞可在蛛网膜下腔播散,在颅内形成数个瘤结节。恶性程度高的肿瘤还可侵蚀颅内血管甚至颅骨。

4. 临床表现　颅内黑色素瘤恶性程度高,病程短,发展快,主要表现颅内压升高、神经功能障碍、癫痫等。肿瘤易于出血,可表现为急性自发性颅内出血。

5. 诊断　继发病变多有皮肤和其他黑色素瘤,辅助检查主要有头颅 CT、MRI 和 PET,PET 灵敏度和特异度高。

6. 治疗　综合治疗为主,预后差,生存期多不超过 1 年。手术是颅内原发性黑色素瘤的首选,单发病变可在手术后联合全脑放疗、SRT、化疗、免疫治疗和靶向治疗。

一、病因

颅内黑色素瘤(intracranial melanoma)中的转移性黑色素瘤常来自皮肤黑色素瘤,后者多由于过度的紫外线照射损伤皮肤细胞 DNA 所致,且遗传因素也有影响,有的家族中罹患本病的概率显著高于一般水平。颅内原发性黑色素瘤起源于正常软脑膜组织中的黑色素细胞。迄今为止,未发现颅内原发性黑色素瘤的明确病因。颅内原发性黑色素瘤与家族病史、紫外线照射或皮痣均无明显关联。

二、病理生理

(一)病理学

正常人软脑膜中的黑色素细胞可见于脑底部、脑干底面、视交叉、脑叶沟/裂处,在黑色素细胞转变为肿瘤细胞后,可沿脑膜扩散、向脑组织蔓延。脱落的肿瘤细胞可在蛛网膜下腔播散,在颅内形成数个瘤结节。恶性程度高的肿瘤还可侵蚀颅内血管甚至颅骨。

大体观察常见肿瘤呈黑棕色,质软,边界清楚,血运丰富,可有周围骨质破坏,可侵袭脑实质。镜下观察常见肿瘤细胞为梭形或多角形,富含黑色素颗粒聚集或呈层状,细胞核大且多呈分裂象。

(二)分子病理学

对黑色素瘤标本进行常规 HE 染色检查后,一般足以给出准确的病理诊断。但是在一些复杂的病例中,其他的辅助检查如免疫组化、电镜、原位杂交等能协助确诊。

目前已明确两类黑色素瘤分化标志物,一类具有较高敏感性,如 S-100 蛋白和 HMW-HAA 抗原,其中钙附着蛋白 S-100 的染色对黑色素细胞和黑色素瘤均有很高敏感性,且 S-100 还是确认黑色素瘤中梭形成分的最可靠标志。另一类标志物具有较高的特异性,如 GP100/HMB45 和 MelanA(MART-1)等。HMB45 可以识别黑色素小体特异性的 GP100,而对痣细胞、黑色素细胞具有很高的特异性,但由于其杂合性染色模式与低敏感型而致使用受限,其假阴性率高达 35%。虽然结合使用上述两类分子诊断标志物可以提高诊断效率,但对一些复杂的病理诊断仍不完美。

三、临床表现

因肿瘤生长迅速,本病病程一般较短。颅内黑色素瘤的临床表现不典型,主要为颅内肿瘤占位效应导致颅内压升高、神经功能障碍、癫痫等。由于黑色素瘤病理上有易于出血的特性,颅内黑色素瘤患者也可表现为急性自发性颅内出血。当肿瘤细胞坏死,其内含的黑色素可进入脑脊液、血液循环并最终通过肾脏排出,出现黑色素尿。

四、辅助检查

1. CT　对大于 1cm 的病灶而言,CT 平扫可见均匀高密度或混杂密度病灶。由肿瘤出血引起的出血性病灶也可通过头颅 CT 平扫发现。增强后多数肿瘤强化均匀,边界清或不清,病灶周围可有水肿

2. MRI　因肿瘤内黑色素含量丰富、可分布不均,常伴出血,多数颅内黑色素瘤表现为 T_1 高信号,T_2 低信号或高、低混合信号。增强后常见不均匀强化。

3. PET/CT　颅内黑色素瘤的代谢率高于正常组织,并摄取利用更多葡萄糖,故在 PET/CT 中代谢活跃明显。有荟萃分析显示,PET 的整体灵敏度为 92%,特异度为 90%。

五、诊断及鉴别诊断

对蛛网膜下腔出血的患者,若脑脊液检查中发现黑色素细胞,可明确诊断。

对一般患者,根据其他部位的黑色素瘤病史,颅内转移性黑色素瘤诊断相对容易。因颅内原发性黑色素瘤临床表现无特征性,需要与其他类型的颅内肿瘤如脑膜瘤、胶质瘤等相鉴别。

诊断颅内原发性黑色素瘤需排除转移性黑色素瘤的诊断。有学者提出需满足三个基本条件:①皮肤及眼球未发现有黑色素瘤;②上述部位以前未做过黑色素瘤切除术;③内脏无黑色素瘤转移。

六、治疗

黑色素瘤对化疗和放疗抵抗,脑转移患者的预后更差。患者的一般情况、临床症状、脏器受累情况、脑转移瘤的位置和大小都影响着临床医师的治疗决策。

1. 颅内转移性黑色素瘤　颅内多处转移的患者常不具备手术指征。这些患者很可能已经伴发了多器官转移。临床医师更多采取姑息治疗。在少数多处转移患者,手术被用于清除黑色素瘤转移瘤伴发的颅内血肿。对于局部肿瘤的治疗可选的治疗方案包括全脑放疗加局部补量、手术、SRT、化疗和免疫疗法等方式。支持性治疗包括糖皮质激素治疗脑水肿相关症状、抗癫痫、镇痛等。

2. 颅内原发性黑色素瘤　手术是治疗颅内原发性黑色素瘤的第一选择。手术是否全切肿瘤直接影响患者预后。目前学者多提倡综合治疗,在手术后联合全脑放疗、SRT、化疗、免疫治疗和靶向治疗等。

七、预后与转归

颅内转移性黑色素瘤预后差,治疗后患者生存期多不超过 1 年。

颅内原发性黑色素瘤预后稍好。单发的肿瘤预后好于沿软脑膜播散的肿瘤。对于单发的颅内原发性黑色素瘤,有个案报道肿瘤全切术后患者生存期超过 10 年,且颅内原发性黑色素瘤复发倾向于局部复发,转移少见。

八、小结

颅内黑色素瘤是一种少见的恶性肿瘤,其恶性程度高,病程短,发展快,治疗困难。它可以分为转移性黑色素瘤和原发性黑色素瘤两大类。转移性黑色素瘤多为皮肤的黑色素瘤经血运转移到颅内,治疗可选手术或 SRT,术后辅以放疗、化疗、免疫治疗、靶向治疗等,但预后差,生存期多不超过 1 年。原发性黑色素瘤罕见,治疗以手术治疗尽量全切为主,术后可辅以放疗、化疗等。颅内原发性黑色素瘤根据肿瘤在颅内播散程度不同而预后不同。孤立性原发肿瘤在全切术后可有较长的生存期。

【典型病例】

患者,女,53 岁,头痛头晕伴视物模糊 2 年,加重伴恶心呕吐 4 日。

现病史:患者 2 年前无明显诱因开始出现头痛头晕,伴视物模糊,无视物重影,无视物旋转,无多饮多尿,无畏寒乏力等不适,未予特殊处理。4 日前晨起时突发头晕加重,伴恶心呕吐,遂于当地医院就诊,行头颅 MRI 检查提示鞍区占位病变。

查体:神清语利,查体合作,理解力、定向力、记忆力、计算力正常。视力左眼 1.0/右眼 0.9,视野粗测正常,双瞳孔等大等圆,对光反射灵敏,眼球运动正常。耳鼻无分泌物,嗅觉正常,双额纹、鼻唇沟对称,伸舌居中,转头耸肩正常,颈软,四肢肌张力正常,肌力 5 级,各浅反射及腱反射正常,病理反射阴性。

辅助检查:

(1) MRI(图 7-6-1):提示鞍区占位性病变:垂体腺瘤合并卒中?

(2) 内分泌检验(表 7-6-1)

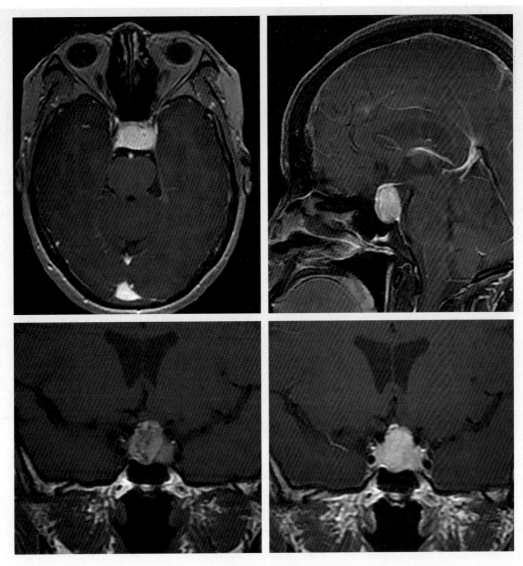

图 7-6-1　患者 MRI

表 7-6-1　患者内分泌检验结果

检验项目	结果	参考值
游离三碘甲状腺原氨酸(FT$_3$)/(pmol·L^{-1})	4.88	3.1~6.8
游离甲状腺激素(FT$_4$)/(pmol·L^{-1})	14.08	12~22
超高敏促甲状腺激素(TSH)/(mU·L^{-1})	1.80	0.27~4.20
催乳素(PRL)/(μg·L^{-1})	92.94	4.79~23.3
皮质醇(F)/(μg·dl^{-1})	21.72	(8:00)6.2~19.4 (16:00)2.3~11.9
生长激素(GH)/(μg·L^{-1})	0.22	<10
促肾上腺皮质激素(ACTH)/(pmol·L^{-1})	6.29	(7:00~10:00)1.6~13.9

初步诊断:鞍区占位性病变,垂体腺瘤伴卒中可能性大。

病例解析:

(1)中年女性,以头痛、头晕及视物模糊为首发症状,4日前开始症状突然加重,月经正常,无多饮多尿,视力左眼 1.0/ 右眼 0.9,视野粗测正常。病史及查体中未提及性征发育情况,未描述有无毛发异常脱落,未提到是否存在肢端异常增大、皮肤紫纹;未提供视野检查的确切结果和眼底像等结果,故现有资料定位、定性依据不足。血 PRL 偏高对定位鞍区病变有一定的意义。

(2) 结合 MRI 表现考虑鞍区占位性病变,垂体腺瘤伴卒中可能性大。因为垂体腺瘤是成人鞍区最常见的病变。女性患者多表现为月经异常,视力下降,视野偏盲等。对存在垂体激素异常分泌的功能性腺瘤,如催乳素腺瘤、生长激素型腺瘤等还可以出现泌乳、肢端肥大等表现。此患者血 PRL 偏高,不能完全排除催乳素腺瘤的可能。MRI 显示病灶内有出血,是症状急剧加重的原因。

综上所述,应首先考虑垂体腺瘤伴卒中可能性大。

治疗过程:①尽管血 PRL 高于正常,可以考虑催乳素腺瘤的可能,但亦不能除外肿瘤压迫垂体柄所致,故选择溴隐亭治疗可能效果不明确或起效缓慢;②患者存在视力下降,临床症状突然加重,MRI 显示视交叉受压明显,为缓解症状、防止视力进一步受损、明确病变性质、指导下一步治疗,以尽快手术切除为宜;③MRI 显示肿瘤主要集中在鞍上,未累及第三脑室,蝶窦发育良好,优先选择内镜或显微镜下经蝶窦手术。

手术所见:在全身麻醉下行内镜经右侧单鼻孔入路 - 鼻蝶鞍区病变切除术,鞍底骨质开窗约 1cm×1cm×2cm。穿刺鞍底硬膜,无活动性出血。电凝后切开鞍底硬膜,见少量暗褐色物质流出,病变鞍内、鞍上,色灰,质中,纤维成分多,其内可见多处供血小动脉,血运极其丰富。

病理:考虑黑色素瘤。

第七节 颅内孤立性纤维性肿瘤

内容要点:

1. 颅内孤立性纤维性肿瘤为间叶组织、非脑膜来源的肿瘤,约占所有颅内肿瘤的不足 1%;可发生于大脑凸面及颅底,血供极为丰富,可侵袭骨质,易于复发及远隔转移。
2. 多见于中青年人,男性稍高于女性。临床表现主要为头痛和 / 或癫痫,其他症状与部位相关。
3. 2021 年世界卫生组织将其更名为孤立性纤维性肿瘤,并分为 CNS WHO 1~3 级。
4. 典型影像学特征 明显均匀强化的脑外占位病变,边界清晰,多伴有瘤周水肿及囊变坏死。

颅内孤立性纤维性肿瘤(solitary fibrous tumor,SFT)是一种间叶组织、非脑膜上皮细胞来源的罕见颅内原发肿瘤,占所有颅内肿瘤不足 1%,男性发病率稍高于女性,平均发病年龄 41 岁。2021 年 WHO 分类中,将其定义为孤立性纤维性肿瘤,分为 CNS WHO 1~3 级,1 级为核分裂象 <5/10 个高倍视野,2 级核分裂象 ≥5/10 个高倍视野,无坏死,3 级核分裂象 ≥5/10 个高倍视野,可见坏死。其与一般脑膜瘤相比,恶性程度更高,更易复发与转移,骨、肺和肝是其最常见转移部位。

一、病因

引起本病的病因暂不明确。有少量证据表明一些抑癌基因的异常、如 Li-Fraumeni 综合征可能会增加罹患本病的风险。除了遗传因素,电离辐射、某些化学品、病毒或细菌感染及生活环境均可能与本病相关。

二、病理生理

(一)病理学

肿瘤的大体观可见其为实质性,常分叶,切面呈灰色或灰红色,鱼肉样质地,富含血管。瘤内常见出血、囊变、坏死灶,钙化少见。光镜下,肿瘤细胞表现为多角或梭形,细胞排列紧密、杂乱,无明显方向性,细胞核异型性高,核分裂象常见。肿瘤血供丰富,具有大量缝隙样受压的血管和宽大的薄壁血管呈"鹿角"样结构。大量的"鹿角"样毛细血管是孤立性纤维性肿瘤光镜下的特征结构。

（二）分子病理学

孤立性纤维性肿瘤典型分子标志物 *NAB2∷STAT6* 融合导致的 *STAT6* 基因过表达。免疫组化染色表现为 STAT6、波形蛋白、CD34、CD99、bcl-2 阳性。约 30% 病例可见 *TERT* 启动子突变。

三、临床表现

颅内孤立性纤维性肿瘤无明显特征性临床表现,患者的临床表现多由肿瘤的占位效应引起。与脑膜瘤的临床表现相似,但相较于脑膜瘤,孤立性纤维性肿瘤生长更加迅速、病情进展更快。最早最常见的症状是进行性加重的头痛,由占位效应引起的不同程度的高颅压、神经功能障碍。患者的症状与肿瘤生长位置直接相关,如生长在大脑凸面可有感觉、运动障碍或癫痫;如生长在枕叶-天幕-窦汇附近出现视野异常、共济失调等。

四、辅助检查

（一）CT

孤立性纤维性肿瘤在 CT 平扫上大多表现为高密度影,多以窄基底附着于脑膜。瘤体边界清楚,瘤内可见囊变、坏死,少见钙化(图 7-7-1)。增强后大多数肿瘤呈不均匀增强。总的来说 CT 表现可类似脑膜瘤,但邻近骨质少有增生,偶见骨质破坏,这一点与脑膜瘤有所区别。

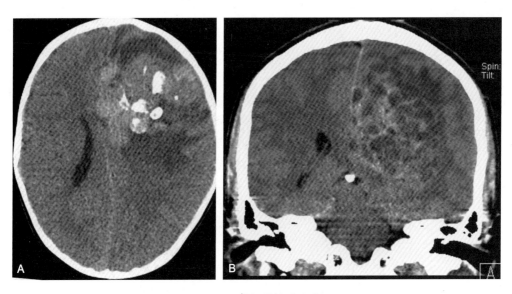

图 7-7-1　孤立性纤维性肿瘤头颅 CT
A. 头颅 CT 平扫轴位显示左额占位,以窄基底附着于大脑镰,表现为高密度影,边界清楚,伴有瘤周水肿,瘤内可见钙化;B. 头颅 CT 平扫冠状位显示瘤内囊变,坏死。

（二）MRI

大多数 3 级间变性孤立性纤维性肿瘤患者的 MRI 平扫在 T_2 像显示为高低混杂信号,在 T_1 像显示为等低混杂信号。增强后,肿瘤常表现为不均匀强化(图 7-7-2)。

2 级孤立性纤维性肿瘤在 MRI 平扫 T_2 像上半数表现为等信号,半数表现为等高混杂信号;在 T_1 像上半数为等信号,半数为等低混杂信号。增强后约半数肿瘤均匀强化。

此外,3 级孤立性纤维性肿瘤更容易分叶,肿瘤形状不规则,更多见坏死灶、肿瘤内出血、骨质破坏、瘤

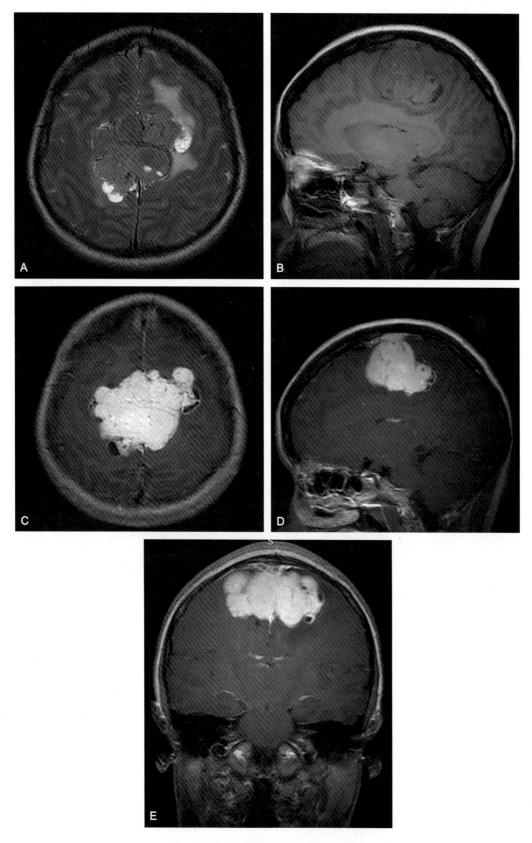

图 7-7-2   孤立性纤维性肿瘤头颅 MRI

A. 头颅 MRI 轴位 T_2 像,双顶占位,显示高低混杂信号,伴有瘤周水肿;B. 头颅 MRI 矢状位 T_1 像,显示等低混杂信号;C～E. 头颅 MRI 增强扫描,显示肿瘤明显强化,边界清楚,形状不规则,以窄基底附着于脑膜,可见局部脑膜强化,无"脑膜尾征",瘤周可见囊变。

周水肿,少见"脑膜尾征",而 2 级孤立性纤维性肿瘤更容易呈圆形或卵圆形,相对 3 级肿瘤少见坏死灶、肿瘤内出血、骨质破坏、瘤周水肿,相对多见脑膜尾征(约 30%)。

(三) DSA

因肿瘤富含丰富血管,DSA 可表现为螺旋样动脉走行,分流与持续较长的静脉染色,这是与一般脑膜瘤的一个鉴别点。

五、诊断与鉴别诊断

(一) 诊断

孤立性纤维性肿瘤无特征性临床表现,患者多以进行性加重的头痛起病,并根据肿瘤所占部位不同而引起不同的神经功能障碍。肿瘤血供丰富,生长较快,病史较短。若影像学见不规则占位、增强后明显且不均匀强化、肿瘤信号混杂则可考虑本病。病理学检查有助于本病的最终诊断并指导随后的治疗。

(二) 鉴别诊断

脑膜瘤　孤立性纤维性肿瘤发病率男性稍高于女性,发病年龄小于脑膜瘤发病年龄,平均年龄 41 岁。孤立性纤维性肿瘤病变进展更快,病史更短。在影像学上,孤立性纤维性肿瘤,特别是 3 级肿瘤常呈分叶状,且多以窄基底附着于脑膜,脑膜尾征相对少见。此外,脑膜瘤患者常见骨质增生、瘤内钙化,而孤立性纤维性肿瘤少见钙化、骨质增生,3 级肿瘤中甚至可见骨质破坏。

六、治疗

(一) 手术治疗

手术全切是本病的首选治疗方案。相比次全切,肿瘤全切可提高患者术后无进展生存率和总生存率。术中所取的肿瘤标本有助于本病的病理诊断、确定肿瘤级别,并与脑膜瘤、孤立性纤维瘤等其他肿瘤相鉴别。但即便是全切术后,依然可见肿瘤复发与远处转移。

(二) 放疗

本病易于复发与转移,推荐即使在肿瘤全切后依然要进行辅助常规分次放疗,肿瘤直径小于 3cm 的可采用 SRS 治疗,目前有关本病常规分次放疗与 SRS 的随机对照研究还没有,鉴于肿瘤体积常常较大,侵犯硬脑膜广泛,适合常规分次放疗并被多数临床医师所接受。

七、预后与转归

手术全切后,患者的平均生存期将近 19 年;次全切术后患者平均生存期为 10 年。本病易复发,其中位复发时间大约为 5 年,且在第 1、5、10 年的无进展生存率分别为 96%、49% 和 28%。约 90% 的 3 级肿瘤、27% 的 2 级肿瘤会有复发。肿瘤直径大于 6cm 合并硬膜窦侵袭意味着更高的复发概率。总体来说,3 级肿瘤的预后比 2 级肿瘤更差,复发更快,总生存期更短。

八、小结

颅内孤立性纤维性肿瘤是一种间叶组织、非脑膜来源的少见的颅内原发肿瘤,2016 年 WHO 将其命名为孤立性神经纤维瘤 / 血管外皮细胞瘤,并按照形态和核分裂象分为Ⅰ~Ⅲ级。而 2021 年 WHO 则将有无"坏死"作为 CNS WHO 2 级和 3 级的分级依据。手术全切是首选治疗方案,切除程度直接影响患者总生存期。

【典型病例】

患者,女,40岁,间断头晕伴右耳耳鸣1个月。行MRI示右颞枕肿块,行右枕占位切除术,术后病理为间变性孤立性纤维性肿瘤(CNS WHO 3级)。术后行放疗,规律复查,未发现肿瘤复发。5年后复查发现右额两个大小不等肿块,与术区无联系,考虑为肿瘤远隔种植转移,病情进展迅速,出现头晕及肢体麻木,遂行右额顶占位切除术,术后病理同前(图7-7-3~图7-7-5)。

病例解析:患者中年女性,病情进展迅速,短时间内出现颅内高压及局部神经刺激症状。第一次术前MRI示右颞枕部不规则、不均匀强化肿块,无"脑膜尾征",肿瘤巨大,占位效应明显,脑组织受压,伴有瘤周水肿及中线移位。考虑为孤立性纤维性肿瘤,行右枕开颅肿瘤切除,术中小心操作,避免肿瘤组织随脑脊液播散。术后病理证实为孤立性纤维性肿瘤,CNS WHO 3级,遂给予局部放疗,肿瘤控制效果可。5年后发现右额叶2个大小不等肿块,影像学表现同前,与术区无联系,并迅速出现局部神经功能障碍,考虑为肿瘤播散种植转移,遂行二次手术治疗。术后病理同前说明此患者肿

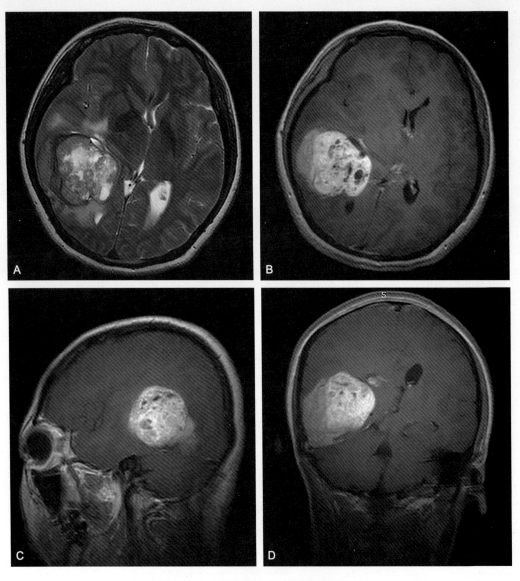

图 7-7-3 术前头颅 MRI 显示右颞枕占位

A. 头颅 MRI T_2 扫描,显示等高混杂信号,可见瘤周水肿;B~D. 头颅 MRI 增强扫描,显示肿瘤明显不均匀强化,以窄基底附着于小脑幕,呈卵圆形,边界清楚,瘤内可见坏死,无"脑膜尾征"。

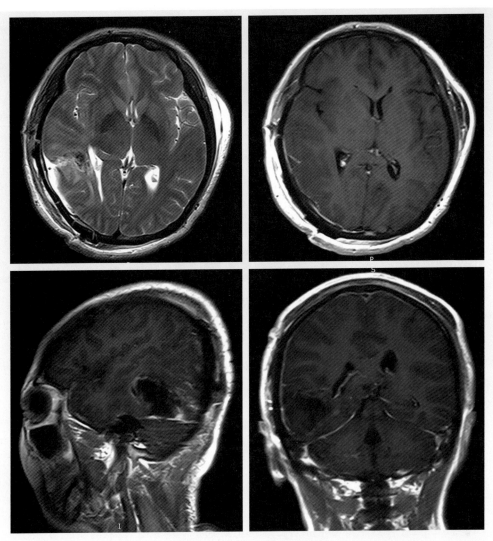

图 7-7-4 术后复查头颅 MRI

头颅 MRI 平扫及增强扫描,显示右颞枕术后改变,未见肿瘤复发。

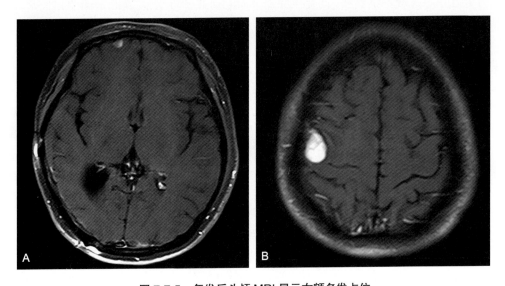

图 7-7-5 复发后头颅 MRI 显示右额多发占位

A、B. 头颅 MRI 增强扫描轴位,显示肿瘤位于右侧额叶,与术区无联系,为大小不等两处,肿瘤明显均匀强化,未见明显瘤周水肿。

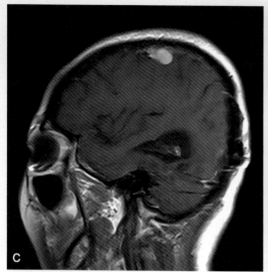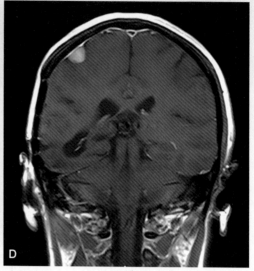

图 7-7-5(续)

C、D. 头颅 MRI 增强扫描冠状位,显示肿瘤附着于脑膜,可见"脑膜尾征"。

瘤与脑膜无关,形状不规则,强化不均匀,术中全切肿瘤,术后辅助放疗,仍出现肿瘤复发,且位于术区远隔部位,证实了该肿瘤高复发及远隔转移的生物学特性。

第八节 血管母细胞瘤

内容要点:

1. **流行病学** 血管母细胞瘤由中胚层血管内皮细胞异常发育而来,相对少见,约占颅内肿瘤的2%。此病常为单发病灶,家族性血管母细胞瘤或 VHL 病均为常染色体显性遗传。

2. **病理生理学** WHO 将其病理级别定义为Ⅰ级。约70%的血管母细胞瘤为囊性,即便是实质性肿瘤也可存在一个或数个小囊腔。纯囊性肿瘤中以毛细血管为主,实质性肿瘤中以间质细胞为主,大囊小结节式的肿瘤中两种组分比例介于前二者之间。

3. **临床症状** 慢性起病,囊性患者病程短于实质性肿瘤患者。VHL 病可伴有其他脏器病变。肿瘤好发于小脑,故临床表现为由小脑占位效应导致的相应症状。偶见肿瘤出血引起病情急剧变化;或因突入第四脑室阻塞脑脊液循环,产生脑积水相应症状。

4. **诊断** 目前影像学是针对血管母细胞瘤的主要检查手段。由于 MRI 成像不受颅后窝伪影的影响,对病变的检出率高于 CT,所以 MRI 成为最主要的诊断手段。

5. **治疗** 对有临床症状、肿瘤较大、生长较快的患者应尽早治疗。手术为治疗的第一选择。散发的血管母细胞瘤在全切后患者往往预后良好,手术切除可治愈本病。家族性血管母细胞瘤预后较差。

一、概述

血管母细胞瘤(hemangioblastoma)是一种良性肿瘤(WHO 定义为 1 级),因中胚层血管内皮细胞发育障碍,由残余的胚胎间质细胞演变而来,或由中胚层血管内皮细胞异常发育而来。

二、流行病学

血管母细胞瘤相对少见,约占颅内肿瘤的 2%,多发于幕下小脑半球,幕上偶有报道。此病常为单发病灶,如同时伴发视网膜血管瘤或肾、胰腺、肺、附睾等处肿瘤,则称为 von Hippel-Lindau 病,即 VHL 病。本病可有常染色体显性家族遗传背景,称家族性血管母细胞瘤(familial hemangioblastoma,FHB),亦属于 VHL 病范畴。家族性血管母细胞瘤或 VHL 病均为常染色体显性遗传,是位于 3p25-26 的 *VHL* 肿瘤抑制基因变异所致。

三、病理生理学

(一)病理学

约 70% 的血管母细胞瘤为囊性,即便是实质性肿瘤也可存在一个或数个小囊腔。肉眼所见小脑血管网状细胞瘤为粉红色或黄色,无包膜,囊性,囊液为清亮、粉红或淡黄色。瘤结节附于软脑膜面囊壁,呈樱桃红色。实质性肿瘤外观暗红,质中等,边界清晰无粘连,血供丰富。光镜下,血管母细胞瘤的成分主要有丰富的血管(多为不成熟阶薄壁毛细血管)和血管网之间大量的间质细胞(多边形,胞质丰富,淡染,泡沫或空泡状;细胞核圆形,大小较一致,无分裂迹象)。囊性肿瘤中以毛细血管为主,实质性肿瘤中以间质细胞为主,大囊小结节式的肿瘤中两种组分比例介于前二者之间。

(二)分子病理学

在正常情况下,VHL 蛋白(pVHL)通过泛素介导的蛋白体(proteosome)降解过程来参与抑制 HIF-1 的功能。在病理情况下,由于变异或者基因沉默、VHL 蛋白功能异常,不能降解 HIF-1,导致 HIF-1 聚集,进而促进合成血管内皮生长因子、血小板源性生长因子 B、红细胞生成素等,以帮助肿瘤细胞生长。同时,过多的红细胞生成素还可导致红细胞增多症。

四、临床表现及辅助检查

(一)临床表现

本病慢性起病,术前病程偶可长达 10 年。一般囊性患者病程短于实质性肿瘤患者。伴随 VHL 病的血管母细胞瘤可伴有其他脏器病变,而单纯的血管母细胞瘤无特异性临床表现。因该肿瘤好发于小脑,幕上病变少见,故临床表现为由小脑占位效应导致的相应症状,如枕下头痛、头晕、恶心、呕吐、视物模糊、步态不稳、共济失调。偶见肿瘤出血引起病情急剧变化;或因突入第四脑室阻塞脑脊液循环,产生脑积水相应症状。

(二)辅助检查

影像学是诊断血管母细胞瘤的主要检查手段。由于 MRI 成像不受颅后窝伪影的影响,对病变的检出率高于 CT,现已成为最主要的诊断手段。

大囊小结节型的肿瘤在 MRI 上表现为结节内可见血管流空影;囊液在 T_1、质子、T_2 加权像中均高于脑脊液信号;瘤周水肿少见。

实质性血管母细胞瘤在 MRI 上表现为类圆形占位信号;无明显包膜;T_1 像呈略低或等信号,T_2 像为混杂高信号。少数病变内 T_1 像可见点状高信号,这可能是瘤内陈旧性出血所致。实质性肿瘤内多见血管流空信号或增强后见瘤周异常扩张血管,此为实质性血管母细胞瘤特征性表现之一。实质性肿瘤周围水肿多见。

DSA 可见病灶为团块状异常血管染色影,边界清楚,与正常脑组织有清楚的边界。

因肿瘤可分泌促红细胞生成素,10%~50% 本病患者同时患有红细胞增多症。切除肿瘤后红细胞计数随之下降,肿瘤复发后红细胞计数再随之回升。故外周血中的红细胞计数在一定程度上有助于本病的诊断与预后监测。

因本病可属 VHL 病的一部分表现,故腹部脏器超声可以有助于排查 VHL 病。

（三）鉴别诊断

转移瘤多有原发病灶且周围水肿明显，囊性星形细胞瘤的附壁结节强化程度不如血管母细胞瘤明显，不具有壁结节附着于囊腔贴近脑膜面的特征，结节体积相对较大。单纯囊肿的 MRI 增强扫描无明显瘤结节。

家族性与散发性血管母细胞瘤：追踪家族史，基因检测。约30%的血管母细胞瘤患者有家族遗传背景，可诊断为家族性血管母细胞瘤。

五、治疗

1. 手术治疗　血管母细胞瘤首选手术切除。

对于囊性患者，仅需切除瘤结节即可治愈。切开囊壁、吸出囊液后，沿囊壁寻找瘤结节进行切除。典型的结节会局限并轻微地突出位于囊内。术中应仔细寻找，尽量切除所有瘤结节，以防止肿瘤复发。

对于实质性肿瘤，术中易发生难以控制的出血，而盲目地电凝止血也将带来难以修复的神经损伤。因此要求术者在肿瘤和正常组织交界面上仔细分离，减少出血。在一些较大的实质性肿瘤术前可考虑术前栓塞。

2. 伽玛刀治疗　血管母细胞瘤对放疗化疗均不敏感，在过去学者多认为伽玛刀对本病也无效。近年来的研究发现伽玛刀有一定疗效。对于全身状况不宜手术、复发、肿瘤位于重要部位、直径 <3cm 的实质性肿瘤可以考虑伽玛刀治疗。

六、预后与转归

散发性血管母细胞瘤在全切后一般预后良好，术后神经功能可逐渐康复。尽管手术治疗效果显著，但如果患者有遗传因素（家族性血管母细胞瘤或 VHL 病），则难以阻止其复发。

【典型病例】

患者，女，43 岁，因"进行性头痛伴步态不稳 3 个月"门诊入院。

现病史：患者 3 个月前无明显诱因出现头痛，以后枕部明显，呈钝痛性质，持续数分钟，平躺休息后好转，伴步态不稳。行 MRI 检查示颅内占位性病变，因拒行治疗暂观察，此后头痛伴步态不稳症状逐渐加重，性质同前，持续时间及发作频率增加。MRI 检查提示颅后窝占位性病变较前明显增大。

查体：神清语利，双侧瞳孔等大圆，直径 2mm，光反射灵敏，颈软，Kernig 征、Brudzinski 征、Babinski 征均为阴性，四肢肌力 5 级，肌张力正常。指鼻试验左手欠准，Romberg 征闭目阳性。

辅助检查：MRI 示左小脑半球实性病变，增强扫描明显强化（图 7-8-1）。

病例解析：中年女性，隐匿起病，病史 3 个月。主要表现为"进行性头痛伴步态不稳 3 个月"。神经系统查体示共济运动障碍。MRI 示左小脑半球实性病变，增强扫描明显强化。

初步诊断：颅内占位性病变性质待查（小脑半球、左）、血管母细胞瘤可能性大。

鉴别诊断：①小脑胶质瘤，小脑部位的胶质瘤在症状、体征上与发生在小脑的血管母细胞瘤没有差异，但在 MRI 表现上则有区别，小脑部位的胶质瘤以囊性病变为主时，MRI 显示其壁结节常较大；增强扫描时除见到壁结节的强化外，尚可见囊壁强化。②小脑转移瘤，影像上常可见小脑部位的结节状或环状强化的肿块，结节的边缘常规则、光滑，瘤周水肿更明显，可为多发肿块，多发生于中老年人，大多有原发肿瘤史。

患者颅内病变单发，临床症状明显，进行性增长趋势，根据血管母细胞瘤的治疗原则及手术适应证，建议患者行病变切除术，术前介入栓塞准备。具体的手术方式视术中情况而定，拟一期完全切除实性病变，常规修复脑膜及颅骨。

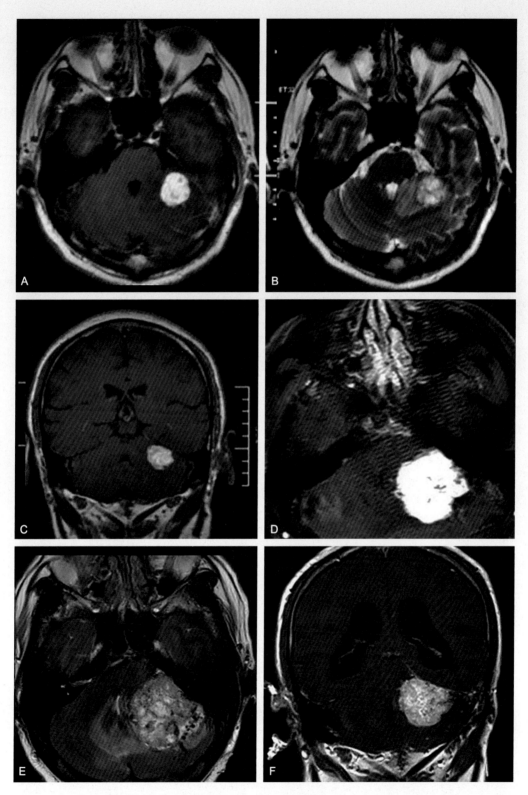

图 7-8-1　患者 MRI 图像

A~C. 左侧脑桥小脑角均匀强化病灶,最大径 2.0cm,患者暂拒行手术,保守观察;D~F. 复查 MRI 是病灶较前明显增大,最大径 5.5cm,T$_2$ 像可见肿瘤周边明显血管流空影,瘤周水肿明显。

专家解读

血管母细胞瘤

　　治疗以手术切除为首选治疗方法。伴有脑积水合并明显临床症状或进行性加重的患者应急诊手术。手术原则完整切除实性部分病变,如合并囊变可先释放囊液减压,囊壁无须特殊处理,保护有功能的脑组织。对于多发病变,首先处理伴有明显相关临床症状、有进行性增长趋势并可能出现严重临床症状、手术具备可行性的病变。

 知识点

处理肿瘤要点

　　血管母细胞瘤血供丰富,对于体积较大、血供极为丰富的病变术前可行介入栓塞辅助治疗,术中避免过早阻断回流静脉,造成肿瘤出血,对于实性部分尽量沿周边分离,完整切除,可降低出血风险。同时注意严格按肿瘤边界分离,避免过度烧灼,模糊肿瘤界面,损伤正常脑组织。

　　治疗过程:全身麻醉下"左侧小脑半球占位病变切除术"。取左侧枕下乙状窦后入路开颅。镜下星形剪开硬膜,释放枕大池脑脊液后张力下降,牵开小脑,从天幕下方靠中线方向进入,见小脑表面有引流静脉,劈开皮层,沿病变周边分离,予以全切。术区彻底止血,取筋膜缝合硬膜。术毕返病房。

　　术后复查头颅 CT,未见明显出血。术后查体:神清,双侧瞳孔等大圆,直径 2mm,光反射灵敏,颈软;双肺呼吸音清晰,心率 78 次/min,腹软,四肢肌力 5 级,肌张力正常;Kernig 征、Brudzinski 征、Babinski 征均为阴性。予以抗感染、止血等治疗。

　　患者术后 1 周出院。病理报告:左侧小脑血管母细胞瘤。术后 1 年随访,患者恢复良好,复查MRI 无复发。

　　患者术前、术中、术后影像表现见图 7-8-2。

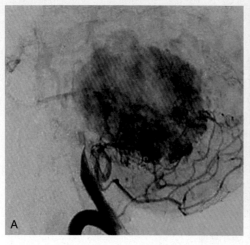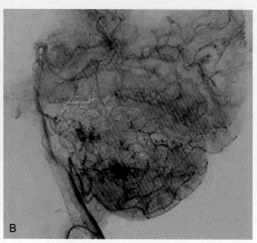

图 7-8-2　患者术前、术中、术后影像表现

A.术前肿瘤部分供血动脉栓塞前左侧椎动脉血管造影,肿瘤呈浓密团块状染色;B.术前肿瘤部分供血动脉栓塞后,血供明显减少。

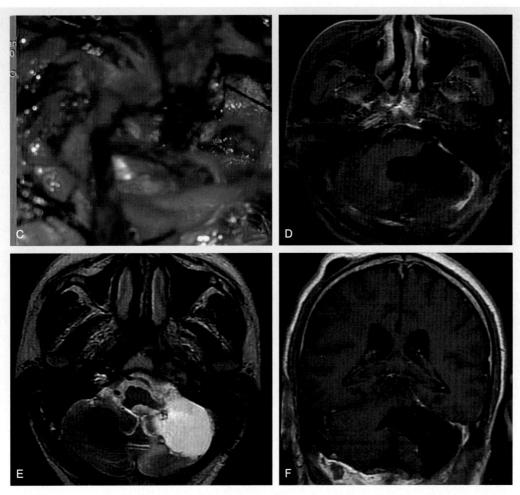

图7-8-2（续）

C.术中情况,蓝色五角星示左侧桥臂;D~F.术后2周复查MRI肿瘤完全切除。

 临床要点

血管母细胞瘤预后及随访

　　单发血管母细胞瘤预后较好,手术完全切除可达到治愈,围手术期也需完善全身检查。多发血管母细胞瘤需对未处理的病变进行随访,同时应完善全身检查(如是否合并其他脏器异常)及基因检测,合并基因异常的患者建议行家族基因谱系分析。

第九节　原发中枢神经系统淋巴瘤

内容要点:

　　1. **流行病学**　原发中枢神经系统淋巴瘤(PCNSL)相对少见,好发于中老年及艾滋病患者,目前发病有逐年增加的趋势。以目前诊疗水平,PCNSL患者的生存率仍然很低,其影响因素主要有HIV感染和高龄。

　　2. **病理特征**　最常见的分类是弥漫大B细胞型,免疫表型是来源于B细胞;而T细胞、低级别及伯基特淋巴瘤则很少见。免疫组化染色特点:弥漫大B细胞来源PCNSL白细胞共同抗原(LCA)

阳性,CD20 阳性,CD79α 阳性;T 细胞淋巴瘤 UCHL-1 呈阳性反应。90% 以上的 PCNSL 病灶都累及脑实质,其中 50% 以上病例是多发性的。

3. 临床症状　可表现出各种症状和体征,包括颅内压增高、局限性神经功能缺失、脑病和精神改变等。累及眼部的症状可表现为视物模糊或飞蚊症;如果累及脊髓,常表现为颈背疼痛。

4. 诊断　诊断主要依靠头颅 MRI 及 CT,表现为脑室周围病灶,环形增强、多发、瘤周水肿较同样大小的转移瘤和胶质瘤轻。如果高度怀疑是淋巴瘤,还应该进一步行胸部 X 线、胸腹部和骨盆 CT 检查、全身 PET 扫描、腰椎穿刺细胞学检查、骨髓检查和睾丸超声检查。

5. 治疗　首选治疗为化疗,主要使用的药物是大剂量的甲氨蝶呤。外科手术只用于活检,对于不能耐受化疗或者化疗无效者可选择全脑放疗。

原发中枢神经系统淋巴瘤(primary central nervous system lymphoma,PCNSL)是一种局限于大脑、脑脊膜、脊髓和眼的侵袭性的淋巴结外非霍奇金淋巴瘤(non-Hodgkin lymphoma,NHL);是一种罕见的浸润性、多源性恶性肿瘤。近年来发病率迅速增长,其发病率上升速度居颅内各肿瘤之首。随着艾滋病发病率的增高以及器官移植及免疫抑制剂使用的增加,颅内淋巴瘤的发病率在不断升高。相对于原发于颅外的非霍奇金淋巴瘤而言,PCNSL 被认为是一种潜在的可治愈的疾病,然而目前此病临床表现复杂,诊断和治疗困难,患者预后差。其主要原因是此种疾病发病率低,各研究中心之间缺乏有效的合作研究。此外,老年患者极有可能出现严重的治疗相关神经毒副作用,这也给治疗带来了很大的挑战性。

尽管 PCNSL 预后较差,但近 20 余年新治疗方案的出现,已使其预后大大改善。PCNSL 对化疗和放疗都很敏感,但患者缓解的持续时间通常较短,而血脑屏障又使很多化疗药物不能进入中枢神经系统。正是由于其复杂性和治疗手段的局限性,PCNSL 的治疗已成为神经肿瘤中最具争议的话题。

一、流行病学

PCNSL 是一种较为少见的恶性肿瘤,仅占 NHL 的 2%~3%,占原发性颅内肿瘤的 0.5%~2%。可发生于任何年龄,发病高峰为 45~70 岁,10 岁以下少见,免疫正常人群中发病年龄中位数为 55 岁,免疫缺陷人群为 30 岁;男性好发,男性、女性发病比例(2~3):1,本病占全部恶性淋巴瘤的 0.7%~2%。近年文献资料表明,在过去 20 年内,免疫力低下和免疫力正常患者 PCNSL 的发病率逐年增加,特别是老年人中 PCNSL 的发病率上升更为明显。然而最近一项研究发现,老年黑色人种的发病率明显低于老年白色人种。由于艾滋病(AIDS)的流行和免疫抑制剂的使用,免疫功能不全人群的 PCNSL 明显增多,AIDS 患者发生 PCNSL 的风险较普通人群增高 3 600 倍。以目前诊疗水平,PCNSL 患者的生存率仍然很低,其影响因素主要有 HIV 感染和高龄。

二、病因及发病机制

PCNSL 的病因和发病机制仍处于假说阶段。目前主要有 7 种学说。①病毒诱导学说:指由感染或炎性过程导致非肿瘤性淋巴细胞在中枢神经系统反应性聚积。淋巴细胞表面具有中枢神经系统特异连接分子,可进入中枢神经系统演变成肿瘤。②外周淋巴细胞迁移学说。③颅内多能干细胞分化学说。④与先天性或获得性免疫缺陷有关:PCNSL 易发于三类免疫缺陷患者,即 AIDS、接受器官移植及免疫抑制治疗者、有遗传性免疫缺陷及其他获得性免疫缺陷者。⑤病毒感染学说:主要由 EB 病毒感染引起,疱疹病毒等亦可能促发淋巴瘤。⑥抑制凋亡基因高表达,如 *bcl-2*。⑦基因突变学说,染色体 6q 的缺失及 *p53*、*bcl-6*、*EBER-1* 均与 PCNSL 发生有关。

三、病理特征

PCNSL 由密集的、单克隆增殖的淋巴细胞组成的血管聚集型肿瘤,最常见的分类是弥漫大 B 细胞型,免疫表型是来源于 B 细胞;而 T 细胞、低级别及伯基特淋巴瘤则很少见。对恶性淋巴瘤的细胞分型主要依靠免疫组化技术来确定。免疫组化染色特点:弥漫大 B 细胞来源 PCNSL 的白细胞共同抗原(LCA)阳性,CD20 阳性,CD79α 阳性;T 细胞淋巴瘤的 UCHL-1 呈阳性反应。利用比较基因杂交的方法对 PCNSL 的染色体不平衡变化进行检测,发现染色体获得异常比缺失异常更常见。获得多发生于 12、1、18 和 7 号染色体。CT 和 MRI 显示这种肿瘤具有浸润性,可以从原发病灶发展到具有完整血脑屏障的脑组织。90% 以上的 PCNSL 病灶都累及脑实质,其中 50% 以上病例是多发性的。

四、临床表现

由于 PCNSL 多病灶的特点,患者表现出各种症状和体征,包括颅内压增高、局限性神经功能缺失、脑病和精神改变等。临床表现主要取决于淋巴瘤发生于中枢神经系统的部位。灶性的神经损害症状最为常见(70%),其次是神经精神症状(43%);累及眼部的症状(如视物模糊或飞蚊症)约 50%;如果累及脊髓,常表现为颈背疼痛。

五、辅助检查

尽管 PCNSL 在影像学上与其他颅内占位病变类似,但是其 CT 和 MRI 的许多特点可高度提示淋巴瘤。这些特点包括脑室周围破坏、环形增强、多病灶、瘤周水肿较同样大小的转移瘤和胶质瘤轻。MRI 对病变范围及周围水肿显示优于 CT 检查。建议做胸部 X 线检查的同时做胸腹部和骨盆 CT 检查。可以考虑做全身 PET 扫描并以此替代 CT、骨髓检查和睾丸超声检查,但是 PCNSL 患者使用 PET 的数据目前比较缺乏。

值得注意的是,多体素质子磁共振波谱(^{1}H-MRS)在颅内恶性肿瘤的诊断中发挥越来越重要的作用,能够显著提高 PCNSL 的诊断与鉴别诊断水平。^{1}H-MRS 对于肿瘤浸润及多发病灶的显示优于传统 MRI 检查。有研究对复发患者均行 MRS 检查,发现肿瘤实质区及瘤周近侧水肿区 Cho 峰升高及 NAA、Cr 峰降低,肿瘤实质区可见升高的 Lip 峰。Küker W 等人认为肿瘤实质区明显升高的 Lip 峰,对于诊断 PCNSL 具有高度的特异性。

如果通过 MRI 及 MRS 扫描高度怀疑 PCNSL 的可能,除非医学上确诊,一般不主张经验性使用激素治疗。在确保安全和排除颅内压增高发生脑疝的情况下,可行腰椎穿刺检查脑脊液。脑脊液一般检查发现:85% 的 PCNSL 患者蛋白升高,脑脊液淋巴细胞亚群的流式分析能够对诊断脑膜淋巴瘤提供帮助。尽管这些患者的脑脊液中通常有淋巴细胞增多,但是很难发现恶性淋巴细胞。脑脊液中 EB 病毒基因检测、IGH 基因的聚合酶链反应(PCR)检测、可溶性 CD23 检测以及免疫组化检查等在 PCNSL 的诊断及分类上非常有价值。利用单克隆的分子标记如免疫球蛋白基因重组,可使诊断结果的阳性率增加。如果脑脊液检查阴性,可以考虑让患者进行眼底裂隙灯检查,在免疫功能正常的患者中,"假性葡萄膜炎"是诊断 PCNSL 的一条线索。

六、诊断及鉴别诊断

1. 诊断 大量临床研究表明完全切除肿瘤或广泛的次全切除与仅进行立体定向活检相比,患者并没有明显的生存获益。因此 PCNSL 的手术目的仅是获得明确的病理诊断而不进行常规的大范围切除。PCNSL 最终确诊依赖于病理检查,立体定向活检术作为创伤小而逐步代替颅骨切开术。目前推荐立体定向活检作为外科的首选。临床上一般不建议在活检前使用类固醇激素。类固醇激素虽然可迅速缩小肿块和改善症状,但可掩盖病理学特征影响诊断。对于活检前已经使用类固醇激素的患者,活检时已经缓解或活检提示非特异性炎症,推荐连续 MRI 监测提示肿块增长时再次活检。立体定向活检术不足之处是所取的标本都非常小,难以获得足量的组织开展细胞分子生物学的各项研究。

诊断 PCNSL 需要免疫组化的结果,主要标记包括所有的 B 细胞标志(CD19、CD20、PAX5)、bcl-6、MUM1/IRF4 和 CD10。对于疑难病例,如既往使用类固醇激素治疗的患者,免疫球蛋白基因家族 PCR 分析可能有助于诊断。

如果疑似为 PCNSL,所有患者必须要做至少一次 HIV 检测,一次腰椎穿刺(无禁忌证可进行)和一次眼底裂隙灯检查(包括无眼部症状患者)。若脑脊液或玻璃体液中发现有淋巴细胞,临床和影像学检查高度考虑为 PCNSL,可能不需要再行立体定位脑活检来确诊。一般情况下,通过细胞学来诊断 PCNSL 可能比较困难,可请病理科医师会诊来帮助诊断。如果仍有疑问,则应进行脑部病灶活检。从脑脊液或玻璃体液中收集的细胞立即进行免疫分型检测可能会增加诊断的敏感性,此外,最新研究发现脑脊液中新蝶呤及 IL-10 的检测也为 PCNSL 的诊断提供了重要的参考价值。

非典型或可疑细胞和序列中 B 细胞单克隆性的存在,脑脊液中免疫球蛋白基因重排的 PCR 分析可能导致假阳性结果。因此,除了存在临床上高度疑似中枢神经系统淋巴瘤的患者,淋巴细胞的克隆证据不足以诊断 PCNSL。如果某份 B 细胞单克隆的标本出现了非典型或可疑细胞,而脑脊液或玻璃体液 PCR 分析提示有免疫球蛋白基因重排,可能是假阳性结果。因此,除非临床上高度考虑为 PCNSL,否则淋巴细胞克隆不足以诊断 PCNSL。

参考以下因素可提高对 PCNSL 诊断的准确率。①年龄:45~70 岁;②有上述 CT 及 MRI 表现;③未发现远处原发病灶;④经短期放疗或化疗后复查病灶有明显缩小或消失,且首次治疗后 3 个月内未发现其他淋巴结外恶性病变;⑤病理检查确诊为淋巴瘤。

2. 鉴别诊断　PCNSL 还应与胶质瘤、脑膜瘤、转移瘤、感染性病变等进行鉴别。注射对比剂之前和之后,头颅 MRI 神经影像使用 FLAIR 和 T_1 加权数列是诊断和随访的方法。DWI 动态敏感性造影剂,质子能光谱 MRI 和 ^{18}F-FDG-PET 可用于鉴别诊断,但是特异性不足。

系统性的分期主要考虑以下因素:体格检查、骨髓活检、睾丸超声扫描、胸腹部和盆腔 CT 扫描;此外,全身 ^{18}F-FDG-PET 可能优于全身 CT 扫描和睾丸超声扫描。

七、治疗

目前认为 PCNSL 是一种潜在可治愈的疾病,其对化疗及放疗极为敏感,与其他系统的非霍奇金淋巴瘤类似。然而其低控制率及高复发率导致预后不良,5 年生存率仅为 25%。全脑放疗(WBRT)与单纯手术或单纯糖皮质激素治疗相比,能有效延长生存期;然而,放疗相关迟发性神经毒性已成为放化疗的一个严重的并发症,尤其是老年人。虽然化疗很早就被认为是全身大 B 型淋巴细胞(DLBCL)的主要治疗手段,但是有几项研究表明,标准 DLBCL 的治疗方案,如环磷酰胺、羟基柔红霉素(阿霉素)、长春新碱和泼尼松 / 强的松(CHOP),与单纯放疗相比未能表现出明显疗效,因此药物通过血脑屏障是发挥临床疗效的基础。

(一)手术与立体定向活检

本病具有弥漫性浸润特点,单纯手术切除疗效不佳,术后很快复发进展。立体定向穿刺术既可以达到取病理活检的目的又可以避免不必要的手术创伤。此技术具有准确率高、损伤小、可重复等优点,对于影像学表现高度怀疑 PCNSL 的病例,建议行立体定向穿刺活检明确诊断,而不必手术。

(二)类固醇激素治疗

类固醇激素治疗可以激活内源性皮质醇受体,引发恶性淋巴细胞凋亡,使肿瘤细胞溶解,使部分患者的肿瘤消退,并减轻脑水肿。仅单独给予激素治疗,患者临床症状即可有明显的改善,对拒绝化疗或不能耐受放化疗的患者,激素治疗可控制症状。然而激素治疗后大多数患者的肿瘤将会快速复发。由于淋巴瘤对激素极其敏感,激素治疗后肿瘤迅速消退,会给诊断带来一定困难,所以当尚未立体定向活检时应避免用激素进行治疗。

(三)全脑放疗

在 20 世纪 80 年代进行的回顾性研究表明,全脑放疗(WBRT)与单纯手术或单纯糖皮质激素治疗相比,能有效提高生存期,肿瘤放射治疗小组(RTOG)为评估全脑放疗而进行的一项前瞻性研究显示全脑放疗的中位数为 12.2 个月,相比以前仅支持治疗的中位生存期仅 3 个月。实验证实放射线能破坏血脑屏障,因此应用放射线后进行化疗有可能提高颅内肿瘤治疗的有效率。国内章龙珍等人报道照射 20~30Gy 时血脑屏障通透性明显增加,故放疗 20~30Gy 时为化疗最佳时机。

中枢神经系统以外的 NHL 对放疗高度敏感,IE 期患者经 40~50Gy 放疗,局部病灶控制率接近 90%,复发率低,生存率高。但是 PCNSL 的放疗效果较差,同样是 IE 期患者,复发率高,生存率低。一项回顾性研究对 1990—1999 年接受放疗的 132 名 PCNSL 患者进行分析,结果显示:中位生存期为 18 个月,5 年生存率为 18%。但放疗仍是很重要的治疗手段,因为 PCNSL 有潜在多发性的特点,故不能仅根据颅脑影像学表现的单个病灶,而采取肿瘤的局部放疗。Lai 等采取对患者病灶的局部放疗后,在其病灶周围有较高的复发率。所以长久以来 WBRT 作为一种标准的治疗方式,最适合的放射剂量尚未明确。Mohile 等建议放射剂量是 45Gy,不用再另外追加剂量。当病变累及眶内时,照射野要求包括双侧眼球,眶内照射剂量在 35~40Gy。更高剂量会明显加重视神经和视网膜损伤。

最近一项大型Ⅲ期临床试验评价 WBRT 在 PCNSL 治疗中的价值,该项研究平均随访 81.2 个月,随机分成 2 组,大剂量 MTX+WBRT 组和单纯大剂量 MTX 化疗组,总入组人数为 320 人,结果显示全脑放疗无显著延长无进展生存期(PFS)中位数 18.2 个月和 11.9 个月,(95% 可信区间,P=0.14)。该项研究结论:虽然对于生存期(OS)非劣效性没有得到统计学证明,但结果表明不加放疗不会缩短患者的生存期。

(四)化疗治疗

虽然化疗很早就被认为是全身大 B 型淋巴细胞(DLBCL)的主要治疗手段,然而几项研究表明标准 DLBCL 的治疗方案与单纯放疗相比未能表现出明显疗效,20 世纪 90 年代进行的研究最终证实其主要原因与其无法有效透过血脑屏障有关。在系统性 PCNSL 化疗中表现甚微的甲氨蝶呤因其增加剂量后能很好地透过血脑屏障,在脑内取得了有效治疗浓度并且联合全脑放疗明显提高了生存期而取得成功。

1. 甲氨蝶呤(MTX)单药方案 甲氨蝶呤是最有效且普遍应用的治疗 PCNSL 的单一药物,甲氨蝶呤表现出极好的反应性和控制率,且中剂量和高剂量时副反应少。MTX 是一种水溶性化疗药,当给药剂量大于 $1g/m^2$ 时,无论脑实质中还是脑脊液中的血药浓度都能有效杀死肿瘤细胞。Loeffler 等最先观察到应用 MTX 的 NHL 患者很少有中枢神经系统肿瘤复发转移,并报道 PCNSL 患者先行静脉或鞘内注射 MTX 再行放疗的中位生存期可达 44 个月。

2. 以甲氨蝶呤为基础的多药联合化疗方案(表 7-9-1) ①MPV 方案:甲氨蝶呤、甲基苄肼、长春新碱;②MBVP 方案:甲氨蝶呤、卡莫司汀、替尼泊苷、甲泼尼龙;③BOMES 方案:卡莫司汀、长春新碱、依托泊苷、甲氨蝶呤、甲泼尼龙;④BVAM 方案:甲氨蝶呤、卡莫司汀、长春新碱、阿糖胞苷;⑤MTV 方案:甲氨蝶呤、塞替哌、长春新碱等。各临床中心试验表明:多药联合的方案优于单药甲氨蝶呤,但最佳的联合化疗方案有待确定。

表 7-9-1 甲氨蝶呤为基础的多药联合化疗方案研究

研究者	例数 /n	给药方案 /g	腰椎穿刺给药	全脑放疗 /Gy	有效率 /%	MOS/ 月
Abrey	52	MPV(MTX 3.5),Ara-C	MTX	45	90(ORR)	60
McAllister	74	MTX(2.5,动脉给药)+环磷酰胺+依托泊苷	/	/	65(CR)	40.7
Ferreri	13	MPV(MTX 3.0)	/	39.6	92(ORR)	25+
DeAngelis	102	MPV(MTX 2.5),Ara-C	MTX	45	94(ORR)	30+
Poortmans	52	MBVP(MTX 3.0)	MTX,Ara-C 氢化可的松	30+	81(ORR)	46
Pels	65	MTX 5.0,Ara-C 3.0 异环磷酰胺,长春新碱,环磷酰胺,地塞米松	MTX,Ara-C 氢化可的松	/	71(ORR)	34

注:ORR,客观缓解率;MOS,中位生存期;Ara-C,阿糖胞苷;CR,完全缓解。

(五)化疗联合放疗治疗

几个化疗方案已被用于与放疗结合,一个常用的方案是联合甲氨蝶呤 $3.5g/m^2$、甲基苄肼和长春新碱,有或没有鞘内注射甲氨蝶呤 12mg,继而进行 WBRT 和巩固性阿糖胞苷治疗(MPV-A 方案)。这种方案表明具有较低的毒性发生率,包括对中老年人。对于已经接受过治疗的肌酐清除率低于 40ml/min 的患者也可应用。虽然已经获得了非常好的生存疗效,但是神经毒性的高发病率仍然存在。在最近的第二阶段研究中,利妥昔单抗被应用到化疗方案中(R-MPV),全脑放疗剂量减少到 23.4Gy 并使患者达到完全缓解(CR)。由于不同的试验条件(单中心或多中心),不同的随访持续时间,不同的神经毒性评估方法,使得不同研究之间的比较变得比较困难。

(六)老年 PCNSL 患者仅行化疗治疗

老年人占 PCNSL 患者的 55%,并具有较高的迟发性神经毒性和较短的 PFS 和 OS,仅化疗治疗一直在这类特殊患者中进行。由于这些患者肌酐清除率下降以及肾毒性,往往要求降低甲氨蝶呤的剂量,这就增加了其他药物与甲氨蝶呤合用的必要性。预防性的粒细胞集落刺激因子越来越多地在临床中应用,从而利于这些高剂量的药物被持续应用,以避免药物浓度的下降致使脑内有效浓度下降。在第二阶段研究中有 50 例年龄 >60 岁的患者,给予相对低剂量甲氨蝶呤($1g/m^2$)与 CCNU(洛莫司汀)、甲基苄肼、甲泼尼龙加鞘内注射甲氨蝶呤和阿糖胞苷 40mg,不联合放疗。这种治疗方案的耐受性良好,神经毒性显著下降,分别为 48% 的 ORR、10 个月的中位 PFS 和 14 个月的中位生存期。

(七)复发或难治性 PCNSL 的治疗

据国外文献报道,在 PCNSL 诊断后的 2 年内有 35%~60% 的患者复发,复发患者预后差,中位生存期 8~18 个月,尚无标准的治疗方案。对于未曾照射治疗的年轻患者,WBRT 仍然是一种最有效的挽救治疗方法,尽管神经毒性仍可能发生。挽救性自体干细胞移植治疗也曾报道令人欣喜的结果。然而,对于那些不适合放疗和自体干细胞移植的老年患者来说,哪种化疗最合适仍未确定。在两项回顾性研究中,替莫唑胺用于在有利妥昔单抗配合的密集型方案中,实现了 8~14 个月的中位生存期。另一项研究,分析了单药托泊替康组($n=27$)的作用,33% 的 ORR 和 8.4 个月的中位生存期。小规模研究还分析了甲基苄肼,CCNU 和长春新碱的组合,以及依托泊苷,异环磷酰胺和阿糖胞苷,在这两种情况下发现疗效非常有限。总之,这些研究表明,复发或难治性 PCNSL 的患者如果不采用挽救性 WBRT 或大剂量甲氨蝶呤冲击治疗及自体干细胞移植,其预后非常有限。

(八)高剂量化疗和自体干细胞移植

高剂量化疗和自体干细胞移植(HDC-ASCT)是 PCNSL 治疗的新兴替代,并已在新诊断的疾病中展开了此项研究。Soussain 等报道了使用阿糖胞苷和依托泊苷后跟(有反应者)HDC-ASCT 与高剂量塞替派、白消安和环磷酰胺的诱导化疗挽救方案的研究,这种疗法在一项前瞻性Ⅱ期临床试验中,取得了中位 PFS 为 12 个月和中位生存期($n=43$)为 18 个月的良好效果。总之,现有的研究方案,支持 HDC-ASCT 作为抢救治疗 PCNSL 的使用,因为其能增加血脑屏障的渗透,但在前期预试验中作为代替 WBRT 手段仍需要进一步研究。

(九)靶向治疗

90% 的 PCNSL 患者是弥漫大 B 细胞淋巴瘤,表达 B 细胞特异表面抗原 CD20,脑内正常神经元和神经胶质瘤不表达 CD20。利妥昔单抗是通过基因工程合成的一种抗 CD20 的人鼠嵌合 IgG 单克隆抗体,将利妥昔单抗与化疗联合治疗 NHL 的老年患者,可增加完全缓解(CR)率,而不增加毒性。由于几乎 90% 的 PCNSL 为 DLBCL,表达 CD20 表面抗原,利妥昔单抗是治疗 PCNSL 的潜在良好靶向药物,然而由于大分子的利妥昔单抗不能透过血脑屏障,限制了其应用,治疗中往往需要更高的剂量以透过血脑屏障。Enting 等报道采用利妥昔单抗 $375mg/m^2$ + 替莫唑胺 $150mg/(m^2 \cdot d)$ 方案治疗 15 例复发或治疗抗拒的 PCNSL 患者,中位年龄 69 岁,客观缓解率(CR+PR)为 53%,中位生存期为 14 个月,中位 PFS 为 7.7 个月。

利妥昔单抗静脉用药的标准剂量为 $375mg/m^2$,血脑屏障破坏或使用更高剂量的利妥昔单抗仍有待于进一步研究证实其安全性及有效性。静脉给药的脑脊液的药动学不能反映脑实质的药动学,将静脉给予利妥昔单抗与传统化疗方案联合治疗 PCNSL 的疗效有待于大规模临床研究结果证实。对于存在脑脊液播散转移、脑膜转移的 PCNSL 患者 10~40mg 利妥昔单抗鞘内注射或脑室内注射通畅能够耐受,注射后的不良反应主要是短暂性的恶性和寒战,偶可见脑脊液肿瘤细胞快速溶解后导致背部疼痛相关的可逆性截瘫。

Karina 等首次报道贝伐单抗治疗复发 PCNSL 1 例,疗效显示无完全缓解。贝伐单抗能与人血管内皮生长因子(VEGF)结合并阻断其生物活性,它包含了人源抗体的结构区和可结合 VEGF 的鼠源单抗的互补决定区。目前该药广泛应用于晚期结直肠癌、晚期非小细胞肺癌、肾癌、乳腺癌、胶质母细胞瘤等。其在

PCNSL 中的应用及疗效还需要进一步临床试验证实。

（十）大剂量培美曲塞化疗

培美曲塞是一种作用于叶酸代谢过程中多种靶点的抗肿瘤药物，能够抑制胸苷酸合成酶、二氢叶酸还原酶和甘氨酰胺核苷酸甲酰转移酶的活性，从而抑制核苷酸的生物合成，与甲氨蝶呤同为叶酸拮抗药、结构类似，但作用靶点更多，应用更加简单，无须水化、碱化和解毒。采用培美曲塞治疗 PCNSL 复发患者开始于 2005 年 11 月（NCT00276783、NCT00424242、NCT00712062、NCT00916630 号临床试验），由美国国家癌症研究所和美国西北大学资助开展。该项研究结果 2012 年 8 月于 *Cancer* 刊登。其结果显示：应用培美曲塞 900mg/m² 化疗 5 个周期后，患者 6 个月疾病无进展生存率为 45%，治疗有效率为 55%，疾病控制率达到 91%。在此之前 Raizer 等还就患者脑脊液中培美曲塞的含量进行了研究，结果显示其脑脊液含量为血浆含量的 1%~3%，虽然含量较低但仍能够起到杀灭肿瘤细胞的作用。笔者认为适度提高剂量可能会增加血脑屏障透过率，如同 HD-MTX 所表现。

国内山东省肿瘤医院神经外科首次利用培美曲塞治疗 PCNSL 复发患者的临床研究，治疗结果显示与国外报道一致。由于培美曲塞应用剂量较常规用量大，故其不良反应仍要引起足够重视。结果显示大剂量的培美曲塞化疗或许将是一种有希望的治疗方案。由于治疗的例数尚少，经验不足，仍需要进一步的多中心、大规模临床试验予以证实。

八、预后与转归

PCNSL 的预后较差，如果未进行任何治疗，生存期仅为 3~6 个月，治疗后可延长至 15~45 个月。免疫功能正常的 PCNSL 患者的预后优于免疫缺陷的患者。较高 KPS 评分、较低的年龄、男性，预后相对好。KPS 评分≥70 分的生存期为 21.1 个月，而 <70 分的为 5.6 个月；年龄 <60 岁的为 23.1 个月，≥60 岁的为 7.6 个月。年龄和身体状况是治疗独立预后因素。治疗前，应根据现有的预后评分来评估个体风险（老年患者指年龄 60~65 岁）。

九、小结

PCNSL 患者全脑放疗的早期并发症包括头痛、恶心、乏力、皮肤损害等，以往由于患者的预后时间较短，脑白质病、放射性坏死等晚期并发症并不常见。但随着患者生存期的提高，长期生存患者人数增加，放疗相关的脑白质病随之出现并成为放疗联合大剂量甲氨蝶呤治疗的一个严重的并发症，达到近所有患者的 25%，而在老年人中几乎 100% 的发生率，这种并发症的患者表现为严重的进行性痴呆伴随记忆力明显下降、执行功能障碍、精神运动迟缓、步态共济失调和括约肌失禁，在许多病例中最终导致死亡。神经毒性的预期以及区别神经毒性与疾病本身引起的认知障碍已经成为一种挑战，因为需要严格的神经心理学和生活质量评价，以及长期随访和专业的统计分析方法。

总之，PCNSL 仍是目前面临的一个难题，需要进行更多的探索和大规模、前瞻性随机对照研究来确定最佳治疗方式。

【典型病例】

患者，女，20 岁，2012 年 5 月 1 日因"阵发性头痛 2 年，加重 1 个月"就诊。行 MRI 示左侧脑室前角周围占位性病变，呈 T₁ 低信号、T₂ 高信号改变，增强扫描，明显强化（图 7-9-1）。

病例解析：淋巴瘤的典型影像学特征是病灶常位于脑室周围，多发，明确增强、伴有瘤周水肿，瘤内坏死相对较少。结合患者病史及影像学表现，诊断考虑为 PCNSL 可能性大，治疗方案立体定向活检。

2012 年 5 月 14 日在全身麻醉下行立体定向活检术。术后病理示：弥漫大 B 细胞淋巴瘤（图 7-9-2）。

术后行 WBRT 36Gy/18f，局部缩野后适形放疗 10Gy/5f。HD-MTX 方案化疗 2 周期。

2012 年 10 月 9 日复查 MRI 示：双侧侧脑室、第四脑室室管膜转移（图 7-9-3）。

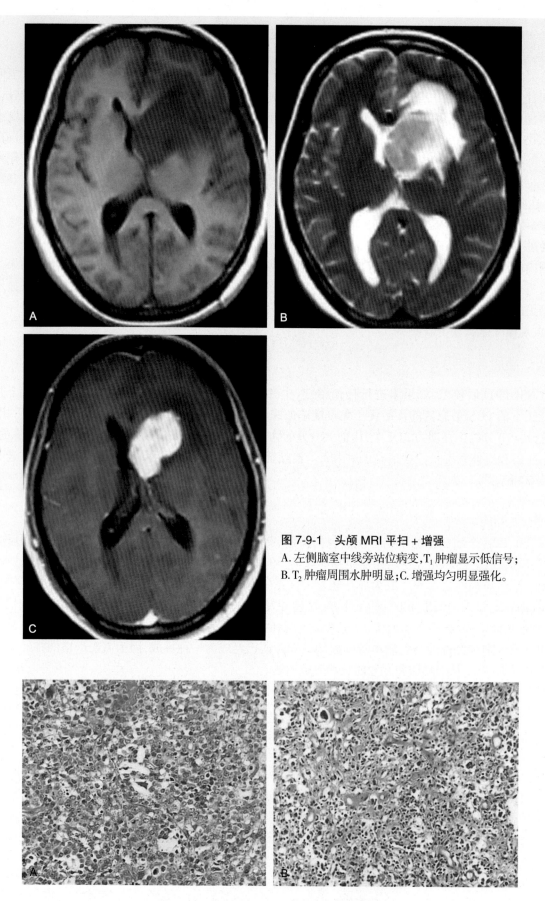

图 7-9-1 头颅 MRI 平扫 + 增强
A. 左侧脑室中线旁站位病变,T_1 肿瘤显示低信号;
B. T_2 肿瘤周围水肿明显;C. 增强均匀明显强化。

图 7-9-2 病理示(HE):弥漫大 B 细胞淋巴瘤

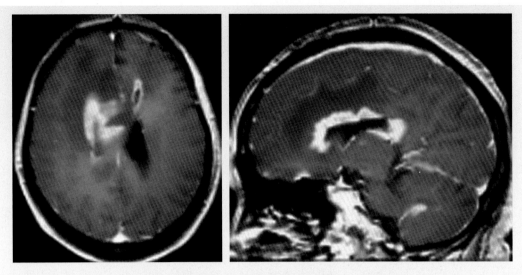

图 7-9-3　复查 MRI 示：双侧侧脑室、第四脑室室管膜转移

培美曲塞 900mg/m^2 方案化疗 4 周期，转移病变明显减小（图 7-9-4）。

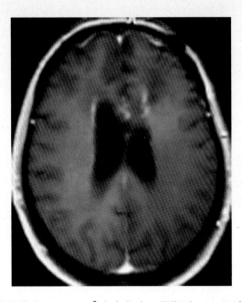

图 7-9-4　培美曲塞 900mg/m^2 方案化疗 4 周期后 MRI 示肿瘤明显缩小

病例解析：PCNSL 放化疗效果显著，有较高的缓解率，但该病相对容易复发，因此需要定期复查，对于复发病例可以继续进行 HD-MTX 化疗，或者更换化疗方案，对于之前没有进行全脑放疗的患者，也可以考虑进行全脑放疗。

　专家解读

美国 NCCN 指南（2017 年）

淋巴瘤的典型影像学特征是病灶常位于脑室周围，多发，明确增强，伴有瘤周水肿，瘤内坏死相对较少。对于高度怀疑为淋巴瘤的患者应该积极进行立体定向活检，而不是开颅手术。对于初次诊断的 PCNSL 的治疗，可以考虑进行 HD-MTX 化疗或者全脑放疗，对于复发病例，还可以考虑进行 HD-MTX 化疗，或者更换化疗方案，对于之前没有进行全脑放疗的患者，也可以考虑进行全脑放疗。

第十节　生殖细胞肿瘤

内容要点：

1. 生殖细胞肿瘤起源于生殖细胞，好发于 19 岁以下儿童及青少年，男性发病明显高于女性，好发部位为松果体区、鞍区和基底节区。

2. 病理上生殖细胞肿瘤分为 6 大类，包括生殖细胞瘤、胚胎性癌、卵黄囊瘤、绒癌、畸胎瘤和混合性生殖细胞肿瘤，其中仅成熟型畸胎瘤属良性。

3. 临床表现主要与肿瘤位置相关。松果体区可引起颅内压增高和眼球运动障碍；鞍区可有多饮多尿和发育迟滞；基底节和丘脑则为偏瘫、性早熟、智力轻度减退等。

4. 检查主要包括 CT、MRI 及肿瘤标志物。松果体区生殖细胞瘤出现松果体钙化的比例明显高于正常人，典型者为"弹丸样钙化"。MRI 检查对生殖细胞肿瘤的颅内、脊髓转移灶有重要意义，对肿瘤的分期、手术入路的选择甚至对放疗范围的确定等都有重要的价值。肿瘤标志物主要有 AFP、β-HCG、PLAP 和 CEA，其对制订治疗方案、判断预后及复发有重要参考价值。

5. 对生殖细胞瘤主要治疗手段为放疗和化疗，对畸胎瘤而言主要为手术切除，而其他恶性生殖细胞瘤则需要手术结合术前和术后放疗和化疗。

颅内生殖细胞肿瘤（germ cell tumor，GCT）是一类有特殊的病理性质、临床表现和治疗方法的肿瘤，它起源于生殖细胞。WHO 在 2021 年的分类中将肿瘤分为 8 个亚型。

1. 成熟型畸胎瘤（mature teratoma）
2. 未成熟型畸胎瘤（immature teratoma）
3. 有体细胞型恶变的畸胎瘤（teratoma with somatic-type malignancy）
4. 生殖细胞瘤（germinoma）
5. 胚胎性癌（embryonal carcinoma）
6. 卵黄囊瘤（yolk sac tumor）
7. 绒毛膜癌（choriocarcinoma）（简称绒癌）
8. 混合性生殖细胞肿瘤（mixed germ cell tumor）

这类肿瘤包括良性（benign）和恶性（malignant），除成熟型畸胎瘤外，其他 GCT 皆属于恶性。GCT 的 8 种亚型又可分成 2 大类：生殖细胞瘤和非生殖细胞瘤性生殖细胞肿瘤（non-germinomatous germ cell tumors，NG-GCT）。GCT 在颅内的发生部位多数发生在三个部位：松果体区、鞍区和基底节区，其中以松果体区和鞍区更为常见。

一、流行病学

1. 发病率　GCT 在颅内肿瘤中发病率较低，且在不同地区也显示其发病率也有所不同。西方国家 GCT 在颅内肿瘤中占 0.3%~0.5%，而在日本占 2.1%~9.4%。Tada（1997）报告日本全年龄组 2 284 例脑瘤中 GCT 占 112 例（4.9%），其中生殖细胞瘤占 70.5%，畸胎瘤占 13.4%，卵黄囊瘤占 4.4%，绒癌占 0.9%，混合性生殖细胞肿瘤占 13.4%。北京天坛医院统计 1996—2002 年 9 月共收治经病理证实的颅内肿瘤 11 657 例，其中 GCT 共 221 例，占同期颅内肿瘤的 1.9%，其中生殖细胞瘤 106 例（68.8%），畸胎瘤 45 例（29.2%），绒癌 2 例（1.2%），卵黄囊瘤 1 例（0.6%）。研究发现，日本发病率明显高于西方国家，而泰国、韩国等地区的发病率介于西方国家和日本之间。

2. 年龄　GCT 好发于儿童及青少年，文献报告 60%~70% 的 GCT 发生在 19 岁以下。儿童组与成人组的 GCT 分别占相应年龄组颅内肿瘤的 11.1% 和 0.6%，北京天坛医院 15 岁以下的 GCT 占同期儿童颅内肿瘤总数的 6.3%,而 16 岁以上的 GCT 患者仅占同期该年龄组的 0.37%,故符合 GCT 绝大多数(75.9%)发生在儿童期。

3. 性别　中枢神经系统 GCT 男性发病明显高于女性,Tada(1998)综合 788 例 GCT 中男性 602 例(76.4%),女性 186 例(23.6%)。从部位统计:松果体区,男性 312 例,女性 36 例,男女比例为 8.7∶1;鞍区,男性 77 例,女 87 例,男女比例为 0.9∶1;其他部位,男性 133 例,女性 46 例,男女比例为 2.9∶1;部位多发,男性 80 例,女性 17 例,男女比例为 4.7∶1。畸胎瘤:松果体区,男性 59 例,女性 5 例,男女比例为 12∶1;鞍区,男性 6 例,女性 4 例,男女比例为 1.5∶1;其他部位,男性 22 例,女性 16 例,男女比例为 1.4∶1;部位多发,男性 2 例,女性 1 例,男女比例为 2∶1。

北京天坛医院 154 例 GCT 中,男性 109 例,女性 45 例,男女比例为 2.4∶1。其中生殖细胞瘤 106 例中男女比例为 1.86∶1,而畸胎瘤 45 例中,男女比例为 6.5∶1。生殖细胞瘤中位于鞍上者 47 例,男性 16 例,女性 31 例,男女比例为 1∶1.9;松果体区 46 例中,男性 43 例,女性 3 例,男女比例为 14.3∶1;基底节及丘脑 11 例中,男性 9 例,女性 2 例,男女比例为 4.5∶1。畸胎瘤中松果体区男性 32 例,女性 2 例,男女比例为 16∶1;而鞍上畸胎瘤男性 5 例,女性 4 例,男女比例为 1.25∶1。

4. 部位　GCT 最常见于松果体区,其次为鞍上,再次位于基底节,少数可发生在侧脑室、第三脑室、大脑半球或脑干等。有报道称生殖细胞瘤在松果体区肿瘤中所占比例在日本、韩国和埃及为 43%~70%,而在欧洲和美国为 21%~25%。

二、发病机制

颅内 GCT 的病因及组织起源并不清楚,目前普遍接受的观点是:性腺外 GCT 起源于胚胎时期误位游走的原始生殖细胞。原始生殖细胞在妊娠第 3 周出现在卵黄囊,此后从卵黄囊经原始系膜向生殖泌尿系迁移,沿途残留的原始生殖细胞会向多个方向分化,向上皮、卵黄囊、绒毛膜细胞分化时分别形成胚胎性癌、卵黄囊癌、绒癌,同时向 3 个胚层分化形成畸胎瘤,原始的未分化生殖细胞增殖则形成生殖细胞瘤。Scotting 等认为多能干细胞的遗传程序向生殖细胞方向分化而形成了 GCT,该假说不存在误位游走问题。目前该学说还仅仅是一种推测,尚未阐明具体的形成机制。

三、病理

除成熟型畸胎瘤属于良性外,其他各类生殖细胞肿瘤(生殖细胞瘤和其他 NG-GCT)均属于恶性。

(一)生殖细胞瘤

肿瘤大体上是实性的肿块,浅棕褐色,质地软、脆,常无明显的出血、坏死。镜下肿瘤细胞体积较大,排列成片状、小叶状或间质促纤维反应性增生呈条索状或梁状,胞质透明,富含糖原,核大、圆形,核仁明显,核分裂易见,坏死少见;常伴有小淋巴细胞浸润。生殖细胞对胎盘碱性磷酸酶(placental alkaline phosphatase,PLAP)反应呈阳性,多表达在细胞膜上。半数的生殖细胞瘤对人绒毛膜促性腺激素(HCG)表达阳性,但多在合体滋养层巨细胞(syncytiotrophoblastic giant cells,STGC)上表达,即生殖细胞的合体滋养叶发育时出现,在混合性生殖细胞肿瘤多有 HCG 表达。甲胎蛋白(AFP)为阴性。

(二)成熟型畸胎瘤、未成熟型畸胎瘤、有体细胞型恶变的畸胎瘤

畸胎瘤通常由来自二个或三个胚层的组织组成,其内含有黏液性囊腔、脂肪、软骨结节或骨片,牙齿和头发罕见。成熟型畸胎瘤边界清楚,结节状,有完整的包膜,表面光滑,触之肿瘤较硬韧,切面可有大小不等的囊腔。实性部分的色泽和硬度依不同组织而异,囊内可有水样黏液样或皮脂样物(似表皮样囊肿组织),实性部分内可嵌有骨骼、牙齿和软骨,常有毛发混杂期间,核分裂象少见或缺乏。常见的外胚层成分包括皮肤、脑和脉络膜;中胚层成分包括软骨、骨、肌肉和脂肪等;内胚层成分常为呼吸道或肠道上皮,有时可含有胰腺或肝组织。未成熟型畸胎瘤含有胚胎样不完全分化的组织成分,即使这些组织仅占肿瘤组织的一小部分,不成熟区域肿瘤细胞密度高、核分裂活跃,可以见到神经上皮菊形团和拟发育中的神经管的管样

结构。畸胎瘤恶变是指畸胎瘤中含有发生于其他组织和器官的恶性成分,最常见为横纹肌肉瘤或未分化肉瘤。

（三）卵黄囊瘤

卵黄囊瘤较少见,质地稍韧,可见出血和坏死;肿瘤为原始未分化的上皮细胞,呈扁平状之方形或粒状,排列成不规则迷路状腺样结构,散在分布许多小囊腔,可见黏蛋白,分泌上皮及黏液,纤维细胞原基质,亦可找到由微细血管形成的小球样结构。AFP 检查强阳性,HCG 阴性。

（四）绒癌

颅内的原发性绒癌极为罕见,有文献综合的 61 例绒癌中,松果体区占 75%,鞍区占 15%,其余分布在脑其他部位。肿瘤由两种细胞构成:滋养层细胞,中等大小,细胞边界清楚,胞质丰富;合胞体滋养层巨细胞,体积大,有多个细胞核,细胞核形态不规则,且染色质深染,呈嗜伊红染色,并有多个空泡,由滋养层细胞及合胞体滋养层巨细胞形成绒毛的结构。HCG 可强阳性,PLAP 可部分阳性,但 AFP 阴性。

（五）胚胎性癌

光镜下可见瘤组织内分化不良的柱状细胞排列成索或小叶状结构,细胞核呈泡状,可见核仁,核分裂象多见,伴出血坏死,有时有软骨结构。免疫组化 PLAP 阴性,AFP 和 HCG 为阳性。

（六）混合性生殖细胞肿瘤

即肿瘤内有生殖细胞瘤成分,也有胚胎性癌、绒癌或畸胎瘤等各种 GCT 成分。但很难在一个视野内看到各种成分。有学者认为混合性生殖细胞肿瘤占 GCT 的 1/4~1/3。

四、临床表现

依据肿瘤部位、性质、大小等因素决定其症状和体征。肿瘤在松果体区一般引起颅内压增高和眼球运动障碍;鞍区可有多饮多尿和发育迟滞;基底节和丘脑则为轻偏瘫等。

（一）松果体区 GCT

肿瘤位于松果体区,早期压迫导水管可有颅内压增高,表现为头痛、呕吐及视神经乳头水肿,其他尚有视力减退(视神经继发性萎缩)和双侧展神经麻痹等。继之压迫动眼神经核可导致眼球垂直运动障碍(Parinaud 综合征),主要表现为上视不能、瞳孔散大或不等大。晚期压迫四叠体下丘造成听力减退、压迫小脑上蚓部或小脑上脚造成走路不稳等,一般病程较短,20 日~1.5 年,平均为 4 个月。少数患儿表现为性早熟。

（二）鞍上 GCT

通常鞍上 GCT 表现有"三联征":即尿崩症、视力减退和垂体功能低下。此部位肿瘤起源于神经垂体,早期浸润和破坏垂体后叶引起尿崩症 90% 以上的病例以尿崩症为首发症状,常常多年被当作"原发性尿崩症"来对症治疗,直到视力视野损害才被发现。肿瘤浸润和压迫视神经及视交叉可引起视力视野障碍,主要表现为视力减退,视野多为双颞侧偏盲,个别有同向性偏盲或视野缩小。肿瘤浸润和压迫垂体前叶,造成其内分泌功能减退,儿童表现为发育停滞(矮小及性征不发育),成人可表现为性欲减退、勃起功能障碍或闭经等。肿瘤生长较大可梗阻室间孔,造成颅内压增高、梗阻性脑积水,表现为头痛、呕吐和视神经乳头水肿。如海绵窦受累可出现头痛、视力下降和眼肌麻痹。

（三）基底节和丘脑 GCT

发生在基底节和丘脑者相对少见,基本上只发生于男童,主要表现为进行性轻偏瘫,开始可先在上肢或下肢,进展缓慢,病史多数在 1 年以上。基底节区生殖细胞瘤发病早期,当影像学改变不明显时,以下 6 条临床表现须引起注意,早诊断。

1. 男性儿童、少年。

2. 一侧肢体轻度力弱伴动作笨拙,进展缓慢,病史在数月至数年以上。

3. CT 无明显改变时,在 MRI 的 T_2 像表现出点状散在高信号病灶,无明显边界,并伴同侧额颞叶轻度萎缩(表现为侧裂池增宽)。

4. 血清学检查,约 30% 的患者 β-HCG 呈轻度升高。

5. 智力轻度减退。

6. 性早熟。

若第 1 条与第 2 条同时存在,再加其他任意一项,即高度怀疑生殖细胞瘤。如前 4 项中的任意 3 项或 6 项中的任意 4 项存在,同样高度怀疑生殖细胞瘤,这其中血清学 HCG 轻度升高意义最大。

由于生殖细胞瘤对周围组织的浸润和瘤细胞脱落在脑脊液中引起种植和播散,国外文献从临床上将生殖细胞瘤分为单发性、多灶性和播散性三种。GCT 在蛛网膜下腔播散可有脑膜刺激征。

五、辅助检查

(一) CT 检查

CT 检查对 GCT 的诊断很有价值,尤其对肿瘤钙化和脑室增大或移位提供了重要资料。不同类型的 GCT 有其特有的 CT 表现。有时结合临床,甚至凭经验就可作出肿瘤的定性诊断。

1. 生殖细胞瘤　CT 平扫为等密度或稍高密度影,可为均匀一致的占位性病变,也可为不均匀甚至呈多囊性肿物。松果体区 GCT 出现松果体钙化的比例明显高于正常人,典型者为“弹丸样钙化”。肿瘤呈圆形,也可形态不规则,有时外观呈蝴蝶形,后者为生殖细胞瘤的特征表现(图 7-10-1、图 7-10-2)。

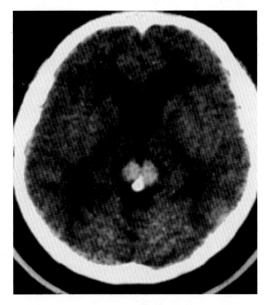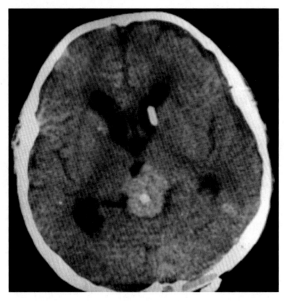

图 7-10-1　生殖细胞瘤 CT 平扫(一)　　　　　图 7-10-2　生殖细胞瘤 CT 平扫(二)

鞍上 GCT 多为实质性肿物,极少有钙化出现。因 CT 只有轴位扫描,故对鞍上 GCT 的诊断价值明显不如 MRI(图 7-10-3),只有首发症状为多饮、多尿和肿瘤无钙化时才可考虑本病。

基底节、丘脑生殖细胞瘤有其独特的 CT 表现。基底节生殖细胞瘤先出现高密度影,其后才有皮层萎缩,基底节和丘脑的生殖细胞瘤不同于松果体区,CT 平扫为边缘不规则、稍高密度的肿物,可有钙化和小囊形成(图 7-10-4),早期多无占位效应及皮层萎缩,当疾病进一步发展或治疗后才发生同侧皮层萎缩。大脑半球萎缩特点为尾状核消失、内囊萎缩、双侧脑室不对称,患侧脑室扩大(常为额角)。增强 CT 通常表现为中度到明显的均匀一致的强化,少数可表现为强化不均匀。

除上述单发的生殖细胞瘤外,有时也发现有多发性病灶,有学者认为是多中心生长,即不同部位同时产生原发性生殖细胞瘤。根据临床实践,若有 2 个或 3 个生殖细胞瘤,其中最大者应为“原发”,而小的病灶则有“种植性”的特点。因生殖细胞瘤的瘤细胞有易脱落到脑脊液中发生播散或种植的倾向。如脑室内可出现广泛的肿瘤影像,有时呈棉絮状,椎管内也可有多发性转移灶,超过 3 个以上,此时称为肿瘤有“播

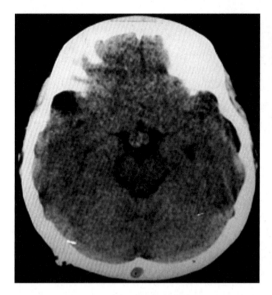

图 7-10-3　生殖细胞瘤 MRI

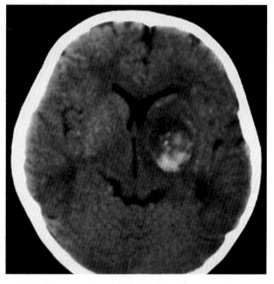

图 7-10-4　基底节生殖细胞瘤 CT 平扫

散"。如鞍上、松果体区或侧脑室壁上有 3 个以内的肿瘤存在时,称为"种植"。单纯 CT 检查易发生遗漏,CT 有时不能在同一层面显示鞍区和松果体区肿瘤,尤其某一部位的肿瘤直径不足 1cm 时,CT 平扫可能无法显示,此时 MRI 的矢状位可清楚地显示这些病变。

2. 畸胎瘤　畸胎瘤最常位于松果体,其次为鞍区及其他部位。CT 平扫显示肿物形态不规则,呈结节状或明显分叶状,密度多不均匀,多为实质性,可有囊性和钙化或骨化(图 7-10-5)。恶性畸胎瘤有时可见到瘤内出血。多发囊性者较常见。CT 对钙化和瘤内脂类成分十分敏感,少数畸胎瘤内油质状液体可破入脑室内,CT 片上可显示油质因比重不同而随体位的变化在脑室内游动。畸胎瘤和恶性畸胎瘤在 CT 平扫时很难鉴别,但后者实质部分多,囊性成分、钙化和脂肪相对较少,瘤周水肿则常见。良性畸胎瘤发现时一般体积较大,在松果体区者几乎都有不同程度的脑室扩大。注药后肿瘤有明显强化,但密度极不均匀,有时囊壁强化呈多个环状影。鞍上畸胎瘤发生率远较松果体区低,但鞍区畸胎瘤多为恶性。若囊性成分多或有钙化时则与颅咽管瘤不易鉴别。发生于基底节的畸胎瘤少见,位于第三脑室的畸胎瘤体积巨大时可侵入丘脑和基底节。

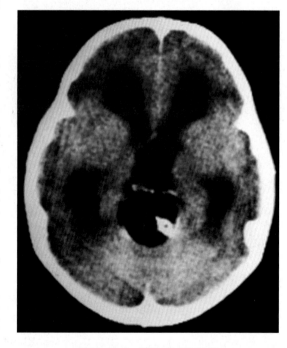

图 7-10-5　畸胎瘤 CT 平扫

3. 卵黄囊瘤　CT 扫描无明显特征性表现,可呈低密度、高密度或混杂密度影,肿物不规则,为无囊变的实质性肿瘤,瘤周有时可见脑水肿,注药后有不同程度的强化。

4. 绒癌　CT 平扫为稍高密度影,有时有钙化和出血,注药后明显强化。绒癌血运极丰富,瘤内坏死出血比较常见。如儿童或青少年松果体区或鞍区有瘤内出血者应考虑到绒癌的可能性。

5. 胚胎性癌　单纯颅内胚胎性癌极少见。CT 平扫为高密度影,注药后不同程度强化。

6. 混合性生殖细胞肿瘤　混合性生殖细胞肿瘤可含有生殖细胞肿瘤的各种成分(如生殖细胞瘤、畸胎瘤、卵黄囊瘤等)。其 CT 表现与组成成分有关。如有脂类和钙化骨化等,且呈结节状或分叶状,提示有畸胎瘤成分。

（二）MRI 检查

MRI 检查在诊断颅内肿瘤诸多方面优于 CT，能全面显示肿瘤大小、范围、质地、血供以及肿瘤与周围重要脑组织和血管的关系等。对生殖细胞肿瘤的颅内、脊髓转移灶更有独到之处，对肿瘤的分期、手术入路的选择甚至对放疗范围的确定等都有重要的价值。

1. 生殖细胞瘤　松果体区 GCT 常为圆形、椭圆形或不规则形。T_1WI 为等或稍低信号，T_2WI 多为稍高信号，少数可为等信号，注药后均匀强化，边界清楚，有少数强化不均匀（图 7-10-6）。MRI 检查对于显示小的鞍区肿瘤病灶（小于 1cm），脊髓或脑室内等其他部位的小病灶也是 CT 所无法比拟的。鞍上 GCT 多自鞍内发展到鞍上，平扫可呈稍高信号，注药可明显强化（图 7-10-7）。病变早期 MRI 上仅见垂体柄增粗或有米粒大的小肿物。基底节和丘脑是生殖细胞瘤第三个好发部位，早期 MRI 可无异常发现，随着病情进展，在 T_1WI 上呈等或低信号，而 T_2WI 为高或混杂信号，有时占位效应不明显（图 7-10-8、图 7-10-9），注药后可均匀或不均匀强化（图 7-10-10）。有的基底节生殖细胞瘤呈多囊性改变，多伴有同侧皮层萎缩。

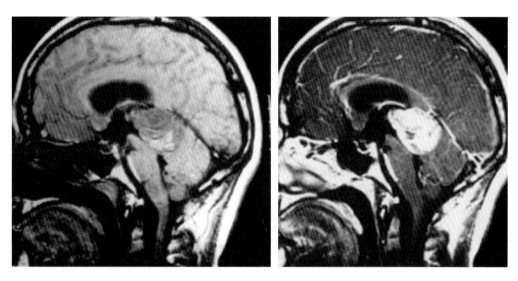

图 7-10-6　松果体区生殖细胞瘤 MRI

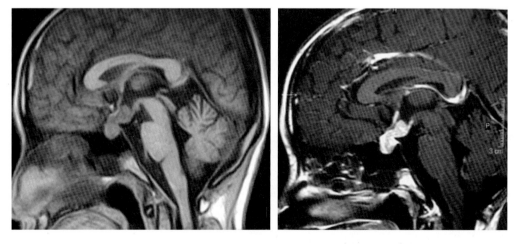

图 7-10-7　鞍上生殖细胞瘤 MRI

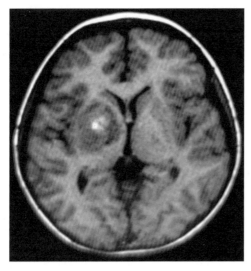
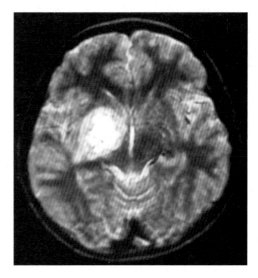

图 7-10-8 基底节和丘脑生殖细胞瘤 MRI T₁WI　图 7-10-9 基底节和丘脑生殖细胞瘤 MRI T₂WI

2. 畸胎瘤　畸胎瘤多发生于松果体区,鞍区畸胎瘤多为有体细胞型恶变的畸胎瘤。因肿瘤由多种成分构成,故 T_1WI 和 T_2WI 的信号极为混杂,呈结节状或分叶状,可为多囊性,边界较清楚(图 7-10-11)。在 MRI 上畸胎瘤良恶性较难鉴别。但恶性者实质部分多,周围可有水肿。注药后多有明显的不均匀强化。良性畸胎瘤一般无瘤周水肿,钙化和脂类成分较多。个别病例脑室内有油脂类液体随体位流动,手术证实为畸胎瘤(图 7-10-12)。

3. 卵黄囊瘤　MRI 检查在 T_1WI 上肿瘤为等信号,T_2WI 为不均匀的高信号,注药后有明显强化,常为不均匀强化。肿瘤如有钙化常与生殖细胞瘤术前不易鉴别。

4. 绒癌　中枢神经系统原发性绒毛膜上皮癌极为罕见,MRI 特点为 T_1WI 高信号,为瘤内有亚急性出血所致。

总之,GCT 在神经影像学上很有特点,但作出诊断前一定要与临床表现及肿瘤标志物测定相结合,以使诊断更为

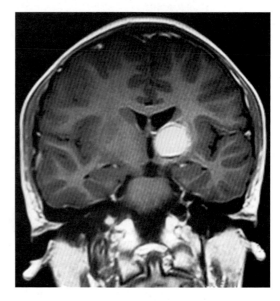

图 7-10-10 生殖细胞瘤(注药后)MRI

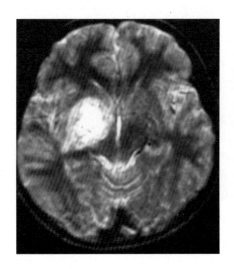
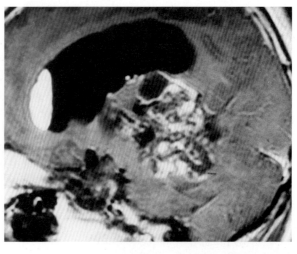

图 7-10-11 畸胎瘤 MRI　图 7-10-12 畸胎瘤 MRI 脑室内油脂类液体随体位流动

准确。

（三）肿瘤标志物

肿瘤标志物为肿瘤产生的生物学物质，它的存在可指示出某种肿瘤的存在。临床上测定较多的为AFP、β-HCG、PLAP 和 CEA 等。这些标志物阳性说明存在 GCT 的可能性。AFP 正常儿童为 1~10μg/L，胎儿为 13~80μg/L，可在有卵黄囊瘤、胚胎性癌、未成熟型畸胎瘤和含有以上成分的混合性生殖细胞肿瘤时升高，在有卵黄囊瘤时可 >1 000μg/L。血清 HCG 升高在绒癌为 100%，胚胎性癌为 50%，而生殖细胞瘤中有 10%~30% HCG 升高，故 HCG 轻度增高可肯定生殖细胞瘤的诊断，而 HCG 不高则不能排除生殖细胞瘤；HCG 值超过 1 000U/L 时几乎皆为绒癌和有绒癌成分的混合性生殖细胞肿瘤。通常，生殖细胞瘤的血清 HCG 在 0.5~200U/L，多数在 100U/L 以下；如 AFP 阳性则为卵黄囊瘤或混合性生殖细胞肿瘤含有卵黄囊瘤成分。CEA 在畸胎瘤、胚胎性癌、绒癌和一些卵黄囊瘤中可升高，故 CEA 的增高表明存在着 NG-GCT，但非特异性，其意义不大。上述标志物在脑脊液中测定更为敏感，因这类肿瘤细胞可在脑脊液中扩散。

肿瘤标志物阳性者肯定存在来源于胚胎生殖细胞的肿瘤，其诊断价值不亚于病理诊断，如 AFP>25μg/L 和 / 或 HCG>50U/L 几乎可肯定存在 NG-GCT，应先予以化疗 + 放疗，有肿瘤残存时再手术切除。如 HCG<50U/L 和 AFP<25μg/L，PLAP 为阳性，估计为纯生殖细胞瘤。近年发现一种称为 c-kit 的蛋白在纯生殖细胞瘤中广泛表达而 NG-GCT 中为阴性。

肿瘤标志物对制订治疗方案、判断预后及复发有重要参考价值，即标志物阳性或极高时应加大治疗力度，治疗后标志物转为阴性时是病情好转的指标之一；若阴性再度转为阳性则说明可能肿瘤复发，故肿瘤标志物是监测 GCT 患者病情的重要指标。

六、诊断及鉴别诊断

（一）诊断

1. 了解本病临床特点和影像学表现后作出颅内 GCT 的诊断并不困难，有以下情况几乎可以定性。

（1）儿童或青少年期首发症状为尿崩，最常见于青少年女孩，数月或数年后出现视力减退，CT 可见鞍上有低或等密度肿物，MRI 在 T_1 像可见鞍上等或低信号，T_2 像为均匀一致的高信号；患者有消瘦和发育迟滞，应初步考虑为鞍上 GCT。

（2）男性儿童患者有头痛、呕吐和视神经乳头水肿，眼球上视困难；CT 示松果体区有等或稍高密度实性肿物，有中心或周边弹丸状钙化或散在细小钙化斑，尤其是肿物呈蝴蝶形者，MRI 在 T_1 像为等或稍低信号，T_2 像为高信号，CT 或 MRI 在注药后有均匀一致明显强化，有梗阻性幕上脑积水，应当考虑为松果体区 GCT。

（3）当患者首发症状为尿崩症或颅内压增高症状，CT 及 MRI 在松果体区和鞍上同时发现两个肿瘤，应当可以确诊为颅内生殖细胞瘤有鞍上种植（又称"多灶性"生殖细胞瘤）。如在鞍上或松果体区有肿瘤同时还存在脑室内广泛性播散，这两种情况皆可不用活检而确诊为颅内生殖细胞瘤。

（4）如患儿多饮多尿为首发症状，CT 和 MRI 显示鞍上混杂密度或信号，注药后明显不均匀强化，有时呈多囊性，可初步诊为鞍上畸胎瘤。鞍上的畸胎瘤未成熟型（恶性）明显多于成熟型（良性）。

（5）男性患儿有颅内压增高症状，眼球上视受限（图 7-10-13），尤其有性早熟者（图 7-10-14），CT 和 MRI 可见松果体区有混杂信号肿物，呈结节状或分叶状，注药后有明显不均匀强化，呈多囊性，有骨化组织，囊变部分 CT 像类似脂肪，幕上脑积水，可初步诊断为松果体区畸胎瘤。

2. 以上症状、体征和影像学比较典型，较易诊断，但不典型表现的颅内 GCT 也不在少数，以下方法有助于诊断：

（1）脑脊液细胞学检查：此项检查基于生殖细胞瘤或恶性 NG-

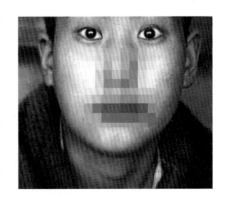

图 7-10-13　男，12 岁，眼球上视受限

GCT 的瘤细胞常常脱落于脑脊液中,此时取脑脊液送病理科做细胞学检查,有些可查到瘤细胞,此时结合临床可确诊为颅内 GCT。做此项检查的前提是患者颅内压不高。如眼底有视神经乳头水肿,则不应做腰椎穿刺,因脑脊液流失可诱发脑疝危象。

(2) 肿瘤标志物:如肿瘤标志物阴性,不能排除 GCT,但如阳性则对颅内 GCT 诊断有很大参考价值。如 HCG 和 AFP 皆高应考虑为胚胎性癌或混合性生殖细胞肿瘤。AFP 升高明显提示可能为卵黄囊瘤,HCG 中度升高表明可能为有 STGC 的生殖细胞肿瘤,而若 HCG>1 000U/L,则考虑为绒癌或含有绒癌成分的混合性生殖细胞肿瘤。

(3) 诊断性放疗:这种方法是由于生殖细胞瘤对放射线有极高度的敏感性,有时极小的剂量可取得效果。传统上,国内外皆把试验性放疗定为 20Gy,达到此剂量后复查 MRI,如肿瘤缩小 >80%(图 7-10-15),可以确诊为生殖细胞瘤。有

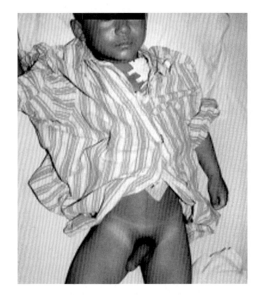

图 7-10-14　男,6 岁,松果体区畸胎瘤所致性早熟

研究者证实诊断性放疗剂量 10Gy 与 20Gy 无差异,但可明显减少放疗副作用,故近 10 年诊断性放疗的剂量为 10Gy。目前北京天坛医院尝试将诊断性放疗的剂量降为 4~6Gy,可以杜绝放疗的副作用。

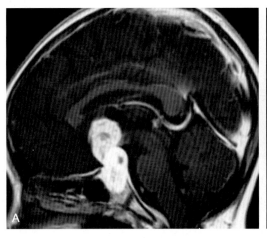
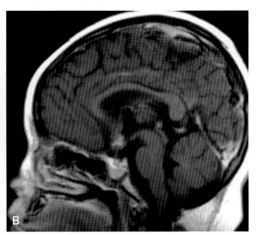

图 7-10-15　生殖细胞瘤诊断性放疗 MRI
A. 鞍上生殖细胞瘤;B. 诊断性放疗 10Gy 后肿瘤缩小 90% 以上。

(4) 肿瘤活检:对生殖细胞瘤是否活检仍存在争议。活检只用于肿瘤标志物阴性者,可以获得肯定的组织学诊断,其死亡率和并发症较低,但有时取材有限而少数病例有可能导致诊断不确切。

(二) 鉴别诊断

1. 松果体区 GCT 需与下列疾病鉴别

(1) 松果体囊肿:为良性病变,国外尸检存在率高达 40%。多数较小,只有在 MRI 检查时偶然发现。多数在 MRI 上松果体区有小而圆的囊肿(图 7-10-16),注药后轻度环形强化(图 7-10-17),有时囊肿较大可稍压迫四叠体上丘,CT 示囊内液体与脑脊液比等至高密度,多无临床症状,也不引起脑积水,绝大多数不需手术治疗。有松果体囊肿患者,有严重的头晕,但无颅内压增高症,也无 Parinaud 综合征。经手术证实为"松果体囊肿",病理显示有神经胶质细胞,其 GFAP 免疫组化为阳性,术后患者头晕消失。但也有的松果体囊肿体积大,压迫中脑导水管使之闭锁而有颅内压增高和幕上脑室扩大,此时可 V-P 分流或直接手术切除。

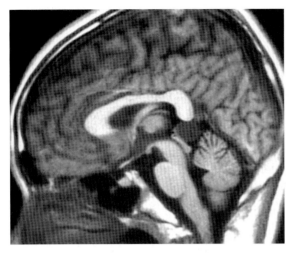

图 7-10-16 松果体囊肿 MRI

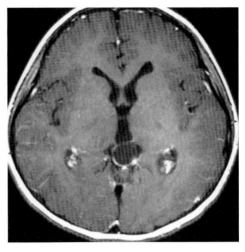

图 7-10-17 松果体囊肿 MRI(注药后)

(2) 松果体细胞瘤:即来源于松果体实质细胞,包括松果体细胞瘤和松果体母细胞瘤。前者多为边界清楚的圆形病变,很少通过脑脊液播散;松果体母细胞瘤为恶性,局部浸润,通常体积较大,质地不均匀。松果体细胞瘤周边可有钙化,注药后可有均匀或不均匀增强(图 7-10-18),有时神经影像上不易与松果体区GCT 区别,但松果体实质细胞肿瘤无性别倾向,平均年龄较 GCT 者大(多在 20 岁以上的成人)。

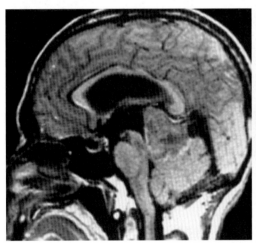
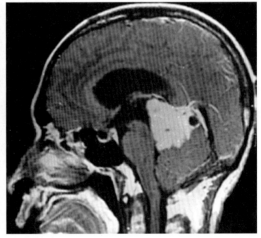

图 7-10-18 松果体细胞瘤 MRI

(3) 胶质瘤:多为星形细胞瘤,极少数为室管膜瘤、胶质母细胞瘤或低分化胶质瘤,起源于四叠体或第三脑室后壁。星形细胞瘤在儿童通常可很小,但早期引起梗阻性脑积水,MRI 见肿物比较局限并与四叠体融为一体,压迫导水管,使其狭窄或闭锁,注药后多不强化或轻度强化,有时可见受累的丘脑和脑干出现肿胀,在 T_2 像上可见高信号。如为较恶性的胶质瘤,则可见明显不均匀强化,边缘模糊。

(4) 脑膜瘤:松果体区脑膜瘤少见,多为成人(常发生于 40~60 岁),常起源于小脑幕切迹游离缘,可在正中,也可偏向一侧。肿瘤常为圆形或椭圆形,CT 为均匀稍高密度,MRI 在 T_1 像为均匀等或稍高信号,注药后可明显均匀强化,并可显示在小脑幕上有"脑膜尾征"(冠状扫描显示更为清楚)。

也可从松果体区肿瘤的影像学上作出鉴别诊断。①囊性并无强化的肿瘤,MRI 的 T_1WI 表现为低信号,T_2 为高信号或等信号。导水管无梗阻,多为松果体囊肿。也可为其他囊肿,如蛛网膜囊肿或表皮样囊肿等。②如该部位有脂肪类物质则为皮样囊肿或畸胎瘤。③如肿瘤局限在顶盖,呈等信号,多为低级别星形细胞瘤。④如松果体区有肿瘤,而鞍上同时存在另一肿瘤,则很可能是生殖细胞瘤。⑤如肿瘤有新或陈旧性出血,多为 GCT,其中最可能为绒癌。以上几点对松果体区肿瘤的性质鉴别极有帮助。

2. 鞍区或鞍上 GCT 需与下列疾病鉴别

（1）颅咽管瘤：多发生于儿童，可位于鞍内、鞍上及鞍旁，多数可突入第三脑室而梗阻室间孔。CT 为囊性、实性和二者混杂，常有大囊，形态不规则，有的垂直向上生长，可超过室间孔；有时横向生长，向前达额底，向外后可达 CPA，向侧可深入颞叶，向后可充满脚间池，使脑干向后移位。CT 以钙化为特点（钙化率大于 90%），为周边蛋壳样，也可在瘤内呈斑块状散在钙化，愈接近鞍部钙化愈明显（图 7-10-19）。MRI 在 T_1像显示为高低不同信号，尽管囊性成分和实性成分在 T_2像皆为高信号，但囊性区的胆固醇成分比实性成分信号还高。颅咽管瘤为先天性，多有儿童垂体功能低下、发育矮小和性征不发育。有时也呈向心性肥胖，生殖器呈幼稚型。症状中不像鞍上 GCT 以尿崩为首发症状，颅咽管瘤首发症状为视力视野改变和颅内压增高症，尿崩症发生率低（30% 左右）且常在肿瘤的晚期才出现。

（2）丘脑和视交叉胶质瘤：鞍区第二位常见的肿瘤，多数为毛细胞型星形细胞瘤。可发源于丘脑下部，也可发源于视交叉，肿瘤巨大时很难判断具体的原发部位。发病年龄较生殖细胞肿瘤小，在婴幼儿中常有明显消瘦，肿瘤体积通常巨大（直径常超过 6cm）（图 7-10-20）。下丘脑星形细胞瘤多为实性，CT 为等或稍低密度，注药明显强化（图 7-10-21），MRI 在 T_1像为等或稍低信号，T_2像为高信号，质地均匀或不均匀，注

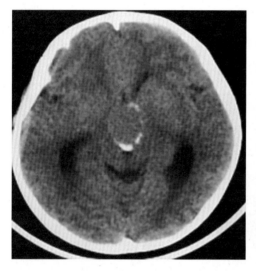

图 7-10-19　颅咽管瘤 CT

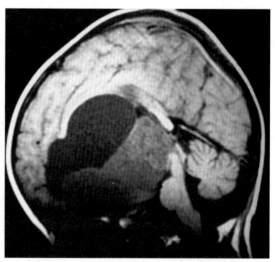

图 7-10-20　丘脑和视交叉胶质瘤 MRI

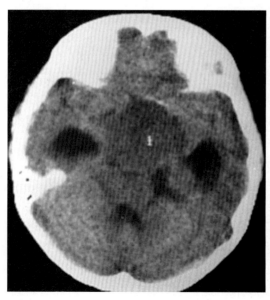

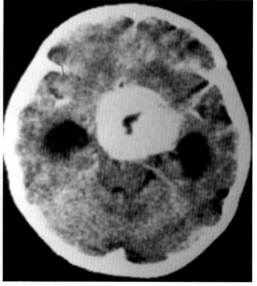

图 7-10-21　下丘脑星形细胞瘤 CT

药后可轻度强化到明显强化,影像学如不易鉴别时则主要凭临床症状,即生殖细胞瘤在鞍上多以尿崩症起病,星形细胞瘤少有尿崩症。

(3)垂体腺瘤:儿童少见,占儿童颅内肿瘤的 2%~3%,多为较大腺瘤。在冠状扫描可呈葫芦状,蝶鞍明显扩大,可有瘤内出血,可在 CT 及 MRI 上显示密度和信号不均匀,有内分泌功能低下,常可见有向心性肥胖。

(4)垂体柄组织细胞增多症:垂体柄组织细胞增多症累及垂体柄和下丘脑时可有尿崩症,表现很像下丘脑 - 神经垂体的生殖细胞瘤,但本病有骨溶解病灶或肺部病变,确诊需做活检。

(5)淋巴性漏斗神经垂体炎:本病可引起尿崩,这是一种自限性疾病,多发生在成人,女性明显多见。MRI 可见垂体柄粗大及垂体后叶增大,正常垂体后叶在 T_1 像上的"高信号"消失。确诊亦需活检。

3. 基底节和丘脑 GCT 的鉴别诊断 此部位多为星形细胞瘤,少数可为胶质母细胞瘤。CT 平扫为低密度或等密度,约 1/4 有囊变,恶性程度越高则信号越混杂。基底节和丘脑的生殖细胞瘤早期有钙化,数年后可有肿物增大及同侧皮层萎缩,为本病的特点。除非肿瘤巨大,一般占位效应不明显,瘤周也很少有水肿带。

七、治疗

颅内 GCT 中生殖细胞瘤和 NG-GCT 治疗方法有相似之处,也有不同点,对生殖细胞瘤主要治疗手段为放疗和化疗,对畸胎瘤而言主要为手术切除,而其他恶性 NG-GCT 则需要手术结合术前和术后放疗和化疗。

(一)放疗

1. 普通放疗 即主要利用 X 线对生物体进行照射。生殖细胞瘤对放射线有高度敏感性而正常组织对放射线则耐受性大,利用这种差别使照射时消灭肿瘤细胞而正常组织损伤较轻。凡经临床确诊为生殖细胞瘤有颅内种植或播散者,诊断性放疗有效或活检证实的生殖细胞瘤患者,采用放疗是极其重要的。传统的治疗模式为单独放疗,可使生殖细胞瘤患者中多数得到治愈,而诊断性放疗不仅是生殖细胞瘤的诊断的方法,同时又可起到治疗作用。关于放疗的剂量也有一个演变过程:20 世纪 80 年代初期多数颅内生殖细胞瘤常规局部剂量是 50~55Gy,颅脊为 30Gy。因其晚期的不良反应,放疗剂量后来逐渐有所减少,趋向于小剂量和小野照射,放疗剂量一般局部为 40~45Gy。单发孤立性病灶的颅内生殖细胞瘤(鞍上或松果体区),其脊髓转移概率小于 6%,但对病灶的局部照射复发率很高,因此建议行全脑或全脑室照射,不必做全脑全脊髓照射。颅内多发播散病灶、脑脊液找到肿瘤细胞、脊髓 MRI 证实有转移病灶则必须进行全脑全脊髓放疗。对于鞍区、松果体双部位病灶,目前是否进行全脑全脊髓照射争议较大,有学者认为两处病灶为同时发生,生物学行为类似局部病灶有潜在播散倾向,应予脊髓照射,但对年轻患者也要慎重选择。Ogawa 等报道的一个多中心回顾性研究发现,126 例生殖细胞瘤患者治疗后经长期随访,40~50Gy 照射组与 50Gy 以上剂量组均无野内复发病例,建议最佳剂量为 40~50Gy,这个剂量组也被许多文献报道采用。Shibamoto 等研究认为对 4cm 以下肿瘤,40~45Gy 照射剂量可达到治愈,除更大肿瘤外,照射 50Gy 没有必要。2007 年 Shim 在总结治疗失败病例时建议瘤区最佳照射剂量为 42Gy。Shim 等经过对 28 例患者治疗后 5 年的随访,建议瘤区照射剂量可降至 39.3Gy。全脑全脊髓的照射剂量随着瘤区照射剂量的降低也逐渐下降,在 Shibamoto 等的研究中,即使脑脊液中已存在肿瘤播散,采用 20~24Gy 的照射剂量也足以使病情得到控制。目前大多数文献建议剂量范围为 25~30Gy。

传统观点认为成熟型畸胎瘤手术切除后不须进一步采用其他治疗,但临床医师的经验对畸胎瘤的诊断极为重要,如术中发现肿瘤囊壁较薄,有大量毛发和脂类物质,有骨骼和牙齿等,不像恶性者,在手术全切除后可以不做放疗。但若肿瘤虽然有脂类和毛发,但实性部分较多且呈鱼肉状,部分与重要结构有粘连而未能全切除者,虽然病理报告为"畸胎瘤",也应术后化疗及中低剂量放疗。有临床案例表明,病理虽报告为"成熟型畸胎瘤",但术后很快复发,第二次手术时已变成为"未成熟型畸胎瘤",说明第一次手术时未能切除干净的部分或遗漏的组织有恶性成分。故主张即使手术切除了"良性畸胎瘤",如临床医师有疑问者也应加上化疗及放疗。故松果体区畸胎瘤的诊断一定要慎重,首先是病理标本应多点全面取材,以免遗漏恶性成分;同时临床医师也要将此区实性部分呈鱼肉状的畸胎瘤在术后加上化疗及放疗,以免复发造成严重的后果。

2. 立体定向放射外科(SRS)　用伽玛刀治疗颅内生殖细胞瘤(体积小于 3cm^3 者)疗效是肯定的,对周围组织的损伤也较轻,有适当的病例可以选用。中心剂量:松果体区为 28~30Gy,周边剂量为 13Gy;鞍上为 20Gy,周边 10Gy。伽玛刀治疗后肿瘤消失很快,但应立即辅以化疗,否则很快发生复发或播散。笔者所在医院有 5 例以上在伽玛刀治疗后半年至 1 年内肿瘤复发和脑室内播散,再用化疗及局部放疗进行补救后,患者得以存活。

放疗对 GCT 虽然疗效肯定,但也有一些不良反应,尤其是儿童和青少年,大剂量放疗后的 CT 或 MRI 复查可见有一般性脑萎缩、多发小软化灶、局灶性脑坏死等,数年后出现智力减退、学习困难。照射到垂体、脊柱、卵巢及睾丸后可引起患儿生长发育障碍、身材矮小、性征发育差或性功能减退等;照射甲状腺和腮腺可导致代谢功能低下和口干,更有甚者为放疗可诱发颅内肿瘤。

(二)化疗

化疗的应用是为了增加对 GCT 的疗效,防止大剂量放疗造成对儿童和少年生长发育和学习的障碍。颅内 GCT 肿瘤的化疗已经成为本病治疗的重要手段之一,即手术加放疗和化疗,其常用的药物方案皆以顺铂及其衍生物卡铂为基础加上其他抗肿瘤药物。常用的抗肿瘤药物有顺铂(cisplatin,PDD)、卡铂(carboplatin)、环磷酰胺(cyclophosphamide)、依托泊苷(etoposide,Vp-16)、异环磷酰胺(ifosfamide)、甲氨蝶呤(methotrexate,MTX)、长春新碱(vincristine,VCR)、长春碱(vinblastine,VBR)、博来霉素(bleomycin,Ble)等。

生殖细胞瘤属于生长比例高的肿瘤,故化疗常常采用联合用药,即根据肿瘤细胞不同增殖周期来选择特异性与非特异性药物联合应用。一般用法为不同的药物非同时投入,而是间隔一段时间,序贯或交替给药。抗肿瘤药中无论何种药物对增殖期肿瘤细胞均较非增殖期敏感,序贯给药先以细胞周期非特异性药物大量消灭处于细胞周期各时相的瘤细胞,继之再投入细胞周期特异性药物。为增加疗效,还可用序贯给药的一种特殊方式,即同步化给药:一些细胞周期特异性药物除了消灭特异时相的瘤细胞外,还能延缓从一个时相向下一个时相的过渡,导致在某个时相暂时积聚,这种现象称为"同步化作用"。在同步化作用发生后,选择细胞积聚时相特异性药物使药物更多更有效地杀灭肿瘤细胞。主要化疗药中 PDD 为作用在细胞增殖各期,在体外对 G1 期更敏感;环磷酰胺作用于细胞增殖各期,对 S 期及 G2 期更敏感,Ble 对细胞增殖各期,对 G2 期最敏感;MTX 对 S 期敏感,对 G1 期也有作用;VCR 对 M 期有特异活性,高浓度对 S 期也有作用,鬼臼类药物则对 M 期及 G2 期敏感。

不同作者采用的方案可谓大同小异,如 Matsutani(1997)对生殖细胞瘤用的方案有 PVB(PDD+VBR+Ble),PE(PDD+Vp-16),CE(卡铂 +Vp-16)。Sawamnsa(1998)对生殖细胞瘤采用 EP(PDD+Vp-16)和 ICE(异环磷酰胺 +PDD+Vp-16),前者用于单发生殖细胞瘤,后者用于生殖细胞瘤有 HCG 增高并多灶性或播散性,而 Thomas(1998)介绍生殖细胞瘤 45 例采用 PEB 方案,即顺铂(第 1 日和第 2 日),异环磷酰胺(第 1 日和第 3 日),博来霉素(第 3 日)进行治疗。总之,无论何种化疗方案皆不能使生殖细胞瘤肿瘤细胞彻底杀灭,因为药物对于处在静止期的肿瘤细胞作用很小,故单纯化疗复发率皆很高。Thomas 报告用国际通用的生殖细胞瘤化疗方案后有半数患者复发,平均复发时间为 17 个月,可以说单纯化疗的效果是不乐观的,故加用放疗对生殖细胞瘤的治疗是必不可少的。

化疗药物本身也有一定的毒性作用,如消化道症状、骨髓抑制、肾毒性、听神经损害、肺水肿和肺纤维化等,Chin 报告指出不同化疗药物的毒性:Ble 有肺毒性,Vp-16 可导致继发性白血病,VBR 有神经毒性,卡铂可导致听力减退和脊髓抑制。故化疗中及时用相应的解毒药物来减少化疗药物毒副作用十分必要。

(三)手术治疗

1. 脑积水的治疗　松果体区肿瘤早期梗阻导水管而导致脑积水、脑室扩大,颅内压增高,若肿瘤压迫四叠体可有眼球垂直运动障碍、听力减退;压迫小脑上蚓部可走路不稳等,如考虑为典型的生殖细胞瘤,而颅内压增高症状明显者应先行 V-P 分流或内镜第三脑室底造瘘手术,使颅内压增高缓解后再行试验性放疗或试验性化疗。如考虑畸胎瘤的可能性大则应 V-P 分流后 7~10 日直接行开颅手术来切除肿瘤。如 V-P

分流后病情加重应立即采用手术切除肿瘤来达到局部减压。如意识障碍不严重,则可采用诊断性放疗或化疗,肿瘤明显缩小后脑积水可自行缓解。

(1) V-P 分流:为解决颅内压增高、减少术中及术后导水管不通畅带来的潜在危险,可先做 V-P 分流,但这种引流将脑脊液引流到腹腔,有可能引起肿瘤在腹腔内种植。文献报告 V-P 分流的腹腔和盆腔转移率为 0.5%~10%。北京天坛医院的 V-P 分流已有数百例,但未发现有腹腔转移者,这可能与多数患者应用化疗有关。

(2) 内镜下第三脑室造瘘术:对因松果体区 GCT 引起的梗阻性脑积水除用 V-P 分流外,也可采用内镜技术,即在右额后部中线旁钻孔,用脑室镜插入侧脑室额角,经室间孔进入第三脑室,在乳头体前方,漏斗隐窝三角的后壁造瘘,造瘘口直径不小于 5mm,使脑脊液与脚间池相通。近年来这种方法多数情况下代替了 V-P 分流,可避免后者的一些并发症,如感染、引流管阻塞及腹腔内种植等,还可顺便对肿瘤进行活检明确肿瘤性质,对梗阻性脑积水的治疗取得了满意效果。Ray(2005)指出内镜下第三脑室造瘘术有效率大于 70%。

(3) 立体定向活检:利用活检在治疗开始前可获得比较明确的诊断,当然也要冒一定的风险。Regis (1996) 报告 1975—1992 年法国 15 个神经外科中心做立体定向活检 7 885 例:位于松果体区者 370 例(4.7%),年龄 2~73 岁;作出病理诊断者占 94%,有 19 例病理结果不明确(5%);活检死亡 5 例(1.3%),皆为术后血肿;有一过性神经系统功能障碍 27 例(7%);有严重神经系统并发症 3 例(0.8%);表现为昏迷或缄默不动有 4 例(1%)。目前多数学者主张 GCT 治疗开始前皆应做活检来明确病理诊断,但基于活检有一定危险性,也可因取材不全面有误诊的可能性。有日本学者提出 GCT 治疗前一律做活检证实的观点,国内学者结合国情持不同看法,由于颅内 GCT 的临床特点及影像学特征性极强,如对高度怀疑的生殖细胞瘤患者应先做诊断性放疗(10Gy),既能作出诊断也同时达到了初步治疗的目的;如考虑为 NG-GCT 有肿瘤标志物升高者,也是先施行化疗或放疗消除肿瘤中的生殖细胞瘤成分,使瘤体缩小,为其后手术切除做好准备工作。

2. 直接手术切除肿瘤

(1) 松果体区肿瘤的手术:松果体区肿瘤部位深,周围有重要神经血管,多年来此部位手术被视为对神经外科医师的挑战。早年对本病治疗直接手术死亡率高(手术死亡率为 10%~50%),故多数学者主张此部位肿瘤做 V-P 分流加放疗。近 20 年显微手术开展和普及以来,直接手术的死亡率降至 5% 以内,故绝大多数神经外科医师的首选治疗为直接手术切除松果体区的 NG-GCT,而对生殖细胞瘤则另当别论。

1) 幕下小脑上入路(Krause 入路):1926 年 Krause 首先采用坐位后正中开颅,枕骨骨窗上缘应暴露横窦,"Y"形剪开硬膜向上翻,用小脑板抬高横窦,小脑上部用小脑板向下稍加牵拉则小脑靠重力下垂,此间隙向内侧深入可达松果体区。如肿瘤切除不完全,可右枕钻孔,做侧脑室枕大池分流术(Torkildsen 手术)。自 1971 年以来,Stein 应用此入路切除松果体区肿瘤取得了良好的效果,积累了很多经验。笔者所在医院 1998 年开始用此入路做过 10 余例手术,对肿瘤向后下生长较多者适用,但终因视野狭窄,操作有不便之缺点。Tribolet(1998)报告 1 例 Krause 入路因结扎小脑上行引流静脉引起小脑的梗死。笔者医院也有 1 例小脑上行静脉结扎而引起小脑水肿及软化灶形成,遗留有共济失调而步态不稳,故近 10 余年来很少应用此入路。

2) 枕部经小脑幕入路(Poppen 入路):1966 年 Poppen 首先应用,右枕部横窦上方颅骨骨窗,抬起枕叶到达松果体区。1971 年 Jamieson 加以改进后而使术野扩大,采用右枕皮瓣下缘暴露出横窦,内侧到达矢状窦后部及窦汇,术中如硬膜张力高,可穿刺枕角放脑脊液,剪开硬膜翻向中线侧,用自动小脑板抬起枕叶,在直窦旁 1cm 切开小脑幕直达游离缘,此时可显露肿瘤后部。其优点是术中操作视野宽阔,在直视下切除肿瘤,可避免损伤大脑大静脉和大脑内静脉。Clark(1987)采用病变同侧(右侧卧位)并半俯卧,开颅后右侧枕叶因重力作用自然下垂,不用牵拉即可清楚暴露松果体区,避免了因牵拉而致枕叶挫伤的弊端。

3) 经胼胝体-透明隔-穹窿间入路:此入路切口在右额后,内侧到中线,后界在冠状缝后 1cm,骨板内侧可显露矢状窦边缘,弧形剪开硬膜翻向中线,此区域一般无大的引流静脉,避免了 Dandy 入路因牵拉而损伤大的引流静脉的缺点。小脑板进入纵裂向外牵开大脑半球内侧面,深部暴露出胼胝体后再用自动小脑板向外牵开额叶(注意用棉片保护胼周动脉)后加以固定,前后纵行切开胼胝体 2cm,可显露透明隔,在两层透明隔之间向下剥离,分开两侧穹窿进入扩大的第三脑室顶部,将显微镜向后倾斜可显示第三脑室后部肿瘤,将肿瘤剥离,并分块切除,向内牵拉囊壁,常可见大脑内静脉被推向两侧分开。操作过程中如有出血可用止血纱布和明胶海绵压迫皆能止血,切勿电灼,肿瘤切除后常能见到被压扁的导水管上口。术后导水管如暂时不通,脑脊液也可通过开放的三室顶部而流至蛛网膜下腔。北京天坛医院已用此入路切除 700 余例松果体区肿瘤,取得了良好的效果,已成为应用最多的手术入路。

手术入路的选择不能一概而论,应根据肿瘤大小、生长方向及个人的手术习惯来选择。近几年多用额后纵裂 - 胼胝体 - 透明隔 - 穹窿间入路;对向幕下发展较多的亦采用 Poppen 入路,因切开小脑幕后直视下切除幕下肿瘤也很方便;笔者所在医院近几年松果体区肿瘤手术死亡率在 1% 以下。

手术切除肿瘤过程中主要因病情而异,如已做过分流术,患者无脑干受压症状,冰冻病理结果为生殖细胞瘤,手术切除肿瘤的过程可随时终止。因活检和肿瘤全切除的效果并无区别,不要对生殖细胞瘤追求"全切除",主要是靠术后化疗、放疗来取得良好效果。如畸胎瘤则应尽量分块全切除,术中注意保护深部大脑大静脉和大脑内静脉,也要注意肿瘤下方中脑四叠体的保护,术中剥离要轻柔,如术中虽报告畸胎瘤,但切除不够彻底者,术后应加用化疗和放疗(局部 35Gy),并且术后每半年复查 CT 或 MRI 加以随诊,如残留部分有增大趋势,可第二次手术。

4) 手术并发症

① 深部静脉损伤:肿瘤与大脑内静脉及大脑大静脉关系密切,肿瘤剥离时可引起静脉破裂出血,有报告大脑内静脉结扎可引起对侧偏瘫。一般情况下如有较大静脉性出血,不宜电灼,而用止血纱布加明胶海绵压迫止血皆可止住。

② 术后血肿:多数因肿瘤切除不彻底而断面出血,除术中认真止血外,关颅前应将血压提升到术前水平,并憋气 30~40 秒和升高气道压力,考验有无因静脉压力增高而致术野出血。手术当日晚上,应对这种深部手术常规行 CT 检查,了解术后脑室大小及术野有无出血,对下一步病情变化的及时处理有重要参考价值。

③ 术后颅内压增高:经胼胝体 - 穹窿间入路若导水管不通,因第三脑室顶部已开放,很少有高颅压的症状;而经 Poppen 入路或皮层造瘘,如导水管不通则很易产生梗阻性脑积水,若脑室扩大加重及有颅内压增高症状,应及时行 V-P 分流。

(2) 鞍区肿瘤的手术:此部位肿瘤压迫视神经和视交叉,损害垂体和下丘脑,巨大者可梗阻室间孔而有梗阻性脑积水,手术危险性也很大(主要是术后尿崩和电解质紊乱)。

1) 经额下入路:即冠状切口,右额开颅,适用于中小型肿瘤。经额下达到鞍区,如活检为生殖细胞瘤则只要对视神经和视交叉充分减压后随时可终止继续切除肿瘤的手术。若为未成熟型畸胎瘤或称"恶性畸胎瘤"(此部位鲜有良性畸胎瘤),则应手术尽可能彻底切除肿瘤,使视路达到充分减压,然后化疗及放疗。

2) 经纵裂入路:适用于肿瘤较大者(直径大于 2.5cm)。可冠状切口,右额开颅,骨瓣较额下入路大些,内侧一定暴露矢状窦边缘,分开额部纵裂,向外后牵拉额叶,可暴露肿瘤及大脑前动脉及前交通动脉,分块切除肿瘤。

3) 胼胝体 - 透明隔 - 穹窿间入路:适用于肿瘤巨大梗阻室间孔者。手术方法与松果体区肿瘤相同,但是暴露肿瘤后显微镜向前倾斜,肿瘤切除后同时做透明隔穿通,不仅使双侧脑室沟通,同时脑脊液可经第三脑室顶的开放而流入蛛网膜下腔。

4) 术后并发症

① 下丘脑损伤:为在鞍区操作牵拉较重所致。自采用显微手术以来,这种情况已极少发生。但这种情况一旦发生则后果严重,表现为昏迷、消化道出血、呼吸浅快、血压不升等,虽积极救治,但能存活者甚少,故关键在于解剖清楚,操作轻柔,预防是根本。

② 水、电解质紊乱:为垂体柄损伤所致,因肿瘤较大,垂体柄多数受压向后移位,有时受压变扁及与肿瘤粘连,术中很难完整保留,术后电解质紊乱几乎不可避免,故术中即可能出现尿崩。术后当日尿崩可用去氨加压素或垂体后叶素,高钠血症(血钠 160~170mmol/L)应限盐,用不含钠盐的葡萄糖液体输入,每日检

查 2 次血生化,根据血钠情况及时调整输液。一般高钠血症维持 3~5 日后即转入低钠血症,有时血钠可低至 110mmol/L,如不及时纠正低钠血症,可出现低钠导致的癫痫发作,严重者可为癫痫持续状态,一般经补钠后在 5~7 日逐渐恢复正常。

总之,颅内 GCT 的治疗除真正良性的成熟型畸胎瘤外,一律应采用综合性治疗。

（四）治疗的合理选择

鉴于单纯放疗和单纯化疗对 GCT 都不理想,近 20 余年来多采用化疗和减量放疗。

原则上应对生殖细胞瘤者先采用化疗,它对生殖细胞瘤十分敏感,用一个疗程肿瘤能缩小 80%~90%,为巩固疗效应完成 2 个疗程。肿瘤消失后在肿瘤原发部位采用减量放疗（又称小剂量放疗）,Aoyama（2002）主张化疗后局部放疗剂量为 24~30Gy,它不仅降低了放疗造成的后遗症,同时又避免用全脑和脊髓轴照射来预防肿瘤细胞播散和种植。但对有颅内播散者还采用全脑放疗 35~40Gy,对是否采用全脊髓放疗则有不同观点,主要是脊髓转移发生率远较颅内播散者低。低剂量放疗后,连续或每半年一次化疗,总疗程可达到 6 次。

1. 生殖细胞瘤 Allen 用卡铂治疗生殖细胞瘤 11 例,有效率为 90%（11 例中 10 例有效,7 例 CR,3 例 PR）。化疗后采用低剂量放疗,即原肿瘤局部放疗 30Gy,颅脊轴放疗 21Gy,随访 25 个月无复发。

Sawamusa 用的方案以顺铂为基础的化疗,后再用局部小剂量放疗,不用脑脊髓放疗,该组在 1992—1996 年治疗 17 例新发生的生殖细胞瘤,10 例为单发,4 例为多灶性,3 例有播散。病例分为 2 组:第一组为纯生殖细胞瘤,用 EP 方案,即 PDD 20mg/（m²·d）及 Vp-16 100mg/（m²·d）,连续 5 日为一个疗程,间隔 4 周做第二疗程,共 3~4 个疗程;第二组为生殖细胞瘤有 HCG 升高、多灶性或有播散,用 ICE 方案,即异环磷酰胺 900mg/（m²·d）+PDD20mg/（m²·d）+Vp-16 60mg/（m²·d）,连续 5 日,可做 3~6 个疗程,随后肿瘤原发部位局部放疗,如有播散者可行颅脊放疗 24Gy。结果 2 年生存率达 100%（平均随访 24 个月）,随访期 HCG 及 AFP 皆阴性,仅有一例 38 个月后复发,再次化疗及局部放疗后痊愈。

Balmaceda 回顾分析了国际合作研究只化疗而不用放疗的治疗效果,即生殖细胞瘤用四个疗程的卡铂、Vp-16 和 Ble,后再加用 2 疗程的环磷酰胺,45 例平均随诊 31 个月,复发 22 例（49%）,死亡 7 例（16%）。这一结果提示单独化疗只能治愈部分生殖细胞瘤,但半数患者会复发,这证明单纯化疗而不用放疗是不可取的。

北京天坛医院采用的方案:根据临床表现,结合 CT、MRI,如考虑为生殖细胞瘤的患者采用药物联合化疗。所选药物 VCR 主要作用于肿瘤细胞的 M 期,MTX 作用于 S 期,平阳霉素可作用于肿瘤增殖各期的细胞,特别是 G2 期细胞,PDD 继续杀灭增殖期的肿瘤细胞。具体给药方法如下:4 日为一疗程。第 1 日:VCR 1mg/m² 溶于生理盐水 25ml,缓慢静脉推注（15 分钟）,之后生理盐水 1 000ml 内加入氯化钾 20mmol/L 及碳酸氢钠 40mmol/L,静脉滴注（2 小时）,碱化机体内环境,以减少 VCR 的毒副作用。此后可适量用 20% 的甘露醇脱水,至体液 pH>8,6 小时后 MTX 300mg/m² 溶于生理盐水 25ml,缓慢静脉推注（15 分钟）,继之 MTX 700mg/m² 溶于生理盐水 1 000ml,缓慢静脉滴注（持续 12 小时）,同时仍注意补充氯化钾及碳酸氢钠。第 2 日:平阳霉素 10mg/m² 溶于生理盐水 1 000ml 缓慢静脉滴注（持续 24 小时）,并在 MTX 给药 24 小时后静脉滴注四氢叶酸（15mg/ 次）6 小时 1 次,直至血液检测 MTX 浓度 <10⁻⁷mol/L。第 3 日:PDD 60mg/m² 溶于 0.9% 生理盐水 500ml,避光静脉滴注（2 小时）,并注意水化机体,减少 PDD 对肾脏的损伤。第 4 日用药与第 3 日相同。4 周后复查 CT 或 MRI,如血常规正常及影像学复查效果明显（一般肿瘤缩小 70%~90%）,可开始第二个疗程（图 7-10-22）。化疗结束后 1 个月,如肝肾功能正常并血常规正常,继之局部放疗（总量 25~40Gy）,如有种植或播散者可全脑照射 35Gy,椎管内有种植者可全脊髓放疗 30Gy。复查 CT 或 MRI 每半年 1 次,连续 2 年,以后每年 1 次复查 CT 或 MRI。笔者医院治疗 5 年以上的患者共 45 例,随访到 39 例,其中肿瘤位于松果体区 24 例,松果体区并鞍区 8 例,鞍区 4 例,松果体区并脑室内播散 3 例（图 7-10-23）。随访时间 5~8 年,有一例死亡,一例复发,其余病例生存良好,5 年生存率达 97.5%。化疗过程中的毒性反应除消化道症状及骨髓抑制外,平阳霉素的肺毒性反应要引起足够的重视。曾有一例鞍上 GCT 的患者化疗过程中因肺水肿而呼吸衰竭死亡;30% 的病例可有 GPT 升高,经保肝治疗

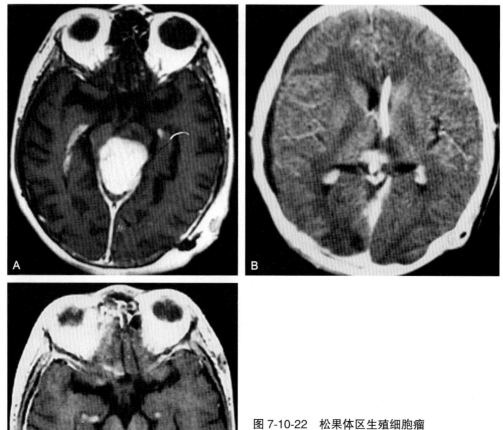

图 7-10-22 松果体区生殖细胞瘤
A. MRI 增强扫描轴位可见肿瘤明显均匀强化,可见小脑幕切迹及直窦显影;B. 化疗后 1 个月复查 CT,增强扫描可见肿瘤缩小 90%(可见 V-P 分流管);C.MRI 轴位像可见中脑形态恢复正常,导水管通畅,表明脑组织的可塑性。

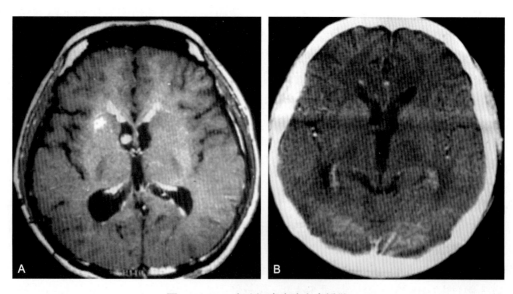

图 7-10-23 生殖细胞瘤脑室内播散
A. MRI增强扫描轴位可见侧脑室额角的转移灶;B.第一次化疗后 1 个月,增强 CT 扫描可见侧脑室内转移灶已经消失。

后 3 周内恢复,治疗的患者中未见明显生长发育障碍或学习工作困难。

2. 非生殖细胞瘤性生殖细胞肿瘤(NG-GCT) NG-GCT 主要是指畸胎瘤,包括成熟型畸胎瘤、未成熟型畸胎瘤及有体细胞型恶变的畸胎瘤,少数为绒癌、胚胎性癌和卵黄囊瘤(图 7-10-24~ 图 7-10-26)。

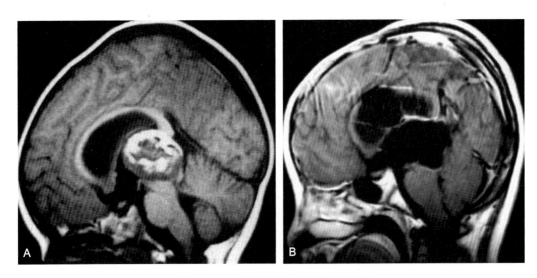

图 7-10-24 松果体区畸胎瘤,男,3 岁
A. 术前 MRI 矢状位 T_1WI 可见肿物呈混杂信号影;B. 术后 MRI 矢状位增强扫描可见肿瘤完全消失。

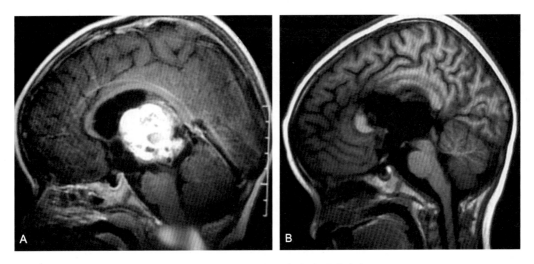

图 7-10-25 松果体区未成熟型畸胎瘤
A. 术前增强 MRI 扫描可见肿瘤明显强化;B. 经胼胝体 - 穹窿间入路肿瘤全部切除。

一般文献将成熟型畸胎瘤称为良性畸胎肿瘤,也可简称为畸胎瘤。Sawamusa 报告 34 例畸胎瘤的治疗经验,术前疑为 NG-GCT 应先化疗或放疗使肿瘤缩小(其效果系针对瘤内的生殖细胞瘤成分),然后对残余肿瘤进行手术切除,对良性畸胎瘤手术全切除后仍应用 EP 方案进行化疗和继之的小剂量放疗。

Matsutani 对中度恶性 GCT(即混合性生殖细胞肿瘤、畸胎瘤或有体细胞型恶变的畸胎瘤)的治疗做了比较,即化疗加放疗的复发率为 11.1%,而单纯放疗的复发率为 41.2%,说明化疗联合放疗对此类肿瘤是必要的。而 Carre 报告 1 例未成熟型畸胎瘤手术全切除后"等待观察"但 1 个月后肿瘤迅速增大,用卡铂 +Vp-16+Ble+ 异环磷酰胺 +VCR+ 更生霉素进行化疗,复查时肿瘤为 CR,随访 24 个月未见肿瘤复发,说明强化的化疗方法对这种恶性 GCT 也有很好的疗效。Baranzelli 对分泌型 GCT(肿瘤标志物升高者)用 TC90 方案(博来霉素、

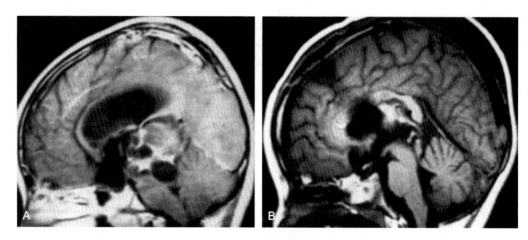

图 7-10-26　松果体区畸胎瘤,男,10 岁
A. 术前 MRI 矢状位增强扫描,可见病变不规则强化;B. 术后 MRI 矢状位 T₁WI,肿瘤基本消失。

卡铂、鬼臼碱和依托泊苷),这种化疗显然属于"强化性",该组 18 例中一个疗程后肿瘤标志物均恢复正常,其后根据情况再做 3~4 个疗程,最多达 6 个疗程,仍有 3 例肿瘤有残留,皆行手术切除,其中 1 例为成熟型畸胎瘤,2 例为成熟 + 未成熟型畸胎瘤,仅行化疗未行放疗的 13 例中有 12 例复发,说明单纯化疗对畸胎瘤有极高的复发率,必须加用局部放疗。

对 HCG 和 AFP 升高的 GCT 应先行化疗(2 个疗程),继之局部放疗 30~40Gy。如肿瘤仍有残留时可手术切除,其后再加用至少 2 个疗程化疗,这样可能提高 NG-GCT 的疗效。本组有 3 例报告恶性畸胎瘤术后仅做局部放疗,但 2 例 1 年内和 1 例 4 年时肿瘤复发且发生广泛转移(2 例颅外,1 例颅内)。NG-GCT 为一组恶性生殖细胞肿瘤,包括畸胎瘤、卵黄囊瘤或绒癌等,预后都很差。甲戈等(2003)分析了 18 例恶性畸胎瘤手术并化疗后随访的 16 例患者,11 例 1 年内复发并死亡,另外 4 例分别在手术后 12 个月、26 个月、32 个月及 55 个月死亡。因用生殖细胞瘤的化疗方案治疗 NG-GCT 效果欠佳,近几年参考 Kochi(2003)的用药制订了"第二种方案",适用于 AFP 和 / 或 HCG 均增高者。笔者所在医院采用第二方案是替尼泊苷 60mg/(m²·d)、PDD 30mg/(m²·d)及异环磷酰胺 2g/(m²·d),加生理盐水缓慢点滴,连续 3 日。同时美司钠 0.4g/m² 对异环磷酰胺进行解毒。这套方案对 NG-GCT 患者有较好效果,尤其适用于生殖细胞瘤化疗方案治疗无效者。

总之,GCT 肿瘤目前治疗应强调综合治疗,生殖细胞瘤可化疗 + 局部小剂量放疗。对 NG-GCT 除良性畸胎瘤应手术切除外,其他则也应先化疗,继之放疗,如复查时见肿瘤残留时可手术切除,术后再继续化疗至少 2 个疗程,这种也可称为"三明治"的治疗方案。然后定期 3~6 个月复查 MRI 或 CT 及肿瘤标志物,如有复发迹象应再行化疗。

八、预后与转归

关于生殖细胞瘤和 NG-GCT 的预后有很大不同。Sawamura 将 GCT 预后分为三组:①预后好(5 年生存率超过 90%)的包括生殖细胞瘤和成熟型畸胎瘤;②中等预后(5 年生存率约 70%)的包括未成熟型畸胎瘤和混合性生殖细胞肿瘤(生殖细胞瘤混有成熟性或未成熟型畸胎瘤成分);③预后差(5 年生存率小于 50%)的包括有体细胞型恶变的畸胎瘤、胚胎性癌、卵黄囊瘤、绒癌和混合性生殖细胞肿瘤中混有上述恶性成分。

Kanamori 等(2009)报告了 108 例颅内生殖细胞肿瘤,生殖细胞瘤 10 年生存率及无病生存率分别为 86% 和 74%;非生殖细胞瘤性生殖细胞肿瘤分为预后好、中等及差三组,预后良好及中等的 NG-GCT 10 年生存率分别为 100% 及 93%;而预后差的 NG-GCT 3 年生存率和无病生存率分别为 56% 和 29%。

Khafaga 等(2012)报告 50 例颅内生殖细胞肿瘤,10 年生存率:生殖细胞瘤为 87%,非生殖细胞瘤类肿瘤为 26%。

九、小结

颅内生殖细胞肿瘤病理类型多样，预后差别很大。生殖细胞瘤位于松果体区者，多为少年男童，CT 表现为稍高密度占位，典型者中间有"弹丸样钙化"、脑积水，AFP 阴性、HCG 阴性或轻度升高；位于鞍区者以青春期女性最为多见，首发症状几乎都是尿崩，MRI 显示垂体柄增粗强化或鞍内鞍上强化性病变，AFP 阴性、HCG 阴性或轻度升高。对于 HCG 轻度升高者，可临床诊断为生殖细胞瘤，直接化疗、减量放疗、再化疗；而 HCG 阴性、高度怀疑生殖细胞瘤者，可诊断性放疗或立体定向活检，如果肿瘤明显缩小（或活检为生殖细胞瘤），则化疗、减量放疗、再化疗；若诊断性放疗无效，则应手术切除，根据病理决定后期是否放化疗。对于畸胎瘤则应直接手术，尽可能全切肿瘤，成熟型畸胎瘤无须放化疗；若为未成熟型畸胎瘤或有体细胞型恶变的畸胎瘤，则应继续放化疗。AFP>1 000μg/L 为卵黄囊瘤，HCG>1 000U/L 为绒癌，预后很差。混合性生殖细胞肿瘤，肿瘤直径 >3cm 者均应先化疗，肿瘤缩小后手术切除残留肿瘤，继续放化疗；<3cm 者可直接手术切除，术后再行放疗及化疗。通过对病理类型的细分及采用综合治疗等手段，使颅内生殖细胞肿瘤的诊治水平得到进一步提高。

第十一节 鞍区肿瘤

内容要点：

1. 颅咽管瘤 是发生于鞍区的良性肿瘤（WHO 1 级），居儿童鞍区肿瘤发病率的首位。垂体腺瘤约占颅内肿瘤的 15%，人口发病率为 8.2%~14.7%，尸体解剖的发现率为 20%~30%。

2. 颅咽管瘤临床表现 主要是肿瘤占位效应和脑积水所致的颅内压增高和视力损害，以及内分泌异常（如多饮多尿、生长发育障碍等），另外还有肿瘤侵袭下丘脑导致的认知能力下降、嗜睡和肥胖。垂体腺瘤临床症状以占位效应和 / 或内分泌异常表现为主。

3. 颅咽管瘤诊断 手术前依据典型的病史 + 影像学（CT 和 MRI）征象常可获得临床诊断，需要和其他鞍区病变鉴别。结合临床表现、内分泌学生化检查和影像学检查可以获得垂体腺瘤临床诊断，总体上可以分为功能型和非功能型垂体腺瘤两大类。垂体 MRI 动态增强扫描有助于垂体微腺瘤（延迟强化）的诊断；CT 薄层三维扫描对了解蝶窦和鞍区骨质情况和经蝶窦手术有指导意义。

4. 颅咽管瘤外科治疗 以全部切除肿瘤的同时，努力保护下丘脑 - 垂体柄功能，以及挽救视力和解除脑积水为原则。术后并发症处理重点在于垂体柄和下丘脑损伤所致的水、电解质紊乱和垂体功能低下等。

5. 治疗 垂体腺瘤治疗包括手术治疗、药物治疗和放疗。催乳素腺瘤首选多巴胺受体激动剂治疗，其他类型的垂体腺瘤首选手术治疗。对于手术难以治愈的患者，可辅以药物治疗和 / 或放疗。

一、颅咽管瘤

（一）流行病学

颅咽管瘤（craniopharyngioma）是发生于颅内的良性肿瘤（WHO 1 级），位于鞍区（鞍上和 / 或鞍内）。通常被认为起源于胚胎期残留的拉特克囊（Rathke pouch）鳞状上皮细胞，或起自垂体固有细胞的化生。总体上占颅内肿瘤的 1.2%~4.6%，发病率为每年每 100 万人口 0.5~2.5。发病具有明显的地域特征和人种特点，多见于东亚地区（尤其是日本）以及尼日利亚，发病率可高达 5.25/100 万。

儿童和成人均可罹患颅咽管瘤，发病呈现双相的年龄特点，高峰在 5~14 岁儿童和 45~60 岁成人。

男女比例几乎均等,无性别差异。在儿童中枢神经系统肿瘤中,颅咽管瘤位列神经上皮性肿瘤之后居第二位,占儿童鞍区肿瘤的首位。组织病理学上分为造釉细胞型(adamantinomatous)和乳头型(papillary)颅咽管瘤两种类型,前者常伴有囊变和钙化,多发于儿童;后者为实性且边界清晰的肿瘤,几乎只见于成人。

(二)病因学与发病机制

颅咽管瘤的病理学机制是拉特克囊上皮分化过程异常。目前没有已知的遗传学易感因素,尽管发现某些基因异常包括染色体易位、缺失以及 DNA 拷贝数增加。胚胎学上,拉特克囊的前壁发育成腺垂体(adenohypophysis),由假复层柱状上皮构成。残留的原始口凹发育成非角化鳞状上皮,继续正常分化为牙齿原基或口腔黏膜,如出现发育异常,进而前者生成造釉细胞型颅咽管瘤,后者则生成乳头型/鳞状颅咽管瘤。也有观点认为鳞状乳头型颅咽管瘤起源于垂体前叶(腺垂体)细胞化生。

(三)病理学分类与病理特征

70% 以上颅咽管瘤的发生部位:大部位于鞍上伴有部分肿瘤向鞍内延伸,完全位于鞍内者的比例不足5%,而完全位于第三脑室者罕见。肿瘤也可能广泛生长至斜坡或颅中、后窝多个颅腔。

两种病理类型的颅咽管瘤有着不同的组织学特征和分子病理特征。常见的大体病理学形态为分叶状实质性肿瘤,伴不同程度的囊变。造釉细胞型颅咽管瘤常伴有钙化,瘤内含有机油样的黄褐色液体,胆固醇结晶或湿角化物结节,显微镜下见多层鳞状上皮,周边柱状上皮呈栅栏样排列,可见 *CTNNB1* 基因变异导致的 β- 联蛋白核表达阳性。乳头型颅咽管瘤为单发的鳞状上皮结节,实质性,表面光滑和边界清晰,显微镜下则表现为多层薄片的鳞状上皮形成假乳头状突起,以及绒毛状纤维血管基质,无钙化、囊变和角化物,可见 *BRAF* V600E 突变。

单克隆抗体 MIB-1(Ki-67)作为细胞增殖期标志物可预示肿瘤的生物学行为,其标记指数(LI)增高可能与肿瘤的高复发性有关。

(四)临床表现

临床表现与肿瘤的起源、发生部位、生长方向以及大小有关。总体上肿瘤生长缓慢,症状持续时间可由数周到数十年不等。常见的临床表现包括颅内压增高、视力障碍、垂体功能减退、下丘脑损害以及认知障碍等症状。

1. 颅内压增高   早期症状可不明显,肿瘤增大并向鞍上和第三脑室生长,可阻塞室间孔导致梗阻性脑积水,出现颅内压增高表现即头痛、呕吐和视神经乳头水肿三联征以及视力减退。

2. 视觉障碍   起病时可表现为单侧或双侧视力模糊,继而进行性视力下降、视野缺损(典型表现是双颞侧偏盲)和复视等。发生原因包括:肿瘤直接压迫视通路(视神经和视交叉),慢性颅内压增高导致视神经乳头水肿,进而出现继发性视神经萎缩甚至失明。

3. 垂体功能减退   肿瘤压迫垂体导致激素缺乏,常见生长激素和性腺激素缺乏,儿童患者身材矮小、皮肤苍白干燥、常感疲乏和倦怠等,伴有性征发育迟缓。男性出现性欲减退,女性可出现月经失调或闭经,部分患者伴有肾上腺功能不全和甲状腺功能减退。

4. 下丘脑损害   肿瘤生长致第三脑室底部 - 下丘脑受累,导致约 15% 的患者出现尿崩症,表现为多饮多尿、口渴、夜尿增多,以及低体温和嗜睡等。成人患者也可以表现出非常少见的溢乳症状("垂体柄效应"所致)。

相对来说,颅内压增高表现儿童多于成人,而视力和认知障碍则成人多于儿童。认知障碍表现为较为广泛的神经心理异常,包括心理缺陷、冷漠、意志力丧失、抑郁、精神运动迟缓和嗜睡等。长期的心理缺陷和抑郁与较差的预后相关。

(五)辅助检查

1. 影像学检查

(1) CT:平扫 CT 显示鞍区和鞍上类圆形或分叶状肿瘤,边界清晰,典型者为低密度的囊性肿瘤伴有环形的蛋壳样或点片状钙化,实质性肿瘤为均匀的稍高密度肿块影。如有脑积水则出现幕上脑室对称性扩大伴有室旁低密度区。

(2) MRI:囊性肿瘤在 T_1WI 上边界清楚,病变信号混杂,与囊内容有关,囊变区在 T_2WI 上为均匀的高信号,在 FLAIR 像上呈高信号,周边实质性肿瘤部分为等信号,增强扫描可见肿瘤周边环形强化,而内容物无增强,钙化在 T_1/T_2WI 上均为低信号。实质性肿瘤呈鞍上均匀明显强化病灶。

2. 内分泌学检查 是诊断和术前评估的重要依据,主要是垂体功能和甲状腺功能测定,包括血清皮质醇、催乳素、生长激素、性腺激素、促肾上腺皮质激素以及甲状腺激素水平等。如果激素水平严重缺乏则提示预后不良,需要在手术前尽可能予以纠正。

3. 眼科检查 所有的颅咽管瘤患者均应进行眼科专科检查,包括视敏度测定、视野检查和彩色眼底照相等,可为术前评估、手术方案制订和预后判定提供重要依据。

(六)鉴别诊断

颅咽管占儿童鞍区肿瘤发病率的首位,且具有典型的临床表现,结合影像学特点使其诊断较为容易,而成人颅咽管瘤需要与多种鞍区病变鉴别。主要的鉴别诊断包括以下几种:

1. 垂体腺瘤 多见于成人,以视力减退为主而较少发生颅内压增高和下丘脑损害,如多饮多尿,常见表现为视力减退、视野缩窄和眼底视神经乳头萎缩。功能型垂体腺瘤出现内分泌功能异常,如闭经泌乳不孕、肢端肥大或库欣综合征等。影像学上显示鞍内病变向鞍上或海绵窦生长,几乎均出现肿瘤所致的鞍底下陷,可有卒中出血但无钙化。无功能垂体腺瘤患者的内分泌学检查可正常或轻度异常,功能型垂体腺瘤患者则出现相应的激素分泌亢进。

2. 鞍结节脑膜瘤 成人多见,主要为单侧或双侧视力下降甚至失明,很少出现内分泌异常和脑积水等颅内压增高表现。CT 上罕有肿瘤钙化和囊变。MRI 显示鞍结节区域半圆形或分叶形肿块,注药后均一显著强化,肿瘤以硬脑膜为基底伴有"脑膜尾征"。眼底检查可见视神经萎缩。

3. 动脉瘤 发生于颈内动脉虹吸段或床突上段者需要与鞍区肿瘤相鉴别。多见于成人,可无任何临床症状,体积较大者可出现局部压迫表现,如视力减退、头痛和动眼神经麻痹,内分泌学症状常罕见。影像学上具有典型的"流空"效应。动脉瘤可经 DSA 或 CTA 得以证实。

4. 生殖细胞瘤 以儿童或青少年患者居多,成人少见。位于鞍区者男女比例几乎均等。早期的典型表现为多饮多尿和/或性早熟,影像学上显示位于鞍上的下丘脑-垂体柄肿瘤,多为实质性,较少出现囊变和钙化。内分泌学检查正常或轻度的绒毛膜促性腺激素水平增高。通过血清和脑脊液的肿瘤标志物检查(包括甲胎蛋白、绒毛膜促性腺激素和癌胚抗原)可以协助区分其他类别的非生殖细胞瘤性生殖细胞肿瘤(NG-GCT)。

5. 囊肿样病变 拉特克囊多数位于鞍内,较少出现视力改变,可伴有轻度催乳素增高,MRI 显示鞍内囊性均匀信号影,增强扫描病灶无强化。鞍区表皮样囊肿在 CT 和 MRI 上表现为脑脊液样信号和密度,无强化,DWI 显示肿瘤弥散受限而呈现高信号。

(七)治疗

大多数颅咽管瘤起源于垂体柄鞍上段、下丘脑漏斗部、灰结节,主要在鞍膈上生长,形成鞍上型颅咽管瘤。少数肿瘤起源于鞍膈以下的垂体柄或垂体,在鞍膈下方生长,形成鞍内型颅咽管瘤。部分颅咽管瘤同时在鞍上和鞍内生长,为鞍内鞍上型颅咽管瘤。少数颅咽管瘤起源于第三脑室底部、灰结节以及垂体柄进入下丘脑的末端位置,在第三脑室内部生长,形成第三脑室内型。另外,有异位颅咽管瘤,如位于第四脑室、蝶窦内等,起源不详,极其少见,本章不做叙述。根据肿瘤部位可以将颅咽管瘤分为五型:鞍内型、鞍内鞍上型、鞍上型(鞍上第三脑室外型和鞍上第三脑室内外型)、鞍后型、第三脑室内型。应根据肿瘤部位和生长方式来选择相应的手术入路,同时结合手术者经验选择其熟悉的手术入路以获得最佳治疗效果。

1. 手术治疗 目前,绝大多数颅咽管瘤(包括幼儿、儿童、青少年和成人)首选的一线手术方式是内镜经鼻手术切除(图 7-11-1)。手术中的核心技术是:肿瘤的直视下显露、分离和分块切除,重要结构(如血管、视神经、下丘脑和垂体柄等)的保护。和开颅显微镜手术比较,内镜经鼻手术切除颅咽管瘤的优点在于:

术前 术后

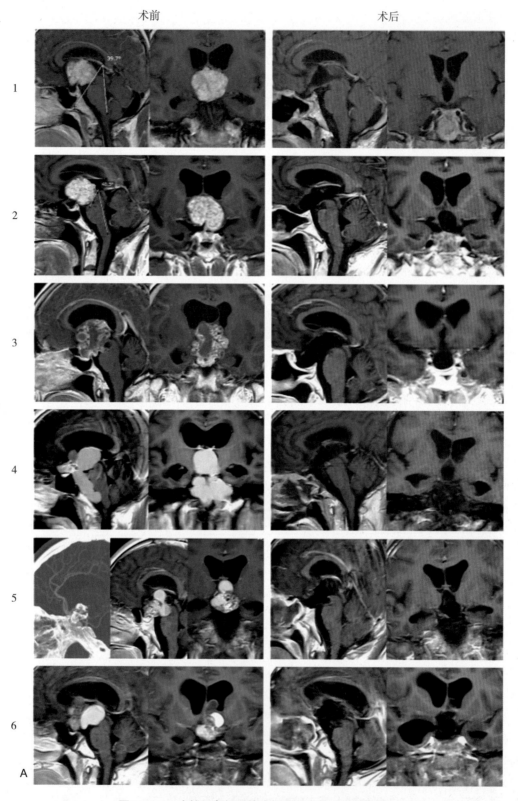

图 7-11-1 内镜经鼻颅咽管瘤切除手术前、后影像对比
A. 6 例巨大成人颅咽管瘤内镜经鼻手术前、后增强 MRI 矢状位和冠状位影像;B. 6 例幼儿颅咽管瘤
患者内镜经鼻手术前、后增强 MRI 矢状位和冠状位影像。

术前 术后

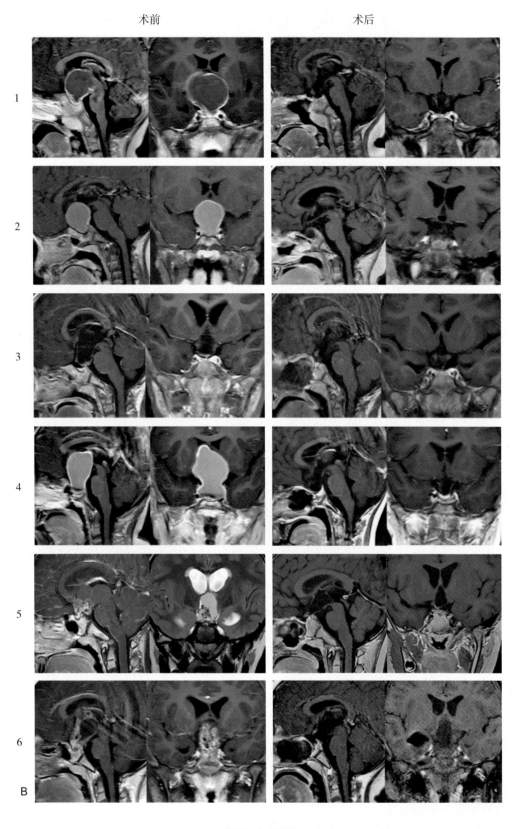

图 7-11-1(续)

（1）颅咽管瘤绝大多数位于颅底中线部位上方，可以通过内镜经鼻颅底中线手术入路获得良好的显露。从鼻腔通道完成颅咽管瘤的手术切除，其手术角度和颅咽管瘤起源部位（垂体柄）走行方向一致，更符合该肿瘤的病理生理特点；另外，从肿瘤腹侧到达肿瘤，不需要经过视神经、颈内动脉等结构之间的间隙进行手术操作，更加方便肿瘤的切除，也减少损伤神经和血管的概率和风险。

（2）开颅手术需要牵拉脑组织。内镜经鼻手术不需要牵拉脑组织，对于重要神经血管、神经牵拉轻微，手术创伤小。

（3）手术视角广，可显示显微镜所无法看到的盲区和死角，例如鞍内、视交叉后方、第三脑室内、脚间池环池方向等部位，可以更多地直视肿瘤和周围重要结构之间的界面，并在直视下进行锐性手术操作以分离肿瘤和周围正常组织结构，从而有效减少手术损伤和并发症发生比率。例如，对于突入第三脑室内部的肿瘤，如果使用幕上显微镜下开颅手术方法，肿瘤和下丘脑的界面许多地方直视困难，需要通过牵拉肿瘤以分离肿瘤和下丘脑之间的粘连，无法确切保护下丘脑组织，并导致牵拉损伤。内镜经鼻入路可以从下方角度清晰直视该界面，从而可以在下丘脑 - 肿瘤界面区域，更多地进行锐性操作，分离肿瘤和正常脑组织，有利于肿瘤全切和避免或减少下丘脑损伤。

（4）肿瘤切除基本完成后，内镜可以抵近观察，可以深入术区观察，可显示显微镜所无法看到的盲区和死角，可以发现细小残留肿瘤，并予以切除，从而提高肿瘤的全切率（图 7-11-2）。

（5）对于复发肿瘤，由于解剖结构混乱，内镜抵近观察可以提高分辨力，避免误损伤，提高全切率。其解剖观察、视野清晰度优于幕上开颅显微镜手术方法。

（6）对于深部术野，显微镜会存在照明衰减问题。神经内镜可以近距离观察肿瘤和周围重要结构，为深部术野提供更好的观察质量和照明，分辨清晰度优于显微镜，更有利于细小血管的保护，可以清楚分辨肿瘤和视路系统、颈内动脉系统、基底动脉系统、垂体柄的界限，更有利于术中保护重要血管、神经、下丘脑和垂体柄。尤其对清晰辨别起源于颈内动脉和垂体上动脉供应垂体柄、视神经、视束的细小动脉，非常有优势。

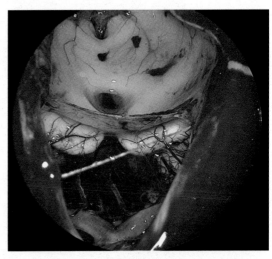

图 7-11-2　内镜经鼻颅咽管瘤切除后的术野
图示侵袭第三脑室颅咽管瘤切除术后，基底动脉顶端、第三脑室后壁和下丘脑清晰可见。

另外，对于少数向额叶方向延伸较多的颅咽管瘤可以使用额外侧入路切除，对于向侧方延伸到颈内动脉分叉外侧的肿瘤可以选择额颞开颅经翼点入路切除，对于向上方延伸较多的第三脑室内型颅咽管瘤可以选择经半球间裂 - 胼胝体 - 穹窿间入路切除。

2. 手术适应证

（1）依据病史，体征和多项辅助检查等，颅咽管瘤诊断明确。

（2）患者表现进行性视力减退、偏盲、垂体功能低下、多饮多尿、认知力下降、乏力等。

（3）患者有颅内压增高表现或伴有梗阻性脑积水，切除肿瘤后可降低颅内压，缓解占位效应和脑积水。

（4）颅咽管瘤复发，肿瘤进行性增大和出现临床症状者。

3. 手术禁忌证

（1）虽诊断明确，但伴有严重的垂体和甲状腺功能减退，或已经出现垂体危象者。

（2）患者因长期的内分泌异常和水电解质失衡，导致一般状况较差和营养不良，或伴有严重的水和电解质紊乱未予纠正者。

（3）老年患者伴有严重的心肺肝肾系统疾病或凝血功能障碍而无法耐受全身麻醉和手术。

4. 手术并发症及处理原则

(1) 手术并发症

1) 水和电解质紊乱：是颅咽管瘤手术后最常见的并发症。中枢性尿崩症是由于下丘脑 - 垂体轴功能异常造成抗利尿激素（ADH）分泌不足，导致肾脏水和电解质的过度丢失。24 小时总尿量超过 3 500ml 甚至可高达 8 000~9 000ml，尿比重低于 1.005，患者大量饮水。术后早期常出现一过性的高钠血症，随之出现低钠血症，轻度者表现为神志淡漠、头痛、厌食、肌肉无力等，严重者出现神经肌肉接头兴奋性增高、脑水肿、恶心呕吐、癫痫、意识障碍直至昏迷。

2) 意识障碍：原因包括颅内出血或血肿形成、急性梗阻性脑积水、电解质紊乱、激素补充不足或减量。

3) 高热：下丘脑体温调节障碍所致。

4) 抽搐：最常见的是低钠血症未及时纠正，尿量增多进一步加重电解质紊乱，少见因脑水肿或颅内出血所致。

5) 激素水平低下：术后垂体和甲状腺功能下降，未能及时补充应用激素进行替代治疗。

6) 消化道溃疡：多数为中枢性库欣溃疡，少见因糖皮质激素应用所致。

(2) 处理基本原则

1) 术后严密观察意识状况和生命体征变化，及时复查头颅 CT。

2) 监测每小时尿量和日总尿量，发生多尿和尿崩可应用抗利尿剂（如垂体加压素或醋酸去氨加压素等），由小剂量开始。但应除外抗利尿激素异常分泌综合征（SIADH），后者因血容量增多致稀释性低钠，伴有血压渗透压下降和高尿钠。

3) 每 12 小时测定外周血电解质水平，根据尿量和血电解质水平调整补液种类和数量。注意维持外周循环稳定，必要时可进行中心静脉压测定。

4) 足量应用激素替代治疗，间隔 4~6 日测定血清皮质醇和甲状腺激素水平并依此调整，并逐渐减量。

5) 术后即肌内注射或静脉给予抗癫痫药物 1~2 日后改为口服制剂，可重叠 1 日。

6) 应用 H_2 受体拮抗剂防止消化道溃疡的发生。

7) 伴有意识障碍者早期给予鼻饲和肠内外营养支持治疗。

（八）预后与转归

总体上，颅咽管瘤治疗的死亡率在 5%~10%，5 年生存率在 55%~85%。尽管是 WHO 1 级良性肿瘤，但手术后的复发率较高，平均约为 10%，而且治疗后患者长期存在视力损害、内分泌异常和认知功能下降等并发症，无法有效缓解，带来临床治疗困难。术后发生的下丘脑综合征并发症以及随之产生的肥胖和心理、行为异常对患者可以产生严重不良影响。应用激素替代治疗的儿童和女性患者应注意其相关风险因素。

【典型病例】

患者，男，33 岁，主因"视力减退 6 个月，乏力 3 个月"收入院。

入院查体：视力左侧 0.5，右侧 0.2，伴有双颞侧偏盲。记忆力下降。

实验室检查：血钠 143mmol/L，氯 108mmol/L，皮质醇 <10μg/L，甲状腺激素 FT_3 和 T_3 低于正常水平。

影像检查：头颅 MRI 提示鞍区实性肿瘤，不均匀强化，向上占据第三脑室（图 7-11-3）。

治疗：采用内镜经鼻入路切除肿瘤。肿瘤全部切除（图 7-11-4）。

病例解析：

(1) 术前诊断：成年男性，以典型的"视力减退以及乏力"就诊。影像学检查提示鞍区实性肿瘤，辅助检查显示视力减退和视交叉受压所致的双颞侧偏盲，以及垂体功能低下，可以诊断"颅咽管瘤"。

(2) 手术治疗：术前 3 日补充激素治疗，口服甲泼尼龙和左甲状腺素。手术采用内镜经鼻入路，

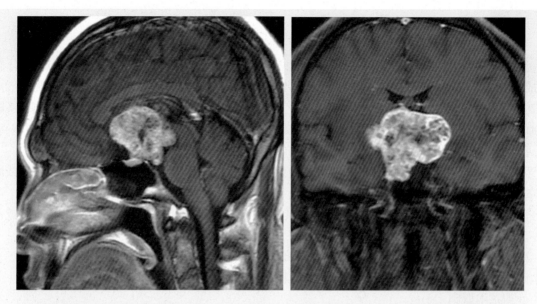

图 7-11-3　手术前增强头颅 MRI 提示鞍区实性肿瘤，不均匀强化，向上占据第三脑室

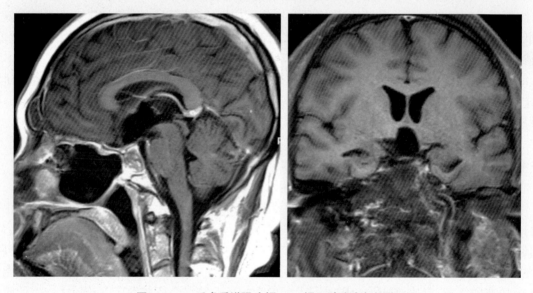

图 7-11-4　手术后增强头颅 MRI 提示肿瘤全部切除

做鼻中隔大黏膜瓣用于颅底重建，去除鞍底、鞍结节、部分蝶骨平台骨质，切开硬膜和蛛网膜，见肿瘤，分块切除肿瘤减压后，沿肿瘤包膜 - 蛛网膜界面锐性分离和分块切除肿瘤，处理过程中注意辨认肿瘤起源于垂体柄的位置，保护肿瘤外的穿支血管尤其是供应视交叉和下丘脑结构的细小动脉，直至肿瘤全部切除，减少双极电凝的使用，肿瘤切除后视神经、下丘脑、微小血管、垂体柄保护完好，充分体现了内镜经鼻手术无视觉盲区、锐性分离、无牵拉、对于细小结构分辨清晰的优势。肿瘤切除后，以鼻中隔带蒂黏膜瓣进行颅底重建。

（3）术后处理要点：术后如果每小时尿量超过 300ml，颜色浅淡，给予肌内注射垂体后叶素或口服醋酸去氨加压素。监测 12~24 小时尿量，每日测定血清电解质水平 2~3 次，术后早期出现高钠血症后，渐转为低钠血症，及时调整输液治疗以达到水盐平衡。术后常规补充激素治疗并检测血皮质醇及甲状腺激素水平 2~3 次。持续出现多尿，给予口服醋酸去氨加压素控制尿量。术后当日复查CT 以除外颅内出血和脑积水等。术后 2 日复查增强 MRI。无需腰椎穿刺置管。

（4）出院处理：告知患者口服激素用量用法、内分泌学和影像学复查间期，并建议定期进行认知功能评估和相应的内分泌治疗。

二、垂体腺瘤

(一)概述

垂体腺瘤(pituitary adenoma)是一种可以引发神经内分泌功能障碍的颅内肿瘤,多为良性,恶性垂体腺癌罕见。发病率在颅内肿瘤中居第二位,约占 15%,人口发病率为 8.2%~14.7%,尸体解剖的发现率为20%~30%。女性发病率略高于男性,发病高峰年龄在 20~40 岁。按内分泌学异常总体上可分为功能型和非功能型垂体腺瘤,后者比例较高。不同激素类型肿瘤占垂体腺瘤总数的比例差别很大,近年国内外文献综合分析提示:催乳素腺瘤占 39%~50.1%,生长激素腺瘤占 16.4%~21.4%,促肾上腺皮质激素腺瘤占4.7%~16.9%,促性腺激素腺瘤占 0.9%,促甲状腺激素腺瘤占 0.2%~0.4%。

(二)病因及发病机制

病因迄今不明,推测有以下 6 类因素。①遗传因素:如多发性内分泌腺瘤致病因子 -1(MEN-1),烯烃 -1(prop-1)过多和转录因子缺陷等;②下丘脑病变:如 GHRH 或 CRH 分泌过多、多巴胺缺乏和受体活化可能;③信号转导突变:如生长因子和细胞因子作用异常;④基因活化或细胞周期调节破坏;⑤癌基因表达:癌基因 *GSP*、*RAS* 和 *PTTG* 表达;⑥其他:包括环境因素、放射线作用和雌激素应用等。

发病机制研究主要集中在两个方面。①垂体腺瘤是异常生理调节的产物:如下丘脑激素的异常调节、生长因子及其受体的激活等;异常的生理调节机制中垂体细胞的最终功能取决于其发育过程中细胞特定的转录因子,这些转录因子相关基因的表达受到下丘脑、外周激素和旁分泌生长因子的调控。早期的基因改变导致细胞周期调控机制失灵,导致后期这些细胞在激素及生长因子的作用下异常增殖。②原癌基因激活或抑癌基因丧失导致垂体腺瘤的产生,但缺乏一致性结论。有些证据显示:垂体腺瘤的发生分成两个阶段,启动阶段是垂体细胞基因突变,促进阶段是突变的细胞在异常调节因素作用下增殖分化成垂体腺瘤。

(三)分型

1. 垂体腺瘤的分型 ①形态学:按照体积分为微腺瘤(直径 <1cm)、大腺瘤(直径≥1cm)和巨大腺瘤(直径≥3cm)。依据 Knosp 分级(图 7-11-5)及术中观察到的肿瘤对海绵窦的侵犯程度,常分为侵袭性和非侵袭性垂体腺瘤。通常认为:Knosp 分级 0 级和 1 级,以及 80% 的 2 级,肿瘤为非侵袭性;Knosp 分级 3 级和 4 级为侵袭性。②组织病理学:2004 年 WHO 在形态学的基础上结合增殖指标提出了非典型垂体腺瘤的概念,即有丝分裂活动增高,Ki-67 标记指数 >3% 和 p53 染色广泛阳性;而发生远处转移者为垂体腺癌。③功能分型:依据肿瘤的内分泌功能、免疫组化染色、电镜超微结构观察和转录因子表达的综合分型(表 7-11-1)。④目前尚无一致的垂体腺瘤基因分型。

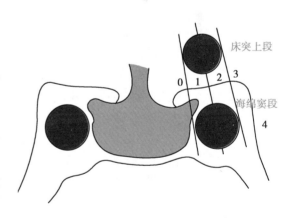

图 7-11-5 垂体腺瘤的 Knosp 分级

表 7-11-1 不同类型垂体腺瘤的免疫组化、电镜和转录因子表达

分型	免疫组化	电镜	转录因子
催乳素腺瘤	PRL 阳性	疏颗粒型	Pit-1,ER
		密颗粒型	Pit-1,ER
		嗜酸性干细胞型	Pit-1,ER

分型	免疫组化	电镜	转录因子
生长激素腺瘤	GH 阳性	疏颗粒型	Pit-1
		密颗粒型	Pit-1
		混合型	Pit-1,ER
促肾上腺皮质激素腺瘤	ACTH 阳性	疏颗粒型	T-Pit
		密颗粒型	T-Pit
促甲状腺激素腺瘤	TSH 阳性	—	Pit-1,TEF,GATA-2
促性腺激素腺瘤	LH/FSH 阳性	—	SF-1,ER,GATA-2
混合型垂体腺瘤	多种阳性	—	各种类型均可见
非功能型垂体腺瘤	全阴性	零细胞型	—
		静默型	各种类型均可见
垂体腺癌	瘤细胞明显变形,核分裂	—	—

垂体腺瘤的 Knosp 分级(以 MRI 冠状位上肿瘤与颈内动脉海绵窦段和床突上段血管管径连线的关系判定)。0 级:肿瘤在内切连线以内;1 级:肿瘤超过内切连线但未超过管径中心连线;2 级:肿瘤超过中心连线但未超过外切线;3 级:肿瘤超过外切线;4 级:肿瘤包绕颈内动脉海绵窦段。

2. 特征　肉眼下肿瘤通常呈现灰红色、质地软,无包膜;有时可呈现灰白色,烂泥状,部分可见假包膜;有时质地较韧,伴有纤维组织增生;部分伴有肿瘤组织坏死、卒中和囊性变。光镜下肿瘤细胞形态较一致,可呈圆形、立方形或多角形,细胞大小差异较大;细胞排列紊乱,细胞的基膜也发生改变。电镜下肿瘤细胞多密集分布,存在核异型性,可见核仁,偶见双核及多核瘤细胞,不同内分泌类型的肿瘤胞质内散在不同形态的分泌颗粒,有大不规则形、大圆形、小圆形有鞘膜、水滴状等,分泌颗粒的疏密程度也不同,细胞间质可见血管结构。

(四)临床表现及辅助检查

1. 头痛　肿瘤位于鞍内可引起鞍内高压,垂体硬膜囊和鞍膈受压导致眶后、前额、双颞部疼痛,呈间歇性发作。当鞍膈或硬膜囊被突破后鞍内压力下降,头痛缓解;但是当肿瘤向鞍旁发展侵犯颅底硬脑膜及血管和压迫三叉神经也会引起头痛。当肿瘤向鞍上发展压迫第三脑室,引起脑积水,出现颅内压增高,头痛剧烈。当垂体腺瘤出现卒中时,可以引起鞍内压力剧烈升高,头痛剧烈发作。

2. 视力视野障碍　垂体腺瘤向鞍上发展可以压迫视交叉,引起视力下降、视野缺损。视野缺损典型表现:双颞侧偏盲。视野缺损是一个逐渐发展的过程,根据视通路纤维排列典型的表现为颞上象限先受累,依次出现颞下、鼻下、鼻上象限受累,此时视野呈管状视野,如果视交叉压迫没有解除,最终导致全盲。长期视神经受压导致视神经萎缩。

3. 其他神经和脑损伤　肿瘤向后上发展压迫垂体柄和下丘脑可出现尿崩症和下丘脑功能障碍,累及脑室系统可引起脑积水而出现颅内压增高的表现。向前方伸展压迫额叶可以引起精神症状、癫痫、嗅觉障碍。向侧方发展可以侵犯海绵窦引起海绵窦综合征,继续向外进入颅中窝,压迫颞叶,引起颞叶癫痫。向后发展越过鞍背进入脚间池、斜坡压迫脑干,可出现脑干受压症状。向下方突破鞍底骨质,肿瘤向蝶窦、鼻腔、鼻咽部发展,可出现鼻出血、脑脊液鼻漏并发颅内感染。

4. 功能型垂体腺瘤的表现

(1) 催乳素腺瘤:引起女性闭经 - 溢乳综合征;男性患者性欲减退、勃起功能障碍、精子活动力下降。

(2) 生长激素腺瘤:导致成人肢端肥大症,表现为手足增大、前额和颧骨隆起、舌头增大、软组织肿胀,同时患者出现易出汗、易疲劳、使人衰弱的头痛、手足麻木感、关节疼痛等症状。儿童生长激素增高引起巨人症。由于生长激素的过度分泌可以引起多个系统的病变,如心脏增大、肝大、结节性甲状腺肿等。

(3) 促肾上腺皮质激素腺瘤:脂肪代谢紊乱和分布异常,呈明显的向心性肥胖;满月脸,水牛背,锁骨上脂肪垫,脂肪还堆积在躯干的胸、腹、臀部,四肢相对瘦小,动脉粥样硬化;皮肤菲薄,毛细血管扩张,呈现多血质;出现紫纹,多见于腋部、下腹、下腰背、臀和大腿部;毛细血管脆性增加,易出现紫癜;骨质疏松,腰背跳痛,易致病理性脊柱压缩性骨折和肋骨骨折;肌无力,肌萎缩;伤口不易愈合及易感染;多数女性性欲减退、月经稀少、闭经、溢乳及不孕;约 20% 男性出现性欲减退、勃起功能障碍、精子减少及睾丸萎缩;可出现痤疮(多见于面部、前胸后背),女性体毛增多,长胡须,喉结增大;少数患者因促肾上腺皮质激素分泌过多致盐皮质醇增加,出现低血钾、低氯、高血钠,严重者可致低钾性碱中毒,需急诊处理。

(4) 促甲状腺激素腺瘤:常见症状是甲状腺肿和甲亢症状,由于这类肿瘤体积通常较大,有时出现垂体功能低下表现。

(5) 促性腺激素腺瘤:性功能失调和生殖能力下降。

(五)辅助检查

1. 一般实验室检查　血生化检查,注意伴随的三大代谢和电解质异常。

2. 内分泌检查　主要就是指垂体功能检查,所有垂体腺瘤必须全面了解垂体内分泌激素,可以明确肿瘤的分泌类型以及评估垂体功能。垂体激素检查项目包括:PRL、GH、ACTH、TSH、FSH、LH 等,以及对应靶腺测定如皮质醇、T_3/FT_3 和 T_4/FT_4 等,生长激素腺瘤检查还应包括胰岛素样生长因子 -1(insulin-like growth factor-1,IGF-1)。由于垂体激素分泌不是持续的,而是呈脉冲式分泌,所以按照分泌的规律,多次抽血这样结果才可靠,某些激素检查需要做激发和抑制试验。

3. 视力视野检查及眼底检查　了解视交叉压迫导致视力和视野损害程度,眼底检查观察有无视神经乳头水肿和视神经萎缩表现。

4. 影像学检查

(1) MRI 检查:垂体腺瘤的影像学首选检查方法。通常在 T_1WI 像上神经垂体表现为高信号,垂体腺瘤表现为低信号;T_2WI 像表现为等或低信号,肿瘤强化情况与注射增强剂后时间有很大关系,所以微腺瘤必须使用动态增强扫描,最先强化的是正常垂体组织,注药 5 分钟后才能完全强化微腺瘤(即延迟强化)。MRI 检查可以清晰显示肿瘤与脑池、海绵窦、颈内动脉、视交叉、第三脑室的关系。垂体腺瘤的 MRI 影像表现(图 7-11-6):垂体微腺瘤、大腺瘤和巨大腺瘤。

(2) CT 检查:主要目的是观察蝶鞍、上斜坡、蝶窦纵隔以及蝶窦骨质破坏情况,以便制订手术计划。CT检查可以显示肿瘤的钙化和出血等信息,提示急性肿瘤卒中方面优于 MRI。

(六)诊断及鉴别诊断

1. 诊断　按照各种不同激素类型垂体腺瘤的诊断要点,垂体腺瘤的诊断主要根据患者的临床表现、视力视野障碍和其他神经系统症状、内分泌学检查和放射学检查等,典型的垂体腺瘤诊断不难。但早期垂体腺瘤因症状不明显时,诊断并不容易,甚至漏诊。

2. 鉴别诊断

(1) 脑膜瘤:成年人多见,内分泌检查正常,影像学检查表现均匀密度或信号的病变,均匀强化,具有"脑膜尾征"而垂体信号正常。

(2) 颅咽管瘤:小儿多见,首发症状常为生长发育迟缓、多饮多尿等表现,CT 表现为鞍区囊性、实性或者囊实性肿块,肿瘤呈蛋壳样钙化是典型表现。MRI 检查提示肿瘤大多数位于鞍上,发源于垂体柄,蝶鞍扩大不明显。

(3) 鞍上生殖细胞肿瘤:儿童多见,多饮多尿为主要症状,垂体激素正常或者低下,恶性的非生殖细胞瘤性生殖细胞肿瘤(NG-GCT)可有甲胎蛋白(AFP)、癌胚抗原(CEA)和人绒毛膜促性腺激素(HCG)增高。

(4) 拉特克囊:多位于垂体前后叶之间,囊性的影像表现,不强化,内分泌通常无改变,但是囊肿增大可引起垂体功能下降或者垂体柄阻断症状。

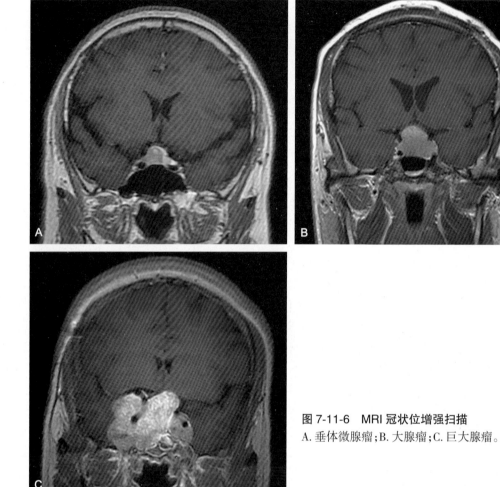

图 7-11-6   MRI 冠状位增强扫描
A. 垂体微腺瘤;B. 大腺瘤;C. 巨大腺瘤。

　　(5) 脊索瘤:发源于中线蝶枕交界处,多有脑神经受损表现,常见展神经麻痹导致的复视。影像检查提示:肿瘤以斜坡骨质破坏为主要表现,可以向鞍上、蝶窦、颈椎等蔓延性生长。

　　(6) 床突旁动脉瘤:MRI 检查提示鞍区有明显血管流空效应的占位病变,内分泌检查正常,垂体信号正常,CTA 或者 DSA 可以明确诊断。

　　(7) 视神经胶质瘤:儿童多见,视力视野改变为主要症状,内分泌检查正常,影像检查提示肿瘤发源于视神经或视交叉,垂体信号正常。

　　(8) 表皮样囊肿:影像检查提示鞍区低密度和低信号的占位病变,沿脑池脑沟生长,MRI-DWI 序列可以明确诊断,表现为弥散受限。

　　(七) 治疗

　　垂体腺瘤(除催乳素腺瘤)的治疗以手术为主,辅以药物和放疗。在制订治疗方案时,需要综合考虑肿瘤的性质、大小、生长部位、是否表现为侵袭性、周围正常组织与肿瘤的关系、医疗机构的条件和医师的经验,强调个体化治疗。

　　1. 手术治疗　　手术治疗的目的是切除肿瘤,解除视通路的压迫,恢复或者保护正常垂体功能以及其他神经功能。手术入路有两种方式:经鼻蝶窦入路和经颅入路,其中经鼻蝶窦入路可以选用显微镜和内镜。目前经鼻蝶窦入路已经成为垂体腺瘤手术的主要手术方式,但是向鞍旁发展的肿瘤仍需要开颅手术切除。经颅入路包括经翼点入路、经额底入路、经颞底入路和经纵裂入路。

　　外科手术治疗适应证:①除催乳素腺瘤外的其他种类垂体腺瘤;②垂体催乳素腺瘤:药物治疗效果欠佳、不能耐受药物治疗、肿瘤压迫导致的严重视力视野障碍或垂体卒中,囊性变;③伴有视力和垂体功能的迅速下降的垂体腺瘤或急性垂体卒中,需要急诊手术减压;④对于需要病理组织明确诊断的鞍区占位病变。

由于内镜技术、神经导航技术和术中超声技术的发展,经鼻蝶窦入路垂体腺瘤切除术的适应证逐渐扩大,目前除了向颅中窝底发展的垂体腺瘤不主张使用经鼻蝶窦入路外,其他类型的肿瘤均适用,但是由于内镜技术国内各单位发展不均衡,所以入路的选择仍然需要结合具体情况。

经鼻蝶窦入路垂体腺瘤的手术禁忌证:急性鼻窦炎、鼻部感染、巨大垂体腺瘤向侧方生长、有凝血机制障碍或其他严重疾病者。

目前垂体腺瘤的手术治疗 90%~95% 以上是使用经鼻 - 蝶窦入路,该入路手术有诸多优点:①肿瘤切除率高,肿瘤和正常垂体的暴露良好;②内分泌缓解率高;③视力视野改善率高;④手术和麻醉时间短;⑤并发症发生率低、反应轻、术后恢复快;⑥避免损伤正常的神经组织;⑦死亡率极低。但是经鼻蝶窦入路也有其不利因素:①手术经过鼻腔属于污染手术,潜在感染机会增加;②手术有脑脊液漏的风险。

临床要点

垂体腺瘤经蝶窦外科和经开颅手术的选择

垂体腺瘤的外科治疗总体指导原则是经蝶窦垂体腺瘤切除术,出现以下这些情况可能需要采用开颅手术治疗:

1. 肿瘤显著增大,向侧方和 / 或向后方生长侵入颅中窝或颅后窝。
2. 肿瘤向鞍上生长并因受小的鞍膈孔的限制而成为沙漏状。

以上所有情况的部分病例仍可选择经内镜治疗。

2. 药物治疗 药物治疗可以抑制肿瘤的异常内分泌功能,部分病例能减少肿瘤体积,所以可以缓解症状,但是不能完全消除肿瘤,停药后易复发。

催乳素腺瘤药物治疗方式包括服用溴隐亭或者卡麦角林等。①溴隐亭(2.5mg/ 片):治疗的初始剂量为 0.625~1.25mg/d,建议晚上睡前跟食物一起服用。每周间隔增加 1.25mg 直至达到 5mg/d 或 7.5mg/d。通过缓慢加量计划和睡前跟食物同服的方法来减少上胃肠道不适和直立性低血压的不良反应。7.5mg/d 为有效治疗剂量,如果肿瘤体积和 PRL 控制不理想,则可以逐步加量至 15mg/d,但继续加量并不能进一步改善治疗效果。因此,不建议 15mg 以上的大剂量,而是建议改为卡麦角林治疗。由于溴隐亭已经证实其安全有效,且价格相对便宜,在我国大部分医疗部门可以提供,因此溴隐亭为我国推荐治疗催乳素腺瘤的首选药物。②卡麦角林:卡麦角林治疗剂量为 0.5~1.0mg/ 次,每周 1~2 次。初始剂量为 0.25mg/ 次,每周 2 次,或 0.5mg/ 次,每周 1 次,每月增加 0.25~0.5mg 直至 PRL 恢复正常。最大用量为 1.5~2mg/ 次,每周 2~3 次,每周使用不得超过 4 次。对比溴隐亭,卡麦角林服用更方便,患者的耐受性更好,对溴隐亭耐药的患者可选用卡麦角林治疗。当催乳素的水平控制在正常范围 2 年后,可以考虑逐渐减量直至停药。

垂体生长激素腺瘤的药物主要有生长抑素类似物(SSA)、GH 受体拮抗剂和多巴胺激动剂。主要用于术后疾病未缓解患者的辅助治疗,建议进行肿瘤电镜扫描以区分分泌颗粒的分型。生长抑素类似物包括奥曲肽、兰瑞肽、帕瑞肽三种药物,激素水平缓解率高;由于需要长期使用,并且有着胆囊结石、糖尿病等并发症,而且药物价格昂贵,国内很少作为首选治疗方法。目前大部分使用这类药物是为了改善生长激素过度分泌引起的症状。GH 受体拮抗剂主要指培维索孟,该类药物只降低 IGF-1、不降低 GH,目前国内没有该类药物。多巴胺激动剂包括溴隐亭、卡麦角林,仅仅作为部分患者的辅助治疗,有效率低。目前国内外的一些研究表明,术前使用生长抑素类似物 3~6 个月可以提高术后缓解率,尤其是对大腺瘤患者而言,以及可以减轻心肺并发症及麻醉相关风险。

促肾上腺皮质激素腺瘤主要有格鲁米特、甲吡酮、米托坦、赛庚啶和溴隐亭,但是治疗效果差,副作用大,所以不建议首选药物治疗。

促甲状腺激素腺瘤目前主要药物包括多巴胺受体激动剂和生长抑素类似物。使用生长抑素类似物后,95%的患者甲状腺激素水平恢复正常,42%的患者肿瘤体积缩小,但必须仔细监控顽固的副作用,如胆石症和高血糖症、快速抗药反应等。多巴胺受体激动剂效果差,临床很少使用。

3. 放疗　放疗作为辅助治疗,不是作为一线治疗方法。主要包括 SRS 和普通放疗。目前垂体腺瘤的放疗大部分病例选择 SRS。单次剂量的 SRS,一般对体积较小的肿瘤,靶区周边 12~16Gy 的剂量,足以控制肿瘤生长。达到高催乳素正常化需要更高剂量,对小型催乳素腺瘤周边剂量可高达 20~35Gy。普通放疗总剂量 45~54Gy,1.8~2Gy/d,每周治疗 5 日,持续 5~6 周,用于较大的或侵袭性生长的肿瘤。放疗的总有效率 90%~100%,生化缓解率大约 50%。放疗并发症主要是正常垂体功能受损,也有少数患者出现放射性脑病、视神经损害。正常垂体功能受损 5 年发生率达到 20% 左右,10~15 年约 80% 出现垂体功能不同程度受损。

基于以上数据总结放疗的适应证:①患者一般情况差或合并其他系统疾病,无法耐受手术治疗的,或者患者拒绝手术治疗;②肿瘤术后残留,内分泌学未缓解,再次手术切除损伤大或者无法全切除的病例;③术后复发肿瘤无法再次手术并且肿瘤继续增大者。

【典型病例】

患者,女,52 岁,因"肢端肥大十余年,视力下降半年"入院。

现病史:患者十余年前无明显诱因开始出现手足粗大,伴有面容宽大,下颌突出,鼻肥大,唇增厚,睡觉打鼾,多汗等表现,无停经泌乳和向心性肥胖等不适症状,未予重视及治疗。患者半年前开始出现双眼视力下降,到医院就诊,行头颅 MRI 检查提示"鞍区占位:垂体腺瘤可能性大",收住入院治疗。

查体:T 36.3℃,BP 148/96mmHg,P 94 次 /min,R 20 次 /min,体重 75kg。神志清楚,对答切题,面容宽大,下颌突出,鼻肥大,唇厚,手足粗大肥厚,双瞳等大等圆,直径 2.5mm,对光反射灵敏,左眼视力 0.6,右眼 1.0,左眼颞下部分缺损,颈软,无抵抗,心肺检查未见异常。四肢肌力、肌张力正常。生理反射存在,病理反射未引出。

辅助检查:头颅 MRI 示蝶鞍扩大,鞍底下陷,鞍区内可见团块状等 T_1 等 T_2 信号影,边界清,大小约 19mm×27mm×26mm,增强扫描呈明显强化,视交叉受压上抬(图 7-11-7)。

内分泌学检查:GH 7.01μg/L(0~3μg/L);IGF-1 507.0μg/L(127~424μg/L),其他垂体激素水平正常。

生化检查:空腹血糖 8.2mmol/L,餐后 2 小时血糖 17mmol/L,肝肾功能基本正常。

超声心动检查:主动脉瓣退行性改变;主动脉瓣轻度关闭不全;三尖瓣少量反流;左室舒张功能

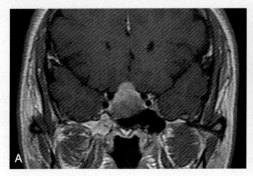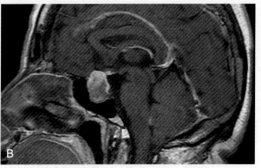

图 7-11-7　术前头颅 MRI 强化扫描
A. 冠状位显示肿瘤为 Knosp 分级 1 级;B. 矢状位显示肿瘤所致的鞍底下陷。

减低。

　　病例解析：患者有肢端肥大症，并伴随有睡眠呼吸暂停、高血压、糖尿病、心肌肥厚等表现。内分泌学检查：GH 7.01μg/L（0~3μg/L），IGF-1 507.0μg/L（127~424μg/L），头颅MRI检查提示鞍区占位，诊断为：垂体生长激素腺瘤。

 专家解读

中国垂体腺瘤外科治疗专家共识（2015版）

　　垂体生长激素腺瘤的内分泌学诊断标准：空腹或随机血清GH水平<2.5μg/L时可判断为GH正常；若≥2.5μg/L时需要进行口服葡萄糖耐量试验（OGTT）确定诊断。如果负荷后血清生长激素谷值<1.0μg/L，可以排除垂体生长激素腺瘤。同时需要测定血清胰岛素样生长因子（IGF-1），当患者血清IGF-1水平高于与年龄和性别相匹配的正常值范围时，判断为异常。

　　治疗过程：入院完善各项化验及术前检查，全身麻醉下行"经鼻蝶入路鞍区占位切除术"。术中见肿瘤组织黄红色，质软，血供丰富，用刮圈刮取瘤腔内瘤组织，吸除瘤组织，镜下将肿瘤全部切除，肿瘤组织送病理检查，鞍底部分下陷，可见有少量脑脊液漏出，用明胶海绵填塞压迫止血，人工硬膜修补鞍底。手术后护士清点棉条无误，双侧鼻道高膨胀海绵填塞。手术过程顺利，术中出血量少，未输血。术后予抗炎、补充激素、补液、营养神经等治疗。患者术后生命体征平稳，自诉无不适症状，按时拔除鼻腔高膨胀海绵，鼻腔无漏液，现查体较术前无新的阳性体征；化验电解质正常，GH 0.58μg/L（0~3μg/L），IGF-1 220μg/L（127~424μg/L），头颅MRI复查无肿瘤残留。出院后门诊定期复查激素水平，调整激素用药直至或停药，不适随诊。病理报告：垂体腺瘤，伴出血，免疫组化染色生长激素（GH）阳性，符合垂体生长激素腺瘤。

 指南解读

中国肢端肥大诊治指南（2013版）

　　手术切除肿瘤是垂体生长激素腺瘤患者的首选治疗方法。对于微腺瘤患者，以及局灶生长、具有潜在手术治愈可能的垂体大腺瘤患者，推荐将手术作为一线治疗方案，因为手术可以长期有效控制肿瘤，并使相关的生化指标正常化。经鼻蝶手术切除垂体腺瘤对肢端肥大患者安全有效，与其他手术方法（如开颅手术）相比，并发症更少，死亡率更低。

 临床要点

治　愈　标　准

　　垂体生长激素腺瘤的治愈标准：随机GH水平<1μg/L，IGF-1水平降至与性别、年龄相匹配正常范围为治愈标准。

第十二节　表皮样囊肿

内容要点:

1. **流行病学**　本病好发于 20~40 岁青壮年,占颅内肿瘤的 0.2%~1.8%,以脑桥小脑角、鞍旁最为常见。

2. **病理生理学**　本病为先天来源肿瘤,神经管形成时外胚层细胞异位残留于神经管内形成。肿瘤有完整的包膜,内容物为一些松软、蜡状或片状透明角质,呈闪亮的豆腐渣样。

3. **临床症状**　本病病程长,早期多无临床症状,后期肿瘤压迫脑神经可继发性脑神经症状,如三叉神经痛、舌咽神经痛以及面肌痉挛。幕上病变后期可有颅内压增高、脑积水症状。部分患者表现为反复的无菌性脑膜炎。

4. **诊断**　本病的诊断主要根据临床表现和头颅 MRI。CT 表现为低信号,头颅 MRI 的 DWI 序列扫描在鉴别表皮囊肿和蛛网膜囊肿上有重要价值。

5. **治疗**　主要以手术治疗为主,无明显症状高龄患者可保守观察。全切除囊壁是减少复发的关键,术中应防止内容物外溢,避免引起无菌性脑膜炎。

一、流行病学

颅内表皮样囊肿因其色泽洁白,带有珍珠光泽,又称珍珠瘤或胆脂瘤。其发病率为颅内肿瘤的 0.2%~1.8%,好发于 20~40 岁青壮年,一般无性别差异。以脑桥小脑角、鞍旁最为常见,其次为第四脑室、侧脑室、脑内、脊髓,亦可发生于颅骨板障内和脊柱。

二、病因和发病机制

1. **先天性表皮样囊肿**　在胚胎发育 3~5 周,神经管形成时,来源于神经嵴的外胚层细胞异位残留于神经管内,逐渐发展成为表皮样囊肿。

2. **获得性表皮样囊肿**　较少见,由于外伤、医疗行为等原因导致上皮成分进入中枢神经系统,逐渐发展为表皮样囊肿。在动物实验中,直接把皮肤碎片移植入小鼠的脊髓和颅内可以产生表皮样囊肿。

三、病理特征

肿瘤有完整的包膜与脑组织分界,包膜带有白色光泽,内容物为一些松软、蜡状或片状透明角质,呈闪亮的豆腐渣样。显微镜下肿瘤外层是一薄层纤维结缔组织,内层是同心圆状排列的复层鳞状上皮细胞,内层表面的角化细胞不断向囊内脱落形成囊内容物(图 7-12-1),并导致囊肿不断增大,囊内容物为上皮碎屑及丰富的角蛋白和胆固醇,因其具有组织毒性,溢入蛛网膜下腔可引起无菌性脑膜炎。

四、临床表现

颅内表皮样囊肿属于良性肿瘤,偶有恶变的报道。肿瘤生长缓慢,病程可长达数十年,多在成年后才出现症状。颅内表皮样囊肿在生长过程中有"见缝就钻"的特点,呈匍匐生长,顺沿蛛网膜下腔、脑池向邻近部位呈塑形发展,肿瘤一般不扰乱正常的神经和血管的结构,而是包绕周围的神经、血管,可有占位效应,病程长,早期一般无症状,临床无特征性症状,主要表现为局部占位效应。颅内表皮样囊肿以脑桥小脑角最为常见,故主要表现为肿瘤压迫脑神经而引起的继发性脑神经症状:继发性三叉神经痛、舌咽神经痛以及面肌痉挛。其次发生部位为鞍旁、第四脑室、侧脑室、脑内、脊髓,亦可发生于颅骨板障内和脊柱,主要表现为颅内压增高、脑积水引起的症状,还有一些以头痛、眩晕、听力、视力下降、记忆丧失、四

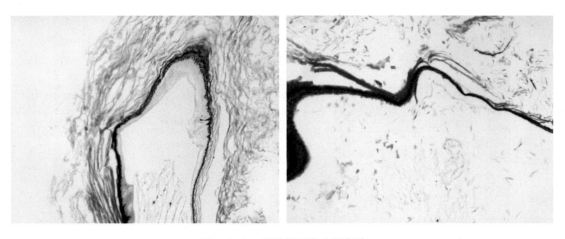

图 7-12-1 显微镜下表皮样囊肿

肢乏力、持物困难、耳鸣为主要症状。由于肿瘤内容物进入颅内,可以发生反复的无菌性脑膜炎导致癫痫和脑积水。

五、辅助检查

1. 脑脊液　可以表现为无菌性炎症的特点,葡萄糖降低、蛋白质升高,淋巴细胞增多,细菌培养阴性。

2. CT 检查　是诊断表皮样囊肿必要的检查,临床上绝大多数颅内表皮样囊肿的 CT 表现为均匀低密度,密度略低于水,周围无水肿,增强扫描显示病灶无强化。囊肿若与颅骨关系密切,其所造成的骨破坏应为压迫性,边界清楚,没有骨质增生(图 7-12-2A)。

3. MRI 检查　与脑脊液信号类似,在 T_1WI 上呈低信号,T_2WI 上呈高信号(图 7-12-2B、C),因此单纯依靠病变在 T_1WI 和 T_2WI 上信号强度的变化无法将其与蛛网膜囊肿进行有效的鉴别诊断;磁共振弥散加权成像(DWI),在两者的鉴别方面具有重要的价值,由于两者细胞外水浓度的不同,表皮样囊肿在 DWI 呈高信号(图 7-12-2D、E),蛛网膜囊肿在 DWI 则呈低信号。

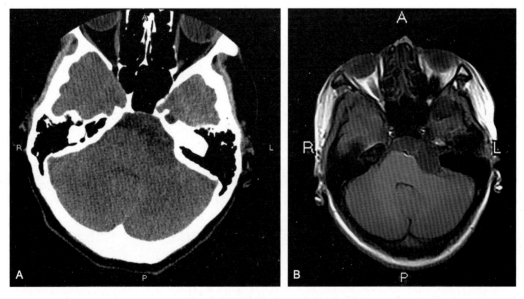

图 7-12-2 囊肿 CT 与 MRI 检查结果
A. CT 图像;B. MRI T_1WI 图像。

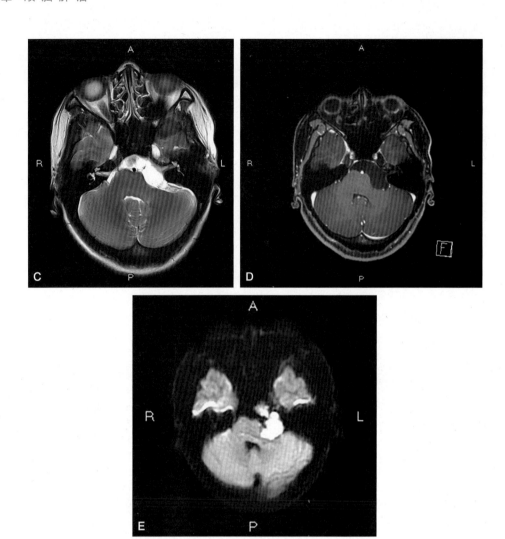

图 7-12-2（续）
C. MRI T$_2$WI 图像；D、E. DWI 图像。

六、诊断及鉴别诊断

当年轻人出现三叉神经痛或者面神经痉挛,同时 CT 发现脑桥小脑角低密度占位病变,多可考虑该病;其他部位表皮样囊肿主要依据影像表现进行诊断,多数病例诊断不困难。鉴别诊断见表 7-12-1。

表 7-12-1　表皮样囊肿的鉴别诊断

项目	蛛网膜囊肿	表皮样囊肿	皮样囊肿	畸胎瘤
肿物实质	单层扁皮上皮细胞	复层鳞状上皮细胞,由外胚层组织组成	含有皮肤附属器官(如毛囊和皮脂腺),由外胚层和中胚层组织组成	由外胚层、中胚层和内胚层组织组成
肿物成分	脑脊液	角化蛋白、细胞碎片和胆固醇结晶	除上皮囊肿成分,同时含有毛发和皮脂成分	皮肤、毛发、牙齿、骨骼、油脂、神经组织
肿物部位	多位于颞窝和枕大池	常见于脑桥小脑角	多见于中线部位	在中线位置,鞍区和松果体区为主
伴有的其他发育异常	多独立发病	多倾向于独立发病	约有 50% 患者伴发其他的发育异常	多独立发病
影像表现	T$_1$ 加权像低信号、T$_2$加权像高信号,信号均一,无增强	T$_1$ 加权像低信号、T$_2$加权像高信号,信号均一,无增强。DWI 高信号	CT 呈极低密度影,T$_1$加权像低信号、T$_2$加权像高信号,抑脂序列显示短 T$_1$脂肪信号区呈低信号	为混杂有脂肪密度的囊实性分叶状肿块,同时可发现有钙质的影像表现,MRI 通常表现为肿瘤信号混杂,肿瘤实质部分增强明显

七、治疗及并发症

1. 治疗措施　以手术治疗为主,手术目标是全切除囊壁,减少复发的可能。切除肿瘤的关键是:防止内容物外溢,引起无菌性脑膜炎,术区糖皮质激素盐水冲洗有助于减少无菌性脑膜炎和脑积水的发生。应用神经内镜辅助显微手术可减少显微镜直视下的盲区,有助于提高肿瘤的切除率,减少肿瘤的残留率及对神经血管的牵拉,减少并发症的发生;其他治疗对该类患者效果不佳。

2. 术后并发症　①无菌性脑膜炎;②术后出血;③脑积水;④恶性变。

八、预后与转归

预后良好,如肿瘤能大部分切除,复发时间一般比较晚,可达数年至数十年;胆脂瘤术后复发率高达30%,肿瘤的残留是术后复发的主要原因。

九、小结

颅内表皮样囊肿是良性肿瘤,起病隐匿,进展缓慢,临床表现多为局部脑神经压迫导致的症状。MRI检查成为术前明确诊断的主要手段。手术完全切除肿瘤是表皮样囊肿治疗的目标,术后常见并发症的预防是围手术期的关键环节。

【典型病例】

患者,男,30岁,因"反复发作性右侧面部疼痛1周"入院。

现病史:1周前,患者刷牙时突发右侧面部剧烈疼痛,呈放电样疼痛,约半分钟后缓解;刷牙和按压右侧面部均可诱发疼痛发作,遂至门诊就诊。

查体:生命体征平稳,心肺腹部未见异常,神经系统未见阳性体征。

辅助检查:CT检查示右脑桥小脑角-桥前池-鞍上池可见囊性占位病变(图7-12-3A)。入院后行MRI检查示病变在T_1WI上呈低信号,T_2WI上呈高信号,增强扫描无强化,DWI呈高信号(图7-12-3B~E)。

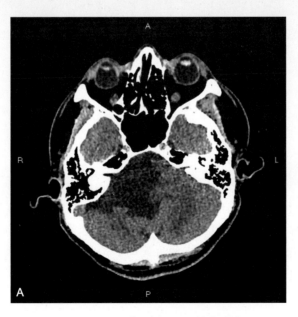

图 7-12-3　患者 CT 与 MRI 检查结果
A. CT 图像。

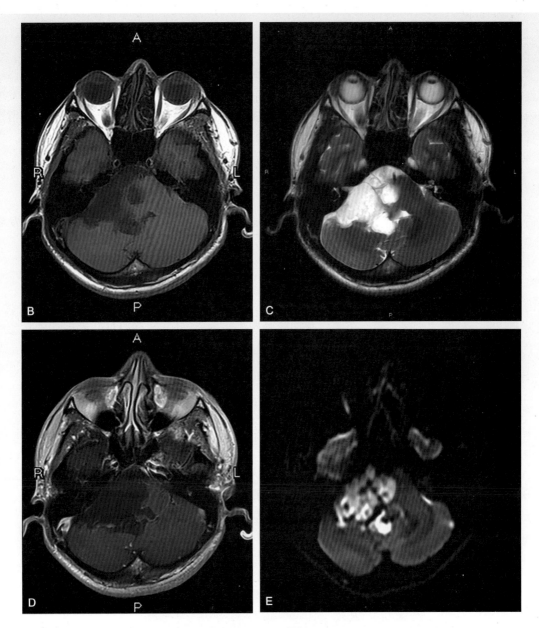

图 7-12-3(续)
B~E. MRI 图像。

知识点

DWI 序列在表皮样囊肿诊断中的价值

　　磁共振弥散加权成像(DWI)是基于组织间的弥散系数不同而形成的图像。DWI 的信号与表观弥散系数(apparent diffusion coefficient,ADC)呈负指数关系。蛛网膜囊肿内为脑脊液,ADC 值和脑脊液一样,而表皮样囊肿内含有复层鳞状上皮和角蛋白等成分,ADC 值要低于脑脊液,因此表皮样囊肿在 DWI 上为高信号,DWI 能很好区别表皮样囊肿和脑组织边界,尤其是和脑脊液边界,是术前评估重要手段。

治疗过程:完成术前准备后,行显微镜+内镜下右枕下乙状窦后入路肿瘤切除术,术中见肿物内大量发亮白色角质,肿瘤囊壁呈珍珠样色泽,显微镜下切除大部分肿瘤后,再行内镜下切除各个角落残留肿瘤,完全切除肿瘤。术中注意预防肿瘤内容物外溢,使用糖皮质激素盐水冲洗术区,术后康复良好出院。

病例解析:患者,青年男性,以三叉神经痛发病,无明显神经系统体征,CT 表现为脑桥小脑角及周边脑池均匀低密度肿物。MRI 表现为不增强的均匀囊性病变,并且沿脑沟脑池生长,DWI 呈高信号,可以初步诊断为表皮样囊肿。目前手术治疗为该疾病的唯一手段,术前制订严密计划,争取全切除肿瘤,术中内镜辅助有助于发现残留肿瘤,术中使用糖皮质激素盐水有助于预防术后无菌性脑膜炎、脑积水、迟发性出血等并发症发生。

第十三节　脊　索　瘤

内容要点:

1. 流行病学　脊索瘤是一类少见肿瘤。2001 年美国国立癌症研究所项目研究结果显示脊索瘤的发病率为 0.08/10 万。

2. 病理生理学　脊索瘤起源于胚胎脊索结构的残余组织,多发于颅底、脊柱及骶尾部。根据肿瘤病理不同,分为普通型、肉瘤样型、软骨样型 3 个亚型。

3. 临床症状　临床症状与肿瘤部位和生长方向有关,包括头痛、脑神经症状、脑干压迫症状、颅内压增高症状、小脑症状、鼻塞、咽部不适、疼痛、出血等。

4. 诊断　CT 主要表现为颅底中线区软组织肿块伴局部骨质破坏,肿块内常见钙化或残留骨质。骨质破坏区形态不规则,边界不清,无硬化。增强扫描,病变轻度至中度强化。MRI 多表现为长 T_1、长 T_2 信号,内可见短 T_1、短 T_2 信号影,增强扫描,病变不均匀强化,强化程度不一,多呈小蜂窝状。DWI 上,由于脊索瘤细胞密度较低,最小 ADC 值较其他良性颅骨病变低。

5. 治疗　首选手术治疗,手术后常规放疗。

一、流行病学

脊索瘤是一种起源于胚胎时期残余脊索组织的呈低度恶性生物学行为的肿瘤,主要发生于颅底和骶椎。多数脊索瘤生长缓慢,但是呈侵袭性生长,部分甚至发生转移。脊索瘤可以发生于任何年龄,目前文献报道的发病年龄最小 2.5 岁,最大 95 岁,好发于中年人。2001 年美国国立癌症研究所(National Cancer Institute)的 SEER 项目统计了 1973 年 1 月 1 日至 1995 年 12 月 31 日之间的 400 例手术切除并经病理证实的脊索瘤,结果显示脊索瘤的发病率为 0.08/10 万。

二、病理生理学

脊索瘤起源于胚胎脊索结构的残余组织,故称为脊索瘤,人类胚胎 3 个月时脊索组织逐渐被水、胶原Ⅱ型、髓核的软骨聚集蛋白聚糖所替代,开始退化,仅椎间盘的髓核为残余的脊索组织。如沿神经轴的任何部位脊索组织残余,即可发展为脊索瘤。多见于蝶骨枕骨底部及其软骨结合处的周围以及骶尾部,这些部位即脊索瘤的好发部位。脊索瘤多发于颅底、脊柱及骶尾部(图 7-13-1),极少数发生于非中

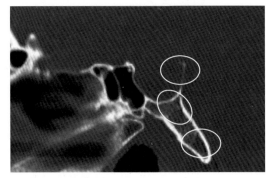

图 7-13-1　颅底脊索瘤发生部位

线部位（称为异位脊索瘤）。

　　颅底脊索瘤最常起源于斜坡和颈枕交界处，也可起源于鞍区、蝶窦、鼻咽部、上颌、鼻旁窦等，多数主体位于硬脑膜外，向周围颅底骨质、海绵窦以及硬脑膜内侵袭生长（图 7-13-2），少数主体位于硬脑膜内（图 7-13-3）。

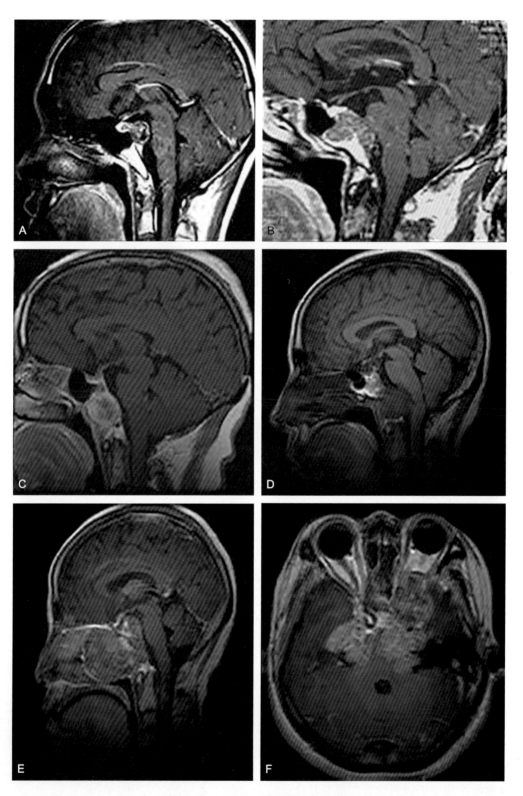

图 7-13-2　颅底脊索瘤的生长部位
A. 上斜坡脊索瘤；B. 全斜坡脊索瘤；C、D. 下斜坡脊索瘤；E. 脊索瘤生长侵犯蝶窦和鼻腔；F. 脊索瘤生长侵犯多个部位，包括蝶窦、海绵窦、岩尖，并压迫脑干。

颅内脊索瘤病程一般较长,平均在 3 年以上方可出现症状,早期症状多不明显,随着肿瘤的体积不断增大,侵及周围组织和脑神经,出现相应的临床症状。

根据肿瘤病理不同,分为 3 个亚型。①普通型:最为常见;②肉瘤样型:又称去分化型,恶性度最高,预后最差;③软骨样型:发育相对成熟,预后相对较好。

三、临床表现

(一)斜坡脊索瘤

斜坡脊索瘤的典型症状是脑神经功能障碍,其症状和肿瘤位置密切相关。起源于三叉神经根以上部分的斜坡脊索瘤,当其压迫视神经可导致视力下降、视野缺损,压迫动眼神经可出现动眼神经麻痹的症状,如眼睑下垂、眼球外展、瞳孔散大等(图 7-13-4);起源于三叉神经根与舌咽神经之间部分的斜坡脊索瘤,压迫展神经可出现复视等症状(图 7-13-5、图 7-13-6);起源于舌咽神经以下部分的斜坡脊索瘤,累

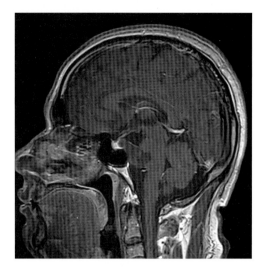

图 7-13-3 硬脑膜内脊索瘤

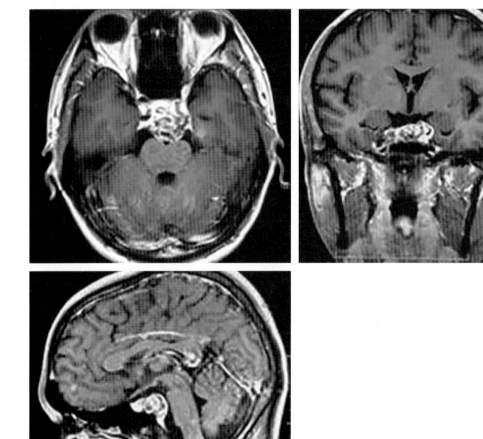

图 7-13-4 上斜坡脊索瘤

男,25 岁,间断性复视 1 年半。头颅 MRI 增强扫描提示上斜坡占位,术后病理提示脊索瘤。

及后组脑神经时,可出现声音嘶哑、饮水呛咳等症状(图 7-13-7)。

　　斜坡脊索瘤压迫脑干时可出现锥体束征、共济失调等症状;当脑桥背外侧的网状核团、网状结构或者蓝斑受累时,可出现下尿路刺激症状,如尿频、尿急、尿不尽等;当侵及硬脑膜、压迫三叉神经或者因占位效应导致颅内压升高时,可以导致头痛。

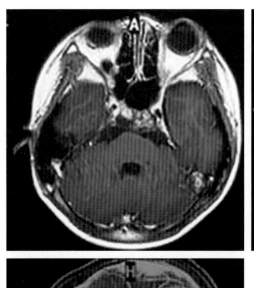
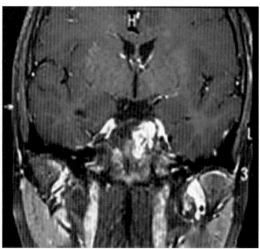
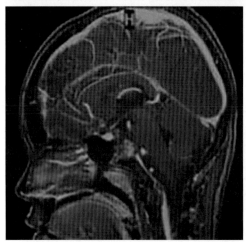

图 7-13-5　上中斜坡脊索瘤
男,14 岁,视物重影 2 个月。头颅 MRI 增强扫描提示上中斜坡占位,术后病理提示脊索瘤。

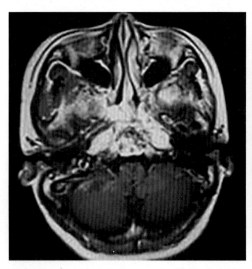
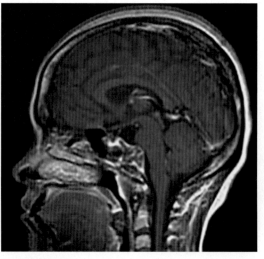

图 7-13-6　中下斜坡脊索瘤
女,41 岁,间断性头痛 1 年余。头颅 MRI 增强扫描提示中下斜坡占位,术后病理提示脊索瘤。

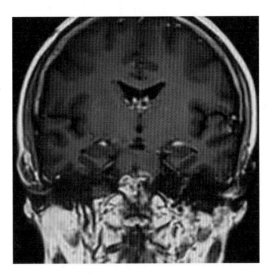

图 7-13-6（续）

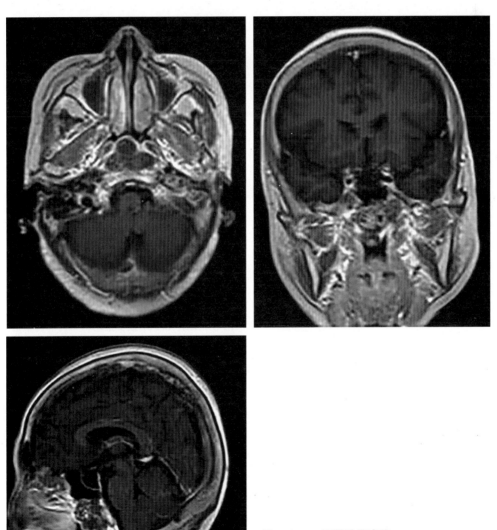

图 7-13-7　下斜坡脊索瘤
女,头痛伴耳鸣 2 个月,头颅 MRI 增强扫描提
示下斜坡占位,术后病理提示脊索瘤。

（二）鼻旁窦、鼻腔脊索瘤

起源于鼻旁窦、鼻腔的脊索瘤,其发病率明显低于起源于斜坡者,临床症状与肿瘤的起源部位以及侵袭的方向有关,主要表现为局部头痛及鼻腔梗阻症状。起源于筛窦的脊索瘤若侵及眼眶还可以表现为复视、眼球胀痛、结膜水肿等;起源于上颌窦、鼻腔外侧壁的脊索瘤,累及牙槽突可出现牙槽肿胀、疼痛等(图7-13-8、图7-13-9)。

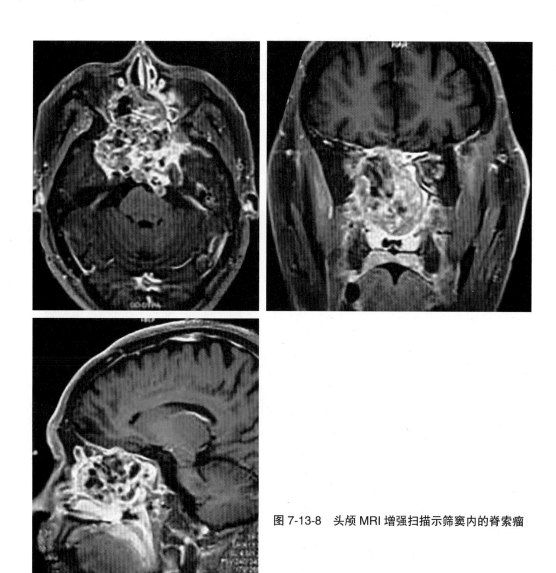

图 7-13-8　头颅 MRI 增强扫描示筛窦内的脊索瘤

（三）鞍旁脊索瘤

鞍旁脊索瘤压迫视神经或视交叉时可出现视力下降、视野缺损等症状,压迫动眼神经或者展神经时可出现眼球运动障碍、患侧眼睑下垂、复视等症状;压迫垂体、下丘脑时,可出现垂体功能低下的表现。当肿瘤巨大,压迫第三脑室,可出现头痛、恶心、呕吐等脑积水症状(图7-13-10)。

（四）岩斜区脊索瘤

岩斜区脊索瘤主要症状包括三叉神经、展神经、面神经、前庭蜗神经受累表现。三叉神经受刺激时可出现同侧三叉神经痛症状,三叉神经麻痹时表现为同侧面部感觉减退;展神经受累时表现为复视和同侧眼球外展受限;前庭蜗神经受累可出现耳鸣、听力下降、眩晕等症状。肿瘤增大压迫脑干时,可出现同侧肢体肌力下降、共济失调等症状。肿瘤压迫中脑导水管可引起幕上脑积水等高颅压症状出现(图7-13-11)。

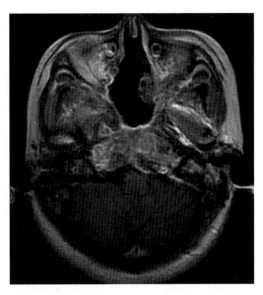

图 7-13-9 头颅 MRI 增强扫描轴位示上颌窦内的脊索瘤

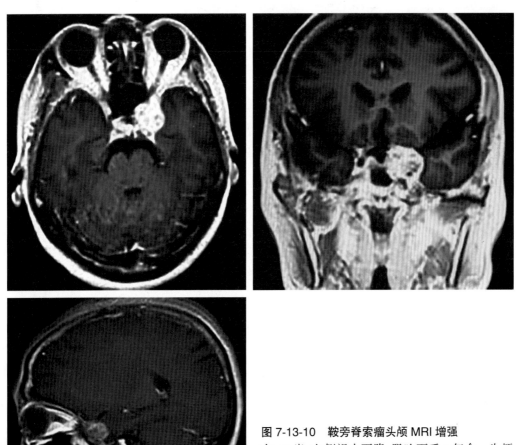

图 7-13-10 鞍旁脊索瘤头颅 MRI 增强

女,42岁,左侧视力下降、眼睑下垂1年余。头颅 MRI 增强扫描提示左侧鞍旁占位,术后病理提示脊索瘤。

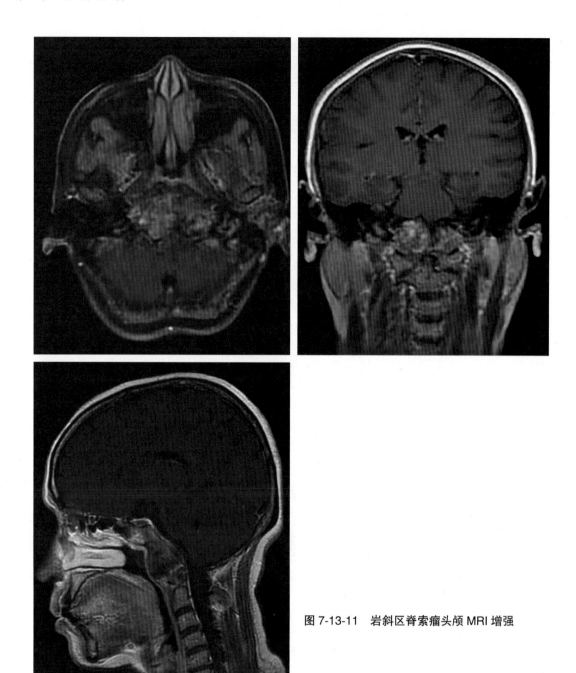

图 7-13-11　岩斜区脊索瘤头颅 MRI 增强

四、诊断

（一）斜坡脊索瘤的影像特点及鉴别诊断

1. CT 表现　主要表现为颅底中线区软组织肿块伴局部骨质破坏，肿块内常见钙化或残留骨质。骨质破坏区形态不规则，边界不清，无硬化。增强扫描，病变轻度至中度强化。

2. MRI 表现　软组织肿块多表现为长 T_1、长 T_2 信号，内可见短 T_1、短 T_2 信号影，增强扫描，病变不均匀强化，强化程度不一，多呈小蜂窝状（图 7-13-12）。DWI 上，由于脊索瘤细胞密度较低，最小 ADC 值较其他良性颅骨病变低。

3. 影像鉴别诊断　斜坡脊索瘤需要与软骨肉瘤、转移瘤相鉴别。作为骨源性肿瘤，斜坡脊索瘤和软骨肉瘤增强扫描常呈小蜂窝状强化，而转移瘤没有此种表现。斜坡脊索瘤的发病率远高于软骨肉瘤，尽管两者均呈蜂窝状强化，但软骨肉瘤恶性度高，病变的强化边界往往不如脊索瘤清晰、完整。

（二）鞍旁脊索瘤的影像特点及鉴别诊断

　　单纯位于鞍旁的脊索瘤较少，多数为脊索瘤蔓延至鞍旁，此时的脊索瘤体积较斜坡脊索瘤大。鞍旁脊索瘤常表现为蝶鞍的骨质破坏并软组织肿块，病变局限于硬脑膜外间隙。单纯的鞍旁脊索瘤需要与垂体瘤鉴别，蝶鞍大小的变化、病变强化程度有助于两者的鉴别，脊索瘤造成的蝶鞍大小改变较轻，瘤体强化程度也较小（图7-13-13）。

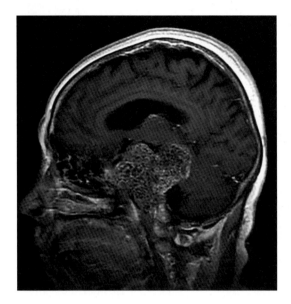
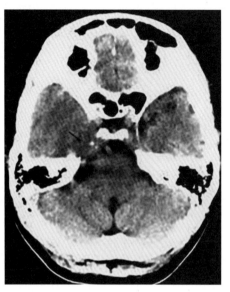

图 7-13-12　头颅 MRI 增强扫描矢状位示脊索瘤不均匀强化，呈小蜂窝状

图 7-13-13　头颅 CT 平扫轴位示鞍旁脊索瘤，箭头所示为肿瘤

（三）蝶窦内脊索瘤的影像特点及鉴别诊断

　　主要表现为蝶窦的软组织肿块，常膨胀性生长，充满窦腔，边界清晰，多伴骨性窦壁、颅底及斜坡的骨质破坏，于 CT 检查中显示较为清晰，骨性破坏区边缘不规则，无硬化；MRI 上，病变呈长 T_1、长 T_2 信号改变，但含水量不高，蝶窦膨胀程度较小，有别于蝶窦囊肿；另外，蝶窦囊肿造成明显骨质破坏的情况较少（图7-13-14）。

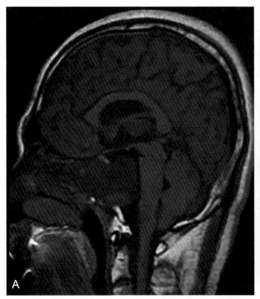
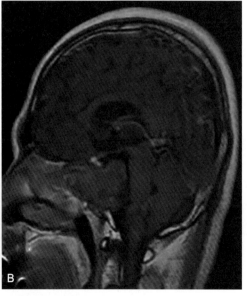

图 7-13-14　蝶窦内脊索瘤影像学表现

A. 头颅 MRI 矢状位平扫示蝶窦、斜坡脊索瘤；B. 头颅 MRI 矢状位增强示蝶窦、斜坡脊索瘤。

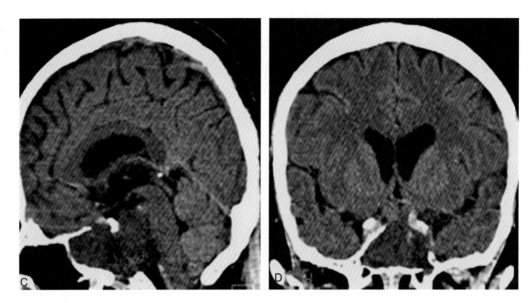

图 7-13-14（续）
C、D. 头颅 CT 示肿瘤导致明显的骨质破坏。

（四）鼻咽部脊索瘤的影像特点及鉴别诊断

多表现为鼻咽部分叶状、膨胀性软组织肿块，可以无局部骨质破坏，增强扫描，病变轻度至中度强化。CT 表现为软组织肿块密度不均，可见钙化灶；MRI 表现为肿块内部信号不均匀，可有分隔，边界清晰，周围结构如咽隐窝、咽鼓管可变形，但脂肪间隙往往存留（图 7-13-15）。该病变需要与鼻咽癌相鉴别，后者好发于鼻咽顶后壁和咽隐窝，颅内侵犯多表现为颅底骨质明显破坏，但肿块中心主要在鼻咽部。颅底骨质破坏区内很少有钙化及碎骨，破坏区常以一侧鼻咽顶为中心，很少累及鞍背及后床突；增强扫描常明显强化。

五、治疗

（一）临床分期

根据肿瘤的生长方式及进展程度，将颅底脊索瘤分为四期：

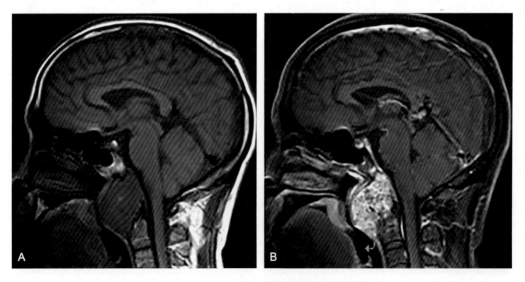

图 7-13-15　鼻咽部脊索瘤影像学表现
A、B. 头颅 MRI 矢状位平扫和增强。

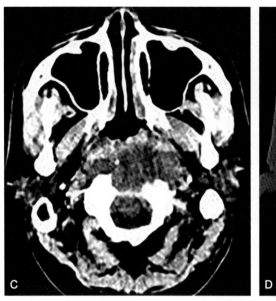
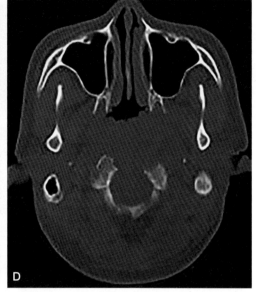

图 7-13-15（续）

C、D. 头颅 CT 平扫组织相和骨窗相。

Ⅰ期（图 7-13-16）:肿瘤生长限于某一部位,完全位于硬脑膜外,无颅内侵袭。

Ⅱ期（图 7-13-17）:肿瘤主要位于硬脑膜外,但对颅内结构产生压迫。

Ⅲ期（图 7-13-18）:肿瘤突破硬脑膜。

Ⅳ期（图 7-13-19）:肿瘤生长广泛,压迫脑干或与脑干粘连,并出现较多和较重的神经功能障碍。

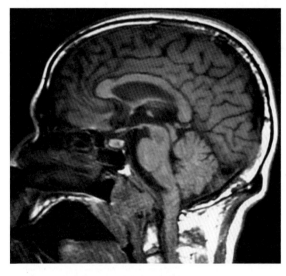
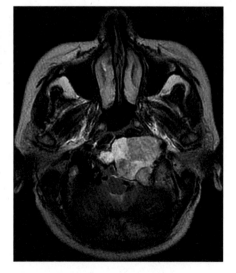

图 7-13-16　颅底脊索瘤Ⅰ期　　　　图 7-13-17　颅底脊索瘤Ⅱ期

（二）临床分型

根据内镜经鼻手术临床需要,将脊索瘤进行以下分型。首先以内镜经鼻手术目前所能达到的两侧界限为依据,采用两侧眶内侧壁、海绵窦外侧壁、内耳道、颈静脉结节、舌下神经孔以及枕髁连线,将颅底分为中线区域和中线旁区域(图 7-13-20)。然后,中线区域划分为鞍底前方的前颅底区域和斜坡区域。

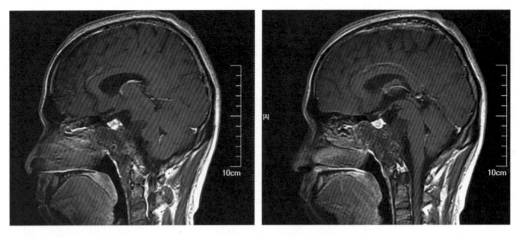

图 7-13-18　颅底脊索瘤Ⅲ期

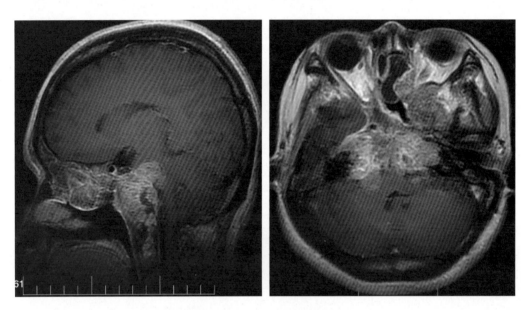

图 7-13-19　颅底脊索瘤Ⅳ期

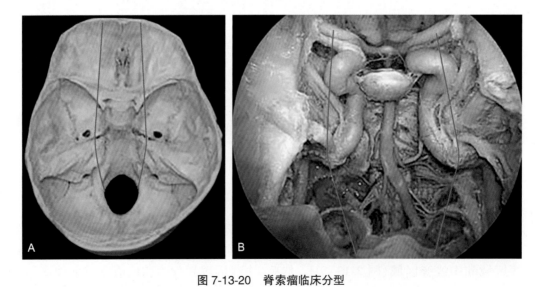

图 7-13-20　脊索瘤临床分型

A. 颅底标本,红线内区域为大致颅底中线区域,红线外区域为大致颅底中线旁区域;B. 内镜解剖图,红线内区域为大致颅底中线区域,红线外区域为大致颅底中线旁区域。

中线区域的斜坡区域以经鼻手术角度观察清晰的斜坡腹侧解剖标志(鞍底平面和蝶窦底壁平面)为界限再进一步划分为上、中、下斜坡区域(图7-13-21)。无论肿瘤向斜坡后或蝶窦或鼻腔或鼻咽部生长,区域划分以水平平面为标准。

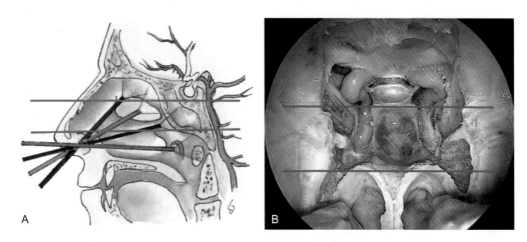

图 7-13-21　中线区域的斜坡区域划分

A.斜坡分区示意图,上方红色水平线平鞍底下缘,下方红色水平线平蝶窦下壁;B.内镜解剖图,上方红色水平线平鞍底下缘,下方红色水平线平蝶窦下壁。上方红线至鞍背上缘为上斜坡区域,两个红线之间为中斜坡区域,下方红线至寰椎上缘为下斜坡区域。

根据以上颅底解剖区域划分方法,颅底脊索瘤可以分为以下分型(图7-13-22)。

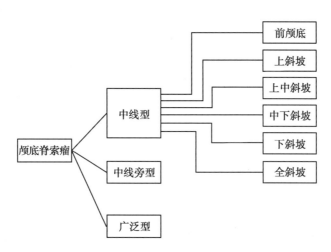

图 7-13-22　颅底脊索瘤内镜颅底外科分型

(三) 手术入路

颅底脊索瘤手术入路(图7-13-23、图7-13-24)选择的原则:

1. 中线型建议选择内镜经鼻手术。

2. 中线旁型通常采用开颅显微镜手术入路(颞颞入路、额颞入路、额眶颧入路、扩大中颅凹底入路、乙状窦前入路、颞下入路、经岩骨入路、额下入路、远外侧入路、乙状窦后入路)。

3. 广泛型通常需要联合内镜经鼻手术以及开颅显微镜手术。

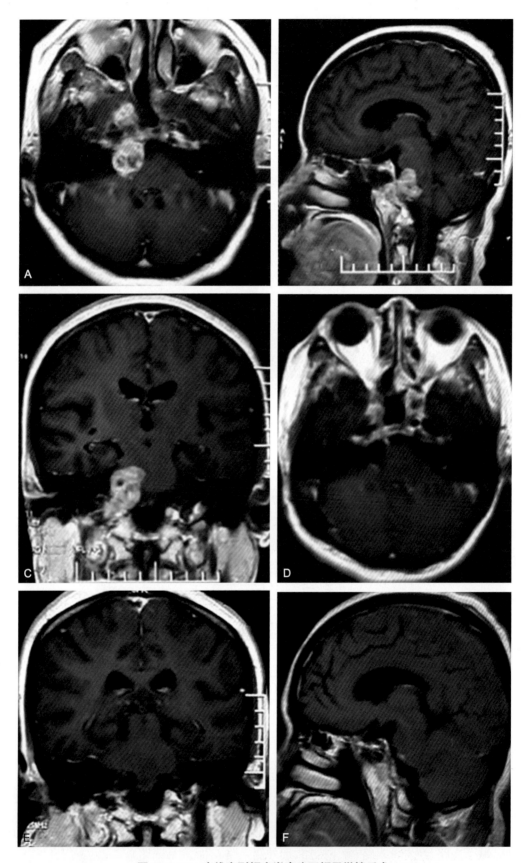

图 7-13-23　中线旁型颅底脊索瘤开颅显微镜手术

A~C. 术前头颅 MRI 增强扫描显示肿瘤位于右侧岩骨内和桥小脑角区域，肿瘤推挤延髓和脑桥，患者症状主要为饮水呛咳以及吞咽困难。选择右侧桥小脑角入路切除肿瘤；D~F. 术后头颅 MRI 增强扫描显示手术后颅内肿瘤全部切除，残留少许岩骨内部分。

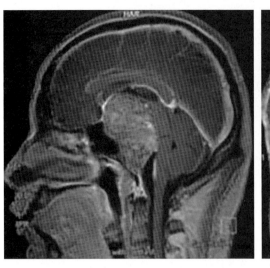
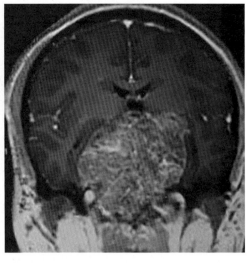

图 7-13-24　全斜坡脊索瘤手术

内镜经鼻手术无法直视切除肿瘤上部,切除大部,上方及脑干腹侧部分肿瘤残留,残留部分二期颞下
入路切除。

（四）颅底脊索瘤的内镜经鼻手术方法和入路要点

颅底脊索瘤一般起源于颅底中线区域骨质。部分脊索瘤生长局限,侵袭范围小,手术相对简单和安全。部分脊索瘤侵入硬脑膜内,并和视神经、下丘脑、脑干、椎基底动脉系统以及脑神经粘连紧密,部分脊索瘤广泛侵袭中线区域以及中线旁区域骨质,并包裹、侵袭在颅底骨质内或周围走行的颈内动脉以及重要脑神经(图 7-13-25~ 图 7-13-27)。部分脊索瘤患者为幼儿或儿童,鼻腔通道狭小(图 7-13-28)。对于这些侵袭广泛、和硬脑膜下结构紧密粘连的颅底脊索瘤,手术则可能极其复杂,是神经外科医师面临的巨大挑战。迄今为止,北京天坛医院神经外科神经内镜专业组共完成颅底脊索瘤内镜经鼻手术近 400 例,总结经验认为,复杂颅底脊索瘤的内镜经鼻手术治疗,需要以下几个必不可少的条件:①对手术区域内镜经鼻入路解剖的熟悉,熟悉路径中的重要解剖标志,需要熟悉避免损伤重要结构的位置以及和邻近组织结构的相对关系;②熟练的内镜经鼻手术技巧和丰富的手术经验;③需要高清内镜设备、神经导航系统、微型经鼻多普勒超声以及电生理监测设备;④可靠的颅底重建技术和经验。

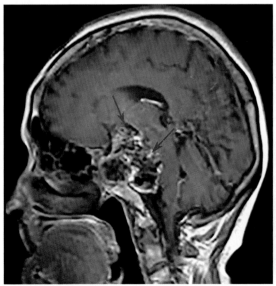
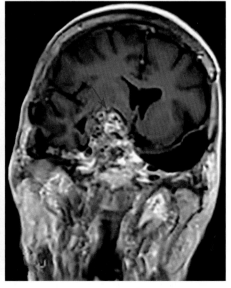

图 7-13-25　可见肿瘤完全突入硬脑膜内,并和下丘脑、脑干腹侧面、左侧基底节区下方粘连紧密(箭头指向)

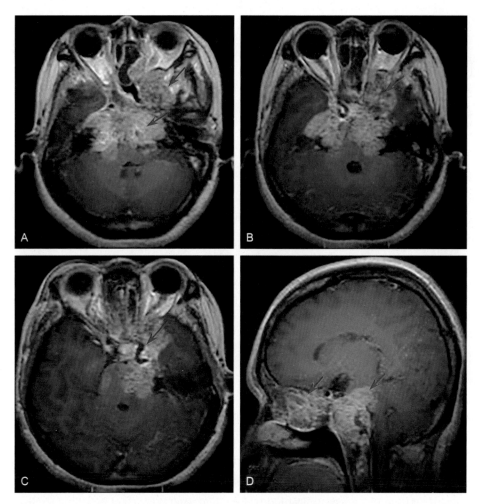

图 7-13-26 可见肿瘤广泛侵袭前颅底、鞍区、整个斜坡、翼腭窝、颞下窝、海绵窦、视神经管、眶内，并突入硬脑膜内，侵入脚间池和下丘脑、视神经颅内部分以及脑干广泛粘连

A. 箭头指示肿瘤侵犯翼腭窝和颞下窝；B. 箭头指示肿瘤侵犯视神经管和眶内，并突入到脑干腹侧；C. 箭头指示为侵入左侧海绵窦内肿瘤，并包裹颈内动脉；D. 箭头指示肿瘤侵袭前颅底，并突入至脚间池，和中脑粘连。

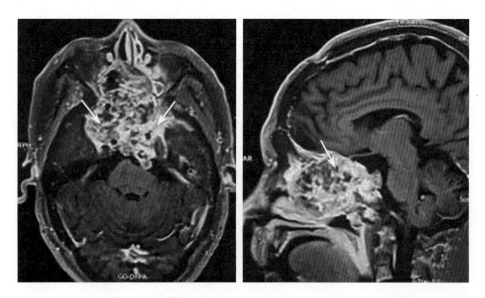

图 7-13-27 可见肿瘤广泛侵袭整个前颅底、全斜坡以及双侧海绵窦，完全包裹两侧颈内动脉，并突入硬脑膜内

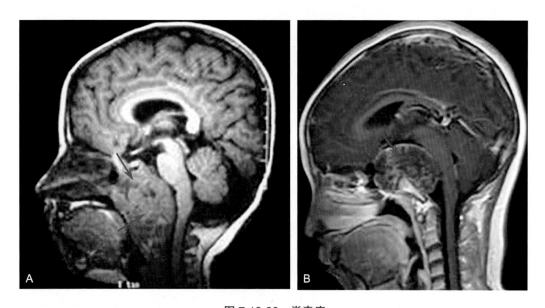

图 7-13-28 脊索瘤
A. 3 岁患儿脊索瘤,箭头指示显示肿瘤完全侵蚀整个斜坡骨质;B. 9 岁患儿脊索瘤,箭头指示肿瘤膨胀球形生长,位于鞍上和斜坡区域。

1. **手术适应证** 国内外文献报道,颅底脊索瘤肿瘤体积越小,累及区域越少,全切率越高。所以对于有症状颅底脊索瘤,如果没有手术禁忌,提倡早期手术。对于没有症状、偶然发现的颅底脊索瘤或者仅有轻微症状、体积小的脊索瘤(图 7-13-29、图 7-13-30),同样提倡早期手术,争取切除彻底,达到长期治愈的目的。

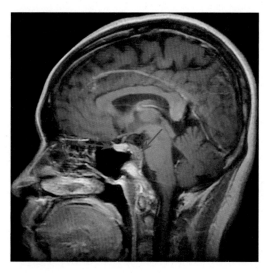

图 7-13-29 无症状斜坡脊索瘤,术前头颅 MRI增强扫描矢状位
左侧箭头指示垂体,右侧箭头指示肿瘤。

2. **手术步骤** 应用 0°、30°、45° 硬性神经内镜。

(1)入路阶段

1)通常需要经双侧鼻道切除肿瘤:如果肿瘤体积较小,并且单纯位于蝶窦和上中斜坡中线区域,也可以经单侧鼻道切除肿瘤(图 7-13-31)。

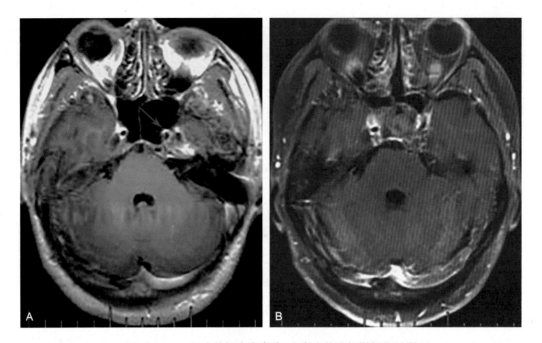

图 7-13-30   无症状颅底脊索瘤,患者症状为轻微视物重影

A. 术前头颅 MRI 增强扫描轴位,箭头指示海绵窦内小脊索瘤;B. 术后 MRI 增强扫描轴位提示肿瘤切除彻底。

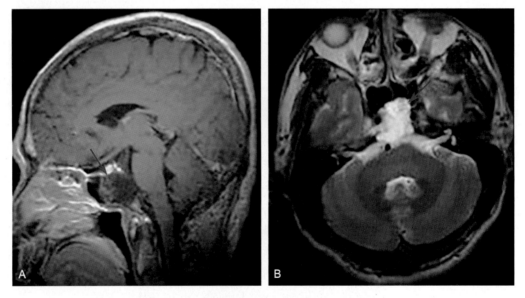

图 7-13-31   头颅 MRI

A. 增强扫描矢状位;B. T₂轴位。箭头指示肿瘤位于上中斜坡,突入蝶窦内。

2）根据肿瘤生长方向,决定主要操作鼻道侧别:如果肿瘤范围局限于上中斜坡中线区域并且体积较小(图 7-13-32),可以考虑保留中鼻甲。多数情况下需要切除主要操作侧鼻道的中鼻甲,以增加侧方手术显露范围以及器械操作空间。

3）显露主要操作鼻道侧蝶筛隐窝和蝶窦开口:有些肿瘤已经侵蚀蝶窦前壁或底壁,并突入鼻腔,此时需要切除部分肿瘤,直接显露残余蝶窦前壁。如果肿瘤完全位于硬脑膜外,做常规黏膜瓣,首先在蝶筛隐窝显露蝶窦开口,于其上方,弧形切开蝶窦前壁黏膜,然后从鼻中隔骨质、犁状骨以及蝶窦前壁上剥离黏膜瓣,并翻向鼻底部。如果术前影像提示肿瘤有侵袭生长入硬脑膜内可能,则需要做鼻中隔黏膜瓣。此时,

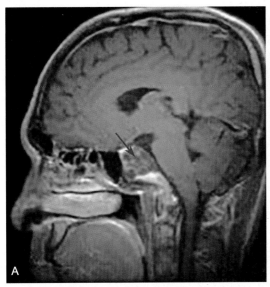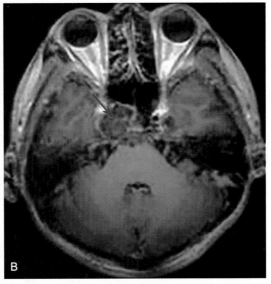

图 7-13-32　箭头指示显示肿瘤范围局限于上中斜坡中线区域并且体积较小

如果肿瘤位于上中斜坡,没有累及下斜坡区域,通常于蝶窦开口上方切开鼻中隔黏膜至鼻前庭后方,然后向下切开至鼻底。暂时不做鼻底部黏膜切开操作,将黏膜瓣翻向下方鼻咽部区域备用。如果肿瘤切除后,有脑脊液漏,则切开鼻底部黏膜,完成黏膜瓣制作,并进行颅底修补。如果硬脑膜完整,则复位黏膜瓣,从而减少患者鼻腔的黏膜缺损。

4)磨除蝶窦前壁:此时,如果肿瘤已经侵袭入蝶窦腔,可以见到肿瘤。但不宜急于切除肿瘤。蝶窦前壁的切除应该尽量充分,垂直方向切除范围为从蝶窦顶部到底部,侧方要超过蝶窦开口。为方便器械进入双侧鼻腔,使用反咬钳切除鼻中隔后部 1~2cm 区域骨质和黏膜。广泛磨除蝶窦底壁。

5)如果肿瘤表面仍有颅底骨质,则必须根据肿瘤累及区域,广泛磨除肿瘤前方所有的骨质结构,以充分显露肿瘤腹侧面。

(2)肿瘤切除阶段

1)首先尽量辨别并分离部分肿瘤边界,找到正常骨性结构作为参考标志。

2)使用吸引器、磨钻、剥离子以及取瘤钳分块切除所有硬脑膜外软性或硬质肿瘤:对于质地较软的肿瘤,可以用不同角度以及不同直径的吸引器吸除肿瘤;对于稍韧的肿瘤,需要取瘤钳和吸引器配合切除肿瘤;对于骨性肿瘤,则往往需要使用磨钻和咬骨剪切除肿瘤。

3)切除硬脑膜外肿瘤,直至显露后方的硬脑膜:此时,需要继续扩大磨除肿瘤周围骨质,以减少肿瘤复发概率。如果硬脑膜完整,肿瘤没有侵犯硬脑膜,建议保留硬脑膜,可以明显降低术后并发症发生率。

4)如果肿瘤侵袭入硬脑膜内或者硬脑膜被肿瘤侵蚀,在硬脑膜外肿瘤切除以及骨质磨除步骤完成后,切除受侵蚀硬脑膜,继续切除硬脑膜内的肿瘤。侵入硬脑膜内肿瘤通常和脑干、重要神经血管之间有一层蛛网膜隔离。此时,沿着肿瘤包膜和脑干以及神经血管结构表面的蛛网膜之间的界限锐性分离,将蛛网膜屏障保留下来。有时肿瘤已经破坏蛛网膜,切除残余肿瘤后可清晰显露后方脑干等结构。

对于血供极其丰富的肿瘤,迅速切除肿瘤,然后再磨除受侵犯骨质。

对于部分侵袭包裹颈内动脉的肿瘤,此时动脉管壁可能已经瘤化,肿瘤切除后,会有动脉出血。如果破裂口较小,可以使用低功率电凝准确夹闭止血,如果裂口较大,需要自体肌肉和海绵填塞止血。所有颈内动脉破裂患者术后常规早期介入植入敷膜支架。

(3)颅底重建阶段:根据颅底缺损和脑脊液漏情况,选择自体游离组织(筋膜和肌肉等组织)或者鼻中隔带蒂黏膜瓣进行颅底重建。

【典型病例】

患者,男,55岁,主因"视物重影3个月,吞咽困难及饮水呛咳1个月"入院。

现病史:患者3个月前无明显诱因出现视物重影,未予重视。1个月前出现吞咽困难及饮水呛咳,伴有头痛,就诊于门诊行头颅CT及MRI检查,提示斜坡脊索瘤,收入院治疗。

查体:T 36.7℃,P 76次/min,R 17次/min,BP 130/80mmHg。神志清楚,右眼外展受限,左眼内收障碍,左眼睑下垂,右眼直接对光反射灵敏,左眼对光反射迟钝。咽反射迟钝。生理反射正常,神经病理征阴性。

辅助检查:头颅CT及MRI检查提示斜坡脊索瘤(图7-13-33)。

病例解析:根据颅底脊索瘤的治疗原则及手术适应证,建议患者行内镜经鼻手术切除肿瘤。

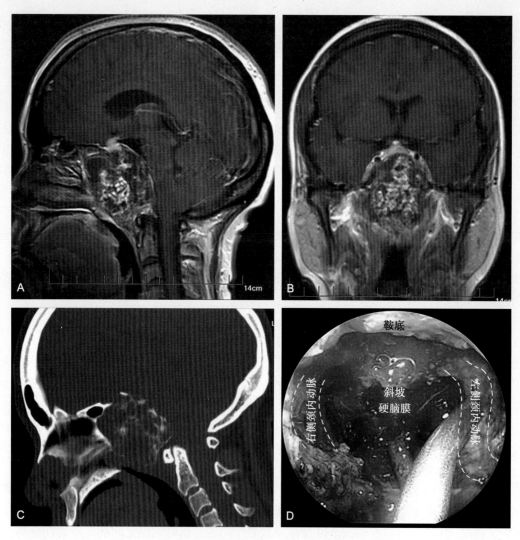

图7-13-33　患者头颅CT及MRI

A~C.术前头颅MRI增强扫描显示肿瘤位于全斜坡;D.肿瘤大部切除后,磨除肿瘤侵蚀的鞍底、斜坡、斜坡旁颈内动脉管表面骨质,显露斜坡硬脑膜、斜坡旁颈内动脉表面硬脑膜以及鞍底硬脑膜。

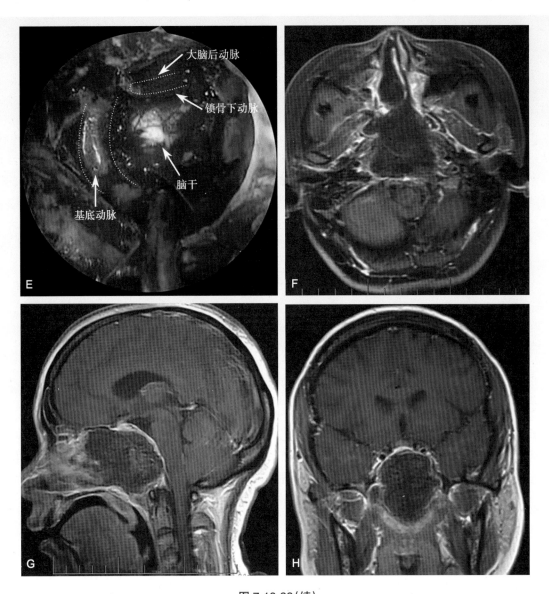

图 7-13-33（续）

E. 切除受累硬脑膜，清晰显示后方的基底动脉、大脑后动脉、小脑上动脉以及脑干；F~H. 术后头颅 MRI
增强扫描显示肿瘤全部切除，鼻中隔黏膜瓣颅底重建。

 临床要点

颅底脊索瘤

颅底脊索瘤提倡早期手术治疗，因为早期手术治疗有利于肿瘤全切，从而延长复发时间。肿瘤
多起源于斜坡，所以手术中需要重点保护的结构包括颈内动脉、两侧脑神经以及后方的脑干和基底
动脉、椎动脉。手术中不但要求切除肿瘤组织，还需要切除肿瘤累及的骨质。对于硬脑膜缺损较大
的患者，建议使用鼻中隔黏膜瓣行颅底重建，以减少手术后脑脊液漏的发生概率。

第十四节 边缘系统肿瘤

内容要点:

1. 流行病学 边缘系统肿瘤多发于中青年人,好发于 20~50 岁,30 岁以下者占 40%(其中 78% 为良性肿瘤),40 岁以下占 60%(其中 73% 为良性肿瘤)。

2. 病理生理学 边缘系统肿瘤具体发病机制尚不明确,其病理类型以低级别胶质瘤为主,多沿白质纤维束侵袭性生长。根据其侵袭方式可分为颞叶为主型(包括颞极、海马结构)、岛叶及其邻近区域、扣带回肿瘤。

3. 临床症状 继发性癫痫发作是边缘系统肿瘤最主要的临床表现,病变的病理类型对其临床表现有一定的影响。

4. 诊断 边缘系统胶质瘤的术前诊断以 MRI 平扫及增强为主,辅以 fMRI、DTI、CT 以及脑电图等检查手段有助于确诊。

5. 治疗 治疗方案以手术切除为主,根据病理类型实施术后放化疗以及分子靶向治疗可显著延长患者的生存期。

一、概述

在每侧大脑半球的内侧面有一包绕胼胝体、间脑和基底节的脑回环路,称为边缘叶(limbic lobe),脑边缘叶及其邻近的皮质和皮质下结构共同组成了边缘系统(limbic system)(图 7-14-1)。边缘系统功能包括:参与感觉、内脏活动;与情绪、行为、学习、记忆等心理活动密切相关。

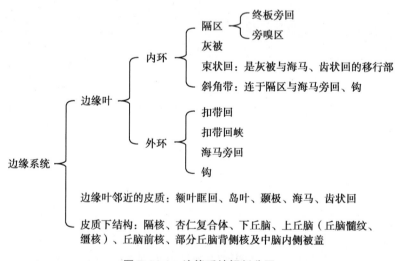

图 7-14-1 边缘系统解剖分区

边缘系统的结构特点是占据大脑半球的广泛区域且位置较深,处于大脑半球的中线或脑叶的深部,彼此间存在着广泛的纤维联系,如由海马传出纤维组成的穹窿主要止于乳头体,但也有部分纤维止于束状回、灰被、扣带回、透明隔、伏隔核、缰核和中脑网状结构。而从扣带回发出的纤维可到达海马结构、伏隔核、丘脑前核等结构。

边缘系统肿瘤有其自身的特点。Yasargil 等曾总结边缘系统肿瘤主要有 5 个生长区(表 7-14-1)。概括起来可以总结为三个区域:①颞叶为主型(包括颞极、海马结构);②岛叶及其邻近区域;③扣带回。脑边缘系统肿瘤可以仅限于单一亚区,或在某一个区域内生长,亦可延伸到邻近区域。在肿瘤生长的初期及中间期,区域化生长是边缘系统肿瘤的明显特征,甚至有些肿瘤可以累及很大的区域。但这些过渡区肿瘤常趋向于向系统发生和结构上更原始的区域,而不是更高级或更复杂的区域生长,因而很少损害邻近的新皮层区域、基底节、中央核团及内囊。这种生物学行为特点可能与节段性血管系统的限制或该区特有的神经递质浓度的抑制有关,或两者兼而有之。本章重点介绍岛叶肿瘤的诊治。

表 7-14-1 边缘系统肿瘤生长方式

类型		生长部位
1	a	颞极(底中)
	b	杏仁核
	c	海马、钩、海马角、齿状回、海马旁回
	d	灰被
	e	穹窿
	f	乳头体
	g	隔区
2	a	扣带回 - 前部
	b	扣带回 - 中部
	c	扣带回 - 后部
3		岛叶
4		胼胝体下回及额眶回(与以上 1~3 种类型相结合)
5		全部(包括以上所有类型)

二、岛叶肿瘤的流行病学

岛叶肿瘤好发于年轻人。发病年龄在 40 岁以下者约占 63%;在 Yasargil 报道的 177 例边缘系统肿瘤中,30 岁以下者占 40%(其中 78% 为良性肿瘤),40 岁以下占 60%(其中 73% 为良性肿瘤)。Duffau H 等于 2000 年报告 12 例岛叶胶质瘤,发病年龄在 26~56 岁,术后组织病理诊断均为低级别胶质瘤(CNS WHO 2 级)。Skrap 报告的 66 例岛叶非 MRI 增强胶质瘤病例中,发病平均年龄为 40 岁(患者为 19~68 岁),低级别胶质瘤(CNS WHO 2 级)占 80%,以纤维型星形细胞瘤(CNS WHO 2 级)最为常见,占 51.5%。

病变的病理性质与症状也有一定的关系:Yasargil 报道以癫痫为主要症状的约 65% 为低级别胶质瘤或良性肿瘤;以语言或运动功能障碍为主要症状的约 66% 为高级别胶质瘤。

岛叶肿瘤多发生在优势半球侧,国内王磊报道优势半球占 67.5%;Lang 等报道占 59%;Vanaclocha 报道占 70%;具体原因不详。

三、岛叶肿瘤的病理特点及分子特征

发生于岛叶的肿瘤主要以低级别胶质瘤为主。国内王磊报道岛叶肿瘤中胶质瘤占 86.7%,其中星形细胞瘤(CNS WHO 2 级)占 60%,少突胶质细胞瘤(Ⅱ级)占 5%,混合型胶质瘤(星形细胞瘤 + 少突胶质细胞瘤 CNS WHO 2 级)占 15%,间变性星形细胞瘤占 10%,海绵状血管瘤占 7.5%,血管畸形占 2.5%。国外文献报道中岛叶肿瘤也是以胶质瘤为主,占岛叶病变的 58%~100%。在 Berger 报告的 115 例岛叶胶质瘤中,低级别(CNS WHO 2 级)胶质瘤是最常见的,占 60.1%,CNS WHO 3 级胶质瘤占 30.4%,CNS WHO 4 级的胶质瘤则占 8.7%。

根据最新指南及文献报道,对于岛叶胶质瘤预后有显著影响的分子病理标志物主要有 IDH1/IDH2 突变、1p/19q 染色体共缺失、MGMT 启动子甲基化等。报道指出,IDH 突变型的低级别胶质瘤患者的总生存期

显著高于 *IDH* 野生型,且野生型的肿瘤细胞的侵袭性和生长速度均高于突变型。同时,*IDH* 突变和 *MGMT* 启动子甲基化有着显著的相关性,Leu 等在对低级别胶质瘤分子标志物以及预后相关性的回顾性研究中发现几乎所有的 *MGMT* 启动子甲基化胶质瘤样本均存在 *IDH1* 突变,但是在 *MGMT* 启动子非甲基化样本中,只有一半存在 *IDH* 突变。另外,Goze 等研究了 47 例 CNS WHO 2 级的岛叶胶质瘤分子特征与肿瘤位置的相关性,一组为 11 例纯岛叶胶质瘤,另一组为 36 例岛叶合并额颞叶胶质瘤,发现两组在 1p/19q 联合缺失和 *TP53* 突变率两项指标上无显著差异,但两组 *IDH1/IDH2* 突变存在显著差异($P=0.008$)。第一组所有 11 例均有突变,第二组只有 20 例(55%)发生突变。*IDH1/IDH2* 突变被认为会对肿瘤的生物学行为及预后产生了影响,纯岛叶胶质瘤和额 - 颞 - 岛叶胶质瘤在分子特征的差异性值得关注。之后 Tang 等发现,存在 *IDH1* 突变的累及边缘系统的岛叶胶质瘤与纯岛叶胶质瘤在生存期,微 RNA 分析,肿瘤生长速度等指标上十分相似,而其与 *IDH* 野生型的边缘系统肿瘤上存在差异。

四、岛叶肿瘤的临床分型

由于岛叶在解剖关系和功能上的复杂性,岛叶胶质瘤的外科治疗仍有很大的挑战性。对起源岛叶的胶质瘤进行临床分型,有助于更为细致和全面地描述病变占位范围、肿瘤生物学特点和患者的临床表现,进而指导个体化的手术治疗。

Yasargil 于 1994 年首先提出了按生长方式将边缘系统肿瘤分为五型:第 1 型主要是指累及颞极、海马结构、穹窿、杏仁核、灰被、乳头体、隔区的肿瘤,包括 1a~1g 七个亚型;第 2 型是指扣带回肿瘤,累及扣带回前、中、后部分别用 2a、2b、2c 表示;第 3 型则是指岛叶肿瘤,并按肿瘤起于岛叶的位置又细分为前、中、后三个亚区,其中,3a 型和 3b 型多扩展至额叶岛盖区,3c 型多向颞叶岛盖区扩展;第 4 型是指累及胼胝体下回和额眶回的肿瘤;第 5 型是指累及整个边缘系统的肿瘤。

除了 Yasargil 的岛叶肿瘤分型外,还有一些其他的分型方法:Moshe 等于 2008 年提出根据影像上岛叶肿瘤与豆纹动脉的关系进行分型。2010 年 Saito 等提出对发生在岛叶 - 岛盖部胶质瘤以环岛沟为解剖标志,将岛叶胶质瘤按不同侵袭方向分为四型:局限型(限于岛叶皮层内)、经前环岛沟型、经下环岛沟型、经上环岛沟型。2010 年 Berger 等提出按照外科解剖学标志进行岛叶胶质瘤分型,分别被定义为Ⅰ、Ⅱ、Ⅲ、Ⅳ区;岛叶肿瘤可累及上述一个或多个区域。王永恒等在 2016 年提出了岛叶胶质瘤的壳核分型,在对 211 例岛叶胶质瘤的回顾性研究中,发现胶质瘤是否侵袭壳核对于患者的总生存期及无进展生存期均有显著影响,且壳核分型对于患者预后的预测效果要优于以往的分型方法。

上述岛叶肿瘤的分类方法有各自的关注点,同一肿瘤按照以上不同的方法分型会有不同的结果。但合理地利用上述分类方法,有助于准确分析岛叶肿瘤侵袭范围,对制订适宜的手术入路、判断手术风险、预测患者预后等都会有一定的指导意义。

五、岛叶肿瘤的临床表现

(一)一般症状

岛叶及边缘系统胶质瘤的一般症状主要为占位或脑组织水肿导致的颅内压增高症状,表现为头痛、头晕、呕吐、精神及意识障碍等。岛叶的功能主要与内脏感觉有关,文献报道岛叶肿瘤的主要症状是各种类型的癫痫发作。在 Yasargil 报道的 57 例岛叶病变中,77% 的患者以癫痫发作为首发症状,其中 80% 表现为部分型发作。国内王磊报道岛叶病变患者以癫痫发作为首发表现的占 96.7%,个别患者表现为记忆力下降。

(二)定位体征

岛叶胶质瘤解剖位置深,与周围重要纤维及皮层关系密切,侵袭不同区域会产生相应的定位症状,累及海马 / 颞极易导致情感,记忆障碍,优势半球累及上纵束和钩束易导致混合性失语,累及内外囊可导致对侧肢体偏瘫。

六、辅助检查

(一) CT

岛叶胶质瘤在 CT 上多表现为低密度,周围水肿不明显,肿瘤与周围组织结构有分界。

(二) MRI

术前 MRI 对于确诊岛叶胶质瘤,精确定位岛叶、岛盖、肿瘤之间复杂的解剖关系十分有帮助。低级别岛叶胶质瘤水肿不明显,根据 T_2 加权像容易判断肿瘤的边界及累及范围(图 7-14-2);高级别岛叶胶质瘤根据强化扫描判断肿瘤的范围,具体的信号特点由于肿瘤的病理诊断不同而表现各异。纯岛叶胶质瘤局限于岛叶皮层内,未经环岛沟向岛盖侵袭,但由于其膨胀性生长,常向深面直接压迫壳核,而壳核内侧有坚韧的纵向走行的内囊纤维,肿瘤向内压迫壳核的同时又间接受到苍白球、内囊的阻力,因而壳核外缘变直,T_2 加权像上显示肿瘤内缘清晰平直称为"内缘平直征"。部分侵袭性强的岛叶胶质瘤可突破壳核甚至累及至内囊区域,肿瘤内侧边界不清。而大多数岛叶胶质瘤并非仅局限于岛叶皮层,多经环岛沟向额、颞叶侵袭,累及相应岛盖。通过 MRI 的 T_2 加权像也可显示豆纹动脉的血管流空影,有助于判断肿瘤与动脉之间是推挤还是包绕关系。功能磁共振成像(fMRI)和 DTI 有助于进一步了解肿瘤与运动、语言区及传导束的位置关系,均有助于指导制订手术方案(图 7-14-3)。

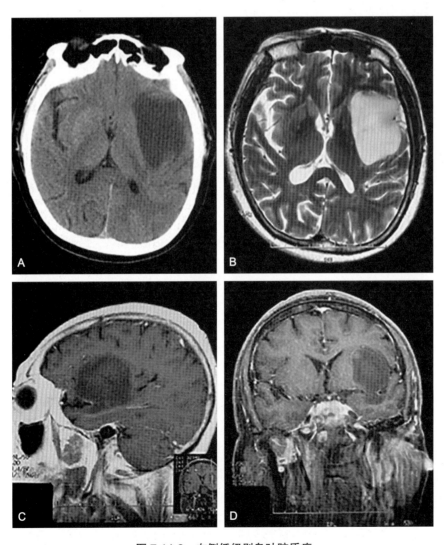

图 7-14-2 左侧低级别岛叶胶质瘤
A. CT 平扫示左侧岛叶低密度病灶,累及相应额颞岛盖;B. MRI 轴位 T_2WI 扫描示高信号病灶;C、D. MRI 矢状位及冠状位强化扫描示病灶无强化。

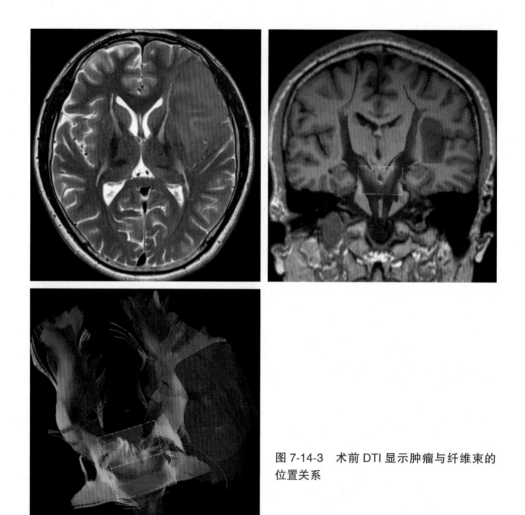

图 7-14-3　术前 DTI 显示肿瘤与纤维束的位置关系

（三）脑电图

大多数岛叶胶质瘤以癫痫起病,癫痫灶往往位于肿瘤同侧,以棘波、棘 - 慢波为主。术前常规行脑电图检查为临床实施手术方案提供必要的依据。

七、鉴别诊断

需与局限性脑炎和脑梗死相鉴别。前者多在皮层或皮层下,后者常在基底节和相应脑血管分布区。两者 MRI 表现为低信号影像、无占位效应、强化扫描无强化。临床试验性抗炎治疗无效时,应考虑肿瘤可能性大,如不易鉴别时可行立体定向穿刺活检或手术定性确定下一步治疗。

八、治疗

对于岛叶肿瘤,手术是主要的、首选的治疗措施。手术的目的包括:切除病灶、解除占位征象;祛除或缓解癫痫发作;明确病理性质为后续治疗提供依据。同时积极的手术切除有助于改善术后的生存期(OS)和无进展生存期(PFS),对于低级别岛叶胶质瘤扩大切除范围还有助于延长恶变前生存期(MPFS)。

翼点入路是岛叶肿瘤手术的经典入路,并根据肿瘤的侵袭范围不同进入岛叶的方式也可有适当的变化。肿瘤局限于岛叶范围内的分开侧裂池蛛网膜、牵开额盖及颞盖即可实现暴露和切除的目的;肿瘤侵袭岛盖的可先切除岛盖处的肿瘤,然后再处理岛叶肿瘤;当肿瘤位于优势半球的岛叶时,额叶的切除应在 Broca 区以前。颞叶肿瘤可采用标准的脑叶切除术,必要时包括钩、海马和海马旁回,但应尽可能多地保留健康的海马组织以避免术后记忆障碍。

肿瘤切除的内部边界,在解剖上以豆纹动脉为界,在功能上以内囊和锥体束为界。为了降低缺血的风险,肿瘤如果包绕豆纹动脉,可将包绕部分的小部分肿瘤予以残留。

对于岛叶及边缘系统肿瘤的放化疗以及综合治疗方案与其他部位发生的神经上皮性肿瘤并无区别。对于术后高风险的低级别肿瘤患者,一线治疗方案为放疗与洛莫司汀 + 甲基苄肼 + 长春新碱(PCV)辅助化疗,亦可应用替莫唑胺作为辅助化疗药物。既往认为低级别胶质瘤患者术后进行放疗及 PCV 化疗能有效延长患者生存期,而 Bunker 等人的一项长达 13 年的前瞻性研究发现,放疗 +PCV 化疗的低级别胶质瘤患者的长期生存率和中位生存期要短于单纯放疗患者。对于间变性肿瘤以及胶质母细胞瘤,一般推荐术后小剂量应用 TMZ 并与放疗同步,之后再应用 6 个疗程 TMZ。

九、预后

胶质瘤的异质性是由其病理类型、基因突变和位置的多样性决定的。岛叶胶质瘤作为一个特殊的亚型,其行为特征与其他部位类似级别的肿瘤不同。岛叶胶质瘤往往有更长的临床过程,表现为较长的生存期(OS)和无进展生存期(PFS)。岛叶胶质瘤术后 OS 和 PFS 依赖于许多因素,包括年龄、病理学特征、术前 KPS、位置和生长方式,切除程度(EOR)等;目前多数文献认为 EOR 是影响岛叶胶质瘤预后的独立预后因素。Berger 报道的 115 例岛叶胶质瘤预后分析显示低级别组(CNS WHO 2 级)患者中,EOR≥90% 的患者 5 年无进展生存率为 88%,5 年生存率为 100%,而 EOR<90% 的患者 5 年无进展生存率为 69%,5 年生存率为 84%。高级别组(CNS WHO 3、4 级)中,EOR≥90% 的患者 2 年无进展生存率为 82%,2 年生存率为 91%;EOR<90% 的患者则分别为 68% 和 75%。Simon 等报道的 101 例岛叶胶质瘤手术的多因素生存分析发现:年龄 <40 岁、术前无功能障碍的 CNS WHO 1~3 级的胶质瘤患者预后良好,其术后 KPS 在 80~100 分者占 91%;预后不良的因素包括病理学诊断为胶质母细胞瘤、高龄、术前 KPS 低等。

大多数岛叶胶质瘤患者在切除岛叶区域病变后,术前癫痫症状都能得到控制和缓解。Duffau 等报道一组岛叶低级别胶质瘤伴有药物难治性癫痫的患者,术后 81.1% 患者癫痫预后达到 Engel Ⅰ级。Simon 等报道一组岛叶胶质瘤患者,术后 1 年 78% 患者癫痫发作消失或仅偶发。但术后患者一般仍需要继续服用一段时间的抗癫痫药物,对于无明显肝功能损伤的患者,建议在癫痫发作消失 1 年后在医师指导下逐渐停药。

【典型病例】

患者,男,43 岁,主因"左面部感觉异常"于神经内科就诊。
辅助检查:头颅 MRI 示右侧岛叶及额盖占位(图 7-14-4)。

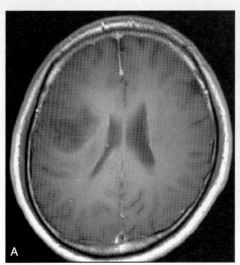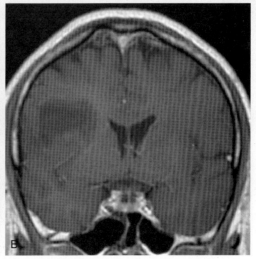

图 7-14-4　患者术前头颅 MRI
T₁ 下轴位(图 A)及矢状位(图 B)增强不明显。

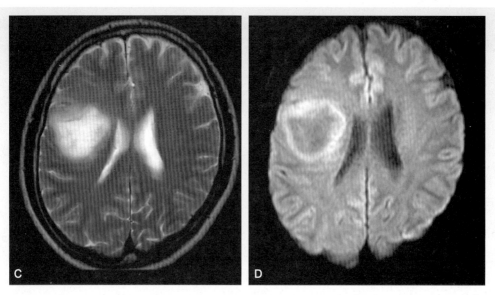

图 7-14-4（续）

T₂（图 C）及 DWI（图 D）示非增强的右侧岛叶及额盖占位。

 知识点

　　岛叶肿瘤切除后比较严重的并发症是偏瘫和言语功能障碍。这些不良的预后通常由于周围结构及其血运的破坏，而非切除岛叶功能组织本身的问题。运用术中皮层电刺激和神经导航可以较少岛叶手术并发症的风险，但是在优势半球由于语言区结构的重要性，它们的使用仍受到限制。

　　治疗过程：术前检查完善后，患者于全身麻醉下行右额颞开颅肿瘤切除术，术中记录正中神经体感诱发电位以定位中央沟，同时从 8mA 起持续监测运动诱发电位，通过神经导航系统引导手术切除（图 7-14-5A、图 7-14-5B）。大脑中动脉位于岛叶的主要分支均被完好保留，术中在设计切除区域的上方发现一条大脑中动脉发出的穿支动脉（图 7-14-5C~ 图 7-14-5E），疑似岛叶长动脉，将该动脉暂时夹闭 10 分钟发现运动诱发电位主波振幅无明显改变（图 7-14-5F），吲哚菁绿视频 - 血管造影在夹闭松开后确认血管仍通畅（图 7-14-5D）。最终该穿支血管被认为不是重要运动区的供血动脉，血管被切断以进一步切除肿瘤。

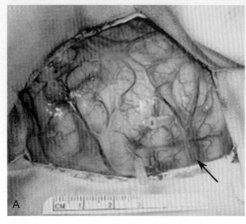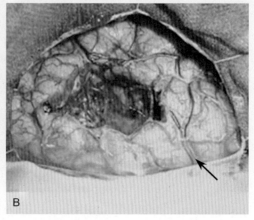

图 7-14-5　术中图片及电生理监测

A 、B. 神经导航系统引导手术切除。

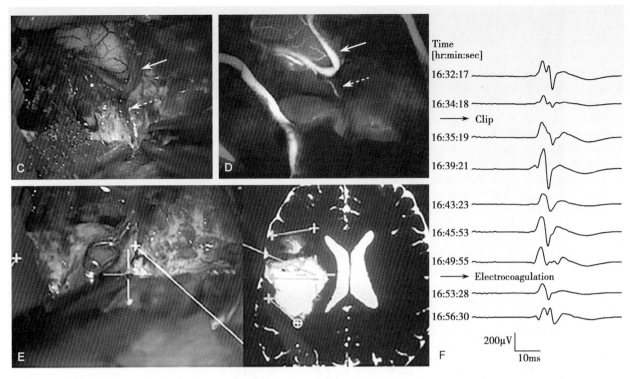

图 7-14-5（续）

C~E. 术中血管情况；F. 电生理监测。

 知识点

　　文献认为言语及运动功能障碍大多与以下因素有关：岛盖的过度切除、大脑中动脉的损伤，外侧豆纹动脉及 M2 段长穿通血管的阻断及肿瘤上面放射冠的伤害。避免这些并发症的方法包括：尽可能宽地分离侧裂；识别各个环岛沟的边界以确定上下方的切除面；识别豆纹动脉的外侧以确定内侧的切除面；切除肿瘤前游离大脑中动脉；软脑膜下切除肿瘤以保护所有 M2 发出的长穿通动脉；采用术中唤醒皮层下电刺激进行手术。

　　患者术后无特殊神经系统功能障碍，术后 MRI 证实肿瘤近全切除，在放射冠及下行运动通路上发现了缺血性改变（图 7-14-6），怀疑该改变为术中切断穿支动脉（岛长动脉）所致。

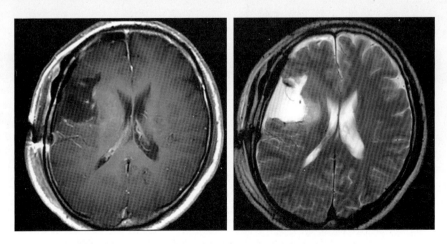

图 7-14-6　术后 MRI 发现放射冠及下行运动通路缺血性改变

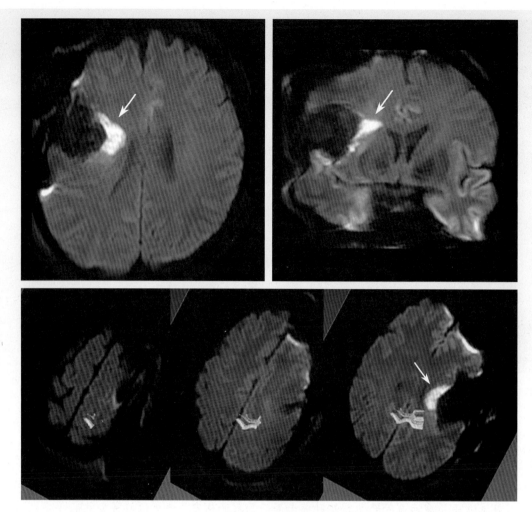

图 7-14-6(续)

第十五节　中枢神经系统遗传性肿瘤综合征

内容要点：

1. **流行病学**　中枢神经系统遗传性肿瘤综合征是少见颅内先天神经系统肿瘤，目前人群发病率尚不清楚，总体发病率很低，具有家族遗传性。

2. **病理生理学**　特定基因位点突变是本病的发生原因，如染色体 17q11.2 和染色体 22q12.2 基因突变分别是 NF1 和 NF2 形成的原因。

3. **临床症状**　本病临床症状除了颅内病变导致的神经功能障碍外，常合并其他系统肿瘤病变，多有家族史。

4. **诊断**　神经系统 MRI 平扫和 CT 是本病诊断的主要手段，颅内病变常为多发，可同时合并颅内恶性肿瘤，多合并周围神经系统肿瘤。患者其他器官系统检查常可发现并发肿瘤。对疾病责任基因及其染色体的检查是鉴别不同类型肿瘤最可靠手段。

5. **治疗**　合并神经系统症状可考虑手术治疗，尤其是单发病变，复发是治疗难点，术后长期随访很有意义。目前已有一些特定靶向药物开展临床试验，将是本类疾病今后治疗发展方向。

中枢神经系统遗传性肿瘤综合征是一组以神经系统肿瘤为特征，累及多胚层、多器官、多系统的家族性遗传性疾病。主要包括：1 型和 2 型神经纤维瘤病（neurofibromatosis）、神经鞘瘤病、脑视网膜血管瘤病、结节性硬化复合症（tuberous sclerosis complex，TSC）、Li-Fraumeni 综合征、Cowden 综合征（多发性错构瘤综合征）、Turcot 综合征、痣样基底细胞癌综合征和横纹肌样肿瘤倾向综合征。随着分子遗传学的发展，中枢神经系统遗传性肿瘤综合征的责任基因及其染色体定位都已被确定，为该类疾病的诊断和治疗提供了方向。

一、概述

（一）神经纤维瘤病

属于神经皮肤综合征，为胚胎 2~4 个月时外胚层组织发育异常所致，是一种常染色体显性遗传病，该病主要累及皮肤、周围神经和中枢神经系统。根据基因变异的不同，神经纤维瘤病又分为两个亚型：1 型神经纤维瘤病（NF1）和 2 型神经纤维瘤病（NF2）。

1 型神经纤维瘤病（NF1）：染色体 17q11.2 编码神经纤维瘤蛋白的基因突变是 NF1 形成的原因。NF1 是神经纤维瘤病中最常见类型，约占神经纤维瘤病的 90% 以上，特征性表现包括神经纤维瘤、皮肤多发咖啡牛奶斑和腋窝及腹股沟雀斑、视神经胶质瘤、虹膜错构瘤（Lisch 结节）和骨质病变。可伴发脊神经和周围神经神经纤维瘤、皮肤神经纤维瘤、大脑半球胶质瘤、单发或多发脑膜瘤等。NF1 患者中下列疾病发病率升高：恶性周围神经鞘瘤、胃肠基质肿瘤、横纹肌肉瘤、青少年慢性髓性白血病、十二指肠类癌、C- 细胞增生 / 甲状腺髓样癌、其他癌和嗜铬细胞瘤。

（二）2 型神经纤维瘤病

染色体 22q12.2 基因突变引起神经鞘蛋白失活是 NF2 形成的原因。其特征性表现为双侧前庭神经鞘瘤和明确的家族史。其他表现包括：其他脑神经、脊和周围神经、皮肤的神经鞘瘤；脑膜瘤及脊膜瘤；胶质瘤尤其是椎管内室管膜瘤；多种非肿瘤性和增生性 / 发育不良病变，包括脑膜血管瘤病、胶质错构瘤、眼部病变（晶状体后囊混浊、视网膜错构瘤、黄斑视网膜前膜）和神经病变。

（三）神经鞘瘤病

通常为散发，有时也为常染色体显性遗传病，与肿瘤细胞而非谱系 NF2 基因失活有关，也可因 SMARCB1 或 LZTR1 突变引起。疾病特征为发生于脊神经、脑神经及皮肤的多发神经鞘瘤。神经鞘瘤的诊断需要排除前庭神经鞘瘤和 1 型及 2 型神经纤维瘤病的相关表现。

（四）脑视网膜血管瘤病

又称冯希佩尔 - 林道综合征（Von Hippel-Lindau syndrome），VHL 肿瘤抑制基因种系突变引起的常染色体显性遗传病，特征为中枢神经系统和视网膜血管网状细胞瘤、肾透明细胞癌、嗜铬细胞瘤、胰腺和内耳肿瘤。

（五）结节性硬化复合症

结节性硬化复合症（tuberous sclerosis complex，TSC）又称结节性硬化症（tuberous sclerosis，TS），属于神经皮肤综合征的一种，发病率 1/5 800~1/10 000。本病是一种常染色体显性遗传疾病，因致病基因位点不同分为 TSC1（9q34 区）和 TSC2（16p13.3）两种类型。以中枢神经系统和各种非神经组织错构瘤及良性肿瘤性病变为特点，可累及大脑、皮肤、肾脏、心脏、肺等。中枢神经系统主要表现包括皮质错构瘤、皮质下胶质神经错构瘤、室管膜下胶质结节和室管膜下巨细胞型星形细胞瘤。神经系统外表现包括皮肤血管纤维瘤、鲨革样斑、甲周纤维瘤、肾血管肌脂瘤、肠息肉、内脏囊肿、心脏横纹肌瘤、肺淋巴管肌瘤。

由于存在大量的异位，基因型和表型的关系非常复杂。通常 TSC2 患者临床症状更严重，包括可能更早出现癫痫发作、智能更差、结节数量更多。

（六）Li-Fraumeni 综合征

多数是由 TP53 基因种系突变引起的常染色体显性遗传病，特征为儿童和年轻人多发的原发肿瘤，主要为软组织肉瘤、骨肉瘤、乳腺癌、脑肿瘤和肾上腺皮质癌。

（七）Cowden 综合征

又称"多发性错构瘤综合征"。该病是由 PTEN/MMAC1 基因突变引起的常染色体显性遗传病，其他易

感基因包括 *SDH* 基因、*PIK3CA* 基因和 *KLLN* 基因。本病特征是所有源自三个胚层的器官都可形成多发性错构瘤；而成人起病的发育不良性小脑神经节细胞瘤和多发性毛根鞘瘤（multiple trichilemmoma）被认为是该病特征性病变。患病的家族成员发展成乳腺癌和非髓性甲状腺癌的危险性较高。

（八）Turcot 综合征

又称"胶质瘤息肉病综合征"，因此病最早是由加拿大医生 Turcot 报道故命名为"Turcot 综合征"。本病的特征是家族性结肠息肉病或结肠腺瘤病合并身体其他部位的肿瘤、以合并中枢神经系肿瘤（如胶质瘤）最为常见。现在认为 Turcot 综合征实际上包括 2 种完全不同的肿瘤综合征。①脑肿瘤 - 息肉病综合征 1（错配修复肿瘤综合征）：由 *MLH1*、*PMS2*、*MSH2*、*MSH6* 四个错配修复基因之一的双等位基因突变引起的常染色体显性遗传病，伴外显率降低，在儿童期发生多发脑肿瘤（胶质瘤）和其他恶性肿瘤，家族史常不能提供；②脑肿瘤 - 息肉病综合征 2（家族腺瘤性息肉病）：由肿瘤抑制基因 *APC* 杂合性突变引起的常染色体显性遗传病，发生胃肠道肿瘤和髓母细胞瘤。

（九）痣样基底细胞癌综合征

由编码 Hedgehog 信号通路的基因（*PCTH1*、*PCTH2*、*SUFU*）种系突变引起的常染色体显性遗传病，特征为广泛的发育异常和易伴发良性和恶性肿瘤，包括皮肤基底细胞癌、牙源性角化囊肿、掌跖皮肤角化不良凹损、颅内钙化、巨头畸形、促纤维增生 / 结节型髓母细胞瘤。

（十）横纹肌样肿瘤倾向综合征

通常由 *SMARCB1* 的一条等位基因结构性丢失或失活引起，称为横纹肌样肿瘤倾向综合征 1；罕见情况下可由 *SMARCB4* 基因引起，称为横纹肌样肿瘤倾向综合征 2。疾病特征为发生恶性横纹肌样肿瘤的风险增高。

二、流行病学与分子发病机制

中枢神经系统遗传性肿瘤综合征总体发病率较低，呈家族性聚集，亦可见部分散发病例。中枢神经系统遗传性肿瘤综合征的分子发病机制均为肿瘤抑制基因突变或失活引起，常见的中枢神经系统遗传性肿瘤综合征流行病学特点和分子发病机制如下（表 7-15-1）。

表 7-15-1   中枢神经系统遗传性肿瘤综合征的发病率及分子发病机制

类型	发病率	责任基因	染色体定位	分子发病机制
1 型神经纤维瘤病	约 1/3 000	*NF1*	17q11.2	*NF1* 基因编码神经纤维素蛋白，该蛋白的部分作用为负向调控 *Ras* 原癌基因。而 *Ras* 是调控细胞生长的重要信号分子。*NF1* 的功能丧失型突变能够增加 *RAS* 的激活从而导致良恶性肿瘤的发生
2 型神经纤维瘤病	1/40 000~1/25 000	*NF2*	22q12	*NF2* 基因编码的主要产物是细胞骨架蛋白之一的 merlin。*NF2* 蛋白属于抑癌蛋白。*NF2* 基因突变会引起 *NF2* 蛋白缺失从而导致肿瘤发生
神经鞘瘤病	同 2 型神经纤维瘤病类似，1/80 000~1/40 000，其中遗传性神经鞘瘤仅占总数的 10%~15%	*SMARCB1*、*LZTR1*、*NF2*	22q11.23、22q11.21、22q12	"四次打击"学说可能为其肿瘤发生的机制。遗传性 *SMARCB1* 基因种系突变（1 次），伴随 22 号染色体中的 *SMARCB1* 野生型（2 次）和 *NF2* 基因（3 次）缺失，最终未缺失的 *NF2* 基因发生体细胞突变（4 次）导致肿瘤发生
脑视网膜血管瘤病	1/45 500~1/36 000	*VHL*	3p25-26	*VHL* 基因编码 VHL 蛋白，VHL 蛋白属于抑癌蛋白，其失活会促进肿瘤生成。并且 VHL 蛋白失活会引起缺氧诱导因子过表达从而促进血管生成，间接地促进肿瘤生成

续表

类型	发病率	责任基因	染色体定位	分子发病机制
结节性硬化复合症	1/10 000~1/6 000	*TSC1*、*TSC2*	9q34、16p13.3	*TSC1* 和 *TSC2* 基因分别编码错构瘤蛋白和结节蛋白。二者具有高度亲和性,其主要功能是抑制 mTOR 通路的信号转导。*TSC* 基因发生突变,影响错构瘤蛋白 - 结节蛋白复合体功能,从而使 mTOR 信号转导通路异常激活,引起多器官损害
Li-Fraumeni 综合征	1/20 000~1/5 000	*TP53*	17p13.1	*TP53* 基因的产物为 p53 蛋白。p53 蛋白是一种涉及多条通路的多功能转录因子,其同细胞周期以及 DNA 完整性等密切相关。*TP53* 基因突变引起 p53 蛋白失活,导致多种肿瘤发生
Cowden 综合征	约 1/200 000	*PTEN*	10q23.3	*PTEN* 基因编码一种双特异性脂质和蛋白磷酸酶。它是在磷酸肌醇 -3- 激酶(PI3K)/Akt 凋亡通路中发挥作用的主要 3- 磷酸酶。其突变会导致细胞生长、迁移、分化和凋亡异常,从而引起一系列症状
Turcot 综合征	脑肿瘤 - 息肉病综合征 1(错配修复肿瘤综合征)目前有 200 余例脑肿瘤 - 息肉病综合征 1 型的报道	*MLH1*、*PMS2*、*MSH2MSH6*	3p21.3、7p22、2p16、2p16	该基因均为 DNA 错配修复基因,其突变导致 DNA 复制过程当中的错配修复失败,从而导致相应病变的产生
	脑肿瘤 - 息肉病综合征 2(家族腺瘤性息肉病)发病率较低,在所有结肠癌患者中,约 1% 为脑肿瘤 - 息肉病综合征 2 患者	*APC*	5q21	*APC* 基因为 WNT 通路中的肿瘤抑制基因,该基因的杂合突变导致该类疾病的发生,具体机制尚不清楚
痣样基底细胞癌综合征	约 1/57 000	*PTCH1*、*PTCH2*、*SUFU*	9q22、1p34、10q24	*PTCH* 编码蛋白为 SHH 通路中分泌性配体的跨膜受体,*SUFU* 基因在 SHH 通路中位于 *PTCH* 下游,直接同 GLI 蛋白作用,作为 SHH 信号通路的负向调节因子。*PTCH* 及 *SUFU* 的突变使 SHH 通路持续激活,从而进一步引起细胞分化及增殖异常
横纹肌样肿瘤倾向综合征	横纹肌样肿瘤倾向综合征 1,其 *SMARCB1* 种系突变在非典型性畸胎样 / 横纹肌样肿瘤患者当中约占 1/3	*SMARCB1*	22q11.23	*SMARCB* 编码 *SWIRCB2* 染色质重构复合物中的一个组分,以调节细胞周期、生长和分化。该组分的突变在部分患者能够引起横纹肌肉瘤的发生
	横纹肌样肿瘤倾向综合征 2 极为罕见	*SMARCB4*	19p13.2	

三、临床表现

由于中枢神经系统遗传性肿瘤综合征存在涉及多器官和系统的良性或恶性肿瘤、错构瘤、囊肿、发育异常、皮肤黏膜异常等,所以其病理特征表现多样。本章内容仅列举同神经系统相关的病理特征。中枢神经系统遗传性肿瘤综合征的临床表现多样,现将其总体分为神经系统表现和神经系统以外表现(表7-15-2)。

表 7-15-2   常见中枢神经系统遗传性肿瘤综合征临床表现

中枢神经系统遗传性肿瘤综合征		神经系统表现	神经系统以外表现
1 型神经纤维瘤病		胶质瘤(视路毛细胞型星形细胞瘤)、神经纤维瘤、丛状神经纤维瘤、恶性外周神经鞘瘤	咖啡牛奶斑、雀斑、虹膜错构瘤、蝶骨翼发育不良、脊柱侧弯、血管纤维肌肉发育不良、嗜铬细胞瘤等
2 型神经纤维瘤病		双侧前庭神经鞘瘤、外周神经鞘瘤、脑膜瘤、脑膜血管瘤病、胶质瘤、脊髓室管膜瘤、胶质发育缺陷、脑钙化	晶状体后囊混浊、视网膜错构瘤
神经鞘瘤病		脊神经、脑神经及皮肤的多发神经鞘瘤、多发脑膜瘤	较为少见,可合并子宫平滑肌瘤以及其他肿瘤性病变
脑视网膜血管瘤病		中枢神经系统血管网状细胞瘤	视网膜血管网状细胞瘤、肾细胞癌、肾囊肿、嗜铬细胞瘤、胰腺囊肿或肿瘤、内淋巴囊肿瘤、乳头状囊腺瘤
结节性硬化复合症		皮质结节、室管膜下巨细胞性形细胞瘤、室管膜下胶质结节、白质错构瘤、白质异位症、婴儿痉挛症 - 肌阵挛性脑波综合征、精神发育迟缓	色素脱失斑、鲨革样斑、面部血管纤维瘤、甲周纤维瘤、肾血管肌脂瘤、视网膜错构瘤、肠息肉、内脏囊肿、心脏横纹肌瘤、肺淋巴管肌瘤
Li-Fraumeni 综合征		星形细胞瘤、原始神经外胚层肿瘤、脉络丛肿瘤、室管膜瘤	乳腺癌、软组织肉瘤、肾上腺皮质癌、骨肿瘤
Cowden 综合征		小脑发育不良性神经节细胞瘤、灰质异位症、巨颅畸形、脑膜瘤、髓母细胞瘤	多发面部毛根鞘瘤、口腔黏膜的卵石样丘疹和纤维瘤、肢端角化症、小颌畸形、增殖腺面容、甲状腺囊肿或腺瘤、泌尿生殖道肿瘤、结肠错构瘤性息肉、乳腺癌、骨骼异常
Turcot 综合征	脑肿瘤 - 息肉病综合征 1(错配修复肿瘤综合征)	多形性黄色瘤型星形细胞瘤、巨细胞型胶质母细胞瘤、少突胶质细胞瘤、髓母细胞瘤、原始神经外胚层肿瘤	皮肤咖啡牛奶斑、T 细胞淋巴瘤、结肠腺瘤、泌尿生殖道肿瘤、肉瘤
	脑肿瘤 - 息肉病综合征 2(家族腺瘤性息肉病)	髓母细胞瘤	结直肠癌、骨瘤、侵袭性纤维瘤病、甲状腺癌、肝母细胞瘤
痣样基底细胞癌综合征		髓母细胞瘤、颅内钙化、巨颅畸形、胼胝体发育不良	皮肤基底细胞癌、牙源性角化囊肿、掌跖皮肤凹损、面部先天畸形、骨发育畸形、卵巢纤维瘤
横纹肌样肿瘤倾向综合征	横纹肌样肿瘤倾向综合征 1	非典型性畸胎样 / 横纹肌样肿瘤、室管膜瘤、髓母细胞瘤、原始神经外胚层肿瘤	血管网状细胞瘤、皮样囊肿、畸胎瘤、组织细胞增多症等
	横纹肌样肿瘤倾向综合征 2		

四、诊断标准

(一)1 型神经纤维瘤病

主要依靠临床表现。满足下述两项或两项以上标准即可明确诊断:①≥6 个皮肤咖啡牛奶斑,青春期前最大径 >5mm 或青春期后最大径 >15mm;②≥2 个任何类型的神经纤维瘤或者出现 1 个丛状神经纤维瘤;③腋窝或腹股沟雀斑;④视神经胶质瘤;⑤≥2 个虹膜错构瘤;⑥明显骨病,如蝶骨发育不良、骨皮质变薄并伴或不伴假关节;⑦一级亲属(父母、同胞兄妹、子女)中患有符合上述标准的 1 型神经纤维瘤病。

(二)2 型神经纤维瘤病

满足下述标准中的任何一项即可诊断:①双侧前庭神经鞘瘤。②一位一级亲属罹患 2 型神经纤维瘤病,同时合并下面任意一项：单侧前庭神经鞘瘤或脑膜瘤、神经鞘瘤、胶质瘤、神经纤维瘤、晶状体后囊混浊中任意 2 种病变。③单侧前庭神经鞘瘤同时合并下述任意两种病变：脑膜瘤、神经鞘瘤、胶质瘤、神经纤维瘤、晶状体后囊混浊。④多发脑膜瘤，同时合并下面任意一项：单侧前庭神经鞘瘤或神经鞘瘤、胶质瘤、神经纤维瘤、白内障中任意 2 种病变。

（三）神经鞘瘤病

可分为临床诊断和分子诊断。

符合以下任意一条即为临床确诊标准：①存在两个及以上的神经鞘瘤（非皮肤神经鞘瘤，至少一个肿瘤得到病理诊断支持）并且无双侧前庭神经鞘瘤（通过 MRI 薄扫确定）；②存在经过病理证实的 1 个神经鞘瘤或脑膜瘤，并且一级亲属罹患神经鞘瘤。

符合以下任意一项考虑为临床可疑神经鞘瘤：①两个或更多的未经病理证实的神经鞘瘤；②同神经鞘瘤相关的严重的慢性疼痛。

符合以下任意一项即为分子诊断确诊标准：①两个及以上经过病理证实的神经鞘瘤或脑膜瘤，同时至少两个肿瘤存在 22 号染色体杂合缺失以及两种不同的 *NF2* 基因突变；②存在一个经过病理证实的神经鞘瘤或脑膜瘤，并且存在 *SMARCB1* 基因种系突变。

（四）脑视网膜血管瘤病

脑视网膜血管瘤病的临床诊断建立于下述两个方面：①孤立病例出现≥两种特征性病变即可明确诊断，包括≥2 个视网膜或脑组织血管网状细胞瘤；或单发血管网状细胞瘤合并内脏表现如肾囊肿、胰腺囊肿、肾细胞癌、肾上腺及肾上腺以外的嗜铬细胞瘤，以及较少见的内淋巴囊肿瘤、附睾或阔韧带乳头状囊腺瘤和胰腺的神经内分泌肿瘤。②有阳性脑视网膜血管瘤病家族史的非症状性患者，若 60 岁以前有以下≥1 种疾病表现则可明确诊断，如视网膜血管瘤、脊髓或小脑血管网状细胞瘤、嗜铬细胞瘤、多发性胰腺囊肿、附睾囊腺瘤、多发肾囊肿和肾细胞癌等。

（五）结节性硬化复合症

1. 确诊结节性硬化复合症　需要两种主要症状或一种主要症状附加两种及两种以上次要症状。

2. 疑似结节性硬化复合症　一种主要症状或两种及两种以上次要症状。

（1）主要症状：色素缺失斑（≥3 个，直径≥5mm）、面部血管纤维瘤或前额斑点（≥3 个）、非创伤性指/趾甲或甲周纤维瘤（≥2 个）、皮肤鲨革样斑（结缔组织痣）、多发性肾结节性错构瘤、皮质发育不良、室管膜下结节、室管膜下巨细胞型星形细胞瘤、心脏横纹肌瘤、单发或多发淋巴管肌瘤病、血管肌脂瘤（≥2 个）。

（2）次要症状：皮肤点彩样色素减退斑（Confetti 病变）、随机分布的多处牙釉质凹陷（≥4 个）、口腔内纤维瘤（≥2 个）、视网膜色素缺失斑、多发肾囊肿、非肾性错构瘤。

（六）Li-Fraumeni 综合征

诊断标准分为经典的 Li-Fraumeni 综合征和 Li-Fraumeni 样综合征两种类型。

1. 经典的 Li-Fraumeni 综合征诊断标准　①先证者在 45 岁以前罹患肉瘤；②以及至少一个一级亲属在 45 岁以前罹患任何癌症；③以及一个一级或二级亲属在 45 岁以前患癌症或任何年龄患肉瘤。

2. 对于 Li-Fraumeni 样综合征，目前有三套主要的诊断标准用以识别 *TP53* 基因种系突变携带者：

（1）Li-Fraumeni 样综合征的 Eeles 定义：先证者在任何年龄罹患肉瘤，附加家族中罹患以下 3 类肿瘤中的任意两种。①乳腺癌（年龄<50 岁）；②脑肿瘤、白血病、肾上腺皮质肿瘤、黑色素瘤、前列腺癌、胰腺癌（年龄<60 岁）；③肉瘤（任何年龄）。

（2）Li-Fraumeni 样综合征的 Birch 定义：先证者罹患任意一种儿童期癌症或肉瘤、脑肿瘤或肾上腺皮质癌（年龄<45 岁），附加一个一级或二级亲属在任意年龄罹患典型的 Li-Fraumeni 综合征相关肿瘤，附加同一个家系中的一个一级或二级亲属在 60 岁前罹患任何一种癌症。

（3）Li-Fraumeni 样综合征的 Chompret 诊断标准：符合以下任意一项即可诊断。①先证者 46 岁之前罹患 Li-Fraumeni 综合征相关肿瘤中的一种，并且至少一个一级或二级亲属罹患一种 Li-Fraumeni 综合征相关肿瘤（年龄<56 岁）或存在多发肿瘤；②先证者多发肿瘤（多发乳腺癌除外），首个肿瘤罹患年龄小于 46 岁，

并且至少两个肿瘤为 Li-Fraumeni 综合征相关肿瘤；③先证者罹患肾上腺皮质癌或脉络丛癌，无论其是否有家族史。

（七）Cowden 综合征

符合下列条件者可明确诊断：

1. 存在皮肤黏膜病变并符合下列条件：①存在≥6 个面部丘疹病灶，其中≥3 个须是毛根鞘瘤；②出现面部皮肤丘疹和口腔黏膜多发乳头状瘤（组织学特点为良性纤维瘤）；③出现口腔黏膜多发乳头状瘤和肢体远端皮肤角化病灶；④手掌及足跖面出现≥6 个角化病灶。

2. 符合两项主要诊断条件，而且其中一项必须是巨颅畸形或小脑发育不良性神经节细胞瘤。

3. 符合一项主要诊断标准以及 3 项次要诊断标准。

4. 符合 4 项次要诊断标准。家族发病符合下列条件者可明确诊断：①存在特征性标准；②任何一项主要诊断标准伴或不伴次要诊断标准；③符合两项次要诊断标准；④有 Bannayan-Riley-Ruvalcaba 综合征病史。

特征性标准：小脑发育不良性神经节细胞瘤；皮肤黏膜病灶（毛根鞘瘤、肢端角化病、乳头状瘤样丘疹、黏膜病变）。

主要诊断标准：乳腺癌；甲状腺癌尤其是滤泡性甲状腺癌；巨颅畸形（发生率 >97%）；子宫内膜癌。

次要诊断标准：其他甲状腺疾病（如甲状腺腺瘤、多结节性甲状腺肿）；精神发育迟缓（IQ<75）；胃肠道错构瘤；乳腺纤维囊性疾病；脂肪瘤；纤维瘤；泌尿生殖系统肿瘤（如子宫平滑肌瘤、肾细胞癌）或畸形。

（八）Turcot 综合征

脑肿瘤 - 息肉病综合征 1（错配修复肿瘤综合征）：当同时出现咖啡牛奶斑、直系亲属患病、特异性的脑肿瘤、血液系统肿瘤、胃肠道肿瘤时，尤其是儿童时期出现以上症状需要高度怀疑脑肿瘤 - 息肉病综合征 1。

脑肿瘤 - 息肉病综合征 2（家族腺瘤性息肉病）：早期出现肠道内多发腺瘤是该疾病的特征性表现。

（九）痣样基底细胞癌综合征

痣样基底细胞癌综合征的诊断标准如下：

1. 主要诊断标准　20 岁以前出现≥2 个皮肤基底细胞癌；腭部出现牙源性角化囊肿；≥3 个掌跖面的皮肤凹损；大脑镰有双片钙化；肋骨分叉、融合或呈"八"字型肋骨；一级亲属中有诊断明确的痣样基底细胞癌综合征患者。

2. 次要诊断标准　巨颅畸形，先天畸形（唇裂、腭裂、额隆起、粗糙面容、五官距离过远），先天性翼状肩胛骨畸形，胸骨畸形，并指 / 趾畸形等骨骼的其他异常；影像学异常如蝶鞍桥接、椎骨等异常（半脊椎或椎体融合扩大、手足形状缺陷或手足出现火焰形透光），卵巢纤维瘤，髓母细胞瘤。

当患者临床表现符合两项主要诊断标准，或一项主要诊断标准及两项次要诊断标准时可明确诊断为痣样基底细胞癌综合征。

（十）横纹肌样肿瘤倾向综合征

如果能够通过基因测序技术鉴定出 SMARCB1 或 SMARCB4 基因种系发生突变，则能够诊断为横纹肌样肿瘤倾向综合征。儿童罹患多发横纹肌样肿瘤或其兄弟姐妹、亲属等罹患横纹肌样肿瘤倾向综合征，则该儿童也基本能够确定其患有横纹肌样肿瘤倾向综合征。

五、诊治原则

1. 影像学检查　常用的影像学检查手段包括 X 线、CT 和 MRI 技术，特别是 CT 和 MRI 诊断技术的出现，使此类疾病所致中枢神经系统疾病的检出率大大提高。目前，神经影像学对此类疾病所发挥的作用主要反映在以下几个方面：

（1）根据疾病特定的影像学表现明确诊断。

（2）可对临床疑似病例加以证实。

（3）对一些可疑病例进行随访观察。

（4）对此类疾病的相关亲属进行普查和监控。

2. 遗传咨询　遗传咨询是通过咨询医师与咨询者共同商讨咨询者提出的各种遗传学问题,并在医师的指导与帮助下合理解决这些问题的全过程。中枢神经系统遗传性肿瘤综合征的遗传咨询任务包括以下几个方面。

(1) 解答患者或其亲属提出的有关中枢神经系统遗传性肿瘤综合征的病因、遗传方式、临床表现与诊断、治疗与预防、随访与预后等问题。

(2) 评价亲属患病的风险及后代的再发风险,提出可供选择的各种处理方案。

(3) 确定分子遗传学检测项目,并对结果进行解释。

(4) 对咨询者进行随访,并追溯家族中其他成员是否为致病基因突变的携带者及是否发病。

3. 分子遗传学检测　中枢神经系统遗传性肿瘤综合征的分子遗传学检测目的在于发现致病性基因突变。随着技术的发展,新一代高通量测序方法能够同时对大量的短 DNA 或 RNA 片段自动测序,并结合先进的生物信息学分析平台,在几天之内就能够得到基因测序结果。常用的基因测序包括全基因组测序、外显子组测序、转录组测序和突变基因组测序、基于阵列的比较基因组杂交、拷贝数阵列检测拷贝数变异(如扩增、缺失和杂合性缺失)、甲基化阵列进行表观遗传分析。这些方法能够在个体水平对特定的肿瘤类型及其异常的分子通路进行综合评价,从而提高对中枢神经系统遗传性肿瘤综合征生物学特性的理解,指导新的治疗方法合理应用。基因组测序技术的进步让人们对中枢神经系统遗传性肿瘤综合征的机制有了更为深刻的理解。基因测序技术已经开始在多个方面影响医疗决策,如划定病理相似的肿瘤类型为不同的分子亚型、指导基于基因分型的分层治疗等。

4. 治疗　中枢神经系统遗传性肿瘤综合征涉及多器官和多系统的良性或恶性肿瘤、错构瘤、囊肿、发育异常、皮肤黏膜异常等,其病征尤其是肿瘤性病变,往往随时间而增多或愈加复杂,因此治疗方案的确定需要有全局的观念,而且应与随访相结合。各种肿瘤性病变往往是中枢神经系统遗传性肿瘤综合征患者预后的关键因素。肿瘤性病变总的治疗原则也仍是争取手术切除,辅以其他综合治疗措施。

传统治疗既不能阻止患者出现新生肿瘤,更不能阻止患者和家族的发病。近年来,随着分子遗传学技术的发展,人们对中枢神经系统遗传性肿瘤综合征的机制有了更为深刻的理解。这也使得靶向药物用于治疗中枢神经系统遗传性肿瘤综合征成为可能。例如 1 型神经纤维瘤病可以通过使用靶向药物作用于 *NF1-RAS* 及其下游信号通路达到控制肿瘤生长甚至缩小肿瘤的作用。在 1 型神经纤维瘤病基因工程小鼠研究中,西罗莫司类似物(如依维莫司)和 MEK 抑制剂可有效治疗 1 型神经纤维瘤病相关丛状神经纤维瘤,伊马替尼可抑制 1 型神经纤维瘤病小鼠 c-kit 的功能,阻碍肿瘤的生长,人群的临床试验也证实了此效应。2 型神经纤维瘤病所导致的前庭神经鞘瘤可使用 VEGF 受体抑制剂(如贝伐单抗)治疗。初步结果提示大多数患者前庭神经鞘瘤发生了不同程度的减小,患者听力也会获得改善。此外,目前已从前期临床研究转化为临床试验的分子靶向治疗制剂有 EGFR/ErbB2(拉帕替尼)、mTOR(西罗莫司／依维莫司)和 VEGFR/PDGFR/c-kit(索拉非尼、阿西替尼)。

对脑视网膜血管瘤病的研究表明,*VHL* 基因失活后,可通过 HIF 途径引起 PDGF、VEGF、TGF 以及 EPO 上调,从而引起高度血管化的 VHL 肿瘤(如肾透明细胞癌、血管网状细胞瘤)和散发性肾癌。所以,针对 VEGF 及其受体进行靶向治疗可以阻止肿瘤血管生成,进而达到抑制肿瘤的作用。这些药物主要包括血管内皮生长因子受体和血小板衍生生长因子受体抑制剂(舒尼替尼、阿昔替尼、索拉非尼、帕博帕尼)和抗血管内皮生长因子单克隆抗体(贝伐单抗);在临床取得显著疗效的另一个靶向药物为 mTOR 抑制剂,目前 mTOR 抑制剂主要用于结节性硬化复合症导致的室管膜下巨细胞型星形细胞瘤(SEGA)、血管平滑肌脂肪瘤(AML)和淋巴管肌瘤病(LAM)。目前已有多项Ⅱ期及Ⅲ期临床试验研究表明,mTOR 抑制剂依维莫司对于结节性硬化复合症相关的 SEGA、AML 和癫痫等均有确切疗效和良好的安全性。依维莫司已开始在世界范围内用于结节性硬化复合症患者治疗;Li-Fraumeni 综合征是由于 *p53* 肿瘤抑制基因不正常导致肿瘤发生。Advexin 是一种含有野生型 *p53* 肿瘤抑制基因的、非复制的 5 型腺病毒介导物,将其注射到肿瘤中可抑制肿瘤的生长。已有的临床试验数据表明在 400 余例使用 Advexin 的患者中,该产品能被患者很好地耐受,安全性较好。此外,其他中枢神经系统遗传性肿瘤综合征的分子靶向治疗也在不同程度取得了进展。

六、总结

中枢神经系统遗传性肿瘤综合征的症状表现广泛,诊断和治疗需要众多学科的合作,只有大型综合性医院才能为此提供实力保障。目前大型医院对这组疾病的院内诊断治疗方式仍然是分科检查及治疗,建议成立院内中枢神经系统遗传性肿瘤综合征诊断治疗协作组,由熟悉中枢神经系统遗传性肿瘤综合征的各专科组成,为每例患者量身制订各种检查、诊断与治疗以及长期随访方案。

在全国神经外科及神经肿瘤专业框架内也建议开展一些协作工作。首先应推动广大神经外科医师准确认识中枢神经系统遗传性肿瘤综合征,提高诊断与治疗水平;建立全国性中枢神经系统遗传性肿瘤综合征的集中登记制度,了解我国中枢神经系统遗传性肿瘤综合征的总体发病情况;展开多中心的治疗研究,制订中枢神经系统遗传性肿瘤综合征的诊断与治疗准则。我国人口众多、家族关系密切,为中枢神经系统遗传性肿瘤综合征致病基因的研究提供了丰富的资源,在国内大型医疗中心建立中枢神经系统遗传性肿瘤综合征患者 DNA 库有助于推动中枢神经系统遗传性肿瘤综合征基础研究的发展及分子遗传学检测的开展。中枢神经系统遗传性肿瘤综合征由于具有遗传倾向和家族发病趋势,患者的诊断与治疗以及潜在患者的筛查、遗传咨询、分子遗传学检测、随访等问题,以及一些伦理、法律和社会心理学问题,需要建立社会支持体系以协助解决。患者或患者家族之间的社团联系,有助于交流就医信息,增长应对各种困难的经验,排除疑虑,增强治疗疾病的信心。

【典型病例 1】

患者,女,17 岁,双耳听力下降 2 年,进行性加重 1 个月。

现病史:患者 1 年前出现双耳听力下降,左侧更重,伴有耳鸣,当地耳鼻喉科就诊未发现异常,无伴有其他明显不适。当地医院行头颅 MRI 发现颅内多发占位病变,未进一步治疗,随后就诊于神经外科门诊,门诊行 MRI 提示颅内多发占位病变。

查体:神清,言语流利,查体配合,双侧纯音测试显示,左侧 90dB,右侧 60dB,四肢自主活动,肌力 5 级,共济失调(+),病理征(-)。

辅助检查:门诊行头颅 MRI(图 7-15-1)检查结果显示颅内双侧 CPA 占位病变,椎管内多发占位,幕上镰旁占位病变,增强均匀。

未进行手术,临床诊断为 2 型神经纤维瘤病。

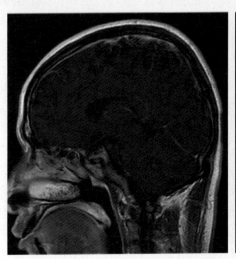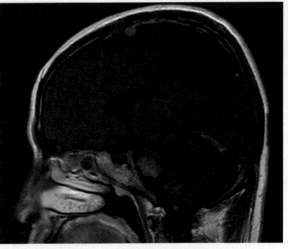

图 7-15-1　头部 MRI T_1 增强像可见双侧 CPA,大脑镰旁,C_1 椎管多发占位病变,强化明显

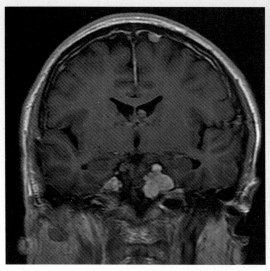
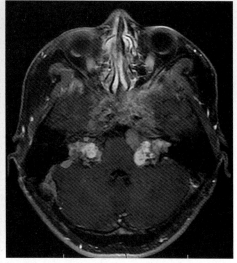

图 7-15-1(续)

【典型病例 2】

患者,女,22 岁,左耳听力下降 3 年,走路不稳 4 个月。

现病史:患者 3 年前出现左耳听力下降,伴有耳鸣。当地医院行头颅 MRI 发现颅内占位病变,未进一步手术治疗。近 4 个月左耳听力基本消失,伴有走路不稳,吞咽困难,饮水呛咳,门诊就诊于神经外科门诊,行 MRI 提示颅内双侧 CPA 多发占位病变。

查体:神清,言语流利,查体配合,双侧纯音测试显示,左侧听力无,右侧 30dB,四肢自主活动,肌力 5 级,共济失调(+),病理征(−),咽反射迟钝。

辅助检查:门诊术前 MRI 检查结果显示颅内双侧 CPA 占位病变,增强均匀(图 7-15-2)。

治疗过程:入院后完善手术准备,电生理监测下行左侧 CPA 开颅肿瘤切除术,手术顺利,左侧肿瘤全切,术后保留气管插管 1 日,出院时患者遗留中度面瘫,肢体共济失调较术前有好转(图 7-15-3)。

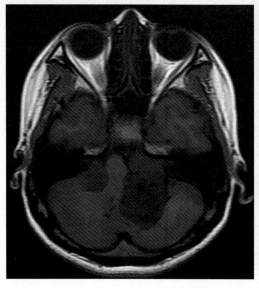
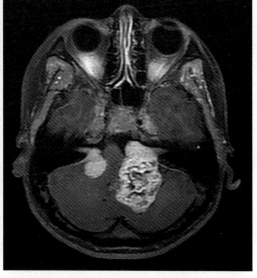

图 7-15-2 术前头部 MRI 平扫 + 增强,可见双侧 CPA 占位病变,脑干受压明显

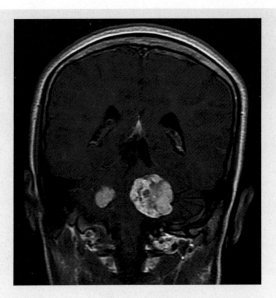

图 7-15-2(续)

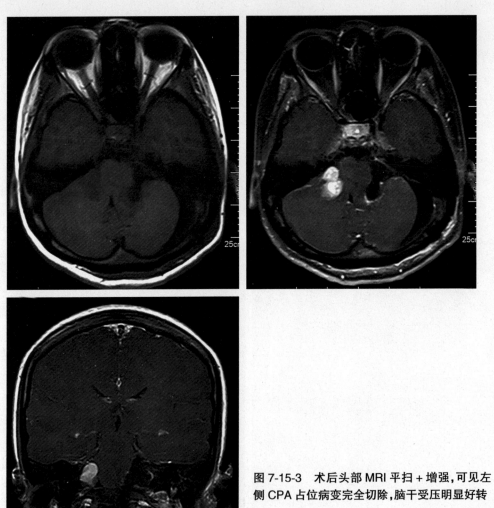

图 7-15-3　术后头部 MRI 平扫 + 增强,可见左侧 CPA 占位病变完全切除,脑干受压明显好转

临床要点

　　双侧前庭神经鞘瘤病变即可诊断 2 型神经纤维瘤病,病变 MRI 特点和普通神经鞘瘤无明显差异,如果有家族史,单侧病变即可考虑 2 型神经纤维瘤病。对于单侧病变,同时合并颅内多发脑膜瘤,也可诊断为 2 型神经纤维瘤病。明确特定基因位点突变即可诊断。对于合并听力下降、神经功能受到压迫的患者,可积极考虑手术切除,定期复查很有必要,了解病变进展,对于直径小于3cm 病变可考虑伽玛刀放疗,从而降低患者多次开颅手术风险。手术原则和一般神经鞘瘤一致,术前听力评估、脑干诱发电位、评估吞咽功能很有必要,术中电生理监测很有必要,对于术前已经出现后组脑神经症状的患者术后应保留气管观察,对于咳嗽反应差,短期呼吸困难难以恢复的患者应及早气管切开。

【典型病例3】

　　患者,男,44 岁,双上肢麻木无力 3 个月。

　　现病史:患者 3 个月前出现双上肢麻木无力,无伴其他明显不适,当地医院行头颈部 MRI 发现颅内椎管多发占位病变,未进一步手术治疗,门诊就诊于神经外科门诊,C_1~C_4 椎管内多发占位病变。

　　查体:神清,言语流利,查体配合,头部可见多发咖啡斑,四肢自主活动,肌力 5 级,共济失调(+),病理征(-),咽反射迟钝。

　　辅助检查:术前 MRI 检查结果显示颅内椎管内多发占位病变,CPA 未见病变,增强不均匀(图7-15-4)。

　　临床诊断:1 型神经纤维瘤病。

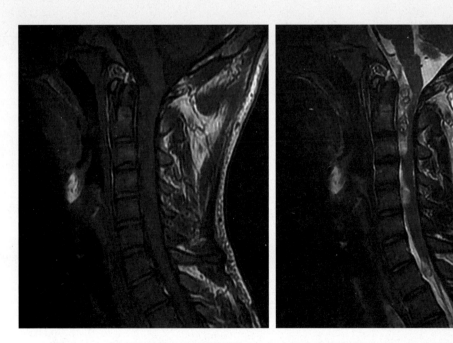

图 7-15-4　头部和颈椎 MRI 扫描显示 C_1~C_7 多发占位病变,颅内 CPA 区未见明显异常

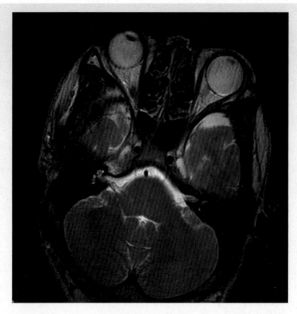

图 7-15-4(续)

临床要点

　　1 型神经纤维瘤病和 2 型神经纤维瘤病区别在于不累及双侧 CPA 区前庭神经,患者常合并皮肤咖啡牛奶斑,颅内病变多表现为骨质发育不良,颅内多发神经瘤,无对称性。手术治疗疗效较差,保守治疗为主。对于骨质异常增生,有压迫神经功能者或者影响外观明显时,可考虑手术切除术部分病变。

第八章

脊髓脊柱疾病

第一节 脊柱退行性疾病

内容要点：

1. 常见脊柱退行性疾病包括颈椎病、颈椎管狭窄症、颈椎后纵韧带骨化症、腰椎间盘突出、腰椎管狭窄及腰椎不稳等。

2. 临床症状多因脊髓及神经根受压引起，可出现疼痛、感觉运动异常及括约肌功能障碍等表现。

3. 诊断与分型主要依靠临床表现与 X 线、CT 及 MRI 影像学表现，从而指导有针对性的治疗方案。

4. 治疗包括对症保守治疗及手术治疗，多数脊柱退行性疾病患者早期通过对症治疗可获得满意疗效。

一、颈椎病

颈椎病是由于颈部肌肉、韧带、椎间盘、椎体及其附属结构等的退行性改变，进而累及脊髓、神经以及血管等出现的一组综合征。

（一）流行病学

颈椎病发病的主要原因为颈椎慢性损伤或劳损以及自身的退行性改变。其发病率随年龄增加而逐年增高，有文献报道，25 岁时颈椎退行性改变见于 10% 的人群，而 65 岁时则见于 95% 的人群。由于涉及众多解剖结构，颈椎病的临床表现也多种多样。

（二）病理生理及发生机制

正常情况下，椎间盘前方高、后方低，这决定了颈椎生理状态下是前凸的。椎间盘由髓核及四周的纤维环构成，从轴位上看，纤维环腹侧（前方）较背侧（后方）厚，腹侧多层以不同方向交织，而背侧只有薄层的胶原纤维。髓核的主要结构为黏多糖蛋白，由于较高的分子量及总体的负电荷特性，黏多糖蛋白有较强的吸水特性。30 岁以前髓核含水量接近 90%，其含水量随着年龄增加逐渐减少；到 80 岁时，髓核含水量不高于 70%，髓核逐渐失去弹性并纤维软骨化。随着年龄增加及一系列生物化学变化，硫酸角蛋白较硫酸软骨素的比例相对增加，黏多糖蛋白的体积及数量逐渐减少，髓核的水分逐渐减低，失去弹性并易于受压变形，并因此出现椎间盘高度降低。椎间盘高度的降低最早发生于腹侧，导致颈椎生理性前凸消失变直，这一过程恶性循环，最后出现颈椎后凸畸形。

由于椎间盘纤维环后方薄弱，受压后的髓核易于向后方突出，导致椎间盘突向椎管内。这一过程可以造成纤维环撕裂、从椎体后缘剥离等，由此出现椎体后缘的反应性骨质增生及骨赘形成。有学者认为，椎间盘失去水分弹性降低后,缓冲作用也随之降低,相邻的椎间盘终板受力增加,也是骨赘形成的原因之一。

同时,由于椎间盘高度降低造成椎体间距离拉近,纤维环及后纵韧带松弛,颈椎相对不稳。与此同时,椎管前方的后纵韧带、后方的黄韧带以及侧方的关节突关节囊发生皱褶突入椎管内,导致椎管和神经孔的狭窄。椎间盘高度丢失后,两侧的钩椎关节及关节突关节受力相应增加,进一步加速了骨赘的形成。

（三）颈椎病分型

颈椎的系列退行性改变主要引起椎管、椎间孔狭窄以及相应的脊髓神经刺激或压迫等,从而出现神经根病变(神经根型颈椎病)、脊髓病变(脊髓型颈椎病),以及颈部轴性疼痛(颈型颈椎病)等。极少数情况下压迫椎动脉引起椎基底动脉供血不足(椎动脉型颈椎病)。

1. 神经根型颈椎病　椎间孔前方为钩椎关节,后方为关节突关节,因此二者的骨赘增生可以导致椎间孔狭窄(图 8-1-1);在颈椎病患者椎间盘高度丢失的同时,椎间孔上下径也会同时变窄。不管哪种原因造成的椎间孔狭窄,都会引起其内走行的神经根受压。许多情况下,颈椎牵引有助于增加椎间隙及椎间孔的高度,从而减轻神经根的压迫缓解症状。除去椎间孔内神经根受压外,神经根受压更多发生在椎管内段。发生在椎管内的神经根受压往往由向一侧突出的椎间盘、椎体后缘的骨赘增生引起(图 8-1-2)。神经根受压可以出现相应神经支配区的感觉障碍或放射性疼痛,也可以出现相应肌节的力量减弱。除去直接压迫外,神经根刺激后的炎性反应也是神经根症状的常见原因。

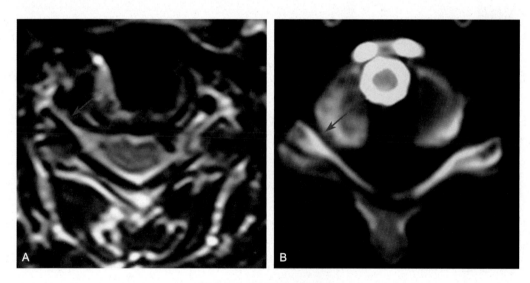

图 8-1-1　神经根型颈椎病
A. MRI 提示右侧椎间孔较左侧明显狭窄;B. CT 提示右侧椎间孔较左侧钩椎关节增生。

2. 脊髓型颈椎病　在颈椎病患者中,脊髓受压引起的脊髓损害可以表现在两个方面:静态压迫和动态压迫。除此之外,血管性因素在脊髓损害中也可能起到一定的作用。

椎间盘突出、椎体后缘骨赘增生以及后纵韧带增厚可以从前方压迫脊髓(图 8-1-3),而黄韧带增厚、关节突关节骨质增生以及椎板增厚可以从后方及侧方引起椎管狭窄压迫脊髓。在先天性椎管狭窄的患者,轻度的颈椎退行性改变即可引起脊髓严重的压迫(图 8-1-4)。

颈椎的活动可以引起椎管矢状径的动力性狭窄,因此在颈椎病患者,动力性压迫也是脊髓受压的主要原因之一。颈椎前屈可以诱发椎体后缘的骨赘压迫脊髓,当同时伴有颈椎后凸畸形时,这一压迫更明显。另外,颈椎前屈时,脊髓轴向牵张,矢状径变小。颈椎后伸(仰)时,黄韧带突入椎管内造成椎管狭窄及脊髓的后方压迫(图 8-1-5)。颈椎退行性改变后的不稳或半脱位,可以在前屈或后伸过程中造成脊髓的钳夹现象,在骨赘较大及韧带松弛时钳夹更为严重。长期慢性反复的脊髓损伤,虽然很轻微,但长期积累可以造成脊髓的严重损害。在颈椎病患者,由于脊髓已经受到卡压或"栓系",有时轻度的外伤就有可能造成脊髓

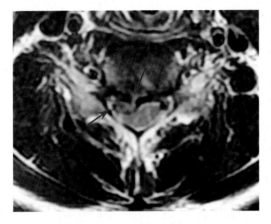

图 8-1-2　颈椎 MRI T$_2$ 像提示颈椎间盘突出压迫右侧脊髓及神经根

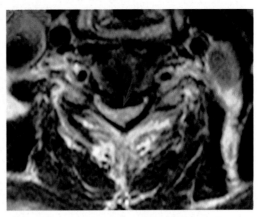

图 8-1-3　颈椎 MRI T$_2$ 像提示脊髓前方受压

的严重损害。同样道理，颈椎牵引或推拿按摩不当，有可能造成脊髓的进一步损伤，尤其在骨质增生严重的患者。

同样，受神经根及齿状韧带的牵拉，腹侧压迫严重时，脊髓也可以在轴位上形成牵张或"栓系"。这种情况下，后方椎板切除就达不到有效的减压效果。

颈椎病患者中，脊髓坏死及空腔形成往往发生在灰质，尤其在脊髓血液供应相对薄弱 C$_5$~C$_7$ 水平更常见。这一改变有可能是脊髓动脉受压或血栓形成导致的脊髓缺血所致。静脉回流障碍也可能是脊髓损害的原因之一。

在组织病理学上，常见的病理改变发生在背侧和外侧柱。在脊髓受压平面，外侧柱中的脱髓鞘是最显著的变化。在皮质脊髓束中，病理改变往往发生在受压部位的尾端。慢性严重的脊髓损害表现为脊髓中央灰质的坏死和空腔形成。

3. 颈型颈椎病　颈椎间盘腹侧由交感干、背侧由脊神经脊膜支（窦椎神经）支配。许多人认为，上述椎间盘的退行性改变以及椎间盘功能的不完整，可能刺激脊神经脊膜支并出现颈椎轴性疼痛。也有学者认为，椎间盘退行性改变、椎间隙高度降低后出现韧带松弛以及椎体间不稳，可以增加两侧关节突关节的活动及退行性改变，由此也可以引起颈部的疼痛，并且不同节段

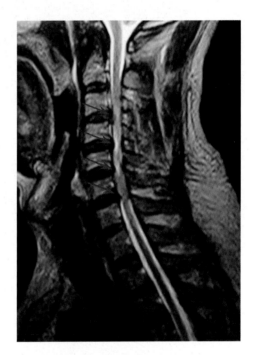

图 8-1-4　MRI 提示椎管狭窄
多节段脊髓内出现异常信号改变。

的关节突关节对应不同的分布区（图 8-1-6）。另外，颈椎生理性前凸消失造成的颈部后方肌肉的持续拉伸紧张也是颈部疼痛的原因。

由于椎间盘内压力增加，椎间盘退行性改变引起的颈部轴性疼痛在低头时加重。头部施加轴向压力也可以诱发或加重颈椎疼痛（Spurling 征）。长期的肌肉及韧带的慢性劳损可以导致小血管的撕裂出血，出血刺激可以出现肌肉痉挛或肌肉纤维化，引起出现颈椎的轴性疼痛。

（四）临床表现及体征

颈椎病的临床表现主要分为颈部轴性（或机械性）疼痛、神经根病变及脊髓病变。颈椎病引起的椎基底动脉供血不足临床上十分少见，而头晕、心悸等交感症状与颈椎退行性改变的关系，多数情况下临床上判断十分困难。

1. 轴性疼痛　颈椎轴性（或机械性）疼痛指局限于颈部、枕部及肩胛后部但不向上肢放射的疼痛。疼

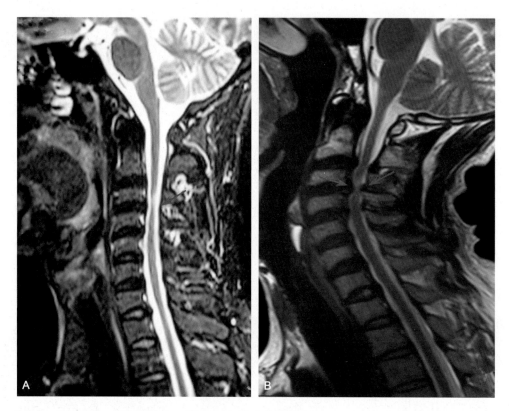

图 8-1-5　动力位颈椎 MRI

A. MRI 中立位见 $C_3 \sim C_4$ 节段脊髓内异常信号改变,但没有脊髓压迫;B. MRI 过伸位见 $C_3 \sim C_4$ 水平脊髓前后明显受压。

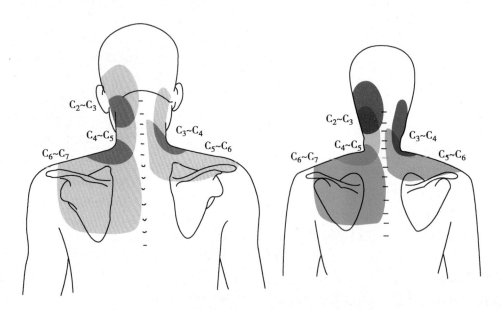

图 8-1-6　正常情况下,刺激关节突关节诱发的疼痛分布区

痛有多种形式,可以单侧或双侧,可以引起颈椎一个或多个方向的活动受限。通常,轴性疼痛可以伴有严重的头痛,向枕部、颞部或眼球周围放射。由于肌肉等劳损引起的颈椎疼痛,多数情况下通过对症治疗可以缓解。

由于颈椎轴性疼痛为主观症状,发病机制不明确,缺乏相应的体征及特征性的影像学特征,因此诊断需要慎重,需要和许多疾病进行鉴别。如夜间疼痛加剧或疼痛难以忍受,需要考虑是否合并恶性肿瘤、炎症等病变。由于分布区重叠,C₄神经根的疼痛也易于与颈椎轴性疼痛混淆,如果同时合并有感觉的障碍,则 C_4 神经根病变的可能大。

许多社会心理因素也会引起颈椎的疼痛。另外,50~60 岁的患者,需要注意是否由于更年期引起。

2. 神经根病变　由于椎间盘突出、骨赘增生或韧带增厚骨化等压迫神经根引起的颈椎神经根病变,临床上可以表现为相应神经根分布区域的疼痛、感觉减退,相应肌肉的力量减退以及腱反射减低或消失。

神经根病变可表现为急性、亚急性和慢性三类。急性颈神经根病变多发生于相对年轻患者,多是由于椎间盘纤维环撕裂髓核脱出引起。亚急性颈神经根病变发生于既往已有颈椎退行性改变,无持续症状,仅偶尔有颈痛的患者中,患者逐渐发展为慢性症状。慢性颈神经根病变多由急性或亚急性患者发展而来。

疼痛是急性颈神经根病变患者的突出表现,随着向慢性疾病发展,疼痛症状逐渐缓解。疼痛性质可能为锐痛、酸痛或灼痛,可能位于颈部、肩部、上肢或胸壁,与受累椎节的颈神经分布一致。一般来说,急性颈神经根病变仅累及一个颈椎节段神经根并出现与之相对应的放射样疼痛分布区。神经根病变患者的其他感觉异常症状特别是感觉减退和麻木,较肌无力、反射减弱等更常见。

神经根性痛常因受累神经根受到牵拉的某些动作所加重,如咳嗽、喷嚏、闭气增加胸腔内压以及特定的颈部活动和体位。一些特殊临床征象往往提示颈神经根病变,如 Davidson 等介绍的外展缓解现象和椎间孔挤压试验(Spurling 征)。

外展缓解现象:肩关节外展,将患侧手放到同侧的头部上面,根性症状缓解为阳性。如果是胸出口综合征引起的疼痛则会加重患者的症状。

Spurling 征:患者保持颈部后伸,并弯向患侧,检查者在患者头顶施加一个轴向压力,能够诱发出根性疼痛或疼痛加重为阳性。Spurling 征有较高的特异度(93%),但灵敏度较低(30%)。

3. 脊髓病变

(1) 临床表现:颈椎病脊髓病变的典型临床症状是步态异常和下肢力弱或僵硬,这些症状通常隐袭性发展。脊髓病变的早期阶段,患者可能自诉步态和平衡能力的轻度改变。主要因力弱、肌张力增高、本体感觉障碍引起,严重者出现下肢痉挛。患者也常因手动作笨拙、写字困难和感觉异常症状来就诊,经常主诉书写功能下降,不能扣纽扣和拉拉链等精细动作。上肢及手的症状常与下肢近端肌力下降同时存在。括约肌障碍和尿失禁比较少见,但有些患者可出现尿急、尿频、和排尿延迟等症状。

也有因为轻微外伤后肢体无力甚至瘫痪就诊,这些患者通常存在椎管狭窄和脊髓病变基础,典型的是因为颈椎后伸过度而导致发生脊髓急性压迫性损伤,这类患者通常没有骨折和脱位。一般情况下,上肢肌力减退较下肢更为严重,可以出现不同程度的损伤层面以下感觉障碍和脊髓病变所致的如肌痉挛和尿潴留等症状。

(2) 体征:脊髓型颈椎病患者最典型的体征是上运动神经元损伤的表现,包括腱反射亢进、踝阵挛、膝阵挛、肌痉挛(特别是下肢)、Babinski 征和 Hoffmann 征阳性等。如果患者尚可忍受,颈椎多次反复前屈 / 后伸活动后再检查 Hoffmann 征,可增加其阳性发现率(动态 Hoffmann 征)。下颌反射对于鉴别颈髓压迫性损害和颅内病变可能有帮助。如果下颌反射正常,提示病变位于枕大孔水平以下;反之如果下颌反射亢进,须考虑颅内病变和代谢病变的可能。

肌肉运动功能检查,颈椎病脊髓病变患者上肢主要表现为肱三头肌肌力减弱,伴或不伴有手的内在肌力减弱。手的内在肌肉的萎缩无力是颈椎病脊髓病变的典型临床体征。手功能检查简单有效的方法是让患者做握拳和伸掌的动作,在 10 秒内连续做 20 次,如果出现异常和动作笨拙,提示可能有颈椎脊髓功能障碍。下肢运动功能检查最常见的异常发现是髂腰肌肌力减弱,继之是股四头肌力弱,而远端肌肉肌力减弱并不常见。如果病史和查体仅发现下肢肌力减弱和腱反射亢进,不伴有上肢阳性症状和体征,须对胸段脊髓做进一步检查排除其他疾病。

步态检查是评价脊髓病变严重程度的重要指标,特别是在疾病晚期,表现为特征性的僵硬或痉挛步态。此外,测量行走时间和行走 30m 所需脚步数是评价手术前后脊髓功能状态的一个客观、可重复和定量的检查手段。

　　颈椎病脊髓病变患者感觉异常模式变化较大,典型的表现是症状起始于手指尖,局限在手部,为非神经根支配区感觉异常。四肢(特别是足)可出现振动觉和本体感觉的缺失,亦可出现两侧不对称的脊髓丘脑束性感觉缺失。如果患者同时患有糖尿病或其他可导致周围神经病变的代谢性疾病存在,将增加对颈椎病脊髓病变患者感觉异常检查的难度。

　　(3) 颈椎病脊髓病变程度评价:Nurick 基于患者行走困难程度等提出了 Nurick 分级(表 8-1-1)。日本整形外科协会(Japanese Orthopedic Association,JOA)根据运动、感觉及括约肌功能障碍程度提出了颈椎病脊髓病变的 JOA 评分表(表 8-1-2)。与 Nurick 分级相比,JOA 评分对上下肢运动、感觉功能和膀胱功能进行了更详细的评估。此外,SF-36 表也常用于颈椎病脊髓病变患者的全面生活质量评价。

表 8-1-1　颈椎病 Nurick 分级

级别 / 级	症状和体征
0	有神经根受压症状或体征,无脊髓受压症状
1	有脊髓压迫症状,但行走无困难
2	轻微的行走困难,但不妨碍日常全天的工作
3	行走困难,妨碍工作和做家务,但行走不需要别人帮助
4	能够在别人帮助或助行器帮助下行走
5	限于轮椅活动或卧床不起

表 8-1-2　颈椎病 JOA 评分

项目	评价项目	评分 / 分
上肢运动功能(4 分)	自己不能持筷或勺进食	0
	能持勺,但不能持筷	1
	手虽然不灵活,但能持筷	2
	能持筷及做一般家务,但手笨、费力	3
	正常	4
下肢运动功能(4 分)	不能行走	0
	即使在平地上行走也需要扶拐杖	1
	平地行走可不用拐杖,但不灵活;上下楼时需支撑	2
	平地或上楼行走不用支撑,但下肢不灵活、缓慢	3
	正常	4
感觉障碍(6 分)	明显感觉障碍 =0 分,轻度感觉障碍 =1 分,正常 =2 分	上肢:0~2
		下肢:0~2
		躯干:0~2
膀胱功能(3 分)	尿潴留	0
	高度排尿困难,包括膀胱排空不充分、费力、淋漓不尽	1
	轻度排尿困难,包括尿频或踌躇	2
	正常	3
合计		

注:共 17 分。

4. 其他　由钩椎关节增生压迫椎动脉引起的椎基底供血不足,文献中往往仅个案报告。头晕、心悸等交感症状与颈椎退行性改变的关系,由于缺乏客观证据,临床上判断困难。

（五）辅助检查

1. MRI 检查　对脊髓和蛛网膜下腔成像效果良好,是能够确定硬膜外病变是否累及脊髓和蛛网膜下腔以及椎间孔的敏感检查工具。此外,MRI 检查是非侵袭性、无辐射的检查,能够实现多层面成像和良好的神经结构成像,可以增加脊髓内病变诊断的精确度。

2. CT 检查　在显示骨质解剖结构和神经孔结构时优于 MRI,它对骨赘和其他退行性骨质改变更敏感。因此,CT 经常作为 MRI 检查的补充,来显示对神经组织压迫是由于单纯椎间盘突出还是骨质增生所引起。对颈椎后纵韧带骨化患者,CT 是必需的检查手段。

3. 脊髓椎管造影　在特殊情况下,如心脏起搏器术后或其他不适合 MRI 检查的情况下,脊髓椎管造影是十分有用的检查,可以很好地显示神经根和硬膜囊受压时的改变;尤其结合 CT 检查,较传统 X 线脊髓椎管造影术有更低的假阳性率。

尽管颈椎 X 线片简单易行价格低廉,但是老年患者拥有近乎相同的颈椎退行性 X 线片表现,以及症状性患者和非症状性患者相似的颈椎 X 线片表现限制了颈椎 X 线片的临床应用价值。颈椎过屈过伸位可用于诊断颈椎不稳,特别是颈椎病同时患有退行性半脱位时。

4. 电生理检查　肌电图检查对大多数脊髓型颈椎病患者的诊断少有帮助,但是可以用来排除一些特殊的综合征,如周围神经病变。当不能排除肌萎缩侧索硬化（ALS）的诊断时,肌电图检查可以提供较大的帮助。体感诱发电位在评价脊髓功能障碍时也有一定的作用,其与肌电图相比能更直接地评价脊髓功能状态。肌电图和体感诱发电位的联合检查对表现有上下肢运动神经根受压症状的患者可能有所帮助,可以帮助鉴别肌萎缩侧索硬化和多发性硬化。

（六）诊断及鉴别诊断

根据病史,临床表现及影像学等辅助检查可以得出诊断。鉴别诊断如下:

1. 脊髓型颈椎病　一些其他疾病的临床表现可与脊髓型颈椎病相似。如果查体有肌肉萎缩,但不伴有感觉异常改变时,应注意肌萎缩侧索硬化的可能性。手的肌肉广泛力弱和萎缩,特别是伴有肌束震颤症状,也应该考虑到肌萎缩侧索硬化。多发性硬化也可有类似于脊髓型颈椎病的临床表现,当患者感觉运动症状不相称,缺乏脊柱退行性改变证据时,应考虑有神经脱髓鞘病变的可能。其他应考虑的疾病包括正常压力性脑积水、肿瘤、类风湿关节炎、脊髓动静脉畸形、脊髓空洞症、胸椎间盘突出和椎管狭窄、硬膜外脓肿、脊髓结核、热带痉挛性下肢无力和遗传性痉挛性截瘫等。

2. 神经根型颈椎病　C_6 神经根病变引起的疼痛和感觉异常可能与腕管综合征表现相似。腕管综合征是指正中神经于腕管处受手腕横韧带卡压而引起的一系列临床症状。不同于神经根型颈椎病,上肢神经受压迫（如腕管综合征）常以疼痛、麻木和多神经根源性力弱症状为突出表现。

（七）治疗

对症治疗通常是各种类型颈椎病早期首选的治疗方法。轴性疼痛患者,通过非手术治疗,大约 75% 的患者有完全或大部分症状减轻。一项关于颈椎病引起的复杂性的轴性疼痛、神经根痛,或两者兼具的非手术治疗方法的研究显示,45%~60% 的患者症状得到明显缓解,未得到缓解的大多是些中度到重度的疼痛。

有流行病学研究发现,75% 的神经根型颈椎病的患者通过对症治疗症状可以得到缓解,20% 的患者接受了手术治疗。经过 6 年的随访,90% 的患者状况良好。手术可以更快速缓解颈肩及上肢的疼痛及感觉障碍,也可以有效改善由于神经根压迫引起的肌肉萎缩及力量减退。

对于早期、没有或仅有轻度神经功能障碍的脊髓型颈椎病患者,可以对症治疗,但应密切观察病情变化。有文献报告,脊髓型颈椎病每年 8% 的患者可能出现症状的进行性加重,尤其合并神经根症状的患者。另一项平均 11.7 年的长期随访研究指出,81.1% 的患者 MRI 影像学有加重,34.1% 的患者出现临床症状加重。

1. 保守治疗

（1）颈痛:根据现在的资料显示,急性颈痛最好的缓解症状的方法是非甾体抗炎药（如对乙酰氨基酚）,

在最初出现症状的 2 周内,肌肉松弛药可以作为辅助用药。少数患者,短期阿片类药物也可以选用。小于 2 周的短暂的软性颈托的制动可以帮助缓解症状。

颈椎病引起的慢性轴性颈痛的治疗方法包括足够的镇痛药和适当活动范围的锻炼。长期应用非甾体抗炎药,尤其是在老年人中,必须谨慎。对于轻度疼痛的患者,对乙酰氨基酚相对来说更加安全。在有选择的患者中,射频消融术可以长时间缓解由于小关节原因引起的疼痛症状。

(2) 神经根型颈椎病:大多数的神经根型颈椎病患者经过药物、理疗、颈托制动等非手术治疗症状都可缓解。对于严重的、顽固性疼痛或非甾体抗炎药禁忌的患者,可以短暂地试用激素治疗。适当的颈椎牵引对缓解疼痛也有效果。

(3) 脊髓型颈椎病:在轻微的脊髓型颈椎病(JOA 评分 <12 分)患者中,可以选择非手术治疗。由于有逐步加重的可能,仔细、定时监测神经损害程度是必需的。对症治疗过程中,应尽量避免牵引和推拿疗法。戴软性颈托后可进行适当锻炼。

2. 外科治疗　对于对症治疗无效,且有明确影像学支持的颈椎病患者,应该考虑手术治疗。

(1) 手术入路:根据神经根、脊髓压迫部位、节段、长度、程度、颈椎曲度,以及致压物的性质等,手术入路的选择包括前路和后路(表 8-1-3)。由于可能引起颈椎后凸,除非特殊情况,不行植骨融合内固定的单纯前路椎间盘切除以及单纯后路椎板切除减压已较少采用。

表 8-1-3　手术入路方式

分类	入路方式
前路手术	前路椎间盘切除 + 植骨融合内固定
	前路椎间盘切除 + 人工椎间盘植入
	前路椎体切除 + 植骨融合内固定
	前外侧入路椎间孔扩大减压
后路手术	椎管扩大成形术(单开门、双开门)
	椎板切除 + 内固定
	后外侧入路椎间孔扩大减压 / 椎间盘切除术

三个节段以内的颈椎病可以选择前路手术,而多于三个节段选择后路手术。其中,颈椎曲度也是一个重要的考虑因素,已经出现严重后凸的颈椎病患者,后路手术往往认为不适合,除非同时行矫形术。对于先天性椎管狭窄患者,如果单纯前方减压不能有效恢复椎管管径,可以选择后路。后路 C_3~C_6 为标准的减压范围,有时需要扩大至 C_2 及 C_7,一般情况下,减压范围需要上下各超过压迫部位一个节段。

后路手术由于剥离肌肉多,术后约 20% 的患者出现颈后疼痛不适(轴性疼痛)。另外,由于减压后脊髓后移牵拉 C_5 神经根等可能的原因,有约 5% 的患者术后出现 C_5 神经根麻痹,但一般预后良好,只要不是直接手术损伤,3 个月到半年内会完全恢复。

(2) 手术效果:不管前路还是后路(椎间孔扩大减压),神经根型颈椎病一般预后良好,可以很快缓解疼痛,并有效改善感觉及运动功能的障碍,但脊髓型颈椎病的预后影响因素较多,多数情况下,手术的目的是防止症状的进一步发展,病史长短及术前神经功能状态与术后恢复有关。一般资料显示,约 50% 的患者神经功能会有所好转,神经根症状相对改善明显。术后 66% 的患者神经根症状改善,而脊髓相关的感觉及运动功能障碍患者中,只有 33% 的患者有改善。对于已经出现脊髓损害(MRI 信号改变)的患者,手术后症状不好转甚至加重的临床上也不少见。

有文献报告指出,约有 20% 的患者术后早期临床症状改善,但后期(7~12 年后)尽管没有影像学改变,又出现临床症状加重。另外,手术后邻近节段的退行性改变,如 C_5~C_6 节段椎间盘融合后,出现 C_4~C_5 或 C_6~C_7 节段的退行性改变也是需要关注的问题;如果出现症状,则需要进一步治疗。

(八) 小结

颈椎病是各种原因引起的退行性改变,其症状和体征表现多种多样,并由此可以分为颈型、神经根型及脊髓型颈椎病。正确的诊断应结合临床表现和影像学检查,尤其是需要手术治疗的病例,更需要症状体征与影像学的一致。多数颈椎病可以通过对症治疗缓解,对于已经出现严重脊髓及神经功能障碍的患者应该考虑手术。手术预后的影响因素较多,年龄、病史长短、脊髓损伤程度,甚至患者精神状态术前都应有很好的考虑,并与患者及家属做好良好的沟通。手术的目的主要为脊髓及神经根减压,恢复颈椎生理曲度,以及维护颈椎矢状位平衡。

二、颈椎管狭窄症

无论是受先天因素的影响,还是外源性因素(如创伤)所致,或原先正常的椎管结构退行性改变、增生,最终结果是椎管管腔变窄,容积减小。由于颈椎管腔狭小导致脊髓或神经根受到机械性压迫或血液供应障碍,引发一系列临床症状,称为颈椎管狭窄症。

(一) 流行病学

年龄、性别、饮食与生活习惯、遗传和个体差异以及职业因素都可能成为颈椎病的风险因素,并且造成颈椎椎管狭窄。退行性颈椎管狭窄症主要在 40~60 岁的女性中高发。此外,睡觉时喜用高枕、头部承受重力的患者及长时间固定姿势的工作人员,由于局部或全身运动缺乏及不良姿势,可以导致颈部肌肉损伤和椎间盘退行性病变,从而诱发相关病症。

(二) 发病机制

根据其病因,颈椎管狭窄症可分为四种类型,分别为:

1. 发育性颈椎管狭窄症 指在颈椎形成过程中,椎管发育扁平,椎弓发育过短,出现一系列与椎管狭窄相关的临床症状。

2. 退行性颈椎管狭窄症 颈椎管狭窄症中最常见的一类。这类患者不存在先天性椎管发育狭窄的基础,退行性改变是疾病产生的根源。颈椎退行性改变与年龄、职业、生活和劳动习惯等因素密切相关,且存在个体差异。以中老年人多见,起病缓慢、症状持续时间较长。若遭受外伤,椎管内容积急剧减小,可造成急性脊髓或神经根损伤,重者可出现高位截瘫。

3. 医源性颈椎管狭窄症 颈椎前路椎体次全切除或后路椎板切除减压脊髓、未行自体骨融合以及内固定者,可导致术后继发性颈椎不稳,椎间关节松动造成椎管和神经根管二次狭窄,出现神经症状。另外,颈椎后路椎板减压范围不足,导致减压范围内的上下椎板的下缘和上缘在脊髓向后漂移过程中使脊髓嵌顿成"疝",并再次形成骨性压迫,造成椎管狭窄,出现神经症状。颈椎前路椎间盘切除后未发现脱入椎管的游离髓核、前路植骨块松动落入椎管、椎管内静脉丛出血术后形成血肿,造成椎管二次狭窄,压迫脊髓,可出现神经症状。颈椎后路椎板成形术后,门轴侧椎板断裂,突入椎管造成狭窄或门轴侧椎板骨质增生导致椎管狭窄,再次压迫脊髓。

4. 其他病变及创伤造成的颈椎管狭窄症 创伤导致颈椎骨折脱位,椎管变窄,引起急性脊髓或神经根损伤。颈椎肿瘤、炎症等侵袭椎管,出现脊髓压迫表现。在疾病诊断上,应以原发疾病作为第一诊断,颈椎管狭窄症仅仅是在明确病因基础上的影像学改变。

(三) 病理特征

退行性颈椎管狭窄症是最常见的颈椎管狭窄症类型。椎间盘老化是颈椎退行性改变的始动因素,随着年龄的增长,椎间盘首先退行性改变、突出,椎间隙高度丢失,椎间关节不稳,椎体后缘骨质增生,形成骨赘,刺激后纵韧带增生肥厚甚至钙化,造成椎管前部空间变小,脊髓受压;小关节磨损,增生肥大,神经根管变窄,出现神经根激惹;肥厚的黄韧带在退行性改变过程中张力下降,出现褶皱,在椎管后方刺激并压迫脊髓,最终使得颈椎椎管内脊髓和神经根的缓冲空间减小甚至消失,从而引发临床症状。

(四) 临床表现

颈椎管狭窄症多发生于 40~60 岁的中老年人,起病隐匿,进展缓慢,在急、慢性损伤因素作用下症状可

能突然加重,其好发部位为下颈椎,以 C_4~C_6 多见。临床主要表现为:

1. 感觉异常　感觉障碍一般出现较早,主要表现有疼痛、麻木、憋胀、感觉过敏。多自上肢起始,以手臂多发,逐渐发展至躯体及下肢。可先出现一侧肢体症状,也可以四肢同时发病。此症状持续存在,颈椎后伸时症状加剧可致活动受限,颈椎前屈时症状适度缓解。

2. 运动障碍　运动障碍多出现于中后期,表现为锥体束症状,步态不稳,呈蹒跚步态,四肢僵硬、无力,有"踩棉花"感,逐渐加重至行走困难,重者可出现肢体瘫痪。

3. 肠道及膀胱功能障碍　肠道及膀胱功能障碍也多见于中后期,表现为尿频尿急、便秘或大小便无力。末期,可表现大小便失禁、尿潴留。

查体:可有蹒跚步态,步态不稳;颈椎活动度下降,受限于自然仰伸功能位;按皮节分布区域可见躯体及肢体痛、温、触觉减退;四肢肌力由远及近不同程度减退;四肢肌张力增高;上肢肱二头肌腱反射、肱三头肌腱反射、桡骨骨膜反射可亢进;下肢膝腱反射、跟腱反射亢进;腹壁反射、提睾反射、肛周反射减弱或消失。髌阵挛、踝阵挛可呈阳性,Hoffmann 征、Babinski 征多阳性。

（五）辅助检查

1. X 线检查　包括颈椎正侧位、颈椎过伸过屈位、颈椎双斜位、开口位,对颈椎管狭窄症的诊断及分类均具有重要的参考价值,具体测量参数及意义有颈椎管矢状径、Pavlov 比值。在颈椎侧位 X 线上,可观察颈椎曲度、椎间隙高度、韧带钙化、骨赘;在颈椎过伸过屈位 X 线上,观察颈椎稳定性;在双斜位片 X 线上,观察椎间孔狭窄。

2. CT　CT 在显示骨赘、韧带骨化及病理性骨性结构异常方面有优势,其缺点是对软组织显示欠佳。发育性椎管狭窄可呈现出椎弓根短小,椎板下陷,椎管各矢状径小于正常,椎管呈扁三角形,硬膜囊及脊髓受压呈新月形状,蛛网膜下腔细窄。退变性椎管狭窄表现为椎体后缘有不规则的骨赘,后纵韧带、黄韧带增生肥厚甚至钙化,椎间盘不同程度膨出或突出,脊髓受压变形移位。

3. MRI　MRI 能准确显示矢状位和轴位狭窄,尤其当严重狭窄致蛛网膜下腔完全梗阻时,能清楚显示病变头尾端的位置。MRI 对显示椎间盘退行性改变和突出、关节突关节炎、钩椎关节退行性改变、神经根压迫、脊髓损伤、感染、肿瘤、脊髓空洞及其他脊髓病变极具优势。由于骨赘、韧带钙化在 MRI 上呈现低信号,临床上常与 CT 联合应用准确诊断疾病。颈椎管狭窄症的 MRI 表现为椎管矢状径变窄,颈髓呈串珠样改变,如果 T_2 加权像上可见象征伴随颈椎管狭窄症的软组织水肿或颈髓软化灶的髓内高信号,往往提示预后欠佳。

4. CT 脊髓造影（CTM）　CTM 是 MRI 检查的替代方法,在放置金属内固定材料后仍可获得较为理想的图像。缺点是需要在颈椎后部经皮穿刺椎管内注入造影剂,并接受 X 线的照射,是一种侵袭性的检查。

5. 电生理检查　针对感觉神经功能的体感诱发电位、感觉神经传导速度的测定等,以及针对运动神经功能的运动诱发电位、肌电图、F 波、运动神经传导速度的测定等,可帮助判断病因,术中监测,指导手术。

（六）诊断及鉴别诊断

根据病史,临床表现及影像学等辅助检查可以得出诊断。鉴别诊断参考颈椎病鉴别诊断。

（七）治疗

1. 非手术治疗　患病初期症状较轻、不伴有脊髓受损的颈椎管狭窄症、未经正规治疗的患者,可尝试保守治疗。

（1）治疗原则及目的:以保护颈部为主,给予对症治疗,缓解颈部疼痛或根性症状,改善神经功能。

（2）方法:物理治疗热疗、超声、抗阻力训练;药物治疗,如以非甾体抗炎药、COX-2 选择性抑制剂减轻炎性刺激引发的疼痛;口服改善微循环的药物,缓解颈部僵硬,改善症状;定期给予神经营养药物,如甲钴胺片治疗。

应当注意的是,推拿、按摩疗法是颈椎管狭窄症的禁忌,外伤性颈椎管狭窄症患者由于椎管内脊髓代偿空间狭小,因此应尽量避免突发的颈部过伸过屈活动,防止损伤脊髓。另外,密切观察病情变化,对症治疗无效时应尽快到正规医院诊治,切勿延误病情。

2. 手术治疗　对症治疗 3 个月以上无效者,颈椎管狭窄症诊断明确且症状进行性加重者,颈椎管狭窄症合并脊髓变性者,颈椎管狭窄症合并颈椎不稳者,身体状况良好可耐受手术者,应进行手术治疗。

（1）治疗目的:改善病理解剖结构,解除脊髓和神经压迫,缓解症状和体征,改善神经功能,预防神经功能的进一步损害。

（2）术式的选择

术式的选择取决于以下因素:受累节段的水平和数量;单纯椎管狭窄还是合并椎间盘突出、神经根管狭窄以及骨赘形成;有无合并颈椎不稳、滑脱,韧带有无增生钙化、有无合并颈椎骨折、肿瘤及炎症等。

1）颈椎后路手术:颈椎后路手术是颈椎管狭窄症最常用、最有效的手术方式之一。主要手术方式如下:

① 椎板切除术:切除患侧或双侧椎板,扩大椎管容积,以减压为最终目的。适用于先天性椎管狭窄、退变性椎管狭窄、创伤或炎症等引起的局限性椎管狭窄需后路减压者,颈椎后纵韧带骨化症、多节段脊髓型颈椎病以及需行椎管探查者。由于此术式破坏椎管后方结构,可造成医源性颈椎不稳,因此合并有颈椎后凸的患者不宜行此术式。

② 椎板成形术:与椎板切除术相比,椎板成形术术后颈椎后凸的发生率较低。椎板成形术能在椎管减压的同时维持颈椎稳定性,不需辅以后路内固定治疗。适用于颈椎后纵韧带骨化症、多节段脊髓型颈椎病,退行性颈椎管狭窄症合并脊髓变性。对于颈椎后凸畸形的患者其同样不适用。代表术式包括椎板成形术、Z 形成形术、棘突悬吊术等。

2）颈椎前路手术:主要适用于以椎管前方压迫为主的颈椎管狭窄症患者,如颈椎间盘突出或脱出,椎体后缘骨赘压迫脊髓,局限性后纵韧带增生肥厚、钙化(<3 个节段),创伤性椎体骨折或脱位引发的继发性椎管狭窄,椎体肿瘤、炎症引发的椎管狭窄等。主要手术方式如下:

① 颈椎前路椎间盘切除减压融合术(ACDF):前路切除椎间盘,摘除游离的髓核,去除椎体后缘增生的骨赘或骨化的后纵韧带,充分显露硬膜,以达到彻底减压、扩大椎管容积的目的。

② 颈椎前路椎体次全切除减压融合术(ACCF):与前一种术式相比,该术式完全或不全切除病变椎间盘之间的椎体,充分显露硬膜,使脊髓减压更加彻底,该术式适用于 3 个节段以下的先天性或退行性颈椎管狭窄症、颈椎后纵韧带骨化症、合并有颈椎不稳或后凸畸形的颈椎管狭窄症,椎体骨折、脱位、炎症或肿瘤引发的颈椎管狭窄症。为避免医源性颈椎不稳,临床上往往以植骨融合 + 前方钢板螺钉固定联合应用。肿瘤或炎症侵袭破坏的椎体在切除后禁止作植入骨使用,应取自体正常髂骨、同种异体骨。

3）颈椎前后路联合手术:主要适用于脊髓腹背均受压的颈椎管狭窄症患者,术中可根据脊髓腹背受压的严重程度行一期手术(前路或后路)治疗,术后症状恢复不满意的,可于术后 6 周行二期手术(后路或前路)治疗。

（八）预后

颈椎管狭窄症患者手术疗效差异很大,总体而言其疗效与引起椎管狭窄原因、狭窄程度等直接相关,同时还受到患者年龄、病史长短、手术方式、并发症等多方面因素的影响。随着社会的老龄化,该病发病趋势逐渐升高。轻度的患者应先考虑对症治疗,而对于治疗效果不满意的患者,不管处于哪个节段,手术治疗解除脊髓压迫都是最好的方法。随着对疾病认识的加深、患者就医意识的普及、手术技术的进步,此类患者的治疗疗效正在不断提高。

（九）小结

凡是引起椎管管腔变窄、容积减小、并导致脊髓或神经根受到机械性压迫或血液供应障碍,从而出现临床症状者,皆称为颈椎管狭窄症。最常见者为退行性颈椎管狭窄症,其发生与年龄、性别、饮食以及生活习惯有相关性。不同的病理阶段患者的临床症状表现各异,通常起病隐匿,进展缓慢,在急、慢性损伤因素作用下症状可能突然加重。该病需要与其他颈椎相关疾病相鉴别,颈部 CT 及 MRI 对于诊断有重要意义。患病初期可尝试对症治疗,若治疗无效且症状进行性加重,应进行手术治疗。

【典型病例】

　　患者,男,58 岁。主因"双下肢麻木无力 5 年,双手麻木 2 年"入院。查体:左侧肱二头肌、肱三头肌肌力 4 级,双下肢肌力 4 级,腱反射亢进,双侧 Hoffmann 征及 Babinski 征阳性。颈椎 MRI 示 $C_5 \sim C_6$、$C_6 \sim C_7$ 椎间盘突出(图 8-1-7)。

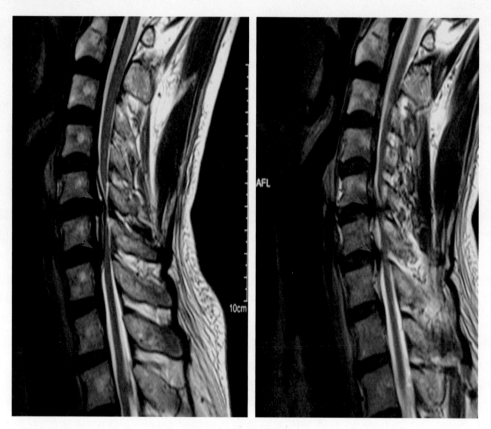

图 8-1-7　颈椎 MRI

矢状位 T_2 像示 $C_5 \sim C_6$、$C_6 \sim C_7$ 椎间盘突出。

　　病例解析:患者为中年男性,临床表现为肢体麻木无力,查体见双侧 Hoffmann 征及 Babinski 征阳性,结合颈椎 MRI 与 CT 影像,其颈椎退行性病、颈椎间盘突出、后纵韧带骨化的诊断是明确的。患者后纵韧带骨化范围涉及 4 个节段以上,椎管狭窄严重,骨化范围已越过 K 线,此时行颈前路虽可直接从前方减压,但手术风险高;行后路手术风险较低,可通过脊髓漂移,实现间接减压。前路或后路手术的选择仍有争议,建议根据患者实际情况以及医生对技术的掌握程度灵活选择。

三、颈椎后纵韧带骨化症

　　颈椎后纵韧带骨化症(ossification of posterior longitudinal ligament,OPLL)是指因各种原因造成颈椎体结构不稳,颈椎的后纵韧带代偿性异常增生、骨化,进而压迫后方脊髓和神经根,产生肢体的感觉和运动障碍及内脏自主神经功能紊乱的疾病。

(一)流行病学

　　该病发生率随地区不同差异甚大,目前的研究发现亚洲地区发病率较高,而欧美等国则较少发现,尤其白色人种的发病率较低。男性多于女性,二者之比约为 4∶1,起病年龄多在中年以后,以 50~55 岁前后居多,约占 90%。其中少数病例可波及上胸椎,波及下胸椎则少见,腰椎有时也可见到后纵韧带骨化,但较少见。

（二）病因和发病机制

颈椎后纵韧带骨化症的病因不明，较为常见的几种学说如下：

1. 椎间盘变性学说　当椎间盘变性后发生后突，后纵韧带所受应力增大，在其周围组织变性修复过程中，引起局部组织的增生、钙盐沉积而导致骨化。

2. 全身骨质肥厚相关学说　在颈椎后纵韧带骨化症的患者中，约 23.9% 的病例合并有脊椎特发性弥漫性肥大性关节炎，6.8% 合并黄韧带骨化，2% 合并强直性脊柱炎，因此推测其与全身骨关节肥厚性改变相关。

3. 糖代谢紊乱学说　我国有学者报告 OPLL 患者中有 15.6% 合并糖尿病；日本学者报告 OPLL 合并糖尿病占 12.4%，而糖耐量异常者达 28.4%。糖尿病患者后纵韧带骨化的发生率也较正常人高。

4. 创伤学说　有学者指出，脊柱弯曲的患者易引起后纵韧带骨化，表明其与脊柱的动静力学的负荷有关。当颈椎活动量较大，易引起后纵韧带附着部的损伤而发生反应性骨化。

5. 其他学说　包括钙代谢异常学说和遗传学说等。

（三）病理特征

病理改变根据部位不同可分为 3 个部分，依次为后纵韧带病理改变、脊髓神经病理改变、颈椎骨质及椎体改变。

1. 后纵韧带病理改变　早期从正常后纵韧带到韧带完全骨化为一延续过程。其特点是：后纵韧带宽而厚，后纵韧带内可有异常骨化组织，骨化的后纵韧带可波及深部组织。

2. 脊髓神经病理改变　当后纵韧带增厚、变宽及骨化之后，后纵韧带长时间作用于脊髓，造成脊髓受压而变扁或呈新月形以致神经组织在体积减小的同时，神经组织的数量及前角细胞数量也减少，并在白质中出现脱髓鞘现象。后纵韧带也可先压迫脊髓前动脉，造成沟动脉供血不全，并引起脊髓的中央性损害，而首先出现上肢麻痹；如病变波及椎体束外侧部分时则出现下肢瘫痪症状。

3. 颈椎骨质及椎体改变

（1）后纵韧带骨化区：在此段的颈椎节段呈现稳定状，并随着时间的推移而日益坚固。

（2）非骨化区：骨化间断处的颈椎节段活动代偿性增强，产生节段性不稳。退行性改变发生早而明显。由于后纵韧带骨化使数节颈椎融合，当头颈部受到外力作用时，如果作用力集中于骨化区两端与非骨化区邻接的节段，容易使该椎节和颈髓受损而出现严重后果。

（四）临床表现

作为退行性疾病，颈椎后纵韧带骨化症的发生与发展一般较为缓慢，患者临床症状轻微或无任何临床症状，甚至在较为严重的骨化发生时仍无典型临床表现。但当骨化的韧带引起颈椎椎管狭窄时，或是病变进程较快及遇有外伤，或后纵韧带骨化虽不严重但伴有发育性椎管狭窄症时，则可造成对脊髓或脊髓血管的压迫，导致相应的症状。

1. 颈部症状　病变早期颈部可无痛，进而可逐渐出现轻度酸痛及不适；颈椎活动大多正常或轻度受限，以头颈后伸受限为明显；当被动活动超出其正常活动范围时，可引起颈痛或酸胀感。

2. 神经症状　主要是脊髓压迫症状。其特点是不同程度的、可有间歇期的、慢性、进行性痉挛四肢瘫痪。一般先从下肢开始，渐出现上肢症状；少数病例亦可先出现上肢症状或四肢同时发病。

（1）上肢症状：主要是一侧或双侧手部或臂部肌力减弱，并出现麻木、无力及手部活动灵活性减退，严重者不能拿笔、持筷或捏取细小物品；握力大多减退，肌肉呈中度或轻度萎缩，尤以大小鱼际为明显，检查又发现有痛觉障碍；Hoffmann 征多为阳性。

（2）下肢症状：主要表现为双下肢无力、抬举困难、拖地而行或步态不稳、有踩棉花感。内收肌痉挛明显者，走路为剪刀步态。同时可有双下肢麻木、无力及痉挛，严重者不能自行起坐及翻身，完全瘫痪于床上。下肢肌张力增高，腱反射亢进或活跃，髌阵挛阳性，病理反射多为阳性。可有深感觉及浅感觉减退。

（3）其他症状：主要是尿道括约肌功能障碍，表现为排尿困难或小便失禁，排便功能亦多低下，每 3~5

日一次,常有便秘及腹胀,胸腹部可有束带感,并易于查出痛觉障碍平面。腹壁反射及提睾反射减弱或消失。

3. Ranawat 分类系统　为了便于评价不同治疗方法对 OPLL 的临床疗效,常采用 Ranawat 分类系统对患者进行术前术后的功能评价(表 8-1-4)。

表 8-1-4　Ranawat 分类系统

分类	描述
Ⅰ类	患者无神经损伤症状,只有在影像学检查后才被确诊为颈椎后纵韧带骨化症
Ⅱ类	神经根性症状或轻度的脊髓型症状
ⅢA 类	患者有中到重度的脊髓压迫症状或四肢瘫
ⅢB 类	患者有严重的脊髓症状或四肢瘫

注:每一类之间记为 1 分,患者术后评分减去术前评分即为手术效果评分。Ranawat 分类系统可以快速进行术前术后的评价。

（五）辅助检查

随着辅助检查技术及水平的不断提高,各类辅助检查对 OPLL 的意义也更加明确。

1. X 线侧位片　可见椎体后方有异常高密度阴影。

2. CT　颈椎 CT 对于诊断 OPLL 有极其重要的意义,已成为目前诊断 OPLL 的一项常规检查。CT 横切面上,可显示骨化物的形态、在椎管内的突出程度、对脊髓的压迫程度。另外,从 CT 值也可看出骨化的成熟程度,早期的点状钙化亦可在 CT 扫描上得到显示,这对于治疗方法的选择,尤其是手术方式的选择,操作程序的计划至关重要。CT 三维重建技术既可显示高密度的骨化影,又可立体显示骨化的后纵韧带的形态、范围及椎管狭窄程度。CT 扫描的另一重要目的是对骨化物进行详细分型,并计算椎管占位率。

3. MRI　因为骨化阴影在 MRI 图像上表现为低信号很难与其周围的硬膜囊、正常的后纵韧带等相区别;但可以发现脊髓受压的程度及变细的脊髓形态,并且可观察到脊髓脱髓鞘等的变化。此外,对 OPLL 合并有颈椎间盘突出以及脊髓型颈椎病、颈椎椎间盘突出和脊髓肿瘤等的鉴别诊断也具有重要意义。

4. 脊髓造影　OPLL 的脊髓造影可显示病变范围和脊髓受压程度,以及是否合并其他部位或其他韧带的骨化,对决定手术部位有一定意义。下行性造影用小脑延髓池侧方穿刺法,上行性则用腰椎穿刺法。从摄片所见的狭窄、阻塞征象等来决定手术部位;亦可在造影的同时作 CT(CTM)检查,从脊髓造影的 CT 轴位上了解狭窄的情况。

5. 肌电图检查　肌电图检查对诊断神经损伤的平面与范围亦有其意义,可酌情选用。

（六）诊断及鉴别诊断

OPLL 的诊断主要依据临床表现及影像学检查。临床主要表现为老年人慢性脊髓神经压迫症状,查体时应注意是否为 OPLL 或合并有 OPLL。影像学检查为诊断 OPLL 的主要方法,主要依据 X 线片或断层片上椎体后缘的高密度影;不能明确诊断或骨化影较小者可行 CT 或 MRI 检查,必要时可酌情行 CTM 或 Gd-GDPA 检查。椎管造影检查目前已少用。

由于 OPLL 的临床症状无特殊性,因而各种颈椎相关疾病都应与其鉴别,如脊髓型颈椎病、颈椎间盘突出、颈椎肿瘤等疾病。

1. 脊髓型颈椎病　颈椎后纵韧带骨化症与脊髓型颈椎病,两者的发病年龄相仿,临床症状亦极相似,二者又可同时存在,故而两者应予鉴别。术前对脊髓型颈椎病或 OPLL 进行鉴别和明确诊断,对于手术方式的选择和手术风险的评估具有重要意义。对于脊髓型颈椎病其致压物多为突出椎间盘和增生骨赘,选择前路手术切除致压物的难度和风险相对较小,而 OPLL 患者的致压物为骨化的后纵韧带,部分会有和硬膜的粘连,前路手术切除的难度和风险均较大。

二者的鉴别主要依赖于影像学检查。脊髓型颈椎病患者 X 线片上常表现为椎间隙狭窄、普通的骨赘增生、节段性不稳等退行性改变,椎体后缘无明显可见的条索状韧带骨化影。MRI 检查可见脊髓压迫主要是位于椎间隙水平的椎间盘和骨赘,椎体后缘脊髓压迫相对较轻,无低密度骨化影。CT 及其三维重建检查可排除 OPLL 诊断。但两种疾病有时也可同时存在,此类患者比较其 MRI 及 CT 影像学检查结果可发现,MRI 上脊髓受压的范围较 CT 上的后纵韧带骨化范围大。对于此类患者而言,手术需要同时考虑解除后纵韧带骨化、突出椎间盘和增生骨赘对脊髓的压迫。

2. 颈椎间盘突出　是由于椎间盘病变后突压迫脊髓与神经根从而产生神经症状,常因剧烈活动、外伤等诱发。发病年龄多在 30~50 岁,较 OPLL 为轻,急性期可有剧烈疼痛。影像学特点为不伴有广泛椎节退变或轻微退变的髓核突出。

3. 颈椎肿瘤　主要是髓外肿瘤,颈段髓外硬膜下肿瘤表现为慢性进行性双侧上下肢瘫痪,亦可伴有上肢及躯干部疼痛。X 线片上可见两侧椎弓间距增大,CT 及 MRI 可以明确显示肿瘤的形态及侵占的范围。老年人硬膜外肿瘤大多是转移性瘤,常伴有剧烈的颈部疼痛。在 X 线片与 CT 扫描上均可显示骨质破坏。

4. 脊髓变性疾病　脊髓变性的病例也可有某种程度的颈椎增生及部分 OPLL 存在,但其具有双侧上下肢肌力明显低下等特点,肌萎缩性侧索硬化症的早期即有此种表现。此外,脊髓变性疾病一般没有感觉障碍,即使有感觉障碍也非常轻微;但肌肉萎缩、肌无力等症状则会进展。此时应辅以肌电图及肌肉活体组织检查等来确定病变的部位。

5. 颈椎结核　颈椎结核在脊柱结核所占比例并不高,早期除了颈部疼痛以外,其他如低热、盗汗、消瘦等典型的结核病全身症状并不明显。疾病发展到晚期由于骨质破坏、颈椎不稳、椎管内脓肿等可产生脊髓压迫症状。对于颈椎结核患者,术前通过 X 线、CT 及 MRI 检查可明确诊断,但同需要警惕患者可能同时合并 OPLL 等其他疾病。

（七）治疗

OPLL 多病程长,症状重,手术风险及难度大,预后多欠理想,其治疗远较单纯的颈椎间盘突出或颈椎病的难度大。

1. 保守治疗

（1）适应证:颈项部疼痛及颈部活动受限等局部症状为主,或仅有轻度神经症状,宜选择对症治疗。

（2）方法

1）药物:主要为解痉镇痛、消炎镇痛药和肌肉松弛剂等对症药物,以及为改善神经症状的神经营养类药物,此类药物既可口服给药亦可注射给药。

2）外敷药:可缓解局部疼痛,具有温热效应与清凉效应的膏药都可显效。

3）温热理疗法:如石蜡疗法等,对缓解局部症状有效。

4）局部制动:可维持颈椎的稳定、矫正颈椎的不良位置与姿势及防止颈椎的非生理性运动。方法主要是颈围制动,2~3 个月后症状多获缓解。

2. 手术治疗

（1）手术原则:减压、解除骨化后纵韧带对脊髓及神经根的压迫,以提供神经、脊髓恢复的生物学及生物力学环境。

（2）手术适应证

1）临床症状重,骨化明显,椎管狭窄明显者。

2）症状进行性加重者。

3）对症治疗无效者。

4）合并有脊髓型颈椎病、椎管狭窄、椎间盘突出或椎节不稳者。

（3）手术入路方式的选择:手术入路包括前路减压、后路减压及前后联合入路减压,具体手术方式包括前路颈椎间隙减压、前路椎体次全切除减压、后路全椎板切除减压、后路椎管扩大成形等。

（八）预后

颈椎 OPLL 患者手术疗效差异加大,总体而言其疗效可能随着 OPLL 骨化严重程度的增加而下降,此外还受到患者年龄、病史长短、骨化类型、手术方式、并发症等多方面因素的影响。

（九）小结

颈椎后纵韧带骨化的发生、发展是一个缓慢的病理过程,不同病理阶段患者的临床症状和影像特征表现各异。以往 OPLL 患者来就诊时往往病程较晚,脊髓受压已非常严重,神经症状明显,椎体后缘存在典型的后纵韧带骨性化。OPLL 需要与其他颈椎相关疾病相鉴别,颈部 CT 及 MRI 对于诊断有重要意义。一经诊断,需根据患者病情决定保守治疗或手术治疗,其预后随着 OPLL 骨化严重程度的增加而下降。

四、腰椎间盘突出

腰椎间盘突出(lumbar disc herniation,LDH)又称"腰椎间盘突出伴神经根病",是椎间盘组织超过正常椎间盘边界范围,压迫神经,导致疼痛、无力、肌节麻痹或皮节感觉分布异常的一种疾病。

（一）流行病学

腰椎间盘突出是最常见的脊柱疾病,也是腰腿痛的最常见病因。在美国,腰椎间盘突出发病率为 1%~2%,每年进行约 20 万例腰椎间盘切除术。

有研究显示,大约三分之二的成年人有腰痛症状,其中约 10% 的腰痛症状会在 3 个月内放射到膝盖以下。瑞典的统计资料表明,腰痛在轻体力劳动者中占 53%,重体力劳动者中占 64%,腰痛患者有 35% 将发展为 LDH。目前,大多数学者认为,本病占门诊腰痛患者的 10%~15%,占因腰腿痛住院患者的 25%~40%。

循证医学证据提示,腰椎间盘突出可见于各个年龄段。在正常人群中,腰椎间盘突出发生比例随年龄增大而小幅上升,20~30 岁发生率约 29%,80 岁以上发生率约 43%。男性与女性之比为 7:1~12:1,这可能与男性劳动强度大及外伤机会多有关。L_4~L_5 和 L_5~S_1 椎间盘突出发生率最高,占 90% 以上。高位腰椎间盘突出占 2%,两节段同时突出者占 6%~19%,三节段及以上同时突出者少见。腰椎间盘突出大部分发生在椎间盘后外侧,中央型突出也较常见。

（二）病因

腰椎间盘退变是腰椎间盘突出的基本病因,而导致腰椎间盘突出的病因是多种多样的,主要与以下因素有关:

1. 外伤　外伤是椎间盘突出的重要因素,尤其是儿童与青少年的发病与其密切相关。青少年及儿童的椎间盘纤维软骨环有良好的弹性,有缓和冲击的作用及很强的抗压性,椎间盘钙化、骨化少见。当投掷动作、脊柱轻度负荷和躯干快速旋转时,可引起纤维环的水平破裂、髓核突出或脱出,而当跳高、跳远时脊柱承受压应力可使软骨终板破裂。并且随着年龄增长,纤维环及髓核的含水量逐渐减少,蛋白黏多糖及胶原纤维逐渐减少,这更容易在外伤时导致椎间盘突出,撕裂的软骨板连同纤维环和髓核组织突入椎管,压迫硬膜囊和神经根导致腰腿痛症状。

2. 职业　飞行员和汽车驾驶员等职业的人员,因长期处于坐位、颠簸及变速等状态,会使椎间盘的受力增加。而从事重体力劳动者由于长期负重或弯腰搬举重物,会使椎间盘的退变加速,或因突然承受较大的应力,而使原本已退变的椎间盘突出。

3. 妊娠　妊娠期间整个后纵韧带处于松弛状态,使其对椎间盘的限制降低,使椎间盘更易突出。

4. 吸烟　椎间盘血流量的减少或者血流量中平均氧张力的降低都会使椎间盘的新陈代谢减缓,而吸烟不仅使椎间盘血流量降低、平均氧张力下降,其所致的咳嗽会增加腹内压,从而使椎间盘所受压力增加,加速椎间盘的退变。

5. 遗传易感因素　腰椎间盘突出具有家族性发病倾向,已有与椎间盘相关的基因研究报道,如胶原纤维基因表达异常,MMP-2 蛋白和 THBS-2 蛋白的异常表达。

6. 腰骶椎先天性异常　腰椎骶化、骶椎腰化和关节不对称,可造成下部腰椎所承受应力增加,可导致椎间盘损伤,从而引起椎间盘突出的产生。

7. 内分泌代谢异常性疾病　糖尿病并发的动脉硬化可引起血流动力学的改变,使椎间盘组织发生代谢障碍,加速椎间盘退变进程。

（三）发病机制

1. 机械压迫 美国神经外科医生 Walter Dandy 最早发现腰部神经受压和腰腿痛的关系。突入椎管的髓核机械压迫神经根或使神经根受到牵张会产生腰腿痛症状，也可因同时受到压迫及牵张而引起腰腿痛症状。椎间盘突出时机械压迫和刺激神经组织引起缺血、缺氧，导致神经功能障碍也是引起腰背痛的原因。

2. 脊神经脊膜支刺激 硬脊膜、后纵韧带及纤维环等组织均受脊神经脊膜支支配。因此，腰椎间盘突出时，突出的髓核压迫以上组织刺激脊神经脊膜支引起腰部的疼痛。

3. 炎症反应 突出的椎间盘被自身免疫系统识别，导致免疫应答的形成激发自身免疫反应，表现为血液及脑脊液中免疫球蛋白的升高，从而造成慢性炎症的产生。免疫应答产物刺激神经根、脊神经脊膜支可能是引起患者腰腿痛的原因。

（四）病理分型与临床分型

1. 病理分型 腰椎间盘突出的病理学分型在不断发展中，北美脊柱协会（North American Spine Society，NASS）、美国脊柱放射学会（American Society of Spine Radiology，ASSR）、美国神经放射学会（American Society of Neuroradiology，ASNR）建议的分型方法见图 8-1-8。

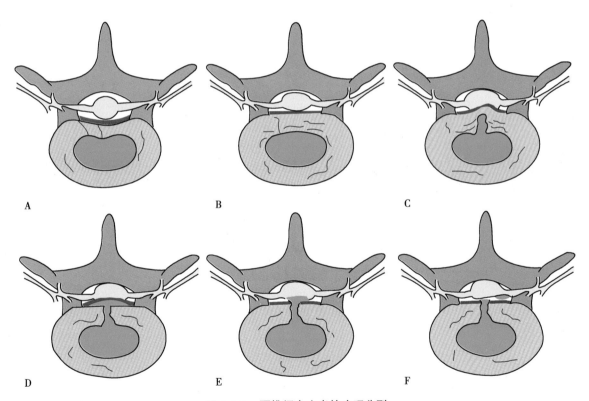

图 8-1-8 腰椎间盘突出的病理分型
A. 退变；B. 膨出；C. 突出；D. 脱出（韧带下型）；E. 脱出（经韧带型）；F. 脱出（游离型）。

（1）退变（degeneration）：当椎间盘退变时，由于腰椎屈曲或扭转的应力作用，纤维环可部分断裂，出现纤维环裂隙，MRI 上表现为信号改变。

（2）膨出（bulge）：髓核进入纤维环裂隙，但纤维环未破裂，纤维环表层完整，表面光滑，呈环状突起，超过正常边界，膨出至椎管内。

（3）突出（protrusion）：是膨出的发展后状态，髓核突破纤维环裂隙，但未突破外层纤维环，部分髓核物质由起始的裂隙扩展进入纤维环裂隙中，使得纤维环薄弱部位向外凸起，这时髓核物质位于部分纤维环之间。

（4）脱出（extrusion）

①韧带下型（subligamentous）：纤维环内外层均破裂，后纵韧带完整，突出的髓核与纤维环相连；②经韧带型（transligamentous）：纤维环和后纵韧带均破裂，突出的髓核与纤维环相连；③游离型（sequestration）：髓核穿破后纵韧带，与纤维环组织一并进入椎管，突出部分与纤维环完全分离。

2. 临床分型　依据椎间盘突出的部位，目前腰椎间盘突出临床分型如下（图 8-1-9）：①中央型；②旁中央型；③椎间孔型；④椎间孔外型；⑤游离型。

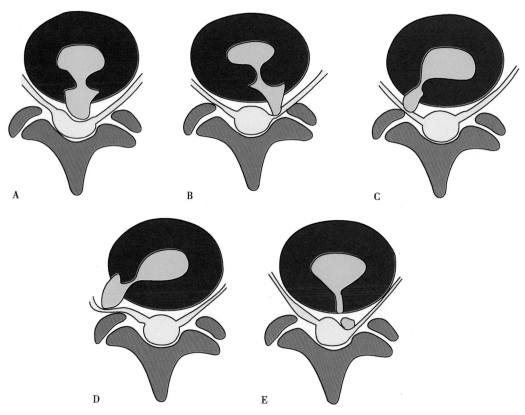

图 8-1-9　　腰椎间盘突出的临床分型

A. 中央型；B. 旁中央型；C. 椎间孔型；D. 椎间孔外型；E. 游离型。

（五）临床表现

1. 症状

（1）腰背痛：腰椎间盘突出的患者绝大部分有腰背痛，可出现在腿痛之前，亦可在腿痛同时或之后出现。活动和较长时间保持同一姿势后加重，休息或卧床后疼痛减轻。发生腰背痛的原因是椎间盘突出刺激了纤维环外层及后纵韧带中的脊神经脊膜支纤维。腰背痛特点以慢性持续性、反复发作性为主，急性发作较少见。

（2）坐骨神经痛：L_4~L_5、L_5~S_1 椎间盘突出占全部腰椎间盘突出的 90% 以上，因此大多数患者出现坐骨神经痛的表现，疼痛为放射性，沿着腰部、臀部、大腿后侧或外侧、小腿后侧或外侧至足跟或足趾。一部分患者在咳嗽、打喷嚏和排便时疼痛加重。卧床症状缓解，卧床时取弯腰侧卧屈髋屈膝位，可以松弛坐骨神经减轻疼痛；行走时取前倾位可以松弛坐骨神经达到减轻疼痛的作用。多为逐渐发生，腰椎间盘突出的坐骨神经痛多为单侧性。

（3）马尾综合征：马尾综合征表现为双侧坐骨神经疼痛、会阴部感觉异常、大小便障碍。通常因中央型腰椎间盘突出突然突出时发生，常压迫突出平面以下的马尾神经而出现。马尾综合征发生率约占腰椎间盘突出手术病例的 2%。

（4）间歇性跛行：当患者行走时，随行走距离增多，引起腰背痛或不适，同时感患肢出现疼痛、麻木加重，取蹲位或卧床后缓解，待症状逐渐消失后，方能再次行走，行走距离从数十米到数百米不等，称为间歇性跛行。见于巨大的中央型腰椎间盘突出或因腰椎间盘突合并其他原因的腰椎管狭窄，多因突出压迫神经根，造成神经根的充血、水肿、炎症反应和缺血。当行走时，椎管内受阻的椎静脉丛逐渐充血，加重神经根的充血程度，影响血液循环和氧含量，引起缺氧导致疼痛加重、麻木和肢体乏力症状。

此外，当高位腰椎间盘突出时，可出现下腹部或大腿前侧痛（突出的椎间盘可压迫腰丛的 $L_1 \sim L_3$ 神经根，出现相应神经根支配的腹股沟区痛或大腿痛）；也可出现脊髓圆锥综合征（脊髓 $S_3 \sim S_5$ 节段受损）；其他腰椎间盘突出症状还包括小腿水肿、尾部痛、阴囊痛、患肢发凉等。

2. 体征

（1）步态与姿势：腰椎间盘突出患者症状较轻时，步态与正常人没有明显区别，症状明显者行走时姿势比较拘谨，症状较重者行走时喜欢身体前倾而臀部凸向一侧的姿态下跛行。

（2）脊柱外形改变

腰椎侧凸：是一种为减轻疼痛的姿势性代偿畸形，具有辅助诊断价值。当突出髓核在神经根腋部时，上身向患侧弯曲，腰椎凸向健侧可缓解疼痛；当髓核突出在神经根的肩部，则上身向健侧弯曲，腰椎凸向患侧可松弛受压的神经根（图 8-1-10）。

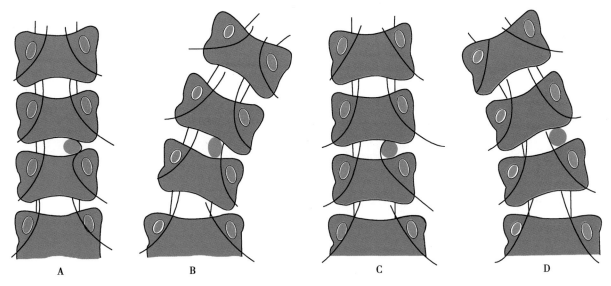

图 8-1-10　姿势性脊柱侧凸与缓解神经根受压的关系
A. 椎间盘突出在神经根腋部时；B. 神经根所受压力可因脊柱凸向健侧而缓解；C. 椎间盘突出在神经根肩部时；D. 神经根所受压力可因脊柱凸向患侧而缓解。

腰椎生理前凸变浅：腰椎间盘突出患者脊柱大多表现为腰椎生理前凸变浅，严重的患者生理前凸可完全消失，甚至出现腰椎后凸。原因在于突出的椎间盘刺激或压迫神经根而引起疼痛，为了使突出组织向后凸的张力减小，以减轻对神经根的刺激，椎间隙的后方增宽，骨盆向后旋转松弛坐骨神经出现腰椎生理前凸的改变。

当神经根与突出或者脱出的髓核粘连或者直接顶起神经根，无论腰椎凸向何侧均不能缓解疼痛。

（3）腰椎活动受限：在腰椎间盘突出时，腰部各方向活动度都会受到不同程度的影响。脊柱代偿性向左侧弯曲时，向右侧弯曲动作受限，反之亦然。矢状面上看，屈伸活动均受限，但后伸受限明显，且疼痛更剧。这可能是因腰椎后伸时，腰椎椎间隙后方变窄而使突出物更为后突，加剧了对神经根的刺激。而脊柱前屈使后纵韧带紧张，神经根受牵连加重，亦会加重疼痛。

（4）压痛点

1）腰部：腰椎间盘突出的压痛点多在病变间隙的棘突旁 1~2cm，此压痛（深按压）向同侧臀部及下肢坐骨神经分布区放射。压痛的部位基本上与病变的节段相一致，80%~90% 病例呈阳性。压痛点相当于骶棘肌的位置，主要是由于脊神经根的背侧支受刺激之故。

2）腿部：除了腰部的压痛点外，沿着坐骨神经走行也可能会有明确的浅表压痛点，如臀部、大腿后侧、腘窝部、小腿后侧，此浅表压痛点称为 Valleix 压痛点。

（5）神经根功能改变　Kortelainen 等的研究提供了 I 级诊断学证据：体格检查，无论主观感觉和客观发现，感觉减退、肌力降低均为腰椎间盘突出患者的定位诊断提供线索。

神经根功能改变包括下肢感觉异常、肌力下降以及反射异常。约80%患者有感觉异常，主要表现为痛、触觉的减弱；70%~75% 患者出现下肢肌力下降；70% 患者出现反射减弱或消失。S_1 神经根受压表现为跟腱反射消失，L_4 神经根受压表现为膝反射减弱或消失。下肢皮肤感觉、肌力和反射都受到相应的神经根支配（表 8-1-5、图 8-1-11）。

表 8-1-5　腰椎间盘突出常见临床表现

类型	受累神经根	比例	肌肉牵张反射	运动无力	感觉减退	疼痛分布
L_2~L_3	L_3	罕见	膝腱反射减弱但存在	髂腰肌 / 股四头肌	大腿前	
L_3~L_4	L_4	3%~10%（平均 5%）	膝腱反射消失	股四头肌	大腿前到膝下	股前
L_4~L_5	L_5	40%~45%	跟腱反射减弱	踇长伸肌和胫骨前肌（足背屈无力、足跟行走困难、可发生足下垂）	小腿侧面，前 3 趾	通过骶尾关节，臀部，大腿和小腿的外侧面
L_5~S_1	S_1	45%~50%	跟腱反射消失	腓肠肌、比目鱼肌（足趾屈曲无力、第一趾可受累、足尖行走困难）	踝和足的外侧	通过骶尾关节，臀部，经大腿和小腿后侧方至踝部

（6）直腿抬高试验及加强试验

1）直腿抬高试验（straight-leg raising test）：正常人仰卧被动抬高下肢的活动度数为60° 以上，神经根有 4mm 的滑动度，当神经根受到压迫或者粘连时滑动度减小。检查时，患者仰卧，检查者一手握住患者踝部，另一手置于大腿前方使膝关节保持于伸直位。抬高患肢到60° 以内，患者感到下肢坐骨神经分布区疼痛并有阻力时为阳性。如抬腿仅引起腰痛、腘部或大腿后侧疼痛，只能算作阴性或可疑阳性（图 8-1-12A）。

2）直腿抬高加强试验（Bragard 征）：患者仰卧，直腿抬高试验阳性诱发出下肢坐骨神经分布区疼痛时，将患肢抬高程度降低少许使放射性痛消失，再将患肢踝关节背屈，若又引起坐骨神经分布区放射性痛为阳性。此试验又可进一步肯定下肢抬高试验阳性是由坐骨神经受牵拉所致，并排除关节或肌肉等其他因素（图 8-1-12B）。

（7）屈髋伸膝试验（Lasegue 征）：患者仰卧，四肢自然放平，检查者将患者髋关节、膝关节均屈曲90°，在维持屈髋状态下，将膝关节缓慢伸直，若出现下肢放射痛或肌肉痉挛为阳性。

（8）屈颈试验（Lindner 征）：患者取坐或者半坐位，双下肢伸直，向前屈颈引起患侧下肢的放射性疼痛即为阳性。这是因为屈颈时从上方牵

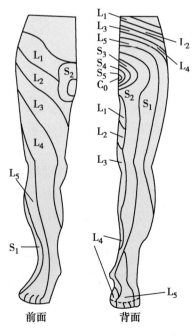

图 8-1-11　腰椎神经皮节分布区

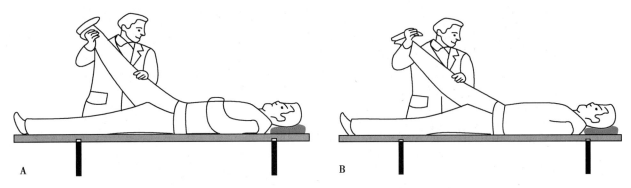

图 8-1-12　直腿抬高试验及加强试验
A. 直腿抬高试验；B. 直腿抬高加强试验。

拉硬脊膜和脊髓而刺激神经根的缘故。

（六）辅助检查

1. 影像学检查　常用的影像学检查包括 X 线、CT、MRI 以及脊髓造影。

（1）X 线：腰椎间盘突出的情况不能直接在 X 线片上观察到，但是可以看到腰椎间盘突出所带来的间接表现（图 8-1-13）。①正位片：可显示腰椎侧凸征、椎间隙左右不等高等表现，对 LDH 诊断意义不大；②侧位片：对诊断腰椎间盘突出价值较大，可见腰椎生理前凸变浅或消失，严重者可出现反常后凸，若病程较久，则显示椎间隙狭窄；③腰椎屈伸位 X 线片：可发现腰椎不稳，当相邻椎体屈伸位成角超过 15°或前后位移超过 3mm，即诊断腰椎不稳；④腰椎斜位 X 线片：对诊断 LDH 无特异性参考价值，但对椎弓峡部不连、椎弓根部肿瘤等病变有意义，同时可明确左右侧椎弓根部情况。

（2）CT：CT 对确定脊柱骨性成分的细节最清晰，软组织成像、神经成像不如 MRI 清晰。图像上椎间盘突出可表现为（图 8-1-14）：①椎管内椎体后缘出现突出的椎间盘影，其 CT 值低于骨但高于硬膜囊；②髓核游离碎片位于硬膜外，CT 值高于硬膜囊；③如突出钙化，则可显示异常钙化影，多与椎间盘相连，上下层面无连续性；④神经根被推压移位；⑤硬膜囊受压变形，椎管和硬膜囊之间的脂肪层消失。

（3）MRI：腰椎间盘变性者，由于髓核脱水退变，其 MRI T_2 加权信号将减弱；椎间盘膨出者，硬膜囊前缘和两侧椎间孔脂肪呈光滑、对称弧形压迹，高信号髓核仍位于纤维环内；椎间盘突出者髓核突出于低信号的纤维环之外，突出的髓核与未突出的髓核之间有"窄颈"相连，此征象于矢状位显示清晰（图 8-1-15）；椎间盘脱出者，脱出的腰椎间盘块与椎间盘内残留髓核呈蒂状相连，轴位显示有残留通道，具有特征性。如突出的髓核与椎间盘脱离，可离开原来的椎间隙向上、下迁移，形成游离的髓核。

（4）脊髓造影：脊髓造影是临床诊断腰椎间盘突出和观察椎管形态的有创检查，可以间接显示腰椎间盘突出的部位、程度。造影显示神经根或硬膜囊的受压，对腰椎间盘突出和神经根管狭窄的诊断非常有意义，尤其是 CT 检查不能确定而临床症状明显者，或 CT 下是多节段病变时，椎管造影有助于确定部位，但对极外侧型腰椎间盘突出不能显示。随着 MRI 的广泛应用，脊髓造影在临床中应用已逐渐减少。

2. 神经电生理检查　目前在临床中使用的神经电生理检查，包括神经传导、F 及 H 波反射、针极肌电图，以及体感诱发电位及运动诱发电位等项目。其中，神经传导、F 及 H 波反射、针极肌电图对于定位神经根压迫的节段，以及鉴别是否合并其他周围神经损害具有重要意义，但无法判断损害原因。体感诱发电位及运动诱发电位可以作为脊髓的感觉传导通路及运动传导通路的检查，有助于排除其他中枢神经系统疾病，但无法进行准确的定位诊断。

3. 实验室检查　血沉、C 反应蛋白、抗链球菌溶血素 O 试验、类风湿因子、组织相容性抗原 HLA-B27、血清基质金属蛋白酶 -3（MMP-3）、血流动力学、D- 二聚体、组织细胞因子测定以及免疫学检查有助于腰椎间盘突出的诊断和鉴别诊断。

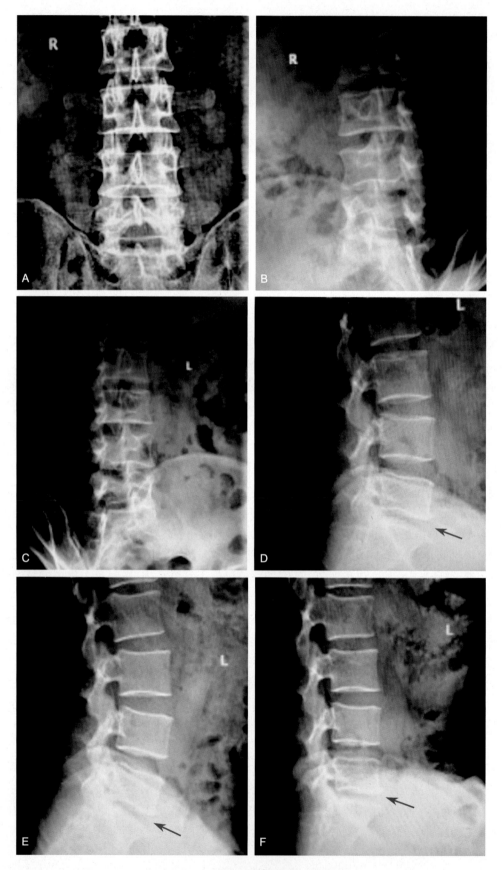

图 8-1-13   腰椎间盘突出的 X 线表现

图示 $L_5 \sim S_1$ 椎间隙变窄,腰椎活动度受限。A、D. 腰椎正侧位片,$L_5 \sim S_1$ 椎间隙变窄;B、C. 腰椎双斜位片,未见峡部裂;E、F. 过伸过屈位,腰椎活动度受限。

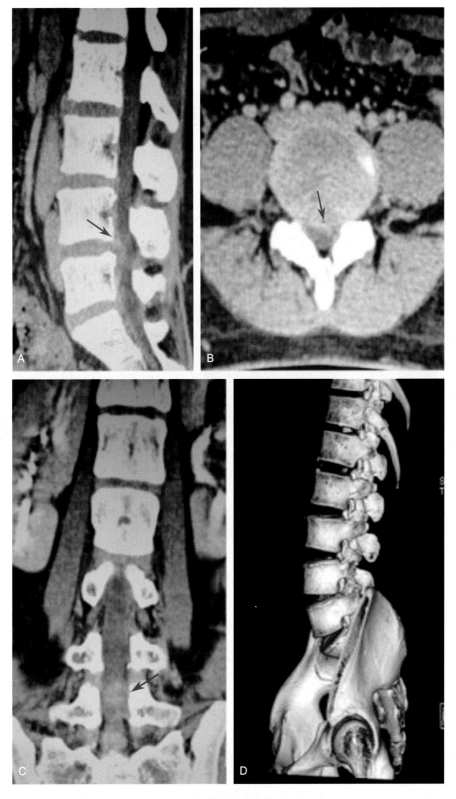

图 8-1-14 腰椎间盘突出的 CT 表现

A.矢状位,可见 L$_4$~L$_5$ 椎间盘向后突出;B.轴位,椎间盘旁中央型突出(左后方);C.冠状位,可见左侧 L$_5$ 神经根受 L$_4$~L$_5$ 椎间盘压迫,显示不清;D.三维重建,显示 L$_4$~L$_5$ 椎间盘突出,左侧旁中央型。

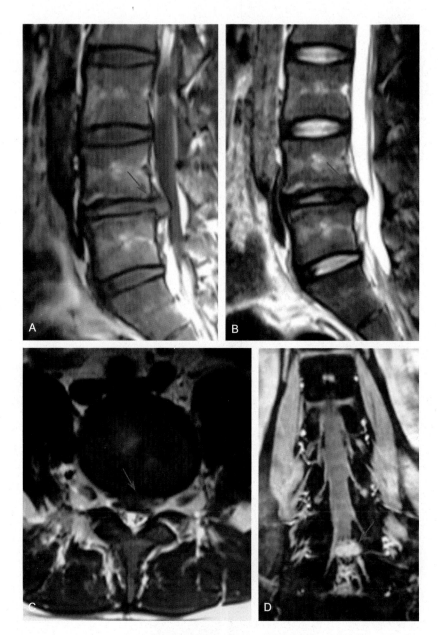

图 8-1-15　腰椎间盘突出的 MRI 表现

A. T_1 矢状位,可见 L_4~L_5 椎间盘向后突出;B. T_2 矢状位,可见 L_4~L_5 椎间盘向后突出,硬膜囊受压;C. L_4~L_5 节段 MRI 轴位,椎间盘旁中央型突出(左后方);D. T_2 冠状位,可见左侧 L_5 神经根受 L_4~L_5 椎间盘压迫。图示 L_4~L_5 椎间盘突出,左侧旁中央型。

（七）诊断及鉴别诊断

1. 诊断　腰椎间盘突出的诊断主要依靠病史、体格检查及影像学检查。随着影像学技术的发展,很多的患者都有条件进行 X 线、CT 和 MRI 检查。但是要强调的是,腰椎间盘突出的诊断必须是临床表现和影像学检查相结合,仔细的病史询问和体格检查非常重要。当 X 线、CT、MRI 等影像学检查表现为明显的腰椎间盘突出时,如果患者没有临床表现,也不能诊断腰椎间盘突出。此外,神经电生理检查近年来对 LDH 诊断和鉴别诊断的应用也越来越广泛。腰椎间盘突出大多发生于 L_4~L_5 和 L_5~S_1 节段,往往忽视高位腰椎间盘突出的病史采集及查体,应加以注意。

2. 鉴别诊断　腰椎间盘突出主要表现为腰腿部的疼痛,需要和临床其他一些常见的引起腰腿痛的疾病进行鉴别。

(1) 腰椎管狭窄：腰椎管狭窄是腰椎间盘突出主要的鉴别疾病，腰椎管狭窄表现为患者的间歇性跛行，可同时合并腰痛，查体无明显的患肢感觉、运动和反射的异常。患者主诉症状重、体征轻是腰椎管狭窄的特点。腰椎管狭窄往往和腰椎间盘突出并存，其发生率达 40% 以上。

(2) 慢性腰部肌肉劳损：多有腰部的扭伤史、长期工作姿势不良或长期处于某一特定姿势，导致腰部肌肉慢性劳损引起腰痛。部分腰部肌肉劳损患者腰部叩击后有舒适感，部分患者可能有腰部的压痛点，压痛的位置多在椎旁或者骶髂部，无放射痛，患者无小腿、足部症状，无肌力、感觉和反射改变。

(3) 腰椎管内肿瘤：腰椎管内肿瘤可刺激或者压迫神经根，引起与腰椎间盘突出相似的神经根性痛；也可以压迫马尾神经，引起与中央型腰椎间盘突出相似的马尾综合征。腰椎管内肿瘤具备如下特点：①腰痛大多夜间痛明显；②MRI 可证实椎管内肿瘤的存在；③椎管造影可见蛛网膜下隙存在占位性病变。

(4) 腰椎结核：腰椎结核一般只有腰痛。但在骨质破坏、寒性脓肿等刺激神经根时可发生类似腰椎间盘突出的表现。患者可有较明显的结核中毒症状，如低热、盗汗、消瘦等。影像学可见到骨质破坏、椎间隙变窄、腰大肌脓肿等改变。

(5) 椎间盘源性腰痛：椎间盘病变导致的腰痛，可分为脊髓和神经源性、椎间盘源性两大类。重要的区别是腰椎间盘突出引起的腰痛常合并下肢放射痛，而椎间盘源性腰痛局限于腰骶部。它是纤维环退变形成的内裂症。基本的表现是下腰部酸胀痛，重者剧痛。坐位疼痛重于站位，活动后尤其是脊柱纵向负荷加大时疼痛加重，有脊柱纵向叩击痛。平卧后下腰痛不立即缓解，反复发作，可持续数月以上，腰部有明显触痛。MRI 扫描是理想的检查方法，显示椎间盘有退变征象（Modic 征）；矢状位椎间盘后外方有圆形或卵圆形高信号区（high intensity zone，HIZ）。椎间盘造影，非离子型水溶性造影剂注入量 >5.0ml，显示纤维环退变和破裂、椎间盘高度降低。造影剂注入过程中，应诱发患者与平时相同或类似的疼痛，且必须有一个阴性椎间盘造影作对照（造影不会引起正常椎间盘形态学异常和腰痛）。

(6) 其他：应与其他原因引起的神经根卡压症、髋关节病、骶髂关节疾病、非髓核性腰骶神经压迫症、血管病变等鉴别，因上述病变很多情况亦可出现与腰椎间盘突出相类似的表现。

（八）治疗

1. 非手术治疗 包括牵引治疗、卧床休息、推拿术、物理疗法、腰背肌锻炼、药物治疗等。

(1) 牵引治疗：牵引治疗是应用外力对身体某一部位或关节施加牵拉力，使其发生一定的分离，周围软组织得到适当的牵伸，从而达到治疗目的的一种方法。腰椎牵引治疗通常是指使用外力牵拉腰椎 - 骨盆以达到治疗目的。该方法可以使椎间隙增宽，增加椎间孔及椎管的容积，使椎间盘内压下降，使突出物变小，还可以缓解肌肉痉挛，纠正腰椎关节突失衡关节，松解神经根粘连，减轻炎症反应和神经根水肿。此外，还改变突出髓核与神经根相对位置。该疗法适用于：①轻中度的腰椎间盘突出；②腰椎间小关节功能紊乱；③退行性改变引起的慢性腰痛。禁忌证包括：①重度腰椎间盘突出；②腰椎结核；③腰椎肿瘤；④孕妇；⑤后纵韧带骨化和突出椎间盘的骨化以及髓核摘除术后的患者应慎用。常见不良反应：①腰背酸胀；②腹胀腹痛；③胸壁挫伤肋骨骨折；④牵引后突出物增大；⑤马尾损伤。

(2) 卧床休息：平卧后由于椎间盘承受的载荷减小，椎间盘内压降低，有利于抗压能力已降低的病变椎间盘自身修复，从而降低了发病诱因的继续作用和疾病加重的可能性，有利于早期病理改变的转归。所以，卧床休息可以延缓腰椎间盘突出进程，创造有利于病损椎间盘修复的局部环境。但长期卧床可造成肌肉失用性萎缩、心血管疾病和骨质疏松等，因此绝对卧床不宜过长。如有起床活动需要佩戴腰带。

(3) 推拿术：主要治疗原理是解除肌肉痉挛、小关节的错位紊乱，解除关节滑膜嵌顿，松解神经根的粘连，通过脊柱手法推拿促使髓核回纳，改变髓核与硬脊膜和神经根的位置关系，促使局部局限性小肿块和无菌性炎症的消退，达到"通则不痛"的治疗目的。该疗法适用于：初次发作，病程较短（3 个月以内）者，症状和体征较轻者，由于全身性疾病或局部皮肤疾病不能行手术治疗者。禁忌证：巨大中央型腰椎间盘突出、突出物与神经根严重粘连伴较严重的腰椎管狭窄、腰椎滑脱、侧隐窝狭窄以及腰椎骨质病变者。

(4) 物理疗法：包含微波超短波电疗、特定电磁波治疗、远红外热疗、电脑中频电疗与低频脉冲电疗等。

（5）腰背肌锻炼：主要通过腰背肌锻炼增强腰背部肌肉力量，减轻椎间盘承受压力，缓解腰部酸痛不适感。

（6）药物治疗：镇痛、脱水消肿、营养神经等药物治疗。

2. 手术治疗　大多数 LDH 患者通过非手术治疗可获得缓解或治愈，10%~20% 的病例需要手术治疗。2012 年 NASS 诊疗指南指出：对症状严重需要通过手术治疗的 LDH 患者，推荐在 6 个月内进行手术，早期手术（6 个月 ~1 年）患者术后恢复更快，长期神经功能预后更好。

手术适应证：①出现马尾综合征；②进行性神经功能障碍；③急性腰椎间盘突出，根性疼痛剧烈无法缓解甚至加重；④神经根压迫症状经系统严格的非手术治疗 2~3 个月后症状无明显改善、症状加重或症状改善后仍反复发作，影响生活与工作者。

手术禁忌证：①全身情况不能耐受手术；②症状轻微，对症治疗症状缓解；③影像学表现未见明显腰椎间盘突出或临床表现与影像学显示突出节段不相符。

（1）手术分类

1）腰椎间盘开放性手术（open discectomy，OD）：包括全椎板切除术、半椎板切除术、椎板开窗术等。

全椎板切除术：切除范围包括两侧下关节突内侧及之间的椎板和棘突，全椎板切除术切除范围大，可导致腰椎不稳，进而继发腰痛、坐骨神经痛、腰椎滑脱等。

半椎板切除术：又称"单侧椎板切除术"，切除范围主要包括下关节突内侧到棘突基底部，完整地切除一侧椎板。

椎板开窗术：切除范围是有限地切除两相邻的部分椎板，必要时可切除少量下关节突内侧部分。相对全椎板和半椎板切除术，本术式对腰椎本身的伤害较小。Postacchini 等进行了前瞻性研究，结果表明椎板开窗术和椎板切除术均为 LDH 的有效治疗方式。

2）腰椎间盘显微手术（microsurgical discectomy，MD）：指在显微镜和显微外科器械帮助下，由后路切除腰椎间盘的方法。显微镜下联合经皮微通道系统进行腰椎间盘切除术应用越来越多，经皮微通道显微腰椎间盘切除术利用套管系统逐层钝性撑开椎旁肌肉，在一侧椎板放入微通道后行显微腰椎间盘切除术。该方法疗效确切，可到达椎管中央甚至对侧进行神经减压，同时能够保护好椎旁肌肉、避免损伤关节突关节，不影响腰椎稳定性。

3）腰椎间盘内镜手术

经皮内镜腰椎间盘切除术（percutaneous endoscopic lumbar discectomy，PELD）：PELD 在局部麻醉下进行操作，具有住院时间短、对脊柱稳定性干扰小、恢复时间短等优点。

显微内镜腰椎间盘切除术（microendoscopic discectomy，MED）：MED 是将传统开放的椎间盘摘除技术与内镜技术相结合的一种微创手术，该方法具有手术切口小、椎旁肌损伤小、出血少、恢复快等特点。

4）其他疗法：目前常用的微创疗法有髓核化学溶解疗法（chemonucleolysis）、经皮穿刺臭氧注射术（percutaneous intradiscal oxygen-ozone injection，PIOI）、自动经皮腰椎间盘切吸术（automated percutaneous lumbar diskectomy，APLD）、经皮激光腰椎间盘减压术（percutaneous laser disk decompression，PLDD）、椎间盘内电热疗法（intradiscalelectrothermaltreatment，IDET）、经皮内镜下人工髓核置换术等。

5）腰椎稳定性重建：在 LDH 治疗过程中，如果破坏腰椎的稳定性（如关节突关节损伤），可以考虑重建腰椎稳定性。

（2）术中电生理监测：脊柱外科术中常用的神经电生理监测包括体感诱发电位（somatosensory evoked potentials，SEP）、运动诱发电位（motor evoked potentials，MEP）、D 波（direct waves）、肌电图（electromyography，EMG）、椎弓根螺钉实验（pedicle screw testing）。神经电生理监测技术的引入可明显降低包括脊髓、神经根及马尾神经损害的发生率。

（3）并发症

1）感染：切口感染、椎间隙感染的致病因素主要有手术无菌操作不严格、切口组织坏死或血肿形成继发感染等，因此术中严格无菌操作、术腔引流以及切口换药显得尤为重要。

2) 神经根损伤:损伤原因主要包括神经根牵拉、手术器械误伤、软组织压迫及神经根周围瘢痕形成等。

3) 硬脊膜损伤:术中发现硬脊膜损伤应积极缝合修补,处理不当可继发脑脊液漏,形成假性硬脊膜囊肿。

4) 硬脊膜外瘢痕形成:术后纤维组织增生继发瘢痕形成,神经根、硬脊膜以及瘢痕组织之间粘连可产生临床症状。

5) 其他:其他并发症还包括脊柱不稳、椎管内血肿和血管损伤等。

(4) 腰椎间盘再次手术

1) 腰椎间盘清除不彻底:游离髓核残留于椎管通常在显微腰椎间盘切除术和内镜手术中因视野较小而更容易发生。若患者术后症状较重,卧床 2 周同时经过抗感染治疗后无明显改善,应考虑腰椎间盘组织清除是否彻底,建议行 CT 和 MRI 等检查。

2) 手术范围不足

多见于以下两种情况:①腰椎间盘多节段突出且都压迫神经根并引起症状,而术前诊断不清,仅行单节段手术或未将所有"责任椎间盘"切除,术后症状持续存在;②单节段椎间盘双侧突出且都引起神经根压迫症状,而仅行一侧手术,术后症状持续存在。

3) 腰椎间盘突出复发:复发性腰椎间盘突出是指患者无痛间歇期大于 6 个月,手术节段同侧或对侧椎间盘术后突出,复发率为 5%~11%。若再突出较大,神经根压迫症状严重,经对症治疗 1~2 个月症状无明显改善时应考虑行手术治疗。

4) 硬脊膜外血肿:脊柱手术后引起的硬脊膜外血肿发生率为 0.1%~3%。若术后血肿形成较大导致神经症状未缓解,甚至较术前加重,此时需行手术治疗,取出积血,神经根减压。

5) 硬膜外瘢痕形成:硬膜外手术瘢痕组织主要来源于深层椎旁肌的结缔组织细胞,当椎管内合并血肿形成时,因为血肿机化形成瘢痕较大可压迫神经根而导致持续神经根痛和麻木。

(九) 预后与转归

腰椎间盘突出多数情况下自然病程预后较好。有研究报道,87% 的无急诊手术指征患者口服镇痛药 3 个月后疼痛均有所缓解。

(十) 小结

腰椎间盘突出最常见的症状是腰腿痛,最重要的体格检查是直腿抬高试验。

腰椎间盘突出首选的辅助检查为 MRI 检查。

诊断腰椎间盘突出需要注意具体的突出节段与神经症状的相关性,症状、体征与影像学检查需要具有一致性才能明确诊断。

神经电生理检查有助于判断神经受损部位,有助于排除其他相关疾病。

多数腰椎间盘突出经过对症治疗可以好转,常用对症治疗,如牵引治疗、卧床休息。

出现马尾综合征、进行性神经功能损害和剧烈疼痛经镇痛等治疗无法缓解甚至加重,均需要尽快手术。

系统严格的非手术治疗至少 6 周,症状无明显改善、症状加重或症状改善后仍反复发作,影响生活与工作者建议手术治疗。

治疗腰椎间盘突出应根据患者具体情况制订合适的治疗方案。

【典型病例】

患者,男,39 岁,因"反复腰部酸痛 1 年,加剧伴左下肢麻痛 3 周"入院。

现病史:入院前 1 年因弯腰搬重物后出现腰部酸痛,久站或久坐时加剧,平卧时稍缓解,无畏冷、发热,无腹痛、腹胀、大小便障碍,无肢端疼痛、麻木等不适。于当地医院行 CT 检查示"L$_4$~L$_5$ 椎间盘突出",诊断为"腰椎间盘突出",经牵引、理疗、药物治疗,症状无明显好转,反复发作,3 周前上述症状明显加剧,伴腿部麻痛、疼痛由腰部放射至臀部、大腿外侧、小腿外侧、踇趾,经对症治疗无明显好转,遂就诊,门诊拟"腰椎间盘突出"收入院。发病以来精神欠佳,食欲、睡眠尚可,大小便正常,体重无明显变化。

查体:脊柱生理弯曲存在,腰部椎旁肌紧张,腰部活动受限,L₄~L₅ 棘突间椎旁压痛,L₃~S₁ 棘突无明显压痛、叩击痛,四肢肌力、肌张力正常。左下肢直腿抬高试验 20° 阳性,右下肢直腿抬高试验 40° 阳性,双侧直腿抬高加强试验阳性,四肢深浅感觉粗测正常,膝腱反射、踝反射正常,双侧 Babinski 征阴性。JOA 评分 8 分,VAS 评分 8 分。

辅助检查:腰椎 X 线(正侧位、双斜位、过伸过屈位)示 L₄~L₅ 椎间隙变窄;腰椎 CT 示 L₄~L₅ 椎间盘突出(中央型);腰椎 MRI 示 L₄~L₅ 椎间盘突出。神经电生理检查示:左侧 L5 神经根性损害。术前、术后及随访 MRI 见图 8-1-16。

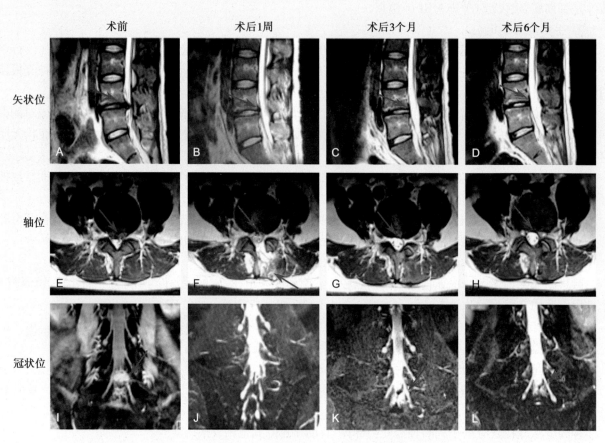

图 8-1-16　患者术前、术后及随访 MRI

A、E、I. 术前 MRI 矢状位、轴位、冠状位,提示 L₄~L₅ 椎间盘突出(左侧旁中央型)、硬膜囊受压、左侧 L₅ 神经明显受压;B、F、J. 术后 1 周,见硬膜囊膨胀,神经根减压充分,手术路径部分高信号;C、G、K. 术后 3 个月,见硬膜囊膨胀,手术路径信号恢复至基本正常;D、H、L:术后 6 个月,见硬膜囊膨胀良好,神经根显影良好。

诊断:L₄~L₅ 椎间盘突出。

鉴别诊断:①腰椎管狭窄;②慢性腰部肌肉劳损;③腰椎结核;④腰椎管内肿瘤;⑤其他。

治疗过程:行经皮微通道显微镜下微创椎间盘突出切除手术。术中所见如图 8-1-17。

术后预后:术后症状明显好转,术后 1 周复查 MRI、CT 平扫,JOA 评分 24 分,VAS 评分 3 分;3 个月复查 MRI 平扫,JOA 评分 28 分,VAS 评分 0 分;6 个月复查 MRI、CT 平扫,JOA 评分 28 分,VAS 评分 0 分;随访 2 年无复发。

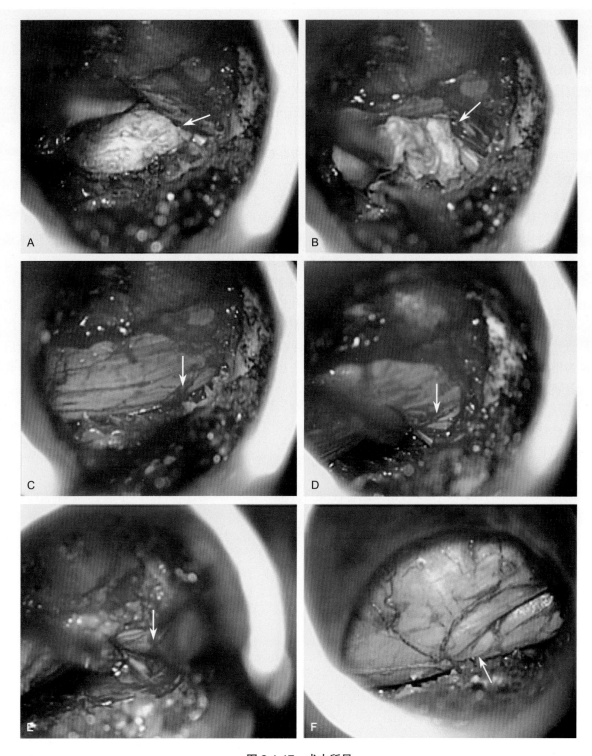

图 8-1-17 术中所见

A. 牵拉硬膜囊,显示突出的腰椎间盘;B. 摘除突出的髓核;C. 初步减压后硬膜囊膨起;D. 神经根拉钩 360° 探查神经根周围;E. 神经根 360° 减压;F. 神经根减压充分,硬膜囊膨胀,搏动良好。

五、腰椎管狭窄

腰椎管狭窄的定义为任何类型的椎管、侧隐窝或椎间孔的狭窄。导致椎管狭窄的因素有很多,最常见的是退行性改变。

（一）流行病学

退行性腰椎管狭窄是 50 岁以上中老年患者的常见疾病。流行病学研究发现,在超过 64 岁的受试者中,90%~100% 会出现椎间盘退行性改变、小关节骨性关节炎或骨赘。在 65 岁时,1.7%~6% 的脊髓影像学会呈现腰椎管狭窄,而在 70 岁以上的受试者中,存在狭窄的高达 80%。虽然影像学的发生率很高,但症状学与影像学之间的相关性非常小。在 60 岁以上的无症状受试者中,约 21% 患者在 MRI 中提示存在椎管狭窄。在因腰背轻度疼痛而去咨询全科或专科医生的患者中,分别有 3% 和 14% 的患者可能有椎管狭窄。椎管狭窄的外科手术率约为每年 10 人 /10 万。随着预期寿命延长和 65 岁以上老年人比例的增加,椎管狭窄的发病率将会成比例地进一步提高。

（二）发病机制

腰椎管狭窄可以被定义为任何类型的椎管、神经根管或椎间孔的缩小。如果没有压迫神经结构,应将这种变化描述为变窄而不是狭窄。中央椎管狭窄的病理机制主要与黄韧带肥厚有关,而黄韧带肥厚是对节段运动过度进行再稳定代偿的结果;此外,骨性椎管受压是由于小关节肿大(骨关节炎)、骨赘形成、退行性腰椎滑脱造成的,这最终导致马尾进行性受压。大多数侧隐窝狭窄是由椎间盘高度减少、椎间盘后外侧突出或上关节突肥大造成的。当神经根因椎体滑脱和椎间盘高度下降而受压时,椎间孔狭窄也可能由于峡部裂滑脱导致。侧隐窝和椎间孔狭窄是腰椎神经根病的常见原因。目前,神经受压理论和血管受压理论是研究的主要方向。神经根受到的机械压迫导致营养减少、微血管病变、水肿以及纤维化。血管压迫理论认为椎管狭窄对马尾的血液供应起着病理性作用。据推测,在狭窄节段之间的神经根里静脉淤滞会导致营养缺乏,诱发临床症状。

（三）病理分类和病理特征

腰椎管狭窄的分类如下:

1. 按原因分类

(1) 先天性:特发性、软骨发育不全。

(2) 获得性:退行性改变、先天性继发退行性改变、峡部裂滑脱、代谢性、医源性(椎板切除术后)、创伤后。

2. 按解剖分类

(1) 中央型狭窄。

(2) 侧隐窝狭窄。

(3) 椎间孔狭窄。

3. 按病理形态学分类

(1) 黄韧带肥厚。

(2) 小关节增生。

(3) 骨赘形成(骨刺)。

(4) 椎间盘突出。

(5) 小关节滑膜囊肿。

(6) 椎骨滑脱(前方 / 侧方)。

（四）临床表现

腰椎管狭窄多表现为慢性病程,但部分患者没有典型的长期腰痛病史。对于先天性椎管狭窄患者,可在 20~30 岁的时候发病,很快表现出严重的神经功能障碍;对于获得性退行性狭窄的患者通常在 60~70 岁时发病。

腰椎管狭窄主要症状是神经性跛行,主要表现为走路或长时间站立时的下肢麻木、虚弱和不适,坐位和休息时症状消退。椎管侧方狭窄患者可出现根性跛行。另外,部分患者可出现机械性腰痛、不典型腿痛、马尾综合征等表现。常见症状描述为腿部感觉异常、肌肉痉挛、烧灼痛或无力。

该类患者查体可发现腰椎伸展受限、感觉障碍、肌力下降、直腿抬高试验阳性、膝反射消失、踝反射消失。

（五）辅助检查

1. X线 腰椎管狭窄常发生于 $L_2 \sim L_3$ 和 $L_3 \sim L_4$ 的顶端。前后位 X 线片上需确定椎弓根间的距离,如果椎弓根间距变窄,则提示椎管狭窄。侧位 X 线片上,先天性腰椎管狭窄可表现为椎弓根较短,此提示椎管矢状径减少。椎体后边缘呈扇形可能提示先天性疾病,例如软骨发育不全、肢端肥大症、神经纤维瘤病、糖原贮积症等。

2. MRI MRI 能较好地显示包括椎管狭窄在内的潜在的神经根致压病变,对软组织的分辨有显著优势。

3. CT CT 可以清楚显示椎间孔的骨性狭窄,如果患者有 MRI 检查禁忌证(如植入起搏器、金属器械),那么 CT 脊髓造影可明确神经根是否受累。

4. 神经电生理检查 体感诱发电位(SEP)和运动诱发电位(MEP)检查的是中枢神经系统通路,而体表肌电图和神经传导速度是周围神经感觉运动通路的有效检查手段。神经电生理检查可以确定其马尾是否受累,还可以对常见于老年患者的周围神经病、骨骼肌疾病和血管源性疾病作出鉴别诊断。

（六）诊断及鉴别诊断

腰椎管狭窄的诊断主要基于患者的临床症状和体征,确诊需要影像学支持,同时神经电生理检查可以进一步明确诊断并提供鉴别诊断依据。

临床上需要与神经源性跛行相鉴别的疾病主要是周围血管病变导致的间歇性缺血性跛行,二者可通过超声筛查及血管造影进行鉴别。其他的需要鉴别诊断的疾病较为少见。非狭窄性腰椎退变性疾病有时也会引发类似神经源性跛行的表现;马尾神经肿瘤一般不产生跛行症状。

（七）治疗

1. 对症治疗 对症治疗适用于仅有轻微间歇症状或日常生活未受明显影响的患者。对于轻度跛行、轻到中度根性病变、无运动功能障碍、生活未受明显影响的患者,对症治疗为首选。主要方式包括药物(如镇痛药、非甾体抗炎药、肌肉松弛药)、体位训练、避免后伸的康复运动、硬膜外皮质激素浸润、使用降钙素。

2. 手术治疗 对于中度到重度跛行、严重影响生活质量、进行性神经损害、出现马尾综合征的患者,以及当对症治疗失败或严重影响患者生活时,应选择手术治疗。

术式的选择主要取决于椎管狭窄的类型(如中央型、侧隐窝或椎间孔型)以及是否伴有腰痛。主要手术方式为中央和外侧椎管狭窄的减压手术:减压术(单侧/双侧部分椎板切开术或椎板切除术)、减压融合不固定、减压固定融合。

(1) 椎板切开术和椎板切除术:减压的目标是解除软组织和骨性结构(增生的小关节、骨赘)的压迫,解放神经结构,为马尾神经和神经根创造更多的空间。适合于主要由黄韧带肥厚导致的中央椎管狭窄、侧隐窝狭窄导致的神经根性跛行、不存在退变性脊椎滑脱和侧凸、无椎间孔骨性狭窄患者。

(2) 减压和融合:当怀疑节段不稳时,除了手术减压,普遍认为还应该做加或不加内固定的融合,如节段不稳(退行性脊椎滑脱和侧凸)、伴随中度至重度的腰痛、需要广泛减压、椎管狭窄复发等。固定融合可以提高融合率,长期疗效更好。

（八）预后和转归

对腰椎管狭窄的自然病史所知甚少。有些学者报道该病自然史是良性的,主观感受和查体所见可以非常稳定。平均随访 59 个月之后,70% 的患者症状无改变,15% 的患者改善,而另 15% 的患者加重。尽管是该病有良性的疾病自然史,但是随病情长期进展,运动节段的退变还是会导致椎管狭窄加重。到了疾病晚期,椎管狭窄可能导致患者完全无法活动,严重影响患者的生活质量。

（九）小结

腰椎管狭窄是一种渐进的疾病,主要症状是神经源性跛行,即行走和长时间站立时双腿麻木、无力和不适。影像学检查首选 MRI,X 线片有助于诊断伴发的退变性滑脱及脊柱侧弯。对只有轻至中度椎管狭窄,生活受限不明显的患者,可考虑非手术治疗。对于重症患者,椎板切开术是重要的手术治疗方法,如果有退行性滑脱或脊柱侧弯,或伴有小关节骨关节炎导致的严重腰痛时,除了减压,融合内固定也很重要。

【典型病例】

患者,女,61岁,以"双下肢麻木10年,加重伴间歇性跛行"入院。

查体:左下肢肌力4级,右下肢蹬伸肌肌力4级,膝反射及跟腱反射减弱,双下肢腓侧感觉减退。

辅助检查:患者术前CT见图8-1-18,术前MRI见图8-1-19。

治疗过程:手术方式为微创单纯后路减压(一侧入路两侧减压,不固定)。

病例解析:患者为老年女性,临床表现为下肢麻木及间歇性跛行,查体有下肢肌力下降。影像学上可见椎间盘的突出不明显,椎管狭窄主要表现为后方韧带的肥厚压迫神经,椎体稳定性尚可。因此只做单纯后路减压,运用微创理念,采用一侧入路行两侧减压,不进行内固定。

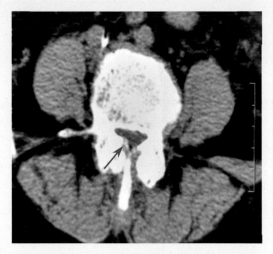

图 8-1-18 腰椎管狭窄,术前CT

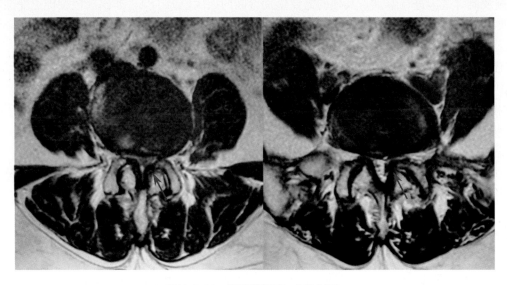

图 8-1-19 腰椎管狭窄,术前 MRI

六、腰椎不稳

腰椎不稳是指在正常生理负荷下,腰椎不能维持其生理解剖关系,好发于肥胖者。所谓正常生理负荷,是指负荷不致引起脊髓或神经根的损伤,也不引起疼痛及脊柱畸形的发展。脊柱稳定性由三个相互关联的系统来协调:脊柱(被动系统)、脊柱周围的肌肉系统(主动系统)和控制系统。控制系统对肌肉进行控制和协调,以保证为脊柱提供稳定性。当这三个系统中的一个或几个部分失效或出现功能障碍时,会出现相应症状。腰椎不稳是慢性腰痛、坐骨神经痛及腰椎术后综合征的重要原因,因而也备受关注,其定义、诊断标准和治疗方法在争议中不断更新变化。

(一)病因

脊柱的各个节段中腰部承受的负荷最大,相对椎间盘的活动度较大,故椎间盘退行性改变的可能性较高。退行性改变会使小关节的稳定性下降,导致腰椎小关节退行性改变的开始时间也较脊柱其他部位更早。

小关节退行性改变后可出现软骨纤维化变薄,软骨下骨可出现骨折及游离体,骨膜经过急性炎症反应期后增生肥厚,关节囊亦因炎症作用而增生纤维化。随年龄增长,髓核含水量降低。失水后纤维环及髓核的体积相应萎缩,椎间盘高度丧失,继而引起椎体间的松动和失稳。长期存在的不稳以及滑脱,可导致纤维环的广泛延长变形,更促使了腰椎不稳。如此形成恶性循环,再加上椎间关节和小关节的退行性改变、增生、骨赘形成,与后突的髓核、增厚的黄韧带等共同形成对椎管的压迫,从而产生一系列临床症状与体征。同时,创伤使椎体发生严重的楔形变也会导致腰椎不稳。感染、肿瘤、遗传因素或医源性因素破坏了后纵韧带的完整性,也可导致腰椎不稳。

（二）分类

腰椎不稳可分原发性腰椎不稳和继发性腰椎不稳两类。

1. 原发性腰椎不稳

（1）Ⅰ型（轴向旋转不稳型）:旋转畸形在退变性滑脱的病理标本中已获知,X线显示正位片棘突不在一条直线上,侧位片可见椎弓根旋转畸形;另外可见有腰椎分节异常和L_5横突过长,表明不稳的可能性增加,可能存在L_4或L_5神经根损害,关节有不对称性狭窄。CT扫描可检出旋转畸形。

（2）Ⅱ型（滑移不稳型）:是典型的退变性滑脱不稳类型,X线片特征为椎间隙狭窄和牵拉性骨赘,男女发病率为1:4,糖尿病患者发生率更高。

（3）Ⅲ型（后滑脱性不稳型）:常发生在L_5~S_1水平,往往伴有影响S_1神经根功能的椎管狭窄症状。

（4）Ⅳ型（进行性退变侧弯型）:退变不稳可为单节段,进行性侧弯常伴有多节段轴间旋转畸形,神经根受损也可为多节段。手术决定融合和减压的节段范围要按力学原理和病理改变设计,选择相应内固定疗效较好。

（5）Ⅴ型（椎间盘崩解型）:椎间盘崩解也产生节段不稳。目前最好的选择治疗方法是经前路椎体间融合术,可恢复节段间稳定性。

2. 继发性腰椎不稳

（1）Ⅰ型（椎间盘切除术后继发性不稳型）:椎间盘切除术后10年进行随诊,有20%出现不稳。女性患者发病率更高,有3%患者要求再次手术以改善腰痛症状。学者们提出,这些患者在首次手术前应摄屈伸位X线片,确定是否已存在潜在性不稳。初次手术同时给予融合,是防止继发性不稳的有效方法。

（2）Ⅱ型（椎板切除减压术后继发性不稳型）:做椎板切除减压术后可发生脊柱不稳已众所周知,所以首次手术前需明确诊断。往往退变性腰椎滑脱的病例,做减压术后更易出现进行性不稳。

（3）Ⅲ型（脊柱融合术后继发性不稳型）:在融合节段的上、下端常出现继发性不稳。由于脊柱融合后增加了邻近节段的应力。加速了邻近椎节劳损和退变,约有4%的患者为改善持续性疼痛和L_3~L_4的不稳定,需要再做融合术。

（三）临床表现

腰椎不稳的临床症状和体征很多,在早期轻者症状多不明显,重者呈现腰椎滑脱症,因其不伴有椎弓峡部崩裂,称之为"假性滑脱"症状。主要临床表现如下:

1. 轻微的活动即引起突然的腰痛,但疼痛时间短暂,改变体位或姿势疼痛可缓解,常不伴有腿痛。

2. 腰部在屈伸活动时出现"绞锁"症状,平卧后症状减轻或消失。

3. 久站后腰痛出现,由于腰椎椎节松弛,久站后腰部负荷加重,需借用依托以减轻腰部负荷。

4. 根性刺激痛,由于椎节松动,脊神经根易受牵拉,常伴有一侧下腰痛,近侧坐骨神经痛。

另外,椎体不稳定发生在腰椎与发生在颈、胸段相比,其神经并发症的发病率更低一些。马尾神经的康复相对较颈胸段脊髓损伤的康复更容易。但由于腰部承受的负荷较颈胸段大,退变发生较早,所以继发性腰腿疼痛、畸形、残疾也更多见。

（四）辅助检查

1. X线正侧位片　X线正侧位片所显示的不稳定征象主要有椎间隙狭窄、牵引性骨刺及脊柱序列不良,其中包括椎体的前后滑移、椎弓根的轴性旋转畸形及棘突正常序列的中断等。椎间隙的明显狭窄被认为是进入了退变的稳定期。

2. 动态 X 线检查　动态 X 线检查主要包括伸屈侧位、牵拉 - 加压侧位以及左右侧屈正位。其中伸屈侧位 X 线片检查方法简单易行,在临床上应用最为广泛。伸屈侧位片中可观察旋转不稳定,滑移不稳定(分为前滑移、后滑移及侧滑移)以及椎体前屈时异常的前倾活动(即前屈时后方间盘张开的角度过大)。椎节滑移在 3mm 以内,与邻近椎间隙成角不超过 15° 为正常,反之则高度怀疑存在不稳。具体操作为:

(1) 站立位摄片:站立位时腰椎负荷增加,约有 21% 患者在站立位时 X 线片显示移位增加。

(2) 仰卧位摄片:在仰卧状态下,前纵韧带已充分松弛,此时使腰部轻度后伸:如果椎间盘出现退变,即出现上一椎体向后滑移、记录滑移数据,正常阈值 9% 以内。

(3) 俯卧位摄片:俯卧位下、后方小关节囊处于放松状态,俯卧时尽量前屈,如果该关节出现退变,即出现上一椎体向前滑移,记录滑移数据,判定病变的程度,正常为 6% 以内。

3. CT 及 MRI　X 线片显示矢状位和冠状位,CT 及 MRI 可显示轴位。但目前 CT 及 MRI 对于腰椎不稳的诊断价值较小。

(五) 诊断及鉴别诊断

关于腰椎不稳的临床诊断,目前尚无被广泛接受的诊断标准,因此争论较多。对于腰椎不稳而言,影像学诊断与临床诊断应是两个不同的概念。由于影像学检查是目前最有效的检查方法,而且关于节段不稳定的诊断标准相对较一致,因此认为应先作出影像学诊断,只要是影像上达到所设定的标准,即可诊断为影像学不稳定。但影像上的不稳定并不代表其就是临床意义上的不稳定。综合诸多学者的研究结果,临床腰椎不稳的诊断可参考以下标准:

1. X 线伸屈侧位示椎体向前或向后滑移大于 3mm 和 / 或椎体在伸屈过程中的旋转活动度增大,$L_5 \sim S_1$ 节段大于 20°,其上位节段大于 15°。

2. 反复发作的下腰痛。

3. 活动或轻微地用力即可引发下腰痛。

4. 休息或围腰、支具外固定治疗症状可缓解。

5. 腰椎内固定手术史。

上述 5 点若满足前 2 项,同时满足后三项之一,即可诊断为临床腰椎不稳。

根据其症状体征,临床上分为三期,分别是:

一期:无影像学不稳定的非特异性下腰痛。

二期:反复发作的下腰痛,轻微刺激即可引发腰痛,合并有影像学的腰椎不稳。

三期:出现脊柱畸形,并有腰椎管狭窄症状。

此临床分期方法对当时认识腰椎不稳起到十分重要的作用。但随着认识的不断深入,此方法渐现其局限性,且缺乏实际临床指导意义。

(六) 治疗

针对腰椎不稳的治疗尚未形成一致的意见。但根据患者的临床表现,大多数患者经保守治疗均可获得症状改善,而且考虑到手术融合可能带来的创伤、治疗费用的增加以及术后的并发症,特别是术后相邻节段不稳等问题,非手术治疗应被视为首选。

1. 保守治疗

(1) 日常生活中要避免腰椎达到最大的活动幅度,从而预防腰椎过度负重。同时还应避免过度疲劳,急性期卧床休息有利于创伤性炎症的消退,亦可避免神经根及软组织结构的刺激和进一步损伤。

(2) 加强相关肌肉练习,提高脊柱的稳定性。腰椎椎旁肌在稳定脊柱方面最为重要,俯卧位练习动作可有效提高腰背肌力量。此外,腹直肌和腹斜肌对维持脊柱的稳定亦起到十分重要的作用,在锻炼腰背肌的同时应进行腹肌练习。

(3) 理疗并辅以围腰或支具外固定保护。患者在下背痛发作期间,除卧床休息避免劳累外,理疗及外固定可促进创伤性炎症的消退。

（4）严重肥胖或营养不良患者通过恢复至标准体重可有助于维持腰椎稳定性。

2. 手术治疗　由于目前对腰椎不稳的认识还远未成熟，尚不能达到对临床不稳定的精确诊断，因此是否采取手术治疗应十分慎重。在患者临床表现符合临床不稳诊断标准的前提下，若患者有反复发作的严重腰痛，不能正常工作生活，或出现神经损害表现，经非手术治疗无效，应考虑手术融合不稳定节段。

（1）单一椎节段不稳者，可选择进行椎体间融合术：入路可选后路或前路，进行植骨融合加椎弓根内固定，目前大多倾向于使用后路内固定加后外侧横突间融合。未使用器械进行内固定术的融合率很低，而使用器械内固定者融合率可提高一倍。

（2）伴有根性压迫症状的患者需行减压术加经椎弓根内固定，再做经横突间植骨融合。

（3）伴有根性刺激症状者，亦可选择前路手术，术后椎节获得稳定；没有器械内固定的原位后外侧融合术也是可选择的手术方法，但是融合率低。术中植骨术需规范操作，以提供良好的早期融合的条件，提高融合成功率；手术后要早期下床锻炼，可降低手术并发症发生率，但要防止腰椎活动范围过大导致内固定不稳，故可配合使用合适的腰围进行保护。

（七）预后和转归

目前尚无研究比较保守治疗与手术治疗效果的差别。对于保守治疗的患者，由于造成腰椎不稳的病因以及患者自身情况的不同，治疗后症状缓解的情况差异较大。对于使用经椎弓根螺钉内固定术进行治疗，有学者等对 425 例曾行此手术的患者进行了回顾研究，结果表明，其中诊断腰椎不稳的患者术后神经功能改善率为 89.3%，脊柱活动改善率为 92.9%，腰背痛改善率为 89.3%，下肢疼痛改善率为 92.9%。对于其他融合方式治疗腰椎不稳的研究目前尚不足。

（八）小结

腰椎不稳是常见的腰椎退行性疾病之一，通常指在正常生理负荷下，腰椎椎体不能保持互相之间的正常位置关系而产生一系列症状的疾病，好发于中年男性和女性肥胖者，且以 L_4~L_5 以及 L_5~S_1 节段最多见。造成腰椎不稳最常见的病因包括腰椎退行性改变、局部感染、肿瘤、骨质疏松、医源性因素以及相对少见的其他原因如遗传性、代谢性、肥胖体型、神经源性及精神因素等。此病早期轻者症状多不明显，重者可出现活动或长时间站立行走后导致的腰痛、腰部绞锁症状以及根性刺激痛。

X 线正侧位以及动态 X 线是诊断腰椎不稳必不可少的检查，尤其以过伸过屈位 X 线片检查最为准确且常用。此检查中，常以椎节滑移超过 3mm，或与邻近椎间隙成角超过 15° 为诊断标准，而 CT 及 MRI 对于腰椎不稳的诊断价值较小。腰椎不稳常选择进行保守治疗，包括防止腰椎过度负重，加强相关肌肉练习，穿戴护腰以及控制体重。保守治疗无效时可考虑手术融合不稳定节段。经椎弓根螺钉内固定术是目前最常用的手术方式之一，融合成功率以及手术预后均较满意。

第二节　椎管内肿瘤

内容要点：

1. 常见椎管内肿瘤包括神经鞘瘤、脊膜瘤、室管膜瘤、星形细胞瘤、脊髓血管性肿瘤及先天性肿瘤等。

2. 临床症状多因脊髓及神经根受压引起，可出现疼痛、感觉运动异常、括约肌功能障碍及特异性传导束损伤等表现。

3. 诊断主要依靠临床表现与 CT、MRI 等影像学特征。

4. 治疗包括保守治疗、手术治疗及放化疗，多数椎管内肿瘤患者通过单纯手术治疗可获得满意疗效，对于恶性肿瘤、肿瘤复发及难以手术全切的肿瘤可试行放化疗，但目前尚无统一的治疗方案及明确的治疗效果。

一、概述

椎管内肿瘤(intraspinal tumor),既往又称"脊髓肿瘤(spinal cord tumor)",是发生于脊髓本身及椎管内与脊髓邻近的各种组织(如脊神经根、硬脊膜、血管、脂肪组织、先天性胚胎残余组织等)的原发性肿瘤或转移性肿瘤的总称。椎管内肿瘤的病因尚不清楚,可能是遗传、物理、化学、生物等因素单独或相互作用的结果。

椎管内肿瘤可发生于自颈髓至马尾的任何节段,以发生于胸段者最多,约占半数;颈段约占 1/4;其余分布在腰段及马尾。椎管内肿瘤可发生于任何年龄,发病高峰年龄为 20~50 岁。除脊膜肿瘤外,椎管内其他种类肿瘤男性较女性发病率略高。

临床上根据肿瘤与脊髓、硬脊膜的位置关系,一般将椎管内肿瘤分为髓内、髓外硬膜下和硬膜外三类。髓内肿瘤约占椎管内肿瘤的 15%,室管膜瘤和星形细胞瘤是常见的病理类型。髓外硬膜下肿瘤约占椎管内肿瘤的 60%,常见的病理类型有神经鞘瘤、神经纤维瘤、脊膜瘤等。硬膜外肿瘤约占椎管内肿瘤的 25%,常见的病理类型有转移瘤、淋巴瘤等。

(一) 临床表现

1. 椎管内肿瘤临床上主要表现为肿瘤所在平面的神经根损害及该水平以下的神经束受累的症状和体征。

(1) 神经根性疼痛:为神经根或硬脊膜的刺激所致,部位较固定,常局限于一处并沿受累神经根分布区放射,疼痛性质可表现为刀割样、针刺样或烧灼样,常呈间歇性发作,在用力咳嗽或打喷嚏时加重或诱发。

(2) 感觉障碍:为受损脊髓平面以下的感觉减退或感觉异常(麻木或蚁行感)。

(3) 运动障碍:颈髓病变可出现四肢肌力减弱;胸腰段损害表现为下肢无力、肌张力增高及病理反射阳性等;腰骶段病变表现为马尾神经受损体征、肌张力及腱反射低下等;部分患者可伴有肌肉萎缩。

(4) 直肠和膀胱功能障碍:表现为括约肌功能损害,表现为便秘、小便急促甚至大小便失禁。

(5) 合并脊柱或中线部位皮肤异常:可有脊柱畸形(前凸或侧弯畸形),多为胚胎残余组织发生肿瘤的长期慢性压迫的结果。椎管可有发育闭合障碍,表现为椎板缺如、隐性脊椎裂等;背部或腰骶部皮肤可有皮毛窦或局部毛发异常分布。

2. 因椎管内肿瘤的位置不同,可出现不同的症状和体征,在临床上具有定位价值。

(1) 髓内肿瘤:多发生于 20~50 岁,以疼痛为最常见的首发症状,逐渐出现肿瘤节段以下的运动障碍和感觉异常,表现为肢体无力、肌肉萎缩和截瘫,肌张力和腱反射异常。

(2) 髓外硬膜下肿瘤:多发生于 20~60 岁,病程较长,典型症状为神经根疼痛,以后出现肢体麻木、酸胀感或感觉减退。随着症状的进展可出现瘫痪及膀胱、直肠功能障碍。

(3) 硬膜外肿瘤:多见于老年人,病程进展较快,疼痛是最常见的首发症状,很快出现严重的脊髓压迫征象。淋巴瘤常累及胸腰椎,主要表现为脊髓和神经根受压症状,以局部疼痛最为多见,逐渐出现下肢运动、感觉障碍和括约肌功能紊乱。

髓内、髓外肿瘤的临床表现见表 8-2-1。

表 8-2-1　髓内、髓外肿瘤的临床表现

临床表现	髓内肿瘤	髓外肿瘤
神经根性疼痛	少见,晚期可出现	常见,早期出现
感觉障碍	自上而下发展,有感觉分离现象	自下而上发展,少有感觉分离现象
脊髓半切征	少见	多见
下运动神经元性瘫痪	明显	不明显
肌萎缩	常见	少见
锥体束征	出现较晚	早期出现
括约肌障碍	早期出现	出现较晚
营养性改变	显著	不显著
脊柱骨质改变	少见	常见

（二）辅助检查

1. 实验室检查

（1）若存在感染,血常规检查可见外周血白细胞计数和中性粒细胞显著增高。

（2）腰椎穿刺后测压及动力试验常有不同程度的脊髓蛛网膜下腔梗阻,脑脊液蛋白含量绝大多数增高。

2. 影像学检查

（1）脊柱 X 线片:可无明显异常。有时可见椎弓根、椎体骨质破坏,椎间孔扩大,椎弓根间距离增宽,椎旁软组织肿块等,偶见肿瘤钙化。

（2）椎管造影:椎管内肿瘤多表现为完全性或不完全性梗阻,根据梗阻端的造影形态可区分肿瘤发生部位。MRI 普及应用后,该技术因操作烦琐临床已很少使用,仅偶用于有 MRI 检查禁忌的情况。

（3）CT:CT 能显示脊髓肿瘤本身的密度和形态,区分囊性或实性肿瘤,显示肿瘤钙化等。脂肪瘤有特征性的脂肪密度;CT 还可以显示肿瘤与椎体及椎弓的关系、有无椎体及椎弓根骨质破坏。

（4）MRI:目前椎管内病变的首选检查手段。脊髓的 MRI 矢状位成像可不受脊椎生理弯曲的影响,充分连续地显示脊髓的全长及椎管前后缘的关系,能更好地确定病变的解剖界限;冠状位可观察脊髓两侧的神经根和脊髓的形状,以鉴别髓内髓外病变及其范围;而且 MRI 对脊髓内病变的信号特征显示也优于 CT。

1）髓内肿瘤:脊髓局限性增粗,病灶信号强度常不均匀。病灶范围大,周围水肿较明显。从各个方位观察,病灶周围蛛网膜下腔变窄或闭塞。

2）髓外硬膜下肿瘤:病灶较局限,边缘光滑清楚;坏死囊变少,髓内一般无水肿。脊髓受压变形,并向对侧移位。肿瘤侧蛛网膜下腔增宽,而肿瘤对侧蛛网膜下腔变窄。

3）硬膜外肿瘤:硬膜外肿块形态常不规则,呈上下径较长的扁平形,瘤体与脊髓之间可见线状低信号硬膜影。硬膜外脂肪影消失。肿块向内压迫脊膜囊,造成邻近蛛网膜下腔的变窄,脊髓受压向对侧移位。肿块向外生长位于椎旁,伴有椎体和附件的骨质破坏,或可见到以椎旁为中心的病变,通过椎间孔向椎管内延伸。

（三）治疗

1. 手术治疗　椎管内肿瘤目前首要和最有效的治疗手段是手术切除。早期明确诊断,尽早手术切除,及时解除脊髓压迫,术中尽可能减少脊髓的损伤是取得良好效果的关键。椎管内肿瘤多为良性（约 3/4）,手术目标是完全切除肿瘤,改善神经功能,阻止神经功能恶化,提高运动和感觉功能。同时手术效果也取决于术前患者神经功能状况,椎管内肿瘤术前症状越轻手术效果越好,甚至可以达正常状态。手术效果与神经组织受压时间、范围、程度、肿瘤性质、部位和切除程度有关。在脊髓完全受压期以前手术效果好,而脊髓完全受压期时间越长手术效果越差。

髓外硬膜下肿瘤以神经鞘膜瘤和脊膜瘤最为常见,手术切除是治疗神经鞘膜瘤和脊膜瘤的最有效方法,因其在硬膜下脊髓外,故多能完整切除。

对哑铃状肿瘤和硬膜外肿瘤,术前影像学可判断其向外扩展的程度以及与大血管的关系。哑铃状或硬膜外肿瘤生长时可引起明显的骨侵袭致受累的脊柱不稳定,脊柱的不稳定亦可能由手术切除治疗时切除过多的椎板引起;手术后的蛛网膜和硬脊膜瘢痕粘连,使再次手术时分离肿瘤困难,以致为了保护脊髓功能,难以做到肿瘤全切。通常,颈部和腰部的单一神经根与肿瘤一并切除,不会伴有永久性的功能缺失。然而,对于术前出现肿瘤影响运动神经根所致的运动功能缺失,情况比较复杂,若切除过多运动神经根可能会引起永久性的功能障碍。椎管内肿瘤的显微外科治疗及电生理监测为肿瘤尽可能次全切除提供了有力的技术支持。

对于丛状神经纤维瘤和恶性肿瘤,手术切除肿瘤的目的是缓解神经症状,而不是完全治愈。

2. 放射治疗（以下简称"放疗"）　对于恶性肿瘤,在手术切除后可建议放疗。对于髓内良性和低度恶性肿瘤,术后一般不推荐行放疗。

3. 化学治疗（以下简称"化疗"）　脊髓胶质瘤目前尚无推荐的化疗方案,推荐适当参加放疗方法的临床试验。转移癌（腺癌、上皮癌）可应用环磷酰胺、甲氨蝶呤等进行治疗。

二、神经鞘瘤

椎管内神经鞘瘤又称"椎管内施万细胞瘤"，约占所有椎管内肿瘤的 30%，髓外硬膜下肿瘤的 70%，是椎管内最常见的肿瘤。

（一）流行病学

神经鞘瘤在整个椎管的各个节段均可发生，大多为单发。多见于青壮年，发病高峰在 20~40 岁，男女性别之间无显著差异或男性发病率略高于女性。椎管内神经鞘瘤起源于背侧脊神经根，多位于髓外硬膜下，极少位于髓内。椎旁的神经鞘瘤即使向椎管内扩展时通常也不突破硬脊膜而仍位于硬脊膜外。约 2.5% 硬脊膜内神经鞘瘤为恶性，其中至少有一半发生在多发性神经纤维瘤病患者中。

（二）病因

肿瘤形成的确切原因至今仍不明确，很多观点认为肿瘤的发生及生长与基因水平的分子改变有关。

多数患者肿瘤为单发，少数患者合并神经纤维瘤病（NF），包括 1 型神经纤维瘤病（NF1）、2 型神经纤维瘤病（NF2），以及多发性神经鞘瘤。前两种类型的神经纤维瘤病已被广泛研究。遗传学研究认为 *NF1* 和 *NF2* 基因分别定位于第 17 号和 22 号染色体长臂上。两种类型的神经纤维瘤病均为常染色体显性遗传，具有高度的外显率。多发性神经鞘瘤与 NF2 不同，不累及双侧听神经，其致病原因尚不明确。

（三）病理特征

1. 肿瘤大体观　神经鞘瘤多呈局限性生长，少数可呈弥散性生长，个别病例甚至几乎占据整个椎管腔。肿瘤的体积大小不一，小者如米粒，大者可达 10~14cm，甚至 20cm。多数肿瘤呈椭圆形或小香肠状。巨型者可如哑铃状，主要发生在胸、颈段，通过椎间孔生长于椎管内外。肿瘤常有光滑包膜，因有蛛网膜相隔，故与脊髓粘连多不严重，但常与蛛网膜粘连。常见载瘤神经根进出瘤体。肿瘤的质地一般稍硬，血供多不丰富。

2. 组织学　神经鞘瘤起源于脊神经鞘膜施万细胞。镜检可见包膜内肿瘤组织表现有明显变异，通常分为 Antoni A 区及 B 区两种。A 区者有下列特点：①施万细胞通常排列成窦状或脑回状的束条，伴有细结缔组织纤维。②核有排列成栅栏状的倾向，同时与无核的区域相间，此点颇有特征性。此处肿瘤细胞核及纤维的排列形式表现为器官样结构，提示其组织来源可能为聚集的触觉小体，故有时称为 Verocay 小体。B 区组织则为疏松的施万细胞，排列紊乱，结缔组织稀松呈细网状。此型组织可变性而形成小囊肿，融合可成大囊腔，其中充满液体。

常见的肿瘤变性为坏死、黏液样变、囊性变、干酪样变、钙化等。此外，肿瘤内部还可出现液化，尤多见于腰骶段病灶。此外，在镜下，神经鞘瘤还常见多发的陈旧性色素沉着灶，或者在血管周围（有时也可见于血肿腔周围）可见吞噬色素的巨噬细胞。有时也可能见到肥大细胞和浆细胞。

3. 肿瘤的分布　常为单发病灶。少数病例有时也可像神经纤维瘤病一样，出现多发病灶。大多数神经鞘瘤位于脊髓硬膜下腔，发生率为 49%~83%，硬膜外型占 7%~27%，硬膜内、外混合型占 1%~19%，髓内型约占 1%。完全发生于髓内的神经鞘瘤非常少见，约占髓内肿瘤的 0.3%~1.5%。对髓内神经鞘瘤的发生原因有四种推测：①胚胎时期，施万细胞（神经膜细胞）移位并进入脊髓内部；②施万细胞沿着神经纤维进入脊髓内部；③神经鞘的鞘膜细胞随着伴行的血管进入脊髓内部；④肿瘤先发生在脊神经后根，而后随着肿瘤的缓慢生长和缓慢扩展，脊髓受压并内凹，经过较长的时间后，肿瘤逐渐深入到脊髓的内部，形成所谓的髓内神经鞘瘤。事实上，真正的纯硬膜外型也非常少见，多数呈沙漏状，或者向硬膜内生长，或者经椎间孔向椎旁延伸（此型多呈哑铃状）。在沙漏状或哑铃状肿瘤中，神经鞘瘤占大部分（图 8-2-1）。

（四）临床表现

椎管内神经鞘瘤病程大多较长，有时病程可达 5 年以上。肿瘤发生囊变或出血时呈急性过程。椎管神经鞘瘤主要的临床症状和体征表现为疼痛、感觉异常、运动障碍和括约肌功能紊乱。

首发症状最常见者为神经根痛，发生率达 80% 左右。上颈段肿瘤的疼痛主要在颈项部，偶向肩部及上

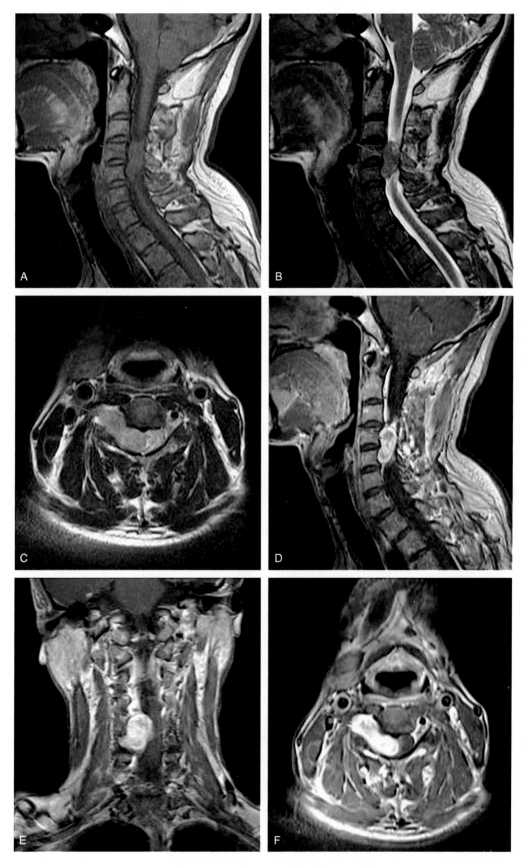

图 8-2-1 C₄~C₅ 神经鞘瘤

A. 颈椎 T_1 矢状位；B. T_2 矢状位；C. T_2 轴位示椎管内外占位性病变，呈 T_1 等信号、T_2 高信号，偏右侧，通过椎间孔走行，呈哑铃状。D~F. 增强 MRI 示肿瘤强化明显。

臂放射;下颈段的肿瘤疼痛多位于颈后或上背部,并向一侧或双侧肩部、上肢及胸部放射;上胸段的肿瘤常表现为背痛,放射到肩或胸部;胸段肿瘤的疼痛多位于胸腰部,可放射到腹部、腹股沟及下肢。胸腰段肿瘤的疼痛位于腰部,可放射至腹股沟、臀部、大腿及小腿部。腰骶段肿瘤的疼痛位于腰骶部、臀部、会阴部和下肢。

以感觉异常为首发症状者占第二位,其可分感觉过敏和减退两类。前者表现为蚁行感、发麻、发冷、酸胀感、灼热;后者大多为痛、温及触觉的联合减退。感觉障碍一般从远端开始,逐渐向上发展。患者早期为主观感觉异常,而体检无阳性发现,继之出现感觉减退,最后所有感觉伴运动功能一起丧失。圆锥、马尾部已无脊髓实质,故感觉异常呈周围神经型分布,典型的是肛门和会阴部皮肤呈现马鞍区麻木。

以运动障碍为首发症状者占第三位。因肿瘤的部位不同,可因神经根性或束性损害致运动障碍,随着症状的进展可出现锥体束的功能障碍,因而瘫痪范围和程度各不相同。临床上容易出现脊髓半切综合征,即病变平面以下同侧肢体上运动神经元瘫,深感觉消失,精细触觉障碍,血管舒缩功能障碍;对侧肢体痛温觉消失,双侧触觉保留。多数患者来院时已有不同程度的行动困难,有半数患者已有肢体瘫痪。运动障碍发现的时间因肿瘤部位而异,圆锥或马尾部的肿瘤在晚期时才会出现明显的运动障碍,胸段肿瘤则较早出现。

括约肌功能紊乱往往是晚期症状,表明脊髓部分或完全受压。

脊髓内神经鞘瘤主要的临床症状和体征表现为疼痛、感觉异常、运动障碍和括约肌功能紊乱。

（五）辅助检查

1. X线 直接征象是神经鞘瘤钙化斑阴影,较少见,间接征象是指肿瘤压迫椎管及其邻近骨质结构而产生的相应改变,包括椎弓破坏、椎弓根间距离加宽,甚至椎弓根破坏消失、椎体凹陷或椎间孔扩大等。

2. MRI检查（图8-2-2） 肿瘤在MRI T_1 加权图像上呈髓外低信号瘤灶,在 T_2 加权图像上呈高信号瘤灶;增强扫描:实体性肿瘤呈均匀强化,囊性肿瘤呈环形强化,少数肿瘤呈不均匀强化。脊髓受压移位。

（六）诊断及鉴别诊断

1. 诊断 有明显的神经根性疼痛,运动、感觉障碍自下而上发展,肿瘤节段水平有一个皮肤过敏区,特别是存在脊髓半切综合征以及脑脊液动力学改变引起疼痛加剧时,均提示脊髓外神经鞘瘤的可能,需作必要的辅助性检查加以确诊。如X线片显示椎间孔扩大,MRI显示髓外硬膜下占位,位于椎间孔内外呈哑铃状,注药后病变均匀强化,考虑该诊断可能性大。最终诊断应以病理诊断为准。

2. 鉴别诊断 对硬膜下神经鞘瘤,其最主要的鉴别诊断是脊膜瘤。脊膜瘤是椎管内常见肿瘤,发生率仅低于神经鞘瘤,多位于硬膜下,常好发于颈段、胸段。但发病率女性明显高于男性。肿瘤很少生长至神经孔,并表现出椎旁肿块。

椎管内外的哑铃状肿瘤多为神经鞘瘤,但极少数脑膜瘤、原始神经外胚层肿瘤（PNET）、血管网状细胞瘤、尤因肉瘤、海绵状血管畸形等也可表现为椎管内外哑铃状肿瘤,应注意鉴别诊断。

对于肿瘤中心位于神经孔或椎旁软组织的病变,鉴别诊断应考虑到起源于交感链或背根神经节的神经节细胞瘤、神经母细胞瘤、副神经节细胞瘤或起源于局部的癌及肉瘤向心性扩展等病变。

（七）治疗

良性神经鞘瘤的治疗主要为外科手术切除。绝大多数病例均可通过标准的后正中入路,椎板切开,实现肿瘤全切除,进而达到治愈。如果手术全切除肿瘤,复发一般很少发生。绝大多数神经鞘瘤位于脊髓背侧或背侧方,在硬膜打开后,很容易见到。位于腹侧的肿瘤可能需要切断齿状韧带才能获得充分的显露。腰部肿瘤可能被马尾或脊髓圆锥所覆盖,通常肿瘤将马尾神经或圆锥压向一侧,对于此类病例在手术时要分离开神经根以实现足够显露。当获得充分暴露后,肿瘤与神经或脊髓的界面容易辨认。通常有蛛网膜层与肿瘤紧贴,这层蛛网膜为多孔结构,独立地包绕背侧及腹侧神经根。术中进行锐性分离,断开并分离肿瘤,囊壁表面进行电凝缩小肿瘤体积。对于肿瘤近端及远端相连的神经根要切断,这样方能全切除

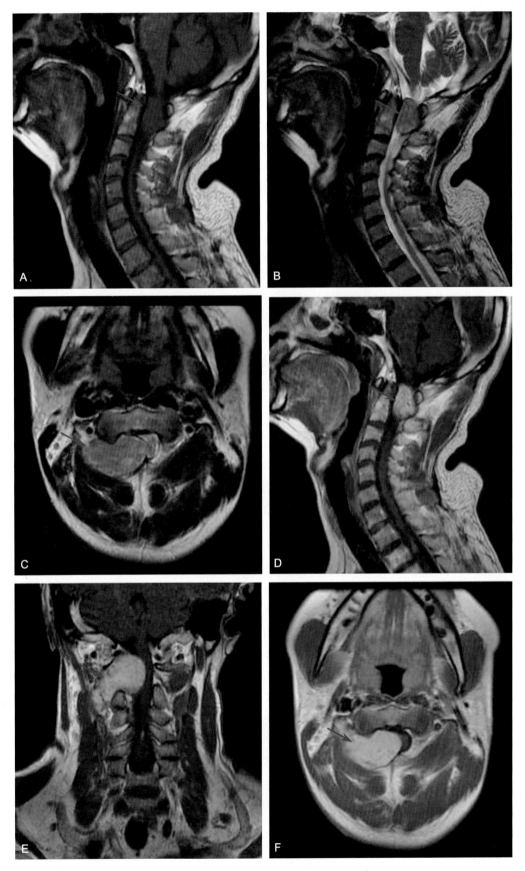

图 8-2-2 C$_1$~C$_2$ 神经鞘瘤

A. 颈椎 T$_1$ 矢状位;B. T$_2$ 矢状位;C. T$_2$ 轴位示椎管内外占位性病变,呈等 T$_1$ 长 T$_2$ 信号,偏右侧,通过椎间孔走行,哑铃状;D~F. 增强 MRI 示肿瘤均匀明显强化。

肿瘤。

如果肿瘤较大,可以先进行囊内切除,囊内减压,对于肿瘤起源的神经根须行切断。建议神经鞘瘤应尽量整块切除,因为分块切除是术后肿瘤复发的危险因素。对于较小的肿瘤可保留神经根的某些小枝。切断这些神经根,即使在颈膨大和腰膨大水平也很少引起严重的神经功能缺失,因为通常这些神经根的功能已被邻近的神经根所代偿。腰骶部肿瘤术中行脊髓后根切断仅部分患者术后出现程度不一的神经功能障碍。部分肿瘤组织镶嵌入脊髓软膜组织并压迫脊髓。在这些病例中,肿瘤和脊髓的界面通常很难分离,切除部分节段的软膜组织方可获得肿瘤的全切除。

对于肿瘤通过椎间孔明显侵犯椎旁结构时,手术中应该做特殊处理,如旁正中入路或经胸腹腔入路等。术前对硬膜下肿瘤的邻近扩展应该仔细分析,便于手术入路的准确。MRI 检查通常可以仔细了解肿瘤的比邻结构。

颈部椎旁区域的肿瘤经颈前入路通常难以到达,由于颈前血管神经结构丰富,如臂丛神经、后组脑神经及其椎动脉等,下颌骨及其颅底肌肉骨骼附属结构进一步限定了上颈椎的暴露。但也有前外侧入路治疗颈部哑铃状神经鞘瘤的报道。绝大多数哑铃状肿瘤可以通过扩大后路暴露,取得肿瘤全切除。中线切口加标准的椎板切开可以安全地切除椎管硬膜内外的肿瘤。一侧关节面的全切除,最多达 3cm(从硬膜边缘到椎旁),可以增加椎旁暴露,椎动脉通常向前内侧移位,通过骨膜下分离椎动脉及其肿瘤,可以很好地保护椎动脉。虽然一侧颈椎关节面切除后所造成的稳定性影响尚难以判断,单做一侧的椎板切除可以显著降低对脊椎稳定性的破坏,或肿瘤切除Ⅰ期同时行脊柱内固定手术,以防影响脊柱的稳定性。

胸部肿瘤向椎旁扩张通常可以形成巨大肿块侵及胸腔。标准的后路入路很难提供足够的视角处理椎旁前方的病变。前路经胸腔或胸膜外开胸,可以很好地暴露椎前方结构。如果硬膜下必须暴露,则可能会发生术后脑脊液胸腔漏。主要是因为胸腔负压及其术后胸腔闭式引流可能会加重脑脊液流出。前路、后路联合入路增加暴露,可以分阶段进行。侧方胸腔外入路对于同时需要增加椎管内和椎旁暴露的病例极有价值,通常作曲棍球棍样切口,保证椎旁肌肉的牵拉。浅表的胸肩胛肌在中线处剥离,然后沿着皮瓣向侧方旋转,纵行暴露椎旁肌肉。这些肌肉应剥离脊柱后附属结构与肋骨。肋骨切除和胸腔减压可以增加胸膜外椎旁的暴露。

椎管内暴露可以通过椎旁肌肉内侧标准的椎板切开获得。由于未进入胸腔,脑脊液漏很少发生。腰部哑铃状肿瘤亦可以通过侧方入路获得,在这个水平,胸背筋膜可以沿着皮肤切口被切开,并牵向侧方。腰椎椎旁肌肉很深厚,肿瘤往往被包埋在腰大肌内。单纯通过腹膜后入路很难全切除肿瘤,因为腰大肌纤维和肿瘤边缘结缔组织很难相鉴别。腰丛神经根及其分支,包括股神经,通过腰大肌表面,很难辨认,在后腹膜分离过程中很容易受损。侧方腹腔外入路能够保证通过椎间孔追寻肿瘤及腰大肌,所有分离均在肿瘤表面进行,能够从近端辨认神经,从而进一步减少神经的损伤。椎管内硬膜下肿瘤很容易通过椎板切开得到切除。骶部哑铃状肿瘤通常需要前路和后路暴露,保持侧卧位,可以分期手术或一期手术同时进行。有学者强调对于位于椎管内外的巨大哑铃状肿瘤,不必为了追求一期完全切除而使用扩大化的入路,应注意微创以及功能保护。

(八)预后

神经鞘瘤一般可通过手术切除而治愈,复发率较低。肿瘤体积大以及肿瘤行分块切除是肿瘤复发的危险因素。恶性神经鞘瘤预后极差,生存期很少超过 1 年。

(九)小结

1. 青壮年多见,病史一般较长。

2. 首发症状多为肿瘤相应部位的神经根性疼痛,脊髓半切综合征较常见。也可单独出现感觉障碍、肢体运动障碍等。

3. MRI 示病变多位于髓外硬膜下,部分横跨椎间孔呈哑铃状。

【典型病例】

患者,女,44 岁。左颈部、左上肢疼痛 1 年。

现病史:1 年前无明显诱因出现左侧颈部、肩部及左上肢疼痛,伴麻木,肌力尚可,不伴头痛头晕、恶心呕吐、肢体抽搐、躯体疼痛等其他不适。初时疼痛不重,未予特殊诊治,其后逐渐加重,今年 4 月初就诊于当地医院,查颈椎 MRI 提示"颈 2 水平硬膜外富血供占位性病变,不除外神经源性肿瘤",遂门诊就诊。

查体:一般情况好,生命体征平稳,神清语利,对答好,双瞳等大、光反应佳,面纹对称,面部感觉正常,颈软,左上肢、肩胛区浅感觉减退,四肢肌力 5 级,肌张力正常,生理反射存在,病理征阴性,共济可。

辅助检查:颈椎 MRI 示,$C_1 \sim C_2$ 水平硬膜外富血供占位性病变,不除外神经源性肿瘤(图 8-2-3)。

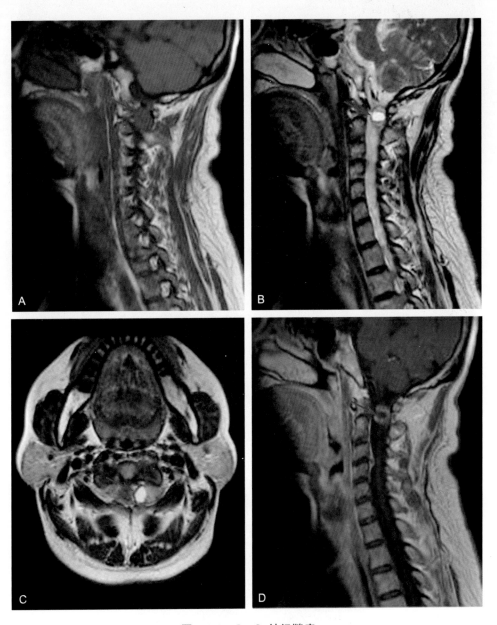

图 8-2-3　$C_1 \sim C_2$ 神经鞘瘤

A. 术前颈椎 T_1 矢状位;B. T_2 矢状位;C. T_2 轴位示椎管内外占位性病变,偏左侧,通过椎间孔走行,伴囊变,实质部分呈等 T_1 稍长 T_2 信号,囊性部分呈长 T_1 长 T_2 信号;D~F. 增强 MRI 示肿瘤实质部分均匀明显强化。

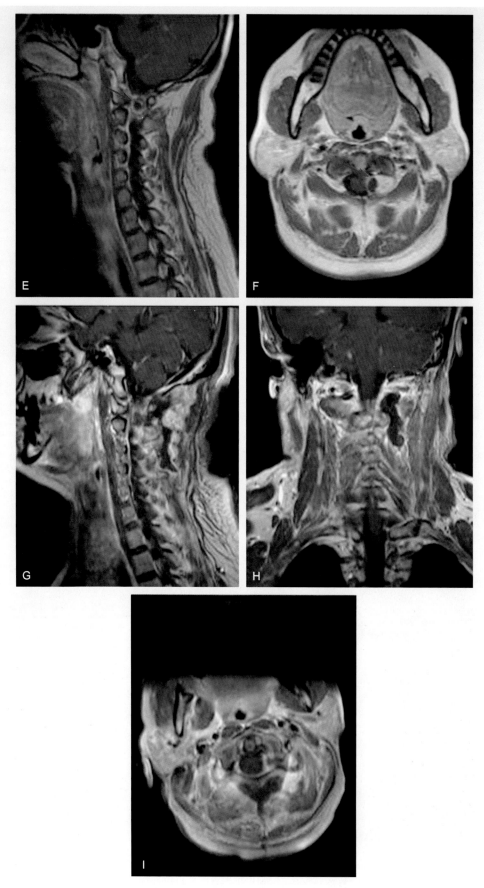

图 8-2-3（续）
G~I. 术后 MRI 显示肿瘤全切除。

诊断要点：

(1) 以疼痛为首发症状。

(2) MRI 提示累及椎间孔的椎管内外占位性病变,提示神经鞘瘤可能性大。

治疗过程：全身麻醉满意后,患者取右侧卧位,常规消毒铺巾。枕下后正中直切口,分离软组织,牵开器牵开椎旁肌,暴露 C_1~C_2 棘突,可见肿瘤位于 C_1~C_2 左侧椎间孔区,咬除 C_1~C_2 左侧部分椎弓,充分显露瘤体,肿瘤色黄白,实性、部分囊变,边界清楚有包膜,质韧,血供丰富。沿肿瘤周边分离,分步彻底止血,完整切除椎间孔区肿瘤,边界,脊髓硬膜未开放。术野仔细止血,护士清点棉条器械无误,逐层缝合肌层、筋膜、皮下及皮肤。手术过程顺利,术中出血约 100ml。

 临床要点

1. 对于肿瘤通过椎间孔明显侵犯椎旁结构时,手术中应该做特殊处理,如旁正中入路或经胸腹腔入路等。

2. 术前对硬膜下肿瘤的邻近扩展应该仔细分析,便于手术入路的准确。

3. 对于哑铃状肿瘤,可行脊髓 CT 便于观察椎管及椎旁结构。

术后转归：患者术后第 1 日即诉左上肢疼痛较前明显缓解,术后第 1 日查体：神清语利,双瞳等大,直径 3mm,对光反射灵敏；颈软,左上肢、肩胛区浅感觉减退,四肢深感觉正常；四肢肌张力正常,腱反射正常,双侧病理征(-)。患者术后第 6 日出院。病理：神经鞘瘤。

术后未行放化疗,随访示患者恢复良好,未残留神经功能障碍,术后复查 MRI 未见肿瘤复发。

 知识点

1. 椎管内硬膜下肿瘤很容易通过椎板切开得到切除。

2. 哑铃状肿瘤通常需要前路和后路暴露,保持侧卧位,可以分期手术或一期手术同时进行。

3. 位于椎管内外的巨大哑铃状肿瘤,尽量避免为了追求一期完全切除而使用扩大化的入路,应注意微创以及功能保护。

三、脊膜瘤

脊膜瘤(spinal meningioma)起源于蛛网膜内皮细胞或硬脊膜的纤维细胞,是髓外硬膜下肿瘤中常见的类型之一,约占此类肿瘤的 25%,发病率仅次于神经鞘瘤而居第二位。

(一) 流行病学

脊膜瘤绝大多数位于髓外硬膜下,少数可跨越硬脊膜向外生长,侵及髓内且完全位于硬脊膜外病例极其罕见。本病 75%~85% 发生于女性,好发年龄 40~70 岁,在 2 型神经纤维瘤病患者中发病率增加。80% 位于胸段椎管,颈段次之,发生于腰段者较为少见。肿瘤可位于椎管内脊髓周围任何部位,大多呈圆形或卵圆形,多有包膜,肿瘤一般直径 2~3.5cm。

(二) 病因

脊膜瘤的发病原因可能和性激素相关。因此女性发病率要远远高于男性,女性患者大约是男性患者的 4 倍,故认为性激素在脊膜瘤的发生及肿瘤增长中起重要的作用。除此之外,其他几种受体如类固醇受体、肽能受体、生长因子受体、胺能受体等也可能在脊膜瘤的发生中起作用。

（三）病理生理

病理上可分为良性（WHO Ⅰ级），过渡性（WHO Ⅱ级）及恶性（WHO Ⅲ级）。大多数的脊膜瘤是良性的，超过 95% 为 WHO Ⅰ级病变。需要注意的是，透明细胞型脊膜瘤（WHO Ⅱ级）因为原发于齿状韧带更容易发生在脊髓内。其病理学分型参照脑膜瘤（表 8-2-2）。

表 8-2-2　脑（脊）膜瘤的病理分级及分型

病理分级	分型
Ⅰ级	内皮型脑（脊）膜瘤 meningothelial meningioma
	纤维型脑（脊）膜瘤 fibrous meningioma
	微囊型脑（脊）膜瘤 microcystic meningioma
	砂粒型脑（脊）膜瘤 psammomatous meningioma
	血管瘤型脑（脊）膜瘤 angiomatous meningioma
	分泌型脑（脊）膜瘤 secretory meningioma
	化生型脑（脊）膜瘤 metaplastic meningioma
	软骨型脑（脊）膜瘤 cartilaginous meningioma
	脂肪型脑（脊）膜瘤 lipomatous meningioma
	黑色素型脑（脊）膜瘤 melanotic meningioma
	黏液型脑（脊）膜瘤 myxoid meningioma
	骨化型脑（脊）膜瘤 osseous meningioma
	黄变型脑（脊）膜瘤 xanthomatous meningioma
	淋巴浆细胞型脑（脊）膜瘤 lymphoplasmacyte-rich meningioma
Ⅱ级	透明细胞型脑（脊）膜瘤 clear cell meningioma
	脊索瘤型脑（脊）膜瘤 choroid meningioma
	非典型脑膜（脊）瘤 atypical meningioma
Ⅲ级	杆状体脑（脊）膜瘤 rhabdoid meningioma
	乳头型脑（脊）膜瘤 papillary meningioma
	间变型脑（脊）膜瘤 anaplastic meningioma

（四）临床表现

患者临床表现无特异性，易误诊为颈椎病、腰椎间盘突出等，症状、体征因肿瘤的部位、大小以及脊髓、神经根压迫节段和程度有很大不同。症状多与肿瘤压迫有关，首发症状可为神经根性麻木，疼痛、束带感和局部疼痛，因胸椎部位最多见，因此后期常出现脊髓压迫症状，表现为进行性肢体麻木、无力、步态不稳，重者可发生大小便障碍，甚至截瘫；少数肿瘤为恶性，易复发。因此脊膜瘤的早期诊治具有十分重要的临床意义。

（五）辅助检查

90% 的脊膜瘤位于髓外硬膜下，5% 完全位于硬膜外，其余 5% 为跨硬脊膜的哑铃状肿瘤。脊膜瘤在脊髓各节段中发生率并不均衡，其中最多见于胸段脊髓，约占总数的 80%；其次是颈段，占 15%；而腰骶部不常见。脊膜瘤在胸段多位于脊髓后外侧，颈段则多见于脊髓腹侧。多数脊膜瘤为单发（98%），多发脊膜瘤通常见于 2 型神经纤维瘤病患者中。

1. X 线片（图 8-2-4）

（1）通常不能发现肿瘤。

（2）偶见骨质破坏及钙化影。

2. CT（图 8-2-5）

（1）肿瘤呈等密度或轻度高密度信号。

（2）有时可见周围骨质增生、但发生率低于颅内脑膜瘤。

（3）可见钙化影。

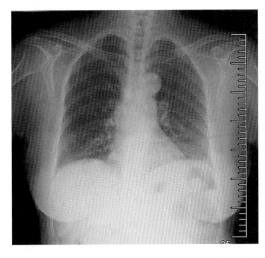

图 8-2-4　脊膜瘤 X 线片，无法显示椎管病变

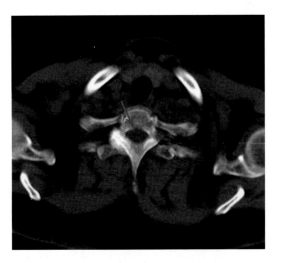

图 8-2-5　脊膜瘤 CT，可见等密度影

3. MRI（图 8-2-6）

（1）肿瘤边界清晰。

（2）硬脊膜附着基底宽。

（3）有硬脊膜尾征。

与颅内典型的脑膜瘤影像表现相近。T_1 像为等或轻度高信号，可见轻度不均匀信号，T_2 像为等或轻度高信号，应用增强剂后表现为轻度均匀强化。有时钙化严重的脊膜瘤可出现 T_1 及 T_2 的低信号，并且仅有非常轻度的增强。

（六）诊断及鉴别诊断

1. 诊断　中年女性、胸段髓外硬膜下占位病变要高度怀疑脊膜瘤，此外颈段也比较常见，结合 MRI 的典型表现多可诊断。主要和其他好发于髓外硬膜下的肿瘤相鉴别。其中，最主要是和神经源性肿瘤包括神经鞘瘤和神经纤维瘤相鉴别；发生于腰段的需要与先天性肿瘤（如表皮样囊肿和皮样囊肿）相鉴别。

2. 鉴别诊断

（1）神经鞘瘤：硬膜下神经鞘瘤多位于脊髓腹侧，这点可以和通常位于脊髓背外侧的脊膜瘤相鉴别。肿瘤内信号多不均匀，囊变多见，MRI 扫描 T_1、T_2 增强后瘤内可出现低密度区，没有宽的硬膜基底，可向椎间孔区延伸并增粗（图 8-2-7）。

（2）表皮样囊肿和皮样囊肿：表皮样囊肿和皮样囊肿起源于椎管内外胚层的异位组织，可发生在椎管的任何节段，绝大部分位于 T_9 以下；多发生于髓外硬脊膜下，约 1/3 发生在髓内，少数发生在硬脊膜外。患者常合并有脊柱裂和皮肤窦道。MRI 检查（图 8-2-8），表皮样囊肿表现为马尾部稍短 T_1 的较均匀高强度影；皮样囊肿为等 T_1 信号，信号较均匀。

（3）其他少见椎管内肿瘤

1）淋巴瘤：椎管内硬膜外占位。肿瘤呈新月形或梭形，多位于硬膜侧后方，包绕硬膜 1/2 圈以上。T_1、T_2 与脊髓信号相比呈等信号或稍高信号，其信号较均匀，有中度或明显强化。部分病例可仅表现为椎管内硬膜外肿块，可合并单个或多个椎体的骨质破坏（图 8-2-9）。

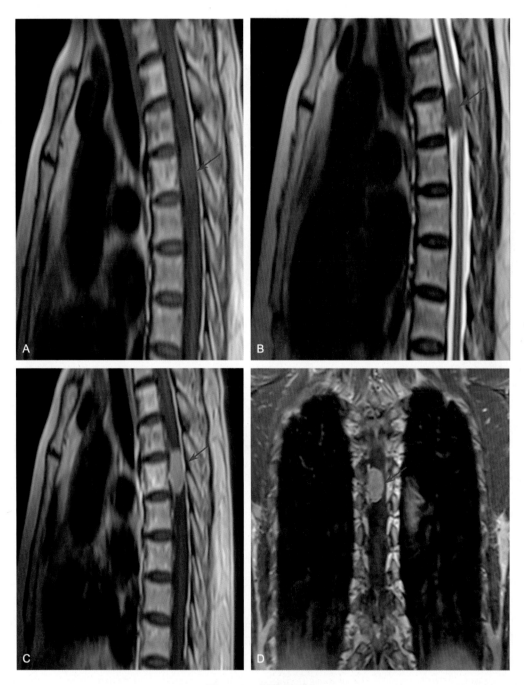

图 8-2-6 脊膜瘤 MRI

A.T$_1$ 像矢状位；B.T$_2$ 像矢状位，可见脊髓受压；C. 矢状位增强，可见肿瘤均匀强化，边界清晰；D. 冠状位强化，可见肿瘤均匀强化，硬脊膜鼠尾征。

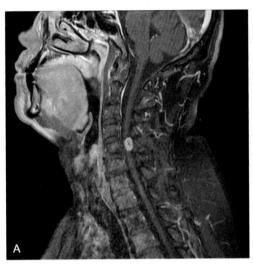
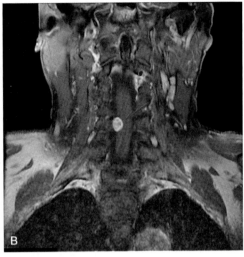

图 8-2-7　神经鞘瘤 MRI

A. MRI 矢状位增强,可见 C_5 水平占位不均匀强化,脊髓受压;B. MRI 冠状位增强,可见 C_5 水平脊髓右侧占位,不均匀强化,脊髓受压移位。

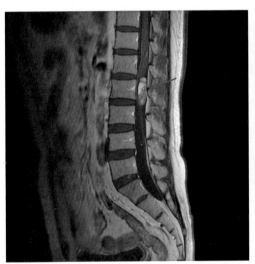
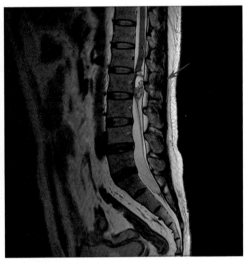

图 8-2-8　表皮样囊肿 MRI

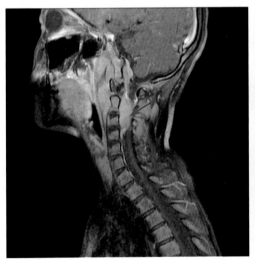
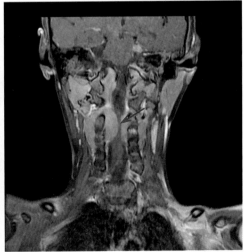

图 8-2-9　淋巴瘤 MRI

椎管内硬膜外占位。肿瘤呈新月形或梭形,多位于硬膜侧后方,包绕硬膜 1/2 圈以上。T_1、T_2 与脊髓信号相比呈等信号或稍高信号,其信号较均匀,有中度或明显强化。部分病例可仅表现为椎管内硬膜外肿块,可合并单个或多个椎体的骨质破坏。

2)黑色素瘤:MRI 检查 T_1 像等或高信号、T_2 像低或等信号注射造影剂后有不同程度的增强。

（七）治疗

1. 手术治疗　手术切除是脊膜瘤的主要及首选的治疗手段。安全地全切除肿瘤是治疗脊膜瘤时必须追求的唯一标准。

（1）手术体位:常见体位有俯卧位和侧卧位。两种体位各有优缺点。俯卧位有利于两位医师同时操作,并且可以在必要时一期行内固定。侧卧位因术区不易积血,术野清晰,术者可采取坐位手术、稳定性强,有利于术者显微操作,尤其对于较长时间须更精细操作的肿瘤切除有帮助,手术时需将肿瘤侧置于视野上方以利于暴露并减少对脊髓的牵拉。

（2）手术过程:有的患者虽已出现脊髓横贯性损害,但肿瘤切除后,脊髓功能仍可能恢复。尽管脊膜瘤为髓外占位,但所有手术均推荐在电生理监测下进行以利于脊髓功能的保护。

脊膜瘤最易切除者为位于硬脊膜背外侧之肿瘤,也是唯一有可能做到 Simpson I 级切除的脊膜瘤,对于这类肿瘤开椎板时要仔细评估切开宽度和范围,肿瘤附着处硬膜可与肿瘤同时切除,用自体筋膜或人工硬脊膜严密缝合硬膜缺损处。

脊膜瘤最多见于脊髓的后外侧,与颅内脑膜瘤相比较,椎管内脊膜瘤较少出现骨性破坏,亦无大的静脉窦和动脉分支供应。因此,如果肿瘤体积较大,对脊髓压迫明显时可先作瘤内减压后再逐渐离断肿瘤附着于硬脊膜的基底,避免对脊髓的过度挤压。如肿瘤较小,可轻轻向外侧牵拉肿瘤远离脊髓,继而沿基底离断完整切除肿瘤,并保护好脊髓组织。对于因肿瘤挤压变形的蛛网膜粘连,可予以松解。这些操作可能有助于防止术后并发症,如脊髓栓系、蛛网膜炎、迟发的脊髓空洞等。极少数脊膜瘤可通过椎间孔神经根硬膜袖套长出椎管外,形成哑铃状,切除这类肿瘤的技术与前面切除神经鞘瘤的技术类似。

肿瘤的硬脊膜附着处一般难以切除,可以双极电灼其基底防止肿瘤复发。部分侧方硬脊膜破损处可从硬膜外或硬膜下予以缝合,否则要覆盖免缝人工硬膜或以生物胶加肌肉于硬膜外黏合修复。

基底位于腹侧硬膜的肿瘤切除最为困难,对于完全位于脊髓腹侧并且无症状的小脊膜瘤,因切除时对脊髓牵拉过大可以暂时观察,待肿瘤从脊髓侧方可观察到或症状明显时再行手术。手术中尽量锐性切除肿瘤同时减少盲目电灼,尽量采用海绵压迫的方式止血,术中注意滴水降温以利于脊髓的保护。

2. 其他治疗　对于有明显手术禁忌如高龄合并多种并发症的患者,可采用定向放疗的办法,如伽玛刀、射波刀、质子刀,控制肿瘤生长。

（八）预后及复发后处理

预后主要和肿瘤切除程度、手术操作及肿瘤病理性质有关。

脊膜瘤切除程度也采用和脑膜瘤相同的 Simpson 分级:

I级:肉眼全切肿瘤及其附着的硬膜、异常骨和肿瘤起源的静脉窦。

II级:肉眼全切肿瘤及可见的扩展瘤组织,电凝附着硬膜。

III级:全切硬膜内的肿瘤,电凝硬膜,硬膜外的浸润不作处理。

IV级:部分切除肿瘤。

V级:只做减压术和/或活检。

脊膜瘤与脑膜瘤不同,因侧方及腹侧硬脊膜无法完整切除,故大多为II级及III级切除,但是根据目前经验,III级以上切除肿瘤复发率低于 10%。肿瘤残余程度及性质决定肿瘤复发时限,一旦发现肿瘤复发可以再次采取手术切除或进行放疗。

（九）小结

脊膜瘤好发于中老年女性,最常见发病部位为胸段,其次为颈段。MRI 典型表现为髓外硬膜下占位,基底宽,有硬脊膜尾征,CT 可见钙化影。安全的全切肿瘤为治疗主要手段,硬脊膜基底无法切除时应电灼处理。对于残存或复发病例可再次手术切除,无法切除或有手术禁忌时可采用定向放疗。

【典型病例】

患者,中年女性,四肢麻木伴左侧肢体麻木半年,加重20日。当地MRI检查提示C_1水平椎管内占位性病变,考虑脊膜瘤。20日前,患者自觉上述症状较之前明显加重,左手无法持物,为行进一步诊治入院。

查体:脊柱无外观畸形,感觉检查左侧肢体较右侧迟钝,四肢肌张力正常,右侧肌力5级,左上肢肌力4$^-$级,左下肢肌力5$^-$级;生理反射存在,病理反射未引出。MRI检查发现C_1椎管内等T_1、稍高T_2信号占位病变,均匀强化、可见硬脊膜鼠尾征(图8-2-10)。

MRI检查发现C_1椎管内等T_1、稍高T_2信号占位病变,均匀强化、可见硬脊膜鼠尾征;

T_5椎管内等T_1、稍高T_2信号占位,打药后均匀强化可见硬脊膜鼠尾征。

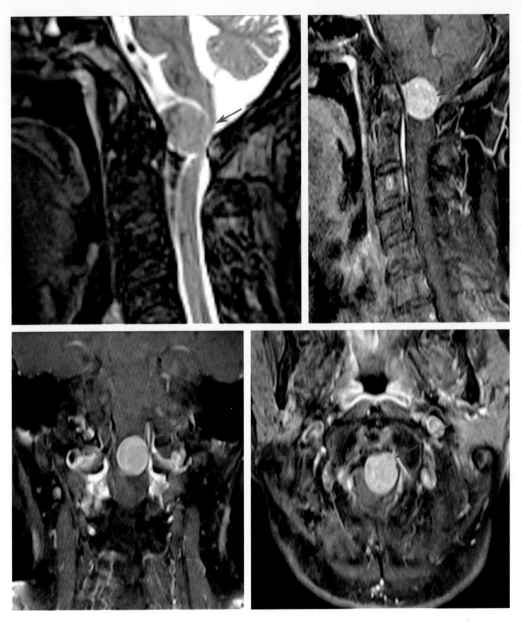

图8-2-10　C_1椎管内占位(脊膜瘤)

诊断要点：

（1）中年女性，以感觉异常及运动功能障碍为主要症状并进行性加重。

（2）MRI：C_1 椎管内等 T_1、稍高 T_2 信号占位病变，均匀强化、可见硬脊膜鼠尾征，提示脊膜瘤可能性大。

治疗过程：术中见肿瘤位于椎管内髓外，与硬脊膜关系密切，实性，质韧，分块全切肿瘤后电灼肿瘤硬脊膜附着处。病理：砂粒型脊膜瘤（WHO Ⅰ级）。

 临床要点

1. 因侧方及腹侧硬脊膜无法完整切除，故大多为Ⅱ级及Ⅲ级切除。

2. Ⅲ级以上切除肿瘤复发率低于 10%。肿瘤残余程度及性质决定肿瘤复发时限，一旦发现肿瘤复发可以再次采取手术切除或进行放疗。

四、室管膜瘤

室管膜瘤是最常见的成人髓内肿瘤，起源于脊髓中央管的室管膜细胞或终丝。肿瘤位于脊髓内，沿脊髓纵轴膨胀性生长，可累及多个脊髓节段。

（一）流行病学

室管膜瘤占神经系统肿瘤的 2%~6%，占脊髓肿瘤的 15%，占髓内肿瘤的 40%~60%，一般认为其发病率无性别差异，但部分大样本病例报道提示男女发病率为（1.5~2.0）∶1。髓内室管膜瘤好发于中年人群，平均发病年龄为 40 岁。绝大多数位于脊髓中央，发病部位主要为颈段最多，胸腰段次之，圆锥少见。

（二）发病机制

早期对脊髓室管膜瘤的病因学研究多集中在 2 型神经纤维瘤病基因（*NF2*）异常。*NF2* 位于 22q12.2，编码 merlin 蛋白，后者被认为参与调控细胞生长过程中的接触抑制。半数以上室管膜瘤伴有 22 号染色体部分片段（包含 *NF2*）缺失。另有学者发现 HOX 通路（编码数个与细胞分裂相关的转录因子）上调、动力蛋白基因（参与形成细胞骨架及有丝分裂纺锤体）异常等。室管膜下瘤可伴有 6 号或 13 号染色体异常。黏液乳头型室管膜瘤则与 7 号染色体异常相关。

（三）病理分类和病理特征

肿瘤位于脊髓内，沿脊髓纵轴膨胀性生长，可累及多个脊髓节段。肿瘤呈灰红色，梭形，质软，血运不丰富。肿瘤与脊髓组织常有明显分界。

2021 年第五版 WHO 分类根据肿瘤发生的解剖部位将室管膜瘤分为幕上、颅后窝和脊髓，其中脊髓室管膜瘤包括：①室管膜瘤（WHO 2~3 级）；②脊髓室管膜瘤，*MYCN* 扩增型；③黏液乳头型室管膜瘤（WHO 2 级）④室管膜瘤（WHO 1 级）。髓内典型室管膜瘤好发于颈胸段；黏液乳头型室管膜瘤几乎只发生在圆锥、马尾和终丝，年轻人好发。

（四）临床表现

MYCN 扩增型复发率高，易播散，预后差。其他绝大多数髓内室管膜瘤均呈缓慢生长，故其发病症状较轻微，病程进展十分缓慢，少数患者因瘤体出血而呈急性发病或病情突然加重。症状与体征主要表现为感觉、运动、括约肌功能障碍，呈典型的髓内肿瘤表现，随着病灶的扩大症状由上向下逐渐扩展，与髓外肿瘤症状发生顺序相反，此点有助于定位诊断。

首发症状以自发性疼痛常见，与髓外肿瘤、椎间盘突出引起的神经根痛相比，其疼痛程度相对较轻，部位模糊，不沿神经根走行分布，多主诉为颈肩部、胸背部或肢体疼痛。随着肿瘤进展，症状多为肿瘤部位所在水平相应肢体麻木、不适、乏力，逐渐出现脊髓受压症状，常有不同程度的感觉分离现象。自主神经障碍出现较早，早期多表现为小便潴留，受累平面以下皮肤菲薄或汗少。病变累及高颈髓甚至延髓时，常出现后组脑神经及膈神经损伤症状,严重者可合并呼吸困难。累及小脑蚓部可出现平衡障碍。位于腰骶部病灶常伴脊髓栓系综合征,可在早期出现肠和膀胱功能障碍、会阴和大腿内侧感觉障碍。

（五）影像学检查

1. X线片 多数病例无异常,部分表现为局部椎管管腔扩大,相应节段脊柱曲度改变。

2. CT 仅作为MRI无法使用时的备选。CT表现为不均匀的高密度影像,瘤内有的可见高密度钙化或低密度囊腔影像,散在点状钙化有助于诊断。注射对比剂后肿瘤影像增强,多不均匀强化,强化后肿瘤边界清楚,囊变区一般不强化。

3. MRI 目前诊断髓内占位病变最确切的辅助手段,可清楚地显示肿瘤部位、大小、形状,以及肿瘤与周围脊髓间的关系。典型病例表现为局部脊髓增粗,T_1WI呈等或低信号,T_2WI为高信号,增强扫描肿瘤多为较均匀一致的轻至中度强化(图8-2-11~图8-2-13)。肿瘤上下极常伴囊肿或脊髓空洞。囊肿和脊髓空洞主要考虑为室管膜瘤的扩张生长压迫周围组织造成血液循环障碍,以及脑脊液压力升高引起脊髓间质水肿所致。

（六）诊断及鉴别诊断

1. 诊断 除详细询问病史和反复核实存在的体征以外,还应予必要的辅助检查。总结病例特点发现,髓内室管膜瘤普遍病程较长,早期症状多不明显,首发症状为受累平面以下的肢体麻木和无力,根性疼痛者少见。病变平面以下出现感觉和运动障碍,可出现感觉分离现象,感觉障碍由下而上发展。脑脊液蛋白

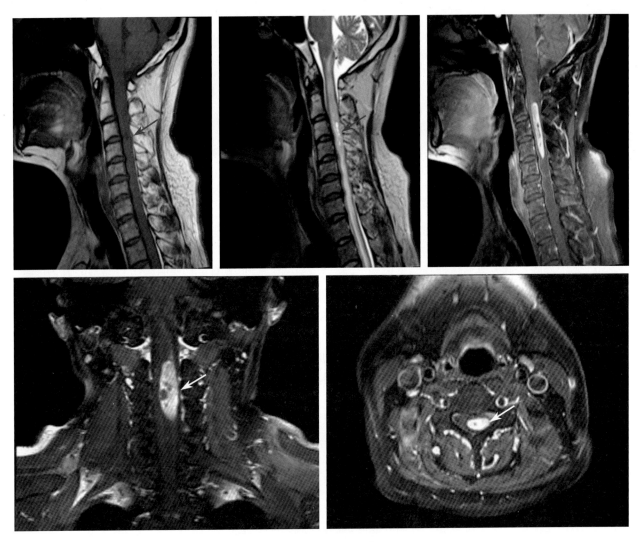

图 8-2-11 颈段室管膜瘤

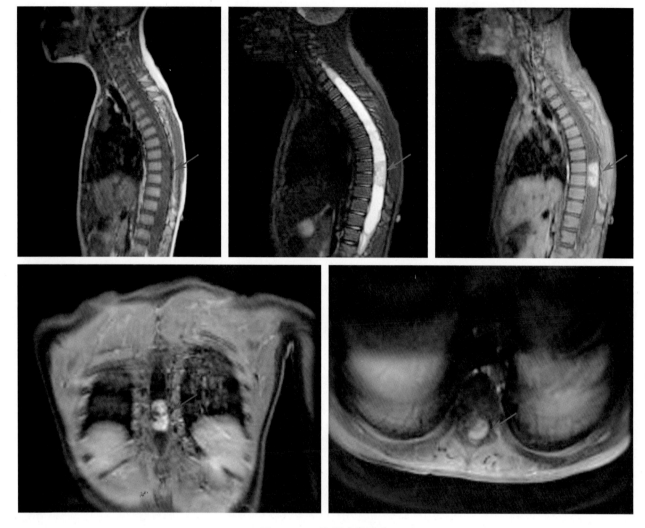

图 8-2-12　胸段室管膜瘤

含量轻度升高,淋巴细胞可轻微增加。X 线片多无异常发现。脊髓碘油造影梗阻端多呈喇叭口状充盈缺损。MRI 能够早期、简便、确切地得到诊断。

2. 鉴别诊断　首先要与急性脊髓炎鉴别,发病急、病史短、病变范围长是诊断急性脊髓炎的有力证据;其次,需要和髓内的星形细胞瘤、脂肪瘤、血管网状细胞瘤、畸胎瘤、皮样囊肿、表皮样囊肿等鉴别,影像学是其主要的鉴别方法。其中,髓内星形细胞瘤以儿童和青少年好发,与髓内室管膜瘤不同,常呈偏心性浸润性生长,边界不清,伴脊髓空洞者少见,增强后病灶呈不均匀散在轻度强化或不强化,边界不清。髓内血管网状细胞瘤多偏向脊髓背侧,表现为脊髓弥漫性增粗,伴出血、囊性变和脊髓空洞形成,病灶内可见低信号血管流空影,增强后肿瘤实质明显强化,有助于鉴别诊断。

（七）治疗

室管膜瘤主要是手术治疗,一经明确诊断即应早期采取手术切除。对于完全截瘫且病程较长的患者,外科手术难以恢复其神经功能,因此不宜施行手术治疗。髓内室管膜瘤的手术原则是在保护脊髓功能的前提下达到肿瘤完全切除。

术中操作需注意以下几点:

1. 力求自后正中线切开脊髓,尽量避免术后产生感觉障碍。

2. 术中避免牵拉或挤压脊髓　分离肿瘤时,操作应集中于肿瘤侧,在已分离的区域填充适量明胶海绵或小棉片即可满足操作空间要求,对粘连部位施行锐性分离,应避免直接牵拉或挤压脊髓。

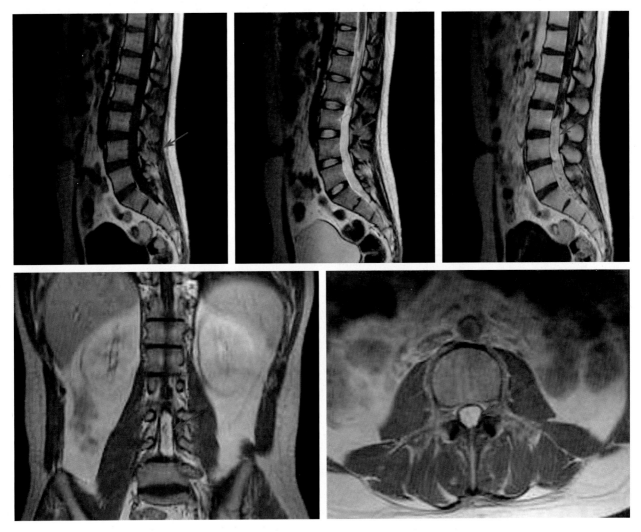

图 8-2-13 病理证实为腰骶段黏液乳头型室管膜瘤

3. 术中应注意保护脊髓血供。由于肿瘤压迫，手术区域的脊髓血供较差，术中应注意保留肿瘤壁上的非供瘤血管。对于小的渗血以止血棉纱、明胶海绵或小棉片轻压即可控制；对于明显出血点采用电凝时，输出功率应尽可能小，进行精确点灼。

4. 尽量整体切除肿瘤，避免肿瘤残留。肿瘤体积过大时，为减少对脊髓的牵拉、挤压，应先实施肿瘤内切除或分块切除。术中检测体感诱发电位（SEP）及运动诱发电位（MEP），有助于提醒术者加强对脊髓功能的保护。髓内的室管膜瘤常有良好边界，分辨边界对于全切肿瘤至关重要。肿瘤两端有空洞时，可以沿空洞处分离肿瘤完整切除。

除 WHO 3 级室管膜瘤外，对于肿瘤全切除的患者无须实施放疗，即使有少量肿瘤残留，也应权衡利弊，不能盲目施行放疗，因存在放射性脊髓损伤的风险，并可导致肿瘤组织内反应性胶质增生和纤维化，混淆肿瘤与正常组织之间的界线，闭塞脊髓内的微血管系统，从而减弱脊髓对手术操作的耐受性，使再次手术困难。对于 WHO 3 级室管膜瘤因存在快速复发风险，鉴于目前尚无其他有效治疗手段，可给予术后放疗。髓内室管膜瘤术后药物化疗目前尚存在争议。

（八）预后和转归

肿瘤的组织学类型和术前神经功能状况是决定预后的关键。脊髓室管膜瘤全切除可明显改善功能，其中黏液乳头型室管膜瘤预后明显好于典型的室管膜瘤。术前症状轻微、病史短及全切除者术后功能恢复良好。即使不能全切者，通过尽可能大部切除也能获得良好效果。复发与肿瘤切除程度及肿瘤的生长方式有关。

（九）小结

脊髓室管膜瘤是最常见的髓内肿瘤，较颅内室管膜瘤更趋向良性特征，常有良好的边界，也较容易全切。需要强调首次手术的重要性，首次手术尽可能全切对于患者预后至关重要。对于 WHO 3 级室管膜瘤尚无较好的治疗方法。

【典型病例】

患者，女，48 岁，右上肢无力伴麻木 3 年。

主要检查结果：MRI 示 $C_1 \sim C_3$ 椎管内占位性病变——室管膜瘤（图 8-2-14）。术后 MRI 见图 8-2-15。

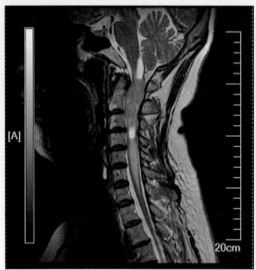
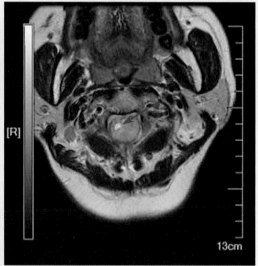
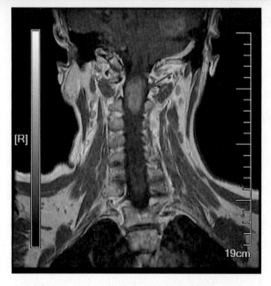

图 8-2-14　$C_1 \sim C_3$ 椎管内占位（术前 MRI）

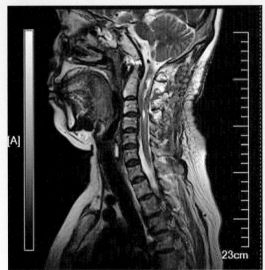
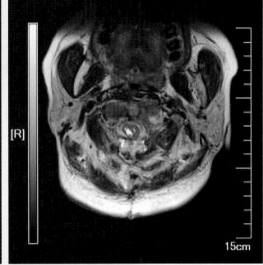
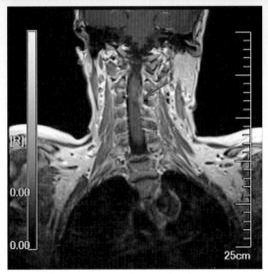

图 8-2-15 术后 MRI

五、星形细胞瘤

星形细胞瘤是脊髓内常见肿瘤之一,发病率仅次于室管膜瘤,居第二位。

（一）流行病学

约 75% 的髓内星形细胞瘤发生于颈胸段脊髓,20% 见于腰段脊髓,5% 位于终丝。星形细胞瘤占成人髓内肿瘤的 24%~30%,恶性居多,多发生于 20~50 岁,男性略多于女性,女性患者预后较好。

星形细胞瘤是儿童和青少年中最常见的髓内肿瘤,占髓内肿瘤的 90%。部分分化较好的毛细胞型星形细胞瘤,易于全切,预后好。

（二）病因

引起本病的病因目前尚不明确。该病可能和遗传、电离辐射、亚硝酸盐食品、病毒或细菌感染及生活环境等因素有关。近来分子生物学等研究发现,脊髓星形细胞瘤的恶性程度和 $H3K27$、$MGMT$、$Survivin$ 等分子的变异或表达密切相关。

（三）病理

大体观星形细胞瘤与脊髓无明显界限,有时在色泽上与脊髓略有区别,质较韧。若肿瘤质软,则多为浸润性生长的分化级别高的星形细胞瘤。肿瘤可发生囊变,囊变区常偏心生长、小而不规则。囊变与肿瘤本身坏死有关,其囊壁由肿瘤细胞组成,囊内容物由肿瘤血管漏出液、肿瘤细胞降解产物以及陈旧性出血等组成。囊液一般为淡黄色或橘红色,蛋白含量较高。

根据 2021 年第五版 WHO 分类,伴有 *H3K27* 基因变异型的星形细胞瘤,无论组织学级别均划为 WHO 4 级弥漫性中线胶质瘤。即使这样,脊髓星形细胞瘤相对于颅内星形细胞瘤,仍更多为低级别,约占半数。

（四）临床表现

脊髓星形细胞瘤的临床症状根据肿瘤位置和恶性程度的不同而有别。与其他髓内肿瘤症状相似,感觉和运动障碍自上而下进展,可偏一侧。疼痛是最常见的症状,占 50%~75%,下肢僵硬和痉挛占 20%~30%,也可有肢体麻木和无力,或有其他感觉异常或尿便功能障碍。低级别星形细胞瘤的病程较长,平均 29~41 个月;恶性星形细胞瘤病程短,平均 2 周 ~4 个月。

（五）辅助检查

目前 MRI 是诊断脊髓星形细胞瘤的主要检查手段。根据 MRI 不同序列成像可初步对脊髓星形细胞瘤作出诊断和鉴别诊断,常用的 MRI 检查序列有 T_1WI、T_2WI、T_1 增强、T_2 FLAIR、MRS、PWI 和 DTI 等。T_1WI、T_2WI 和 T_2 FLAIR 序列有助于判断病灶范围和水肿情况,T_1 增强和 MRS 序列有利于判断肿瘤恶性程度、了解肿瘤代谢情况,DTI 可了解脊髓纤维束的走行及与肿瘤的位置关系、浸润程度。

星形细胞瘤在 MRI 上见脊髓增粗,常可累及数个椎体节段,有时可累及脊髓全长,特别是在儿童、青少年患者。星形细胞瘤在 T_1WI 上常表现为等或稍低信号,在 T_2WI 上表现为高信号,信号不均匀,有些星形细胞瘤在 PWI 上在肿瘤边缘可见含铁血黄素沉着形成的低信号影。T_1 增强序列显示强化多不均匀,可呈斑点状不规则强化或部分强化,肿瘤边界不清,恶性星形细胞瘤易沿软脊膜播散生长,使脊髓呈非对称性扩大。星形细胞瘤瘤内囊变较常见。肿瘤两端亦可见继发性脊髓空洞。囊变的肿瘤在 T_1WI 上信号强度可高于脑脊液信号,增强扫描一般可见囊壁强化。肿瘤两端的继发的脊髓空洞,其囊壁由胶质细胞组成,囊内蛋白质含量亦高于脑脊液,增强扫描后囊壁一般不强化。

（六）诊断及鉴别诊断

1. 诊断

（1）病史及临床表现:脊髓星形细胞瘤好发于颈胸段脊髓,多以疼痛或运动障碍为首发症状,位于脊髓圆锥者,可以括约肌功能障碍为首发症状,肢体出现神经功能障碍的顺序常为自上而下进展。病程可长可短,但突发起病和阵发性加重者鲜见。神经系统体征一般为肿瘤累及节段以下的感觉和运动障碍。

（2）MRI(图 8-2-16):脊髓增粗,肿瘤偏心性生长,T_1WI 上常表现为等或稍低信号,在 T_2WI 上表现为高信号,肿瘤可发生坏死囊变,信号不均匀。T_1 增强序列,强化多不均匀,可呈斑点状不规则强化或部分强化,大部分肿瘤边界不清晰,恶性星形细胞瘤易沿软脊膜播散,使脊髓呈非对称性扩大。但确诊需病理组织学染色结果。

2. 鉴别诊断

（1）室管膜瘤:室管膜瘤和星形细胞瘤在 MRI 不同序列,均可有相似的信号,均可累及多个脊髓节段,最长者达脊髓全长。室管膜瘤多表现为脊髓均匀增粗,瘤周水肿较轻,肿瘤两端髓内空洞形成;注射 DTPA 后,呈均匀一致的增强,边界清楚。而星形细胞瘤平扫显示受累脊髓广泛增粗,可以有高信号(出血)或低信号(囊变)混杂,T_2 常为高信号;强化扫描呈不规则强化。室管膜瘤起源于脊髓中央管,多呈中心性膨胀性生长,星形细胞瘤却多呈偏心性生长、甚可突至软膜下。室管膜瘤两极空洞很常见,星形细胞瘤内囊变坏死常见。

（2）血管网状细胞瘤和海绵状血管畸形等血管性病变:髓内血管性病变常有突发起病特点,阵发性加重。海绵状血管畸形在 MRI 平扫上有一定的特征性,T_2WI 像上血管瘤周围的含铁血黄素沉积"牛眼征",不必再做增强扫描。髓内血管网状细胞瘤常为大囊小结节型和实质性肿块型,增强扫描后壁结节及实质性肿块均呈非常明显强化,可引起脊髓空洞,表现为多发或单发的髓内占位性病变,增强扫描明显强化,T_2WI 像上在肿瘤的背侧可见迂曲的血管流空影。

（3）其他病变:髓内星形细胞瘤还要与其他少见病变,如少突神经胶质瘤、转移瘤、多发性硬化、脊髓炎

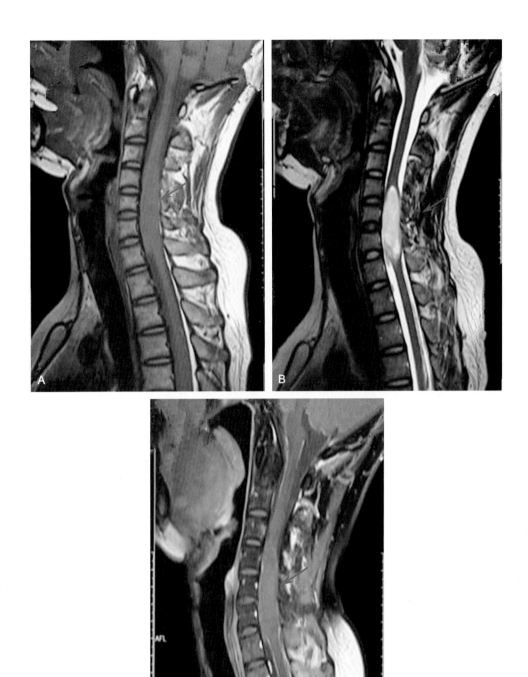

图 8-2-16　C_4~C_6 髓内星形细胞瘤 MRI

图中可见脊髓增粗。A、B.T_1 等信号和 T_2 高信号；C.肿瘤轻度增强，边缘有点片状强化。

及脊髓梗死等鉴别,需要结合病史及相关检查资料综合分析。

（七）治疗

手术切除是脊髓星形细胞瘤的主要治疗手段。因肿瘤沿脊髓纤维侵袭性生长,考虑到脊髓组织的特殊性,影像学全切困难。手术原则是力争保证患者神经功能不损伤的情况下,尽可能多地切除肿瘤组织,解除脊髓组织的压迫。术后是否应行放疗尚存在争议,对于低级别星形细胞瘤,目前尚无可靠证据显示患者能从放疗中获益,即便不能全切,一般亦不推荐行放疗;对于高级别星形细胞瘤,可推荐放疗。肿瘤分子病理时代,通过现代的病理组织学染色及基因检测,根据肿瘤特异的分子标记物表达情况,可尝试进行精准基因与免疫治疗,但目前尚处于研究探索阶段。

1. 手术适应证

（1）术前根据临床症状和体征,以及影像学检查,基本明确为脊髓内星形细胞瘤诊断。

（2）排除炎症、多发性硬化等变性性疾病可能。

（3）患者全身状况能耐受手术过程。

（4）未发生脊髓神经功能完全受损。

2. 手术禁忌证

（1）心、脑、肺、肝、肾等重要脏器疾病,不能耐受手术者。

（2）脊髓神经功能完全受损,已完全截瘫。

3. 手术方法及术中注意事项

（1）术中力求从后正中线切开脊髓,防止术后产生严重的感觉缺损;如辨认中线困难,可以两侧神经后根及脊髓背侧中央静脉为参考。

（2）术中力求最小程度牵拉脊髓,防止对菲薄的脊髓造成新的损害。将切开的蛛网膜和脊髓软膜固定于硬脊膜上,使脊髓相对固定,有利于术中牵拉脊髓控制在最小程度。

（3）术中对动脉出血可用弱电流细双极电凝止血,对小的渗血用止血纱布或棉片压迫可以获得很好的效果。

（4）根据肿瘤和脊髓色泽和质地上的不同,从肿瘤中心向周围逐层切除肿瘤,直到辨认出正常的白质为止,如果术中神经电生理监测发生变化,或者肿瘤与脊髓之间界限难以辨认,应终止手术。

（5）低级别星形细胞瘤有时可完全切除或大部分切除。但恶性星形细胞瘤在尽可能保护脊髓功能前提下,采用以减压为目的切除,可不缝合脊髓软膜和扩大成型硬脊膜,并行椎板切除减压。

4. 手术并发症

（1）神经功能障碍加重:由于术中脊髓创伤、术后脊髓水肿可出现短期的神经功能障碍。大多在术后几天内或几个月内可有不同程度恢复。但如果由于缺乏经验,操作技术不当造成不可逆性脊髓损伤,也可导致患者有永久性的神经功能障碍。

（2）疼痛:髓内肿瘤患者术后早期出现某些部位的疼痛。其发生与髓内肿瘤术中损害脊髓感觉传导通路有关。通常对药物治疗反应不佳。这种弥散性或放射性疼痛会影响患者的生活质量。但疼痛通常不会特别严重,而且会逐渐减轻直至患者能够耐受。

（3）痉挛状态:脊髓切开、髓内肿瘤切除术不可避免地会影响脊髓前角细胞及突触前、后传导通路。术后会出现不同程度的肌张力增高或痉挛。此外可能也和脊髓 - 蛛网膜 - 硬膜粘连有关。多见于胸段髓内肿瘤。

（4）脊柱畸形:脊柱畸形是椎板切除手术后的一种远期并发症。在术后几个月内或几年内发生,成年人少见。多发生在少年、青春期患者,脊柱畸形的易发因素包括椎板切除范围过度、小关节的切除破坏、肌肉与韧带的过度分离与切开、肿瘤引起的椎骨及其关节的破坏等。

5. 放疗　分化较好的低级别星形细胞瘤,大多学者不主张术后放疗,因为放疗可引起局部严重粘连,对复发后的二次手术带来极大困难。根据个体化治疗原则,放疗适合于髓内浸润性生长、界限不清、手术切除困难的恶性星形细胞瘤。

6. 化疗 对于治疗脊髓星形细胞瘤,化疗不作为常规的治疗手段。可作为手术切除和放疗后的一个补充治疗措施。对于婴儿和儿童高级别星形细胞瘤,因不适宜放疗,可先考虑化疗。

（八）预后和转归

低级别的髓内星形细胞瘤组织学表现偏于良性,手术能全切或次全切除,预后较好。患者术后 5 年的生存率为 63%~77%;对于高级别恶性星形细胞瘤,进展迅速,仅能姑息性手术,预后差。不同于颅内星形细胞瘤,弥漫性中线胶质瘤出现蛛网膜下腔播散相当常见,常是病情迅速恶化的原因,术后中位生存期仅约 1 年。影响脊髓星形细胞瘤预后的其他因素有年龄、性别、病程、术前神经功能状况、是否伴发囊变等。

（九）小结

脊髓星形细胞瘤是髓内常见肿瘤,手术切除是首要和最主要治疗手段。低级别星形细胞瘤能获得满意手术切除,预后较好,但恶性肿瘤手术切除困难,即使辅以放疗和化疗,预后极差。

【典型病例】

患者,男,67 岁,颈痛 1 个月,右上肢无力伴左下肢麻木 20 日。

现病史:1 个月前患者无明显诱因出现颈部疼痛,位于双侧颈后,呈持续性胀痛,尤其夜间加重,影响睡眠和休息,颈部适当活动能缓解,疼痛无明显放射;20 日前患者出现右侧上肢无力,近端为主,向外侧抬起费力,手部活动不受限制,伴行走无力、右手指尖麻木和左足底麻木,无踩棉花感、无胸腹部束带感、无肢体僵硬;就诊于外院查颈椎 MRI 提示颈脊髓占位病变,为进一步诊治入院。患病以来,精神、食量可,大小便基本正常,体重无明显改变。

既往史:2002 年因食管癌行食管癌切除、残留食管 - 胃胸腔内吻合术;2007 年腰椎间盘突出手术治疗;2010 年因下咽癌颈部淋巴结转移行颈部淋巴结清扫术。

查体:神清语利,对答切题,自主体位,步态均匀;脑神经检查(-);颈椎棘突叩痛阳性;左下肢针刺觉和浅表触觉减退,余浅感觉正常;右侧上肢三角肌、肱二头肌肌力 2 级,右侧肱三头肌肌力 4 级,右侧腕背伸肌力 3 级,右手握力 4 级,余肢体肌力正常;右上肢和双下肢肌张力增高,无明显肌萎缩;右侧肱二头肌反射消失、肱三头肌反射减弱,余腱反射正常;右侧 Hoffmann 征和 Rossolimo 征阳性,余病理征未引出;右侧指鼻试验欠稳准。

辅助检查:颈椎 MRI 平扫＋增强提示颈脊髓内占位病变伴水肿,星形细胞瘤?

诊断要点:

(1) 老年男性。

(2) 颈痛 1 个月,右上肢无力伴左下肢麻木 20 日。

(3) 查体:颈椎棘突叩痛阳性;左下肢针刺觉和浅表触觉减退,右侧上肢三角肌、肱二头肌肌力 2 级,右侧肱三头肌肌力 4 级,右侧腕背伸肌力 3 级,右手握力 4 级,右上肢和双下肢肌张力增高,右侧肱二头肌反射消失、肱三头肌反射减弱,右侧 Hoffmann 征和 Rossolimo 征阳性,右侧指鼻试验欠稳准。

(4) 辅助检查:颈椎 MRI 平扫＋增强提示颈脊髓内占位病变伴水肿,星形细胞瘤?

鉴别诊断:

(1) 室管膜瘤:多见于中年人,好发于颈段或颈胸段脊髓,多两端合并脊髓空洞;生长多较缓慢,多为良性;与正常脊髓之间界限清楚。MRI:T_1 等信号,T_2 略高信号,均匀强化,肿瘤两端常见空洞。

(2) 星形细胞瘤:好发于颈脊髓,其次为胸脊髓;分化一般较好,约 25% 为恶性间变性星形细胞瘤或胶质母细胞瘤。MRI:局限性脊髓增粗伴水肿,T_1 等信号,T_2 略高信号或混杂信号,边界不清,不均匀、片状或环状强化,坏死囊变时强化更不均匀,空洞少见。

(3) 血管网织细胞瘤:中年好发,多生长在髓内脊髓背侧或背外侧,常见节段为胸段脊髓,其次为颈段脊髓,可合并脑视网膜血管瘤病。MRI:T_2 可见血管流空,小结节、大空洞,边界清,结节均匀强化;DSA 可见血管肿瘤染色。

（4）畸胎瘤:青少年多见,好发于脊髓圆锥部位,多为成熟囊性畸胎瘤,可合并脊柱发育畸形。MRI:T_1 和 T_2 多为高低混杂信号,脂肪抑制成像可辅助判断其中脂肪成分,一般强化不明显或仅有环形强化。

（5）髓内转移瘤:发病率低,常既往有其他系统恶性肿瘤病史;病情进展较快;常出现多节段髓内转移灶。MRI:T_1 低信号或等信号,T_2 高信号为主,强化较明显,局部脊髓可增粗伴病灶周围有水肿。

治疗过程:完善相关术前检查,排除手术禁忌,在全身麻醉下行"C_3~C_5 髓内肿瘤切除、椎板切开复位、伤口引流术"。手术采用后正中入路,术中暴露 C_3~C_5 棘突和椎板,超声骨刀将 C_3~C_5 棘突 - 韧带 - 椎板复合体卸下,硬膜外脂肪消失,纵行切开硬脊膜并悬吊,切开蛛网膜,于脊髓后正中纵行切开脊髓约 2cm,深约 3mm,见灰黄色肿瘤、质地脆,色泽与脊髓之间尚有界限;行瘤内大部切除,术中冰冻病理提示星形细胞瘤、WHO 3 级可能;严格止血,缝合硬脊膜,C_3~C_5 棘突 - 韧带 - 椎板复合体原位回置,钛钉和钛板固定,伤口放置引流,逐层缝合伤口,转移至普通病房。

术后转归:术后给予神经营养、激素、脱水等处理;术后第 1 日患者出现右侧上肢及右下肢疼痛,但左下肢麻木较术前改善。查体:肢体肌力基本同术前,右侧肢体痛觉过敏,右上肢深感觉障碍;术后第 2 日查体:右侧上肢三角肌、肱二头肌肌力恢复至 3 级,余基本同前;伤口引流量减少,顺利拔除引流管;术后第 7 日查体:右侧上肢三角肌、肱二头肌肌力恢复至 3^+ 级,右侧上肢深感觉障碍改善,右侧肢体痛觉过敏消失,余神经系统查体基本同术前。术后第 7 日伤口愈合良好,顺利拆线出院。病理结果回报:脊髓星形细胞瘤（WHO 3 级）。

 临床要点

1. 脊髓星形细胞瘤需手术治疗,辅以放疗、化疗、免疫治疗等综合措施。
2. 手术原则是在安全的前提下,尽可能多地切除肿瘤组织,解除脊髓组织的压迫。
3. 可尝试通过现代的病理组织学染色及基因检测,了解肿瘤特异的分子标记物表达情况适当参加临床试验。

六、脊髓血管性肿瘤

脊髓血管性肿瘤为良性血管性占位性病变,根据解剖部位可以分为髓内病变与髓外病变两大类。其中脊髓髓内血管性肿瘤主要包括脊髓髓内海绵状血管畸形（intramedullary spinal cord cavernous malformation）和脊髓血管网状细胞瘤（intramedullary hemangioblastoma）两类,髓外病变主要包括椎体血管瘤（vertebral hemangioma）和椎管内硬膜外海绵状血管畸形（spinal epidural cavernous hemangioma）。

（一）脊髓髓内血管性肿瘤

1. 流行病学　脊髓髓内血管性肿瘤为罕见的脊髓良性占位性病变,主要包括脊髓髓内海绵状血管畸形和脊髓血管网状细胞瘤两大类。脊髓髓内海绵状血管畸形占所有脊髓血管性疾病的 5%~12%,多为单发;多发者往往伴随颅内病变及家族遗传病史;发病高峰年龄在 30~40 岁,早期文献报道女性发病率高于男性（2:1）,近期大宗病例报道提示男女发病率差异无统计学意义。脊髓海绵状血管畸形以胸髓多发,约占 71%,其次为颈髓（约 26%）、腰髓（约 3%）;症状性脊髓海绵状血管畸形的年出血率为 1.6%~4.5%。

脊髓血管网状细胞瘤又称"脊髓血管网织细胞瘤"，是血供丰富的良性肿瘤，可伴有脑视网膜血管瘤病，约占所有脊髓髓内肿瘤的 3%，好发于中青年男性，最常见的发生部位是脊髓颈段和胸段，尤其是在男性患者。

2. 发病机制　脊髓血管性肿瘤的发病机制尚不明确，对于多发的有家族遗传病史的脊髓海绵状血管畸形研究发现，其发病与常染色体上的 *KRIT1*、*MGC4607*、*TFAR153* 突变基因有关，但其具体发生机制尚未阐明。目前认为家族性脊髓血管网状细胞瘤发病与 *VHL* 基因的突变密切相关。由于位于 3p25~26 的 *VHL* 基因突变引起细胞无限制增殖，导致了肿瘤的发生，同时导致在有氧环境下 HIF-1α 不被降解，使 HIF-1α 转录激活靶基因血管内皮生长因子（VEGF）、血小板衍生的生长因子 β 等大量表达，新生血管形成，从而促使肿瘤生成。

3. 病理特征　脊髓海绵状血管畸形大体呈红色或紫红色桑葚样血管状团块，镜下病变边界清晰，不含神经组织，其外周常有含铁血黄素沉积，并有胶质增生带包绕；病变实质往往由扩张的小血管窦组成，窦壁为薄层的纤维外膜内衬单层内皮细胞构成，缺少肌层和弹力纤维。由于窦壁反复破裂出血，病灶内可见新旧出血病灶、瘢痕组织、血栓及钙化等改变（图 8-2-17）。

脊髓血管网状细胞瘤主体呈红色结节，常附着于囊壁上，边界清晰，血供丰富。镜下主要由空泡状大间质细胞和丰富的毛细血管网两种成分构成，间质细胞最具特征的是细胞质富含脂质空泡，呈泡沫状或毛玻璃样，形成典型的"透明细胞"形态；核分裂象罕见。免疫组学表达主要表现为间质细胞表达表皮生长因子受体（EGFR）、血管内皮生长因子（VEGF）及神经外胚层标记神经元特异性烯醇化酶（NSE）、S-100 等，内皮细胞可表达 CD34、CD31 等（图 8-2-18）。

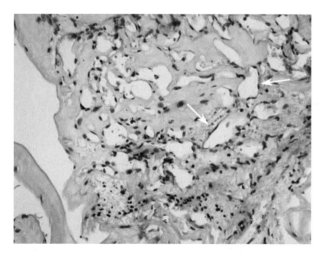

图 8-2-17　脊髓海绵状血管畸形 HE 染色（×100）
可见只由纤维组织构成的血管，呈紧密排列，管腔扩张。

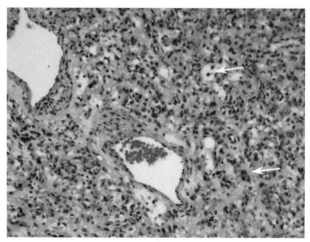

图 8-2-18　脊髓血管网状细胞瘤 HE 染色（×400）
由大量薄壁毛细血管及间质细胞构成。间质细胞大，呈空泡状，细胞质内可见大量含脂质的小泡。

4. 临床表现　脊髓血管性肿瘤临床表现与其他脊髓髓内肿瘤的临床表现基本相同，症状及体征无特异性，主要表现为脊髓神经功能的缺失，最常见的症状是感觉异常和肌力下降。

脊髓海绵状血管畸形按病情进展方式可分为 3 种类型。①急性型：急性起病并逐渐加重，与病变短时间内出血相对较多有关，表现为急性神经功能损伤，适宜尽快手术，解除压迫症状。②缓解复发型：急性起病后症状有缓解，以后又突然加重。符合中枢神经系统海绵状血管畸形出血特点，即少量多次，反复出血。③进行性加重型：症状呈缓慢进行性加重，患者在数周或数月内症状逐渐加重，其机制可能是反复少量出血和出血后病变周围反应性胶质增生、再钙化、管腔化等，使病灶体积增大，压迫症状明显，并与由此引起的脊髓微循环功能失调有关。

脊髓血管网状细胞瘤根据病情的进展形式亦可分成3种类型。①缓慢进行型:在数月或数年内症状逐渐加重,病变体积的增大及引流静脉的迂曲,致椎管内压力升高,脊髓微循环功能失调可能是症状恶化的原因。②双峰型:急性起病,但症状较轻,后有一定程度的缓解,数周或数月后症状又加重。最初症状与出血有关,但第2次的加重是由于再出血还是由于椎管内高压引起脊髓微循环变化使脊髓缺血有待于进一步研究证实。③急性起病型:发病后症状迅速加重,严重的可以出现完全截瘫。原因可能为病变的出血量较大,造成对脊髓的破坏,这在文献中较少见报道,原因有可能是引流静脉的破裂和肿瘤本身的出血。

5. 辅助检查　随着影像学技术的进步,尤其是 MRI 的普及,脊髓血管性肿瘤诊断相对较明确。

MRI 是术前确诊脊髓海绵状血管畸形最为敏感的影像学检查方法,对选择手术方式和术后随访具有重要价值。MRI 信号改变与病变不同时期出血成分沉积及血栓形成、胶质增生、病灶内钙化、病灶周围的水肿等因素密切相关。其典型的表现为 T_2 像上病变周围系含铁血黄素低信号环,T_1 像和 T_2 像表现为病变中心为混杂信号,强化不明显(图 8-2-19)。

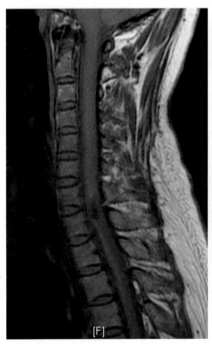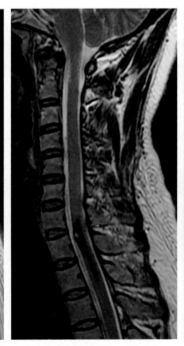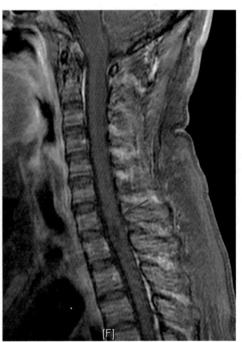

图 8-2-19　脊髓海绵状血管畸形 MRI

对于脊髓血管网状细胞瘤,肿瘤在 MRI T_1 像上多表现为等信号或稍高信号,在 T_2 像上多表现为圆形或椭圆形的等信号,常可见到血管流空影,病变的两端常可见脊髓空洞(图 8-2-20、图 8-2-21);病灶经 Gd-DTPA 增强扫描后常可见明显强化。T_1 增强像上,实体型肿瘤见均匀强化的肿瘤影像,可伴头端或尾端囊性变,背侧可见蜿蜒流空的血管影像,具有较强的特征性(图 8-2-22)。肿瘤多发性是血管网状细胞瘤的另一个特点,因此,应该同时行头颅及全脊髓 MRI 检查。部分病例经超声检查可发现多发肝或肾的小囊肿。

脊髓血管网状细胞瘤多为实体性肿瘤,这与小脑血管网状细胞瘤多为囊中附壁结节的特点不同。术前脊髓 CTA 或 DSA 对于手术方案的制订是帮助的,它可以显示肿瘤的供血动脉、引流静脉,能判定供血动脉的数目、部位、来源和方向,便于术中控制出血(图 8-2-23)。

6. 诊断及鉴别诊断　脊髓血管性肿瘤临床表现无特异性,脊髓海绵状血管畸形的反复出血所致的症状加重 - 缓解 - 再加重可为诊断提供一定参考价值。目前诊断仍然主要依据影像学表现,脊髓海绵状血管

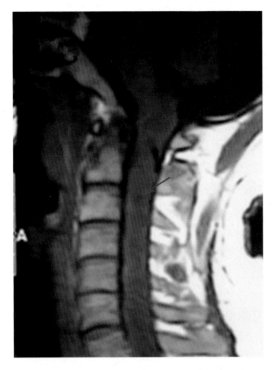

图 8-2-20 脊髓血管网状细胞瘤 MRI T₁

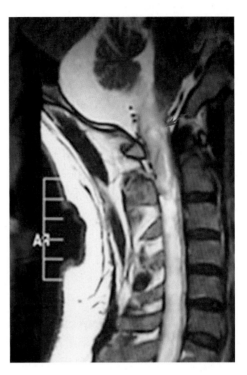

图 8-2-21 脊髓血管网状细胞瘤 MRI T₂

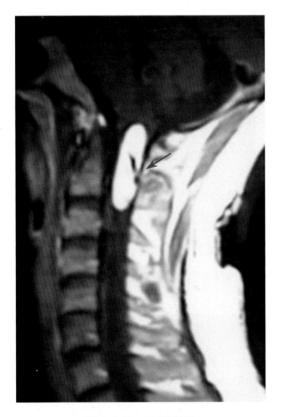

图 8-2-22 T₁ 增强像

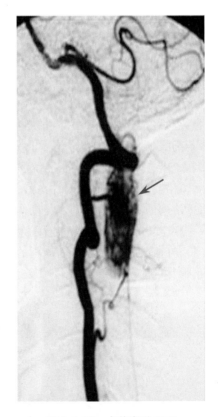

图 8-2-23 术前脊髓 CTA

畸形 MRI 典型表现为 T₂ 像为含铁血黄素低信号环,T₁ 像和 T₂ 像表现为病变中心为混杂信号,强化不明显,呈桑葚样或爆米花样改变。脊髓血管网状细胞瘤在 MRI T₁ 像上为等信号或稍高信号;在 T₂ 像上,多表现为圆形或椭圆形的等信号,常可见到血管流空影,病变的两端常可见脊髓空洞,病灶经 Gd-DTPA 增强扫描后常可见明显强化,背侧可见蜿蜒流空的血管影像;脊髓 CTA 或 DSA 可显示肿瘤的供血动脉,引流静脉,有利于术前诊断及手术方案的制订。

在诊断上主要与脊髓髓内肿瘤(如脊髓室管膜瘤、脊髓星形细胞瘤)及髓内动静脉畸形等脊髓髓内病变相鉴别。脊髓室管膜瘤通常均一强化,轴位观呈等中心并对称分布在脊髓内,大部分病例两极有空洞形成,特别是颈髓和颈胸交界区。部分肿瘤生长过程中可以发生特发瘤内出血,引起症状突然加重,由于瘤内囊肿形成或坏死可致不均匀强化。星形细胞瘤的 MRI 影像表现更加多变,比室管膜瘤显得边界不清、不规则、强化欠均一,异型性强化更多见,有时可见斑片状及不规则边缘可以延伸到数个脊髓节段。

7. 治疗　手术切除是髓内血管性肿瘤的最佳治疗选择,手术目的是切除病变,保护脊髓功能,总的治疗效果良好。但因肿瘤的部位不一,手术存在不同的风险。位于高颈髓的病变手术存在四肢瘫痪、呼吸功能障碍及其生命危险。位于胸髓的病变存在双下肢瘫痪或大小便障碍的风险。因此,必须掌握严格的手术适应证。术中进行神经电生理监护,重点监测 SEP 和 MEP,当这些指标发生变化时可以及时提醒术者,有利于脊髓的保护。缝合脊髓软膜、蛛网膜、硬脊膜及多节段的椎板复位有利于防止术后脊髓粘连。而椎板复位成形有利于减少硬膜外瘢痕形成,保持脊柱稳定性等作用,从而提高患者远期治疗效果。

(1) 脊髓海绵状血管畸形手术适应证:无症状的脊髓海绵状血管畸形年再出血率为 1.4%~4.5%;而有症状的脊髓海绵状血管畸形再出血率最高可达 66%。而反复出血容易导致神经功能恶化。另外,随着显微外科技术及电生理监测的进展,外科手术风险明显下降,因此,一旦脊髓海绵状血管畸形出现症状、确定诊断后,应积极手术治疗。对于有症状的脊髓海绵状血管畸形应选择早期手术切除病灶,以防止再出血对神经功能的进一步损害,尤其是缓慢进展型和反复发作型患者。然而,对于急性起病型患者,手术时机的选择必须慎重,早期急症手术可能对已经受累的脊髓更加不利,只要患者的神经功能没有明显下降,延迟3~4 周后手术有利于减少出血,减轻脊髓肿胀,而且更有利于病变和正常脊髓组织间出现胶质增生带的形成,减少手术带来的副损伤。

(2) 脊髓海绵状血管畸形手术要点:肿瘤部位的定位尤为重要,由于反复出血,多在脊髓后侧或后外侧可见一黄色染色区(图 8-2-24),由此可纵行切开软脊膜和脊髓,若肉眼难以确定肿瘤位置,可借助术中超声技术、多模态导航辅助技术精准定位病变所在。发现病变后,首先应充分引流陈旧性血液,沿着病变与周围组织间的胶质增生带分离,避免损伤周围正常脊髓,力求完整全切除病变,避免肿瘤残余。为尽量减少术后神经功能恶化的风险,病变周围的含铁血黄素沉着带可不予处理(图 8-2-25、图 8-2-26)。

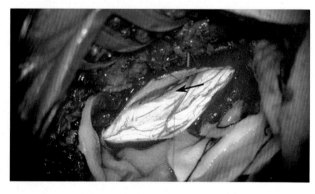

图 8-2-24　脊髓海绵状血管畸形手术(术中图像一)

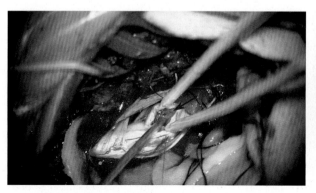

图 8-2-25　脊髓海绵状血管畸形手术(术中图像二)

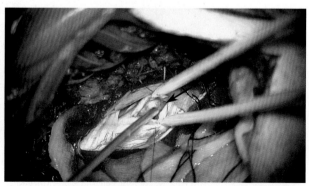

图 8-2-26　脊髓海绵状血管畸形手术(术中图像三)

（3）脊髓血管网状细胞瘤的术前栓塞：对脊髓血管网状细胞瘤术前栓塞的必要性与临床价值评价尚需要进一步研究。总的说来，对巨大的髓内血管网状细胞瘤术前栓塞主要目的是减少血管网状细胞瘤的血液供应，为手术创造条件。

1）栓塞的适应证：①影像学检查考虑为血管网状细胞瘤，经 DSA 证实；②DSA 上有明确粗大的供血动脉，角度合适；③供血动脉不与正常脊髓供血动脉共干，栓塞不会减少正常脊髓动脉血供，造成正常脊髓损伤。

2）禁忌证：①供血动脉细小，插管困难者；②供血动脉与正常脊髓供血动脉共干，栓塞可减少正常脊髓动脉血供，造成脊髓缺血者；③供血动脉成角明显，插管困难者。栓塞后应尽早手术切除病变。

（4）脊髓血管网状细胞瘤手术要点：脊髓血管网状细胞瘤常位于脊髓内，偏向一侧，深嵌软膜下。肿瘤呈暗红色，质地较软，背侧有脊髓后动脉与脊髓外侧动脉的分支供血动脉及迂曲粗大的引流静脉；腹侧也有来自脊髓前动脉供血动脉和引流静脉，时常血供十分丰富（图 8-2-27）。在术中吲哚菁绿（ICG）荧光造影辅助下，对实体性血管网状细胞瘤应先显露、电凝、离断肿瘤背、外侧部的供血动脉，对肿瘤表面及其邻近区域粗大的引流静脉应暂时保留，此时可见肿瘤外观变暗，搏动减弱，体积明显缩小；从病变表面脊髓软膜最薄处开始剪开软膜，向脊髓空洞处进发，沿瘤周包膜与胶样增生带之间仔细分离（图 8-2-28）。用棉片覆盖保护分离开的肿瘤表面，用细小的剥离子轻轻牵拉肿瘤，防止瘤体破裂出血，自下而上向腹侧分离，仍遵循先离断供血动脉的原则。当肿瘤与周围组织完全游离后，便能离断引流静脉，完整切除肿瘤。手术中避免瘤内操作，否则肿瘤丰富的血供，将引起难以控制的出血。肿瘤突入延髓的部分，需用牵开器轻抬小脑半球或扁桃体，清晰暴露肿瘤后，按上述原则分离切除。肿瘤全切后，其两端的脊髓空洞大多数自行缩小，无须分流。

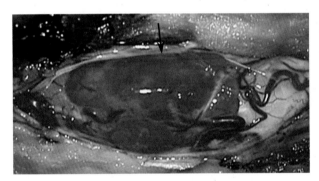

图 8-2-27 脊髓血管网状细胞瘤（术中图像）

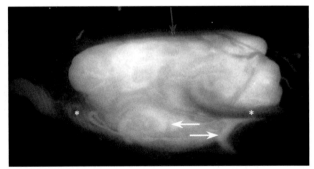

图 8-2-28 脊髓血管网状细胞瘤（术中 ICG 荧光造影辅助）
箭头所示为供血动脉，"*"所示为引流静脉。

（5）并发症：脊髓血管性肿瘤术后并发症与脊髓其他肿瘤术后并发症相同，但发生率较低，主要包括术后神经功能损害、呼吸功能不全、感染、出血、脑脊液漏、瘢痕形成、下肢静脉血栓形成、脊柱稳定性降低等。尤其需要强调的是，因肿瘤位于脊髓髓内，术中切开脊髓或对脊髓不适当牵拉，可引起脊髓功能损伤，加重神经损害症状；术后感觉麻木、疼痛或感觉缺损发生率较高，一般 3 个月后至 1 年半大部分患者功能有良好的恢复；如果肿瘤位于高颈髓，术后可发生呼吸障碍及四肢瘫痪；肿瘤位于胸髓及其腰骶髓，术后可出现双下肢瘫痪及大小便障碍。

8. 预后和转归　脊髓血管性肿瘤为良性病变，边界清晰，手术可实现完整切除，且疗效好，长期预后主要与术前的功能状态及病程相关，罕见肿瘤复发。对于少数肿瘤与脊髓粘连紧密，无法实现手术全切除的患者，有复发风险，放化疗无效，需严密规范化随访，远期效果可能不佳。

9. 小结　脊髓海绵状血管畸形为罕见的、手术可根治的良性血管性肿瘤。反复出血导致的含铁血黄素在其表面形成的一层软膜性结构，构成 MRI 影像学上的特征性含铁血黄素环表现。对于有症状的患者为防止神经功能进一步损害，宜早期手术完全切除，手术疗效好。对于无症状的脊髓海绵状血管畸形须严密定期随访，出现症状及时就诊评估，积极手术治疗。

脊髓血管网状细胞瘤是一种少见的良性肿瘤,MRI对肿瘤的定位、定性诊断具有重要意义。显微外科手术是目前治疗脊髓血管网状细胞瘤最有效的方法,如果术中有荧光脊髓血管造影技术辅助,可以明确肿瘤主要供血来源,便于术中控制出血,使手术更加安全有效。术中在显微镜下沿正确的界面进行分离,先离断动脉、后处理静脉、避免分块切除而力争全切,是减轻术中出血和避免神经功能损害的关键。术前DSA可以更准确地了解肿瘤的血供情况,栓塞可以有效地减少肿瘤血供,缩小病变体积,减少手术出血及脊髓损伤。术中神经电生理监测下手术可以更好地保留脊髓功能。手术效果良好,基本达到治愈。

【典型病例1】

患者,女,19岁,突发右手无力25日,颈项部僵硬1周余,门诊以"脊髓髓内占位性病变($C_5\sim C_7$),海绵状血管畸形可能性大"收入院。

查体:生命体征平稳,神清语利;双瞳等大等圆,直径2.5mm,直接及间接光反应灵敏,视力、视野粗测正常,眼动充分,面纹对称,伸舌居中,听力粗测正常,无吞咽困难,无呛咳,耸肩有力,颈软无抵抗;感觉系统无异常,右手远端肌力2级,近端肌力4级,右手远端感觉减退,近端未见异常,左上肢肌力5级,肌张力腱反射未见异常,双下肢肌力5级,肌张力腱反射未见异常;双侧生理反应存在,双侧病理征(−)。

辅助检查:颈椎MRI示,颈髓髓内占位病变,考虑海绵状血管畸形可能性大(图8-2-29);全脊髓血管造影示:未发现颈髓髓内畸形血管团。

入院诊断:脊髓髓内占位性病变($C_5\sim C_7$),海绵状血管畸形可能性大。

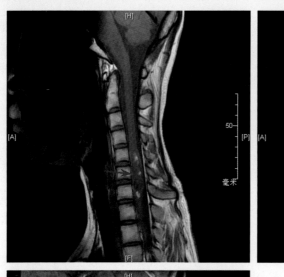
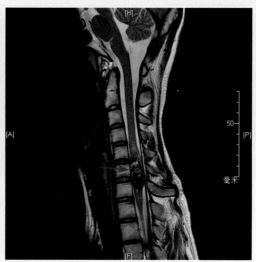
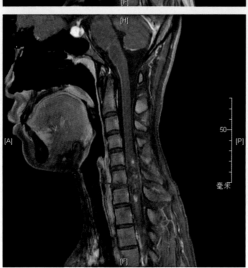

图8-2-29 颈椎MRI提示颈髓髓内占位,考虑海绵状血管畸形可能性大

　　治疗过程:择期行术中 ICG 荧光造影辅助,脊髓髓内病变切除术,术中见 $C_5 \sim C_7$ 脊髓背侧偏右暗黑色血管团样、囊实性病变,病变供血丰富,局部可见暗棕色囊液,肿瘤嵌入脊髓组织中,与脊髓界限欠清,桑葚样,局部可见含铁血黄素沉着,沿肿瘤边界分离肿瘤,严密保护周围脊髓组织,小功率双极电凝止血,完整切除肿瘤(图 8-2-30)。术后病理:海绵状血管畸形(图 8-2-31)。

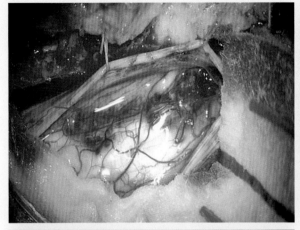
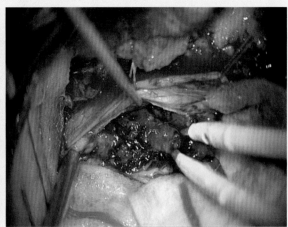
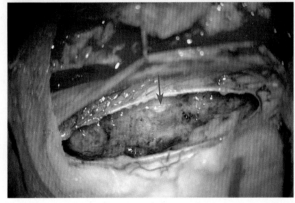

图 8-2-30　脊髓髓内病变切除术

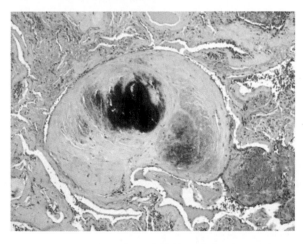

图 8-2-31　术后病理:海绵状血管畸形(×200)

　　出院查体:生命体征平稳,神清语利,双瞳等大等圆,直径 2.5mm,直接及间接光反应灵敏,视力、视野粗测正常,眼动充分,面纹对称,伸舌居中,听力粗测正常,无吞咽困难,无呛咳,耸肩有力,颈软无抵抗,感觉系统无异常,四肢肌力 5 级,肌张力活动可,病理反射未引出。术后 1 周复查颈椎 MRI 未见肿瘤残余(图 8-2-32)。

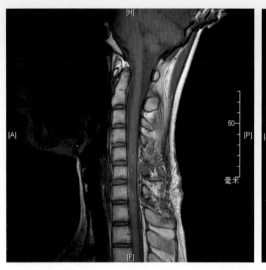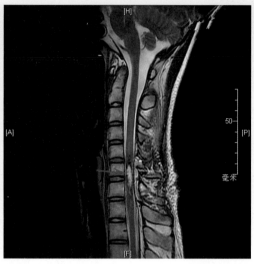

图 8-2-32　术后 1 周复查颈椎 MRI 未见肿瘤残余

【典型病例 2】

患者,女,28 岁。主因"间歇性腰部疼痛 2 年余,加重 3 个月"以"脊髓占位性病变"收入院。

查体:生命体征平稳,神清语利,双瞳等大等圆,直径 3mm,直接及间接光反应灵敏,视力、视野粗测正常,眼动充分,面纹对称,伸舌居中,听力粗测正常,无吞咽困难,颈部活动不受限,四肢肌力 5级,肌张力正常,腱反射正常,双侧病理征(−)。

辅助检查:胸椎 MRI 示,$T_{10} \sim T_{11}$ 髓内占位性病变,脊髓血管网状细胞瘤可能性大(图 8-2-33)。DSA 检查阴性。

入院诊断:脊髓占位性病变;脊髓血管网状细胞瘤。

治疗过程:择期行后正中入路吲哚菁绿(ICG)荧光造影辅助脊髓肿瘤切除术。术中暴露 $T_{10} \sim T_{11}$脊髓背部后,见局部异常迂曲血管。ICG 荧光造影辨别供血动脉及引流静脉后,沿脊髓隆起部位探查可见暗红色病变位于脊髓内,选择无血管区纵行切开脊髓后暴露肿瘤,夹闭供血动脉并给以电灼阻断。显微镜下全切除肿瘤,见脊髓空洞缓解,脊髓塌陷(图 8-2-34)。术后病理:血管网状细胞瘤(图 8-2-35)。

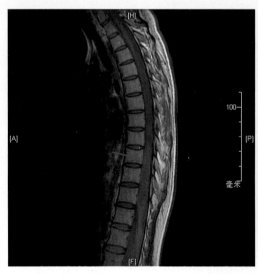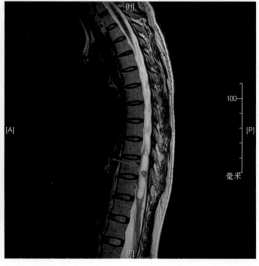

图 8-2-33　胸椎 MRI

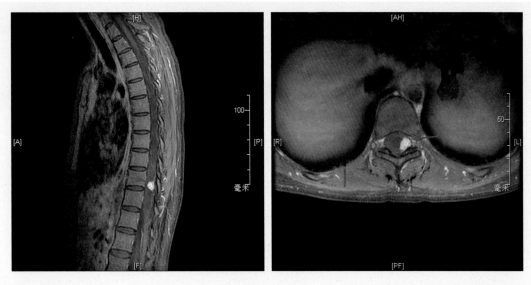

图 8-2-33(续)

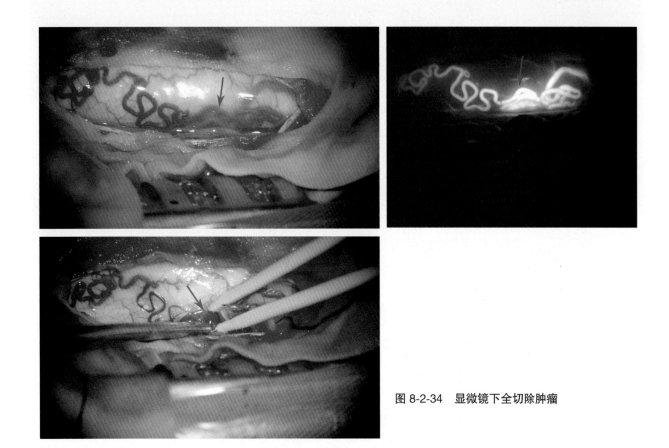

图 8-2-34 显微镜下全切除肿瘤

　　出院查体:生命体征平稳,神清语利;双瞳等大等圆,直径 3mm,直接及间接光反应灵敏,视力、视野粗测正常,眼动充分,面纹对称,伸舌居中,听力粗测正常,无吞咽困难,颈部活动不受限;左下肢浅感觉减退,四肢肌力 5 级,肌张力正常,腱反射正常,双侧病理征(−)。

　　术后 6 个月复查胸椎 MRI 未见肿瘤残余(图 8-2-36)。

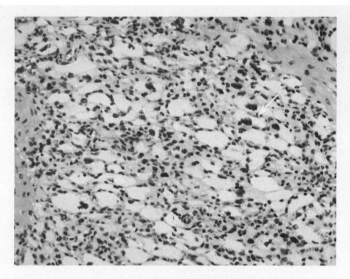

图 8-2-35　术后病理:血管网状细胞瘤(×400)

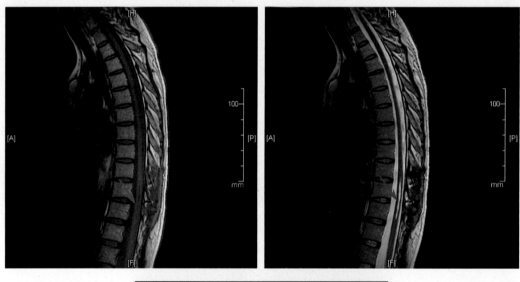

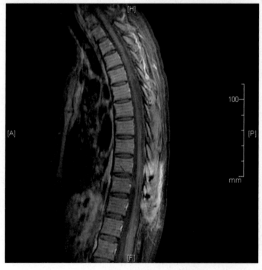

图 8-2-36　术后 6 个月复查胸椎 MRI

知识点

1. 脊髓海绵状血管畸形为罕见的、手术可根治的良性血管性肿瘤。

2. 反复出血导致的含铁血黄素在其表面形成的一层软膜性结构,构成 MRI 影像学上的特征性含铁血黄素环表现。

3. 对于有症状的患者为防止神经功能进一步损害,宜早期手术完全切除,手术疗效好。

4. 对于无症状的脊髓海绵状血管畸形须严密定期随访,出现症状需及时就诊评估,积极手术治疗。

(二)脊髓髓外血管性肿瘤

脊髓髓外血管性肿瘤主要包括椎体海绵状血管畸形和椎管内硬膜外海绵状血管畸形。椎体海绵状血管畸形多为检查时偶然发现,大多数患者终身不发病,一般不需临床干预,本章节主要介绍椎管内硬膜外海绵状血管畸形的临床诊疗。

1. 流行病学 椎管内硬膜外海绵状血管畸形极为罕见,目前英文文献报道仅 100 余例。回顾 2003—2013 年北京天坛医院诊治的 14 例病例资料发现,该病可发生于 15~79 岁,但总体多发于中年男性,男女性发病比例约 1.8∶1;肿瘤多位于脊髓背侧,亦可呈哑铃状生长,颈段椎管内硬膜外多见,其次为胸段。

2. 发病机制 由于为罕见病,目前尚无针对椎管内硬膜外海绵状血管畸形的分子机制研究,其发病病因及发生机制不详。

3. 病理分类 病理特征同脊髓髓内海绵状血管畸形表现。

4. 临床表现 患者多以脊髓压迫症状发病,而根性症状较为少见,这可能与脊髓对压迫损害更为敏感有关;患者病程一般较长,缓慢发展,常因症状急性加重而就诊,而外伤、剧烈运动、口服抗凝药等是潜在诱发因素。对于急性出血患者,早期可表现为突然发作的颈部、背部或者腰部剧烈疼痛,在数日内出现肢体运动感觉障碍、括约肌功能障碍等脊髓长束症状及体征。

5. 辅助检查 MRI 是椎管内硬膜外海绵状血管畸形首选检查。肿瘤在 MRI 上表现为硬膜外梭形或哑铃状占位性病变,T_1WI 呈等或稍低信号,在 T_2WI 上呈高信号,增强均匀强化,边界清楚(图 8-2-37);与髓内海绵状血管畸形不同,硬膜外型往往没有含铁血黄素沉积信号,且缺少血管流空影表现;DSA 检查常为阴性,这有助于与脊髓动静脉畸形等疾病鉴别。但椎管内硬膜外海绵状血管畸形,可沿多个节段及椎间孔匍匐生长,易误诊为神经鞘瘤及转移瘤等。

6. 诊断及鉴别诊断 椎管内硬膜外海绵状血管畸形病程往往较长,有急性加重期,MRI 表现为硬脑膜外病变均匀强化,诊断较为困难,术前多误诊。常需与硬膜外占位性病变如自发性椎管内硬脑膜外血肿、硬膜外脓肿、淋巴瘤、转移瘤,以及硬膜下占位病变如神经鞘瘤、脊膜瘤等相鉴别。自发性椎管内硬膜外血肿常发生在凝血功能障碍、抗凝治疗等中老年患者,临床起病急骤,其 MRI 可见含铁血黄素环,增强扫描可出现血肿壁环形强化,MRI 的演变过程有助于鉴别诊断。

硬膜外脓肿临床常有感染症状,MRI 平扫呈长 T_1 长 T_2 信号,增强扫描呈环形或结节状强化,脊椎周围软组织可合并不同程度炎症改变。淋巴瘤是硬膜外肿瘤中较为常见的恶性肿瘤之一,胸腰段多见,MRI 多表现为 T_1WI 等信号,T_2WI 稍高信号,增强轻至中度不均匀强化,可合并邻近椎体骨质破坏。

神经鞘瘤常见哑铃状生长,临床多为疼痛为首发症状,病变内常有囊变与坏死,包膜完整,MRI 明显强化。脊膜瘤绝大多数位于硬膜下腔,MRI 信号均匀,T_1WI 和 T_2WI 呈等信号,增强扫描明显均匀强化,并可见硬脊膜增厚强化,据此可予以鉴别。

7. 治疗 手术是椎管内硬膜外海绵状血管畸形最有效的治疗方法。大部分患者可做到完整全切除,且预后良好。由于术中出血是术者面临的最主要问题,所以对于术前怀疑该疾病的病例,术中应快速充分暴露肿瘤,而超声骨刀技术有助于缩短切开椎板的时间,减少出血。充分暴露肿瘤后须快速电凝供血动脉,

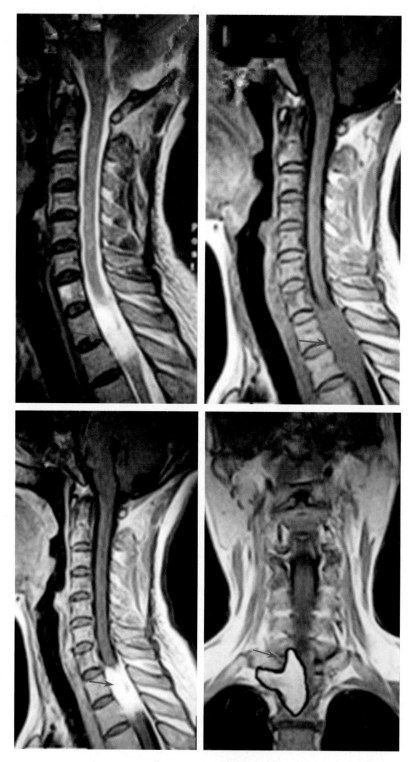

图 8-2-37　椎管内硬膜外海绵状血管畸形 MRI

必要时备双吸引器以保证术野清晰;辨别肿瘤两端后,自肿瘤一端起电凝分离肿瘤边界,以棉片轻压肿瘤,将游离肿瘤组织快速卷起,不仅能起到充分暴露术野的作用,同时也可以减少肿瘤出血;手术过程中尽可能做到快速、完整切除肿瘤,应避免分块切除肿瘤组织。在有神经根穿行于肿瘤的部位离断肿瘤,肿瘤切除后常以明胶海绵压迫,充分止血。

　　8. 预后和转归　患者术前功能状态与预后密切相关,慢性病程并全切除肿瘤的患者预后好;多数部分切除肿瘤的患者,症状亦可缓解,但需定期随访观察;而对生长于椎间孔或椎旁的残留肿瘤,术后可以考虑其他入路二期手术,或放疗或随访;术后复发患者,再次手术难度大,风险较高,预后不佳。

9. 小结　椎管内硬膜外海绵状血管畸形为罕见的血管性占位性病变,病程往往较长,有急性加重期。MRI上表现为硬膜外梭形或哑铃状占位性病变,T_1WI呈等或稍低信号,在T_2WI上呈高信号,增强均匀强化,边界清楚,缺少含铁血黄素沉积信号及血管流空影表现。手术是最有效的治疗方法,手术应尽可能做到完整全切除肿瘤。患者术前功能状态与预后密切相关,整体预后良好。

【典型病例】

患者,男,23岁,主因"肢体感觉异常1年,双下肢力弱2个月"于外院行后正中入路椎管内肿瘤切除术,在铣除T_3椎板时止血困难,停止手术,急诊转入院。

既往史:患者出生时在右侧颜面部、右颈肩背部及右上肢可见巨大皮肤血管瘤(图8-2-38)。

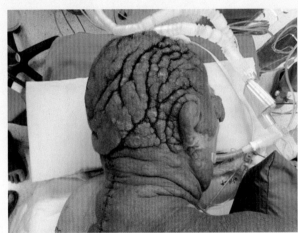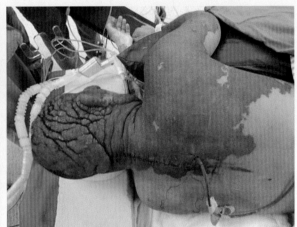

图8-2-38　患者出生时在右侧颜面部、右颈肩背部及右上肢可见巨大皮肤血管瘤

查体:神清语利,双瞳等大等圆,直接及间接光反应灵敏,面纹对称,伸舌居中,耸肩双侧对称,颈软无抵抗,T_2以下平面感觉减退,双上肢活动自如,肌力5级,肌张力正常,感觉无明显异常;双下肢肌力1级,深浅感觉减退,双侧Babinski征(±)。

辅助检查:颈胸段MRI示,C_5~T_5水平椎管内硬膜外、右侧椎间孔区及右侧椎旁占位性病变(图8-2-39)。

治疗过程:入院后急诊行后正中入路沿原切口椎管内肿瘤切除术,术中使用超声骨刀铣除C_5~T_5部分椎板(T_3缺如)(图8-2-40),见肿瘤位于C_5~T_5硬脊膜背侧,质软,深红色,边界清楚,有明显包膜,血供极为丰富,葡萄样生长,与硬膜粘连紧密;仔细寻找并电灼肿瘤边界,自尾端向头侧逐步分离,完整全切除肿瘤;充分探查止血后,见硬脊膜波动良好,未见脑脊液流出,钛钉钛片复位椎板(图8-2-41)。

术后病理:提示海绵状血管畸形(图8-2-42)。术后2周MRI:椎管内肿瘤未见残余(图8-2-43)。

出院查体:神清语利,双瞳等大等圆,直接及间接光反应灵敏,面纹对称,伸舌居中,耸肩双侧对称,颈软无抵抗,双上肢活动自如,肌力5级,肌张力正常,感觉无明显异常,双下肢肌力4级,感觉未见明显异常,双侧Babinski征(±)。术后1个月复诊双下肢肌力5级,行动自如。

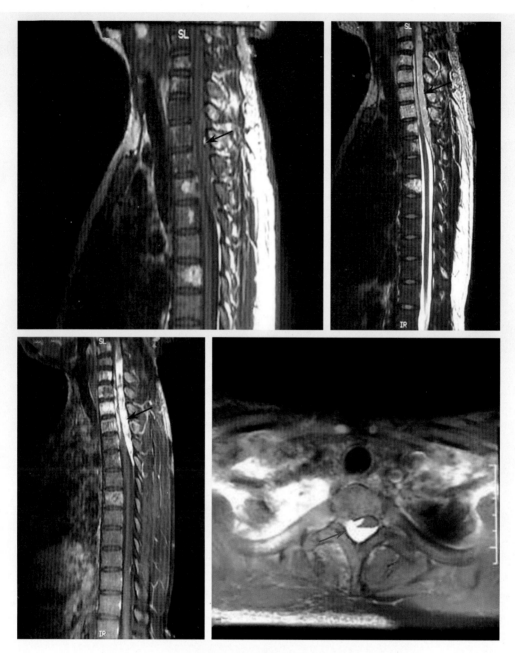

图 8-2-39 颈胸段 MRI

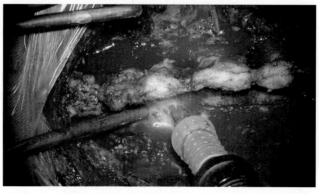

图 8-2-40 原切口椎管内肿瘤切除术,术中使用超声骨刀铣除
C₅~T₅部分椎板

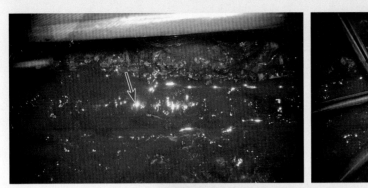
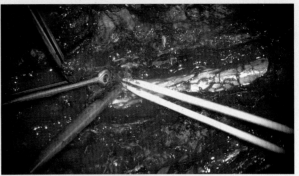
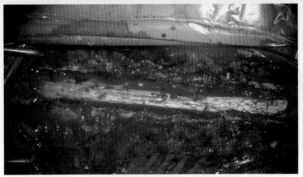

图 8-2-41　原切口椎管内肿瘤切除术术中所见

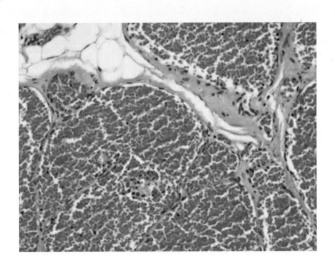

图 8-2-42　术后病理提示海绵状血管畸形（×400）

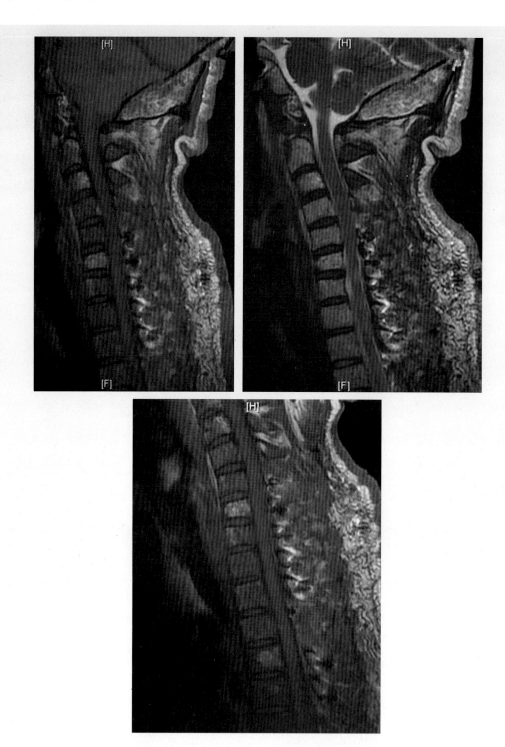

图 8-2-43 术后 2 周 MRI 示椎管内肿瘤未见残余

七、椎管内先天性肿瘤

椎管内先天性肿瘤系由胚胎发育期残存的胚层细胞发展且出现发育异常形成。依组织结构不同分为表皮样囊肿、皮样囊肿、畸胎瘤、肠源性囊肿、脂肪瘤等。它们可由一个胚层构成，也可由两个或两个以上胚层组织构成。大多数椎管内先天性肿瘤皆为良性病变。

（一）流行病学

椎管内先天性肿瘤占椎管内肿瘤的 1.5%~10.1%。国内发病率较国外高。椎管内先天性肿瘤一般男性多见，大多发生在儿童及年轻患者。单一病种发病情况见表 8-2-3。

表 8-2-3 椎管内先天性肿瘤发病情况

肿瘤类型	占所有椎管内肿瘤 比例 /%	不同性别 发病率比较	年龄	部位
皮样囊肿	1.3~1.5	男 > 女	各年龄段	腰骶、胸段,髓外多见
表皮样囊肿	2.2~4	男 > 女	各年龄段	腰骶、胸段,髓外多见
肠源性囊肿	0.3~1.3	男 > 女	10~30 岁	颈、胸腰段,10% 位于髓内
畸胎瘤	0.5~4	男 > 女	儿童,中青年	胸腰段多见,1/3 位于髓内
脂肪瘤	0.3~1.5	女 > 男	儿童	腰骶段多见,常合并其他畸形

（二）发病机制

椎管内先天性肿瘤发病机制目前仍不甚清楚。但近年来多数学者认为它起源于胚胎发育前 3 周内原始神经肠管、脊索、神经管的形成不全,以及上述各结构、内胚层、中胚层、外胚层之间的相互作用而引起的紊乱。在胚胎发育的前 3 周,各胚层紧密相贴,神经管是一贯穿胚体的暂时开放的管道,随着发育各胚层相互分离,分化成不同的组织器官。如果神经肠管的残留物阻止内胚层、中胚层和外胚层与脊索的分离,便可引起胃肠、脊椎或脊髓的不同程度畸形和肿瘤。内胚层残余组织引起肠源性囊肿、外胚层残余引起皮样或表皮样囊肿,若三个胚层均有残余,则可引起畸胎瘤。严重者常合并一些脊柱或脊髓发育畸形如脊椎裂、双干脊髓和多脏器发育畸形。脂肪瘤的发生是由于胚胎发育的第 25~48 日期间外胚层皮肤和神经组织分离及融合异常,外胚层皮肤闭合较神经管闭合稍早,轴旁间叶组织经过临时的神经管间隙异位进入神经管,在神经基质的诱导下生成脂肪,即为出生后的脂肪瘤;也有学者认为是胚胎发育时多潜能干细胞异位残留在后期发展而成。

（三）病理特征

1. 表皮样囊肿和皮样囊肿　囊肿壁外层为胶原组织,内层为复层鳞状上皮,内层可持续分泌角蛋白,皮样囊肿除含有表皮组织及其角化物外,尚有真皮及皮肤附件如汗腺、皮脂腺、毛囊等(图 8-2-46)。

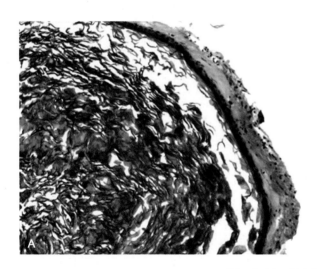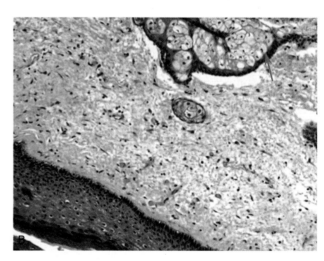

图 8-2-44 表皮样囊肿和皮样囊肿病理

A. 表皮样囊肿(HE 染色 ×200),内衬鳞状上皮,腔内充满角化物,囊壁无皮肤附件结构;B. 皮样囊肿(HE 染色 ×200),内衬鳞状上皮,囊壁可见皮肤附件(皮脂腺)。

2. 肠源性囊肿　病理学 HE 染色,肠源性囊肿的典型表现是囊壁为单层柱状上皮或者有纤毛、无纤毛的立方上皮,囊腔内含有黏蛋白。免疫组化上,囊肿上皮细胞一般 GFAP 染色阴性,细胞角蛋白、上皮细胞膜抗原及 CEA 染色阳性。CEA 阳性支持囊壁与肠黏膜有关的理论。髓内的肠源性囊肿一般 GFAP 染色阳性,主要由于囊壁内星形胶质细胞引起(图 8-2-45)。

3. 畸胎瘤　椎管内畸胎瘤分为成熟性、未成熟性和畸胎瘤恶变。90%左右为囊性成熟型畸胎瘤,组织学显示成熟的鳞状上皮、呼吸道及消化道柱状黏膜上皮、小唾液腺组织,并可见脂肪组织、纤维平滑肌组织及透明软骨等成分。囊性成熟型畸胎瘤恶变则极为罕见(图8-2-46)。

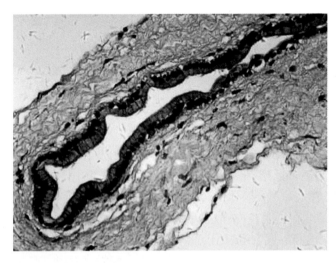

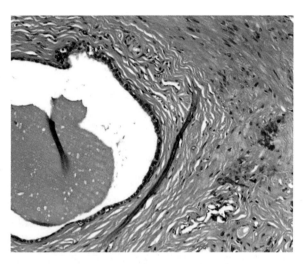

图 8-2-45　肠源性囊肿(HE 染色 ×400),内衬柱状上皮

图 8-2-46　畸胎瘤(HE 染色 ×100)

4. 脂肪瘤　椎管内脂肪瘤与颅内以及成人脂肪组织相似,肉眼观可见深黄色的脂肪组织团块,镜下可见肿瘤由成熟的脂肪细胞组成,混有纤维组织和血管。含有血管较多的脂肪瘤,又称"血管脂肪瘤"。还可混有神经组织、横纹肌、感觉神经小体、胶质组织,甚至可以发现表皮样或者皮样囊肿、软骨及骨组织、蛛网膜以及淋巴结等(图8-2-47)。

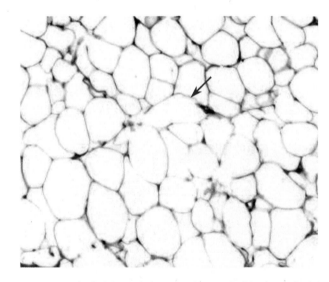

（四）临床表现

椎管内先天性肿瘤一般病程较长,进展缓慢,通常无特异性临床症状。临床上主要表现为脊髓压迫症状,依不同脊髓节段而表现有所不同。临床表现多为病变相应部位的局部疼痛、神经根性症状或脊髓压迫症状,最常见的症状是上肢和 / 或下肢无力,继之出现感觉改变,疼痛和括约肌功能的障碍。

图 8-2-47　脂肪瘤(HE 染色 ×400),可见脂肪细胞,细胞质空

1. 表皮样囊肿和皮样囊肿　多发生于腰骶部马尾及圆锥,症状上以下运动神经元及后根受损为主。首发多以腰腿疼痛者较多,常呈钝痛或剧烈神经根性疼痛,疾病进展而出现会阴部马鞍状感觉丧失,双下肢无力及括约肌功能障碍等,约80%患者有排便排尿功能障碍。一些患者可伴有其他畸形,如脊柱裂、脊髓栓系、皮毛窦等,有的皮肤窦道可感染,并引起反复发作的中枢神经系统感染,以硬脊膜下感染和脑脊膜炎常见。

2. 肠源性囊肿　文献报告29例患者的数据显示:65.5%出现疼痛,55%有感觉减退,62%有肢体无力,10%患者出现大小便障碍。有些患者会出现症状波动,症状缓解与加重交替出现,类似脱髓鞘病变引起的症状。目前认为主要是囊内容物周期性漏出或者囊壁分泌和重吸收黏蛋白的节律性变化,引起囊肿体积周期性变化,以致对脊髓的压迫呈现周期性变化有关。比较少见的症状是无菌性脑膜炎、化脓性脑膜炎、慢性发热以及截瘫等。大约50%的患者合并脊椎骨的发育畸形,如脊柱裂、侧弯、闭合不全、脊

髓纵裂以及 Klippel-Fiel 畸形等。另外也可以合并其他系统畸形，如胃肠道畸形、肛门闭锁、肾缺失及心脏畸形等。

3. 畸胎瘤　肿瘤生长缓慢，儿童期多无症状或者症状轻微，往往中青年时出现临床症状。临床表现主要与部位有关，无明显特异性，系脊髓或神经根受压所致，症状呈进行性或间断性发作，常表现为下肢无力、感觉异常、反射异常等。

4. 脂肪瘤　多合并其他畸形。首先，腰骶部的脂肪瘤大多数伴有皮肤改变，故常以皮肤包块就诊；其次，有神经功能障碍，特别是膀胱括约肌功能障碍以及运动功能障碍。脂肪瘤症状主要和病变节段有关，无特异性体征。症状有进行性加重的特点，统计发现无症状脂肪瘤的病例，10 年内 35%~40% 会出现神经功能的障碍。进展原因有两种：一种是腰骶部脊髓栓系引起；另一种为脂肪瘤缓慢生长压迫引起。

（五）影像学检查

X 线片可显示肿瘤膨胀性生长对椎体、椎板骨质的破坏，或者是否合并脊柱畸形，但有一定局限性。目前多采用 CT 及 MRI 为主要辅助检查。

1. 表皮样囊肿和皮样囊肿　CT 扫描多为类圆形或不规则的均匀低密度，CT 值接近于脑脊液；有时因囊肿内胆固醇和脂质含量较高，CT 值可低于 -10Hu；少数呈等或高密度，原因可能为囊肿壁及角化脱屑物钙化、囊肿内自发出血、囊肿内蛋白含量增高所致。一般注射造影剂不强化。在 MRI 影像上，表皮样囊肿表现为 T_1 像低信号，T_2 像高信号，而且明显高于周围组织和脑脊液，注射造影剂后无增强。弥散加权成像上，表皮样囊肿及皮样囊肿一般为高信号（图 8-2-48、图 8-2-49）。

2. 肠源性囊肿　MRI 可以显示囊肿形态及其与周围组织关系，可以避免 CT 的骨伪影。CT 主要用来判断是否合并骨发育畸形。MRI 检查 T_1 像以等信号为多，可出现高信号、低信号不等；T_2 像高信号为主，信号强度因囊内容物成分（特别是蛋白质的含量、出血等）的不同而不同；增强扫描多数病变无明显强化，少数病变可见边缘强化，脊髓常明显受压、变形，轴位 T_1 像常显示囊肿大部分嵌入脊髓中而呈"脊髓嵌入征"，这些特点与椎管内其他囊性病变有明显的区别；FLAIR 像上肿瘤相对于脑脊液是高信号（图 8-2-50）。由于此病多合并椎体骨畸形，建议行 CT 或者 X 线检查，以明确并发症。

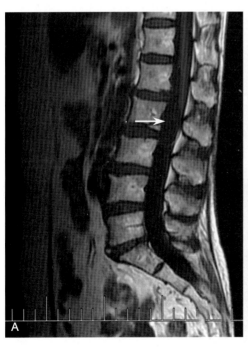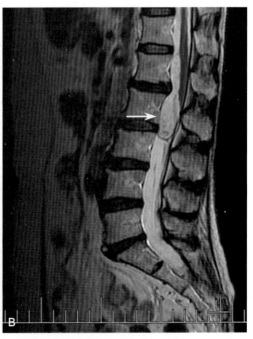

图 8-2-48　椎管内表皮样囊肿的 MRI 表现
A. 病变（箭头）在 T_1 像上表现；B. 病变（箭头）在 T_2 上表现。

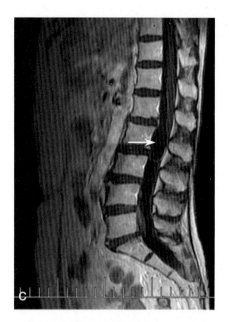

图 8-2-48（续）
C.病变（箭头）在增强上表现。

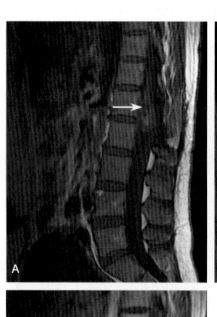

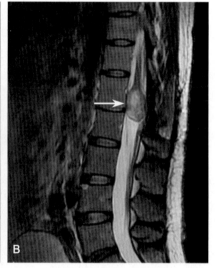

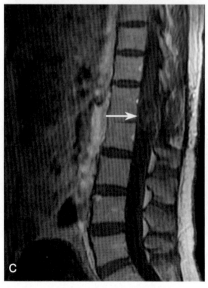

图 8-2-49　椎管内皮样囊肿的 MRI 表现
A.病变（箭头）在 T₁ 像上表现；B.病变（箭头）在 T₂ 上表现；C.病变（箭头）在增强上表现。

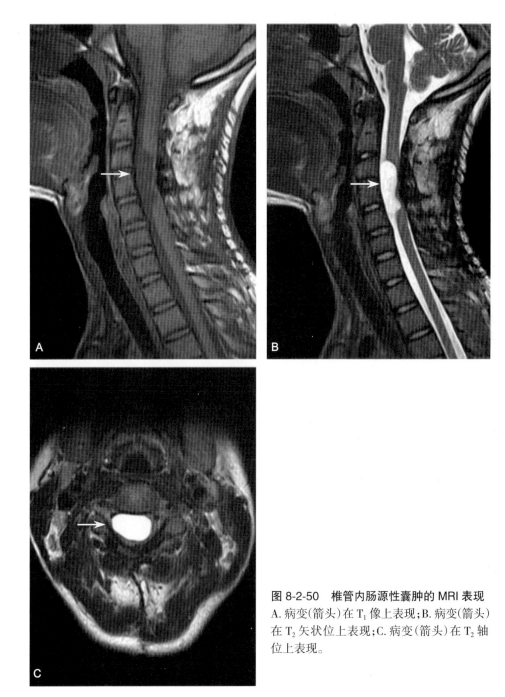

图 8-2-50　椎管内肠源性囊肿的 MRI 表现
A. 病变(箭头)在 T_1 像上表现; B. 病变(箭头)在 T_2 矢状位上表现; C. 病变(箭头)在 T_2 轴位上表现。

3. 畸胎瘤　CT 可见椎管扩大,或可见高密度钙化灶,但难以作出明确诊断。MRI 能对肿瘤作出精确的定位,有助于了解肿瘤形态及其与脊髓的关系,为手术治疗提供准确解剖信息。畸胎瘤的组织学特征使其在 MRI 图像上表现为强度不均的混杂信号。MRI 检查肿瘤 T_1WI 一般为低信号,可表现为高或等信号,以脂肪成分为主时呈明显高信号,瘤内可见钙化、骨骼等产生的低信号影,囊变区为长 T_1 低信号; T_2WI 肿瘤信号多呈长等混杂信号。增强扫描表现为瘤体或者包膜轻度不均匀强化,强化明显的病变多提示恶性可能性大。此外,MRI 还可发现畸胎瘤合并的其他畸形。但 MRI 检查不能显示较小的钙化灶,因此,术前 MRI 并不能代替 CT 检查(图 8-2-51)。

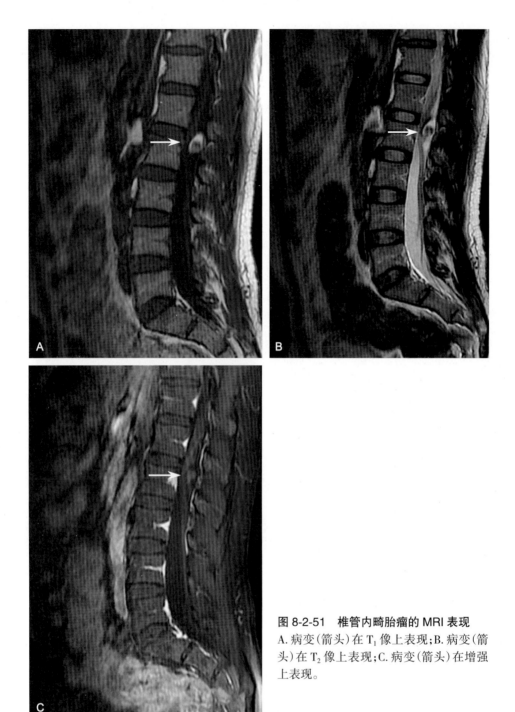

图 8-2-51 椎管内畸胎瘤的 MRI 表现
A.病变(箭头)在 T_1 像上表现;B.病变(箭头)在 T_2 像上表现;C.病变(箭头)在增强上表现。

4. 脂肪瘤 CT 显示病灶呈均匀低密度。MRI 是检查椎管脂肪瘤的最佳手段,MRI 上病灶呈典型的脂肪信号,在 T_1WI 和 T_2WI 上,病灶均呈高信号,通过脂肪抑制成像等特殊序列成像,可以证实脂肪瘤。在 CT 和 MRI 上,病灶均呈均质性,增强后病灶无强化,同时也可以发现是否合并脊柱裂、脊膜膨出、脊髓栓系等畸形(图 8-2-52)。

(六)诊断及鉴别诊断

1. 诊断 椎管内先天性肿瘤的诊断主要通过 CT 及 MRI 检查,MRI 可准确确定肿瘤的位置、大小、肿瘤特征及邻近脊柱脊髓发育情况,对于手术方案制订及预后判断具有重要意义。存在后背局部疼痛、病史较长、年龄较轻,且以双侧肢体运动、感觉障碍及尿便功能障碍为主要表现者提示有本病的可能,应尽早行

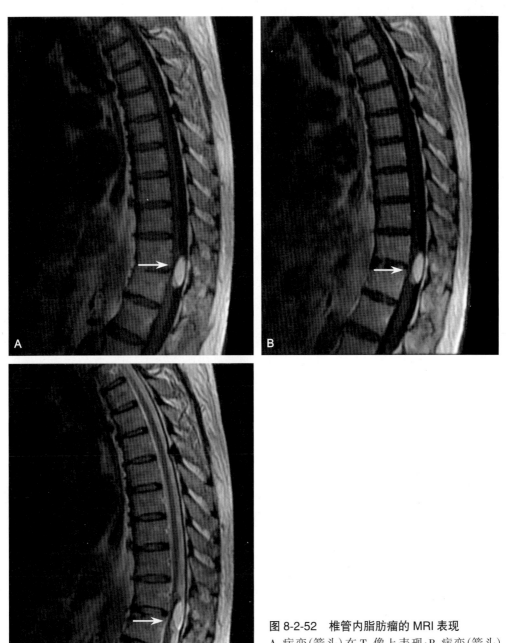

图 8-2-52　椎管内脂肪瘤的 MRI 表现
A.病变(箭头)在 T_1 像上表现;B.病变(箭头)在 T_2 上表现;C.病变(箭头)在增强上表现。

MRI 检查确诊。

　　2. 鉴别诊断　与常见椎管内肿瘤鉴别,如神经鞘瘤、脊膜瘤、室管膜瘤、神经纤维瘤及少见的转移瘤等;与椎管内先天性肿瘤相鉴别。

　　椎管内其他病变的鉴别:

　　(1) 囊性神经鞘瘤:一般沿神经根走行分布,病灶信号不均,强化后囊壁及实性部分明显强化。

　　(2) 蛛网膜囊肿:一般位于椎管后部脊髓背侧,信号强度在各种序列上与脑脊液一致,增强扫描不强化,一般不合并脊椎畸形,弥散加权成像上蛛网膜囊肿为低信号。

　　(3) 血管网状细胞瘤:20~30 岁青壮年多见,囊变区含有肿瘤附壁结节,结节常位于囊的背侧,增强扫描附壁结节显著强化;少数肿瘤可见供血动脉或引流静脉,呈血管流空现象。

(4) 脊膜瘤:好发于 30~70 岁女性,颈胸段最好发,L_1 以下罕见,T_1WI 呈低或等信号,T_2WI 呈稍高或近似于等信号,增强扫描均匀明显强化。

（七）治疗

椎管内先天性肿瘤多为良性病变,对于无明显症状及神经功能缺陷的病例,可选择对症治疗、观察、定期随访。一旦出现症状可选择外科治疗。主要治疗方式是手术切除。

手术的时机及方法依据患者的年龄、个人诉求、病变的部位、大小、与脊髓及脊神经的关系有不同的抉择,具体应遵循以下原则:①病变大多数为良性病变,全切后可获得较好的疗效,故手术时尽量全切肿瘤并保护正常组织;②大多数肿瘤可以通过后路手术充分显露并切除;③条件允许术中尽量使用神经电生理监测;④术中游离的椎板以钛片及钛钉整体复位加以固定,尽量保留脊椎的解剖完整性;⑤对于少数病变为恶性或良性病变发生恶变的病例,可予以放疗,化疗效果不明确,尚无文献报告。

（八）预后

绝大多数属于良性肿瘤,术后一般恢复良好,如大部切除,一般复发较晚,复发肿瘤可再次手术治疗。

（九）小结

椎管内先天性肿瘤为胚胎发育异常引起,包括表皮样囊肿、皮样囊肿、肠源性囊肿、畸胎瘤和脂肪瘤,多合并其他畸形,大多为良性病变,恶性相对少见。肠源性囊肿多位于颈段,其他肿瘤多位于胸腰段,且多数位于髓外。临床上多表现为病变相应部位的局部疼痛、神经根性症状或脊髓压迫症状等。影像学以MRI 检查为主,多可见特异性表现,必要时可行弥散加权成像、脂肪抑制成像等检查确诊。CT 和 X 线检查可协助诊断,并可明确是否合并其他畸形。治疗上主要以手术为主,对于无明显症状及神经功能缺陷的病例,可定期随访。手术全切或者次全切除患者预后较好,部分切除患者会复发,必要时可再次手术治疗。

【典型病例】

患者,女,48 岁,主诉"腰痛伴双下肢无力麻木 3 年"入院。

MRI(图 8-2-53):L_1~L_2 椎管内占位性病变,皮样囊肿。

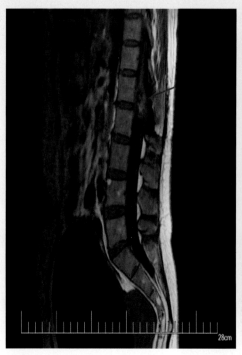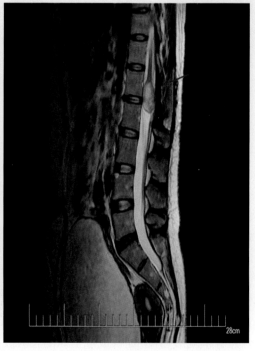

图 8-2-53　患者 MRI

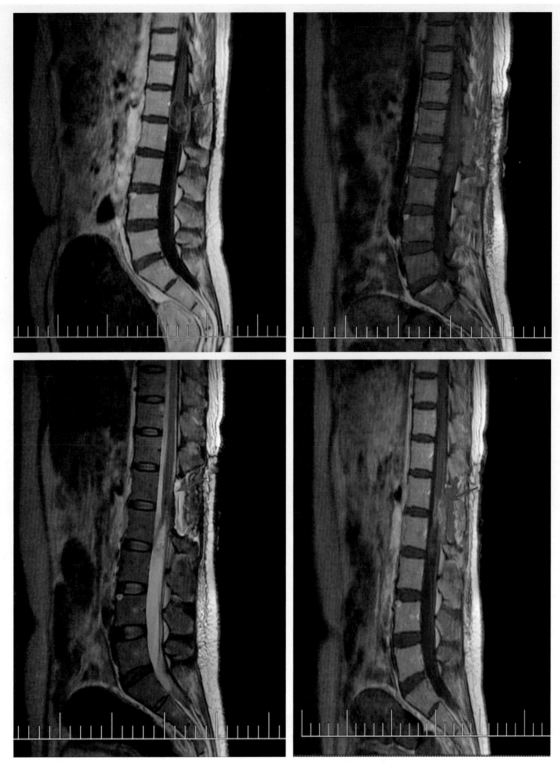

图 8-2-53（续）

第三节 脊柱脊髓损伤

内容要点：

1. 常见脊柱脊髓损伤包括颈椎损伤、胸腰椎损伤及伴随的脊髓损伤。
2. 临床症状多因脊髓及神经根受到不同程度的机械损伤造成，包括疼痛、感觉运动异常及括约肌功能障碍等表现。
3. 诊断与分型主要依靠临床表现与 X 线、CT 及 MRI 影像学表现。
4. 治疗包括对症保守治疗及手术治疗，多以保留结构完整性、去除脊髓压迫及恢复脊柱稳定性为治疗目的。

一、概述

脊柱脊髓损伤(spinal cord injury, SCI)是中枢神经系统的严重损伤，常由脊柱骨折、脱位或火器伤引起，多发生于交通事故、坠落伤、暴力、运动或灾难，伤情往往严重复杂，多发伤多，并发症多，发病率高，致残率高，甚至危及生命。

（一）流行病学

脊髓损伤是常见的创伤性疾病，常发生在 30 岁以下的人群。发达国家急性损伤的发病率每年(15~40)/100 万人，美国脊髓损伤每年新发病例约为 10 000 例，我国因脊髓损伤导致截瘫的发病率为(6.7~23)/100 万。男性发病比例较女性高，工人和农民工作相对危险系数高，更易发生脊髓损伤。骨折部位颈段居多，其次为胸腰段和胸段。

（二）病因

SCI 的损伤原因包括交通事故、跌倒、高空坠落、重物砸伤以及与运动和娱乐活动相关的损伤，还有暴力等，各个地区或国家之间也存在一定的差别。青少年以交通事故及高处坠落为主要受伤原因，青壮年则以交通事故、高处坠落、砸伤为三大受伤原因，而老年人中交通事故及跌倒是常见的受伤原因。随着车辆的增加，交通事故越来越多，在 SCI 病因中所占比例逐年增加。

（三）脊柱骨折分类及脊髓损伤的病理特征

1. 脊柱骨折分类

（1）按受力机制分类

1）屈曲压缩：是最常见的损伤机制。

2）屈曲分离：如安全带损伤，躯干被安全带固定，头颈及上半身向前屈曲，致脊柱损伤，发生骨折或脱位。

3）垂直压缩：如重物砸于头顶或肩部，或高处落下，足着地或臀部着地，脊柱受垂直方向的压力，致椎间盘髓核突入椎体中致椎体发生骨折如爆炸状，故称爆裂性骨折。

4）旋转及侧屈：脊柱由小关节突及椎体等连接，由于小关节的方向不同，侧屈时常伴有旋转、旋转侧屈或前屈可发生单侧关节脱位，常见于颈椎损伤。

5）伸展损伤：常发生在颈椎。例如向前摔倒时，头或前额撞击于物体上致颈向后伸展则发生伸展损伤；坐在汽车前座，突然撞车，头面撞于前挡风玻璃上致颈后伸损伤。常无骨折或脱位，有时可见棘突被挤压骨折或椎体前下缘撕裂小骨折片，称泪滴骨折。上述损伤暴力亦可为复合的，如屈曲并垂直压缩、屈曲旋转等。

（2）按骨折形态分类：是临床最常采用的分类方法。

1）压缩性骨折：椎体前方压缩性骨折，系上位椎间盘压其下方椎体上缘骨折。

2) 爆裂性骨折:髓核突入椎体致爆裂性骨折,其骨折块可向前后左右移位,但主要是向椎管内移位,并常损伤脊髓。骨折向两侧移位,致两侧椎弓根距离加宽。

3) Chance 骨折:骨折线呈水平走行,由椎体前缘向后经椎弓根至棘突发生水平骨折或致棘间韧带断裂。

4) 骨折脱位:椎体骨折可为屈曲压缩或爆裂性骨折,其上位椎向前方脱位。

5) 脱位:分离屈曲损伤常致脊椎关节脱位而无压缩性骨折,多见于颈椎,亦见于腰椎。有单侧脱位及双侧脱位。

(3) 按脊柱稳定性分类:分为稳定性骨折与不稳定性骨折。棘突骨折、横突骨折、单纯压缩性骨折属于稳定性骨折。Denis 将脊椎分为前中后三柱,椎体及椎间盘前 1/2 为前柱,后 1/2 加后纵韧带为中柱,椎弓根及其后方结构为后柱。伴有后柱损伤的爆裂性骨折为不稳定性骨折,而无后方结构损伤爆裂性骨折为稳定性骨折。所有骨折脱位的三柱均受破坏,故为不稳定性骨折;对压缩性骨折伴有棘间韧带断裂的颈椎、胸腰段及腰椎骨折应视为不稳定性骨折;L_4、L_5 峡部骨折亦属于不稳定性骨折。

2. 脊髓损伤的组织学及病理生理变化 脊髓震荡和轻微损伤时,仅表现为灰质的小出血灶及神经细胞水肿,少有神经元坏死或轴突变性,后期组织学可基本恢复。较严重的损伤可造成灰质出血、白质水肿,并可出现反应性胶质化,导致胶质瘢痕和脊髓空洞的形成。损伤严重时,白质也可出现出血灶,大量神经元坏死,轴突变性,灰质中心软化坏死并向损伤区头尾端扩展,后期形成致密的胶质瘢痕。

脊髓损伤后,损伤局部去甲肾上腺素、5-羟色胺和儿茶酚胺等物质使局部血管收缩,同时前列腺环素和血栓烷 A2 生成,导致微血管栓塞,同时自由基、白介素、肿瘤坏死因子等炎症介质在损伤区增多,进一步损伤血管内皮,加重损伤局部缺血。同时脊髓缺血后发生再灌注,导致氧自由基增加及脂质过氧化,进一步加剧了脊髓损伤。

(四) 临床表现

1. 脊柱损伤 主要表现为受伤部位局部疼痛,活动受限。损伤局部棘突有压痛、后凸变形、棘突间隙增宽,严重者皮下肌肉筋膜撕伤,可见局部肿胀和皮下淤血。

2. 脊髓损伤 脊髓损伤的主要表现为运动、感觉功能障碍。颈髓损伤导致上、下肢均瘫痪称四肢瘫;而胸腰髓损伤则出现双下肢瘫,称为截瘫。在严重脊髓损伤患者,伤后可出现脊髓休克期,表现为损伤节段及其以下脊髓功能的暂时性丧失,表现为感觉丧失、肢体瘫痪、深浅反射消失等,休克期后肌张力增加,腱反射恢复并亢进,病理反射出现。

(1) 脊髓震荡:脊髓在外力作用下发生的暂时性生理功能停滞,而无组织学损伤。表现为损伤平面下感觉、运动及神经反射消失,持续时间不超过 2~3 周,无神经系统后遗症状。

(2) 脊髓休克:外伤后脊髓平面以下的暂时性的功能丧失,处于与高级中枢的无反应状态。表现为损伤平面以下的运动、感觉及平滑肌功能障碍,外周血管扩张,血压下降。脊髓休克持续时间一般不超过6周。

(3) 脊髓不完全性损伤:表现为损伤平面以下部分性感觉、运动功能丧失,但球海绵体反射保留。根据损伤部位不同,具体临床表现有所不同。

(4) 脊髓完全性损伤:表现为损伤平面以下运动、感觉和自主神经功能的完全性丧失,包括肛周感觉、括约肌运动及球海绵体反射。

(5) 脊髓圆锥综合征:当圆锥损伤时,支配下肢的运动和感觉功能存在,而会阴区出现马鞍区感觉障碍,尿道、肛门括约肌功能瘫痪,跟腱、肛门和球海绵体反射消失。

(6) 马尾损伤:表现为相应周围神经损伤。

(五) 辅助检查

1. X线 常规摄脊柱正侧位,必要时拍斜位。阅片时测量椎体前部和后部的高度与上下邻椎相比较;测量椎弓根间距和椎体宽度;测量棘突间距及椎间盘间隙宽度并与上下邻近椎间隙相比较;测量正侧位上椎弓根高度。X线片基本可确定骨折部位及类型。

2. CT 有利于判定移位骨折块侵犯椎管程度和发现突入椎管的骨块或椎间盘。

3. MRI　对判定脊髓损伤状况极有价值。MRI可显示脊髓损伤早期的水肿、出血,并可显示脊髓损伤的各种病理变化,如脊髓受压、脊髓横断、脊髓不完全性损伤、脊髓萎缩或囊性变等。

4. 神经电生理检查　体感诱发电位(SEP)和运动诱发电位(MEP)是躯体感觉、运动系统传导功能的检测方法,对判定脊髓损伤程度有一定帮助。

（六）诊断

诊断主要依据外伤史、症状、体征、影像学及电生理检查结果。神经系统检查非常重要。痛温觉和深部感觉改变的范围和程度,运动、反射变化,锥体束征,肛门括约肌和膀胱功能等,均应详细检查和记录。完全性脊髓横断伤的早期,其神经功能障碍平面可高于脊髓实际损伤平面。不完全性脊髓损伤表现为两侧不对称的感觉、运动、反射障碍。脊髓损伤后常有自主神经功能障碍及性功能障碍。X线检查对发现脊柱损伤后引起的截瘫的原因有重要价值。MRI检查除能显示脊柱损伤的范围及程度外,尚能对脊髓损伤的性质及其预后估计提供有益的依据。神经电生理检查对脊髓损伤的诊断亦可提供帮助。通过体感诱发电位和运动诱发电位了解脊髓的功能情况,如二者均不能测出则为完全性截瘫。

（七）治疗

1. 急救处理　脊柱脊髓损伤的现场急救与转运处理非常重要。处理原则是保持脊柱相对稳定,避免脊髓遭受二次损伤。急性脊髓损伤急救与运送的要求较高,需有健全的急救组织,经过训练的急救人员,相应担架、救护车、直升机等急救设施。脊柱脊髓损伤患者在发生事故的现场,最好由专业急救人员来搬动及运送,应当至少3人将患者平移至担架上,颈椎损伤由专人固定头部。

2. 手术治疗　治疗原则:①强调早期治疗,根据脊髓损伤的病理改变,治疗应是越早越好,伤后24小时内为急性期。②整复骨折脱位,使脊髓减压并稳定脊柱,骨折块或脱位椎压迫脊髓,应尽早整复骨折脱位恢复椎管矢状径,使脊髓减压;存在椎体骨折块、椎体后上角或椎间盘突出压迫脊髓者,需行前方减压。③治疗脊髓损伤,轻微脊髓损伤无须特殊治疗,严重者脊髓伤后出现出血、水肿及许多继发损伤改变,需要进行治疗,才能争取恢复机会。④预防及治疗并发症,包括呼吸系统、泌尿系统及压疮等并发症。⑤功能重建及康复,主要为肢体功能重建和排尿功能重建。

根据手术目的,可分为减压手术和内固定手术。减压手术主要为解除对脊髓的压迫,可经前路或后路减压、椎板成形、椎体切除及椎间融合,尽可能彻底减压。内固定手术主要针对脊柱不稳定性骨折与脱位,以解除骨性结构压迫,减少继发性脊髓损伤。

根据手术入路,可分为前路和后路手术。后路手术操作相对简单,主要针对椎管前方压迫不重的胸腰椎骨折,但创伤较大。前路手术可在直视下直接切除压迫骨块,并可行椎体复位固定和融合。

3. 药物治疗　主要针对脊髓损伤。目前为止,临床上尚未证实任何一种药物对脊髓损伤后神经功能恢复有确切效果。早期大剂量甲泼尼龙冲击治疗曾被认为可显著改善脊髓损伤患者的神经功能,但美国脊髓损伤协会最新指南已不再推荐使用。目前在临床上应用较多的为单唾液酸四己糖神经节苷脂、纳洛酮、神经生长因子、阿片受体阻滞剂等药物,实验显示对脊髓功能恢复有效,尚待临床进一步应用证实。

4. 康复治疗　早期进行康复,合理应用物理治疗手段,制订康复训练计划,有利于肢体功能的恢复。

5. 并发症的防治　主要为呼吸道感染、尿路感染和压疮等,这是脊髓损伤患者死亡的主要原因。高位脊髓损伤患者,伴呼吸困难、呼吸系统严重感染者,应尽早行气管切开,并鼓励坐位及加强排痰。截瘫患者可能需长期留置导尿管,应每周更换导尿管,训练自动膀胱,加强饮水,如有感染时应使用抗生素。对截瘫患者,应睡软床以减少压疮发生,同时定时翻身,注意对骨隆突等部位的保护,局部皮肤可予酒精擦洗。

（八）预后和转归

脊柱损伤中稳定性骨折一般预后良好,不稳定性骨折经过手术处理后大多可以获得稳定性愈合。脊髓损伤的预后与脊髓损伤的程度密切相关,轻者可完全恢复,重者运动、感觉及自主神经功能完全丧失,不能恢复,高位脊髓损伤者则往往因呼吸功能障碍、肺部感染等死亡。

（九）小结

脊柱脊髓损伤为较常见的严重急性创伤，死亡率及致残率高。多表现为损伤局部的疼痛，合并脊髓或马尾神经损伤时可出现瘫痪、感觉及大小便障碍等神经功能障碍。其诊断主要依靠外伤史，结合临床症状与体征、X线片、CT或MRI等影像学资料，并参考神经电生理检查结果诊断。出现不稳定脊柱骨折时多需行内固定手术治疗，有脊髓压迫时需行手术减压。脊髓损伤的药物治疗涉及神经营养药物和激素类药物等。

二、颈椎损伤

颈椎损伤系指因直接或间接暴力所致的颈椎骨、关节及相关韧带的损伤，并常伴有脊髓和脊神经根损伤，占整个脊柱外伤50%以上。

（一）流行病学

随着工业、交通和体育事业的发展，意外事故的发生率不断上升，颈椎损伤患者的数量有增加趋势。颈椎损伤往往可造成严重后果，给患者及其家庭和社会带来沉重负担。脊柱脊髓损伤后，其功能的恢复有赖于及时正确的现场救助、急症处理及有效、连续的专科治疗，随着诊断、治疗手段的进步以及内固定技术的发展，颈椎损伤的治疗效果有显著的提升。颈椎损伤可按照损伤部位分为上颈椎损伤与下颈椎损伤。

（二）发病机制

造成颈椎损伤的常见原因为交通事故及坠落伤，有大约40%颈椎损伤伴有相应节段脊髓损伤，由于颈椎特殊的解剖结构，颈椎损伤分为上颈椎损伤与下颈椎损伤。造成颈椎损伤的暴力按照损伤机制分为屈曲暴力、后伸暴力、旋转暴力、轴向压缩暴力等。在实际损伤过程中，多由几种损伤机制所致，其所表现的损伤类型也较为复杂，可引起受累部位骨折、脱位，周围软组织结构破坏以及相应节段脊髓损伤。

（三）损伤分型

不同颈椎损伤根据其骨折形态、损伤机制等分型不同。

（四）临床表现

颈椎损伤主要表现为损伤部位疼痛、颈部活动受限，伴或不伴有神经功能障碍。

（五）辅助检查

颈椎损伤辅助检查主要为影像学检查，颈椎正侧位X线检查是最基本的检查手段。对于一些特殊骨折类型如齿状突骨折等，还需加做张口位等特殊体位X线检查，怀疑有颈椎不稳患者还需加做颈椎动力位片。颈椎薄层CT检查及三维重建对诊断颈椎骨折具有较高敏感性，对于高度怀疑颈椎损伤患者，需要行CT检查以免漏诊。颈椎MRI检查主要用于评估神经脊髓受压及损伤程度，也可用于评估患者颈椎后方结构是否损伤。

（六）诊断及鉴别诊断

颈椎损伤的诊断依赖于详细的病史采集、完整的体格检查以及有效的辅助检查，对于有明确外伤史，颈部疼痛及活动受限，伴或不伴有神经功能障碍，结合辅助检查，一般不难诊断。

（七）治疗

颈椎损伤治疗原则主要是恢复脊柱正常序列、重建颈椎稳定性，神经脊髓充分减压，尽可能保留患者神经功能。对于怀疑有颈椎损伤患者，应当采取综合治疗模式，包括规范的院前急救、尽早手术减压、激素的合理使用以及术后积极康复锻炼等。

1. 上颈椎损伤 上颈椎损伤包括枕部、寰枢椎，以及其相互连接的关节、关节囊、韧带等结构的损伤。上颈椎由于在解剖结构上的特殊性，其损伤机制及临床表现也有相应的特点。

（1）枕骨髁骨折：颅骨基底部特殊类型骨折，多为垂直暴力所致，常合并寰椎椎弓骨折。该损伤临床较为少见，也可能是由于对疾病认识不足，漏诊所致。症状较轻者无神经损伤，常诉上颈椎有明显不适伴活动受限。寰枕部高分辨 CT 加三维重建可清晰显示枕骨髁骨折形态及移位的程度,可作为枕骨髁骨折诊断"金标准"。治疗原则取决于损伤后寰枕关节稳定程度及是否合并其他损伤。对于 Anderson Ⅰ型、Ⅱ型稳定性骨折可采用牵引、头颈胸石膏或支具固定,对于Ⅲ型不稳定性骨折可行手术固定融合(图 8-3-1)。

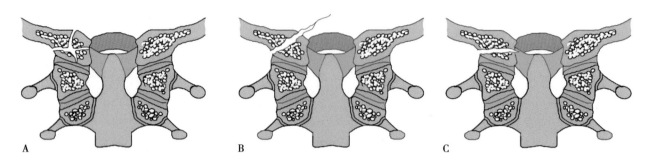

图 8-3-1 枕骨髁损伤的 Anderson 分类

A. Ⅰ型,枕骨粉碎性骨折;B. Ⅱ型,枕骨线形骨折延伸到根部;C. Ⅲ型,枕骨翼状韧带撕脱骨折。

(2) 寰枕关节脱位:该损伤较为罕见,常因外伤所致,损伤后常立即死亡,临床上存活者甚少。幸存者也大多伴有四肢瘫痪、呼吸困难等高位颈髓损伤征象,对于部分轻度脊髓损伤或不伴有神经损伤患者而言,主要表现为枕颈部疼痛及头部活动受限。对于寰枕关节脱位的诊断主要依赖于临床表现及 X 线、CT 检查。

正常情况下 Wackenheim 线与齿状突相切,若出现相交或分离提示枕骨向前或向后脱位。Power 比值 =bc/oa,正常为 0.77,若比值大于 1 提示前脱位。Basion-Dens 距正常为 9mm,成人大于 15mm,儿童大于 12mm 提示异常(图 8-3-2)。

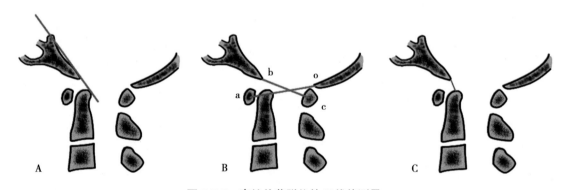

图 8-3-2 寰枕关节脱位的 X 线片测量

A. Wackenheim 线;B. Power 比值;C. Basion-Dens 距。

寰枕关节脱位的治疗主要是针对呼吸困难、脊髓损伤的治疗,以及脱位的复位及稳定。一般采取 Halo 外固定支架等外固定治疗,经非手术治疗表现出明显不稳时可考虑采取枕颈融合术。

(3) 寰椎骨折:寰椎骨折由 Jefferson 等于 1920 年首次报道,又称"Jefferson 骨折"。寰椎骨折多发生于车祸,其损伤机制主要为自上而下传导的暴力造成寰椎侧块与前后弓连接处的薄弱区发生骨折。

寰椎骨折很少造成神经损伤,颈部僵硬、枕下区疼痛以及被动头部运动、旋转受限是其主要表现,患者常以手托住头部,防止其活动。当骨折造成横韧带损伤出现寰枢椎不稳或侧块移位时,可出现神经损伤症状,严重者可出现瘫痪甚至死亡。寰椎后弓骨折 Levine-Edwards 分型、解剖及各种损伤类型见表 8-3-1、图 8-3-3。

表 8-3-1 Levine-Edwards 分型

分型	描述
I型	寰椎后弓骨折
II型	寰椎侧块骨折
III型	寰椎前后弓双骨折（Jefferson 骨折）

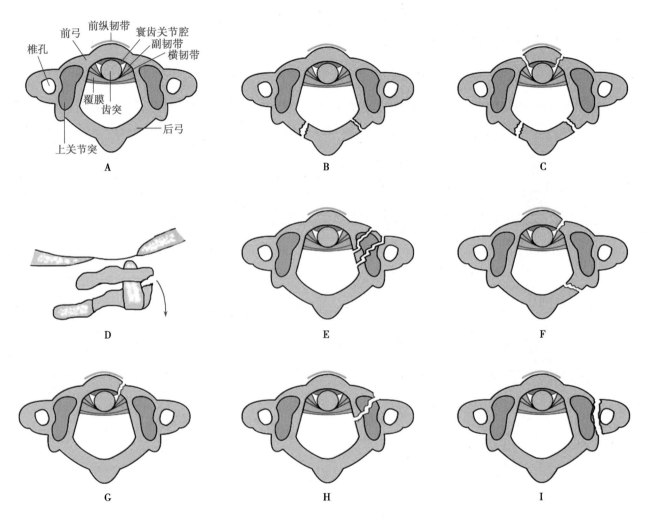

图 8-3-3 寰椎椎体和韧带的解剖及各种损伤类型示意图

A. 寰椎椎体和韧带的解剖示意图；B. 双侧后弓骨折；C. 前后弓四部骨折；D. 颈 1 前下弓的过伸撕裂骨折；E. 侧块粉碎骨折；F. 单侧前后弓骨折；G. 单侧前弓骨折；H. 单侧块骨折；I. 横突骨折。

寰椎骨折的诊断主要依赖于 X 线及 CT。正常情况下，正侧位及张口位 X 线上寰椎侧块与齿状突之间距离相等，寰椎侧块与枢椎关节突外缘在一条直线，寰齿前间距成人≤3mm，儿童≤5mm。当上述参数发生变化，伴或不伴有咽后软组织肿胀时，则提示可能出现寰椎骨折、寰枢关节不稳。薄层 CT 检查较 X 线更为敏感，可清楚显示骨折情况以及是否存在寰枢关节不稳，对指导治疗更有意义。

寰椎骨折治疗主要有对症治疗和手术治疗两种。对症治疗主要为颅骨牵引及 Halo 外固定支架。对于影像学提示不稳伴有横韧带损伤及患者已出现神经症状时，可行手术治疗，手术主要有寰枢椎融合及枕颈融合。

（4）寰枢关节脱位：寰枢关节脱位是上颈椎常见的损伤，不恰当治疗会导致症状进行性加重，严重可导致脊髓受压而出现临床症状，甚至威胁生命。寰枢关节包括：①寰枢外侧关节；②寰枢正中关节，头部旋转运动的 50% 发生于此关节。寰枢关节周围有许多韧带,如寰椎横韧带、齿突尖韧带、翼状韧带等。其中横韧带功能最为重要,其附着于寰椎两侧块前方,与寰椎前弓围成管状结构共同限制齿突活动,保持寰枢椎稳定,当韧带损伤后即可出现寰枢关节半脱位或脱位。

寰枢关节脱位临床表现取决于横韧带损伤、寰椎脱位程度以及脊髓是否受压,局部主要表现为枕颈部疼痛及头部运动范围受限,如果合并脊髓损伤,可导致四肢瘫痪、呼吸障碍甚至死亡。

诊断主要依赖于 X 线及 CT 检查。X 线上表现为寰齿前间距增大,颈椎前屈 - 后伸动力位片可诊断寰枢关节不稳或脱位,CT 敏感性高于 X 线。

治疗原则主要取决于是否伴有横韧带损伤。若横韧带无损伤或部分撕裂可考虑行颅骨牵引或枕颌带牵引。若横韧带完全撕裂诊断明确,则存在寰枢关节不稳,非手术治疗无法恢复其稳定性,建议早期手术治疗,可行寰枢关节融合手术。

(5) 枢椎齿状突骨折:齿状突骨折占颈椎骨折的 5%~15%。由于解剖上的特殊性,骨折后不愈合率较高,日后不稳定性持续存在,可导致脊髓压迫出现症状。齿状突对于寰枢椎稳定具有重要作用,与横韧带等韧带结构一起限制寰枢椎的过度活动。齿状突骨折常见分类为 Anderson-D'Alozo 分类法(表 8-3-2、图 8-3-4)。

表 8-3-2　Anderson-D'Alozo 分类法

分型	描述
I 型	齿突尖骨折
II 型	齿突基底部骨折
IIa 型	齿突基底部粉碎性骨折
III 型	延伸至枢椎椎体骨折

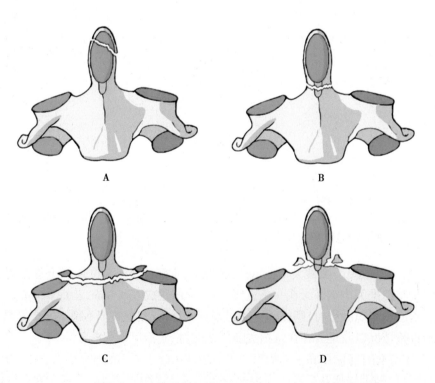

图 8-3-4　齿状突骨折的 Anderson-D'Alozo 分类
A. 齿突尖骨折;B. 齿突基底部骨折;C. 骨折线延伸至椎体内;D. 前后皮质骨粉碎性骨折。

齿状突骨折症状无特异性,表现为枕颈区不适,颈部僵硬呈强迫体位,头部运动范围受限。若骨折移位损伤脊髓,可导致截瘫、呼吸骤停甚至死亡。

齿状突骨折的诊断主要依据 X 线检查。检查应包括上颈椎正、侧位及张口位,如高度怀疑齿状突骨折应进一步行薄层 CT 检查,MRI 检查可判断是否有横韧带及脊髓损伤。X 线张口位对于判断齿状突是否骨折及骨折类型有重要作用,侧位片可判断是否伴有寰枢椎脱位,对于无移位骨折可进一步行 CT 检查明确。

齿状突骨折的治疗应根据骨折类型、骨折愈合影响因素、是否伴有寰枢椎不稳以及是否存在神经损伤等综合考虑。I 型骨折较为少见,骨折稳定,若无寰枢椎失稳,Halo 外固定支架等对症治疗均可达到良好愈合;III 型骨折较为稳定,愈合率高,临床多采用外固定对症治疗;II 型骨折争议较多,对症治疗晚期骨不连发生率较高,目前认为存在颈脊髓损伤、持续的颈部症状、骨折移位大于 4mm、存在寰枢关节不稳等是行融合手术的指征。

(6) 枢椎椎弓骨折:又称"Hangman 骨折",是发生于枢椎椎弓峡部的骨折,可使枢椎体与椎弓分离,进而枢椎向前滑移,所以又称"创伤性枢椎滑脱"。枢椎椎弓骨折分类主要有 Levine-Edwards 分型(表 8-3-3)。

表 8-3-3　枢椎椎弓骨折 Levine-Edwards 分型

分型	描述
I 型	所有的无移位骨折,侧位 X 线示无成角和移位小于 3mm 的骨折,骨折较为稳定
II 型	骨折移位 >3mm,侧位 X 线上有成角畸形
IIa 型	骨折无移位或轻度移位,但有明显成角畸形
III 型	双侧椎弓骨折合并两侧小关节突脱位

骨折诊断主要依赖于 X 线、CT 检查,可清楚显示骨折线及枢椎移位情况,MRI 检查可了解脊髓及周围软组织损伤情况。

骨折的治疗方案取决于其稳定程度,大多数骨折可经非手术治疗愈合,非手术治疗主要有牵引、Halo外固定支架等。对于非手术治疗后不愈合、不能复位或骨折不稳定情况可行手术治疗。

(7) 枢椎椎体骨折:指枢椎齿状突基底部至椎弓峡部之间区域的骨折。从严格意义来讲,Anderson-D'Alozo 齿状突 III 型骨折属于枢椎椎体骨折,枢椎椎体骨折占上颈椎骨折的 10%~12%,临床并不罕见。枢椎椎体骨折主要为 Benzel 分类(表 8-3-4)。

表 8-3-4　枢椎椎体骨折 Benzel 分类

分型	描述
I 型	骨折线呈冠状排列的垂直枢椎椎体骨折
II 型	骨折线呈矢状排列的垂直枢椎椎体骨折
III 型	骨折线呈水平排列的枢椎椎体骨折(齿状突 III 型骨折)

绝大多数枢椎椎体骨折通过非手术治疗获得痊愈,若骨折存在成角或移位,可先行颅骨牵引复位,之后再行外固定支架固定,由于枢椎椎体骨折较少伴有神经损伤,非手术治疗大多预后较好,对于伴有神经脊髓损伤或 II 型骨折不能复位者,可考虑行后路融合手术。

2. 下颈椎损伤　下颈椎指 C_3~C_7 椎体,是颈椎损伤多发部位。不同的损伤机制可导致不同类型的颈椎骨折及脱位,通常合并不同程度的脊髓及神经根损伤。正确的诊断与治疗可使脊髓功能获得最大限度的恢复,提高患者的生存率和生活质量。

下颈椎损伤的分类由 1984 年 Allen 与 Ferguson 提出(Allen-Ferguson 分型),根据损伤机制及骨折形态分为 6 种类型(表 8-3-5、图 8-3-5)。同时,临床上还广泛使用 White 颈椎损伤稳定性评分(表 8-3-6)。

表 8-3-5 Allen-Ferguson 分型

分型	描述	分型	描述
Ⅰ型	压缩 - 屈曲型	Ⅳ型	压缩 - 伸展型
Ⅱ型	垂直 - 压缩型	Ⅴ型	分离 - 伸展型
Ⅲ型	分离 - 屈曲型	Ⅵ型	侧方屈曲型

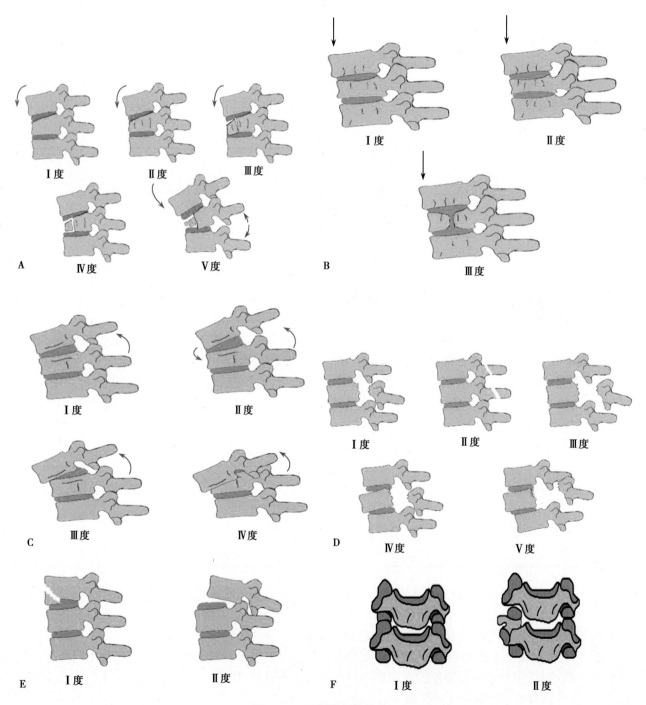

图 8-3-5 下颈椎损伤分类
A. Ⅰ型；B. Ⅱ型；C. Ⅲ型；D. Ⅳ型；E. Ⅴ型；F. Ⅵ型。

表 8-3-6　White 颈椎损伤稳定性评分

项目	评分 / 分
前部结构破坏或无功能	2
后部结构破坏或无功能	2
矢状面椎体相对移位 >3.5mm	2
矢状面椎体成角 >11 椎	2
后柱牵张试验	2
脊髓损伤	2
神经根损伤	1
椎间隙变窄	1
先天性椎管狭窄	1
提前危险性负载	1
≥ 5 分为临床不稳	

下颈椎损伤的诊断依赖于详细询问患者病史（包括受伤经过）、仔细的专科查体（包括神经损伤程度、损伤平面）；影像学检查如 X 线、CT 检查可了解患者骨折分型、是否伴有脱位及不稳，MRI 检查可了解患者是否伴有神经脊髓及后方韧带复合体损伤。

对于颈椎损伤的治疗主要参考以下方面：①骨折的类型和稳定性；②脊髓和神经根是否受压；③单纯骨性损伤还是合并韧带损伤。治疗目的主要有保护脊髓神经功能，恢复脊柱正常序列及稳定性。治疗方法包括非手术治疗（如颈托、Halo 外固定支架等）、手术治疗（如前路或后路减压融合内固定术）。

（1）外固定支具治疗

1）颈托：颈托并不能严格限制颈椎活动，适用于稳定性骨折及术后患者固定，由于颈托佩戴较为方便，价格便宜，临床应用较广。

2）Halo 外固定支架：自从 1960 年 James 报告将 Halo 装置用于颈椎骨折治疗以来，其应用越来越广，但争议甚多。主要装置有 Halo 头环牵引装置和 Halo 背心两种，后者应用较多。有些学者认为 Halo 背心是一种独特有效的维持颈椎稳定的装置，其优点在于可以早期制动，避免长期卧床引起的并发症，缩短住院时间，但亦有螺钉松动、感染和 Halo 背心下压疮等并发症。另一些学者则认为 Halo 背心对上颈椎稳定效果较好，而对下颈椎损伤稳定效果一般，对于下颈椎不稳定损伤不宜使用，因此 Halo 装置的应用应严格把握适应证。

（2）不同类型骨折治疗

1）轻度骨折：指椎体棘突、椎板、侧块骨折以及单纯前纵韧带撕脱骨折，此类骨折不影响颈椎稳定性，治疗多采用颈托或外固定支架，注意定期复查。

2）屈曲损伤：往往造成韧带损伤及椎间关节脱位，此类骨折治疗方案根据椎体稳定性而定。对于轻度韧带损伤或可复性椎间关节脱位患者，不伴有椎体脱位及椎间盘、后方韧带复合体损伤，椎体相对稳定，多采用闭合复位外固定支架治疗。对于伴有椎体脱位、椎间盘及后方韧带复合体损伤、椎管狭窄患者，多采用手术治疗。

3）轴向压缩损伤：此类损伤往往是轴向暴力导致椎体出现压缩性或爆裂性骨折。对于椎体压缩不超过 25%，不伴有椎体不稳、椎管狭窄患者而言可采取对症治疗，对于椎体压缩严重、后凸畸形或伴有椎管狭窄、脊髓损伤患者建议积极手术治疗。

4）过伸性损伤：颈椎过伸性损伤常会导致患者出现脊髓中央综合征。脊髓中央综合征患者对症治疗预后较差，建议尽早手术治疗，对于伴有椎间盘损伤、椎体脱位患者，建议手术治疗。

（八）小结

颈椎损伤是临床常见的损伤,由于其解剖结构的特殊性及复杂性,临床在诊治过程中容易遗漏,故详细的病史采集、全面的体格检查、必要的辅助检查显得尤为重要。颈椎结构较胸腰椎薄弱,轻微暴力即可造成损伤,脊髓若出现损伤,则损伤平面较高,造成瘫痪甚至威胁生命。故一旦怀疑颈椎损伤,必须采用规范的院前急救。对于已经出现神经脊髓损伤或有潜在损伤可能的患者,需尽早手术减压,避免脊髓二次损伤,最大程度恢复患者神经功能,恢复脊柱序列,重建颈椎稳定性,提高患者生活质量。

【典型病例1】

患者,男,22岁,外伤后颈枕部疼痛、活动受限3日。

现病史:患者于3日前发生外伤后致颈枕部疼痛,活动受限,同时伴有双足麻木,无昏迷,无恶心、呕吐,无大小便失禁,无抽搐,急诊送往当地医院。行颈椎CT三维重建显示:齿突骨折,给予对症治疗,患者家属为求进一步诊疗来诊,门诊以"齿状突骨折"收入院。

查体:R 20次/min、P 80次/min、BP 136/60mmHg,神志清醒;双上肢活动可,双上肢肌力5级,双下肢肌力5级;大小便正常。

诊断:齿状突骨折。

治疗过程:完善相关检查后行颈前路寰枢椎齿状突骨折加压内固定术。患者麻醉成功后取仰卧位,颈前部右侧横切口,钝性剥离开胸锁乳突肌和气管食管至前纵韧带,沿前纵韧带剥离至C₂椎体并显露C₂椎体。C臂透视定位后用长柄磨钻在显微镜下在C₂椎体的前下缘磨出直径约3mm,深约3mm凹槽。钻头换为克氏针,再放入特制套筒内,C臂透视引导下钻入齿状突,直至穿透其尖端的后上部。根据穿入克氏针的长度,选择长度适合的螺钉,顺克氏针用空心螺丝刀旋入空心自攻螺钉。置入螺钉时,必须在C臂透视下进行,以确保克氏针不向头侧移动,以免进入枕骨大孔。行C臂下透视见分离的齿状突与椎体间的间隙明显减小,固定复位良好。依次缝合肌肉筋膜、皮下与皮肤,无菌敷料包扎(图8-3-6～图8-3-8)。

术后恢复:术后麻醉清醒后患者感颈枕部疼痛消失。术后3日患者出院,嘱其佩戴颈托3个月。

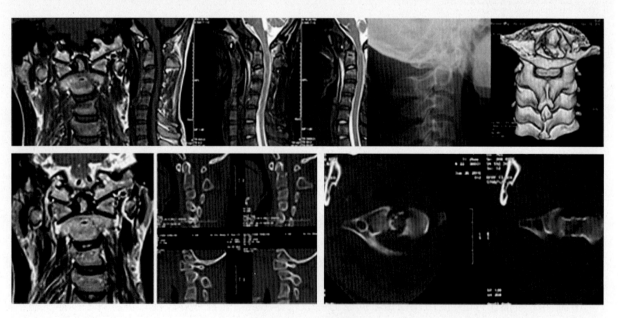

图8-3-6　术前影像

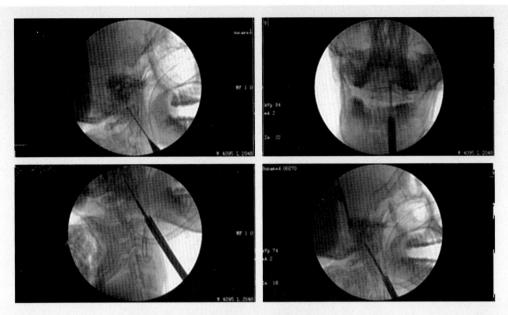

图 8-3-7　术中 C 臂透视

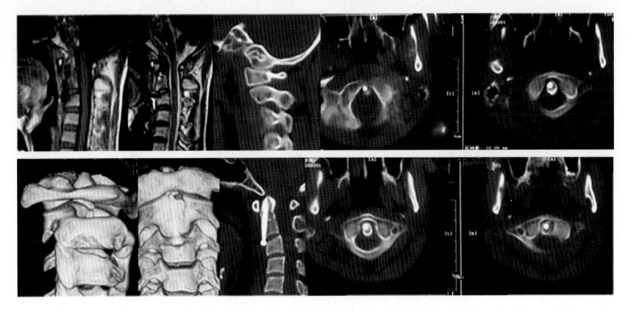

图 8-3-8　术后影像

【典型病例 2】

患者,男,46 岁,外伤致颈部疼痛伴左侧肢体麻木半月余。

现病史:患者于半月前因车祸致伤颈后部、左侧肢体麻木不适,无恶心、呕吐,无大小便失禁,无抽搐,急送当地医院治疗。行头颅 CT 检查示"蛛网膜下腔出血",住院予以止血、脱水、营养神经等治疗。3 日后患者左侧肢体麻木较前加重,以左手麻木为著,行颈椎 MRI 示"枢椎骨折待查",建议转院进一步治疗,现为求进一步治疗来诊,门诊拟"枢椎骨折"收入院。患者入院以来精神萎靡,饮食、睡眠可,大小便正常,体重较前无变化。

查体:R 20 次/min,P 60 次/min,BP 90/60mmHg,枕颈部疼痛,头部活动受限,左侧肢体浅感觉减退,无其他神经系统阳性体征。

辅助检查:颈椎 CT 及三维重建显示枢椎齿状突骨质不连续,齿状突与两侧侧块间隙不等宽,相差 5mm,寰椎与颅底枕骨骨质融合,C_2~C_3 椎体及附件部分骨质融合。考虑枢椎齿状突骨折并脱位,寰椎融合畸形,C_2~C_3 椎体及部分骨质融合。

诊断:枢椎齿状突骨折并脱位;寰枕融合畸形;C_2~C_3 椎体及部分骨质融合。

治疗过程:全身麻醉下后路齿状突骨折并脱位复位植骨融合内固定术。术前行 3D 打印规划手术方案(图 8-3-9)。术前与术后影像见图 8-3-10、图 8-3-11。

术后恢复:术后麻醉清醒后患者感颈枕部疼痛消失。术后 3 日患者出院,嘱其佩戴颈托 3 个月。

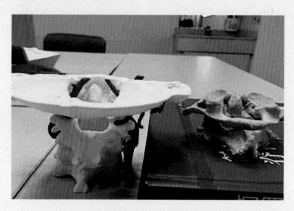

图 8-3-9 术前行 3D 打印规划手术方案

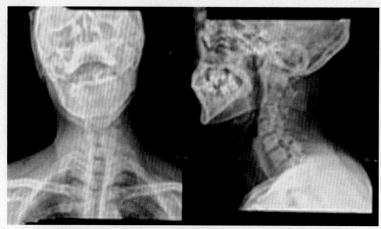

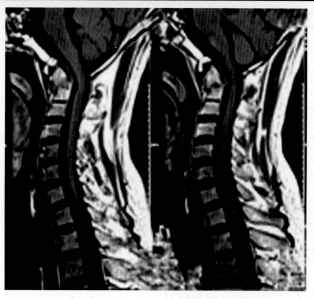

图 8-3-10 术前影像

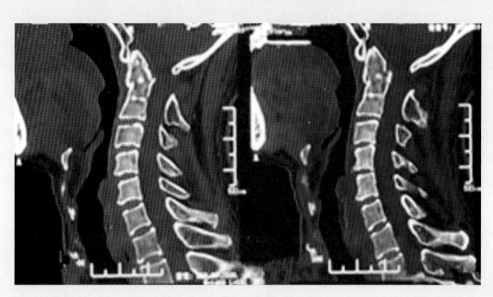

图 8-3-10（续）

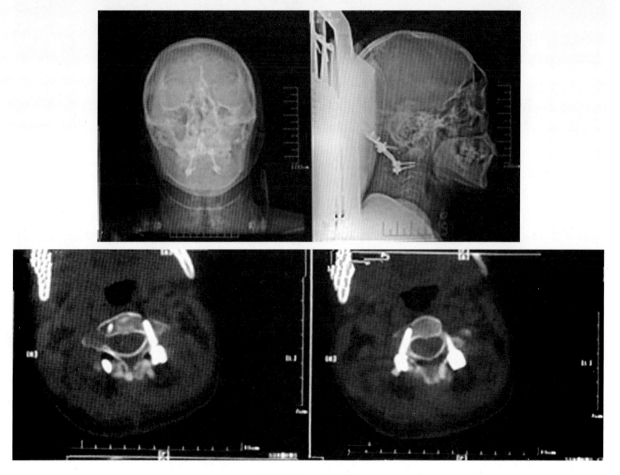

图 8-3-11　术后影像

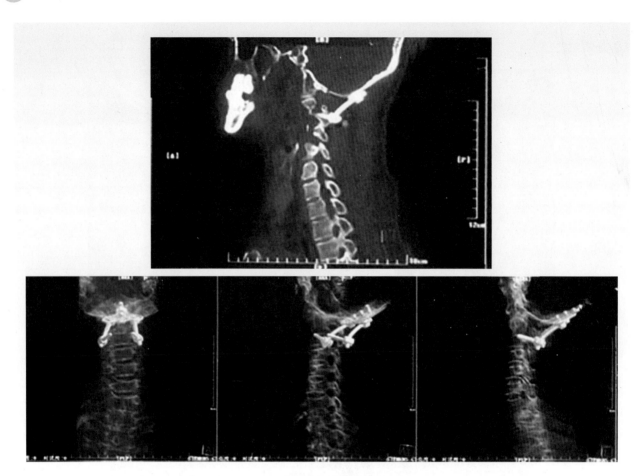

图 8-3-11（续）

三、胸腰椎损伤

（一）流行病学

脊柱骨折占全身骨折的 5%~6%，多由巨大的外力所致，如交通伤或坠落伤等。这类损伤常见于男性，年龄分布在 15~29 岁。其中胸腰段骨折最常见，损伤通常是高能量创伤的结果，且常合并神经、内脏损伤，致残率较高。损伤常发生于以下三个节段：T_{11}~L_1 节段（52%）、L_1~L_5 节段（32%）以及 T_1~T_{10} 节段（16%）。

（二）发病机制

胸腰椎损伤的致病机制及其后的病理改变，不仅与胸腰椎的解剖特点和生理功能相关，而且与暴力的性质、患者受伤的位置有密切关系。从解剖特点和生理功能来看，胸椎活动度小，腰椎活动度大，而绝大多数骨折多好发于脊柱活动度大与活动度小的交界处，或活动度大的节段。据文献报道，胸腰段的损伤最常见 T_{11}~L_1 节段，约占胸腰椎损伤的 52%。

暴力是引起脊柱骨折的主要原因，分为间接暴力、直接暴力、肌肉拉力以及病理性骨折。绝大多数骨折均为间接暴力所致，高处坠落足、臀部着地，或弯腰工作时重物打击背部、肩部，使躯干前屈，产生屈曲型骨折。少数患者下落途中背部因物体阻挡使脊柱过伸，导致伸直性损伤。直接暴力所致的胸腰椎损伤较少。肌肉拉力往往导致脊柱附件如横突、棘突骨折。脊柱肿瘤或其他骨病，在轻微外力下即可造成骨折，是为病理性骨折。从暴力的性质、患者受伤的位置来看，如果患者高处坠落或滑倒后坐地，冲击力从下向上传递，损伤的部位多位于胸椎下部和腰椎上部。如果患者受重物砸伤，冲击力则从上向下传递，损伤的部位多位于上胸椎；在实际损伤过程中，患者所受的外力较复杂，多由两个或多种损伤机制所致，所以表现的损伤类型也多种多样。

（三）胸腰椎损伤分型

目前有多种胸腰椎损伤的分型，如 Denis 分型、AO 分型、McAfee 分型及 TLICS 分型，上述分型各有优点和局限性。

1. Denis 分型　Denis 等学者于 1983 年首次描述了脊柱不稳定的 Denis 三柱模型理论（图 8-3-12），这种模型将脊柱分为前柱、中柱和后柱。前柱包括前纵韧带、椎体的前半部分及椎间盘的前半部分，中柱包括后纵韧、椎体的后半部分及椎间盘的后半部分，后柱包括棘突、关节突、椎弓根、黄韧带、棘间韧带和关节囊。Denis 等学者将胸腰椎损伤分为主要损伤和次要损伤。主要损伤分为压缩性骨折、爆裂性骨折、屈曲 - 分离型骨折及骨折脱位 4 种类型，次要损伤包括棘突及横突骨折、峡部骨折及关节突骨折。Denis 三柱模型理论主要是在脊柱 X 线的基础上提出的，具有一定的局限性。随着影像学技术的发展，CT、MRI 可以提供比 X 线更详细的脊柱损伤相关信息，如骨折的解剖、后纵韧带复合体等，因此需要一种新的分类方法来指导临床工作。

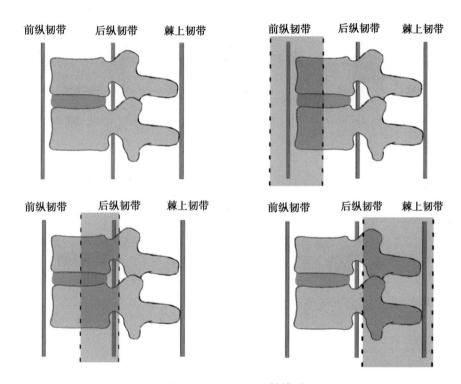

图 8-3-12　Denis 三柱模型

2. McAfee 分型及 AO 分型　McAfee 在 Denis 理论的基础上，通过 CT 把胸腰段骨折分为 6 种类型，包括楔形压缩性骨折、稳定爆裂性骨折、不稳定爆裂性骨折、Chance 骨折、屈曲 - 分离性骨折及平移型骨折。AO 分型较 McAfee 分型更为复杂，主要分为 3 种类型，又可再细分为 50 多种不同的损伤模式，在临床应用较为复杂（图 8-3-13）。

无论是 Denis 分型、McAfee 分型，还是 AO 分型，都没有将神经损伤和韧带损伤包含在内，对于非手术患者及手术患者没有具体的临床指导意义。

3. TLICS 分型　Vaccaro 等学者于 2005 年提出一种全新的分型方法：胸腰椎损伤分类和严重程度评分（thoracolumbar injury classification and severity score，TLICS）。TLICS 评分系统是一种评价胸腰椎损伤的简单分类方法，主要根据影像学、神经功能损伤程度和后纵韧带复合体的完整性对患者进行评分。如果分数 ≤3 分，建议非手术治疗；患者分数为 4 分，可手术治疗；患者分数 ≥ 5 分，应该手术治疗。TLICS 评分系统是目前应用较广的一种分类方法，评分方法相对简单，对临床治疗有较强的指导价值（表 8-3-7）。然而TLICS 评分系统的有效性还需要进一步充分验证。

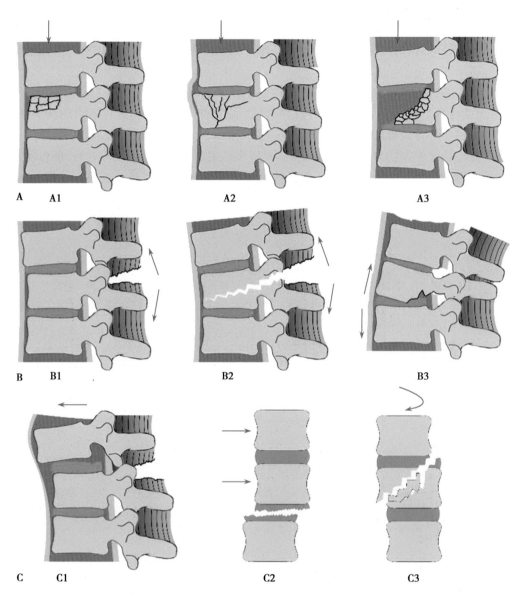

图 8-3-13 脊柱损伤 AO/McAfee 分型

A. 压缩损伤：A1 为压缩，A2 为分离，A3 为爆裂；B. 脱位性损伤：B1 为后韧带撕裂，B2 为后骨性撕裂，B3 为向前通过椎间盘；C. 扭转损伤：C1 为 A 型损伤合并扭转损伤，C2 为 B 型损伤合并扭转损伤，C3 为扭转损伤。

表 8-3-7 胸腰椎损伤分类和严重程度评分（TLICS）

参数		评分 / 分
形态	压缩	1
	爆裂	2
	移位 / 旋转	3
	牵拉	4
神经学 / 损伤	完整	0
	神经根性损伤	2
脊髓 / 脊髓圆锥损伤	完全性	2
	不完全性	3
	马尾综合征	3
后韧带复合体	完整	0
	不确定	2
	断裂	3

（四）临床表现

胸腰椎损伤按其损伤部位、程度、范围以及个体特征不同,临床表现和体征有很大差别。

1. 骨结构损伤　对于无内脏、神经损伤的单纯胸腰椎骨折患者来说,表现为局部疼痛,往往程度剧烈,患者活动受限,而有些患者疼痛程度较轻或无任何临床症状。查体骨折部位有明显压痛及叩击痛,变换体位后疼痛症状加重。骨折所致腹膜后血肿刺激自主神经,可致肠蠕动减弱,患者可出现腹胀、腹痛、大便秘结等症状。

2. 合并其他损伤　胸腰椎损伤患者常常合并其他部位的损伤,如血气胸、腹部脏器损伤及脊髓、神经根损伤等。胸腰椎骨折损伤脊髓或马尾,导致损伤平面以下的运动、感觉、膀胱和直肠功能障碍,下肢迟缓性瘫痪,反射减弱或消失,其特点随脊髓损伤的程度和平面而异。脊髓损伤按程度轻重分为脊髓震荡、脊髓不完全性损伤、脊髓完全性损伤。

（1）脊髓震荡:脊髓损伤早期,表现为不完全瘫痪,24 小时内开始恢复。往往是一种回顾性诊断,在患者神经功能完全恢复后作出。光学显微镜下脊髓无明显病理改变,或有小范围渗出或散发出血点。

（2）脊髓不完全性损伤:脊髓不完全性损伤指损伤节段以下残留部分脊髓功能,可表现为 3 种综合征。①前束综合征:运动功能丧失,但本体感觉触压觉保留;②后束综合征:比较罕见,丧失本体感觉,触压觉保留,运动功能保留;③Brown-Sequard 综合征:同侧运动功能丧失,对侧痛温觉丧失。

（3）脊髓完全性损伤:脊髓完全性损伤的标志是脊髓休克期后损伤节段以下感觉、运动和括约肌功能丧失。胸腰椎圆锥损伤($S_3 \sim S_5$)表现为骨盆肌麻痹,鞍区、会阴部感觉障碍,膀胱直肠功能失控,肛门反射和球海绵体反射阴性者为完全性圆锥损伤。马尾神经损伤表现为大腿、小腿、足部及会阴部皮肤感觉减退或消失。

（五）辅助检查

根据患者的伤情,首先应该关注是否气道通畅、呼吸循环稳定,然后对患者进行全身和神经系统的详细查体。神经系统查体应按照美国脊柱损伤协会(American Spinal Injury Association, ASIA)的脊髓损伤标准神经分类方法进行,详细检查运动功能、皮节感觉及腰骶神经根的功能评估和反射情况。

1. X 线检查　怀疑胸腰椎损伤的患者,应该首先拍摄胸腰椎 X 线片,X 线片是最初的筛查手段,价格便宜且检查速度快,可以根据需要拍摄正位、侧位、斜位或其他位置。

2. CT 检查　CT 检查对骨性结构、椎管形态显示良好,较 X 线检查有更多的优越性,可清晰显示骨折的部位及移位的方向、范围,观察脊柱损伤情况以及椎管形态,初步判断有无受压、梗阻等改变,了解椎管狭窄程度。CT 三维重建检查可以发现椎体旋转脱位及侧移位,CTM 检查有助于了解椎管形态和脊髓受压情况。但 X 线、CT 检查对软组织结构显示欠佳。

3. MRI 检查　对于神经损伤或意识不清的患者推荐进行紧急 MRI。MRI 对于脊髓、椎间盘和韧带损伤比 CT 具有明显的优势,可以显示脊髓损伤的部位、病变程度以及椎间盘、韧带损伤情况,椎管内血肿在 T_2 像为低信号,水肿在 T_2 像为高信号。

4. 同位素扫描　对于怀疑病理性骨折患者,可行同位素扫描,用以诊断原发性或继发性骨肿瘤以及其他骨代谢性疾病。

（六）诊断和鉴别诊断

根据患者的病因、查体、影像学检查可以确诊。

（七）治疗

1. 急性胸腰髓损伤的药物治疗

（1）大剂量甲泼尼龙冲击:对于脊髓损伤后激素的使用存在较多争议,最新美国脊髓损伤治疗指南中将脊髓损伤后激素大剂量冲击证据等级由Ⅰ级下调至Ⅱ级,目前不作为推荐治疗方案。但仍有部分研究表明脊髓损伤早期应用大剂量激素冲击可以改善患者预后,如果患者无明确的禁忌证,应在脊髓损伤后的 8 小时内常规静脉应用甲泼尼龙。具体使用方法如下:损伤时间 <3 小时,甲泼尼龙冲击量 30mg/kg,维持量 5.4mg/(kg·h),持续 24 小时;损伤时间 3~8 小时,甲泼尼龙冲击量 30mg/kg,维持量 5.4mg/(kg·h),持续 48 小

时;损伤时间 >8 小时,效果欠佳,且并发症增加。

(2) 神经节苷脂和抗氧化剂:神经节苷脂和抗氧化剂的应用,有助于受损脊髓及神经的修复,可以减轻兴奋性氨基酸的毒性作用,抗自由基,抑制脂质过氧化反应,减少钙离子内流,防止钙超载,具有膜稳定保护作用和增强内源性神经营养因子的作用。

2. 非手术治疗和手术治疗　胸腰椎损伤的治疗首先要明确以下两个问题:是否合并椎管受压伴脊髓损伤? 胸腰椎是否存在不稳定? 明确这两个问题对患者治疗方案的选择至关重要。

(1) 单纯压缩性骨折

1) 稳定的压缩性骨折:大多数单纯压缩性骨折的患者无神经功能损伤的症状,尽管脊柱前柱损伤,但并不影响脊柱的稳定性,可以早期采取对症治疗,镇痛、卧床休息、佩戴支具,进行腰背部肌肉的功能锻炼,及时复查脊柱 X 线片,临床随诊。对于急性骨质疏松性压缩性骨折的患者,可以先采取对症治疗,包括卧床休息,佩戴矫形器,口服钙片、肌肉松弛药和镇痛药等,对症治疗三周效果欠佳,可以采用经皮椎体成形术和球囊后突成形术。众多学者已经证实,这两种微创的治疗方法可迅速缓解背部疼痛,早期恢复正常生活,提高生活质量。

2) 不稳定的压缩性骨折:有极少数的压缩性骨折为不稳定性,需要手术干预。影像学表现为以下特点时,多考虑为不稳定的压缩性骨折:①椎体高度减少 >50%;②脊柱后凸成角 >30°;③多发相邻椎体的压缩性骨折(≥3 个椎体);④神经功能损伤,并进行性加重;⑤排除病理性椎体骨折。

(2) 爆裂性骨折

1) 稳定的爆裂性骨折

稳定的爆裂性骨折具有以下特点:患者无神经症状、胸腰椎 X 线片显示骨折碎块向椎管内的移位 <50%、椎体前部高度丢失 <50%、椎体后柱完整。

稳定的爆裂性骨折一般采取对症治疗,卧床休息,佩戴胸腰部的支具(一般佩戴 3 个月),及时复查 CT。

2) 不稳定的爆裂性骨折

不稳定的爆裂性骨折具有以下特点:患者存在部分神经症状、胸腰椎 X 线片显示骨折碎块向椎管内的移位大于 50% 且与神经损伤症状相关、椎体前部高度丢失 >50%、脊柱后凸畸形。

不稳定的爆裂性骨折可考虑手术治疗,手术的目的在于神经减压、重建脊柱的稳定性。手术入路可选择胸腰椎后路减压加内固定术、前路椎体切除减压加椎间融合器植入术及前后路联合内固定术。

(3) Chance 骨折:这种类型的骨折多见于在高速公路上系安全带后突遇急刹车,上身突然前屈所致。影像学多表现为一横向的骨折线跨越椎体三柱,使整个椎体被张力拉开。根据受伤情况、临床表现及影像学检查,不难确诊。此类型骨折多为不稳定,需要手术治疗,目前多采用后路内固定术,合并神经损伤时需要进行椎管探查减压。

(4) 屈曲牵拉性损伤:这种类型的骨折多见于摩托车事故和高处坠落伤。影像学多表现为椎体前部压缩性骨折,同时合并椎体后柱的棘突和关节突分离。患者常合并较为严重的神经损伤症状,此类型骨折不稳定,需要采取后路内固定融合手术。

(5) 平移性骨折:这种类型的骨折多由于高能量的损伤所致,椎体的前、中、后三柱均遭受完全性破坏,丧失稳定性,患者常合并严重的神经损伤症状,需要前、后路联合手术重建脊柱的稳定性。

(八) 预后

胸腰椎损伤中稳定性骨折一般预后良好,不稳定性骨折经过手术处理后大多可以获得稳定性愈合。胸腰椎损伤的预后与脊髓损伤的程度密切相关,轻者可完全恢复;重者运动、感觉及自主神经功能完全丧失,不能恢复;对于较重患者,尽早重建脊柱稳定性,对于患者恢复极为重要。

(九) 小结

胸腰椎损伤的治疗需要严格遵守创伤的治疗原则,患者的病情一旦稳定,需要进行全面的体格检查,尤其是神经系统专科查体。大多数没有神经功能症状的胸腰椎损伤多为稳定的损伤,可先采取对症治疗。对于少数存在神经功能症状的非稳定的胸腰椎损伤多采取手术治疗。根据患者病情,可选择前、后路减压内固定手术。

手术的目的在于最大程度地恢复神经功能,重建脊柱的稳定性,减少患者的痛苦,早日恢复正常的生活。

【典型病例1】

患者,女,42岁,摔伤致腰部疼痛并双下肢感觉活动障碍14小时。

现病史:患者于14小时前因高处坠落伤致腰部受伤,腰部疼痛,双下肢感觉活动障碍,并小便失禁,无恶心、呕吐,无抽搐,急送当地医院就诊。行腰椎X线片示:L₁椎体变扁并骨质断裂,诸椎体、各附件形态及骨质结构完整,考虑L₁椎体压缩性骨折。为求进一步治疗来诊,以"L₁椎体压缩性骨折并不完全截瘫"入院(图8-3-14)。

查体:R 19次/min,P 91次/min,BP 130/78mmHg,神志清醒;双上肢肌力5级,双下肢肌力0级,

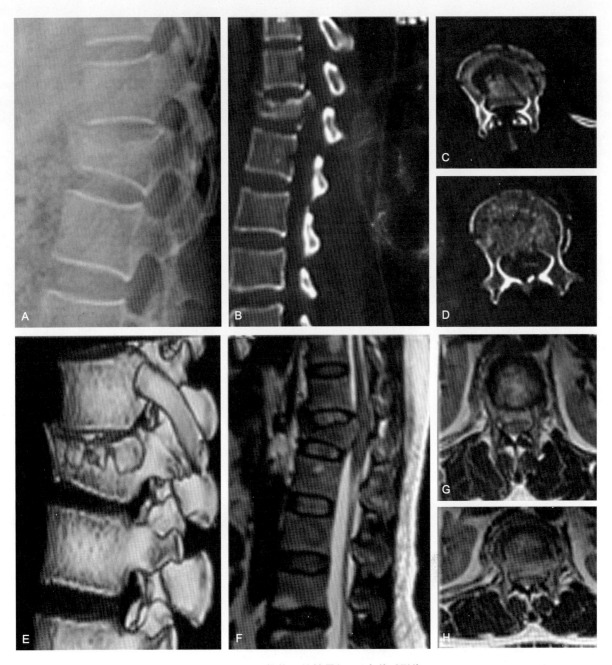

图 8-3-14　L₁ 椎体压缩性骨折,手术前后影像
A. 术前 X 线;B.CT 矢状位成像;C、D. CT 轴位;E. 压缩性骨折三维重建;F. MRI 矢状位压缩性骨折;G、H. 术前 MRI 轴位。

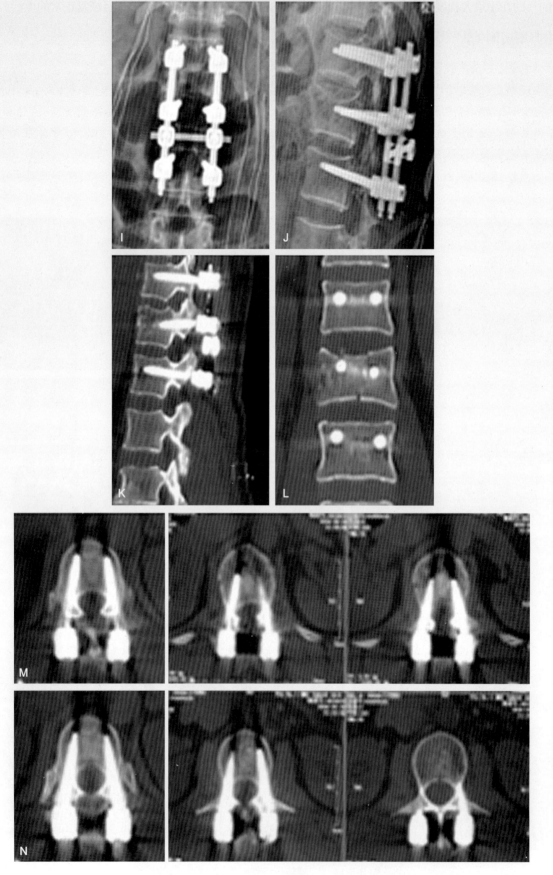

图 8-3-14（续）
I、J：术后 X 线正侧位；K、L：术后 CT 矢状位与冠状位；M、N：术后 CT 轴位。

双侧腹股沟平面以下感觉消失,双侧 Babinski 征阴性。

诊断:L_1 椎体压缩性骨折并不完全性截瘫。

治疗过程:完善相关检查后于全身麻醉下行脊髓神经根减压 L_1 椎体压缩性骨折复位内固定术。患者麻醉成功后取俯卧位,常规消毒铺单,取 T_{12}~L_2 棘突做后正中切口长约 12cm。依次切开皮肤、皮下组织,清晰显露 T_{12}~L_2 棘突及椎弓根;将 T_{12}、L_1 椎板部分咬除减压,保护好关节突关节;选择 6 枚椎弓根螺钉分别固定于 T_{12}~L_2 椎体两侧椎弓根,置入钛棒行复位撑开,行 C 臂下透射固定复位良好。术区内放置引流管 1 根,依次缝合肌肉筋膜、皮下与皮肤,无菌敷料包扎。

术后恢复:术后 1 周,患者双侧下肢肌力恢复至 1 级,大小便仍不能自解。术后 3 个月,患者双侧下肢肌力恢复至 3 级,尿便功能部分恢复(图 8-3-14)。

【典型病例 2】

患者,女,38 岁,摔伤致腰部疼痛 3 日。

现病史:患者于 3 日前洗澡时不慎滑倒后致腰部受伤,腰部疼痛不适,双下肢感觉活动正常,无恶心、呕吐,无大小便失禁,送当地医院就诊。行腰椎 CT 示:L_1 椎体形态不规则变扁,骨质连续性中断,周围可见碎骨片影,部分骨质向后移位,压迫硬膜囊,相应水平椎管狭窄,前后径约 0.9cm,L_1 椎体左侧椎弓及右侧横突、L_2 椎体双侧横突骨质连续性中断,断端轻度移位,纵向骨小梁不明显。考虑:①L_1 椎体压缩性骨折;②骨质疏松症。为求进一步治疗来诊。

既往史:骨质疏松 5 年。

查体:R 18 次 /min,P 88 次 /min,BP 121/69mmHg,神志清醒;四肢肌力 5 级,肌张力无增强或减弱,双侧 Babinski 征阴性。

诊断:L_1 椎体压缩性骨折,骨质疏松症。

治疗过程:完善相关检查后于入院后第 3 日全身麻醉下行 L_1 椎体压缩性骨折经皮椎体成形术。患者麻醉成功后取俯卧位,常规消毒铺单,取 L_1 双侧椎弓根置入导针,在 C 臂透射下见位置良好;选用工作通道,经双侧椎弓根置入,在 C 臂透射下将骨水泥推入椎体,见骨水泥无椎管内外漏,反复探查椎管,无骨水泥渗出,无菌敷料包扎。术中出血约 10ml。

术后恢复:术后 2 日,患者自诉腰部疼痛完全缓解,术后 4 日可以下地行走(图 8-3-15)。

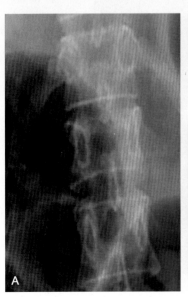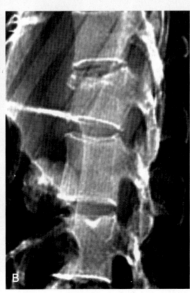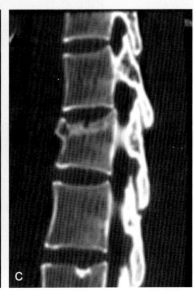

图 8-3-15 L_1 椎体压缩性骨折,手术前后影像
A、B. 术前 X 线正侧位;C. CT 矢状位成像。

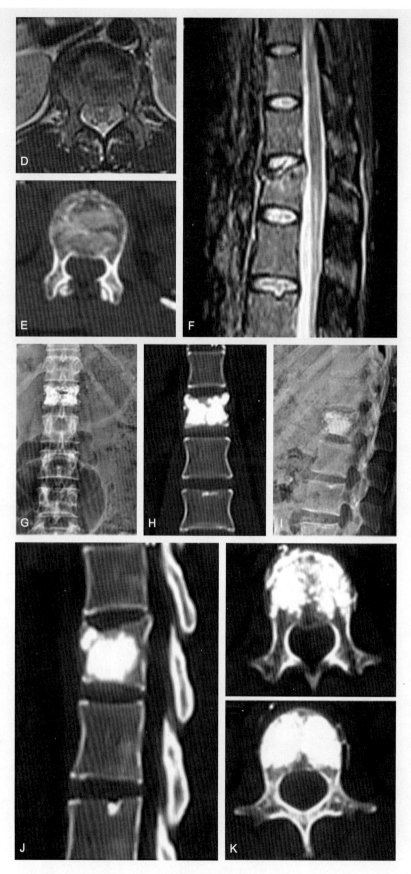

图 8-3-15(续)

D. MRI 轴位;E. CT 轴位;F. MRI 矢状位;G、H. 术后 X 线正侧位片;I、J. 术后
CT 冠状位、矢状位重建;K. 术后 CT 轴位。

【典型病例3】

患者,男,27岁,坠落伤致腰背部疼痛6小时。

现病史:患者于6小时前从高处坠落致腰部受伤,腰部疼痛,无恶心、呕吐,无大小便失禁,急送当地医院就诊。行腰椎正侧位片示:L_1椎体楔形变,轻度后凸畸形,考虑L_1椎体压缩性骨折。为求进一步治疗来诊,以"L_1椎体压缩性骨折"入院。

查体:R 20次/min,P 91次/min,BP 130/78mmHg,神志清醒;双上肢活动可,四肢肌力5级,双侧Babinski征阴性,大小便正常。

诊断:L_1椎体压缩性骨折,继发性椎管内狭窄。

治疗过程:完善相关检查后行L_1椎体压缩性骨折复位内固定术。患者麻醉成功后取俯卧位,常规消毒铺单,取T_{12}~L_2棘突做后正中切口长约10cm。依次切开皮肤、皮下组织,清晰显露T_{12}~L_2棘突及椎弓根,保护好关节突关节,选择6枚椎弓根螺钉分别固定于T_{12}~L_2椎体两侧椎弓根,置入钛棒行复位撑开,行C臂下透视固定复位良好。术区内放置引流管1根,依次缝合肌肉筋膜、皮下与皮肤,无菌敷料包扎(图8-3-16)。

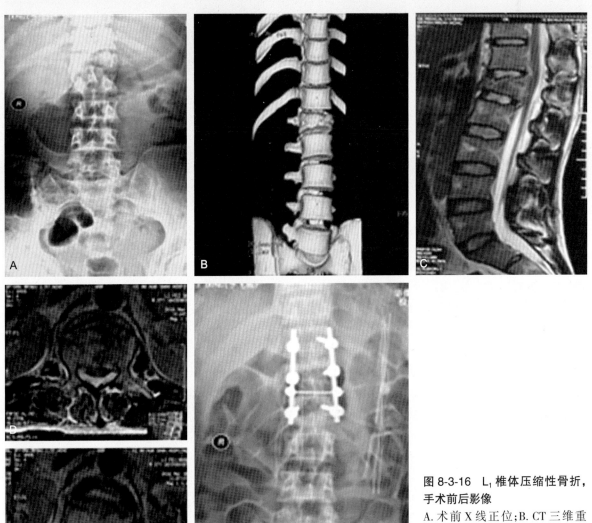

图8-3-16　L_1椎体压缩性骨折,手术前后影像

A.术前X线正位;B.CT三维重建;C.MRI矢状位;D、E.MRI轴位;F.术后X线正位。

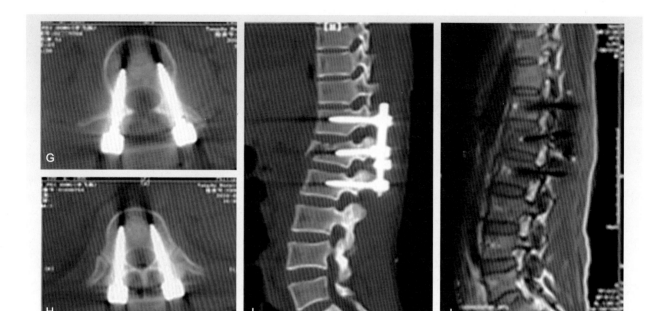

图 8-3-16(续)

G~I. 术后 CT 轴位及矢状位;J. 术后 MRI 矢状位。

术后恢复:术后 1 周,患者可下地行走。

【典型病例 4】

患者,男,44 岁,车祸致腰背部疼痛、双下肢活动无力 1 日。

现病史:患者于 1 日前发生车祸致腰背部疼痛,双下肢活动无力,同时感觉胸闷气短,无昏迷、恶心、呕吐,随后被送往当地医院。检查诊断为:①T_6、T_7 椎体爆裂性骨折合并不全瘫;②右侧创伤性湿肺;③双侧多发性肋骨骨折;④双侧胸腔积液;⑤C_7 椎体棘突骨折。入院后给予对症治疗,并行右侧胸腔闭式引流,胸闷气短缓解,为求进一步治疗就诊。

查体:R 18 次 /min,P 108 次 /min,BP 82/49mmHg,神志清醒;双上肢活动可,T_5 平面以下感觉减退,双下肢肌力 1 级;大小便不能自解。

诊断:T_6、T_7 椎体爆裂性骨折脱位伴不全瘫痪;C_7 椎体棘突骨折;血气胸;双侧多发肋骨骨折。

治疗过程:完善相关检查后于入院后第 3 日行后正中肌间隙入路爆裂性骨折复位神经减压植骨融合内固定术。患者麻醉成功后取俯卧位,用术中 C 臂透视定位 T_7 椎体棘突,常规消毒铺单,取 T_4~T_8 棘突作后正中切口长约 10cm。依次切开皮肤、皮下组织,从两侧肌肉间隙定位 T_4~T_8 关节突关节,确定进钉位置,钝性分离肌肉,暴露椎弓根进钉点;选择 8 枚椎弓根螺钉分别固定 T_4、T_5 两侧,T_6 右侧、T_7 左侧、T_8 椎体两侧椎弓根,置入钛棒螺帽固定,撑开器撑开复位 T_6、T_7 骨折。行 C 臂下透射固定复位良好。术区内放置引流管 1 根,依次缝合肌肉筋膜、皮下与皮肤,无菌敷料包扎(图 8-3-17)。

术后恢复:术后 1 周双下肢肌力恢复至 3 级,大小便仍不能自解;术后 2 个月双下肢肌力恢复至 4 级,已能拄拐行走,大小便已无明显障碍。

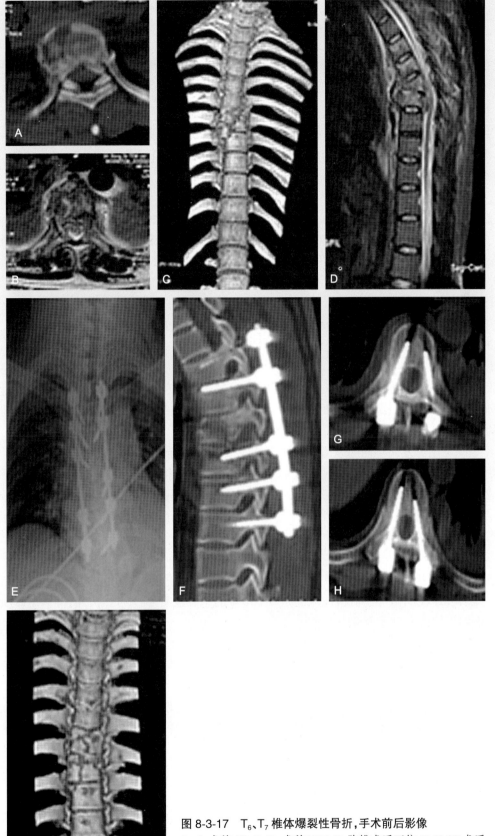

图 8-3-17 T₆、T₇ 椎体爆裂性骨折，手术前后影像
A、C. 术前 CT；B、D. 术前 MRI；E. 胸椎术后正位；F~H.CT 术后
矢状位、轴位；I. 术后 CT 三维重建。

第四节　脊柱感染性疾病

内容要点:

1. 常见脊柱感染性疾病包括硬脊膜外脓肿、椎体骨髓炎及椎间盘炎等。
2. 临床症状包括发热、疼痛、脊髓功能障碍,晚期可伴随全身中毒症状。
3. 诊断主要依靠临床表现与实验室检查、X 线片、CT 及 MRI 等影像学特征。
4. 治疗包括全身支持治疗、抗感染治疗及手术治疗。

脊柱感染性疾病(spinal infection)临床上较为少见,发病率(4~10)/100 万。但是,近年来其发病率有逐年升高的趋势。脊柱感染多见于 20 岁以下及 50~70 岁的人群,文献报道男女比例为(2~5):1。由于不同部位的感染有着不同临床特点和处理方法,因此本节根据感染部位的不同分别介绍硬脊膜外脓肿、椎体骨髓炎和椎间盘炎。

一、硬脊膜外脓肿

椎管内硬脊膜外脓肿(spinal epidural abscess)是指椎管内硬脊膜外间隙的化脓性感染病变。若不及时治疗,可出现严重的神经功能损伤,甚至瘫痪、死亡。

（一）病因病理

硬脊膜外脓肿临床上通常与椎管内侵入性操作、糖尿病、免疫缺陷、外伤等原因相关,或者由皮肤、泌尿系统或肺部感染灶通过血源性播散而来,也可由邻近组织感染直接蔓延而来。硬脊膜外脓肿的病原菌以金黄色葡萄球菌多见,硬脊膜外脓肿可分两个阶段。

1. 蜂窝组织炎期　发病早期病原菌在硬脊膜外间隙内扩散,导致急性蜂窝组织炎症反应。

2. 脓肿形成期　硬脊膜外间隙出现脓液聚集,上下可延及数个节段,周围可见炎性肉芽组织形成的脓肿壁。脓液聚集可以压迫脊髓导致脊髓实质的缺血、水肿等。蛛网膜、脊髓和脊髓动脉也可有不同程度的炎症反应,导致脊髓的水肿、缺血和梗死。正常硬脊膜外腔内充满疏松结缔组织和静脉丛,因此硬脊膜外脓肿常常累及的范围较广。

（二）临床表现

主要表现为颈部及腰背疼痛,常伴有放射性疼痛及脊柱活动受限,严重者可出现脊髓功能损害的症状,如麻木、瘫痪和尿便潴留等。值得注意的是,约 15% 的患者没有疼痛的症状,使得早期诊断更加困难。多数患者有不同程度的发热等全身中毒症状。

（三）影像学检查

1. X 线　早期多为阴性,伴有椎体骨髓炎和椎间盘炎时可见椎体骨质破坏和椎间隙的改变。

2. CT　急性期可见硬脊膜外间隙低密度影。亚急性期或慢性期可见密度更高的肉芽组织,硬脊膜囊不规则变形,脊髓局限性受压、移位。有时可伴有邻近椎体骨质的增生或不规则破坏。

3. MRI　可以清楚显示不同节段的硬脊膜外脓肿情况。脓肿替代了正常的硬脊膜外脂肪组织,正常脑脊液/脂肪界面消失。T_1 像可见硬脊膜外间隙信号与肌肉相仿(为感染性蜂窝组织),当脓肿形成时,硬脊膜外脓肿的中央多呈低信号或等信号;T_2 像上,脓液聚集区呈高信号。张力较高时可见脓肿压迫硬脊膜囊及脊髓。增强扫描后可见病灶呈环形或结节状强化(图 8-4-1)。

（四）治疗原则

部分病例早期可通过药物治疗痊愈。如 MRI T_2 像为等信号或低信号时考虑为蜂窝组织炎期,多由肉芽肿构成,这种情况下如无神经功能障碍可以考虑对症治疗。但是,硬脊膜外脓肿一旦形成,应尽早行脓肿清除术或引流术。患者的临床症状和影像学特征是决定治疗方式的主要因素。颈胸段硬脊膜外脓肿较圆锥以下的脓肿更容易导致突发神经功能恶化,因此更应该积极手术治疗。

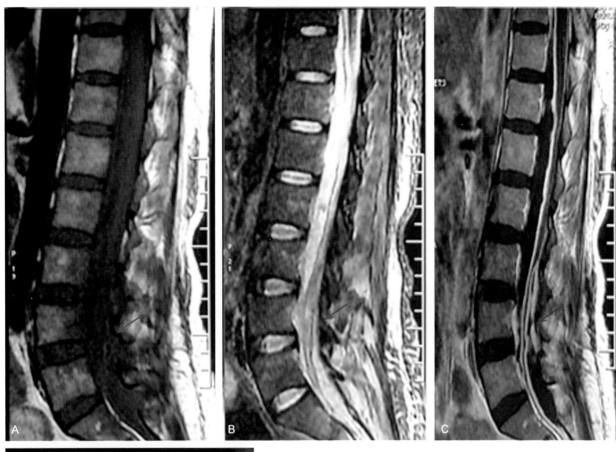

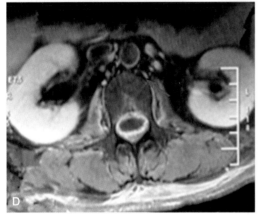

图 8-4-1　自发性 T_{11}~L_5 椎管内硬脊膜外脓肿
A. 矢状位 T_1 像；B. 矢状位 T_2 像；A、B 呈长 T_1 长 T_2 信号影；C. 矢状位 T_1 增强；D. 轴位 T_1 增强，增强扫描后可见显著的环形强化影。

（五）预后和转归

单纯的硬脊膜外脓肿通过积极的抗感染及手术治疗往往预后较好，但颈胸段的急性硬脊膜外脓肿如手术减压不及时有可能导致永久性的神经功能障碍。

（六）小结

硬脊膜外脓肿的病原菌以金黄色葡萄球菌多见，发病早期病原菌在硬脊膜外间隙内扩散，导致急性蜂窝组织炎症反应。脓肿形成期硬脊膜外间隙出现脓液集聚，上下可延及数个节段，周围可见炎性肉芽组织形成的脓肿壁。脓液聚集可以压迫脊髓导致脊髓实质的缺血、水肿等。部分病例早期可通过药物治疗痊愈。但是，硬脊膜外脓肿一旦形成，应尽早行脓肿清除术或引流术。

二、椎体骨髓炎

椎体骨髓炎占骨髓炎的 5% 左右，多见于老年人，近年来随着社会老龄化和免疫抑制剂的应用，椎体骨髓炎的发病率也呈逐年上升的趋势。儿童椎体骨髓炎多集中在下胸椎和腰椎,成年人也有 1/2 以上的患者发生在腰椎。

（一）病因病理

尿路感染及泌尿生殖道操作引起的隐匿性感染是血源性椎体骨髓炎的常见原因。椎体骨髓炎也可由开放性外伤、脊柱手术、椎间盘造影等引起。糖尿病及免疫功能低下的患者椎体骨髓炎的发病率明显增高。另外,椎体骨髓炎与感染性心内膜炎的关系密切。但是,革兰氏阴性菌造成的感染在不断增加,如泌尿生殖道操作引起的大肠埃希杆菌感染占 25% 左右。厌氧菌则常见于开放性脊柱外伤感染的患者。另外有 1/3 的患者病原菌不明确。脊椎化脓性骨髓炎的血源性感染途径包括脊椎旁静脉和椎体滋养动脉。感染形成的脓肿会流入椎旁的软组织或者椎管内,形成咽喉脓肿、纵隔脓肿、腰大肌脓肿,甚至通过坐骨大孔进入臀部、肛周以及腘窝。如果脓肿进入椎管内将形成硬脊膜外脓肿;感染破坏椎体及椎间盘,导致椎体病理性骨折,容易造成脊柱畸形和不稳定,进而可能直接压迫脊髓和神经根引起神经系统并发症。

（二）临床表现

椎体骨髓炎可分为 3 期:急性期(3 周以内)、亚急性期(3 周~3 个月)、慢性期(3 个月以上)。急性期主要表现为发热、脊柱局部疼痛和活动受限、严重的肌肉痉挛。如果累及腰椎,还出现直腿抬高试验阳性、拒绝负重、腰大肌刺激引起的髋关节屈曲挛缩、腘绳肌紧张以及腰椎前凸消失等表现。如果颈椎受累,表现为斜颈和发热。亚急性和慢性脊椎感染将更加隐匿,患者病史模糊,症状不典型。唯一的症状也许就是疼痛,如胸痛、腹痛、腰痛、髋关节疼痛、下肢放射痛等。慢性骨髓炎多为低毒性的、特异性的感染或者治疗不充分的感染(如细菌耐药性强或者异物存留)。

幼儿的椎体骨髓炎临床特征:①拒绝行走或坐下;②后背疼痛伴僵直;③哭闹不安;④发热:发病通常较急,经常伴随食欲缺乏、体重减轻。

（三）辅助检查

1. 实验室检查

(1) 血常规中的白细胞计数敏感性不高,统计表明只有 42% 的患者白细胞计数升高,而对于慢性感染的患者白细胞计数通常是正常的。

(2) 血沉和 C 反应蛋白具有很高的敏感性。C 反应蛋白在细菌感染数小时后就开始升高,在感染得到控制后比血沉更快地恢复正常。所以这 2 个指标还经常用来评估感染治疗的效果。血培养的阳性率不高,尤其是对于低毒力的感染或者已经使用抗生素的情况。

2. 影像学检查

(1) X 线:发病 2~4 周后才有特征性表现,如椎间隙狭窄。3~6 周后在椎体干骺端出现比较明显的溶骨性病灶并累及终板。2~3 个月后出现反应骨和骨硬化,如果病原菌毒力强和治疗反应差,将出现进行性的骨破坏、塌陷和后凸畸形。

(2) CT:比 X 线检查更早地发现感染部位的骨质吸收、破坏伴有椎旁脓肿、肉芽肿形成者可见软组织肿块影。慢性期感染可见死骨形成及脊柱畸形等表现(图 8-4-2)。

(3) MRI:对神经、软骨、软组织分辨率好,能显示脊柱脊髓的解剖形态,敏感性、特异性、准确率高。脊椎化脓性骨髓炎 MRI 的典型表现有:感染区域呈长 T_1、长 T_2 信号影,增强扫描后可见不同程度的强化(图 8-4-3)。

（四）诊断与鉴别诊断

脊椎化脓性骨髓炎的鉴别诊断包括脊柱结核、真菌性脊髓炎、转移瘤、多发性骨髓瘤、脊柱骨软骨病、创伤及骨质疏松引起的压缩性骨折、白血病引起的椎体破坏等。

（五）治疗

椎体骨髓炎的治疗通常首选对症治疗,包括选用恰当、足量、足疗程的抗生素,佩戴支具制动保护、预防畸形。CT 引导下穿刺活检,明确病原学诊断,选择敏感抗生素是治疗成功的关键。动态检测血沉和 C 反应蛋白有助于疗效的判定。骨髓炎得到有效控制后,C 反应蛋白比血沉能更快地恢复正常。佩戴支具能

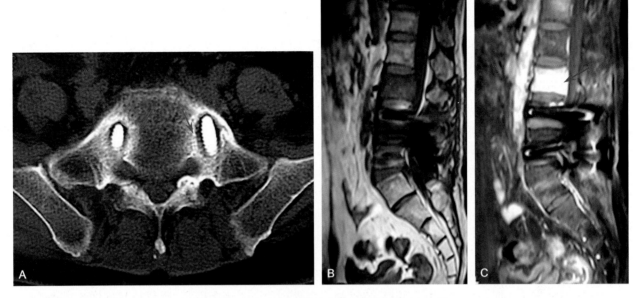

图 8-4-2　L_4~L_5 滑脱后路内固定术后感染 10 个月

A. CT 扫描可见内固螺钉周围骨质吸收；B. MRI 扫描提示 T_1 像为低信号；C. 增强扫描后可见 L_2 椎体显著强化。

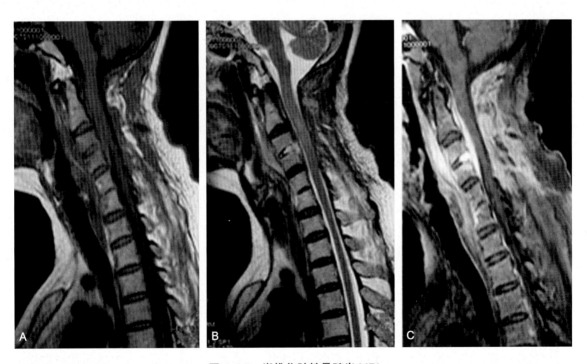

图 8-4-3　脊椎化脓性骨髓炎 MRI

A. MRI T_1 像；B. MRI T_2 像；C. MRI T_1 增强像。

够缓解疼痛、预防畸形、防止神经损伤。

手术治疗的指征如下：

（1）穿刺活检困难或者结果为阴性时为了取得细菌学诊断。

（2）存在严重的脓肿可出现如弛张热和脓毒血症等症状。

（3）对症治疗效果不佳，如血沉持续高位或者疼痛不缓解。

（4）脊髓受压引起神经症状。

（5）有明显畸形或者椎体骨质的破坏。

脊椎化脓性骨髓炎的基本手术原则是彻底清除感染和坏死组织、充分引流脓肿和维持脊柱的稳定性。一旦出现脊髓受压的神经症状，应急诊行减压手术。由于前路脊椎手术能够直接到达椎体和椎间盘，直接清除感染灶和重建脊柱稳定性，故适用于多数病例。一期手术是指在清除脊柱感染灶的同时进行植骨和内固定。它的好处在于减少并发症、缩短住院时间、尽早恢复活动。二期手术是指第一阶段是前路行清创、引流，术后给予支具制动；待病情稳定后再次彻底清创后植骨和内固定。椎体感染、清创后形成的骨缺损影响到脊柱的稳定性，这种情况通常需要同时进行植骨和内固定。植骨首选的就是自体髂骨，其次是肋骨、腓骨，也有学者选择异体骨。目前认为在彻底清创的前提下植骨和金属内固定物可能并不影响感染的控制和复发。

（六）预后和转归

脊柱化脓性骨髓炎经过治疗后多数在 1~2 年内发生自发性椎间融合。随着抗生素的广泛使用，本病的死亡率已经降到了 5.7%，感染复发率降低到了 7.1%，翻修率为 2.7%。但是，高龄、糖尿病、类风湿关节炎、免疫系统缺陷患者的预后更差。

（七）小结

椎体骨髓炎可以由血源性感染，也可由开放性外伤、脊柱手术等引起。致病菌以革兰氏阳性球菌为主。椎体骨髓炎可分为 3 期：急性期、亚急性期、慢性期。急性期主要表现为发热、脊柱局部疼痛和活动受限、严重的肌肉痉挛。亚急性和慢性脊椎感染将更加隐匿，患者病史模糊，症状不典型。椎体骨髓炎的治疗通常首选对症治疗，包括选用敏感抗生素和预防脊柱畸形。一旦出现脊髓受压的神经症状，应急诊行减压手术。手术的原则是彻底清除感染和坏死组织、充分引流脓肿和维持脊柱的稳定性。

三、椎间盘炎

椎间盘炎（spondylodiscitis）又称"椎间隙感染（intervertebral space infection）"，是指侵及椎体间隙及椎间盘的感染性疾病，可分为原发性和继发性两种。原发性椎间盘炎较少见，无明确病因，多数认为与自身免疫性反应有关。临床上常见的是继发性椎间盘炎，多见于椎间盘手术或脊柱医疗操作之后。继发性椎间盘炎以腰椎间盘最常见，约占 58%（胸椎 30%、颈椎 12%）。

（一）病因病理

椎间盘和前、后纵韧带共同构成椎体间隙。由于这些结构之间连接紧密，因此在椎间隙完整的情况下不易发生外源性的椎间盘感染。医源性操作是导致椎间盘炎最常见的病因。常见的致病菌包括金黄色葡萄球菌、白假丝酵母菌、铜绿假单胞菌、表皮葡萄球菌、大肠埃希菌等。其发生原因可能与以下因素相关：

1. 无菌操作不严格、糖尿病、免疫功能低下、术区局部皮肤感染等　术中骨质破坏较多，伤及松质骨，导致出血过多影响血液供应，可发生无菌性缺血坏死。

2. 血源性感染　椎间盘虽然血供不好，但是通过周围组织渗透还是有血液供应的，菌血症可引起椎间盘炎，原发病灶多数来自皮肤黏膜或泌尿系统感染，泌尿系统感染可通过椎静脉丛的反流而致病。由于纤维环与上下软骨终板的结合非常紧密，一旦发生感染，炎性物质、坏死组织及出血等使椎间隙内压力很快升高，脊神经根受到强烈的压迫和刺激。因此，本病一旦发生，患者产生相应神经根支配区域肌肉的痉挛性剧烈疼痛。感染可导致椎间盘组织完全性坏死，椎间隙内充满脓液和炎性增生组织，继而向外侵蚀造成骨质破坏，至病变后期相邻椎体表面被大量破坏，软骨板被侵蚀，软骨下有新骨或骨样组织形成。

（二）临床表现

本病的特征性临床表现为局部阵发性、痉挛性剧烈疼痛及相应节段神经根刺激症状。腰椎间盘炎以腰部肌肉的阵发性、痉挛性疼痛为主要表现，疼痛可向两侧下腹部、髋部、腹股沟区、会阴部和下肢放射。疼痛的性质往往术前神经根刺激症状截然不同，多在夜间加重。患者因疼痛而呈强迫体位，身体僵直，翻身或震动便会诱发剧烈疼痛发作。半数患者可有不同程度的发热，体温多在 38.5℃ 以下，高热可见于少数合并败血症的患者，呈不规则热型。多数患者可伴有不同程度的发热。

体格检查时患者局部肌张力增高，伴有深压痛和叩痛，但术后切口多无红肿渗液等感染表现。

（三）辅助检查

1. 实验室检查

（1）白细胞计数：为非特异性指标，椎间盘炎时可轻度升高。有报道称所有椎间盘炎患者中，白细胞升高者仅占不到 50%。

（2）血沉（ESR）和 C 反应蛋白（CRP）：在椎间盘炎的诊断中具有重要的意义。敏感性和特异性均达 80% 以上。血沉多在感染后第 2 日升高，第 4 日达峰值，一般在 2 周后恢复到正常范围。血沉和 C 反应蛋白还被认为是观察治疗效果的可靠指标。

2. 影像学检查

（1）X 线：椎间盘炎早期 X 线多无异常发现。X 线改变一般发生在感染的 4~6 周甚至数月以后，可见椎间隙变窄，上下终板缘模糊不清以及伴发的脊柱序列异常和畸形。

（2）CT：CT 对于骨和终板的一些早期改变是一种有效的检查手段，但在本病早期诊断上并无特异性。主要表现为终板骨质的破坏和椎间盘的密度减低，软组织窗可以发现脊柱旁脓肿。CT 引导下经皮穿刺活检是明确感染诊断的重要手段。

（3）MRI：MRI 被认为是椎间盘炎诊断的"金标准"，其灵敏度可达 96%，特异度为 94%。MRI 可在感染 3~5 日后即可发现感染椎间盘信号改变。T_1 像可见邻近椎体、硬脊膜及附近软组织的信号减低和 T_2 像受累椎间盘及椎体呈高信号改变。增强扫描后可见椎间盘及椎体骨髓组织强化，可伴有椎旁软组织肿块、硬脊膜外脓肿等。晚期还可见椎间隙狭窄、相邻终板骨化等。

（4）放射性核素检查（镓 -67 和锝 -99）：用于椎间盘炎检查时可见病灶处放射性物质的积聚，而镓 -67 对于椎间盘炎的诊断灵敏度和特异度分别为 89% 和 85%，而镓 -67 对椎间盘炎的诊断要早于锝 -99。

（四）诊断及鉴别诊断

1. 诊断

（1）近期有椎间盘手术史。

（2）痉挛性、放射性疼痛，患者因剧烈疼痛常采取强迫体位。疼痛与之前的神经根刺激症状不同。

（3）持续性不规则低热或高热。

（4）血沉和 C 反应蛋白升高。

（5）腰椎 CT 提示椎间盘密度减低及椎间隙侵蚀性和破坏性改变；MRI 检查提示邻近椎体、硬膜及附近软组织的信号减低 T_1 像低信号，T_2 像高信号改变，增强扫描后可见椎间盘及椎体骨髓组织强化，另外还可伴有椎旁软组织肿块、硬脊膜外脓肿等。晚期还可见椎间隙狭窄、相邻终板骨化等。如果符合上述几条本病的诊断基本可以明确。

2. 鉴别诊断　椎间盘炎在症状、体征和相关辅助检查上缺乏特异性，故需要与一些疾病相鉴别。早期如仅有疼痛时应与术后神经根水肿、术前症状未缓解、恶性肿瘤或其他一些可导致剧烈疼痛的疾病相鉴别。恶性肿瘤多不累及椎间隙，病变多不对称。血沉增快和 CRP 升高则需要与肿瘤、风湿性疾病等鉴别。另外，本病的影像学检查和结核病相似，应注意鉴别，结核病往往有接触史、全身性结核中毒症状、椎旁冷脓肿形成等特点。

（五）治疗

1. 对症治疗　一旦怀疑椎间盘炎首先要积极行对症治疗。包括：足量有效广谱抗生素、严格卧床休息、支具固定、营养支持、对症处理等。推荐积极行 CT 引导下穿刺活检，以明确病原学诊断。在致病菌不明的情况下经验性使用抗生素必须覆盖大肠埃希菌和金黄色葡萄球菌这两类最常见的细菌。抗生素应持续使用到临床症状消失，辅助检查完全正常后 4~6 周。

2. 手术治疗　对症治疗 2 周后，患者症状不减轻甚至加重，CRP 和 ESR 持续升高，应果断采取手术治疗。常用的手术方法包括：手术病灶清除术、前方或侧方入路病灶清除植骨融合术等。

（六）预后和转归

本病早期经有效治疗后大多预后良好，一般在 6 个月内痊愈。如诊断和治疗不及时，一旦引起骨质破坏和神经根或马尾的损坏,患者预后一般会很差,多数会留下不同程度的后遗症,严重者可导致瘫痪。

（七）小结

椎间盘炎多见于椎间盘手术或脊柱医疗操作之后,以腰椎间盘最常见。患者术后出现不同于术前神经根刺激症状的痉挛性、放射性疼痛伴有持续性不规则低热或高热;实验室检查血沉(ESR)和 C 反应蛋白(CRP)多显著升高;CT 检查提示椎间盘密度减低及椎间隙侵蚀性和破坏性改变;MRI 检查提示病变椎间盘 T_1 像低信号,T_2 像高信号改变,增强扫描后可见椎间盘及邻近椎体骨髓组织强化,常可伴有椎旁软组织肿块、硬脊膜外脓肿等。根据病原学检查选用敏感抗生素积极抗感染治疗是治疗成功的关键,对于伴有硬脊膜外脓肿脊髓受压的病例应果断手术减压、清除病灶、置管引流。

【典型病例】

颈椎间盘炎合并硬脊膜外脓肿

患者,女,57 岁,因颈椎间盘"臭氧注射"治疗后 7 日,发热、颈部疼痛、四肢无力 2 日。

现病史:患者于 7 日前因颈部僵硬、疼痛在外院诊断为"多节段颈椎间盘突出"行经皮穿刺 C_3~C_4、C_4~C_5、C_6~C_7 椎间盘"臭氧注射"治疗。术后患者颈部不适的症状无明显缓解。2 日前患者出现发热、颈部疼痛、活动受限并迅速出现四肢无力,以双上肢为甚,为进一步治疗至医院就诊。

查体:体温 38.8℃,神志清楚、应答切题、双瞳孔等大光敏、颈强直、活动受限、局部压痛明显。双上肢肌力 1 级,双下肢肌力 4 级,双侧 Hoffmann 征阳性。肛门括约肌功能正常。实验室检查:白细胞计数(WBC)14.8×10^9/L,血沉(ESR)100mm/h,C 反应蛋白(CRP)96mg/L。

辅助检查:急诊颈椎 MRI 平扫加增强扫描提示,C_1~C_4 硬脊膜腹侧及 C_3~C_4 椎间隙内均匀一致强化病灶,考虑 C_3~C_4 椎间盘炎伴 C_1~C_4 硬脊膜外脓肿蜂窝组织炎期。

治疗过程:给予头孢曲松钠 2g 静脉滴注,每日 2 次。急诊行后路椎板切除减压术,硬脊膜腹侧可见大量蜂窝组织炎性组织,未见脓液。由于完全位于脊髓腹侧且与硬脊膜粘连紧密,只能部分切除病变。术中硬脊膜外炎性组织细菌培养提示:金黄色葡萄球菌,对万古霉素敏感。给予万古霉素 1.0g 静脉滴注,每日 2 次。患者颈部疼痛、发热等症状逐渐改善,各项炎症指标也呈下降趋势。神经功能也有所改善。

术后第 10 日,患者突发瘫痪加重伴呼吸困难,再次复查颈椎 MRI 增强扫描提示:C_1~C_4 硬脊膜囊腹侧长梭形、环形强化病灶,硬脊膜囊受压明显,考虑硬脊膜外脓肿(脓肿形成期)。再次急诊在全身麻醉下行经后路硬脊膜外脓肿清创加持续冲洗负压引流术。术后继续静脉万古霉素联合硬脊膜外万古霉素(0.5g/d)灌洗抗感染治疗。患者的临床症状迅速缓解,神经功能也逐渐恢复正常。术后第 10 日再次复查 MRI 提示:硬脊膜腹侧少许强化病灶,硬脊膜囊未见明显受压。

术后恢复:术后 5 个月随访患者病情稳定,无神经系统症状体征。MRI 检查提示硬脊膜腹侧病灶进一步局限。

第五节　脊柱脊髓血管畸形

内容要点:

1. 脊柱脊髓血管畸形的分类目前仍在不断完善。最常见的类型包括脊髓海绵状血管畸形、脊髓动静脉畸形、髓周动静脉瘘、硬脊膜动静脉瘘和 Cobb 综合征。

2. 脊髓 MRI 和脊髓血管造影是诊断脊柱脊髓血管畸形的两种最重要的手段。

3. 基本治疗原则是去除或者闭塞瘘口及畸形团,包括介入栓塞、手术,以及二者的结合。

脊柱脊髓血管畸形是指脊髓血管先天发育异常形成的血管病变,脊柱脊髓血管畸形是一种少见病。

一、流行病学

早在 1885 年 Heboldt 就曾提出脊髓血管畸形可以引起蛛网膜下腔出血,但直到 20 世纪 60 年代脊髓血管造影术的出现以后,人们对这种疾病的认识才开始不断地深入。在脊髓血管造影术和磁共振成像技术应用以前,临床上仅能靠椎管造影对部分血管畸形作出初步诊断;有的脊髓血管畸形在很长时间内不表现明显症状,或者症状很轻,临床医生认为没有必要进行磁共振成像或脊髓血管造影检查。目前还缺乏大宗脊髓尸检材料的报告。因此尚无脊髓血管畸形人群发病率的准确数据,文献中报道占椎管内占位病变的 2%~11.5%,Lasjaunias 和 Berenstein 认为脊髓血管畸形发病率与脑血管畸形发病率相比有如脊髓与脑的体积之比,为 1∶(4~8)。

二、致病机制及临床表现

85% 的脊髓血管畸形患者表现为进展性的神经功能缺损,主要包括持续数月甚至数年的进展性感觉缺失、下肢力弱伴或不伴有尿便障碍,10%~20% 的脊髓动静脉畸形患者表现为突发脊髓病,主要发生在出血起病的病例,包括蛛网膜下腔出血、脊髓出血、硬脑膜外血肿等。脊髓血管畸形的致病机制比较复杂,有时为单一因素起作用,有时由多个因素共同起作用,也有在整个病程的不同时期中由不同因素起作用。

（一）出血

包括蛛网膜下腔出血或脊髓内血肿。蛛网膜下腔出血多表现为颈胸疼痛,逐渐出现头痛。伴或不伴脊髓功能障碍或局部神经根刺激症状。有的患者因病情进展迅速,甚至会出现意识障碍,临床上往往忽略了较轻的脊髓功能障碍,首先诊断为自发的颅内蛛网膜下腔出血。头颅 CT 一般显示为第四脑室出血,也可向上布满整个蛛网膜下腔。有的病例头颅 CT 未显示明显出血,而腰椎穿刺证实为蛛网膜下腔出血。脊髓内血肿都会造成严重的脊髓功能障碍,通过查体和 MRI 的检查,一般都可以得到定位和定性诊断。

（二）盗血现象

在有较大或较多动静脉瘘的脊髓血管畸形中,脊髓正常的血供向动静脉短路偷流,造成脊髓灌注减少,引起进行性脊髓功能障碍。

（三）占位效应

有的畸形血管团对脊髓造成直接压迫,有的血管畸形内存在逐渐扩大的动脉瘤,有的血管畸形的引流静脉有瘤样扩张,均可以形成占位效应压迫脊髓引起症状。

（四）椎管内静脉高压

脊髓静脉直接接受来自血管畸形的动脉血,造成静脉压力增高,而且部分病例中,向椎管外的静脉引流出路明显减少,造成脊髓静脉压进一步升高,引起脊髓淤血性水肿。

三、脊柱脊髓血管畸形分类

从 20 世纪 60 年代以后,人们就开始对脊柱脊髓血管畸形进行定义和分类。虽然不断地进行补充和改进,但是直到现在,还没有得到统一,给临床工作造成了一定程度的混乱。

Wyburn 和 Mason 在 1943 年最早提出脊髓血管畸形分为两个主要的类型。①静脉型:根据其描述,应该是脊髓海绵状血管畸形;②动静脉型:应该是目前通常所指的脊髓动静脉畸形和髓周动静脉瘘。

自 20 世纪 60 年代末至 20 世纪 70 年代初,由于选择性脊髓血管造影技术的应用和诊治患者例数的增加,认识到脊髓畸形血管的结构基础是动静脉之间的短路,根据供血动脉和动静脉瘘的多少和大小分为不同的表型。Aminoff 和 Logue 对 60 例脊髓血管病的临床特征进行回顾性分析,发现脊髓血管畸形有两种不同的表现(突发型和缓慢进展型)。Djindjian 发现不同部位的脊髓血管畸形有不同的临床表现。

1977 年 Kendall 和 Logue 报告 10 例位于硬脊膜上的动静脉畸形,首次将硬脊膜内、外病变区分开。1980 年 Merland 详细报告了椎管内硬脊膜外动静脉瘘向脊髓静脉引流,进一步将硬脊膜动静脉瘘和脊髓血管畸形区分开。从此,硬脊膜动静脉瘘成为脊髓血管畸形中最先独立分出的一个类型,自此以后的大部分文献中不再将硬脊膜动静脉瘘与其他类型的血管病变混在一起进行分析。

1987年Rosenblum基于病理发生学、病理生理学和脊髓血管造影,将动静脉瘘(arteriovenous fistula,AVF)和动静脉畸形(arteriovenous malformation,AVM)分开,但是仅包括硬脊膜和硬脊膜下部分血管畸形。

随着不同类型的脊柱脊髓血管畸形越来越多地被诊断和治疗,在1992年出现了两大派的分类:一个是以Merland、Berenstein和Lasjuanias为代表的偏重脊髓血管影像和血管内治疗的分类方法;另一个是以Anson和Spetzler为代表的偏重手术治疗的分类方法。

1. 1992年Merland分类方法的基础包括畸形血管构筑学特征和解剖部位。以后遵循此分类所发表的论文,多分开讨论髓内动静脉畸形、髓周动静脉瘘和硬脊膜动静脉瘘。但是,其分类中提到的"髓内动静脉瘘"未再见到报道,而且将髓内和髓周病变截然分开,与手术所见不相符合。1992年Berenstein和Lasjaunias的分类将所有血管病变分为脊柱(spinal)和脊髓病变(spinal cord)两部分,并且将海绵状血管畸形列入脊髓病变的范畴。国内有学者在上述基础上将脊髓病变分为髓内动静脉畸形和髓周动静脉瘘,其中髓内动静脉畸形分为团块型和弥散型,将Cobb综合征列为单独的一类。开始认为的脊髓病变中动静脉畸形都位于髓内、动静脉瘘都位于髓周,而在以后的栓塞和手术中发现并不全面。此外,弥散型和团块型动静脉畸形的界定也是相对的。

2. 1992年Anson和Spetzler在Heros(1986年)的基础上提出了四型的分类(表8-5-1)。

表8-5-1　Anson-Spetzler(1992年)脊髓血管畸形分类

分型	描述
Ⅰ型	是最多见的一种脊髓血管畸形,几乎都表现为位于下胸段至圆锥的单根迂曲静脉
Ⅱ型	有真正的致密的血管团,可有多条供血动脉,向髓周静脉丛引流
Ⅲ型	幼稚型血管畸形,多位于髓内,累及多个节段,甚至累及髓外结构
Ⅳ型	动静脉之间直接短路。分为以下亚型: Ⅳa型:单支供血的简单的动静脉瘘 Ⅳb型:多支扩张动脉供血的中等大小的动静脉瘘 Ⅳc型:多支扩张动脉供血的巨大的动静脉瘘

这一分类法未涵盖累及脊柱和椎旁的血管畸形,仅能作为硬脊膜和硬脊膜下血管畸形的分类,以手术解剖部位为基础,虽然结合了畸形血管构筑学的特征,但是对不同病种之间的实质区别造成了混淆。如Ⅰ型中绝大部分为其他分类中的硬脊膜动静脉瘘,少部分是Ⅰ型的髓周动静脉瘘;Ⅱ型和Ⅲ型同是动静脉畸形,只是大小和致密程度的不同,不应该分为两个病种;Ⅳ型与Merland分类中的髓周动静脉瘘类似;椎旁血管畸形没有被纳入。而且以Ⅰ~Ⅳ的代码作为标记,增加了命名的烦琐性。

3. 2002年Spetzler组放弃了以前的四型分类法,又提出了新的分类系统。Spetzler认为新的分类基于病生理、神经影像学特征、手术中所见和神经解剖,有以下优点:①包括外科医生遇到的所有累及脊髓的病变;②将病变按照部位和病生理特征进行分类,有益于指导治疗;③减少以往文献中的混乱。

首先按照病理特征将脊髓血管畸形分为三组:即肿瘤性血管病变、动脉瘤和动静脉病变,其中肿瘤性血管病变包括血管网状细胞瘤和海绵状血管畸形。动静脉病变包括动静脉瘘和动静脉畸形,再按照病变部位分为不同的亚型。但是在病理上,海绵状血管畸形不含肿瘤细胞,不能划为肿瘤范畴,而血管网状细胞瘤是明确的肿瘤,不是血管畸形。另外,为了便于选择手术入路,将硬脊膜内的动静脉瘘分为背侧和腹侧,下一级,又再有不同的分型,这样给同一病种的命名造成了很大的混乱。此外,圆锥部位的动静脉畸形确实有其特殊性,但与髓内和髓外不是一个命名体系,不应该并列在同一分类水平上。

4. Lasjuanias组试图解释各种脊柱脊髓血管畸形的发生发展,不是单纯从畸形的表征上进行区分,结合目前脊髓血管解剖、生物学和遗传学的观点探究脊髓血管畸形的起源,并以此推测进行分类,将1981

年—1999 年 155 例连续治疗的病例提出了以生物学为基础的分类。该分类有待于临床实践的检验,可能对制订合理的治疗目的和治疗的最终后果,有较高的指导意义。但是对目前的治疗没有直接的指导意义。

本组根据影像学资料、临床资料,病变的解剖部位、血管构筑和病理生理特点,并结合文献中各种分类的优缺点,提出分类标准(表 8-5-2)。

表 8-5-2　脊柱脊髓血管畸形的分类标准

一级分类	二级分类
一、硬膜内病变	1. 脊髓海绵状血管畸形
	2. 脊髓毛细血管扩张症
	3. 脊髓动静脉畸形(SAVM)
	4. 髓周动静脉瘘(SAVF)
	5. 终丝动静脉瘘
	6. 神经根动静脉瘘
	7. 脊髓动脉瘤
二、硬脊膜动静脉瘘(SDAVF)	
三、椎管内硬脊膜外病变	1. 海绵状血管畸形
	2. 动静脉畸形
	3. 动静脉瘘
四、椎管外病变	1. 椎旁动静脉畸形(PVAVM)
	2. 椎旁动静脉瘘(PVAVF)
五、椎体血管瘤	
六、体节性脊柱脊髓血管畸形	1. 皮肤-肌肉-脊柱-硬膜-脊髓血管畸形(完全型,Cobb 综合征)
	2. 累及相同体节两个结构以上的血管畸形(部分型)

注:部分病变可伴有其他遗传性(遗传性出血性毛细血管扩张症、神经纤维瘤病等)、先天性(皮肤、肌肉、脊柱异常)或获得性(外伤、退行性改变、感染等)疾病。

从定义上,脊柱脊髓血管畸形不仅累及脊髓,还累及脊髓周围的解剖结构,如椎体和椎旁的软组织,并且大部分可以造成脊髓功能障碍,所以不应仅称为脊髓血管畸形,而应称为脊柱脊髓血管畸形。其中脊髓海绵状血管畸形、脊髓动静脉畸形、髓周动静脉瘘、硬脊膜动静脉瘘和 Cobb 综合征最为常见。

海绵状血管畸形是最常见的脊髓血管造影阴性的血管畸形,在病理上动静脉畸形与海绵状血管畸形很容易区分,脊髓 MRI 是临床上诊断海绵状血管畸形的主要依据(图 8-5-1)。海绵状血管畸形与毛细血管扩张症和动静脉畸形之间是否存在移行关系,尚存在争论。

脊髓动静脉畸形可以完全位于软膜外脊髓表面,也可以部分位于软膜下、部分在软膜外,而仅有少部分完全位于软膜下,即髓内(图 8-5-2)。

5. 脊髓动静脉瘘一般都位于髓周,所以直接将这一类型称作髓周动静脉瘘,它与脊髓动静脉畸形的最主要区别是有无畸形血管团,二者是一个相对的概念。本章仍然遵循以往的分类,按照供血动脉的数目、瘘口的大小和引流静脉的形态结构将髓周动静脉瘘分为三个亚型。在一些典型的病例中,通过脊髓血管造影很容易将二者区分开(图 8-5-3~ 图 8-5-5)。

硬脊膜动静脉瘘在超选择性血管造影中,不同病例的硬脊膜上的瘘口大小和多少有所不同,甚至有一些是畸形团的表现,但是都是汇入一条根髓静脉向髓周静脉引流,造成淤血性脊髓功能障碍,而且一般认为其发生机制都是一致的(图 8-5-6)。

体节性脊柱脊髓血管畸形(Cobb 综合征)是一种特殊类型的血管畸形(图 8-5-7)。

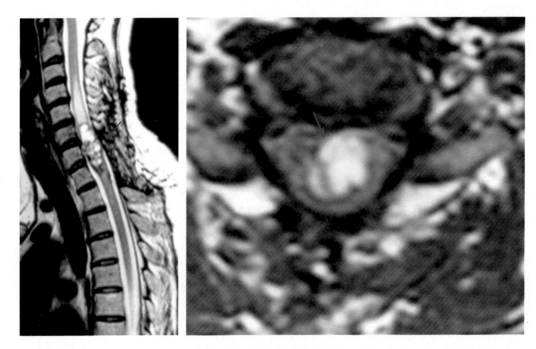

图 8-5-1   典型脊髓海绵状血管畸形的 MRI 表现

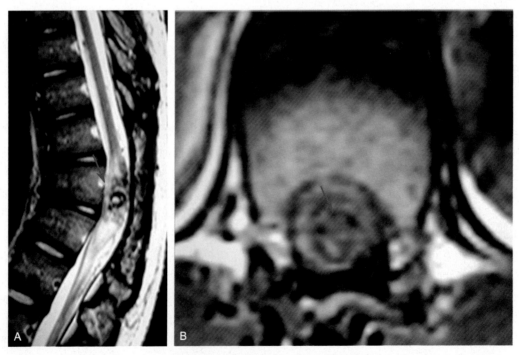

图 8-5-2   脊髓动静脉畸形（髓内型）
患者，男，15 岁，突发截瘫后部分恢复。A、B.MRI 显示髓内动静脉畸形和血肿。

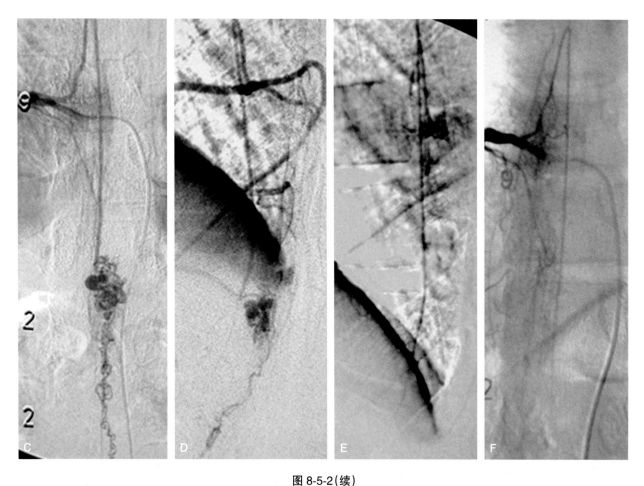

图 8-5-2(续)

C、D. 脊髓血管造影显示由脊髓前动脉发出的前正中沟动脉向畸形血管团供血;E、F. 手术切除畸形血管团,术后造影复查,畸形团消失,脊髓前动脉保持通畅。

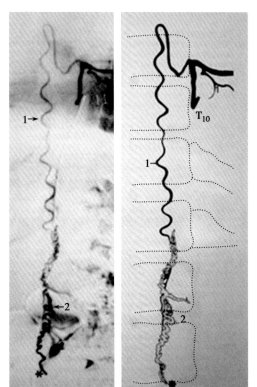

图 8-5-3 Ⅰ型,有单一小瘘口,供血动脉(1)和引流静脉(2)较细,治疗的方法是手术切断瘘口

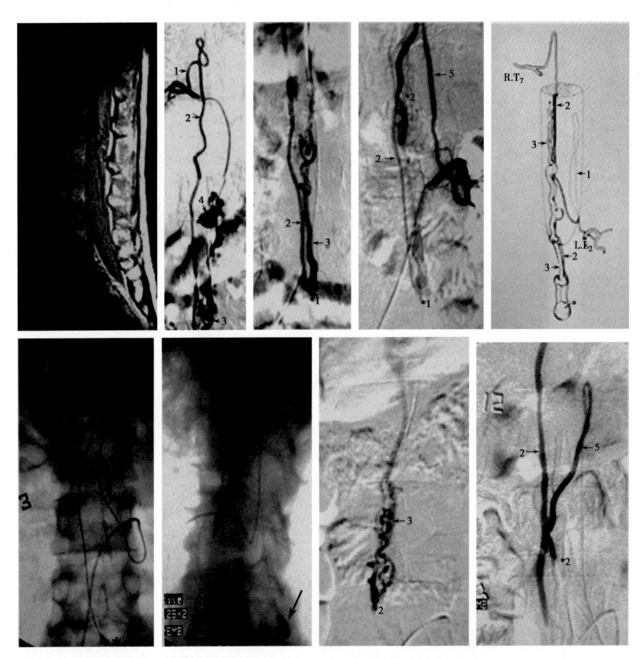

图 8-5-4　Ⅱ型,有一个或多个瘘口,动脉(1、2)和静脉(3、4)稍粗。本例为脊髓前动脉供应的单一瘘口,瘘口处有一个小的动脉瘤,用弹簧圈栓塞瘘口,造影复查,瘘口消失

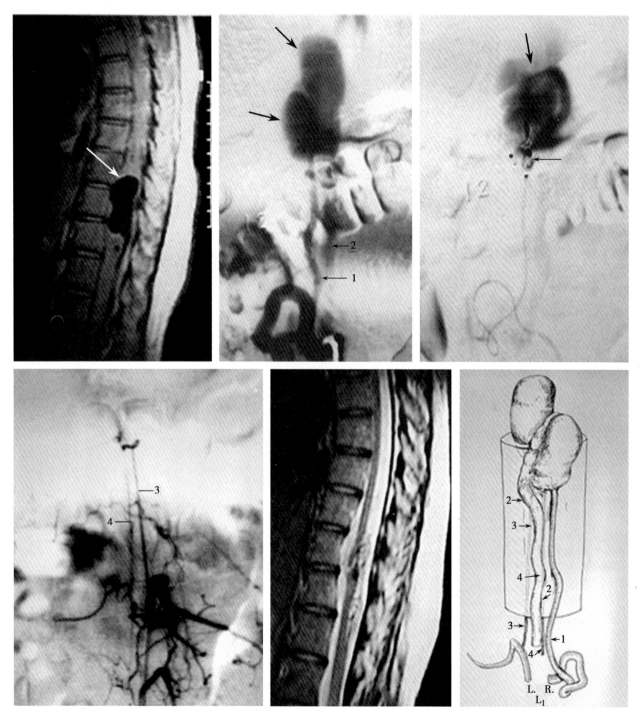

图 8-5-5　Ⅲ型,有多个瘘口,多支动脉供血(1、3、4),静脉(2)粗大,有巨大的静脉球(箭头),用弹簧圈和球囊栓塞瘘口,一年后造影复查(P),瘘口和静脉球消失。患者恢复到正常(图中星号代表瘘口)

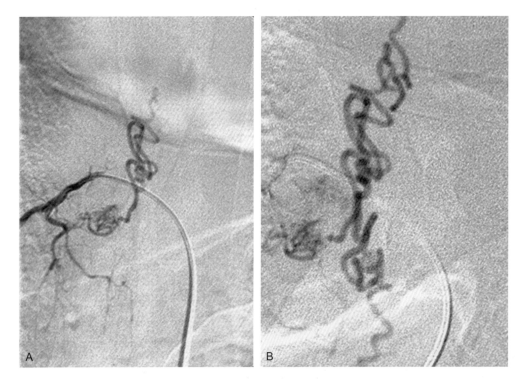

图 8-5-6 硬脊膜动静脉瘘
A. 右侧 T_{10} 肋间动脉造影；B. 超选择性血管造影，显示神经根袖套处呈畸形团样表现。

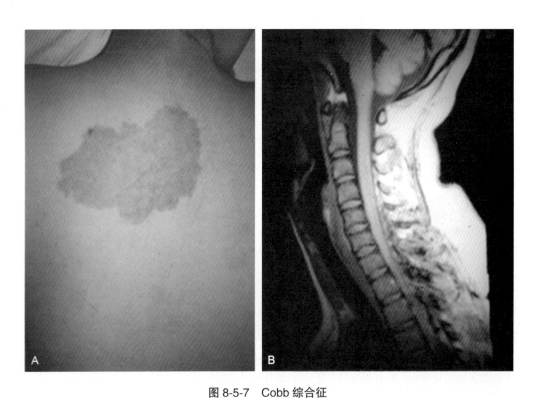

图 8-5-7 Cobb 综合征
A. 颈胸交界处的背部皮肤上可见血管瘤；B.MRI 显示颈胸交界处的椎旁软组织、椎体附件和脊髓都有血管畸形。

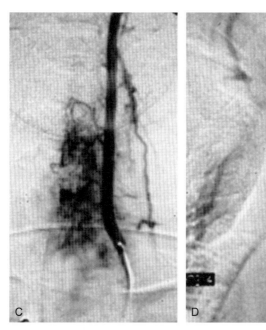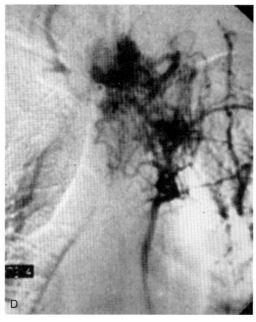

图 8-5-7(续)

C. 左椎动脉造影；D. 左胸 3、4 肋间动脉造影显示椎旁及脊髓动静脉畸形。

四、临床表现

可因节段动脉血栓形成、出血或压迫脊髓而产生症状，可呈缓慢进展性的脊髓受压而产生感觉运动和尿便障碍。疼痛是脊髓动静脉畸形患者最常见的症状，胸腰段背部或臀部的疼痛可能为其主要症状，有时患者可出现神经根性痛。一些患者常常在针刺感觉降低区的邻近有皮节分布区感觉过敏，有轻触觉和位置觉的缺失。

五、辅助检查

（一）MRI

脊髓血管畸形在 MRI 上的特征性表现是 T_1 和 T_2 加权像上可见异常的蛇样的低信号，这些血管流空信号是血液在迂曲扩张的动脉化的冠状静脉丛中流过造成的，可以位于脊髓内，也可以位于脊髓周围。另外，MRI 对于评价与之相关的病变也很有用，如脊髓水肿、出血、血栓形成、占位等。MRI 的发展提高了脊髓血管畸形的诊断与定位，增强 MRA 可以显示正常或异常的硬膜内或椎旁引流静脉，是普通 MRI 的补充。发现异常静脉有助于诊断脊髓血管畸形和血管性肿瘤，尤其在硬脊膜动静脉瘘中，可以通过检查引流静脉来确定动静脉瘘的节段。

（二）脊髓血管造影

血管造影是评价脊髓血管畸形的“金标准”，能够明确诊断、进行分类和决定进一步治疗方案。造影的目的在于显示病变的血管构筑、附近脊髓的正常血供和脊髓前、后动脉的走行。除要进行标准正侧位造影外，有时还需进行斜位造影。对于颈部病变，需要进行双侧椎动脉、甲状颈干、肋颈干及上肋间动脉造影，有时枕动脉和咽升动脉也可能通过侧支吻合间接供血。胸段和上腰段造影，需要双侧肋间动脉和腰动脉造影，显示病变的供血和附近脊髓的正常供血。如果腰动脉造影仍不能发现异常，则需进一步行双侧髂内动脉及骶正中动脉造影，因为某些特殊的动静脉畸形或动静脉瘘发生在骶尾部，并且脊髓动脉可以沿终丝上升供应脊髓。

六、诊断及鉴别诊断

脊髓血管畸形只是许多引起脊髓功能障碍的一类疾病，其临床表现缺乏特异性，没有单一的体征或具体症状提示脊髓血管畸形,需要与颈椎病、肌萎缩性侧索硬化症、椎间盘疾病、肿瘤、脊髓炎、脊髓空洞症、多发性硬化等疾病相鉴别。虽然硬脊膜动静脉瘘,可以通过发病年龄和临床表现等与硬膜内动静脉畸形进行鉴别,但准确诊断必须依靠影像学资料。

七、治疗

由于受到设备、材料、条件等的限制,以前的治疗往往是姑息性的,譬如切除椎板减压、供血动脉近端的栓塞等。随着介入神经放射学和显微神经外科的飞速发展,目前大部分脊柱脊髓血管畸形可以通过手术和/或栓塞手段进行根治。基本的治疗原则是去除或者闭塞瘘口及畸形团,不损伤供血动脉和引流静脉,而且对于脊髓组织的损伤要减少到最小。

(一)脊髓动静脉畸形

治疗原则是尽早去除导致出血的因素,在最大限度保全脊髓功能的前提下,尽可能地完全消除畸形团。治疗的方法有栓塞治疗、手术治疗以及二者的结合。

1. 栓塞治疗 理想的栓塞治疗是用液体栓塞剂(α-氰基丙烯酸正丁酯,NBCA)栓塞,关键点在于将微导管超选择地导入畸形团内,确定没有向脊髓供血的侧支存在,脊髓血管一般细而长,栓塞时需要选择细而柔软的微导管和微导丝。栓塞剂的浓度要适当,而且注入要精确。以出血起病的畸形中,如果发现有明确的动脉瘤或假性动脉瘤,应将它作为主要的栓塞目标。如果动脉瘤位于畸形团内或者是引流静脉近端,导管可以达到目标部位,则使用NBCA进行栓塞,NBCA的致凝性很强,较少量的胶就可以达到闭塞动脉瘤的目的,注入过多反而会引起脊髓内占位效应。导管无法到达目标部位者,可以在供血动脉中注入PVA颗粒,颗粒随血流飘入畸形和动脉瘤内。如无法避开正常脊髓的供血动脉,可采用可控式弹簧圈栓塞动脉瘤。如果出血原因是位于畸形供血动脉主干上的动脉瘤破裂,应选用可控式弹簧圈进行栓塞,但是不仅要保证载瘤动脉的通畅,还要防止由于畸形团消灭后血管收缩引起的载瘤动脉闭塞。

如果微导管无法到位,而且手术较为困难的脊髓动静脉畸形,可以用线段、颗粒等固体栓塞物进行术前栓塞,以降低手术切除时血管的张力,减少出血。

有的畸形团比较弥散,手术切除较为困难。有的动静脉畸形完全位于脊髓前方,手术入路需要切除椎体,较为困难。

2. 手术治疗 位于脊髓背面、侧方、侧前方,甚至脊髓实质内的动静脉畸形,均可以手术切除。手术的关键是在高倍手术显微镜下,结合脊髓血管造影和部分栓塞的畸形血管,辨别供血动脉和引流静脉的来龙去脉,分辨畸形团与正常脊髓的结缔组织界限,用精细的显微手术器械仔细将畸形团分离并切除。有的血管畸形需要切开脊髓才能显露,应选择脊髓背面最薄的部位或经后正中沟将脊髓切开,然后切除畸形血管(图8-5-8)。

(二)髓周动静脉瘘

无论何种类型的髓周动静脉瘘,其治疗的原则都是消灭瘘口。治疗的方法有手术和栓塞,或者单独栓塞。理想的治疗是闭塞或者切除瘘口和引流静脉近端。Ⅰ型髓周动静脉瘘的供血动脉段细,瘘口很小,目前只能靠手术结扎瘘口。Ⅱ型和Ⅲ型髓周动静脉瘘,可通过粗大的供血动脉进行栓塞,无法栓塞的瘘口,可以手术切除。栓塞材料可以用球囊、弹簧圈或者液体栓塞剂。如果引流静脉长而迂曲,栓塞和手术后需要行抗凝治疗,以防止血栓过度形成,使脊髓的正常引流静脉发生闭塞。

(三)硬脊膜动静脉瘘

治疗原则是阻断引流静脉的近端,治疗方法有手术或者栓塞,手术方法是切断硬脊膜内引流静脉近端。栓塞只能选用液体栓塞剂通过瘘口弥散到引流静脉近端。使用固体栓塞物栓塞硬脊膜动静脉瘘的复发率很高,因而是不正确的。用液体栓塞剂栓塞前必须确认该节段和相邻节段没有正常脊髓动脉发出。栓塞或手术后均需要进行部分抗凝治疗,以防止血栓过度形成,闭塞了脊髓的正常静脉引流。

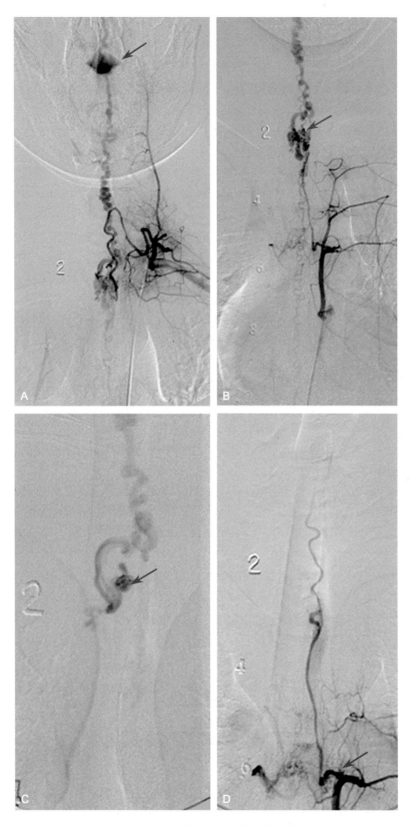

图 8-5-8　颈胸交界区的动静脉畸形

A. 左侧肋颈干发出的前根髓动脉通过脊髓前动脉的降支供应脊髓血管畸形；
B. 左侧胸 5 肋间动脉发出的前根髓动脉通过脊髓前动脉的上升支供应血管畸形；C. 用微导管通过脊髓前动脉的升支进入冠状分支，超选择性血管造影显示导管头已到达畸形团；D. 精确注入少量胶，闭塞血管畸形，脊髓前动脉的主干保持通畅。

（四）体节性脊髓血管畸形

如 Cobb 综合征，这类血管畸形累及发生于同一体节的脊髓、椎体、肌肉和皮肤。造成脊髓功能障碍的原因包括出血、占位压迫、动脉偷流和静脉高压等。目前这种疾病不可能达到解剖治愈，但是可以通过栓塞减少偷流，减少出血危险和减轻椎管内静脉高压，达到改善症状的目的。以出血或者压迫脊髓起病者，可以在栓塞的基础上，用手术切除椎管内畸形部分。

（五）脊髓海绵状血管畸形

目前对这种疾病的治疗方法只有手术切除。

八、脊柱脊髓血管畸形的自然史、预后及转归

脊柱脊髓血管畸形的危害性很大。Aminoff 和 Logue 对 60 例未经治疗的脊髓血管畸形患者进行随访，发现 19% 的患者在出现不适后的 6 个月内，迅速出现运动障碍；50% 的患者在 3 年内逐渐出现运动障碍；在平均 8 年的随访中，1/3 的患者死亡，其中 85% 死于疾病本身或并发症。尽管当时作者对于脊髓血管畸形的各种分型还没有认识，无法分开描述，但是也足以说明脊髓血管畸形的危害性，因此及早治疗是非常必要的。

硬脊膜动静脉瘘可以通过显微外科手术或血管内治疗达到解剖治愈，可以阻止绝大多数患者脊髓功能的进一步恶化。但术前的脊髓功能状态是影响预后最为重要的因素，术后 45%~70% 的患者运动及尿便功能会得到不同程度的改善，约 30% 的患者的脊髓功能与术前持平。

脊髓动静脉畸形和脊髓动静脉瘘因其构筑复杂，目前文献报道的脊髓动静脉畸形的解剖治愈率仅为 27%，术后长期随访发现其术后脊髓功能的改善率为 31%，46% 的患者术后临床症状稳定，仍有 23% 患者的脊髓功能在术后持续恶化；脊髓动静脉瘘的解剖治愈率可达 72%，长期随访结果显示 44% 的患者脊髓功能得到改善，56% 的患者症状基本同术前。但这仅为单中心的临床回顾性研究，有一定的局限性，尚没有多中心的大宗病例报道。

脊髓海绵状血管畸形的疗效受多种因素影响，包括患者术前的神经功能状态、病变部位、手术时机、术者操作水平、术中辅助检查的应用等。

九、小结

20 世纪 80 年代以来，医学影像学有了飞速的发展，越来越多的脊髓血管畸形被检出，原来被误诊为脊髓变性疾病或炎症等的一些疾病，通过 MRI 和脊髓血管造影检查，被确诊为脊髓血管畸形。随着介入神经放射学和显微神经外科学的进步，对于脊髓血管畸形的病理解剖和病理生理的认识不断深入，治疗手段不断进步，治疗效果越来越好。

【典型病例 1】

患者，男，54 岁，5 个月前出现双下肢麻木，后症状逐渐加重伴有双下肢无力及大小便障碍。

辅助检查：MRI 检查及脊髓血管造影如图 8-5-9。

病例解析：该患者符合硬脊膜动静脉瘘好发于中老年男性的特点，主要表现为进展性双下肢感觉和运动功能减退，往往伴有尿便功能障碍，查体主要表现为下运动神经元损伤，并有感觉平面；MRI 平扫 T_2 像可见髓内水肿，髓周异常的血管流空影，经脊髓血管造影可明确诊断；主要与脊髓炎、椎间盘突出、椎管狭窄等疾病鉴别。

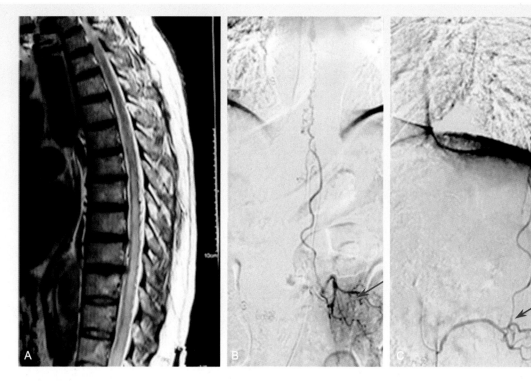

图 8-5-9　硬脊膜动静脉瘘一例

A. 胸腰段脊髓 MRI 矢状位扫描，T_2 像示脊髓水肿，脊髓后方异常血管流空影；B、C. 分别为左侧第二腰椎动脉造影正侧位，SDAVF 由左侧第二腰椎动脉硬膜支供血，引流静脉向上。

【典型病例 2】

患者，男，34 岁，40 日前无诱因突发颈部疼痛，不伴恶心、呕吐，无肢体抽搐及活动障碍。当地医院行腰椎穿刺可见血性脑脊液，头颅 CT 未见明显蛛网膜下腔出血（图 8-5-10）。

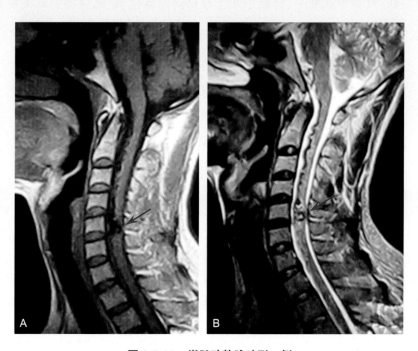

图 8-5-10　脊髓动静脉畸形一例

A、B. 分别为颈椎 MRI T_1 加权及 T_2 加权平扫矢状位，于第五颈椎节段水平可见髓内畸形团，脊髓前方可见异常血管流空影。

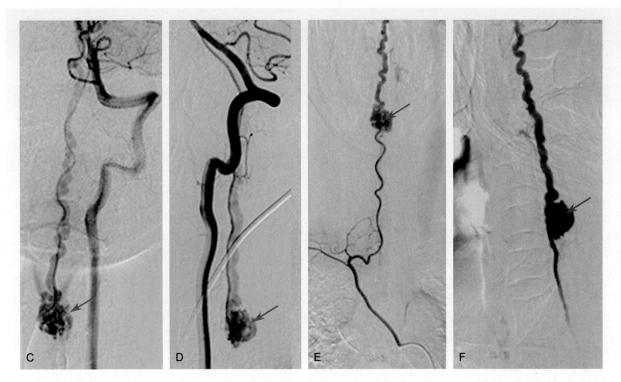

图 8-5-10(续)

C、D. 为左侧椎动脉造影正侧位;E、F. 分别为右侧第 3 肋间动脉造影正侧位,畸形团主要由左侧椎动脉和右侧第 3 肋间动脉发出的脊髓前动脉供血,引流静脉迂曲扩张,向颅内引流。

病例解析:该例脊髓动静脉畸形是以蛛网膜下腔出血起病,头颅 CT 未见明显异常,经腰椎穿刺证实蛛网膜下腔出血,临床表现主要为疼痛,不伴有脊髓功能障碍,发病时可有颈强直等体征;MRI 的 T_1、T_2 像可见髓内及髓周的异常血管影。怀疑颈段脊髓动静脉畸形的患者,在造影时需行双侧椎动脉、双侧甲状颈干、肋颈干及上位肋间动脉造影,依据造影结果确定进一步治疗方案。

第六节　脊柱内固定生物力学

内容要点:

1. 了解人体生物力学的基本概念及特性。脊柱生物力学结构体系的构成。
2. 脊柱内固定的常用技术及原理。

脊柱手术器械的广泛应用使得对相关疾病的治疗出现了长足的进步。然而如何选择最佳的内固定方式及器材仍然是一个复杂的问题。通常,最终的手术方案需要在以下三个方面之间取得平衡:患者的个体化需求、手术器械的可获得性以及符合脊柱的生物力学原理。在开始讨论手术器械的生物力学特性之前,首先需要了解生物力学的基本概念和脊柱的相关解剖特性,以及内固定材料本身的一些特质。

一、生物力学的基本概念

在脊柱生物力学研究中,经常使用运动学(kinematics)及生物力学(biomechanics)两个概念。运动学是研究脊柱在没有载荷的情况下的运动；而生物力学则是研究脊柱在有载荷情况下脊柱与载荷之间的关系。

1. 坐标系是用于确定物体特定位置和方向的系统，由空间中三个相互垂直的轴组成。笛卡儿坐标系是了解脊柱生物力学的基础（图 8-6-1）。临床上，沿 X 轴的旋转代表前屈后伸，沿 Y 轴的旋转代表轴性旋转，沿 Z 轴的旋转代表侧屈。任意两条坐标轴组成的平面称为参考平面，用于描述一个任意点或物体的行动轨迹。在脊柱运动中，经常用到以下的平面：矢状面，X-Z 面；冠状面，Y-Z；轴面（横切面），X-Y 面。

2. 脊柱功能单位（functional spinal unit，FSU）是能够代表某一节段脊柱生物力学特性的最小功能单位，由相邻两节椎骨及其连接椎骨的韧带和椎间盘构成，也代表着脊柱最小的运动节段（motion segment）。脊柱生物力学研究的数据多数以脊柱功能单位为基础。

3. 尽管脊柱的运动可以拆分成不同方向的动作来描述，但它们之间仍然存在着某些特殊的关联，如发生在一个方向的旋转或平移可以同时合并其他方向上的旋转或平移，或同一方向上的平移或旋转，这一现象称为脊柱的耦合或共轭运动（coupling），如脊柱的侧屈必然伴有脊柱的旋转。

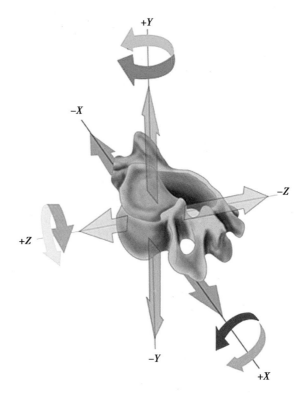

图 8-6-1　笛卡儿坐标系

4. 脊柱生物力学的多数信息都可以从生物力学柔性试验（biomechanical flexibility testing）中获得。柔性试验指利用两个或两个以上节段的脊柱，去除肌肉组织，但保留韧带及骨性结构的完整性，然后将外力载荷附加于被测试的脊柱，由此可以得到一个载荷 - 形变反应曲线，分析这一曲线可以获得多项生物力学参数（图 8-6-2），如柔度（flexibility）、刚度（stiffness）、运动范围（range of motion，ROM）、中性区（neutral zone，NZ）、弹性区（elastic zone，EZ）及旋转轴（axes of rotation）等，所有这些参数在脊柱运动的不同节段都不同，从离体柔性试验中所获得的这些指标可以反映出各种骨关节结构及韧带对运动的影响。由于伦理及实际操作的局限性，柔性试验只是一项离体技术。

在载荷为 0 N·m 时，C_1、C_2 关节的前屈及后伸时旋转运动的中性区均为 10；在弹性区，尽管有较大的载荷改变，旋转角度改变较小，形变曲线较陡，其斜率的倒数即柔度或刚度。

5. 瞬时旋转轴（instantaneous axis of rotation，IAR）这一概念通常用于一个平面上的旋转运动，指某一特定时刻运动平面中脊柱围绕旋转的点。将瞬时旋转轴进行三维模拟，可以在三维空间中获得一条轴线，与平面中的一点不同，它是脊柱在某一特定时刻的旋转轴，称为瞬时运动螺旋轴。瞬时旋转轴是瞬时运动螺旋轴在某个特定平面的交点（图 8-6-3）。

二、人体脊柱结构的生物力学特性

脊柱作为人体中轴骨，有着复杂的力学结构体系。骨骼、椎体、关节突、椎间盘、韧带以及周围的肌肉组织结构、功能各异，在正常生理状态下这些结构共同作用，协调一致，使脊柱起到了承载、运动、保护脊髓等作用。

人体的骨骼由有机物质、无机物质以及骨细胞组成。有机物如胶原，赋予骨骼韧性。无机物如钙、磷，赋予骨骼刚性，使其能够承受人体负荷。骨细胞成分约占骨质体积的 15%。由于承担的力不同，不同处骨骼的生物力学特性也不同。Wolff 定律描述了骨骼的生长特性，可简单表述为：骨骼能承受骨组织的机械应变，并具有适应这些功能需要的能力，骨骼结构受应力的影响，负荷增加骨增粗，负荷减少骨变细。因此，

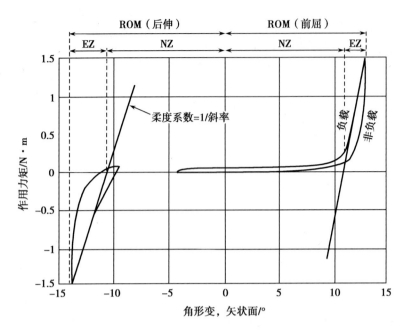

图 8-6-2 C_1、C_2 前屈 - 后伸载荷 - 形变反应曲线

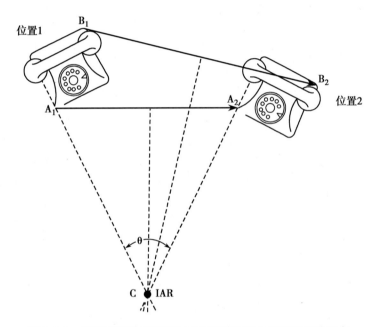

图 8-6-3 瞬时旋转轴是瞬时运动螺旋轴在某个特定平面的交点

适当增加椎体的负荷有利于术后骨融合的达成。

正常的脊柱,从其 C_7 椎体做一铅垂线,应该同时经过腰骶连接处,此线称作矢状面轴向垂线(sagittal vertical axis,SVA)(注:SVA 另外一种做法为从 C_2 椎体尾部中心做铅垂线,应分别经过 C_2、T_1、L_1、S_1 椎体)。矢状面轴向垂线是用来衡量矢状面上脊柱平衡的有效方法。若 SVA 位于腰骶连接处腹侧,称为正矢状位平衡。正矢状位平衡对于人体功能及肌肉正常工作有重大意义。

(一)椎体

椎体由外层较硬的皮质骨与内部较软的松质骨组成。因年龄及骨质成分的不同,骨松质可承担 35%~90% 的负荷。对于胸椎,因其通过关节连接与各条肋骨及胸骨形成整体,大大提高了胸椎承担负荷的能力。

椎体终板是椎间盘与椎体中心骨松质之间的一层骨结构,由厚 1~2mm 的皮质骨层及软骨层组成。终板厚度不一,外周部分最为厚且坚硬,中心部分最薄且脆弱。但在椎间盘退变的情况下,负荷主要由纤维环承担,从而容易导致终板周围发生骨折。

（二）椎间盘

椎间盘位于相邻两节椎体之间,是由中央的髓核、外周的纤维环以及上下两端的软骨终板组成的具有黏弹性(viscoelastic)的结构。黏弹性使其具有独特的生物力学特性,主要表现为蠕变和松弛。所谓蠕变,是指在一段时间内在负荷持续作用下所导致的持续变形,也就是变形程度因时间而变化。而应力松弛则指材料承受负荷后变形达一定程度时应力和负荷随时间而减低。髓核为一液态团块,占椎间盘面积的30%~50%。其黏弹性使其具有吸收震荡的能力。髓核含水量随着年龄增大逐渐减少,故其黏弹性也会随着含水量的变化而发生改变,这些改变是椎间盘退行性改变的基础。纤维环由胶原纤维构成的同轴层叠带组成,相邻两层纤维束走行相互交叉成120°,纤维方向与椎间盘水平约成30°。其中心部分连接于终板软骨,而其最外层纤维连接于椎体外缘的皮质骨。纤维环因其特殊的纤维排列方式,使得椎间盘能够有效地抵抗旋转、牵拉及剪切力。但纤维环本身不能有效抵抗挤压力。

（三）关节突及椎体背侧结构

小关节面的形状、位置及方向在很大程度上决定了脊柱的运动形式。下颈椎的小关节面与冠状面平行,与水平面成45°,允许颈椎发生前屈、后伸、侧弯和旋转运动。胸椎的小关节面与冠状面成20°,与水平面成60°,允许侧弯、旋转和一定程度的屈伸。腰椎小关节面与水平面垂直,与矢状面成25°~50°,允许前屈、后伸和侧弯,但旋转运动受限。关节突除了能够引导脊柱运动外,还承受压缩、拉伸、剪切、扭转等不同类型的负荷。

椎体背侧结构控制并引导椎体节段的运动。椎板为组成椎管的一部分,可为脊髓及硬膜囊提供保护,同时椎板还是黄韧带的附着点。棘突为棘间韧带和棘上韧带的附着点。横突椎旁肌的附着点,以上结构均对脊柱稳定性有重要作用。

（四）韧带

脊柱韧带的主要功能是限制脊柱在生理范围内活动,并维持脊柱的稳定性。韧带的强度与其截面积密切相关。在脊柱韧带中,腰椎处韧带强度最高,可承受的负荷最大。

除外枕-寰-枢部位,人体共有7条韧带共同维持正常生理状态下脊柱的稳定（图8-6-4）。这7条韧带由前至后依次为前纵韧带、后纵韧带、关节囊韧带、横突间韧带、黄韧带、棘间韧带、棘上韧带。

韧带对脊柱稳定性所起帮助的大小不仅与其自身特性有关,还与其有效力臂(effective moment arm)长短（韧带到瞬时旋转轴的垂直距离）有关（图8-6-5）。较长的力臂可使某强度上较弱的韧带拥有力学上的优势,甚至能够使其在维持脊柱整体稳定性方面起到更大作用。

（五）肌肉

肌肉组织对于脊柱生理功能及稳定性的维持均起到至关重要的作用。主动肌启动并维持脊柱运动,与此同时拮抗肌控制并调节运动过程。与脊柱活动密切相关的肌肉按位置可分为前、后两组,前组为屈肌,后组为伸肌。在脊柱大部分运动过程中,主动肌与拮抗肌共同发挥作用,从而对人体姿态起到良好的控制

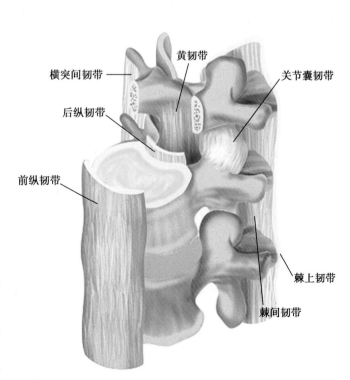

图8-6-4　脊柱的韧带

效果。

从生物力学角度来说,不同于韧带在静态时起到的稳定作用,肌肉能够在动态过程中维持人体稳定性,称人体动态稳定系统。因此强大的肌肉有助于更好地维持脊柱负荷的平衡。此外,对于已发生退行性改变的脊柱,退变可导致有害力的产生并破坏脊柱的负载平衡。而强有力的肌肉可减轻上述二者对机体造成的不良影响。

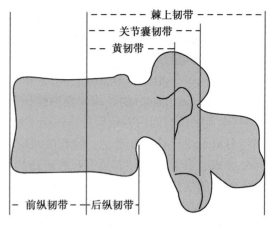

图 8-6-5　脊柱韧带的有效力臂

三、脊柱植入物材料学特性

作为脊柱外科治疗的重要手段之一,植入物的应用日趋广泛。材料学的不断进步促进着各种新型植入物的出现,因此材料学的发展是脊柱外科发展的重要基石之一。

(一) 脊柱植入物材料的基本要求

脊柱植入材料既需要有一定的变形及抗变形能力,又需要具有易于加工成型的能力,同时还要能够承受消毒灭菌的过程保证其性状不发生改变。对于最为常用的金属植入物,需要关注的材料特性包括抗金属疲劳的能力以及其弹性模量的大小。金属疲劳是指材料在循环应力或循环应变作用下,在一处或几处逐渐产生局部永久性累积损伤,经一定循环次数后产生裂纹或突然发生完全断裂的过程。植入物的弹性模量关系到应用植入物后"应力遮蔽效应"的产生。若植入物的弹性模量比骨骼大很多,会使得其承担了大部分人体负荷,减小了作用于骨骼上的应力,这种效应即为应力遮蔽效应。它会对人体产生深远的影响:根据 Wolff 定律,骨骼需要足够的机械应力以利于在愈合过程中再生重建;而应力遮蔽效应会使骨骼愈合过程减慢,甚至可能在多年后使长期无负荷作用的骨骼出现骨质疏松。

(二) 脊柱植入物材料的分类及基本特性

目前已广泛应用于临床的脊柱植入物材料主要包括金属类生物医用材料、生物医用高分子材料、无机非金属类生物医用材料和生物医用复合材料。

1. 金属类生物医用材料具有其他类型材料不可比拟的优良特性,其具有高强度、高韧性、良好的抗弯曲疲劳度以及易于加工成型的特性。目前最常见的金属材料之一为钛合金,其有如下重要优点:弹性模量与骨骼相近,故较易植入,并可有效避免应力遮蔽效应的产生,有效降低植入术后远期失败的可能;还防止蛋白多糖(细胞被膜)的产生,可以有效降低术后感染的发生。但钛合金对其表面存在的小缺损很敏感,会使金属疲劳较早出现。因此在弯曲钛合金材料时应格外小心,尽量避免在植入物表面造成损伤。

2. 生物医用高分子材料是一种应用最广泛且正在迅速发展的材料。此种材料亦可分为可降解型与非降解型两类。非降解型高分子材料主要包括聚乙烯、聚丙烯、聚丙烯酸酯等,要求其在人体内能够长期保持稳定,不发生降解或磨损,同时具有良好的物理机械性能,可见应用于椎间融合器。可降解型高分子材料主要包括胶原、甲壳素、纤维素、聚乙醇酸等,目前临床应用尚不广泛。

3. 无机非金属类生物医用材料也是临床广泛应用的材料之一,具有良好的化学稳定性、生物相容性和可消毒灭菌性能。不足之处为脆性大,不易于加工成型。可分为生物惰性无机材料、生物活性无机材料和生物可降解无机材料。惰性无机材料包括氧化铝、氧化锆、氧化硅陶瓷等。生物活性无机材料包括羟基磷灰石陶瓷、生物活性玻璃陶瓷等。生物可降解无机材料包括可溶性铝酸钙陶瓷、TCP 陶瓷等。

四、脊柱植入物设计与应用的生物力学

脊柱植入物的设计必须遵循生物力学特性。内固定物的设计及其应用必须建立在对其与脊柱复杂的相互作用力有充分了解的基础之上,应用过程中需要考虑的问题不仅包括植入物材料的特性,还需考虑到植入物 - 骨界面之间的特性以及力作用于脊柱时的各种原理。

脊柱植入物与骨组织的交界方式是决定整体结构稳定与否的重要因素之一。其间的交界方式可分为5类。

1. 邻接（abutting） 此类交界方式常见于椎间融合器、人工椎间盘等。这些植入物均起到承担人体部分负荷的作用。植入物表面与椎体终板表面形态是否匹配决定了接触的紧密程度。若二者表面形态差异较大不能达到紧密接触，则会造成其间接触面积变小，导致术后骨融合困难。较小的接触面也会带来较大的接触压强，从而更易引起植入物下沉。同时，骨骼表面的承重能力也对植入物的下沉有较大影响，这就要求在椎体间放置植入物时，应保证终板软骨下骨的完整。

2. 穿入（penetrating） 穿入类交界方式常见于各种螺钉。螺钉主要作用为锚定，因此首先需要考虑其抗拔出性和整体抗弯曲能力两方面。螺钉的螺杆和螺纹是决定其生物力学性能的主要方面（图 8-6-6），其抗弯曲能力与螺钉内径的三次方成正比，故增加螺杆的直径可以十分有效地增强抗弯曲能力。增加螺钉的抗拔出性可通过以下方法来实现：螺钉穿透骨皮质，此种方式效果最为明显；增加螺钉外径与螺纹深度，原理即为增加螺纹之间的骨体积量；成组应用螺钉时，利用螺钉之间的三角效应（图 8-6-7），使螺钉相互分散或汇聚，二者成 90° 时效果最佳；同样应用三角效应，增加螺钉长度也是一种较为直接的方法。而所谓三角效应，是指拔出螺钉时需要去除螺钉下三角区域面积内的骨，三角效应与螺钉下的三角面积成正比，故能增加三角面积的方式均能提高成组螺钉的抗拔出性。

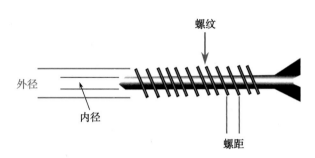

图 8-6-6 螺钉的内径、外径、螺纹深度与螺距。螺钉的抗弯曲能力与其内径的三次方成正比

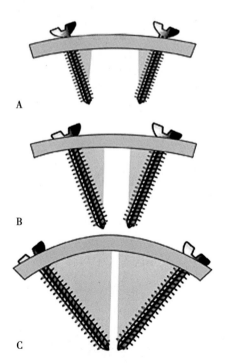

图 8-6-7 三角效应与螺钉间的三角形阴影区域成正比
A. 三角效应与螺钉间的三角形阴影区域成正比；B. 可通过增加螺钉长度的方式增大阴影区域面积；C. 使螺钉间夹角增大亦可增加阴影区域面积。

3. 抓握（gripping） 此交界方式常见于钩或线。钩或线在固定时直接与皮质骨相接触，且接触面积相对较大，故可在患者存在骨质疏松时相对其他固定方式起到更好的固定效果。这种交界方式常常与其他固定方式联合使用以增加稳定性。

4. 包裹（conforming） 此方式常与其他交界方式联用。聚甲基丙烯酸甲酯（PMMA）以及丙烯酸具有独特性质，可包绕骨骼，用以增加螺钉与骨骼的接触面强度，为螺钉提供更好的生物力学性能。

5. 骨整合（osseointegration） 此类交界方式可定义为：植入物与周围骨组织直接接触，无任何纤维结缔组织介于其间。植入物作用于骨骼的应力负荷会被分散到更大的面积上，因此能够有效降低应力梯度，保证植入物的稳定。目前具有此项应用前景的脊柱植入物材料有钛及钛合金。

脊柱内固定整体结构的稳定性不仅同植入物与骨的交界方式有关，还同植入物各个部件之间的交界方式相关。目前临床上仍多采用光滑、粗细均匀的圆棒。这样就要求多个植入物部件的表面均要光滑，原因在于表面类型只有相互匹配（光滑配光滑，或粗糙配粗糙）时才能获得最大的表面接触面积，才能防止部件间的松脱与滑动。

五、脊柱植入物的生物力学

在脊柱内固定物实际应用过程中，植入物会通过下列一种或多种基本生物力学机制将应力施加至脊柱：单纯撑开、三点弯曲、张力带固定、固定力臂悬臂、非固定力臂悬、应用力臂悬。通常情况下，即使最简单的植入物都会涉及以上多种力学原理。

（一）单纯撑开

单纯撑开（simple distraction）被用于重建椎体高度时十分有效。它既可以应用于腹侧也可以应用于背侧，撑开力的方向垂直于IAR（图8-6-8），故可产生弯矩，造成旋转运动。当撑开位于IAR腹侧时，可造成脊柱伸展，而位于IAR背侧的撑开可造成脊柱的屈曲（图8-6-9）。撑开恰好应用于IAR上时，则仅会起到承担轴向负荷的作用而不会产生弯矩并引发脊柱旋转。

（二）三点弯曲

三点弯曲（three-point bending）固定由两端的端点及中间的支点组成，支点力的方向与两端点力的方向相反，大小相等（图8-6-10）。临床上此原理常用于椎体的减压或矢状位脊柱畸形的矫正。应用三点弯曲原理进行脊柱后路内固定时，支点常选取在需要减压的椎体背侧以达到最佳效果。三点弯曲有其不足之处：①将棒弯曲到适当的形状十分困难；②多次调整弯曲棒会产生金属疲劳最终导致棒更易损坏；③圆柱体的棒会在与钩的连接处出现不可避免的旋转，导致弯曲偏离原有的矢状面。临床上，三点弯曲常与单纯撑开固定同时应用。此二者独立于彼此，分别作用于脊柱。

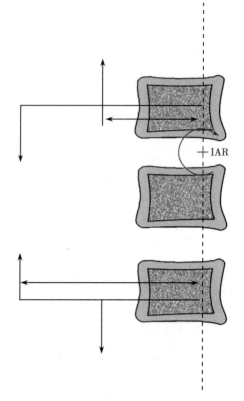

图 8-6-8　撑开方向垂直于 IAR，可造成旋转运动
IAR. 瞬时旋转轴。

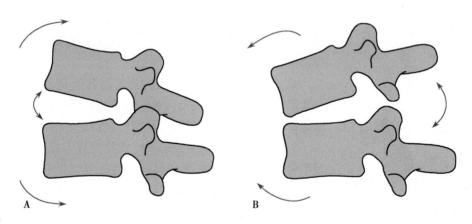

图 8-6-9　单纯撑开不同位置脊柱状态
A. 撑开位于 IAR 腹侧可造成脊柱伸展；B. 位于 IAR 背侧可造成脊柱屈曲；IAR. 瞬时旋转轴。

（三）张力带固定

张力带固定（tension-band fixation）是通过使用钢丝、弹簧、夹等刚性固定器械在脊柱腹侧或背侧进行固定的一种方式。与单纯撑开固定类似，其对脊柱施加的作用力垂直于瞬时旋转轴（图8-6-11），根据固定所处的腹、背侧位置不同，可使脊柱产生屈、伸运动。张力带固定有以下几点需要注意：①可能会导致硬膜外肿物（间盘、骨）突入椎管（图8-6-12A），故采取此种内固定前应先行椎管减压再行张力带固定；②此种固定无法承担轴向负荷，故应提前确保原有结构足以承重，否则需先行修补（图8-6-12B）；③张力带固定无法控制水平位移（图8-6-13）。故需提前确保脊柱拥有充分的稳定性（小关节的结构完整等）。由此可见，保持小关节结构的完整对于腰椎后路张力带固定过程中增加水平方向稳定性十分重要。

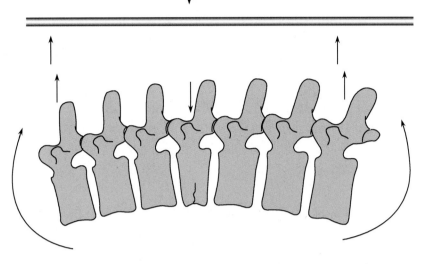

图 8-6-10　三点弯曲固定示意图

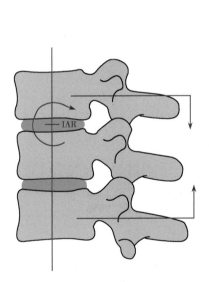

图 8-6-11　张力带固定作用力垂直于 IAR，根据其腹背侧位置不同造成脊柱屈伸运动

IAR. 瞬时旋转轴。

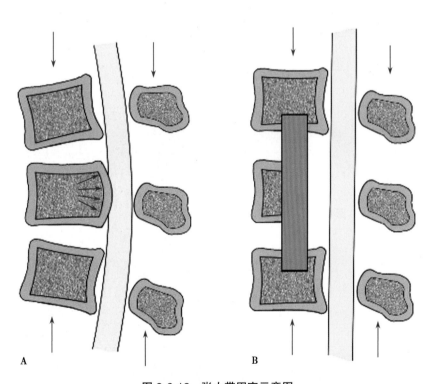

图 8-6-12　张力带固定示意图

A. 张力带固定可能会导致硬膜外肿物突入椎管；B. 张力带固定无法承担轴向负荷。

（四）固定力臂悬臂

悬臂可简单定义为仅在一端承担负荷的刚性梁（图 8-6-14），是设计用来跨越空间承受负荷的结构。根据受力一端的固定方式不同，可分为以下三种类型：固定力臂、非固定力臂、应用力臂。其中结构最简单的类型为固定力臂悬臂（fixed moment arm cantilever），它拥有可以在相对力臂较短时提供较稳固的刚性固定的优点。临床上这种固定方式的应用也最为广泛，例如刚性椎弓根螺钉固定装置（图 8-6-15）。此装置在人体直立时将起到良好的分担轴向负荷的作用，但这种负荷会导致弯矩的产生，可能使螺钉出现金属疲劳现象而最终导致植入物的断裂（图 8-6-16）。另外，因为螺钉可在椎体内进行一定幅度的转动，就导致了固定力臂悬臂在椎体稳定性丧失时不能防止水平位移的产生，出现所谓的平行四边形样作用（图 8-6-17）。此情况可通过使螺钉内聚、进行横连交叉固定，或延长固定结构至相邻椎体来解决。最后一种方式还可以防止椎体在矢状面上的前后移动（图 8-6-18）。

（五）非固定力臂悬臂

非固定力臂悬臂（nonfixed moment arm cantilever）允许受力端（固定点）在一定范围内滑动。这样的设计将会使施加于脊柱的弯矩很小，同时承担轴向负荷能力极为有限。因此通常只能应用于结构完整、稳定性相对较好的脊柱，或与能够良好承担轴向负荷的装置联合使用（如椎间融合器、椎体间移植骨块）（图 8-6-19）。临床上，非固定力臂悬臂的功能基本类似于张力带固定。

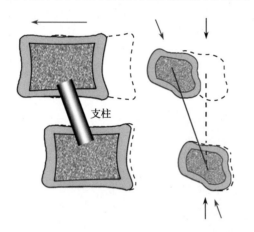

图 8-6-13   张力带固定无法控制水平位移

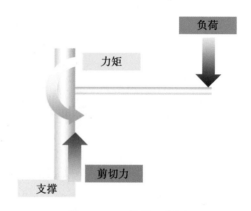

图 8-6-14   悬臂示意图

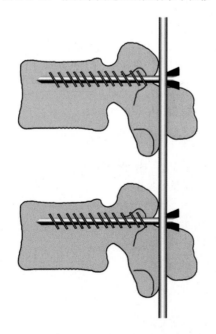

图 8-6-15   刚性椎弓根螺钉固定装置

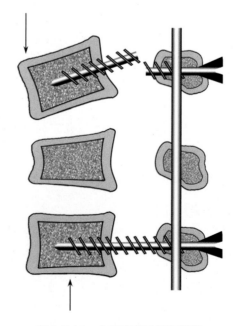

图 8-6-16   金属疲劳致螺钉断裂

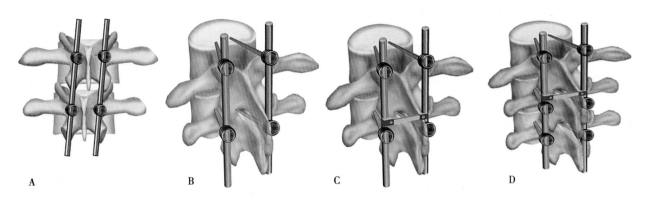

图 8-6-17 平行四边形样作用

A.可通过;B.使螺钉内聚;C.交叉(横连)固定;D.延长固定结构至相邻椎体。

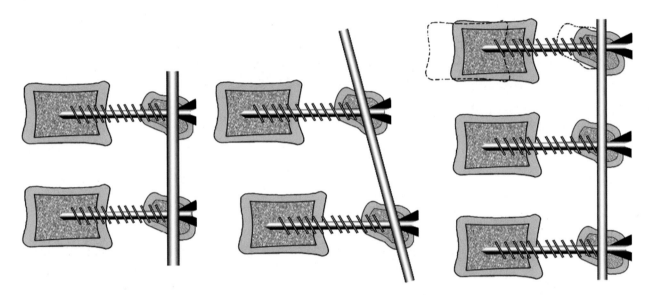

图 8-6-18 延长固定至相邻椎体防止椎体前后移动

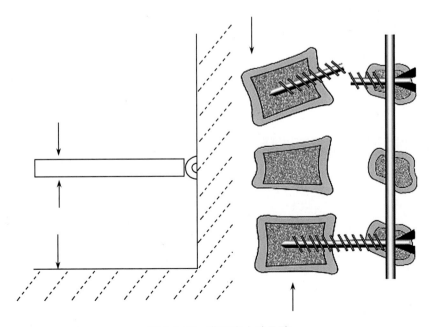

图 8-6-19 非固定力臂悬臂

（六）应用力臂悬臂

应用力臂悬臂（applied moment arm cantilever）装置在被施加外力过程中，产生的弯矩作用于脊柱可以提供巨大的矫正畸形的作用。根据施加力方向的不同，可造成脊柱屈曲或后伸。应用力臂悬臂有时用于胸腰椎（图 8-6-20）。

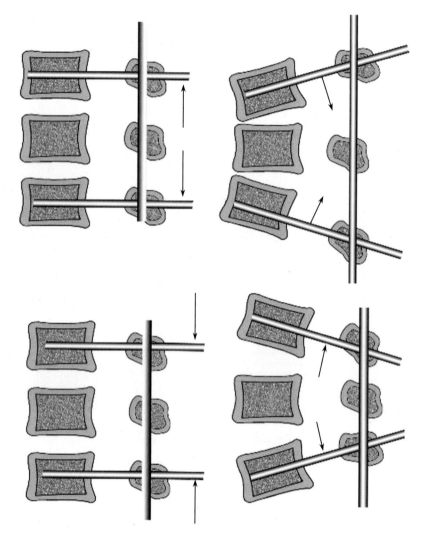

图 8-6-20　应用力臂悬臂

脊柱脊髓手术的主要目的包括减压、稳定及矫形三个方面，因此，掌握脊柱及其内固定植入物的生物力学并合理选择内固定方式是手术成功的关键。

第九章

脑血管疾病

第一节　自发性蛛网膜下腔出血

内容要点：

1. 颅内动脉瘤破裂是引起自发性蛛网膜下腔出血最为常见的原因，具有较高的死亡率和致残率。

2. 蛛网膜下腔出血最常见和快捷的诊断方法是 CT 平扫。

3. 治疗的重点是在预防出血引起的相关并发症，同时应该积极进行病因学检查，包括 CTA 或 DSA，针对出血原因采取积极的干预措施，预防再次出血。

蛛网膜下腔出血（subarachnoid hemorrhage，SAH）是指某些疾病引起的脑血管破裂，血液流至蛛网膜下腔出现的一组症状，分为自发性和外伤性两类，其中 70%~80% 疾病属于外科范畴，本节仅述自发性 SAH。

一、流行病学

自发性 SAH 在人群中的年发病率因地域不同，世界范围内年发病率为(2~22.5)/10 万，平均年发病率为 9.1/10 万，我国年发病率为 2/10 万。自发性 SAH 随年龄增加发病率逐渐升高，发病平均年龄在 50 岁以上。大多数研究发现自发性 SAH 发病率女性明显高于男性，男女比例约为 1：1.24。自发性 SAH 患者预后差，发病后 30 日内死亡率为 35%~45%。

二、病因及危险因素

自发性蛛网膜下腔出血最主要的病因是颅内动脉瘤破裂所致，约占 85%；其次为脑(脊髓)血管畸形，占 4%~5%；其他原因有动脉粥样硬化、烟雾病、中脑周围非动脉瘤性蛛网膜下腔出血、肿瘤卒中、血液病、动脉炎及抗凝治疗的并发症等。其他罕见的病因有钩端螺旋体病、亚急性心内膜炎、纤维肌肉发育不良(fibromuscular dysplasia)、埃勒斯 - 当洛斯综合征(Ehlers-Danlos syndrome)、主动脉弓狭窄(coarctation of the aorta)等。尚有 14%~22% 的 SAH 原因不明。

自发性蛛网膜下腔出血的危险因素包括高血压、吸烟、酗酒、拟交感神经药物应用(如可卡因)、女性患者、未破裂动脉瘤(尤其是无症状、体积大以及后循环动脉瘤)、动脉瘤家族史、蛛网膜下腔出血家族史，以及一些遗传综合征如常染色体显性多囊肾病、Ⅳ型埃勒斯 - 当洛斯综合征等。

三、临床表现

1. 出血　SAH 多起病急骤，可有先兆症状，出血前有先兆头痛者占 10%~43%。尽管自发性 SAH 可发生于患者进行强烈体力活动时，然而研究发现，大多数的自发性 SAH 发生于患者从事日常生活而非剧烈体力活动时。发病突然,剧烈头痛,80% 的 SAH 患者形容为一生最剧烈的头痛(the worst headache in life),其他症状包括畏光、恶心呕吐、颜面苍白、全身冷汗。头痛持续时间一般 1~2 周。患者还可出现眩晕、颈项强直及脑膜刺激征、颈肩背腰痛或下肢疼痛。半数患者出现精神症状,如表情较淡漠或烦躁不安、意识模糊、定向力障碍、谵妄、幻觉、妄想等。SAH 后认知障碍的发生率约为 20%。意识障碍患者多表现为发病后立即出现的一过性意识障碍,严重者昏迷,甚至出现脑疝而死亡。

2. 神经功能损害　脑神经损害以一侧动眼神经麻痹常见,占 6%~20%,有定位意义,提示同侧颈内动脉 - 后交通动脉瘤、脉络膜前动脉瘤或大脑后动脉瘤。出血前后出现偏瘫的概率约为 20%,主要由于病变或出血累及运动区皮质及传导束所致。

3. 癫痫　SAH 后癫痫的发生概率为 6%~18%。大多数发生于 SAH 后第一个 24 小时内,尤其见于蛛网膜下腔出血合并脑实质内出血、高血压、脑缺血、再出血、大脑中动脉动脉瘤以及前交通动脉瘤患者。迟发癫痫见于 3%~7% 的 SAH 患者。5% 的患者手术后近期出现癫痫,尤其是大脑中动脉瘤术后。SAH 后癫痫发生与其他神经功能预后的关系尚不明确。

4. 脑积水　动脉瘤性 SAH 伴发急性脑积水的发生率为 15%~87%,伴发慢性脑积水发生率为 8.9%~48%。

5. 脑血管痉挛征象　脑血管痉挛(cerebral vasospasm,CVS)多发生于 SAH 后 7~10 日,大多在 21 日内自行缓解。脑血管痉挛严重者可出现局限性定位体征,甚至进行性意识障碍;脑血管造影示脑血管痉挛、变细。脑血管痉挛引起的迟发性脑缺血(delayed cerebral ischemia,DCI)仍然是 SAH 患者死亡和致残的重要原因。出现脑血管痉挛后 2 周内的死亡率较没有血管痉挛者增加 1.5~3 倍。脑血管痉挛的发生机制迄今尚未完全明确。

6. 心律失常　一半患者有心电图改变,表现为 ST 段降低或抬高,T 波高大直立、双相或增宽倒置,QT 间期延长伴显著 U 波,肢体或胸导联可出现 Q 波。心律失常可表现为窦性心动过速、窦性心动过缓、房性期前收缩、室性期前收缩、交界性节律、心房颤动以及传导阻滞等。其机制尚不清楚,可能与下丘脑缺血、交感神经兴奋性提高、冠状动脉反射性缺血、影响心脏传导系统和心肌复极化有关。

7. 眼部出血　20%~40% 的 SAH 患者可能发生眼部出血,可以表现为视网膜前出血,视网膜出血和玻璃体内出血,可能伴随高的死亡率。

8. 发热　部分 SAH 患者数日内可有低热,发热与 SAH 后脑损伤的严重程度、出血量以及出血后脑血管痉挛的发生有关。

四、诊断及鉴别诊断

自发性 SAH 是一种易被误诊的急诊症状,表现为严重头痛的患者应高度怀疑 SAH 的可能(AHA/ASA 指南 I 级推荐,B 级证据)。

1. 头颅 CT 扫描　非增强 CT 扫描可见脑(室)内血肿、脑积水、脑梗死和脑水肿。可疑 SAH 时,应及时行头颅 CT 扫描(图 9-1-1A)。如果 CT 扫描阴性,可行腰椎穿刺,进行脑脊液检查(AHA/ASA 指南 I 级推荐,B 级证据)。

2. CTA 检查　为了明确 SAH 的原因,可以进行 CTA 检查。若 CTA 发现颅内动脉瘤,有助于临床治疗决策。若 CTA 不能确定诊断,除外典型的中脑周围非动脉瘤性蛛网膜下腔出血,对所有的自发性 SAH 患者都推荐行 DSA 检查(AHA/ASA 指南 IIb 级推荐,C 级证据)。

3. 头颅 MRI　SAH 后 24~48 小时内 MRI 很难查出,可能由于血液脑脊液稀释,去氧血红蛋白表现为等信号所致。MRI 对确定颅内或脊髓内 AVM、海绵状血管瘤和颅内肿瘤十分有帮助。磁共振血管成像(magnetic resonance angiography,MRA)是无创脑血管成像方法,可用于筛查颈内动脉狭窄、颅内血管畸形和动脉瘤等疾病。

4. 脑血管 DSA　是确定 SAH 病因的"金标准"(图 9-1-1B),应尽早实施。常规行双侧颈内动脉、双侧椎动脉四根血管的全脑动脉造影,必要时加做双侧颈外动脉造影。三维数字减影血管造影(3D-DSA)可以

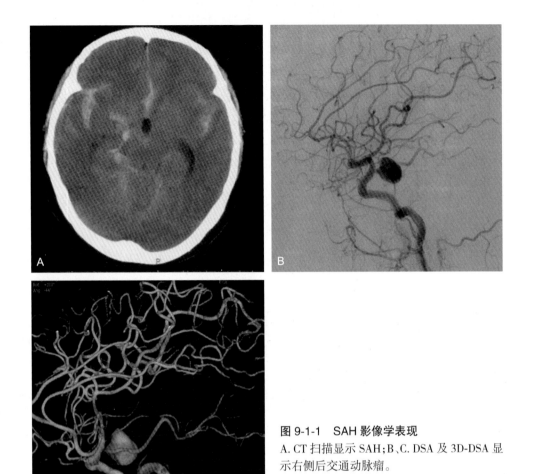

图 9-1-1 SAH 影像学表现
A. CT 扫描显示 SAH;B、C. DSA 及 3D-DSA 显示右侧后交通动脉瘤。

多角度观察动脉瘤与载瘤动脉的关系(图 9-1-1C)。怀疑脊髓动静脉畸形者还应行脊髓动脉造影。对于怀疑动脉瘤引起的蛛网膜下腔出血患者,3D-DSA 有助于发现疾病和制订临床决策,评价动脉瘤适合栓塞治疗或手术夹闭治疗(AHA/ASA 指南Ⅰ级推荐,B 级证据)。

5. 腰椎穿刺 是诊断 SAH 最敏感的方法,但可能因穿刺损伤而出现假阳性。主要用于 CT 检查阴性,又怀疑 SAH 或需鉴别诊断者。颅内压高者应慎用。

6. Hunt-Hess 分级法 为便于判断蛛网膜下腔出血病情,选择造影和手术时机,评价疗效,国际常采用的分级方法是 Hunt-Hess 分级法。

0 级 未破裂动脉瘤。

Ⅰ级 无症状或有轻微头痛和颈强直。

Ⅱ级 头痛较重,颈强直,除脑神经麻痹无其他神经症状。

Ⅲ级 嗜睡或有局灶性神经功能障碍。

Ⅳ级 昏迷、偏瘫,早期去大脑强直和自主神经功能障碍。

Ⅴ级 深昏迷、去大脑强直,濒危状态。

7. 常见 SAH 病因鉴别(表 9-1-1)。

表 9-1-1 常见 SAH 病因鉴别表

特点	动脉瘤	动静脉畸形	动脉粥样硬化	烟雾病	脑瘤卒中
发病年龄	40~60 岁	35 岁以下	50 岁以上	青少年多见	30~60 岁

续表

特点	动脉瘤	动静脉畸形	动脉粥样硬化	烟雾病	脑瘤卒中
出血前症状	无症状	少数常见癫痫发作	高血压史	偏瘫及其他缺血症状	颅内压高及其他局灶症状
血压	正常或增高	正常	增高	正常	正常
复发	出血常见且有规律	年出血率2%	可见	可见	少见
意识障碍	多严重	较重	较重	有轻有重	较重
脑神经麻痹	Ⅱ~Ⅵ脑神经	无	少见	少见	见于颅底肿瘤
偏瘫	少见	较常见	多见	常见	常见
眼的改变	可见玻璃体积血	少见	眼底动脉硬化	少见	视神经乳头水肿
CT检查	蛛网膜下腔出血	可合并脑内血肿,动静脉畸形影	脑萎缩或梗死灶	脑室出血铸型	增强可见脑瘤影
脑血管造影	动脉瘤和血管痉挛	动脉粗细不均异常血管团	动脉硬化表现,如血管狭窄	脑底动脉异常,异常代偿血管	可见肿瘤染色

五、治疗

自发性 SAH 患者死亡的主要原因是动脉瘤再次破裂出血和出血后的脑血管痉挛所致,所以对病因的早期及时诊断和治疗,以及预防脑血管痉挛是降低动脉瘤性 SAH 患者死亡率和致残率的关键。

1. 出血急性期 严密观察生命体征,卧床休息,有明显意识障碍的患者(Hunt-Hess Ⅲ~Ⅴ级),应当送往重症监护病房。头痛剧烈者给予镇静镇痛药物,保持大便通畅等。预防下肢静脉血栓。

2. 降低再出血风险 在 SAH 发生后至动脉瘤治疗前的时间,应使用容易调控的药物将血压控制在一定水平,既要降低卒中风险和高血压相关性再发出血风险,又要维持足够的脑灌注压。关于将血压降至何种水平才能降低再出血风险,目前尚没有证据支持,但是将收缩压降至 160mmHg 以下是合理的。在 SAH 早期(72 小时内),使用氨甲环酸或氨基己酸有助于降低再出血风险。虽然抗纤溶酶药物治疗可以降低再出血率,但会出现局灶性脑缺血。

3. 颅内压监测 伴颅内压增高时,应用甘露醇脱水治疗。合并脑室内出血或脑积水,可行脑室穿刺外引流。

4. 维持电解质平衡 测量中心静脉压,维持电解质平衡。SAH 后可能发生低钠血症,不推荐给予大量低张液体和降低血管内容量,建议使用高张盐水预防和纠正低钠血症。

5. 防治癫痫发作 癫痫是再出血的潜在危险因素,出血早期预防性应用抗惊厥药物,但不推荐常规长期使用抗惊厥药,除非患者有既往癫痫发作病史、脑实质内血肿、难治性高血压、脑梗死或大脑中动脉动脉瘤等。

6. 防治脑血管痉挛和迟发脑缺血 所有动脉瘤性 SAH 患者均应口服尼莫地平(AHA/ASA 指南Ⅰ级推荐,A 级证据)。需要注意的是,已证实尼莫地平可改善神经功能预后,但对脑血管痉挛无效,其他的钙通道阻滞剂,对脑血管痉挛疗效均不确切。建议维持体液平衡和正常循环血容量,预防迟发性脑缺血(DCI)的发生。

7. 脑血管造影 若患者条件允许,尽早行脑血管造影,以明确出血原因,针对病因治疗,如开颅动脉瘤夹闭、动静脉畸形或脑肿瘤切除等。

【典型病例】

患者,男,51 岁,突发头痛 4 小时,既往高血压病史 10 年。

现病史:患者入院前 4 小时突发剧烈头痛,称头部像被炸开一样剧烈疼痛,有明显恶心,伴呕吐。

查体:全身系统查体无明显阳性体征。

专科查体:神志清楚,语言流利,精神弱,双瞳孔等大,圆形,约 3mm,直接和间接对光反应灵敏,眼球各方向活动正常,四肢活动正常,肌力 5 级,肌张力正常,生理反射存在,病理征阴性。

辅助检查:头颅 CT 检查见图 9-1-2A,入院后行 DSA 检查(如图 9-1-2B~D)。

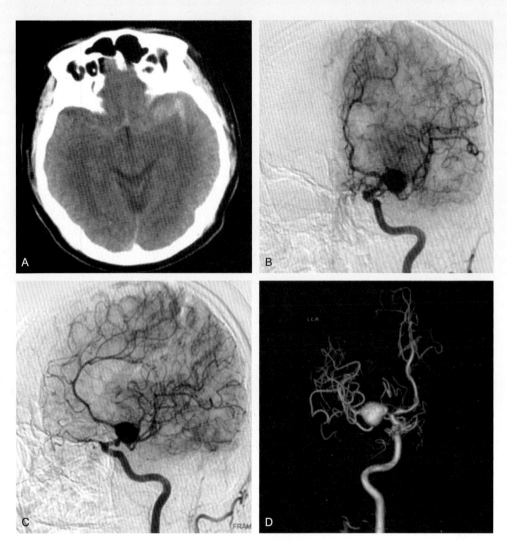

图 9-1-2　患者影像学检查

A. 头颅 CT;B~D. 3D-DSA 检查。

诊断:左侧大脑中动脉动脉瘤,自发性蛛网膜下腔出血。

 知识点

对于 SAH 患者来说,出血后第一次 CT 检查对于诊断和鉴别诊断非常重要。由于 SAH 主要原因为颅内动脉瘤破裂,首次 CT 的出血主要累及部位往往能提示动脉瘤可能位置,特别是对于多发动脉瘤患者来说,首次出血 CT 检查往往能帮助判断责任动脉瘤。

诊断依据：

(1) 患者年龄 51 岁，是动脉瘤的好发年龄。

(2) 患者无外伤病史，突发剧烈头痛，形容"头要炸开一样"，符合动脉瘤性蛛网膜下腔出血的典型表现。

(3) CT 检查确认蛛网膜下腔出血。

(4) 脑血管造影确定诊断为：左侧大脑中动脉动脉瘤破裂出血。

治疗：本例大脑中动脉动脉瘤行手术治疗。

第二节 自发性脑出血

内容要点：

1. 高血压脑出血是最常见的自发性脑出血类型，急性期死亡率高。

2. 高血压脑出血的血肿往往在出血后 3 小时内扩大，24 小时后基本稳定。

3. 血压管理是非手术治疗的一个重要方面。

4. 高血压脑出血患者进行内科保守治疗还是手术干预，干预的具体方式、时机，目前仍存在争议。

5. 高血压脑出血应根据患者术前意识情况、血肿部位、血肿量等因素制订个性化的处理策略。对于病情危重、双瞳孔散大、脑疝晚期的患者，无论采取何种方式，疗效均不理想。

6. 脑淀粉样血管病是以反复、多灶性的脑叶出血为主要特点的出血性脑血管病。

一、高血压脑出血

(一) 流行病学

卒中是目前导致发达国家人群死亡的第三位病因，虽然颅内出血（intracranial hemorrhage，ICH）发生率低于缺血性卒中（约占卒中的 20%），但具有更高的致死和致残率。随着目前诊疗技术的不断发展，高收入国家的 ICH 发病率和死亡率分别降低 19% 和 38%，在中、低收入国家，发病率反而增加 6%，死亡率下降 23%。ICH 的病因繁多，其中 80%~85% 为原发性 ICH，高血压脑出血（hypertensive intracerebral hemorrhage，HICH）占 50%~70%，是最常见的致病因素，具有病情危重、进展迅速的特点，主要累及老年人，男性发病率略高于女性，冬春季节是发病的高峰。据报道 HICH 急性期病死率高达 44%，手术死亡率 44%~65%，预后差 80%。随着我国老年人口数量的不断增加，HICH 正严重地威胁人们的健康，需引起足够的重视。

(二) 发病机制

ICH 发病过程中，动脉中膜发育缺陷、动脉粥样硬化和高血压是三个重要的致病因素，其中高血压是最主要的独立危险因素。高血压患者由于长时间处于血压较高的状态，脑内小动脉，尤其是颅底大血管直接发出的直径为 100~200μm 的穿支血管，包括豆纹动脉、丘脑穿通动脉以及基底动脉的脑干穿通支等，在长期慢性刺激下容易发生动脉硬化、脑血管透明脂肪样变性以及微动脉瘤形成等病理变化，在突发血压升高的情况下，容易破裂导致出血。HICH 发生后导致脑损伤的机制主要包括两个方面。①原发性损伤：由于血肿形成占位效应后直接压迫脑组织所引起的损伤，其严重程度与出血速度、出血量、出血部位和血肿继发增大密切相关；②继发性损伤：血肿释放的各种活性物质，尤其是凝血酶，可导致血肿周围脑组织水肿，进一步加重了占位效应，脑压增高可影响脑灌注，进一步导致脑缺血和脑代谢障碍，引起神经细胞凋亡，加重脑水肿，形成恶性循环，增加脑疝风险。脑出血破入脑室，还可引起明显的脑脊液循环障碍，导致脑积水的发生,进一步加重神经功能的恶化。此外,血脑屏障破坏、炎症反应激活、血管活性物质释放等,均在脑水肿和神经损伤过程中发挥重要作用。

（三）病理过程

HICH 多发生在脑实质,当累积到一定程度可形成脑内血肿,随时间进展可呈现不同的病理特点:超急性期(6 小时内)血肿边缘多不规则,以占位效应为主,压迫周围脑组织,血管充血,脑水肿逐渐进展。急性期(6~48 小时)后局部出现白细胞浸润,血肿开始溶解,脑组织逐渐液化坏死,伴新生毛细血管形成。患者病情进展加重多发生在超急性期和急性期,随后病情逐渐稳定,小胶质细胞和血管外膜来源的细胞吞噬液化的血肿及脑组织。此时影像学上可观察到血肿逐渐缩小吸收,血肿周围出现胶质增生,伴含铁血黄素沉着。在这个过程中,发生了一系列导致脑组织破坏、神经功能受损的病理生理变化。

1. 血肿扩大　传统认为 HICH 是一次性事件,在发病后 20~30 分钟内形成血肿,随后出血逐渐减少。但是随着影像学技术的发展,通过动态 CT 扫描观察发现血肿可持续增大。临床研究发现 36% 的 HICH 在发病 3 小时内增大,即便是 6 小时后仍有 17% 继续扩大,24 小时后则基本稳定。到目前为止,出血后早期血肿扩大的机制仍不清楚,Mayer 等认为是凝血 / 纤溶系统所产生的一系列物质释放导致周围脑组织炎症反应,从而诱导基质金属蛋白酶的产生和血脑屏障的破坏,引起病灶周围多发性出血。Maurino 等则认为脑出血后血压过高,导致血管再次破裂出血。一般认为,血肿扩大是出血部位、高血压、过度脱水、凝血功能以及血肿形态等诸多因素共同作用的结果。

2. 血肿占位效应　血肿占位可能在脑出血早期血肿周围灌注降低过程中起着重要作用。Schellinger 等通过对超早期 HICH 患者进行弥散加权和灌注加权成像后发现,血肿周围可能存在缺血半暗带。Kidwell 等则发现,血肿周围出现弥漫性脑低灌注,而出血量大的患者表观弥散系数(ADC)水平下降更为明显。

3. 血肿毒性作用　鼠脑内用气囊充胀模型模拟 ICH 占位效应,仅表现为占位效应,可观察到脑血流量减少,但注入同等量全血后,可观察到血肿周围明显的炎症及水肿反应。Kanno 等用不同浓度血红蛋白培养大鼠神经元细胞,结果发现神经元损伤程度与血红蛋白的浓度密切相关。上述实验结果均说明,血肿本身除产生占位压迫效应外,其代谢产物亦对脑组织产生破坏作用。

4. 脑水肿　HICH 发生后,会出现凝血级联反应,凝血酶原激活产生大量凝血酶后,可通过与神经细胞受体结合,而导致较强的神经毒性作用,诱发脑水肿的形成。LEE 等通过研究发现脑水肿的程度与凝血酶原向凝血酶转变程度基本一致,并且能够被凝血酶抑制剂抑制。ICH 后脑水肿的持续时间为 3~14 日,这与血凝块释放凝血酶的时间大致相符,而临床上也观察到凝血障碍或接受抗凝治疗的患者水肿程度较为轻微,均暗示凝血酶是引起 HICH 后脑水肿形成的主要原因。此外,补体系统在脑水肿的发生发展过程中也起到了一定的作用。Hua 等通过鼠脑内注射血液,观察补体系统的激活,形成攻膜复合体后,可逐步溶解红细胞,诱发炎症反应,可能介导了迟发性的脑水肿反应。

5. 血脑屏障通透性增高　Lee 等在 ICH 凝血酶作用机制的研究中,还观察到血脑屏障的通透性明显增加。认为凝血酶可通过与受体结合,使脑血管内皮细胞收缩,紧密连接开放,从而造成血脑屏障通透性增加,导致脑组织水肿液明显增多,加重脑水肿。

6. 细胞凋亡　在血肿区域周围可观察到凋亡细胞。目前认为,血肿周围脑组织缺血、凝血级联反应所释放的凝血酶、血红蛋白分解产物、炎症细胞浸润等可能是诱导 ICH 后细胞凋亡的重要因素。

（四）临床表现

HICH 患者多有明确的高血压病史,发病急骤,往往在数分钟到数小时发展到高峰。大多数患者在剧烈运动、情绪波动、咳嗽、排便等过程中,血压急剧升高而发病。HICH 临床表现与出血部位、血肿量、深度、全身情况等密切相关。一般表现为突发的剧烈头痛,伴有频繁恶心呕吐,血肿对侧偏瘫和偏身感觉障碍,优势半球可有失语表现,可出现嗜睡、烦躁、昏睡等意识障碍,血肿深、体积大者可迅速进入昏迷状态,甚至进展为脑疝。少部分可有癫痫发作、大小便失禁、急性消化道出血等表现。查体可见肌张力增高,病理征阳性,眼底可见视网膜出血或视神经乳头水肿。

1. 基底节区出血　基底节区是 HICH 最常见部位,壳核为最好发部位,出血多来源于豆纹动脉外侧组。出血可向不同方向扩散,向上累及放射冠,向外侧占据岛叶,甚至达颞叶皮质下,向深部可累及丘脑,甚至破入脑室。临床表现与血肿大小和范围相关,典型症状为突发头痛、恶心呕吐,常见对侧偏瘫、偏身感觉障碍和同向性偏盲的“三偏”体征,以及双眼向病灶侧凝视,优势半球受累的失语和非优势半球受累的失认表现。血肿体积巨大引起脑疝,或出血累及丘脑、破入脑室,可使病情迅速加重,导致严重的意识障碍,往往预示患者预后不良。

2. 尾状核出血　尾状核出血占 ICH 的 5%~7%,责任血管常来源于大脑前动脉及中动脉分支,除了突发头痛、呕吐和意识障碍等常见表现外,患者可有记忆力丧失、判断力下降、颈部强直等表现。多数患者预后较好,不遗留严重的神经功能缺失。

3. 丘脑出血　丘脑出血占 ICH 的 10%~15%,出血常来源于大脑后动脉发出供应丘脑外侧的丘脑膝状体动脉和供应丘脑内侧的后丘脑穿动脉。丘脑本身结构复杂,周围又毗邻内囊、脑室、中脑,症状与血肿大小和范围密切相关。大多数病例都有不同轻重程度的偏瘫和偏身感觉障碍,以及嗜睡和表情淡漠等表现,如累及脑干顶盖可出现双眼垂直凝视、瞳孔缩小和反应迟钝,而下丘脑受累则会出现内分泌功能障碍和内环境紊乱,表现为高热、昏迷、电解质紊乱、尿崩等反应。

4. 脑干出血　脑桥是脑干出血的常见部位,而中脑和延髓出血罕见。出血来源于基底动脉的脑干分支血管。患者往往起病急骤,进展迅速,突发头痛呕吐后迅速陷入昏迷。可出现第 V、VI、VII、VIII 脑神经和传导束损伤的症状体征,针尖样瞳孔属于特征性改变,还可出现呼吸节律异常和去大脑强直等表现。脑干出血死亡率高,存活患者多有不同程度神经功能障碍,预后不良。

5. 小脑出血　小脑出血占 ICH 的 5%~10%,好发于齿状核,由于小脑的供应血管包括小脑上动脉、小脑前下动脉和小脑后下动脉分支破裂所致。临床表现为枕部疼痛和剧烈的恶心呕吐,构音障碍、眩晕、颈项强直、小脑性眼球震颤、共济失调、面神经麻痹、侧方凝视等均为常见的症状体征。小脑出血如诊断及时,尽早手术清除血肿解除压迫,则患者预后相对较好,但如果出血量大或破入脑室,向前方压迫脑干,继发梗阻性脑积水,可引起患者呼吸中枢损害,颅内压迅速升高,发生枕骨大孔疝,生命体征紊乱,病情迅速恶化甚至死亡。

6. 脑叶出血　脑叶出血需排除血管畸形、淀粉样变性、肿瘤、血液系统疾病等其他病因。一般发生于皮质下脑白质,约占 ICH 的 10%,可累及额、颞、顶、枕叶,由于位置相对表浅,昏迷发生的概率较低,患者总体预后较好。症状与受累脑叶相关,额叶出血可有对侧偏瘫、共济失调表现,强握反射、摸索反射,Broca 区受累可出现失语,其他症状包括精神、情感、人格、行为和智能障碍,执行功能减退,抽搐发作等;颞叶出血可出现癫痫发作、记忆力减退,如累及视束可出现部分性偏盲,Wernick 区受累者有感觉性失语;顶叶出血可有偏身感觉障碍,复杂皮质觉如实体觉、两点辨别觉等消失,优势半球可有失语、失用、失读等表现;枕叶出血最典型的表现为对侧视野同向偏盲。

7. 脑室出血　多由脑实质,主要为基底节区出血破入脑室所致。除原发出血部位引起的神经功能障碍外,患者可有脑膜刺激征,常因脑脊液循环障碍导致急性脑积水,是患者预后不良的表现之一。

（五）辅助检查

1. 实验室检查　基本的实验室检查包括血常规、凝血功能、肝肾功能、心电图等。由于应激反应可出现血白细胞和血糖升高。考虑到患者恶心呕吐、丘脑下部受累、脱水药物使用等因素,需关注患者电解质水平。患者血液系统常处于高凝状态,因意识不清或四肢偏瘫,需检测凝血功能,警惕深静脉血栓的形成。ICH 后的应激状态,以及长期高血压影响,患者常可出现心功能改变,心电图检查常有传导阻滞、心律失常、心肌缺血等改变。

2. 影像学检查　临床诊断 HCIH 时 CT 是首选检查,可显示血肿的部位、大小、形态、脑水肿、脑组织受压、脑积水等情况,临床上常用公式“1/2× 长(cm)× 宽(cm)× 高(cm)”估计血肿量。急性期动态复查 CT 是评估血肿变化的最重要手段,术后复查 CT 有助于评估血肿清除、引流管位置、中线复位等情况。血肿急性期在 CT 上表现为高密度病灶,1 周后血肿逐渐淡化,2 周以后可呈现等密度改变,2 个月左右完全吸收而呈现低密度的软化灶。HICH 后血肿扩大是患者预后不良的独立预测因子。有效预测血肿扩大对于评估病情、及时采取积极有效的防治措施，有助于降低 HICH 患者的死亡风险、改善预后。

CTA 上的"斑点征（spot sign）"是预测血肿扩大的敏感指标，灵敏度和特异度均高达 90% 左右，所谓"斑点征"是指 CT 血管成像图像上血肿区域直径为 1~2mm 的点状高密度影，且与周围血管影不存在连续关系。我国学者提出如 CT 平扫上出现相邻的分界清楚的高低密度区，CT 值相差至少为 18Hu，认为存在"混合征（blend sign）"，对预测血肿扩大具有较强的特异性。MRI 在诊断出血的敏感性和特征性方面不如 CT，较少用于 HICH 的检查，但可用于在 CT 诊断不典型时用于发现潜在的肿瘤、血管畸形等其他病变。此外，在 MRI 梯度回波 T_2 加权及磁敏感加权成像（SWI）上如观察到斑点状、圆形、均匀的低信号区，则提示脑内微出血，可以作为预测血肿扩大的可靠指标。

（六）诊断及鉴别诊断

1. 诊断　有明确的高血压病史，CT 影像学检查提示典型的出血病灶，发生在基底节区、丘脑、脑室、小脑、脑干、脑叶等常见位置，并排除颅内肿瘤、血管畸形病变、凝血功能障碍和血液系统疾病等继发因素，可诊断 HICH。

2. 鉴别诊断

（1）动脉瘤：是引起自发性 ICH 的常见病因，以中老年人为主，不少患者同时也伴有高血压等基础心血管疾病。动脉瘤多发生在大血管，破裂后引起蛛网膜下腔出血最为常见，少部分可在额叶或颞叶内形成血肿，基底节区受累少见。可通过 DSA 检查确诊。

（2）动静脉畸形：该病好发于青少年，破裂出血后在畸形团周围形成血肿，若位于脑实质深部，有时类似于 HICH，MRI 可见血肿部位异常流空现象，CTA、DSA 检查可发现畸形血管团。

（3）肿瘤出血：出血前患者多已存在一定的神经功能障碍，出血后突然加重，增强 CT 和 MRI 可见异常的强化影。

（4）烟雾病：发病率相对较低，多见于儿童和青壮年，成人患者出血的概率大于儿童患者，确诊依靠 DSA。

（5）出血性脑梗死：主要通过 CT 与 HICH 进行鉴别，出血性梗死 CT 上表现为混杂密度，而 HICH 则是较为均匀的高密度影。

（6）凝血功能障碍：某些血液系统疾病如血小板减少性紫癜、血友病等，或患者服用抗血小板、抗凝药物导致凝血功能异常，可并发颅内出血，通过仔细的病史追溯和相关血液学检查进行鉴别。

（七）治疗

1. 非手术治疗

（1）高颅压治疗：血肿占位效应、脑水肿等均可导致颅内压增高，积极控制高颅压对于改善患者预后至关重要。在有条件的单位，可通过颅内压探头植入对颅内压进行监测，近年来也可利用超声测量视神经鞘直径等评估颅内压情况。常用的降低颅内压的药物主要分为高渗性脱水剂和利尿药两类，前者包括甘露醇、甘油果糖、高渗盐水、白蛋白，后者包括呋塞米、依他尼酸等。以甘露醇的应用最为广泛，常用剂量为 1~4g/（kg·d）。近年来，高渗盐水在控制高颅压方面的应用越来越多，有报道疗效优于甘露醇。

（2）血压管理：关于 HICH 的血压控制，到目前为止仍存在争议。INTERACT2 研究显示，强化降压（1 小时内收缩压降至 140mmHg 以下），与标准方案相比（1 小时内收缩压降至 180mmHg）虽然无法改善死亡率和严重不良事件发生率，但是可改善患者的功能预后。而最新的 ATACH-Ⅱ 研究结果则显示，强化降压组严重不良事件发生率显著高于标准降压组。目前，我国指南推荐，对收缩压在 150~220mmHg，且无急性降压治疗禁忌证的 ICH 患者，急性期收缩压降至 140mmHg 可能可以改善功能结局；对收缩压 >220mmHg 的 ICH 患者，在严密监测血压情况下使用静脉降压药物，根据患者高血压病史长短、基础血压值、颅内压及入院时的血压值决定个性化降压目标；可采用阶梯式降压，在入院时血压基础上每日降低 15%~20%。静脉推荐降压药物包括乌拉地尔、拉贝洛尔、盐酸艾司洛尔、依那普利等。

（3）癫痫防治：目前缺乏循证医学证据支持预防性抗癫痫治疗，但不少神经外科医生选择对幕上血肿患者予以围手术期预防性使用抗癫痫药物，以降低癫痫的发生率。如治疗过程中出现癫痫发作，则按照常规抗癫痫方案进行长期治疗。

（4）亚低温治疗：通过冰袋、冰帽、冰毯物理降温或冬眠合剂将患者体温降至 28~35℃ 的亚低温状态，可能可以起到预防水肿的扩大、降低并发症发生的作用。其作用机制包括降低脑耗氧量，保护血脑屏障，抑制白三烯 B_4 等炎症因子和内源性毒性产物的合成释放，促进脑细胞结构和功能的恢复。

（5）血糖管理：临床研究表明，高血糖水平与 HICH 患者不良结局密切相关，但是降低血糖是否能改善患者预后，血糖的最佳控制水平目前仍不明确，一般建议将血糖控制在正常范围。

（6）神经保护：HICH 发病过程中，局灶性缺血、细胞毒性代谢产物均可对患者造成损伤。在动物实验中观察到，改善细胞能量代谢、扩张血管改善血供及中断细胞毒性级联反应的药物能够防止神经元损伤，减轻脑水肿。但是，目前神经保护剂在脑出血治疗中仍缺乏确切获益的循证医学证据。

（7）凝血功能障碍：因高血压患者多同时伴有心脑血管疾病，因此应详细询问患者既往用药史，如在服用抗血小板或抗凝药物者，应立即停药，并给予相应的逆转药物治疗。此外，由于 HICH 患者血液系统常高凝，血管条件差，肢体活动障碍，属于深静脉血栓高危人群，应使用间歇性空气压缩装置或弹力袜等加以预防。

（8）营养支持：HICH 患者处于高代谢状态，而意识障碍患者往往进食困难，导致营养状况恶化，对患者的恢复和预后均产生不利影响。因此，建议早期（发病后 24~48 小时）予以营养支持，以肠内营养为首选，可考虑放置鼻肠管。必要时可辅以肠外营养支持。

（9）并发症防治：HICH 后易出现肺部感染、消化道出血、水电解质紊乱等多种并发症。严重的肺部感染可导致患者预后不良，甚至死亡。有效的气道管理、经常翻身拍背、及时清理气道分泌物、保持呼吸道通畅有助于降低感染的发生率，必要时可予以雾化、祛痰及抗生素治疗。HICH 患者易发生应激性溃疡，通过尽早鼻饲营养、预防性使用质子泵抑制剂护胃，可降低消化道出血的风险。一旦并发大出血，需在充分补液、输血等抗休克治疗基础上，进行胃镜下止血。电解质紊乱也是常见的并发症，需严密监测患者的电解质水平，合理使用脱水药物，积极补充以维持水电解质平衡。此外，高血压患者常有心、肾功能障碍，在治疗期间需关注相关并发症的防治。

2. 手术治疗

（1）手术适应证：临床上应密切关注患者的病情演变和意识障碍情况，并结合影像学检查结果决定是否需要手术干预。一般认为，意识清醒的少量出血患者不需手术。而深度昏迷、双瞳散大甚至生命体征不稳定者，手术效果不佳，亦不推荐手术治疗。脑叶、基底节区、丘脑出血，可行开颅手术清除血肿；破入脑室者可行脑室钻孔引流；脑干出血多以内科治疗为主；对小脑出血应比较积极，应尽早手术。具体手术指征如下：

1）基底节区、丘脑、脑叶出血：颞叶钩回疝；影像学有明显高颅压表现（中线结构移位超过 5mm；同侧侧脑室受压闭塞超过 1/2；同侧脑池、脑沟模糊或消失）；实际测量颅内压 >25mmHg。

2）小脑出血：小脑血肿 >10ml；第四脑室、脑干受压或并发梗阻性脑积水。

3）脑室出血：少量到中等量出血，无梗阻性脑积水，可保守治疗或行腰大池持续外引流；出血量较大，超过侧脑室 50%，合并梗阻性脑积水者，行脑室钻孔外引流术；出血量大，超过脑室 75% 或完全脑室铸型，且高颅压明显者，可行脑室钻孔外引流术或开颅手术直接清除脑室内血肿。

（2）手术时机：为尽早解除占位效应，减少血凝块继发的各种毒性反应，彻底止血避免血肿扩大，减轻脑水肿程度，对符合手术指征者，应提倡早期手术。对于保守观察者，如果意识及神经功能进行性恶化，应尽早行手术治疗。

（3）手术方法

1）传统骨瓣开颅：一般行病变侧颞瓣或额颞瓣开颅，经颞中回或侧裂入路。经颞中回入路时在无血管或少血管区域用脑针穿刺，到达血肿腔，证实有陈旧性血液后，将颞中回或岛叶皮质切开 0.5~1.0cm，用脑压板分离进入血肿腔;经侧裂入路时,尽可能多打开侧裂蛛网膜,充分释放脑脊液,轻柔牵开额叶或颞叶,即可进入血肿腔。根据出血时间和血肿硬度,用小到中号吸引器轻柔抽吸血肿,个别血肿较韧者,可用超声碎吸或肿瘤镊夹取血肿。彻底清除血肿后检查血肿腔,若有活动性动脉出血,可用弱电凝准确烧灼止血,一般渗血用止血材料及脑棉压迫止血即可,确定血肿全部或基本清除且颅内压下降满意后,还纳骨瓣,逐层关颅,结束手术。如果术中脑组织肿胀明显,颅内压下降不满意,可行去骨瓣减压术。作为最经典的手术入路,可以在直视下清除血肿,止血彻底,减压充分。但是手术创伤大,手术时间较长,术后并发症较多,可挽救患者生命,但术后功能恢复情况仍不理想。

2)微骨窗入路:结合影像学检查,自血肿最厚处或最靠近皮层部位(避开脑功能区)为中心点设计头皮直切开,长 4~6cm。颅骨钻孔后用咬骨钳扩大或铣刀形成至 1.5~3cm 骨窗,剪开硬膜,穿刺确认血肿部位,再电凝切开脑皮层 0.5~1cm。通过不断调整显微镜的角度,直视下完全清除血肿,止血后缝合硬脑膜,血肿腔内留置引流管。手术切口小,可迅速清除血肿减压。文献报道,对于未发生脑疝的患者,较传统大骨瓣开颅术,能显著降低病死率及并发症发生率,改善患者预后。

3)立体定向血肿引流术:患者采取健侧卧位,安装框架。经 CT 扫描后计算血肿体积,并根据 CT 影像设定穿刺靶点,根据靶点三维坐标立体定向装置。在患侧颞部做长 2.5~3.0cm 直切口。切开头皮,用乳突牵开器暴露切口,钻孔、电灼、剪开硬脑膜,彻底止血。立体定向仪引导下利用探针将引流管置入血肿腔,经引流管抽出血肿,不能超过血肿总量的 75%,避免造成新的出血。严格密封并固定引流管后向腔内注入尿激酶 2 万单位 + 生理盐水 2ml,闭管 2 小时后接无菌引流袋。术后每日 2 次注入尿激酶,至血肿基本清除干净。

4)神经内镜手术:根据术前头颅 CT 选择血肿量最大层面和血肿中心距颅骨最近处作为颅骨钻孔的位置,避开侧裂血管区;以钻孔处为中心作一长度约 4cm 直切口,颅骨钻孔后扩大至直径约 1.5cm,"十"字形切开硬膜;电凝皮层,以穿刺套管进行穿刺,到达血肿部位后撤出管芯,经套管置入神经内镜,在内镜术野下清除血肿;术中不强求将血肿全部清除,一般清除 70%~90% 即可;如遇到出血,可用电凝止血,手术后放置引流管,缝合皮肤;术后残余血肿根据情况可通过引流管注入尿激酶液化后引出。神经内镜手术微创,时间短,切口小,神经损伤少,术后恢复快,术后并发症少,但对术者有较高的要求,需熟练掌握内镜下操作技术。

(八)预后与转归

患者的预后与发病时严重程度、年龄、出血量、出血部位、手术方式等密切相关。有研究报道,神志清楚、嗜睡、浅昏迷、昏迷和深昏迷 HICH 患者的死亡率分别为 0、13%、32%、64% 和 94%。我国一项 6 374 例 HICH 患者的临床研究报道死亡率高达 22.67%。对于出血量≤30ml 患者,无论手术还是保守治疗,在治疗 3 个月后的 Barthel 指数不存在统计学差异;对于出血量 >30~<70ml 的患者,以微创开颅血肿清除的疗效最为显著;而对于出血量≥70ml 患者,微创开颅血肿清除和去骨瓣减压相比疗效相近,但均优于内科保守治疗。一项关于神经内镜和开颅手术疗效对比的小宗病例研究发现,两组在死亡率上无统计学差异,但 ADL 评价神经内镜治疗组良好率优于开颅手术组(82.1% *vs.* 53.9%,*P*<0.05)。

【典型病例】

患者,男,73 岁,突发意识不清 2 日。

现病史:患者 2 日前突发意识不清,至当地医院急诊,查头颅 CT 示"左侧基底节区出血",建议上级医院诊治,遂就诊。脱水降颅内压、护胃、营养神经等对症支持治疗,为手术治疗收住入院。患者高血压病史 6 年,最高血压 180/100mmHg,口服药物治疗,血压控制可。

查体:浅昏迷,颈软,双侧瞳孔直径 3mm,对光反射迟钝,心肺听诊无殊,四肢肌力查体不配合,右侧肢体未见明显自主运动,左侧肢体有自主运动,双侧 Babinski 征阴性。

辅助检查:头颅 CT 提示左侧基底节区脑出血,并破入脑室、蛛网膜下腔(图 9-2-1);CTA 提示脑动脉未见异常征象(图 9-2-2)。

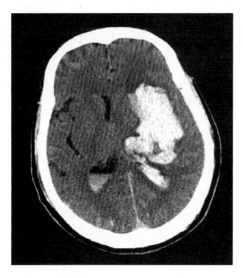

图 9-2-1　术前头颅 CT 检查

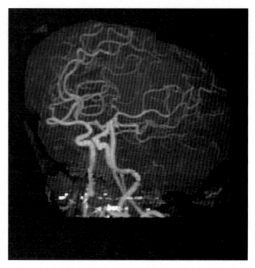

图 9-2-2　术前 CTA 检查

知识点

　　高血压脑出血的诊断要充分排除其他血管病导致的继发性出血的可能。如本病例,患者术前完善的 CTA 检查,能排除大部分脑血管畸形、烟雾病、颅内动脉瘤的诊断,对于确认出血原因更有帮助。特别对可能要进行手术治疗的患者提供了更加丰富的参考。如果是年轻患者,进行脑血管造影检查是值得考虑的选择。

　　初步诊断:左侧基底节区出血;高血压。
　　诊断依据:
　　(1)老年男性。
　　(2)主诉:突发意识不清 2 日。
　　(3)现病史:患者 2 日前突发意识不清,当地医院头颅 CT 示"左侧基底节区出血"。
　　(4)查体及辅助检查相关表现。
　　鉴别诊断:
　　(1)蛛网膜下腔出血:多起病突然,可有剧烈头痛、颅内压增高、脑膜刺激征表现,CT 可见相关影像表现。现患者影像学不支持该病,故暂不考虑。
　　(2)脑梗死:常有高血压、糖尿病等脑血管病危险因素,起病较出血相对缓慢,病程逐渐进展,常有神经系统局部损害表现,头颅 MRI 可提示相关病灶。现 CT 提示出血明确,现暂不考虑。
　　治疗过程:完善相关检查,排除禁忌证后急诊行"内镜下血肿清除术＋脑室外引流术＋颅内压探头植入术"。先神经导航下定位左侧穿刺点,并以穿刺点为中心做一长约 4cm 直切口。切开头皮,磨钻铣刀形成直径约 3cm 骨窗。剪开硬膜,取皮层表面无静脉区域,平行脑沟方向电凝并切开。取穿刺管,导航辅助明确穿刺方向后,穿刺血肿腔,缓慢吸取血肿约 5ml。植入带扩张球囊的穿刺管,小心扩张穿刺通道后,置入透明工作套管达血肿深处。拔除套芯,置入内镜,见血肿暗红色,部分液化。吸除血水及血凝块,见血肿逐渐由周边涌入套筒内。血肿边缘脑组织界面以速即纱、明胶海绵压迫止血。血肿大部吸除,退出套筒,通道以明胶海绵压迫止血。缝合硬脑膜,骨瓣回纳。随后于右侧行脑室外引流,置入带颅内压监护探头的脑室外引流管。术后患者送 ICU

病房。

术后24小时内复查头颅CT提示"左侧基底节区脑出血术后,血肿大部分清除"(图9-2-3)。术后患者动态监测颅内压,未超过20mmHg,未予脱水降颅内压药物治疗。术后予预防感染,预防癫痫,补液及营养支持等对症治疗。术后1周行气管切开,病情逐渐稳定好转;手术2周后出院,出院时患者意识模糊,口面罩吸氧,双瞳孔等大等圆,直径约4mm,对光反射灵敏,双肺呼吸音粗,未闻及明显干湿啰音,心律尚齐,腹软,肢体活动不能配合。转至当地医院康复科进行康复训练。

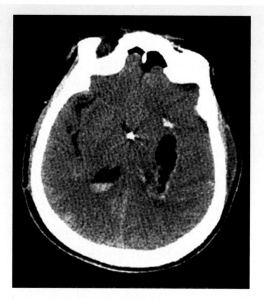

图9-2-3 术后复查头颅CT

 知识点

高血压脑出血患者的治疗主要包括两大方面:

首先是积极的内科干预,包括血压控制、凝血功能纠正、血糖控制、感染控制、深静脉血栓的预防、癫痫治疗、营养支持等方面,以上是高血压脑出血治疗的基础。

其次是外科干预,要选择可能获益的人群。例如小脑出血伴第四脑室梗阻应积极行手术干预,年轻患者、血肿邻近皮层、神经功能状态恶化较早发生的患者可考虑行积极的手术干预。应选择对脑组织损伤小、减压充分、止血操作满意的手术方式。因此要充分理解微创神经外科的理念,充分利用神经导航、内镜等辅助技术来辅助手术的进行。

二、脑淀粉样血管病

脑淀粉样血管病(cerebral amyloid angiopathy,CAA)又称"嗜刚果红血管病",因其在刚果红染色下表现出特殊的阳性反应而命名,发病与年龄呈正相关,临床上以反复、多灶性的脑叶出血为主要特点,可伴有痴呆等,常见于老年人群。

（一）病因

本病具体病因不详。根据国内外尸检研究的结果发现:首先,CAA发病与年龄密切相关,在60~69岁的人群中,CAA患者占4.7%~9.0%,高于90岁的人群发病率升高至43%~58%。其次,CAA所致ICH以脑叶出血为著,顶叶、枕叶、额叶、颞叶都有分布,也可见于小脑等部位。目前的研究尚未发现CAA发病与性别相关,男女比例接近1:1。有日本学者对5年2 885例自发性脑出血(ICH)的患者进行病理学检查,发现其中794例(约27.52%)确诊有CAA。我国各省多中心的研究中,针对手术治疗ICH患者脑组织进行了病理学活检,发现手术治疗的ICH患者中,约38.3%(355/927)与CAA相关。

（二）病理学

CAA病理特点为大脑皮质、软脑膜及蛛网膜下腔的中、小血管壁内的中层和弹力层有淀粉样物质沉着,从而导致血管壁变性、坏死,甚至出血,已成为中老年人原发性、非外伤性、非高血压脑出血的常见原因之一。其发病率随年龄增长而有上升趋势,目前已日渐受到重视。

（1）CAA脑改变:脑体积缩小,皮质萎缩,质量减轻,主要在大脑半球和枕叶、颞叶皮质和软脑膜的中小动脉和毛细血管壁上。多数呈局限性、小片状/对称分布,少数可遍及整个大脑皮质,顶叶、额叶、枕叶等不同部位可轻度或不同程度受累,大脑白质、基底节、小脑、脑干和脑静脉很少受累。

显微镜观察可见淀粉样沉积物大部分由纤维成分组成,刚果红染色强阳性(图9-2-4)。刚果红是一种偶氮染料,具有对称的线状结构,淀粉样蛋白可选择性地与之结合,因为它们之间能形成氢链。X射线衍射分析,β-amyloid(Aβ)具有β片层结构,呈纤维状,与刚果红结合后仍具有一定的排列方向,从而在偏光镜下具有双折光性。CAA阳性标本在偏振光显微镜下表现为苹果绿双折光特征(图9-2-5);脑膜及皮质中、小血管受累,淀粉样物质一般沉积于中膜及外膜,血管壁增厚、管腔狭窄、脑细胞轻度水肿,脑血管扩张伴出血。在免疫组化染色时,棕褐色阳性反应部位提示淀粉样物质的沉积(图9-2-6)。此外,CAA的大脑皮质内可同时存在老年斑(SP)、神经纤维缠结(NFT)及神经细胞脱落,前二者出现量多而广泛,后者则具有选择性,三者出现部位和量缺乏相互关系。病理学是诊断淀粉样CAA的金标准。刚果红特异性染色为CAA定性的方法,但目前仍以免疫组化法的病理诊断作为更可靠的依据。

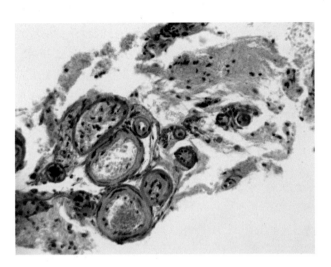

图9-2-4　刚果红染色(×40)

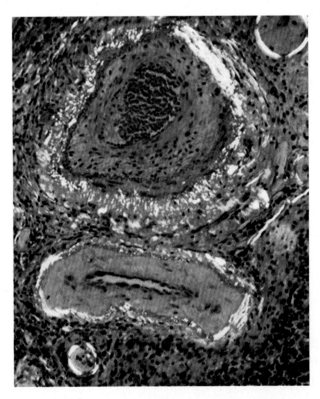

图9-2-5　刚果红染色在偏振光下表现(×100)

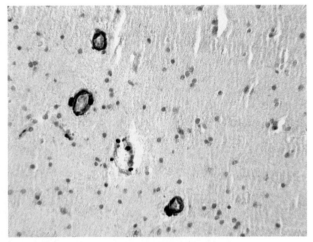

图9-2-6　β-amyloid免疫组化染色(×40)

(2) CAA并发脑血管病变的病理改变

1) 脑出血:CAA引起的ICH表现为反复、多发的脑实质内出血,多局限于两侧半球的皮质和皮质下白质,也可合并蛛网膜下腔出血(SAH)或硬脑膜下血肿,而较少破入脑室。血肿可同时或相继发生于不同脑叶,一般位置相对浅表,多见于枕叶、枕顶区或额叶等。根据CAA进展的不同分期,ICH也可分为单/多发性出血,形态不规则,大量出血时多个出血灶间可见互相融合,这些出血部位与淀粉样物质常见的沉积部位基本符合。

2) 短暂性脑缺血发作(transient ischemic attack,TIA)和脑梗死:CAA 也可引起缺血性卒中。曾有报道23 例 CAA 患者,其中脑梗死 13 例,脑出血 9 例,痴呆 1 例。病理证实,脑血管的淀粉样浸润可导致血管腔狭窄,小动脉透明样变,狭窄性血管内膜增生,纤维蛋白样变性及纤维性阻塞。这些病变均可致使大脑皮质区局灶性缺血、梗死和软化。

（三）分子病理学

CAA 遗传性标记物中已发现数个基因突变位置,这些基因突变在 β-amyloid(Aβ)的遗传编码以及蛋白酶抑制剂组氨酸 c 的基因上。散发型 CAA 患者有一个基因标记物,即 apoE 基因型,已作为 CAA 引起脑叶出血者的遗传性危险因素以及疾病的标记。apoEε2 等位基因似乎在 CAA 相关的脑出血患者之间更为普遍,apoEε4 等位基因与 CAA 相关的脑出血的关系,似乎与阿尔茨海默病(AD)无关。apoEε4 等位基因似乎可增强 Aβ 在已形成的血管淀粉样病损中的沉淀,apoEε2 等位基因似乎与从淀粉样沉积到血管病变的发生有关,这个过程又与脑出血相关。

（四）临床表现

CAA 多发生于 60 岁以上的老年人,发病率常随年龄的增高而增高。可伴或不伴 AD,文献报道 CAA 患者中 89% 有 AD。CAA 患者脑部病理检查常有老年斑(SP)和神经纤维缠结(NFT)等老年变化。由于脑血管弥散性淀粉样变性、广泛性脑缺血,多数患者有不同程度的精神障碍和行为异常,表现为记忆力、定向力、计算力、综合分析能力障碍或有幻觉妄想等。未发生自发性脑出血时 CAA 通常发病隐匿,或可表现为言语困难、共济失调、肌痉挛、阵挛或全身性抽搐,少数患者表现为轻偏瘫、失语、同向偏盲、肌张力增高和假性延髓性麻痹等,神经系统症状多与受累部分定位定性诊断相符合。病情呈进行性发展,晚期可出现卒中、痴呆等。

CAA 并发脑出血是正常血压性脑出血的重要原因之一,占自发性脑出血的 2.0%~9.3%,占老年人脑叶出血的 20%。有报道 CAA 尸检病例 40% 有脑出血,而脑叶出血是 CAA 最常见的表现形式,尤其多发于老年人。发病前血压可正常,部分患者发病时血压有不同程度的升高。一旦发生自发性脑出血,则体征及临床表现与其他疾病引起的脑出血无显著特异,由出血的部位及出血量等因素决定了临床症状的轻重程度。如蛛网膜下腔出血(SAH)可引起头痛、恶心、呕吐、颈项强直、Kernig 征阳性等脑膜刺激征。因出血灶较浅表,较少累及脑室系统,所以起病时大多无意识障碍,但可进行性加重。

如为多发性脑内出血,临床表现较凶险,多以昏迷、偏瘫、突发头痛起病,伴恶心、呕吐或精神错乱;而局灶性出血多有明显的定位症状,如出现偏盲、象限盲、精神障碍等,亦可有摸索反射和强握反射阳性。CAA 并发脑出血很少发生在非脑叶部位,如壳核、丘脑、脑桥等高血压脑出血的常见部位,但小脑可有不同数量的血管淀粉样物,故有时也可为 CAA 合并出血的部位(图 9-2-7)。CAA 所致的脑出血另一特点为复发性,即间隔数月至数年不等的同一部位和 / 或不同部位的再出血。尽管 CAA 常严重累及软脑膜血管,但与 CAA 相关的原发性蛛网膜下腔出血非常少见。腰椎穿刺脑脊液压力增高,呈均匀血性。

CAA 并发缺血性卒中以 TIA 最常见,多见于颈内动脉系统,也可为椎基底动脉系统。可表现为发作性TIA(如偏身感觉障碍、轻偏瘫和命名性失语、一过性眩晕、耳鸣、共济失调及皮质盲等)。CAA 并发脑梗死,多见于枕叶、颞后、顶叶与额叶,表现为相应的临床症状和体征,但一般比动脉硬化性脑梗死范围要小,症状较轻,可多发与复发。

（五）辅助检查

CAA 隐匿期时,头颅 CT 无明显异常或仅有老年性脑萎缩改变等表现;头颅 MRI 可利用梯度回波(GRE)序列扫描早期发现脑内潜在的微小自发性出血灶及含铁血黄素沉积,对脑叶出血的老年患者 CAA 诊断及疾病的发展提供重要信息(图 9-2-8)。脑血管造影表现可正常,或伴有小部分的血管炎改变。

CAA 一旦并发脑出血时,头颅 CT 显示单发或多发脑叶出血,在枕叶、颞后、顶枕或额叶皮质与皮质下区可见高密度血肿影像,可伴有继发 SAH 的征象。头颅 MRI 还可显示皮质或皮质下斑点状出血灶,出血

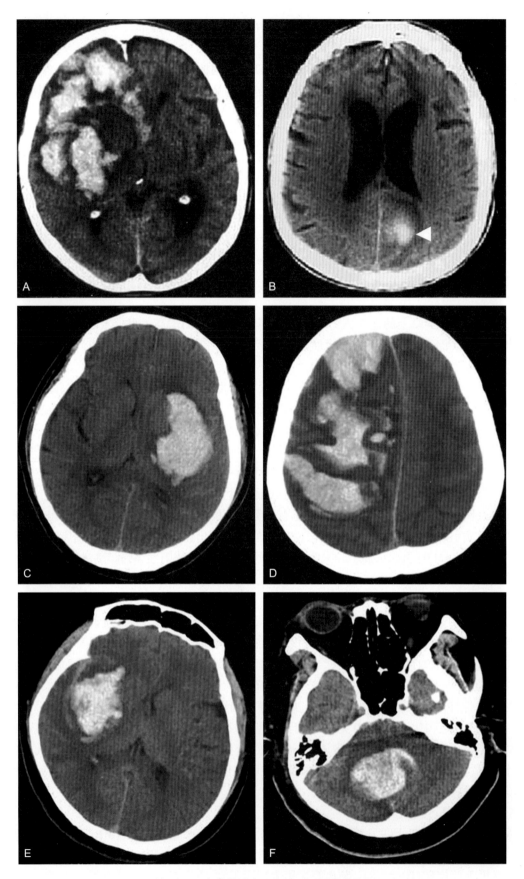

图 9-2-7   自发性脑出血急诊 CT 影像学特征

图 A~图 F 为 6 例自发性脑出血患者急诊头颅 CT 情况,出血部位包括右额颞叶、左枕叶、左基底节
区、右额颞顶叶、右基底节区、外囊及小脑半球出血的情况;其中图 B 患者保守治疗。

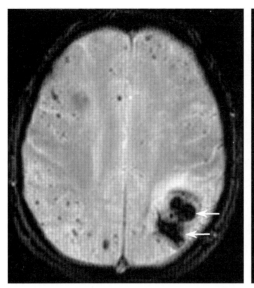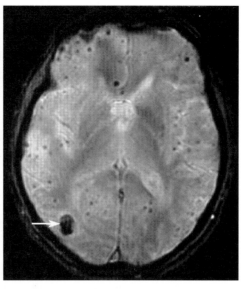

图 9-2-8 T₂梯度回波（GRE）序列扫描
可见灰白质交界区大量的微出血信号，但在基底节区及脑干等部位未见异常信号。

灶边缘不整，可向白质延伸，血肿周围的高信号区较宽。

（六）诊断和鉴别诊断

1. 诊断　目前尚缺乏对 CAA 的特异诊断方法，大多 CAA 病例均经病理活检或尸检后才作出诊断；而结合临床信息及影像学特征作出的诊断，国际上较为广泛认可的是波士顿诊断标准（表 9-2-1），对于年龄大于 55 岁、无明显原因出现一处或多处脑叶出血灶，可考虑 CAA 的可能性。

表 9-2-1 脑淀粉样血管病（CAA）波士顿诊断标准

诊断结论	资料来源	标准
1. 肯定是 CAA	全面的尸检	脑叶、皮质或皮质下出血
		严重的 CAA，伴血管病变
		没有其他疾病的诊断表现
2. 很可能是 CAA	病理证据支持临床资料以及病理组织（清除的血肿或者皮层活检）	脑叶、皮质或皮质下出血
		某种程度的 CAA
		没有其他疾病的诊断表现
3. 很可能是 CAA	临床资料以及 MRI 或者 CT	多发出血限于脑叶、皮质或皮质下区域（小脑出血也可）
		年龄≥55 岁
		没有其他导致出血的原因
4. 可能是 CAA	临床资料以及 MRI 或者 CT	单发的脑叶、皮质或皮质下出血
		年龄≥55 岁
		没有其他导致出血的原因

临床上对于老年患者或痴呆人群中出现的自发性脑内出血，特别是局限于大脑皮质和皮质下的多发性脑内出血，且合并 SAH 者应想到 CAA 引起的出血可能性。CAA 临床诊断要点可归纳如下：①多见于老年期，特别是 70 岁以上；②慢性进行性痴呆或卒中后急性痴呆；③非外伤性、伴或不伴高血压脑出血（病史采集对相关的鉴别诊断尤为重要），头颅 CT 或 MRI 在枕叶、颞叶、顶叶或额叶皮质或皮质下区可见血肿高密度影，伴 SAH；④部分患者以 TIA 或脑梗死起病，头颅 CT 或 MRI 扫描可在上述部位显示梗死灶；⑤卒中

发作呈多发性或复发性;⑥病理学检查有确诊意义,脑组织活检动脉血管壁 β- 淀粉样蛋白免疫组化染色为阳性表现,有的经刚果红染色后在偏振光镜下呈苹果绿双折光特征,即可诊断为 CAA。

值得注意的是,来自我国多中心自发性脑出血的研究中,相当的 CAA 患者同时合并有高血压,且最年轻的一例 CAA 患者为 27 岁的妊娠高血压综合征产妇。既往也有研究发现高血压和 CAA 可存在于同一个体,尽管两者单独存在时即可分别引起脑出血,但同时存在时引起自发性脑出血的具体机制不详,可能的解释为两者共同作用于脑血管,加速了卒中事件的进程。另有一些研究发现炎性反应也与 CAA 密切相关,这提示年轻自发性脑出血的 CAA 患者病因可能与炎性反应有关。

2. 鉴别诊断　CAA 需与 AD、Pick 病、多发性梗死性痴呆、皮质下动脉硬化性脑病等痴呆鉴别,还需与高血压脑出血、SAH 及动脉硬化性脑梗死等鉴别。

（七）治疗

1. 急性期治疗　当发生自发性脑出血时,无论是由 CAA 引起,还是高血压等其他致病因素所致,出血处理原则一致,即根据实际情况判断有无手术指征,及时开颅清除血肿等。需要注意的是,因淀粉样物质替代了血管的中层结构,影响了血管的收缩和止血过程,而易引起大出血,增加了手术的难度及风险,但对反复出血的早期患者为了直接止血和防止再出血,可行手术治疗。有研究表明,对于这类自发性脑出血,手术与保守治疗结果无差异。并发 TIA 或脑梗死者,按缺血性卒中相应原则处理,但禁用抗血小板聚集药、抗凝药及溶栓药。另外,凝血酶原复合物和Ⅶ因子在预防血肿再扩大方面已经显出成效,但仍需谨防血栓形成等。

2. 药物治疗　目前临床上尚无明确有效的针对 CAA 的药物。伴有痴呆者可应用促进脑细胞代谢药物。近年来国际上正在兴起抗 CAA 药物的研究,其中有一种较为安全的药物叫 Cerebil,已进入二期试验。这是一种小分子的药物,它可与糖胺聚糖竞争性结合 Aβ,从而改变 Aβ 的沉积及代谢等。另外还有关于Aβ1-42 纤维蛋白疫苗制剂,以及基于 *Aβ42* 基因敲除等思路研发的基因治疗。前者因副作用大目前距离临床应用还有相当长的过程,后者在小鼠身上的实验数据尚令人满意。多数动物实验和少数临床报道应用细胞毒性药物治疗反应性淀粉样变性,可起到促进淀粉样物的亚单位颗粒从尿中排出及控制临床症状的作用。虽然一些体外实验发现肾上腺皮质激素对于炎性相关的 CAA 有效,但由于其可加速淀粉样物的沉积,故其治疗作用尚有争论。

3. 二级预防　首先,治疗控制血压。尽管高血压并不能直接导致 CAA 脑出血,然而对于心脑血管疾病的患者而言,积极地控制血压仍然是治疗的重要环节之一。其次,戒烟,适度饮酒;除特殊指征外,停用抗凝药物,结合患者心血管系统的具体情况决定可否使用抗血小板药物。也有一些学者建议老年人可定期复查 MRI 梯度回波(GRE)序列以尽早发现微出血及小出血。

（八）预后

CAA 多呈进行性发展,病程较长,平均约 13 年,死亡年龄为 59~72 岁,平均 65 岁。CAA 引起脑出血死亡率很高,且与年龄、体质、血肿大小和扩散范围有关。与首次出血相比,复发性脑内血肿预后更差。

三、抗凝药物相关性脑出血(药物相关性卒中)

（一）流行病学

卒中(stroke)是一类常见病,多发病,具有高发病率、高死亡率、高致残率和高复发率的"四高"特点,包括缺血性卒中和出血性卒中两大类。目前,我国 40 岁以上卒中患者达 1 036 万,发病率以每年 8.7% 的速度上升,每年新发卒中病例约 250 万,死亡人数约 150 万,约占所有疾病死亡人数的 10%,已成为国人的第一位死因。因此,加强脑血管病的防治非常重要。除高血压、糖尿病、高脂血症、心脏疾病、吸烟与酗酒、肥胖等常见的卒中危险因素外,凝血及血小板功能障碍作为一类特殊的病因,已引起神经外科医师越来越多的关注。目前已知一些药物可引起血黏稠度增高,在高危人群中使用可能会导致缺血性卒中的风险。而在引起凝血及血小板功能障碍的原因中,抗凝及抗血小板药物的使用占据了很大的比例,主要包括静脉血栓、心房颤动患者使用的抗凝药物,以及阿司匹林和硫酸氢氯吡格雷等抗血小板药物。这类药物同时又是治疗心脑血管疾病的一线治疗药物,尤其是在当今大量使用冠状动脉和颅内支架的年代,抗血小板药物的使用越来越多,由此所导致的出血性卒中以及面对开颅手术时的应急处理更为棘手。为此,有学者提出"药物相关性卒中"的概念,并对相关的防范和围手术期处理措施进行总结和讨论。

(二)发病机制

药物相关性卒中是指因药物导致血液成分改变或出凝血及血小板聚集功能异常,进而导致卒中事件的发生。尤其是一些药物的使用可导致患者在急诊或择期开颅手术中出血风险增加,这类药物,主要包括在临床上广泛应用的抗血小板药物和抗凝药物。如阿司匹林作为冠心病治疗的标准方案,可降低患者的短期和长期死亡率,需终身服用。对于冠脉或颅内支架植入术后患者,在一段治疗时期内还需要阿司匹林联合氯吡格雷双联抗血小板治疗。在缺血性卒中,阿司匹林也是作为二级预防的推荐用药。颈动脉狭窄是卒中筛查与防治的重点项目,无论是内科药物治疗,还是达到手术干预指征行颈动脉支架植入术,均需启动抗血小板治疗。心房颤动患者如 CHA2DS2-VAS 评分高于 2 分,就需启动抗凝治疗,无论是传统抗凝药物(华法林)还是新型口服抗凝药物(如达比加群、利伐沙班等),均存在一定程度的出血风险。抗凝治疗也是深静脉血栓最重要的初始治疗方案,药物选择包括低分子量肝素、普通肝素、磺达肝癸钠、利伐沙班等。

Chimowitz 通过一项随机对照研究发现,阿司匹林导致年出血事件发生率为 3.2%,其中颅内出血发生率为 0.36%;华法林导致的年出血事件发生率为 8.3%,其中颅内出血发生率为 1.1%。Ellis 等研究了抗血小板药物对蛛网膜下腔出血(SAH)的影响,发现 SAH 发病前抗血小板药物用药比例随时间推移增加了近 10 倍,DSA 阴性患者服用抗血小板药物的比例显著高于 DSA 阳性患者(27% $vs.$ 14%,$P=0.001$)。华法林作为维生素 K 拮抗剂,治疗窗口窄,剂量调整不当很容易继发出血事件,目前已涌现了大批新型非拮抗维生素 K 的口服抗凝药,如凝血酶抑制剂达比加群,X 因子抑制剂利伐沙班、阿哌沙班、依度沙班。Steinberg 等纳入 4 项随机对照研究,对上述新型口服抗凝药和华法林在非瓣膜病所致心房颤动患者中的治疗作用和安全性进行了荟萃分析,结果发现相比华法林,新型抗凝药物具有类同的治疗效果,但可降低卒中或系统性栓塞的发生率($RR=0.81$,$P<0.000\ 1$)以及颅内出血的风险($RR=0.48$,$P<0.000\ 1$)。在亚洲人群中,一项日本的研究发现,新型非拮抗维生素 K 抗凝药较华法林能更加显著地降低卒中事件的发生风险,虽然颅内出血风险更低,但未见统计学差异。一项针对亚洲人群设计的荟萃分析则对不同的新型抗凝药进行了亚组分析,结果发现在预防缺血性卒中方面,达比加群较华法林更加有效,且具有统计学差异,在出血性卒中发生风险上,除了利伐沙班,其余新型抗凝药均比华法林更加安全。

这些研究结果表明,抗凝、抗血小板药物的使用确实增加了患者颅内出血的风险,与华法林相比,新型抗凝药物的安全性更高。除了上述所熟知可引起出凝血功能障碍的药物外,还需要警惕肿瘤化疗药,可抑制骨髓造血功能而导致血小板数量和质量的下降,从而继发颅内出血。

研究表明,有些药物可以导致血液成分发生改变,引起红细胞增多,从而导致血黏稠度增加,具有潜在的致缺血性卒中事件发生的危险,尤其是在具有心血管事件风险的高危人群中。睾酮治疗可导致红细胞增多,在动物实验中发现,短期内大剂量的睾酮治疗可显著提高血细胞比容和全血黏稠度增加;虽然在长期使用后会产生适应机制,但临床研究中确实有早期发生心血管不良事件的报道。在接受环孢素治疗的移植患者中发现对红细胞血液流变学发生改变,在大鼠模型中进一步研究证实了环孢素能显著增加红细胞的变形性和血浆及血液的黏稠度,可能会对微循环产生影响。糖皮质激素的副作用之一就是导致血红蛋白浓度和红细胞数量增加,因此在老年人中需谨慎使用。这些药物应用于一般患者中还是相对安全的,但对于老年、高血压、高血脂、糖尿病、长期制动、既往心脑血管病史等卒中高发的危险人群而言,需关注红细胞数量、血黏稠度等相关指标,警惕缺血性卒中的发生。

(三)病理过程

1. 出血性卒中　因患者血小板和凝血因子功能障碍,药物引起或伴发的颅内出血往往较重,早期以血肿压迫形成的占位效应为主,随后血肿刺激周围脑组织继发水肿,进一步增加颅内压,严重者可导致脑疝。一般在急性期后血肿逐渐溶解形成含铁血黄素,周围脑组织逐渐液化坏死,吞噬细胞清除含铁血黄素和坏死脑组织,周围胶质增生,小出血灶形成胶质瘢痕,而大出血灶则形成囊腔。

2. 缺血性卒中　缺血区会发生肿胀、软化和坏死,发生大面积脑梗死时,还会因脑组织高度肿胀、颅内压增高,导致脑组织移位,甚至脑疝形成。镜下可见神经元皱缩,炎细胞浸润,胶质细胞破坏,神经轴突和髓鞘崩解,小血管坏死等急性缺血性表现。发病后 4~5 日脑水肿达到高峰,7~14 日梗死区液化。3~4 周后可软化区可形成胶质瘢痕,而大面积梗死灶中央液化形成囊腔。

（四）临床表现

1. 出血性卒中　以脑出血为表现者,多发病急骤,根据出血部位、血肿量、基础疾病等而表现出不同的神经功能障碍。除偏瘫、偏身感觉障碍、偏盲、失语、失用等定位症状外,多有突发的剧烈头痛,恶心呕吐,可出现嗜睡、昏迷等意识障碍,严重者可进展为脑疝,危及生命。

2. 缺血性卒中　以缺血性卒中发病者较为罕见,常在安静状态或睡眠中起病,根据栓塞的位置不同而表现出相应的神经系统局灶症状和体征,如偏瘫、失语、偏身感觉障碍、偏盲、眩晕、共济失调等,一般患者意识清楚。但若出现基底动脉血栓或大面积脑梗死时,可因累及脑干网状上行激动系统,或继发水肿、颅内压增高导致脑疝,患者多有意识障碍,甚至最终导致死亡。

（五）辅助检查

血常规检查可以评估血小板数量,PT、APTT 和国际标准化比值(INR)水平可评估患者凝血功能,服用华法林者需常规检测 INR 水平。血栓弹力图通过观察血液凝固和纤维蛋白形成过程的动力学变化,可反映血小板功能状态、抗凝药物疗效,指导出血风险评估。

CT 检查可清楚显示高密度的出血灶,并可以评估血肿周围脑水肿的程度、颅内压、中线移位和脑室脑池受压情况。但是对于缺血性卒中,CT 早期敏感性差,更多用于排除出血、陈旧性梗死和肿瘤等其他病变,而在 24 小时左右可显示出梗阻血管支配的低密度区域。CT 血管成像可显示颅内血管情况,发现动脉瘤或梗死血管。CT 灌注成像则通过测量脑血流量和血容量来评估缺血半暗带。

MRI 检查对急性期血肿缺乏敏感性和特异性,血肿信号强弱受血肿内红细胞铁离子影响而不断发生变化。但是对于缺血性卒中,是首选的检查手段,DWI 可在超急性期内检出缺血病灶。通过 MRI 灌注成像亦可以评估脑内代谢情况,发现可挽救的缺血半暗带范围。

（六）诊断及鉴别诊断

1. 诊断　诊断需结合发病前相关药物服用病史、典型的临床表现,以及影像学检查结果综合分析。在临床上会因为过度关注现病史以及影像学结果而忽略了对既往病史和用药史的询问,如贸然手术可能会造成灾难性后果,或者在保守治疗过程中导致病情进展恶化。因此,需重视病史的询问,尤其在急诊环境下,更不能遗漏向患者或家属询问药物史。此外,还需要区别是药物导致的,还是用药期间伴发卒中事件。对于后者,需完善相关检查,以明确是否存在动脉瘤、血管畸形、肿瘤等基础疾病,在纠正患者凝血功能的同时,需同时处理这些基础疾病。

2. 鉴别诊断

（1）动脉瘤:以蛛网膜下腔出血最为常见,少部分可形成脑内血肿或脑室内积血,偶尔可见以硬膜下出血为表现者,可通过 DSA 检查确诊。

（2）血管畸形:动静脉畸形、海绵状血管畸形等都可破裂出血,MRI 可见特征性改变,造影检查可见畸形血管团。

（3）肿瘤:影像学上多可见混杂信号,增强 CT 和 MRI 可见异常的强化影。

（4）烟雾病:MRA 或 CTA 可见颈内动脉闭塞,DSA 可确诊。

（5）感染:尤其是真菌感染侵犯血管系统,患者可有体温升高和脑膜刺激征表现,确诊依靠腰椎穿刺脑脊液涂片和培养。

（6）外伤:患者有明确的外伤病史,CT 可见头皮血肿、骨折线、脑挫裂伤、脑内血肿等表现。

（七）治疗

在临床上,因服用抗血小板或抗凝药物而导致颅内出血,或期间需接受神经外科手术,患者的血小板或凝血功能受损,但同时又存在较高的血栓栓塞风险,停药可能继发血栓形成。因此,这类疾病处理较为棘手,需在充分权衡出血与栓塞风险的基础上,进行个体化处理。而对于药物引起的缺血性卒中,在服用相关药物时需警惕卒中事件的发生,一旦出现,在停药的基础上,按照卒中流程进行处理。

1. 抗血小板药物 接受阿司匹林和氯吡格雷双联抗血小板治疗的患者如需接受神经外科择期手术,一般提前1周停药。如需桥接治疗,有学者建议术前7日停用阿司匹林和氯吡格雷,加用布洛芬600mg,1日2次;术前3日加用依替巴肽团注180μg/kg,续以2μg/(kg·min);术前夜间停用布洛芬及依替巴肽;术后第1日行CT检查,如排除颅内出血,即可开始口服每日阿司匹林325mg;术后第2日可加用氯吡格雷首剂300mg,后续75mg/d。

在服用抗血小板药物期间出现急性颅内出血,在处理方案上存在较大的争议,有学者建议对服用阿司匹林的患者,输注5单位血小板以逆转血小板功能障碍。而对使用其他噻吩并吡啶类药物的患者,如仅有少量颅内出血,可输注10单位血小板,如有大量颅内出血,予去氨加压素联合10单位血小板,48小时内每12小时续用10单位血小板。但Joseph等通过研究发现,服用抗血小板药物治疗期间出现颅脑外伤,如血小板计数低于135×10^9/L,复查CT发现病情恶化的风险显著提高,因此建议根据血小板数量决定是否需输注血小板支持。美国血库协会在2014年发布的血小板输注指南中也提到,在抗血小板治疗期间发生颅脑外伤,目前无充足证据支持或否定输注血小板治疗的价值。指南建议对于该类患者,需进行个体化分析,对于血小板少于100×10^9/L的手术患者,应输注血小板。处理方案见图9-2-9。

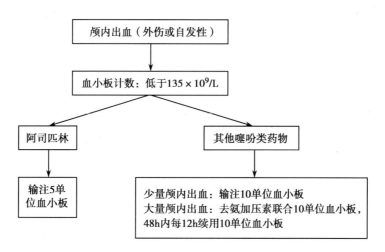

图 9-2-9 抗血小板药物治疗患者急诊手术处理流程

2. 华法林 如患者在服用华法林期间需接受神经外科手术,应仔细评估患者出血及血栓形成风险。无论是颅内手术还是脊柱手术,均存在极高的出血风险,华法林半衰期为20~60小时,术前建议停用3~5日。但是对于安装机械人工瓣膜,3个月内有卒中或一过性缺血发作等动脉血栓栓塞事件,以及先前出现过因停用华法林而导致动静脉血栓栓塞事件的患者,强烈建议使用肝素衔接治疗,具体替代治疗方案见图9-2-10。

但是对于24小时内需接受急诊手术的患者,需尽快逆转华法林所造成的凝血功能障碍,建议静脉推注2.5~5mg维生素K,并输注新鲜冰冻血浆或凝血酶原复合物。如可推迟至24小时后手术,建议静脉或口服维生素K治疗。输注新鲜冰冻血浆的治疗方案被证明是快速有效的。一项纳入354例患者的回顾性研究发现,对华法林相关的颅内出血,如通过输注新鲜冰冻血浆纠正INR值达1.5以下,可显著降低患者住院期间死亡率(15.3% *vs.*55.6%,*P*=0.01)。

3. 肝素类药物 肝素类制剂半衰期短,临床上常用于华法林桥接治疗,择期手术患者术前停用12小时即可。而在用药期间并发出血事件者,也有特效的逆转药物可用,因此相对安全。在并发颅内出血的2~3小时内,每100单位普通肝素可给予1mg鱼精蛋白。低分子量肝素制剂种类较多,8小时内应用依诺

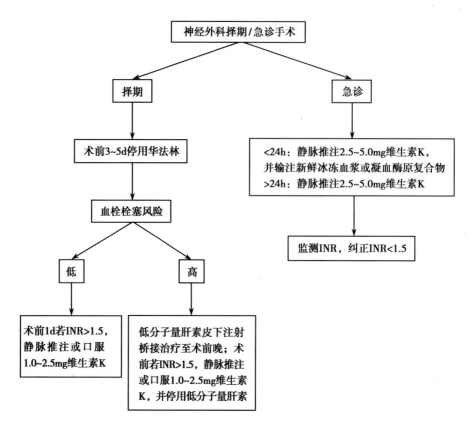

图 9-2-10　华法林抗凝治疗患者围手术期治疗方案

肝素者,每 1mg 给予 1mg 鱼精蛋白逆转,8~12 小时内则给予半量鱼精蛋白即可,12 小时以后已无须给药。使用达肝素钠、那曲肝素者,在 3~5 个半衰期内,每 100 单位给予 1mg 鱼精蛋白均可有效逆转抗凝作用。需要注意的是,出于安全角度考虑,鱼精蛋白的单次剂量不应超过 50mg。

4. 新型抗凝药物　随着研究的不断深入,已经有越来越多的证据支持新型抗凝药物的使用。但是在使用该类药物期间并发颅内出血,有学者建议采用凝血酶原复合物进行逆转,但仍缺乏足够的循证医学证据。因新型抗凝药物半衰期短,故应立即停用药物,并尽可能延长停药时间,一般需 2 日左右。如在 2 小时内服药,可口服活性炭吸附以减缓肠道吸收。入院后需评估凝血功能,必要时检测凝血因子及血药浓度。目前已有达比加群、利伐沙班的拮抗药物,有条件的机构可予以使用。建议静脉给予 30~50U/kg 凝血酶原复合物或 50U/kg 激活凝血酶原复合物,若血肿扩大可重复给药,贫血者可给予输注红细胞,血小板减少者可输注血小板支持。但不建议给予重组Ⅶ因子、维生素 K、鱼精蛋白。服用达比加群的患者,理论上可通过血液透析吸附代谢药物,但急诊手术患者病情重,血液透析治疗会影响血流动力学稳定,反而有加重病情的风险。处理方案见图 9-2-11。

（八）预后与转归

患者如在服用抗血小板或抗凝药物期间并发脑出血,较一般脑出血事件更为严重,即使开颅手术清除血肿,往往因止血困难,术后弥漫性渗血,导致预后不佳,据报道这类患者的死亡率高达 67%。口服华法林者,脑出血第 1 日即有 33% 患者死亡。在一项回顾性研究中,与未服用抗血小板或抗凝药物的患者相比,阿司匹林使得颅内出血患者的 3 个月死亡率至少增加了 1 倍,华法林使得患者 3 个月死亡率增加了 2 倍。Ellis 等发现在 DSA 阴性的 SAH 患者中,服用抗血小板药物患者预后更差。相比华法林,新型抗凝药物能显著降低颅内出血的风险和全因死亡率,确实更加安全。

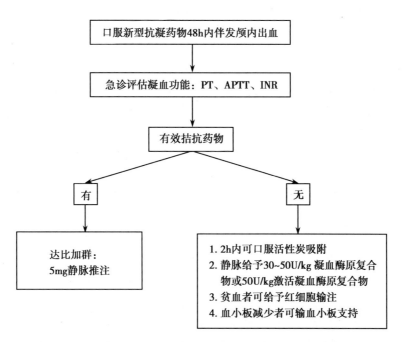

图 9-2-11　新型抗凝药物治疗患者急诊手术处理流程

第三节　颅内动脉瘤

内容要点：

1. 90% 以上的脑动脉瘤分布在脑底动脉环附近，其中大部分位于颈内动脉系统。

2. 某些因素可能通过对血压、血流动力学和颅内压的影响而促发动脉瘤破裂出血。

3. CTA 和 DSA 是确认颅内动脉瘤诊断最常用的影像学检查，其中 DSA 检查仍然是动脉瘤诊断的金标准。

4. 颅内动脉瘤的治疗包括经典的显微神经外科手术夹闭和血管内介入治疗，治疗的目的是将动脉瘤排除在循环之外，同时保证载瘤动脉的通畅性。

5. 破裂动脉瘤患者，对于 Hunt-Hess 分级 I、II 级及没有明显意识障碍的 III 级患者应尽早进行手术干预。

颅内动脉瘤（intracranial aneurysm）绝大多数是囊动脉瘤。由于正常颅内脑动脉管壁中层发育不良，缺少外弹力层，在血压和血流的作用下，较颅外动脉容易形成动脉瘤。囊性动脉瘤多发生于 Willis 环及动脉血管转折处，且 Willis 环大部分位于蛛网膜下腔内与颅底关系密切，所以一旦发生破裂多表现为蛛网膜下腔出血。由于神经影像广泛应用，近来越来越多的未有症状的颅内动脉瘤在临床上被发现。据资料统计，颅内动脉瘤占自发性蛛网膜下腔出血（SAH）的半数以上，华山医院资料统计为 61.73%。颅内动脉瘤破裂引起蛛网膜下腔出血的年发生率为 (6~35.6)/10 万，颅内动脉破裂出血可以导致患者残废或死亡，幸存者仍有短时间内再次出血的可能，是当今致死、致残最常见的脑血管疾病之一。

一、分类

（一）按病史分类

1. 未破裂动脉瘤　除巨大动脉瘤因占位效应可引起颅内压增高或神经受压症状、体征外，一般没有临床症状和体征。

2. 破裂出血的颅内动脉瘤　破裂出血往往是颅内动脉瘤的首发症状,多以蛛网膜下腔出血为特征,出血量大时可以伴有血肿形成。突然发病、剧烈头痛、恶心、呕吐,有时伴有意识改变。

（二）按动脉瘤大小分类

微小动脉瘤为直径小于2mm;小型动脉瘤多为直径2~5mm;中型动脉瘤指直径6~10mm;大型动脉瘤的直径为10~25mm;直径大于25mm的动脉瘤称巨大动脉瘤,"蛇形动脉瘤"属于颅内巨大动脉瘤的一种特殊表现。

（三）按部位分类

多根据颅内动脉瘤的发生部位命名,如前交通动脉瘤、后交通动脉瘤、颈内动脉眼动脉段动脉瘤(颈眼动脉瘤)、椎动脉瘤、椎动脉PICA段动脉瘤、基底动脉瘤、P1段动脉瘤、PICA动脉瘤、大脑中动脉M1与M2交界处动脉瘤等。

（四）按形态分类

1. 囊性动脉瘤　形态为"囊状"、流入道与流出道相同的颅内动脉瘤,占颅内动脉瘤的66%~98%。研究发现:颅内囊性动脉瘤壁中Ⅰ型、Ⅲ型胶原分布与正常颅内动脉壁存在差异,提示颅内囊性动脉瘤在形成、发展过程中存在一种组织损伤与修复的过程。动脉壁弹力纤维的破坏是动脉瘤增大的组织基础;血压是影响动脉瘤增大的重要因素,当血压升高到某一临界值后可加速颅内动脉瘤的增大。动脉瘤壁在高血压及血流剪切力的作用下,导致动脉瘤壁受损,此时的血管生长因子,如bFGF、VEGF等表达上升,因此,颅内动脉瘤重新塑形是动脉瘤体不断扩大的关键因素。

2. 梭状动脉瘤(fusiform aneurysm)　形态呈"纺锤形"、累及整个载瘤动脉血管的圆周径的动脉瘤,动脉瘤腔内可为涡流,流入道与流出道分离。

3. 不规则形动脉瘤　同一个动脉瘤颈,即流入道与流出道相同,动脉瘤体呈现"多囊性"的动脉瘤。属于囊性动脉瘤,但形态不是圆形或类圆形。

（五）按性质分类

1. 先天性动脉瘤(congenital aneurysm)　之所以称之为"先天性"动脉瘤,主要是由于导致动脉瘤产生的基础-动脉管壁薄弱是先天性的;并非脑血管畸形(如脑动静脉畸形)一样出生时就已经存在,动脉瘤多数是在成年以后出现。占总数的80%~90%。关于动脉瘤形成机制目前有两种理论:①先天性血管壁发育不良;②脑动脉获得性退行性病变导致血管壁破坏。虽然有研究表明颅内动脉瘤的形成与基质金属蛋白酶的破坏、动脉粥样硬化、炎症反应、动脉中膜细胞凋亡、血浆脂蛋白a水平的上升、动脉瘤壁血管内皮生长因子的表达等方面有关,但各个方面之间的联系有待进一步证明。

先天性动脉瘤体壁厚薄不均,一般均较薄。正常的动脉壁肌层与内膜弹力层往往止于动脉瘤的颈部,所以动脉瘤瘤体壁大多仅仅是内膜或外膜的纤维组织,壁内常见散在的微小出血灶和含有色素的吞噬细胞,也可有慢性炎症细胞的浸润灶。因此在动脉瘤瘤体日渐扩大的情况下,动脉瘤壁坏死,以致有裂隙或破裂,发生渗血或出血。另外,由于血液在动脉瘤腔内流通不畅,加上动脉瘤的瘤壁粗糙,发生完全的或部分的血栓形成也是有可能的,所以动脉瘤腔内不一定都充满血液。因此,脑血管造影时,颅内动脉瘤腔的大小、形状也不一定都能代表颅内动脉瘤体的真正大小与形状(图9-3-1)。

2. 假性动脉瘤(pseudoaneurysm,PSA)　指动脉管壁被撕裂或穿破,血液自此破口流出而被动脉邻近的组织包裹而形成血肿,再因动脉搏动的持续冲击力,使血管破口与血肿相通形成搏动性血肿;4~6周后血肿机化形成外壁,血肿腔内面可以形成动脉内膜细胞延伸形成内膜。与真性动脉瘤的区别在于:缺少真性动脉瘤具有动脉血管的外膜、中层弹力纤维和内膜三层结构。假性动脉瘤属于血管损伤的并发症。外伤是造成假性动脉瘤的常见原因(图9-3-2)。

3. 夹层动脉瘤(dissecting aneurysm)　由各种病理因素导致动脉内膜和中膜受损而变薄弱;在此基础上,高速、高压的血流将薄弱的内膜和中膜撕开了一个裂口,使中膜发生分离,出现一个缝隙,在血流不断冲击下,血管内、中膜与外膜进一步剥离,缝隙不断扩张、膨大,并沿着动脉壁向远端或近端,尤其是远端扩展。可累及部分动脉甚至整个动脉的全程以及它们发出的分支动脉。如果将原来的动脉管腔称作"真腔"

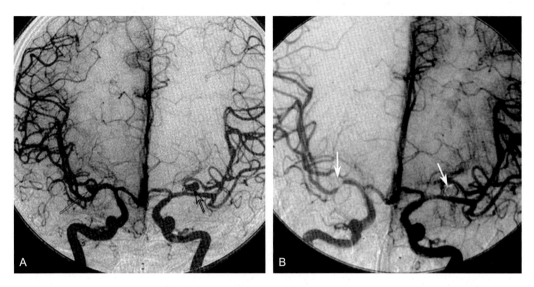

图 9-3-1 脑血管造影

A. 双侧颈内动脉正位叠加像，显示双侧大脑中动脉 M1、M2 分叉处动脉瘤（空箭头），这种现象又称"镜影"动脉瘤（mirror aneurysm）；B. 显示栓塞术后（白箭头）。

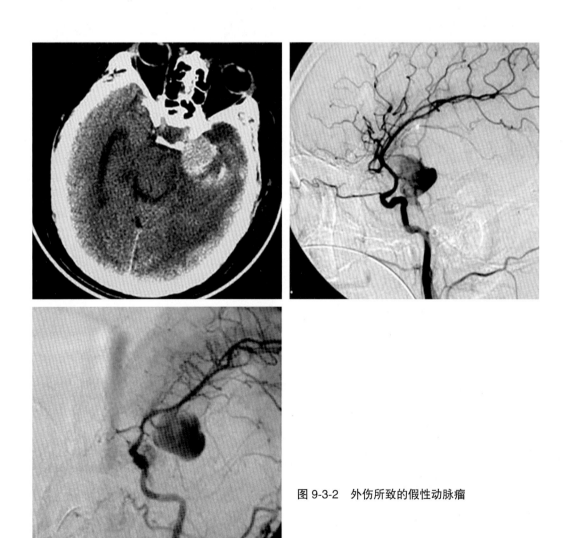

图 9-3-2 外伤所致的假性动脉瘤

的话,中膜分离形成的腔隙便是"假腔",而真、假腔之间的动脉壁内膜和中膜被称为"夹层"。因为假腔呈"瘤样"膨大,因此,该病便被命名为"夹层动脉瘤"。夹层动脉瘤是血液进入动脉壁形成血肿或动脉壁内自发性血肿,使血管壁间剥离,导致动脉管腔狭窄或血管破裂(图9-3-3)。颅内夹层动脉瘤人群年发病率约3/10万,2%的缺血性卒中可能由本病引起,50岁以下的缺血性卒中约10%的是夹层动脉瘤所致。夹层动脉瘤与梭状动脉瘤的异同点见表9-3-1。

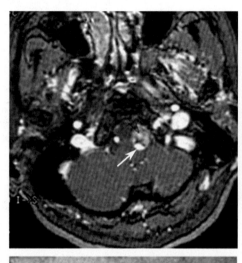
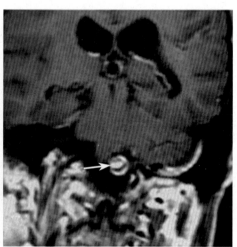
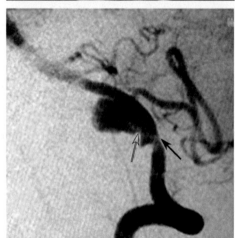

图 9-3-3　夹层动脉瘤的磁共振及造影表现

表 9-3-1　梭状动脉瘤与夹层动脉瘤鉴别

项目	特点
相似点	二者形态相似。夹层动脉瘤多表现为"梭形"
不同点	1. 夹层动脉瘤是局部血管内膜、中膜与外膜的撕裂分离;梭状动脉瘤是指病变的血管在血液的冲击下局部血管壁环形向外扩张形成的动脉瘤样改变
	2. 夹层动脉瘤内有"真腔"和"假腔",梭状动脉瘤无
	3. 血管造影时,夹层动脉瘤具有特征性的"双腔征",梭状动脉瘤无
	4. 夹层动脉瘤的流入道和流出道无分离现象,即是同一破口;梭状动脉瘤流入道和流出道分离
	5. 梭状动脉瘤是动脉瘤形态的描述;夹层动脉瘤是指动脉瘤的性质

4. 细菌性颅内动脉瘤(bacterial intracranial aneurysm,BIA)　多由于全身其他部位感染,特别是心内膜炎,形成细菌栓子进入颅内血管造成血管壁破坏,导致动脉瘤形成。有研究表明,感染因素引起炎性细胞

浸润,导致血管内弹力层断裂、消失,甚至动脉壁全层结构的破坏,从而引发 BIA 形成。细菌性颅内动脉瘤,除非破裂出血,多无症状。

二、自然病程

(一)未破裂脑动脉瘤有引起症状和无症状之分

一般未破裂动脉瘤中有症状的较无症状的预后差。文献报道:无症状未破裂动脉瘤的破裂风险为每年增加 1%~2%;确诊为动脉瘤后累计出血率 10 年为 20%、15 年为 35%,多发动脉瘤的出血率明显高于单发动脉瘤者。

(二)破裂动脉瘤的自然病程明显差于未破裂者

破裂动脉瘤再出血率较高,第 2、3 次出血的病死率分别达到 65% 和 85%。有资料显示:同一个动脉瘤第一次 SAH 死亡率为 15%,第二次 SAH 死亡率升至 50%,第三次 SAH 死亡率可高达 85% 以上。破裂动脉瘤的再次出血率,SAH 后前 3 日是 14%,以后每日增加 3% 至 15 日时达 50%。

(三)影响自然病程的因素

1. 动脉瘤级别　动脉瘤级别越高,病死率和病残率越高。这是因为高级别者再出血率、脑血管痉挛发生率都比较高。

2. 脑血管痉挛　脑血管痉挛直接影响患者的病死率和病残率。有症状的脑血管痉挛的发生率为30%。康复、病残、死亡各占 1/3。

3. 动脉瘤破裂的诱发因素　如举重、情绪激动、咳嗽、便秘等是常见的诱发因素,通过对血压、血流动力学和颅内压的影响而促发动脉瘤破裂出血。

4. 动脉瘤破裂的前驱症状和体征　如头痛、眩晕、感觉或运动障碍等。前驱症状发生与动脉瘤扩大,少量出血有关,经过 2~3 周后常发生大出血。有前驱症状未及时诊治的预后较无前驱症状者差;相反,预后较好。

5. 蛛网膜下腔出血分级(Fisher 分级)　Fisher 分级 3 级容易发生脑血管痉挛,预后最差。

6. 动脉瘤大小　多数学者认为,动脉瘤直径 >6mm 容易破裂出血。

7. 年龄　一般认为 50 岁后的患者预后较年轻的人差,可能与老年合并系统性疾病有关。

8. 性别　女性多于男性,原因不详。

9. 脑血管发育异常和血流动力学异常　颈动脉与椎基底动脉存在吻合支者易发生动脉瘤;脑底动脉环先天异常或后天异常者其健侧易发生动脉瘤。另外供血丰富的脑 AVM 常合并动脉瘤,其中 59% 动脉瘤位于主要供血动脉上,相反,如果切除或栓塞脑 AVM 后,有时动脉瘤可以自行消失。

10. 其他　如高血压、遗传因素、系统和环境因素、免疫因素等都可以影响其病程。

(四)颅内动脉瘤与 SAH

既往动脉瘤与 SAH 的发生率的关系并不明确。文献报道,约有 10% 动脉瘤破裂的患者死于入院前,而 Pakarienen 报道为 13%(1967 年)。动脉瘤的年发生率为 10.3/110 万。出生后第一个 10 年的动脉瘤发生率为 0.3/10 万;第二个 10 年为 0.4/10 万;第三个 10 年为 3.8/10 万;第四个 10 年为 9.4/10 万;第五个10 年为 20.3/10 万;第六个 10 年为 25.3/10 万;第七个 10 年为 16.2/10 万;第八个 10 年为 13.1/10 万。破裂的颅内动脉瘤 6 个月内的再出血率为 60%,其中 3%~4% 的患者再出血是出血后的几天内,出血后的第1 个月内的再出血率接近 50%,从第 2 个月后至第 6 个月再次出血率为 10%;以后动脉瘤的再出血率保持在每年 3%。动脉瘤出血或再出血的死亡率为 50%,其中 8% 的患者死于第一次动脉瘤出血,尽管外科干预,仍然有 7% 的死亡率,还有 7% 的患者留有严重的神经功能障碍。约有 1/3 的动脉瘤破裂患者预后良好。

三、颅内动脉瘤的分布

90% 以上的动脉瘤分布在脑底动脉环附近(图 9-3-4)。其中大多位于颈动脉系统。12 349 例脑动脉瘤的分布如下:颈内动脉系统占 37.3%;大脑前动脉占 35.7%;大脑中动脉占 19.1%;椎基底动脉系统占 7.9%。

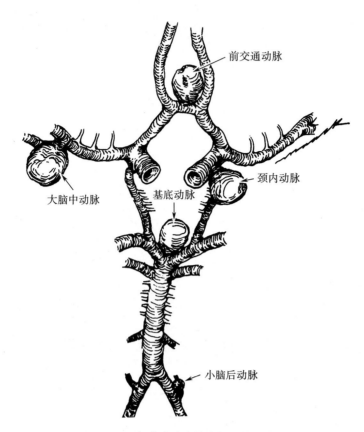

前交通动脉

大脑中动脉   基底动脉   颈内动脉

小脑后动脉

图 9-3-4 颅内动脉瘤的常见分布示意图

四、颅内动脉瘤的诊断

(一) 临床表现

1. 前驱症状和体征 发生率为 15%~60%,包括头痛、单侧眼眶或球后痛伴动眼麻痹、恶心呕吐、头晕等。按病理生理可分三类:①微量出血或渗漏;②动脉瘤扩大;③脑缺血。半数患者在前驱症状和体征出现后,动脉瘤会在 1 周内发生出血,90% 在 6 周内发生。Jakahsson(1996 年)等回顾分析 422 例破裂动脉瘤患者,具有下列特征性头痛为前驱症状:①头痛发生在大出血前,并缓解;②突发剧烈前所未有的头痛,如能正确发现前驱症状和体征,及时诊治,可以获得较好的预后。

2. 典型表现 主要是颅内动脉瘤破裂出血后引起蛛网膜下腔出血的症状和体征。①头痛:见于大多数患者,突发剧烈头痛,可向颈、肩、腰背和下肢延伸。②恶心、呕吐、面色苍白、出冷汗。③意识障碍:见于半数以上患者,可短暂意识模糊甚至深昏迷。少数患者无意识改变,但有畏光、淡漠、怕响声和怕震动等症状。④精神症状:表现为瞻望、木僵、定向障碍、虚构和痴呆等。⑤癫痫:见于 20% 的患者,多为大发作。

3. 体征 ①脑膜刺激征:在发作数小时到 6 日出现,但以 1~2 日最多见;Kernig 征和颈项强直更多见。②单侧或双侧锥体束征。③眼底出血,可有视网膜、玻璃体下或玻璃体内出血。后者有特殊意义,因为在脑脊液恢复正常后它还存在,是诊断蛛网膜下腔出血的重要依据之一,也是 SAH 患者致盲的重要原因。④局灶体征:可有一侧动眼神经麻痹、单瘫或偏瘫、失语、感觉障碍、视野缺损等。局灶体征出现提示原发病变和部位由于血肿、脑血管痉挛所致。

4. 非典型表现 ①老年患者、儿童和少数成年人无头痛,仅表现为全身不适或疼痛、发热等;②部分未破裂动脉瘤(包括巨大动脉瘤)引起颅内占位病变表现(图 9-3-5)。

(二) 破裂动脉瘤患者的临床分级

临床曾有多种分级方法,大多根据头痛、脑膜刺激征、意识状态和神经功能障碍等来分级。其中应用

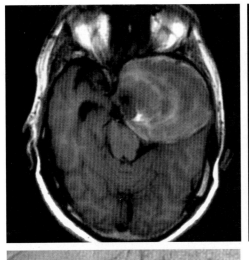
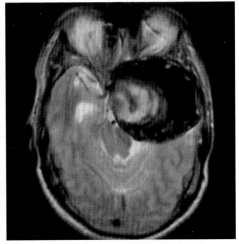

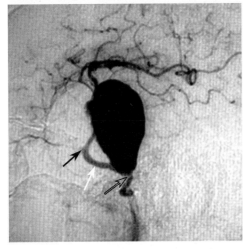

图 9-3-5 颅内巨大动脉瘤的磁共振及血管造影

最广泛的是 Hunt-Hess 分级。近来以格拉斯哥昏迷量表(GCS)为基础的世界神经外科联盟分级越来越受到重视。各临床分级见表 9-3-2。

表 9-3-2 蛛网膜下腔出血临床分级表

级别	Botterell 分级 (1956)	级别	Hunt-Hess 分级 (1968, 1974)	世界神经外科联盟分级 (1988)	
				GCS/ 分	运动功能障碍
1	清醒,有或无 SAH 症状	I级	无症状或有轻微头痛和颈强直	15	无
2	嗜睡,无明显神经功能缺失	II级	头痛较重,颈强直,除脑神经麻痹无其他神经症状	13~14	无
3	嗜睡,神经功能缺失或有血肿	III级	嗜睡或有局灶性神经功能障碍	13~14	存在
4	因血肿存在严重神经功能缺失	IV级	昏迷、偏瘫,早期去大脑强直和自主神经功能障碍	7~12	存在或无
5	濒死,去大脑强直	V级	深昏迷、去大脑强直,濒危状态	3~6	存在或无

五、影像学诊断

(一)头颅 CT

头颅 CT 平扫是诊断脑动脉瘤破裂引起蛛网膜下腔出血的首选方法,其主要作用有:①明确是否蛛网膜下腔出血及其程度,提示出血部位的线索;②结合增强 CT 有时能判断出血病因;③能了解伴发的脑内、脑室内出血或阻塞性脑积水;④随访治疗效果和并发症的发生。头颅 CT 检查的敏感性取决于出血后的时间和临床分级。发病后 1 小时,90% 以上的病例可发现 SAH,5 日后 85% 的病例仍然能从 CT 发现 SAH,1 周后减为 50%,2 周后为 30%。头颅 CT 中 SAH 的量和部位与血管痉挛的发生有很好的相关性。临床分级越差,头颅 CT 显示出血程度越严重,预后越差。以下为 Fisher 分级和改良 Fisher 分级头颅 CT 的 SAH 分级(表 9-3-3)。

表 9-3-3　蛛网膜下腔出血 CT 分级

类型	级别	CT 表现	血管痉挛危险性
Fisher 分级	1	CT 上未发现出血	低
	2	CT 上发现弥散出血,未形成血块	低
	3	较厚积血,垂直面厚度 >1mm 或水平面长 × 宽 >5mm×3mm	高
	4	脑内血肿或脑室内积血,但基底池内无或有少量弥散出血	低
改良 Fisher 分级	0	未见出血或仅脑室内出血或脑实质内出血	3%
	1	仅见基底池出血	14%
	2	仅见周边脑池或侧裂池出血	38%
	3	广泛蛛网膜下腔出血伴脑实质内血肿	57%
	4	基底池和周边脑池、侧裂池较厚积血	57%

值得注意的是:

1. 头颅 CT 发现与 SAH 的关系也受时间的影响。如果发病大于 4 日做 CT,CT 所见与可能发生 SAH 的部位无关系,也即 CT 无预测 SAH 原因及部位的价值。因此,SAH 后应尽早头颅 CT,SAH 后 6 小时内的头颅 CT 定位意义最大。

2. 头颅 CT 有时对较大的动脉瘤也可以直接发现。

3. 在首次确诊有 SAH 后,患者病情好转后又突然加重,出现剧烈头痛、昏迷、脑膜刺激征、腰椎穿刺脑脊液又有新鲜血,或头颅 CT、MRI 检查脑池、脑室、蛛网膜下腔又有新鲜出血等,均是再出血的诊断依据。

(二) 脑脊液检查

脑脊液检查也是诊断本病方法之一,特别是头颅 CT 检查阴性者。SAH 后 1~2 小时腰椎穿刺所取得脑脊液仍可清亮,所以应在 SAH 后 2 小时行腰椎穿刺。由于腰椎穿刺属于创伤性检查,而且有诱发动脉瘤再出血和加重神经功能障碍的危险,因此,检查前应该权衡利弊。

(三) 头颅 MRI

头颅 MRI 对颅后窝、脑室系统少量出血以及动脉瘤内血栓形成、判断多发动脉瘤中的"责任动脉瘤"等方面优于头颅 CT。头颅 MRI 的 T_1 加权像可见低信号的流空征象,巨大动脉瘤可见边缘光滑的高信号或环状高信号中间有混杂信号(图 9-3-6)。

(四) 头颅 MRA、CTA

头颅 MRA 对脑动脉瘤的检出率可达 81%~95%,但其分辨率和清晰度还有待提高,人为因素往往干扰其准确率。头颅 CTA 也存在假阳性和假阴性,但由于是注射造影剂形成图像,因此其对颅内动脉瘤的诊断优于 MRA。

(五) 经颅多普勒超声

经颅多普勒超声(TCD)可以无创伤地测量脑底大血管的血流速度,对临床诊断 SAH 后血管痉挛有重大价值。另外,TCD 检查和 TCD 阻断试验可以预测颈内动脉阻断后脑血流动力学的变化,为安全阻断颈内动脉和术后扩容提供一个较可靠的指标。

脑血管痉挛的诊断:①Ⅰ级,局部血管痉挛范围不到 50%;②Ⅱ级,局部血管痉挛范围超过 50%;③Ⅲ级,弥漫而广泛的血管痉挛。

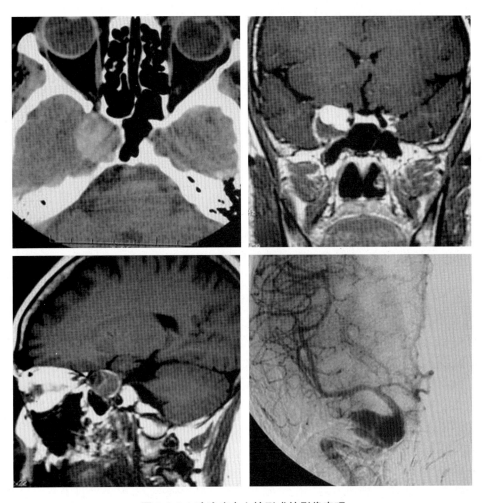

图 9-3-6　动脉瘤内血栓形成的影像表现

（六）脑血管 DSA

DSA 仍是本病的经典诊断方法。不仅可以确诊动脉瘤的存在、大小、位置、性质、动脉瘤颈/体的朝向和比率等，还可以确认载瘤或主干动脉有无血管痉挛、出血动脉瘤的局部由于出血和水肿而有脑血管移位、动脉硬化斑块形成等。

DSA 已能查出大多数出血原因。首次 DSA 阴性，应在 2 周（血管痉挛消退后）或 6~8 周（血栓吸收后）重复做 DSA 复查。由于脑血管痉挛易发生在 SAH 后 2~3 日，7~10 日达高峰，再出血时间也在此期间，因此目前多主张脑血管造影越早越好。

六、颅内动脉瘤的诊断要点

1. 病史的特点。

2. 结合头颅 CT、MRI 非常必要。

3. 脑血管 DSA 要点　①2 个或 2 个以上的多角度确认都有动脉瘤的存在，才可以确认动脉瘤，单一位置上不能确认；②窄颈的动脉瘤往往有动脉瘤囊内的滞留现象；③临床上多见囊性动脉瘤，其他形态动脉瘤较少；④动脉瘤多发生于前交通动脉、后交通动脉、大脑中动脉、椎动脉、基底动脉等。

七、颅内动脉瘤的治疗

（一）非手术治疗

1. 未破裂微小动脉瘤　目前临床流行病学调查显示，颅内未破裂动脉瘤患病率在成年人为 2%~6%，其中,微小动脉瘤(直径≤3mm)所占比例为 6.2%~21.7%。微小动脉瘤的定义目前并不明确,1998 年国际未破裂动脉瘤研究(ISUIA)中提出,将小动脉瘤定义为直径≤5mm。根据几项大型临床试验的研究结果,无症状未破裂小动脉瘤的总体年破裂率<1%,而这组数据涵盖了 ISUIA 试验中所定义的直径<7mm 的动脉瘤。由此可以推断,无症状未破裂微小动脉瘤的年破裂率应<0.8%。同时,无论是开颅手术还是介入治疗,其并发症率均明显高于 0.8% 的年自然出血率。因此,部分学者提出此类动脉瘤应该密切随访,而有些学者则态度积极。

2. 高龄患者　对<70 岁的健康患者偶然发现的直径>10mm 的未破裂动脉瘤应该处理。年龄更大的患者不一定要积极处理。

（二）SAH 的内科治疗

1. 防止再出血　包括绝对卧床休息、镇痛、抗癫痫、安定剂、导泻药物使患者保持安静,避免情绪激动。应用抗纤维蛋白溶解剂(氨基己酸、抗凝血酶、抑酞酶等)。在动脉瘤处理前,控制血压是预防和减少动脉瘤再次出血的重要措施之一,但血压降得过低会造成脑灌注不足而引起损害。通常降低 10%~20% 即可。

2. 降低颅内压　蛛网膜下腔出血后可能出现颅内压增高,可以应用甘露醇。然而应用甘露醇增加血容量,使平均血压增高,也偶有使动脉瘤破裂的危险。

3. 脑脊液引流　动脉瘤出血后急性期在脑表面及脑内可有大量积血使颅内压增高,有的因小的血肿或凝血块阻塞室间孔或大脑导水管,引起急性脑积水而出现意识障碍,需做紧急的脑室引流。腰椎穿刺和腰大池引流也可以作为脑脊液引流的方法,但在高颅压状态下可能造成患者出现脑疝危象。

4. 防治脑血管痉挛　动脉瘤破裂出血后,进入到蛛网膜下腔的血液容易导致脑血管痉挛发生。出血后 3~4 日开始出现脑血管痉挛,7~10 日达到高峰,10~14 日开始消退。目前脑血管痉挛的治疗主要围绕三个方面进行:钙通道阻滞剂的应用;血性脑脊液的清除;适当的血压提升。

（三）外科治疗

包括开颅动脉瘤颈夹闭术和血管内(介入)栓塞术。有些学者认为,显微外科手术是目前首选的治疗方法。近年来开展的介入血管内栓塞术开辟了一个新的治疗途径,其方法简单、安全,疗效满意。

(1) 颅内动脉瘤显微外科直接手术治疗。

1) 目的:防止动脉瘤再破裂出血,并保持载瘤动脉通畅。

2) 方法

①动脉瘤颈夹闭或结扎:手术目的在于阻断动脉瘤的血液供应,避免发生再出血;保持载瘤及供血动脉继续通畅,维持脑组织正常血运;②动脉瘤孤立术:动脉瘤孤立术则是把载瘤动脉在瘤的远端及近端同时夹闭,使动脉瘤孤立于血循环之外;③动脉瘤包裹术:采用不同的材料加固动脉瘤壁,虽瘤腔内仍充血,但可减少破裂的机会。目前临床应用的有筋膜和棉丝等。

以往划分为早期和延迟期或稳定期。前者是指蛛网膜下腔出血发作后 3 日内手术;后者指发作后 10 日以上。以往片面强调延期手术的危险性小,但却忽略了等待中因再次出血,血管痉挛和脑水肿而致残、致死。现多数学者认为,早期手术疗效明显优于延期手术。原因:①早期脑水肿轻,手术易于操作;②手术中清除脑池中积血同时开放蛛网膜下腔,使蛛网膜下腔内血液易于引流,减少了血管痉挛的发生率,预防了再出血的可能;③预防了过多使用药物所引起的并发症,减少患者因等待产生的心理紧张、恐惧等;④缩短了住院时间,降低医疗费用。故现认为对 1~2 级及没有明显意识障碍的 3 级患者应尽早进行同时还能在血管发生痉挛和脑水肿之前清除血肿,预防迟发性脑损害的可能。对于 3~4 级者,老年人合并其他重要脏器功能障碍患者和血管痉挛期,一般选择药物治疗,待过渡到稳定期好转后再行手术。

(2) 颅内动脉瘤外科间接手术治疗:颅内动脉瘤的间接手术主要指颈动脉(颈总动脉或颈内动脉)结扎术,包括颈部颈动脉结扎术和颈内动脉慢性阻断术。

1) 颈部颈动脉结扎术:特别是颈总动脉结扎术曾作为急诊出血动脉瘤的常规处理方法之一而得到较广泛的应用。现已极少使用。

2）颈内动脉慢性阻断术：适用于颈动脉海绵窦段、床突旁段和少数床突上段颈内动脉主干上的动脉瘤，可单独采用，也可作为颅内外动脉瘤孤立术或颅内外动脉搭桥术的一部分。

载瘤动脉的近端阻断可降低动脉瘤内压力，促使瘤内血栓形成，从而达到减少动脉瘤破裂出血的目的。手术虽然简单有效，但缺血并发症较常见。术后血管造影发现83%的动脉瘤缩小或消失，但脑缺血的发生率为28%（颈总动脉结扎）和49%（颈内动脉结扎）。因此在进行手术之前，要根据血管造影进行详细的脑侧支循环的血流动力学评估，最重要的是球囊闭塞试验（balloon occluded test，BOT）以及在BOT基础上加做的SPECT、CT灌注成像、降压激发试验、乙酰唑胺激发试验、脑电图、脑动脉残端压测定、脑血流量（CBF）测定等相关检查。而即使是BOT阴性，术后近期无脑缺血表现的患者，长期随访发现，结扎侧甚至结扎对侧的缺血性卒中发生率也比正常人高25倍。另一个远期并发症是，一侧颈动脉结扎后，其他脑部动脉供血负担加重，可促使对侧颈动脉发生动脉瘤。

近二十年来，随着显微神经外科和神经介入技术的不断发展，目前在动脉瘤的处理中，间接手术的方法已经很少采用。只有在确定动脉瘤不能通过直接手术夹闭、介入手术亦不能取得满意效果，而侧支循环足够，载瘤动脉可以牺牲的情况下，才采用此手术方法。

由于近年来神经介入可脱性球囊技术的可靠性不断提高，对于BOT及相关试验阴性（即侧支循环足够）的患者，可脱性球囊闭塞颈动脉的方法因其创伤小、手术时间短、没有手术瘢痕等优点，已取代颈动脉直接结扎手术。对于侧支循环欠佳者，则可根据具体的情况，选择不同流量的颅内外动脉搭桥术结合颈内动脉急性或慢性阻断术。因此颈内动脉慢性阻断术目前仍具有较重要的应用价值。

（3）血管内（介入）栓塞术：以减少、改变或消除动脉瘤及局部载瘤动脉瘤的血流动力学因素，终止"动脉瘤行为"为目的。

1）栓塞材料与技术

① 可脱性球囊：1973年苏联学者Serbinenko最早应用可脱性球囊进行血管内栓塞术治疗，起初是闭塞载瘤动脉，后开始栓塞动脉瘤而保留载瘤动脉；可脱性球囊的应用使动脉瘤的治疗模式发生了根本性的改变，使血管内栓塞成为可能。现已极少使用。

② 可控微弹簧圈的应用：可控微弹簧圈的广泛应用标志着栓塞技术的成熟，可控意味着弹簧圈位置满意之前可以收回再调整，位置满意可以通过解脱的方式，将弹簧圈留在动脉瘤内。20世纪80年代末到90年代初，Guglielmi设计了电解可脱卸弹簧圈，被认为是一个革命性进展。目前的弹簧圈解脱方式有电解和机械解脱两大类。简单的窄颈动脉瘤，单根微导管可以完成栓塞治疗，而有些宽颈动脉瘤，可以采用双导管技术，是将两枚微导管头分别置于动脉瘤体的不同位置，同时用两枚弹簧圈进行填塞，弹簧圈互相纠缠在一起，形成稳定的致密团，撑在瘤腔内。相对于单导管弹簧圈栓塞，双导管技术能避免弹簧圈移位脱落，减少球囊及支架的使用，减少操作中的并发症。单纯弹簧圈栓塞动脉瘤一例见图9-3-7。

③ 球囊辅助可脱弹簧圈栓塞术：自从J.Moret于1994年介绍了球囊辅助栓塞技术之后，宽颈动脉瘤栓塞技术的成功率得到了很大的提高。需要球囊保护的病例通常选用稍粗的导引导管或穿刺两侧股动脉置双鞘。通过导引导管，将保护球囊在载瘤动脉中覆盖于动脉瘤颈，选择合适角度将微导管植入动脉瘤中，在填入弹簧圈时，充盈球囊，阻挡弹簧圈突入载瘤动脉。解脱弹簧圈以前，轻微松开球囊，观察一段时间，如果弹簧圈位置稳定，再解脱球囊。重复操作直到动脉瘤得到满意的填塞。每次充盈球囊阻断血流的时间一般不超过5分钟，与开颅手术中的载瘤动脉临时阻断类似。

球囊辅助可脱弹簧圈栓塞术的优点在于：不仅可以成功地栓塞多数宽颈动脉瘤，而且有利于瘤颈部位的致密栓塞；在动脉瘤术中意外破裂时，可以迅速临时阻断血流；当血管痉挛明显时，可以借助扩张球囊行血管成形术。其缺点是：在载瘤动脉中有两套导管系统，容易造成血栓，增加了梗死的风险，因此一定要重视术中持续的滴注和抗凝。

④ 血管内支架技术：当宽颈或梭性动脉瘤单纯用可解脱弹簧圈栓塞不可行时，应用支架结合电解弹簧圈才能达到治疗和治愈的目的。支架在其中主要起到以下几个方面的作用：①保护载瘤动脉，阻止弹簧圈脱出，防止因载瘤动脉狭窄、闭塞造成术后脑梗死；②增加瘤颈栓塞密度，由于有支架的阻挡，弹簧圈在瘤

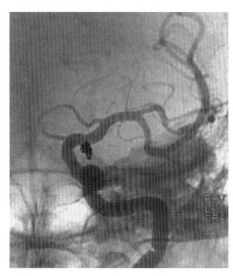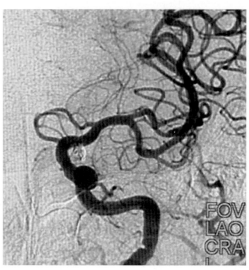

图 9-3-7　单纯弹簧圈栓塞动脉瘤一例

颈部可以达到致密栓塞,完全覆盖动脉瘤颈,降低复发率;③改变载瘤动脉和动脉瘤内的血流动力学,促进动脉瘤内血栓形成;④有利于血管新生内皮细胞在瘤颈处生长,促进动脉瘤愈合。

目前常见的支架类型及新型支架有:①按支架形态分类,包括开环支架(代表有 Neuroform 支架)、闭环支架(Enterprise 和 Solitaire 支架);②按制作工艺分类,包括激光雕刻支架(Neuroform 和 Enterprise 支架)、编织支架(LVIS 和 LEObaby 支架);③新型辅助支架,包括血流导向装置(Pipeline、Silk、Surpass 和 Tubridge 支架)、覆膜支架(Willis 覆膜支架)、生物材料支架和瘤腔内扰流装置(Web 小球)等。其中编织支架 LVIS 相较激光雕刻支架 Neuroform(金属覆盖率 11%)、Enterprise(金属覆盖率 10%),具有更高的金属覆盖率,提供了更好的血流导向,促进动脉瘤闭塞;与血流导向装置比较,有相对较小的金属覆盖率,可以降低对动脉瘤附近分支血管血流的影响,降低缺血事件的发生率。

应用支架辅助栓塞动脉瘤,术前必须服用抗血小板药物,目前常用的方法是每日阿司匹林 100mg 和氯吡格雷 75mg,服用 3~5 日。对于急诊患者,术中抗凝和服用抗血小板药物有一定的风险。因为对于动脉瘤患者,尤其是近期有过 SAH 的患者,以及有胃肠道溃疡等疾病患者,在抗凝和抗血小板的情况下,理论上会增加动脉瘤再出血和消化道出血的机会,但也有相当多的急性出血期支架辅助栓塞动脉瘤的成功报道。另外,血栓弹力图等检测手段对于指导抗凝用药至关重要,有条件的医院,在使用金属覆盖率较高的支架,尤其是血流导向装置术前,进行检测是必需的。图 9-3-8 显示支架辅助弹簧圈致密栓塞颅内动脉瘤一例。

血流转向装置(flow diverter device)又称"密网支架",是近年来出现的一种用于颅内动脉瘤介入治疗的新装置,其治疗动脉瘤的机制是通过对载瘤动脉的血管重建,干扰动脉瘤内的血流动力学因素,从而诱发动脉瘤内血栓形成并促进瘤颈部内膜的修复。目前,主要用来治疗颅内复杂或较大型动脉瘤。目前Pipeline 栓塞装置(pipeline embolization device,PED),已逐渐成为复杂动脉瘤(大型及巨大型动脉瘤、复发动脉瘤等)的重要治疗方法。在 PED 有效治疗复杂动脉瘤的同时,还有潜在的并发症风险需要进一步研究。与动脉瘤内填塞弹簧圈导致瘤内即刻血栓形成不同的是,PED 改变血流是相对缓慢的过程,在个体的动脉瘤闭塞时间以及闭塞程度方面存在差异,虽然 PED 长期疗效优异,但栓塞后疗效的评估仍缺乏有效的方法。PED 治疗后所面临最严重并发症为未破裂动脉瘤的延期破裂出血,因其具体机制不明,如何预防亦无确实有效的方法。动脉瘤内填塞弹簧圈是否能真正避免该并发症,弹簧圈填塞密度以及术后抗炎性反应治疗的方案等方法的有效性,均是值得研究的课题。图 9-3-9 显示利用 PED 治疗大型颈内动脉瘤一例。

⑤ 液体栓塞剂:液体栓塞剂栓塞治疗的原理是通过液体栓塞剂进入瘤腔与瘤腔的血液迅速凝集成固

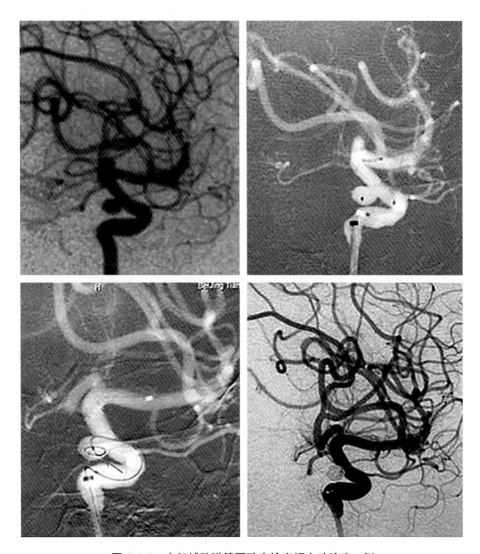

图 9-3-8 支架辅助弹簧圈致密栓塞颅内动脉瘤一例

体栓塞动脉瘤,如果能解决好液体栓塞进入动脉瘤腔后不向远端漂移、栓塞剂毒性和复发的问题,液体栓塞剂是很有前景的。但目前临床少用。

⑥覆膜支架(stent graft,covered stent)封堵术:覆膜支架是在裸支架上固定一层组织相容性薄膜,从而可以通过建立一段人工血流通道,将血管病变隔绝在血流之外。利用覆膜支架覆盖病变及相对不正常的移行部分,从理论上可以即刻达到解剖治愈的效果。目前覆膜支架已经广泛应用在主动脉、周围血管和冠状动脉等血管病变上。由于支架的质地以及参数性能所限,目前使用覆膜支架的适应证比较局限,所治疗的动脉瘤主要位于颈动脉岩段、海绵窦段、眼动脉段,床突上段的脉络膜前动脉以近和椎动脉入颅段。对于医源性或外伤性假性动脉瘤,覆膜支架可能是非常好的选择(图 9-3-10)。

血管内(介入)治疗技术日益成熟,近年文献报道显示介入治疗颅内动脉瘤的安全性和总体疗效已达到,甚至超过传统开颅手术。

2)近期发展及未来趋势:颅内动脉瘤的血管内治疗在材料学方面取得了明显发展。涂层弹簧圈、生物性弹簧圈、纤毛弹簧圈、不同形状和性质的弹簧圈等相继问世,为提高有效填塞率和减少复发率起到了重要作用。目前,基于生物工程 - 分子生物学 - 细胞生物学的新技术,即经腔内血管组织工程,被引入到颅内动脉瘤的血管治疗策略中来。它是以弹簧圈、支架为机械载体,以腺病毒、反转录病毒或生物可降解高分子材料为生物载体,将体外制备的蛋白、基因、血管平滑肌细胞、血管内皮细胞、细胞外基质或细胞因子,借助常规导管技术引入动脉瘤腔,使动脉瘤解剖愈合。尽管技术上还有障碍,但这个设想已得到了多方面试

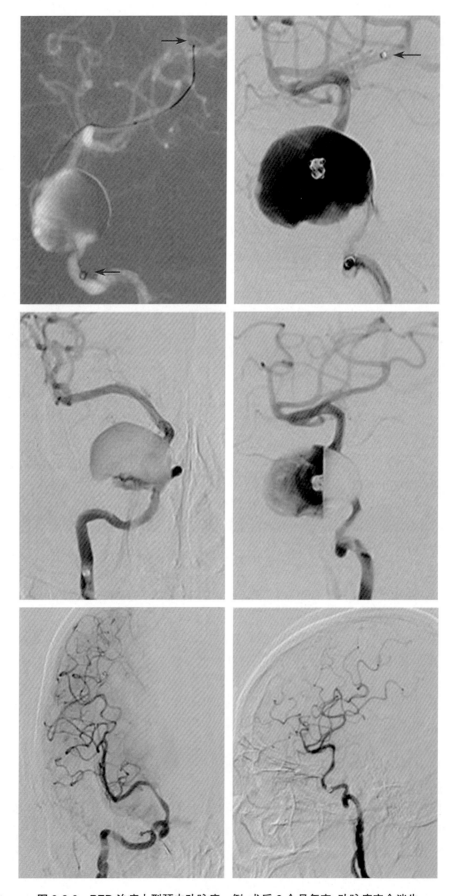

图9-3-9 PED治疗大型颈内动脉瘤一例,术后6个月复查,动脉瘤完全消失

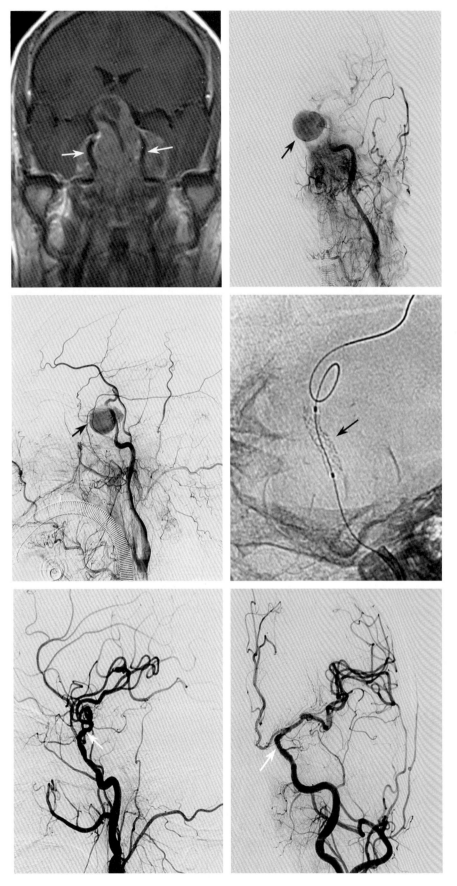

图 9-3-10　覆膜支架治疗医源性假性动脉瘤一例

验证据的支持。血管内治疗器械的未来,从输送系统的改良,到血管内镜与微导管、微导丝的结合,到血管内导航,再到输送系统的人工智能化,可能是合理的发展趋势。随着栓塞材料和技术的进步,血管内治疗有望成为颅内动脉瘤的首选治疗。

第四节　脑血管畸形

内容要点:

1. 动静脉畸形和海绵状血管畸形是临床上最常见的血管畸形类型,其最主要的疾病风险包括出血、癫痫和神经功能障碍。

2. 脑动静脉畸形的年出血率为 2%~4%,对于既往有出血史的患者应当考虑治疗,治疗要充分考虑疾病本身的风险和治疗风险。

3. 对于动静脉畸形,无论是显微外科手术、介入栓塞治疗、放射治疗都有明显的进步,治疗理念也在逐渐发生变化,保证患者神经功能的完整越来越重要。目前多种治疗手段的联合运用越来越得到重视。

4. 中枢神经系统海绵状血管畸形在人群中发病率很高,多数无须处理。最常见的症状是出血和癫痫,这也是最主要的手术指征。

脑血管畸形是一种临床比较常见的脑血管性疾病。目前临床上最常采用的分类是 1966 年 McCormick 等根据大宗尸检结果制订的分类方法,主要分为四种类型:①动静脉畸形(arteriovenous malformation, AVM);②海绵状血管畸形(cavernous malformation, CM),又称“海绵状血管瘤(cavernous angioma)”;③静脉畸形(venous malformation, VM);④毛细血管扩张症(telangiectasis)。其中颅内动静脉畸形是临床上比较常见的一种严重威胁青中年的脑血管性疾病。

一、动静脉畸形

脑动静脉畸形(AVM)是一种先天性中枢神经系统血管发育异常。病灶处动脉和静脉之间缺乏毛细血管结构,取而代之的是血管瘘管。由于动脉和静脉之间直接相通,其血流速度和血流量远大于正常结构,于是导入动脉和引流静脉皆发生扩张和扭曲,某些较大的病变内部可存在巨大的增厚、扩张的血管结构。一般来说畸形越大,其供血动脉和引流静脉的数量越多,治疗就越困难。AVM 可发生于脑的任何部位,但大多数位于小脑幕上,小脑幕下的 AVM 约占 10% 以下。AVM 的手术治疗曾经是异常困难和危险的。但随着神经外科经历了显微神经外科和微创神经外科的两个发展阶段,脑 AVM 的治疗安全性已经大大提高。目前的治疗方法包括手术治疗、立体定向放射治疗、血管内治疗、联合治疗和保守治疗等。各种治疗方式均有一定的优势,但对患者治疗方式的选择必须强调个体化,根据患者需求、疾病状况和医疗单位的水平等综合考虑,为患者选择最合理的处理方法。

(一)流行病学和自然病程

AVM 是最常见的颅内血管畸形,发病率约 0.14%。尸检中发现患病率高达 1.4%~4.3%,男性稍多于女性。青壮年发病居多,常见于 20~40 岁,平均 25 岁,64% 的 AVM 患者在 40 岁以前发病。动静脉畸形几乎均为先天性,后天性病例仅有个案报道。脑 AVM 不经治疗,可能有 4 种进展方式。①畸形血管团反复破裂出血:这是动静脉畸形自然史中最常见的一种情况,总死亡率为 18% 左右,病残率 30% 左右;②AVM 破裂后不再显影:多为小型或微型病变,出血后行 DSA 未见血管畸形,可能因为出血后病变本身被破坏,随后定期复查也再未发现病变;③畸形血管团保持相对稳定,但有部分病例在若干年后可破裂出血;④畸形血管团自行减小或消失:极少,多因自发血栓形成。

（二）病理学及病理生理学

动静脉畸形为先天性的血管发育异常,在动静脉之间形成直接沟通,其间无毛细血管网相隔,由一团异常动脉、静脉及动脉化的静脉血管组成。由于病灶内部的高血流量及高流速,供血动脉和引流静脉扩张且管壁增厚。大体标本可见畸形血管团表面有许多蚓状怒张的畸形血管,呈迂曲蔓状的动静脉袢,血管粗细不等,管壁厚薄不一,管腔不规则,可见动静脉交通形成的动静脉瘘。动静脉瘘形成后,弹力组织破坏、胶原明显增生。光学显微镜下结构多种多样,静脉有很薄的胶原纤维层,动脉有弹性的肌肉层。多数为团状发育不全的非动脉、非静脉的血管结构,管壁的肌细胞层及弹力纤维减少或缺如,并有大片胶原纤维增生。迂曲变形的异常血管内血管管腔大小不一或高度扩张,红细胞充满扩张的血管腔内。血管平滑肌厚度与管腔大小不成比例,可形成壁薄腔大的异常血管。血管团间质可见含铁血黄素沉积。病灶血管周围有结缔组织包绕。由于高流量、低阻力,AVM对周围脑组织产生"盗血"现象,周围脑组织可见明显胶质增生。

AVM的供血动脉根据部位不同而有不同的来源,往往管径增粗、管壁增厚,与该位置正常的动脉不同。引流静脉可为一支或多支,管壁较正常的脑静脉增厚,管径明显增大;由于动脉血进入,主要引流静脉内为鲜红的动脉血,称为静脉动脉化。当AVM的主要供血动脉切断后,引流静脉可由鲜红色变为正常的暗红色。

AVM的发病机制不明。一般认为AVM为先天发育性疾病。胚胎时期动静脉之间连接的异常可能导致血管畸形的发生。曾有混合性血管畸形的报道,发现AVM与静脉畸形、毛细血管扩张、海绵状血管畸形等同时存在。因此,有学者提出静脉畸形、静脉系统高压可能会导致血管畸形的形成,但该学说亦无确切的证据。至今仍无公认的AVM动物模型。现有研究在小鼠中将内皮细胞 Alk1 基因敲除后使用 VEGF 刺激可产生 AVM 的病灶,但在散发人脑动静脉畸形标本中,未发现 Alk1 及 ENG 的突变致病作用。目前某些实验室正从事建立脑 AVM 模型的工作,致力于发现 AVM 形成与基因缺陷之间的关系。临床收集的 AVM 标本的确高表达血管生成因子,如 VEGF、血管生成素 -2、整联蛋白、MMP-9、HIF-1α,同时下调抑制内皮细胞生长的 TSP-1 或促进血管稳定的血管生成素 -1。但没有一种发病机制能够解释脑内单发 AVM 的确切成因及血管生成发育异常的根源。

AVM 的血流动力学特点有 5 点。①低灌注压:病变区域血管阻力明显下降,动脉流入即动脉灌注压降低。畸形团里动脉流速增快,流量大,使动脉扩张扭曲,形成动脉瘤样扩张。邻近脑的小动脉为获得更多血流,也产生扩张。②高血流量:血管之间存在快捷通道,血管越粗阻力越小。因此动静脉畸形的血流量是明显增加的,但病灶周围血流量因盗血而明显降低。③高血流速度:病灶内血流速度增快。AVM 越大,供血动脉中的血流速度越快。④高静脉输出压:动脉血直接进入脑静脉大大提高了静脉压,使正常区域的脑静脉回流受阻。引流静脉压力高的病变更容易出血。引流静脉越多、病灶越大,压力可能越低。⑤脑盗血现象:1954 年 Murphy 首先提出脑盗血的概念。邻近病灶区域的脑组织血流向畸形区,导致局部缺血。脑盗血程度与多个因素有关,包括 AVM 病变大小、血流速度、供血动脉类型、静脉压力等。畸形越大,可能导致缺血的范围就越大,更容易引起症状。

出血高危因素:AVM 血流动力学紊乱是根本原因。在高流量血液长期冲击下,供血动脉和畸形团内部可产生动脉瘤,常是 AVM 出血的来源。病灶周围血管长期处于扩张状态,管壁结构异常,也有破裂出血的可能。一般认为与出血有关的因素可能有 5 项。①AVM 位于深部:如基底节、颅后窝、脑室内、脑室旁等,出血风险可能较高;②病变大小:有观点认为小型 AVM 比大型的出血概率高,这是因为经过血流动力学测定发现小的 AVM 内部动脉压力较高,且跨病变压力差也较大,可能与出血有关;③供血动脉压力高或合并动脉瘤;④深静脉引流:仅有深静脉引流者,容易狭窄、堵塞,造成出血;⑤单一静脉引流。根据 Staph 等的研究结果,无既往出血史的动静脉畸形,深静脉引流及位置较深两项危险因素全无者,年破裂出血率约1%;有其中一项者,年破裂出血率为 3%;两项全有者,年破裂出血率为 8%;如有既往破裂出血史,则以上各组年破裂出血率分别为 5%、11%~15%、35%。

（三）临床表现

1. 颅内出血　脑实质内出血最常见,其次是脑室内出血和蛛网膜下腔出血。出血是 AVM 最常见和风险最高的临床表现。一般认为50%左右的AVM首发症状为出血(文献报道为40%~70%)。由AVM破裂导致的脑出血在年轻人中占首位。发病可能与患者体力活动或情绪激动有关。症状为剧烈头痛、呕吐、意识丧失等与高颅压相关的症状。部分出血可导致脑疝,需要急诊手术治疗。出血后导致死亡的比例为10%~30%。复发性出血比初发性出血致死率更高。Brown等报道复发性出血致死率为29%。

对AVM治疗决策中很重要的一点是其自然史。治疗是否可以给患者带来更多的获益需要与自然史比较、衡量。以往大量对AVM回顾分析的研究表明其年出血风险为2%~4%。Crawford等于1986年报道的217例患者,平均随访10.4年,年出血率3.4%,累积出血率42%,总死亡率29%。Ondra等于1990年报道了160例未治疗病例,平均随访23.7年,累积出血率40%(共147次出血),平均两次出血间隔为7.7年,年死亡率1%。

有破裂出血的病变血流动力学不稳定因素更显著,因此再出血率相对未破裂病例较高。Graf等报道,出血后第1年再出血率为6%,第2年后每年再发出血发生率为2%。Fults等报告,首次出血后第1年再发出血风险高达17.9%,而10年后降至2%。Hernesniemi等于2008年报道631例中的238例未经治疗病例,年出血率为2.4%,首次出血后5年内年出血率为4.6%,提示此类出血病例可能存在破裂风险,导致此后出血率有所增加。哥伦比亚大学的一项研究也发现未破裂和有破裂病变的年出血率分别为1.3%和5.9%。Kondziolka研究结果,动静脉畸形病灶平均每年出血发生率为2%~4%,儿童或颅后窝动静脉畸形出血风险更高。

2. 癫痫发作 非常常见。15%~35%的病例表现为癫痫发作,其中约半数为首发症状。癫痫发作的原因可能有病灶导致的盗血、缺血、出血和病灶周围胶质增生等。癫痫发作的类型有简单发作和复杂性部分发作。癫痫大发作与局灶性癫痫发生率几乎相等,精神运动性发作和小发作较少出现。一般较大的幕上病变、位于大脑半球额、颞叶者更容易出现癫痫。有癫痫发作者术前应注意抗癫痫治疗。

3. 进行性神经功能障碍 3%~10%的病例以此为首发症状而无脑出血。引起神经功能障碍最主要的原因为"盗血",其次有反复出血刺激、占位效应等。血流动力学异常改变导致在盗血区域产生低灌注、局部缺血。对大的AVM患者行灌注CT检查可能发现脑血流的异常。

4. 头痛 未出血的患者中有10%~15%有长期头痛史。典型的症状为偏头痛。据报道枕部AVM更常引起头痛。头痛的侧别经常与病变一致。头痛原因可能与脑血管压力增高或硬脑膜动脉受累有关。

(四)辅助检查

1. 头颅CT及CTA CT检查主要用于AVM造成颅内出血时的急诊诊断。未增强的平扫CT可以显示血肿情况、钙化、是否有脑积水等。强化的CT可显示病变血管团的位置。CTA可显示畸形血管团的部位、供血动脉及引流静脉,在需要行急诊手术时非常有意义。

2. MRI MRI较CT可以更精细地显示颅内结构、显示血管畸形与脑实质的关系;而相对于脑血管造影,MRI可以进行定位、显示脑组织受累情况。供血动脉及引流静脉在T_1WI和T_2WI上均呈流空而被清楚显示。MRA在某些情况下可以初步判断是否存在血管畸形。MRI解剖高分辨率显示病灶和周围结构关系,为手术选择沟回手术入路提供参考资料。功能磁共振成像(fMRI)可以定位AVM和确定病灶毗邻功能区,减少手术损伤神经功能风险。MRA显示病变血管结构,静脉引流形态,可用于随访。但是MRA不能显示血管团内伴发的动脉瘤等细节。立体放射治疗后2~3年潜在出血危险,MRI随访最有价值,可以观察病灶是否已缩小。连续MRI随访AVM流空持续存在,需要干预治疗。如果立体放射治疗后MRI随访AVM流空消失,再做造影证实畸形血管是否彻底消失。

脑微出血(cerebral microbleed)在20世纪90年代中期被首次提出,在磁共振上为均匀一致的直径2~5mm的卵圆形低信号,周围无水肿。上述特征性影像与血管内红细胞渗漏导致含铁血黄素沉积有关。2012年发表在 Stroke 杂志的大宗病例对照研究显示,约30%的未破裂脑AVM及47%的破裂AVM患者的病灶中,影像学和组织学检查都可以发现不同程度的含铁血黄素沉着。尽管脑动静脉畸形微出血可以不出现临床症状,但可能是破裂出血的高危因素。既往研究判断微出血主要是通过手术切除后组织学检查发现含铁血黄素阳性及MRI梯度回波(GRE)序列检测在体病灶的含铁血黄素(顺磁性)信号。近年来在 GRE 的基础上发展而来的磁敏感加权成像（susceptibility weighted imaging，SWI），可以更好显示微出血灶（图 9-4-1）。因此利用 SWI 序列检测脑 AVM 的微出血，可能对于预测及筛选有破裂倾向的高危人群有重要意义。

MRI 提供的导航图像可以为术中导航提供：①供血动脉和引流静脉位置的判断。对于术前 MRA 上供血很明确的病变，可以判断供血动脉的来源和位置，术中应用导航可以有助于发现和阻断供血动脉。②术前行 fMRI 后与导航 MRI 进行融合，判断运动和语言功能区以及 DTI 纤维束与病变的关系，术中根据导航判断功能区的位置，可有利于保护功能区脑组织（图9-4-2、图 9-4-3）。

3. 脑血管 DSA　目前仍是诊断 AVM 的金标准。DSA 可以确定畸形血管团位置、大小、病灶构成（紧密或松散）、供血动脉、引流静脉、是否合并动脉瘤等。根据造影可大致判断畸形的破裂的风险。出血后立即造影可能因血肿压迫出现假阴性，如条件允许可在数周后血肿吸收后再复查造影。

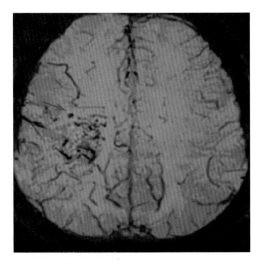

图 9-4-1　脑微出血患者磁敏感加权成像（SWI）
患者，男，41 岁。首发症状为癫痫发作，既往无破裂出血史。SWI 图像上血管周围点片样的低信号提示病灶内铁沉积及可能的微出血（红色箭头示）。手术标本的组织染色提示该病变含铁血黄素沉着阳性。

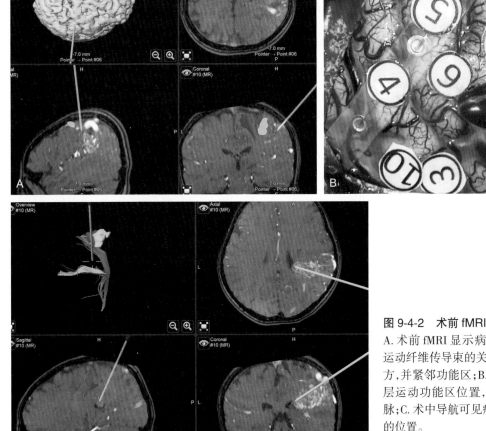

图 9-4-2　术前 fMRI 及术中导航图像
A. 术前 fMRI 显示病变与运动区皮质（绿色）和运动纤维传导束的关系，可见病变位于运动区后方，并紧邻功能区；B. 术中皮层电刺激显示的皮层运动功能区位置，红色为病变的粗大引流静脉；C. 术中导航可见病变切除后最深处界面到达的位置。

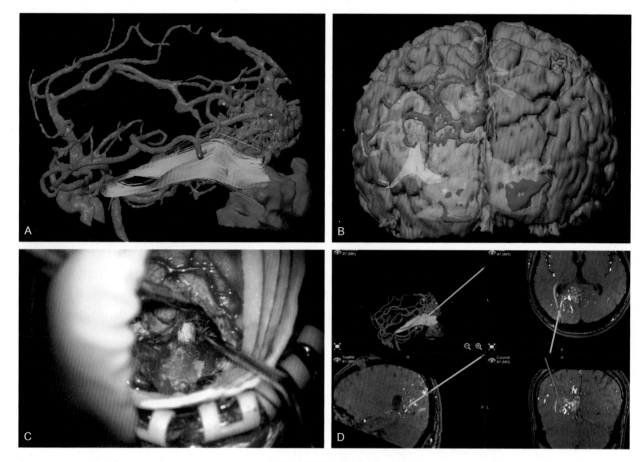

图 9-4-3　巨大动静脉畸形的手术切除

A. 术前 fMRI 可见病变(红色)紧邻视皮层(蓝色)和视觉传导束(绿色),并位于病变内侧;B. 术中病变完全切除后显示病变的界限及与功能传导束的关系。患者术后出现部分同向性视野缺损。

4. 脑电图检查　有癫痫发作的患者在病变区及其周围可出现慢波或棘波。癫痫患者术中脑电图监测,切除癫痫病灶,可减少术后抽搐发作。既往如有长时间癫痫病史,推荐手术中应用脑电监测,如发现异常后可行"皮层热灼术",可缓解大部分癫痫。

（五）外科治疗

AVM 杂交手术

颅内出血和癫痫是脑动静脉畸形常见的临床表现,特别是前者严重威胁患者的生命和生活质量。外科治疗是一种有效的方法,其治疗目的是预防出血、消除盗血、改善癫痫和保留功能。目前治疗的方法主要有手术切除、血管内栓塞治疗、立体定向放射治疗、综合治疗和保守治疗等几种方式。从目前文献荟萃分析看,手术切除仍然是最主要的方法,但手术治疗对外科医生是一种挑战,特别是对巨大的弥散型 AVM,所以手术前全面和详细的评估,是决定手术治疗成败的关键。

1. 手术前评估　Spetzler-Martin 分级是现在临床常用的手术评估方法,简称"S-M 分级",1986 年由 Spetzler 和 Martin 提出。该分级根据 AVM 的大小、位置和引流方式进行分级:①AVM 直径 <3cm 1 分,3~6cm 2 分,>6cm 3 分;②AVM 位于非功能区 0 分,位于功能区 1 分;③AVM 表浅静脉引流 0 分,深部静脉引流 1 分,然后根据 AVM 大小、是否在功能区、有无深部静脉引流三项得分相加的结果评定数值定级,级别越高手术难度越大,预后越差。完全位于功能区的巨大或累及下丘脑和脑干的 AVM 视为 6 级,危险性极大。2011 年 Spetzler 和 Ponce 对该分级进行了修正,将 1 级和 2 级归为 Spetzler-Ponce A 级,建议手术治疗,将 3 级归为 Spetzler-Ponce B 级,建议综合治疗,将 4 级和 5 级归为 Spetzler-Ponce C 级,建议保守治疗(除严重出血、顽固性癫痫和合并动脉瘤的患者)。

　　尽管 S-M 分级为目前较普遍采用的临床分级,但在某些方面存在局限性,目前仍有学者在完善分级系统,如 Lawton 建议在 S-M 分级基础上增加患者年龄、有无出血史和病灶的紧密程度三项因素,以期可以更好地评估 AVM 的治疗风险。根据 2001 年美国卒中协会的脑动静脉畸形治疗建议,对 S-M 分级 1 级或 2 级的脑动静脉畸形强烈建议首先考虑进行手术切除治疗。对部分病变较小,但由于病变位置或供血动脉解剖原因,手术风险较大的,可考虑立体定向放疗。对 S-M 分级 3 级的病变,特别是累及功能区的患者,建议联合治疗,以减少手术后并发症。在治疗前需要明确,S-M 分级 1~3 级的病变尽管可以进行手术切除,但短期内可能增加手术相关的并发症,而对远期治疗获益尚缺乏长期随访研究结果。对 4 级和 5 级的患者建议保守治疗为主(图 9-4-4)。

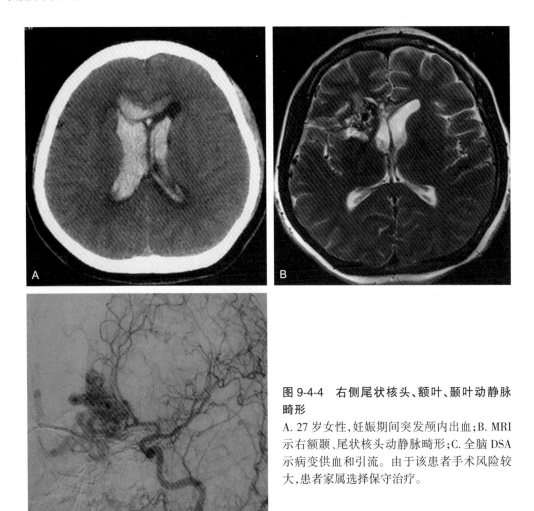

图 9-4-4　右侧尾状核头、额叶、颞叶动静脉畸形

A. 27 岁女性,妊娠期间突发颅内出血;B. MRI 示右额颞、尾状核头动静脉畸形;C. 全脑 DSA 示病变供血和引流。由于该患者手术风险较大,患者家属选择保守治疗。

　　2. 手术时机　脑动静脉畸形通常采用择期手术治疗,手术前应对脑动静脉畸形进行充分的评估,特别是巨大的复杂性动静脉畸形。以自发性颅内血肿为首发症状的动静脉畸形,如果病情允许,也应尽可能完善手术前必要的检查和评估,再进行手术治疗;如果血肿危及患者生命时则应急诊手术清除颅内血肿,挽救患者的生命,但不强调切除畸形血管团,因没有准备的急诊手术,切除 AVM 是非常危险的。可待血肿清除,患者病情稳定后再进行脑血管造影等检查全面评估脑 AVM,择期手术治疗。

　　3. 动静脉畸形切除　患者常规采用气管内插管全身麻醉。根据病灶的位置选择恰当的手术体位和手术入路是手术治疗中关键一步。脑动静脉畸形手术切除的原则是首先阻断主要的供血动脉,然后沿畸形团的周边分离,逐步阻断细小的供血分支,最后阻断主要引流静脉,切除 AVM。在手术中优先阻断主要供血,可以降低畸形血管团内的张力,使沿畸形血管团周边分离更加容易,减少出血的可能。如果在主要供血动脉没有阻断的情况下,阻断或损伤主要的引流静脉,造成畸形团内的高压,可能使畸形血管团的分离工作非常困难。所以手术者在术中准确判断血管的性质和确定病灶的边界至关重要。

术者在手术中对血管性质的判断可以依靠手术前的详细读片,确定主要供血动脉的位置和走行,结合手术中血管的外观和颜色等进行判断,但有时判断比较困难。如果有条件,可以在手术中应用荧光造影、术中导航、多普勒和术中超声扫描等辅助技术,对动静脉畸形的边界、血管性质和位置等进行判断。但上述辅助技术各有优缺点,建议联合应用,取长补短,可以提高手术的效果(图 9-4-5)。

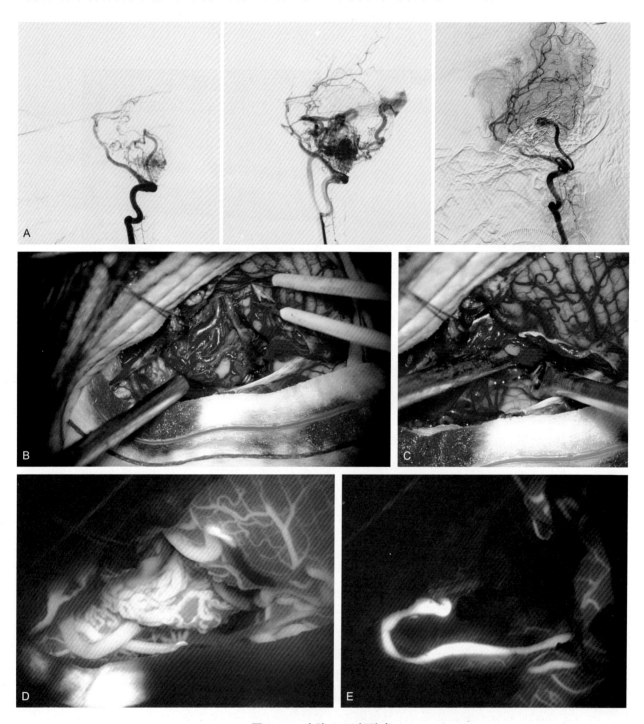

图 9-4-5 小脑 AVM 切除术

A. 术前 DSA 示病变位于小脑,由 SCA、AICA、PICA 多支供血;B. 术中暴露病灶,并用微型动脉瘤夹夹闭主要供血动脉;C. 夹闭后术中吲哚菁绿荧光造影可见病灶供血情况,PICA 有明显狭窄;D. 病灶切除后去除微型动脉瘤夹可见 PICA 通畅良好;E. 术后 DSA 示病灶切除完全,主要动脉通畅良好。

4. 术后常见并发症的预防与处理

(1) 术后癫痫发作:术后癫痫发作是当前 AVM 外科治疗后较为常见的并发症。治疗前没有癫痫发作的患者治疗后可出现癫痫发作,部分术前存在癫痫发作患者术后癫痫发作可加重。研究表明,术前癫痫史、病变部位、畸形血管团大小、引流静脉情况以及术后水肿等因素是术后癫痫发生的危险因素。

手术后癫痫发作的治疗同癫痫的治疗原则,应保护好患者,迅速应用镇静药物防止持续状态的发生。

(2) 正常灌注压突破综合征:正常灌注压突破综合征是 AVM 术后严重并发症,可以发生在术中、术后数小时或数天内,主要表现是 AVM 周围或远隔部位的脑内出血和严重脑水肿,占手术病例的 3%~4%。其主要发生机制不明,可能是:①AVM 盗血,造成畸形周围的脑供血不足,使脑组织慢性缺血。因而这部分血管处于扩张状态,丧失了自动调节能力。一旦 AVM 被切除,或其主要输入动脉闭塞,原来被 AVM 盗取的血液重新流入慢性扩张的血管,以高流量流入微循环,使病理性扩张的血管不能耐受这种改变,渗出增加而导致出血和水肿。②闭塞性充血:在手术中脑 AVM 的引流静脉被阻断,可能发生相应区域的脑组织的血液回流障碍,出现脑组织充血、出血和水肿。

正常灌注压突破综合征应以预防为主,主要包括手术后控制性降压、镇静和延长糖皮质激素应用。

(3) 术后残留 AVM 出血:AVM 手术后残留是一种比较少见的并发症,但可能造成严重的后果。在手术中严格沿畸形的边界分离,手术止血时对异常反复出血部位的探查,必要时手术中造影和超声术中扫描可降低 AVM 的残留发生。一旦手术后发生出血,应根据患者的意识水平和血肿量决定是否立即手术,如果条件允许,应先完善脑血管造影后再进行手术切除残留的 AVM。

(六) 血管内治疗

作为单独治疗方式或联合治疗的重要组成部分,介入治疗在多数情况下可作为 AVM 的重要治疗方法之一,尤其是对于外科手术风险较大的位于颅内深部、功能区及破裂并伴有动脉瘤的 AVM。但是,由于 AVM 的治疗较为复杂,目前在 AVM 介入治疗的适应证选择及具体治疗策略上存在一定的差异。针对不同的 AVM,介入治疗策略及适应证如下:

1. 完全性栓塞 ①中小型、非功能区、供血动脉微导管超选性好的 AVM,可个体化治疗达到完全栓塞效果;②小型 AVM 可一次性施行完全栓塞;中、大型 AVM 推荐分期栓塞,一次性栓塞畸形团体积一般控制在 1/3~1/2 以内,推荐 2 次栓塞之间间隔 4~6 周,避免引起正常灌注压突破。

2. 开颅切除术前栓塞 对于部分中型和大型 AVM,单纯靠一种治疗方式很难达到完全治愈,比如伴有深部动脉供血和深静脉引流的大型 AVM,介入治疗和立体定向放射治疗(stereotactic radiosurgery,SRS)受畸形团体积的限制,无法达到治愈。由于颅内深部供血动脉和深静脉引流的存在,外科手术风险极大,因此需要多种治疗方式联合治疗。考虑行开颅切除的 AVM,若伴有开颅手术难以达到的深部动脉供血,推荐术前栓塞开颅术中难以达到的供血动脉;若伴有深静脉引流或高流量动静脉瘘,推荐术前部分栓塞,降低畸形团内血流量;若畸形团体积较大(S-M 分级 4~5 级)、供血动脉数目和引流静脉数目较多,推荐术前栓塞部分畸形团。

3. 复合手术术中栓塞 随着复合手术的开展,术前栓塞部分 AVM 后,立即进行开颅手术切除畸形团,术后再次造影观察畸形团切除情况,可再次进行栓塞及手术。如有条件可实施复合手术,将术前栓塞与手术联合,可以近最大程度地切除畸形团。

4. SRS 治疗前栓塞 ①对于拟行 SRS 的小型 AVM,推荐介入治疗首先消除出血相关危险因素后行 SRS;②对于拟行 SRS 的中型 AVM,推荐行部分栓塞,消除危险因素的同时,使畸形团体积缩小后行 SRS。

5. 靶向性栓塞 是指针对 AVM 薄弱点进行的介入栓塞治疗。①破裂 AVM 急性期:DSA 明确出血的危险因素,可行靶向性栓塞;DSA 未发现明确的出血危险因素,可待二期处理畸形团。②未破裂 AVM:可采取靶向性栓塞治疗相关危险因素。

6. 姑息性栓塞 对于外科手术无法切除、介入治疗和 SRS 又无法治愈的大型、功能区或深部的 AVM,针对畸形相关性动脉瘤或高流量动静脉瘘进行栓塞治疗,可降低出血和再出血的风险;对于癫痫或进行性神经功能障碍而言,部分栓塞可降低出血的风险或缓解症状。

（七）介入治疗栓塞材料

目前,常用于 AVM 介入治疗的栓塞材料包括:固体栓塞材料(弹簧圈、聚乙烯醇粒子、球囊和线段等)和液体栓塞剂[Onyx 胶和氰基丙烯酸正丁酯(NBCA)胶等]。弹簧圈主要用于栓塞大型动静脉瘘和畸形相关性动脉瘤;球囊一般用于暂时减少或阻断血流。最常用的是液体栓塞剂 Onyx 胶,其次为 NBCA 胶。与 NBCA 胶相比,Onyx 胶是非黏附性的,固化时间比 NBCA 胶慢,标准注射时间更长,更易控制,且不容易粘管,微导管更容易撤出。另外与 NBCA 胶相比,Onyx 胶可以获得更加完全的畸形团固态铸型,提高了 AVM 的栓塞率。栓塞剂均匀地在畸形团内弥散,是减少复发的关键。

【典型病例】

患儿,男,8 岁,突发肢体抽搐 4 年,突发头痛 1 个月。

患儿既往有可疑癫痫病史,此后自行缓解。1 个月前因突发头痛、呕吐行 CT 检查示"脑出血"。入院时精神状态佳,查体无特殊阳性体征。

知识点

出血是脑动静脉畸形最常见的临床症状,同样也是儿童及青年人出血性卒中常见的病因,对于此类患者的自发性脑出血,特别是既往有癫痫发作病史的患者,要考虑动静脉畸形的诊断。疑诊患者需积极完善病因学检查。

辅助检查:患儿头颅 CT 示"血管畸形",为明确检查,需行全脑 DSA。DSA 是诊断的"金标准"。由于该患儿拟行复合手术,因此术前未进行造影,而行 MRA 取代。患者 MRA 显示右额顶中线旁、胼胝体巨大 AVM,畸形血管团有粗大的深静脉引流。

治疗选择:患儿已经有出血史,考虑手术风险可以接受,因此建议患儿手术治疗。在与家属反复沟通后决定进行治疗。由于病变巨大,经神经外科和介入科多学科讨论,拟进行复合手术治疗。复合手术治疗思路为介入科先造影,显示主要供血动脉,通过微导管超选择栓塞主要血管,使病变供血减少、病灶固化,降低手术难度、减少手术风险及术中出血。

知识点

治 疗 选 择

动静脉畸形的治疗目的是安全有效地消除病变,避免再次出血,保留神经功能。因此要平衡治疗和保守观察的风险。对于有破裂出血史的患者建议行积极的干预治疗,对于未破裂患者的治疗还具有争议。关于动静脉畸形的治疗选择多种多样,既有单一的治疗模式,也有多种治疗模式的组合,而且还有一期的治疗和分次疗法。对于治疗的选择要遵循安全有效的原则。

治疗过程:全身麻醉成功后由介入科造影显示右额顶叶动静脉畸形,由大脑前动脉及后动脉分支供血,向直窦引流。微导丝携带微导管超选进入右大脑前动脉和大脑后动脉分支血管,经微导管向畸形血管团注入 Onyx-18 胶将供血动脉部分栓塞。手术入路选择右额顶开颅,暴露病变,可见病变为灰绿色,阻断供血动脉后沿边界分离,切除畸形血管团大小 5cm×4cm×3cm,最后夹闭、切除粗大引流静脉。手术过程顺利,术后患儿预后良好(图 9-4-6)。

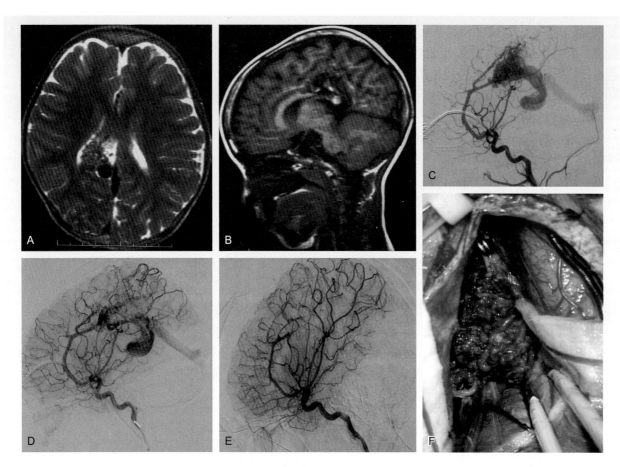

图 9-4-6 巨大动静脉畸形的手术 - 介入复合手术治疗

A、B. MRI 显示动静脉畸形位于右额顶、中线旁、胼胝体，病变内部可见流空影。巨大引流静脉向大脑大静脉引流。C. 术前全脑造影显示动静脉畸形由大脑前动脉供血，并向深静脉系统引流。D. 经超选择栓塞主要供血动脉后，可见动静脉畸形被部分栓塞，仅有部分显影。E. 手术切除病变后立即造影显示病变切除完全。F. 术中显露病变，可见病变主体被 Onyx 胶栓塞呈灰绿色，病变固化、边界清晰。

 知识点

复合手术技术

复合手术技术为动静脉畸形的治疗提供了一种全新的技术平台，它可以充分将手术及介入技术的优点进行有机结合，能达到"1+1>2"的效果。

二、海绵状血管畸形

海绵状血管畸形（cavernous malformation，CM），又称"海绵状血管瘤（cavernous angioma）"，是神经系统常见的一种血管畸形。近年来随着 MRI 的广泛应用，无症状海绵状血管畸形病例呈快速增长趋势，但多数无须治疗。有症状的海绵状血管畸形的治疗选择需要根据病变特性、治疗风险等因素综合考虑。

（一）流行病学

尸检显示脑海绵状血管畸形发生率约为 0.5%，占中枢神经系统血管畸形 5%~16%。中枢神经系统海绵状血管畸形分布与神经组织容积有关，大多数为幕上，颅后窝脑海绵状血管畸形占 10%~23%。本病发病年龄分布于儿童到老年人的各年龄段，但成年人多见。男女发病率相当。海绵状血管畸形分为散发型和遗传型。具有家族遗传病史的患者容易产生多发病变。目前家族性海绵状血管畸形已报道了超过 100 余例。

Rigamonti 等发现,多发脑海绵状血管畸形患者中,约 73% 有家族发病史,散发病例仅 10%~15% 有家族发病史。家族性海绵状血管畸形的症状并无特殊性,包括癫痫、出血和神经功能缺陷等。这类疾病为常染色体不完全显性遗传,突变位点位于第 7 对染色体长臂的 CCM1、第 7 对染色体短臂的 CCM2 或第 3 对染色体长臂的 CCM3。

（二）病理学

海绵状血管畸形的发病原因目前不明确。有学者观察到 CM 经常与毛细血管扩张症、静脉畸形并存,推测可能先有静脉发育异常,再逐步发展成为 CM 病灶。典型海绵状血管畸形大体标本似桑葚状,边界清楚,呈黑红色或是紫色。病灶内是有薄壁血管形成的蜂房样血管腔结成。病灶周围或病灶内部可见小出血灶、透明样变性、钙化或栓塞,很少发生大的血肿。病灶周围包绕着黄染的胶质组织。一些病灶因反复小出血病灶逐渐增大。镜下海绵状血管畸形由不规则厚薄、扩张、单细胞内皮层的窦状血管组成。血管壁缺乏完整的结构,如弹力纤维和平滑肌等。与毛细血管扩张症相比其特点是病灶内没有脑实质和大的供血动脉或引流静脉。海绵状血管畸形体积从几毫米到几厘米不等,病灶内可有出血、血栓、钙化或栓塞。病变周围脑组织可能因反复陈旧性出血而含铁量增加,周围可有典型的胶质细胞增生。病灶周围经常伴发静脉畸形。电镜扫描可发现内皮细胞之间的紧密连接出现不正常缝隙。

（三）自然史

海绵状血管畸形多表现为无症状,少数出现头痛、癫痫、出血、神经功能障碍。文献中尚无足够资料阐明海绵状血管畸形自然病史。癫痫发生率为 39%~79%,是最常见的症状,年轻人患癫痫者较多。新发癫痫发病率为每年 1%~2%。癫痫发作原因可能是病灶周围组织中含铁血黄素沉积、胶质细胞增生刺激的结果。海绵状血管畸形易于反复发作少量出血。多数 MRI 均可检查出既往出血的证据,但有症状的出血年发病率为 0.3%~0.7%。家族性病变年出血率可高达 1.1%。大多数患者出血后果不严重,但是脑干海绵状血管畸形出血可能造成严重后果甚至死亡。已经出过血病灶再出血率很高。Tung 报道,最初出血到再次出血平均时间 12 个月。Aiba 发现,出过血的病灶再出血率很高,每个病灶每年出血率高达 22.9%,而未出过血的病灶每年出血率仅有 0.4%。

发生恶性出血的病变一般位于第三脑室、基底节区、脑干等。女性症状性出血发生率更高。患者神经功能障碍进行性恶化和病灶内出血有很大联系,所以了解海绵状血管畸形患者出血风险对决定治疗方案非常重要,特别是对一些偶然发现或仅有轻微症状患者。

（四）临床表现

主要临床表现为癫痫发作、神经功能障碍、头痛和无症状。文献报道,海绵状血管畸形表现为癫痫发作(60%)、进行神经功能障碍(50%)、脑出血(20%)(通常为脑实质内)、脑积水或是偶然发现(有报告超过 50%)。

1. 脑出血　海绵状血管畸形出血的定义存有争议,目前海绵状血管畸形出血一般指的是有症状的出血,即患者有临床症状、放射学证实病灶外出血(图 9-4-7)。因为 MRI 和手术标本证实所有海绵状血管畸形周围都有含铁血黄素,提示存在小的出血。

2. 癫痫　癫痫是最常见症状,占 35%~55%。新出现癫痫发生率为每年 2.4%。癫痫发作包括大发作、局部复杂性、局部单纯性发作。接近半数的幕上海绵状血管畸形患者表现为慢性难治性癫痫。

3. 神经功能障碍　病灶逐渐增大,占位效应可以引起进行性神经功能障碍,多见于老年人。可以出现与脑神经相关的神经功能障碍,如视力视野障碍和听觉障碍等。

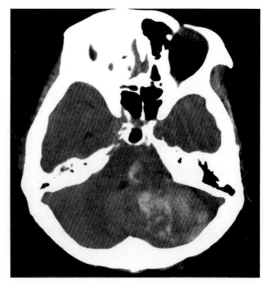

图 9-4-7　小脑海绵状血管畸形出血

（五）影像学检查

1. 头颅 CT　CT 一般无法较好地显示病变，或遗漏较小的病变。CT 平扫表现为高密度，增强扫描时可有轻度强化或没有强化。

2. 头颅 MRI　MRI 是检查海绵状血管畸形最具灵敏度和特异度的方法。典型表现为边界清楚的结节样病灶，病灶中心的不规则混杂信号，周边为低信号区。病灶中央或者周围可见不同时期出血的影像学表现，少数病例可见引流静脉。中心部为爆米花或蜂窝状。T_2 像显示病灶周边环绕因含铁血黄素沉积形成的低信号区，因脑水肿呈现高信号。造影剂强化扫描病灶可轻度强化或不强化。若发现同样特点多发病灶，并有家族史，则更支持诊断。海绵状血管畸形需要与有类似表现的某些隐匿性血管畸形和脑肿瘤出血卒中鉴别，如果病灶强化明显提示肿瘤可能性大。CT 和 MRI 显示自发性脑内血肿，除外其他原因的脑出血高度怀疑海绵状血管畸形出血的病例，特别是青壮年患者，应在出血后 3 个月血肿吸收后复查 MRI 帮助确诊。梯度回波（GRE）序列和磁敏感加权成像（SWI）较传统序列更能显示小的病变。尤其对于多发病变，普通 MRI 序列远比特殊序列显示不足（图 9-4-8）。应注意观察 SWI 和 T_2WI 上病变周围是否有静脉畸形，如有明显的静脉畸形，必要时应行 DSA 检查进一步明确。

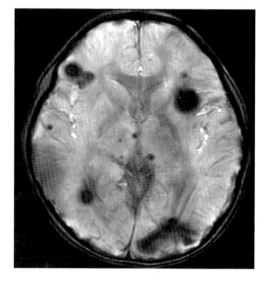

图 9-4-8　MRI 梯度回波（GRE）序列显示脑内多发海绵状血管畸形

Zabramski 等根据 MRI 表现将病变分为四类：I 类病变为亚急性出血，T_1WI 上为高信号中心区；II 类病变为反复不同时期的出血，周围脑组织有含铁血黄素染色；III 类病变与慢性出血有关，T_1WI 上为等信号或低信号，T_2WI 和 GRE 序列表现为极低信号；IV 类病变与毛细血管扩张症相似，只能在 GRE 或 SWI 上显示低信号。

3. 脑血管 DSA　因为海绵状血管畸形仅含有流量很低微小血管，没有增粗的供血动脉和引流静脉，脑血管造影基本正常，极个别情况可见无血管区或毛细血管显影。根据海绵状血管畸形在 MRI 的特异表征已经能明确诊断，很少需要再行脑血管造影。如果怀疑合并其他血管畸形诊断不明确，或制订手术计划需了解脑血管改变，可行脑血管 DSA。如有明显的静脉畸形需要进一步明确也可造影（图 9-4-9）。

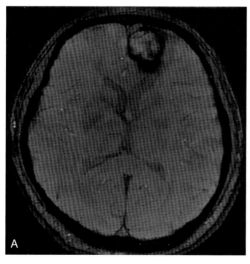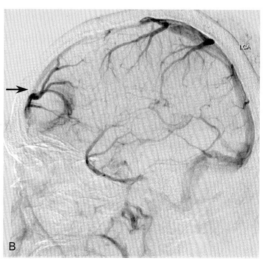

图 9-4-9　海绵状血管畸形的 MRI 及 DSA 影像

A. MRI 示左额海绵状血管畸形；B. DSA 示病变周围有明显的静脉畸形（箭头），有大范围的脑实质血液引流，手术需注意避免损伤该静脉畸形。

（六）治疗

1. **手术治疗适应证**　随着海绵状血管畸形的诊断率越来越高,手术适应证也成为难题。对无症状病变,一般不推荐手术。但有学者认为年轻育龄女性妊娠期间因激素水平变化容易使海绵状血管畸形出血,因此推荐计划妊娠的女性患者可行手术切除。

对有症状性出血的患者,应当考虑手术治疗。出血较多、占位巨大是手术的绝对适应证。对非功能区有明显出血的患者,症状明显,再出血发生率较高(年出血率高达 4.5%),应根据患者自身情况、职业、对疾病的心理承受能力等因素综合考虑。由于手术风险较低,可推荐患者手术切除,防止再次出血产生明显症状。如病变位于重要部位,如丘脑、基底节区、脑干、中央区等,需要考虑手术后的并发症和患者对生活质量的要求。尤其是年轻、无症状的患者,对手术效果要求较高,应尽量选择可安全切除的病变。对位于重要功能区、有明显出血或神经功能障碍者,由于手术效果已证明可以接受,因此应选择急诊或择期手术。

对有癫痫症状的海绵状血管畸形目前没有公认的指南。对此类患者手术治疗的效果,以下几点得到公认,可以参考:①切除病变后,癫痫的总体缓解率为 70%~80%;②癫痫病史超过 1~2 年,癫痫次数多者术后效果差;③病灶 <1.5cm 者预后较好;④单发病灶者预后较多发病灶者好;⑤可药物控制的癫痫手术效果较好;⑥全切病灶者预后较好;⑦其他因素,如手术是否切除周围含铁血黄素环、患者年龄、性别、病变部位等结论不一致。对有癫痫症状者,是否手术还需要考虑长期口服抗癫痫药物的依从性、副作用、患者的需求、对手术治疗的顾虑等。对手术效果预期较好者,患者如服药物控制不佳,或不希望终身服药,应推荐行手术治疗。

小脑海绵状血管畸形再出血风险大,手术切除后并发症低,伴有出血或神经功能障碍小脑海绵状血管畸形应及时手术治疗。患者无症状、病情稳定的小脑海绵状血管畸形可以临床观察。病变位于小脑半球、小脑蚓部等区域,术后并发症不显著。如病变位于桥臂、邻近脑干,手术后并发症与脑干病变相似。小脑病变术后常见的并发症为头晕、复视、偏瘫、麻木、听力下降、面瘫等。手术时机:小脑幕下海绵状血管畸形出血后 1~2 周,病灶周围水肿基本消退,出血尚未机化,手术易发现病灶,损伤小,为手术切除的最佳时机。

2. **手术切除要点**

（1）手术入路:幕上病变应准确定位,可使用导航辅助定位和设计切口。幕下病变根据患者头颅 MRI 扫描选择手术入路。小脑半球、小脑蚓部、桥臂和延髓部位的可采用枕下中线入路,脑桥和中脑部位病变可以采用颞下入路、枕下乙状窦后或幕下小脑上入路切除。

（2）采用微创神经外科技术可以准确定位暴露病灶,最大限度地保护患者神经功能。手术中应用神经导航和超声确保深部病灶定位准确,尤其是大脑深部病灶可以减少盲目探查。fMRI 与弥散张量成像(DTI)融合导航系统,不仅能确定病灶与脑功能区关系,还可以降低神经传导束损伤(图 9-4-10)。术中超声也有利于定位病变、减少损伤。病灶体积小可完整手术切除海绵状血管畸形病灶,病灶体积大应分块切除以免损伤脑组织,尤其是切除脑干或脊髓内病灶。可以使用超声吸引器切除有钙化的病灶。

（3）手术前有癫痫发作的患者,根据手术前脑电图的癫痫灶范围设计头皮切口。皮瓣设计应较大,尤其是癫痫发作时间较长者,一般都有病灶周围的继发性癫痫灶。剪开硬膜后应使用皮层脑电图检测皮层异常癫痫波,并标记位置。病变切除后再次监测,使用低功率双极电凝热灼消除癫痫灶。

（4）病灶位于大脑皮层肢体运动、语言功能区,手术中采用电生理监测和麻醉唤醒有利于保护患者的运动和语言功能。

（5）病灶周围脑组织的黄染,说明病灶曾有出血含有铁合成物,可能与癫痫发作有关。除功能区皮层、脑干内和脊髓内的海绵状血管瘤,手术中可以将病灶周围的黄染组织一并切除。

（6）与大脑半球海绵状血管畸形不同,切除脑干海绵状血管畸形时,因受限于脑干切口,完整取出病灶会造成脑干损伤。为避免损伤脑干,如果病灶内有出血尚未机化,可先从病灶内排空陈旧出血,再从病灶周围分离神经、脑组织,分块切除病灶。操作过程中注意保护所有脑干的穿通血管。

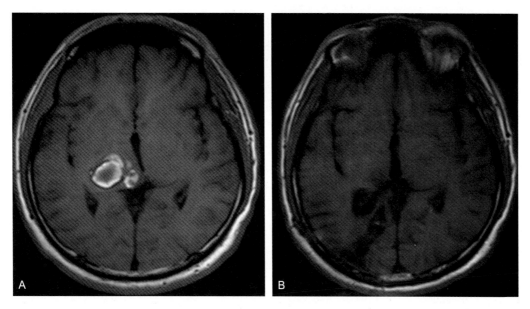

图 9-4-10 海绵状血管畸形的术前术后影像
A. 右丘脑枕部海绵状血管畸形伴出血（亚急性期）；B. 导航下手术切除后患者预后良好。

（7）海绵状血管畸形伴有静脉畸形的处理：约 20% 的病变伴有明显的静脉畸形。静脉畸形常粗大，可能是重要的脑组织引流静脉。切除海绵状血管畸形病灶尽量避免干扰静脉畸形。有些环绕海绵状血管畸形的大静脉存在正常脑引流功能。阻断这些静脉会造成静脉性脑梗死。严重者需要二次手术减压。因此手术中在切除海绵状血管畸形时应注意保留有引流功能的静脉畸形。

（8）手术后治疗：手术后抗癫痫治疗。手术前没有癫痫症状的大脑半球海绵状血管畸形患者口服抗癫痫药物 1 个月。手术前有癫痫症状者应口服抗癫痫药物 3~6 个月，未见发作可以逐步减药直至停药。

（七）预后

海绵状血管畸形完全切除可彻底消除出血风险，部分切除病灶可复发。手术治疗海绵状血管畸形术后神经功能恶化，特别脑干海绵状血管畸形，术后并发症多为一过性，经过康复治疗数月后可能恢复。

（八）放射治疗

海绵状血管畸形长期自然病史尚不明确，立体定向放射外科（伽玛刀）终止病灶再出血效果不确定，副作用明显，目前仅用于临床研究。

三、毛细血管扩张症

颅内或脑毛细血管扩张症（brain capillary telangiectasia，BCT），是颅内四种脑血管畸形之一。该病在尸检和 MRI 偶然发现中报道的发病率为 0.4%~0.7%。毛细血管扩张症的特点是单凭 MRI 即可确诊，然而绝大多数不需要治疗，只有极少数需要手术治疗。

（一）流行病学

文献约有 200 例脑毛细血管扩张症的个案报道，大多数都是 MRI 偶然发现。各年龄段皆有，平均年龄 47 岁。男女比例类似，女性稍多。有症状者或需要手术治疗者极少。根据北京天坛医院神经外科统计，2005—2015 年间，仅 5 例手术病理报告为毛细血管扩张症者，在血管畸形中所占比例极小。

（二）病理学

毛细血管扩张症是由病理性扩张毛细血管组成的血管畸形，其特点是扩张毛细血管间存在正常脑组织。扩张的毛细血管由大量薄壁毛细血管簇构成。相比而言，海绵状血管畸形内部并无正常脑组织，只有畸形血管团。毛细血管扩张症病灶一般 <1cm，大的毛细血管扩张症报道极少。病变位于幕上者似乎较大型病变容易产生症状，可能与大型病变内部脑组织血流缓慢、更容易引起脑神经功能障碍、癫痫有关。文

献中很多报道提示动静脉畸形、海绵状血管畸形、静脉畸形和毛细血管扩张的两种或几种的组合出现,提示四者之间病理似乎有某种关联。有学者提出可能因血管结构异常导致静脉高压而先出现静脉畸形,此后可发展为其他类型的畸形。

（三）辅助检查

MRI 即可明确诊断。T_1 加权像上表现为低或等信号,质子像和 T_2 加权像为等或轻微高信号。注射对比剂后小片状轻度、均匀增强是其特征(图 9-4-11)。病变多数位于脑桥(约80%),少数位于大脑半球、丘脑、脊髓。脑血管 DSA 阴性,有助于区别大型 BCT 与 AVM。小型 BCT 主要与海绵状血管畸形鉴别。BCT 无占位效应,而海绵状血管畸形为结节样。增强方式二者不同,海绵状血管畸形一般为不增强或不均匀增强,内部呈"爆米花"样。MRI 梯度回波(GRE)序列有助于毛细血管扩张症与肿瘤、亚急性感染或脱髓鞘病变鉴别。磁共振磁敏感加权成像(SWI)有利于发现 BCT,其表现为低信号类似海绵状血管畸形。约有 1/3 的 BCT 可伴有静脉畸形。

（四）临床表现

脑桥部位的 BCT 表现为眩晕、复视、听力减退、头晕、面瘫、共济失调、语言障碍、腱反射亢进、眼睑下垂和感觉异常等,幕上 BCT 可能出现癫痫,与病变内部脑组织血流速度异常可能有关。

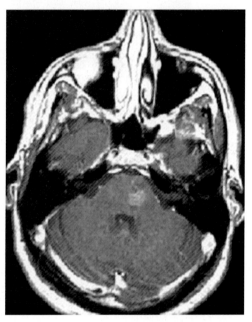

图 9-4-11　一例典型的脑桥 BCT
表现为脑桥小片状均匀增强。

（五）治疗

极少有需要治疗的患者。文献报道有十余例经手术治疗者。如对此病缺乏认识,术前可诊断为低级别胶质瘤、海绵状血管畸形等,手术标本病理可明确诊断。多数需要治疗者为大于 1cm 的大型病变。曾仅有一例巨大 BCT(5cm)行手术切除的报道。北京天坛医院报道了 5 例手术治疗的病例,包括 1 例巨大 BCT。大型 BCT 诊断更困难,其 MRI 表现可能类似 AVM,但 DSA 为阴性。术后所有病例预后都良好。

四、静脉畸形

静脉畸形(venous malformation,VM)又称"静脉血管瘤(venous angioma,VA)",在 CT 和 MRI 应用以前,临床病例报告很少。静脉畸形可以合并海绵状血管畸形和毛细血管扩张症。

（一）流行病学

静脉畸形的发病率报道差别较大。文献报道占全部脑血管畸形的 3%~10%。静脉畸形的实际发生率比临床报告数据要高。近年 CTA 和 MRA 等无创性检查发现静脉畸形的病例逐渐增多。

（二）病理学

65%~70% 静脉畸形病灶位于大脑半球,最常见于额叶(占 40%),小脑病灶占 27%,顶叶或顶枕叶占15%,基底节和丘脑占 11%。病变主要位于皮层下的脑白质内,常可合并 AVM、海绵状血管畸形或面部血管瘤。2003 年,日本学者 Abe 等提出将静脉畸形分为发育性静脉异常和血管造影隐匿性静脉血管瘤 2 类。隐匿性静脉血管瘤是指有出血和癫痫症状,但脑血管造影上却无法显示静脉异常,只有通过病理学诊断。隐匿性静脉血管瘤含有的是致密排列的畸形血管,血管壁有部分退化。发育性静脉异常可来源于胚胎期正常动脉接近完成时,原发育停滞的胚胎髓静脉的再发育,造成白质原始静脉存留,它们引流入单个的大引流静脉。实质上与真正血管畸形不同,它只是一种解剖的变异或者说是发育异常,可以与其他先天性脑移行异常(如多小脑回)合并发生。静脉血管畸形显微镜下可见畸形血管为静脉,管壁少有平滑肌和弹力组织,管壁也可发生透明样变而增厚。血管间散布有正常脑组织。这些特点明显不同于其他的脑血管畸形,如 AVM、海绵状血管畸形和毛细血管扩张症。

（三）临床表现

大多数患者很少有临床症状，出血也少见。症状依病灶部位不同而异，幕上病灶多有慢性头痛、癫痫、运动障碍或感觉障碍。幕下病灶多表现为步态不稳或其他颅后窝占位症状。静脉畸形出血主要为脑内和脑室内出血。

1. 癫痫　最常见临床表现，主要为癫痫大发作。

2. 局限性神经功能障碍　表现为单侧肢体轻瘫，可伴有感觉障碍，出现原因可能与畸形局部压迫或畸形引起缺血性梗死有关。

3. 慢性头痛。

4. 颅内出血　一般认为静脉瘤出血率在 15%~20%，幕下病灶比幕上病灶更易于出血。患者突然剧烈头痛、昏迷或偏瘫。

5. 脑积水　位于脑干部位的静脉畸形可堵塞中脑导水管引起梗阻性脑积水。

（四）影像学

1. 脑血管造影　静脉畸形患者的脑血管造影的动脉期均正常，脑血流循环时间亦正常。脑血管造影晚期可以存在毛细血管染色，但也有在脑血管造影的静脉期具有诊断特征性的血管造影表现；一个楔形或伞形扩张的髓静脉的聚集，即所谓"水母征"，是指数条扩张的髓静脉扇形汇集成一条扩张的中央静脉，从中央静脉再向浅静脉系统、深静脉系统或静脉窦引流。

2. CT 扫描　CT 平扫多正常。增强扫描可见脑实质内一条粗线状的增强影指向皮层和脑深部，其周围无水肿和团块占位。

3. MRI 扫描　MRI 扫描表现与 CT 所见相似。在 T_1 加权像上病灶为低信号，在 T_2 加权像上多为高信号，少数为低信号。

（五）治疗

大多数脑静脉畸形患者无临床症状，其自然预后良好。因为这些病变是邻近脑组织的引流静脉，若无特殊症状不需要治疗。外科手术指征仅为明确出血或明确因病变引起的顽固性癫痫发作。

有癫痫发作可给予抗癫痫治疗，效果良好。对于有出血者可开颅血肿清除或脑室内血肿清除引流术，术后患者多能得到较好的恢复。对静脉畸形的处理要慎重，由于本病再出血的概率较低，而且切除病灶后即刻引起脑组织的肿胀、淤血，甚至脑坏死，故一般不夹闭或切除病灶。

第五节　硬脑膜动静脉瘘

内容要点：

1. 硬脑膜动静脉瘘大多数病例为获得性疾病，是由各种原因引起的静脉窦血栓形成和静脉高压导致。

2. 硬脑膜动静脉瘘的临床表现复杂多样，主要与部位、静脉引流方式及其通过硬脑膜动静脉瘘的血流量大小和有无软脑膜静脉参与引流有关。

硬脑膜动静脉瘘（dural arteriovenous fistula，DAVF）是指颅内、颅外的供血动脉直接与颅内静脉或静脉窦沟通，形成的一处或多处动静脉直接交通，瘘口位于颅内硬脑膜上或静脉窦壁上。过去称为硬脑膜动静脉畸形（dural arteriovenous malformation，DAVM），但这种命名不十分准确，因为硬脑膜动静脉瘘只有动脉与静脉之间的直接交通，却没有畸形血管团，故"硬脑膜动静脉畸形"现已少有学者用此名称。

一、概述

该病占颅内血管畸形的 5%~20%，可发生于硬脑膜的任何部位，以横窦、乙状窦区最为常见，海绵窦、小脑幕及矢状窦区亦较多见。多发生于成年人,偶有新生儿病例报道。近年来,随着影像学技术的发展,检出率增加,从而使发现率有所增高。目前认为,一些诱因触发了硬脑膜局部的血管新生过程(angiogenesis)。DAVF 患者中血管新生有关的血管内皮生长因子(VEGF)、碱性成纤维细胞生长因子等出现高表达。新的静脉通道的形成使局部的骨膜、硬膜甚至软膜动脉与静脉发生直接沟通,如血管新生同时伴有小静脉表面特征的丢失,倾向于形成静脉或静脉窦血栓。以上血管新生与静脉血栓形成过程产生的后果,取决于所在部位以及剩余的其他静脉通路,且 DAVF 的临床表现及病程发展与这两个因素有密切关系。DAVF 也是引起蛛网膜下腔出血的原因之一,约占蛛网膜下腔出血的 5.72%。

二、病因

确切病因不清。大多数学者认为 DAVF 是一种获得性病变,是继发于硬脑膜窦内血栓形成;由于 DAVF 可发生于小儿,也有观点认为部分病变可能属于先天性疾病。

1. 获得性　大部分患者成年起病,常见诱因有头部外伤、颅脑手术和可致高凝状态的疾病,如妊娠、感染和口服避孕药等。静脉窦血栓形成和伴随的静脉高压与 DAVF 的发生有密切关系。正常情况下,在邻近静脉窦的硬脑膜内存在细小的动脉、静脉交通支,正常时处于关闭状态。当上述各种因素引起静脉窦血栓形成或伴有静脉流出道梗阻,导致静脉窦内或静脉内压力增高时,这些细小的动静脉交通支开放,动静脉间的短路形成,使动脉血直接进入皮层静脉、硬脑膜静脉或静脉窦(图 9-5-1),引起静脉压进一步增高,软脑膜静脉反向引流、扩张、迂曲,严重者致"动脉瘤"样囊性扩张,甚至"静脉湖"的出现(图 9-5-2)。

2. 先天性　少数患者年幼起病,同时伴有其他复杂的先天畸形,如大脑大静脉的动静脉畸形和脑实质内的动静脉畸形,提示 DAVF 也可起源于先天发育不良。

3. 原发性　部分患者病因不明,多为 45 岁以上的中老年妇女。一般认为可能与以前发生的静脉窦血栓有关;或与更年期内分泌改变有关。

总之,目前 DAVF 的确切病因不甚明了,但 DAVF 是一种"脑静脉性疾病或脑静脉窦性疾病"却被广大学者所认可。

三、临床表现

硬脑膜动静脉瘘的临床表现复杂多样,主要与 DAVF 的部位、静脉引流方式及其通过 DAVF 的血流量大小和有无软脑膜静脉参与引流有关。部分 DAVF 没有症状或仅有轻微症状,如眼部充血、头痛和轻度颅

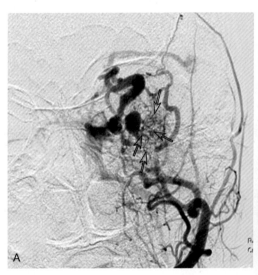
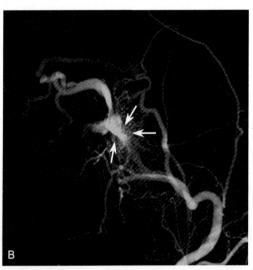

图 9-5-1　硬脑膜动静脉瘘瘘口结构

A. 左侧颈外动脉正位像;B. 左侧颈外动脉斜位像。空箭头和白箭头示瘘口散在、位于硬脑膜脏层、壁层之间。

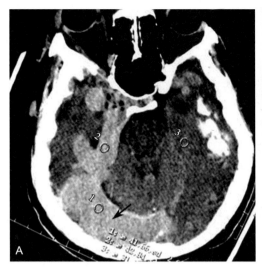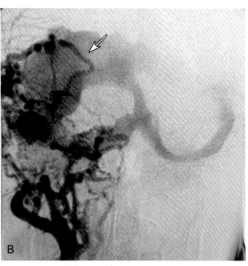

图 9-5-2　DAVF 患者脑血管造影

患者男性,19 岁,头痛 10 个月,脑血管造影确诊为 DAVF。A. 头颅 CT 显示颅内静脉异常扩张(黑箭头);
B. 颈外动脉斜位像,显示引流静脉"静脉湖"样扩张(白箭头)。DAVF. 硬脑膜动静脉瘘。

内杂音等;部分 DAVF 可以出现脑出血,如蛛网膜下腔出血(SAH)、脑内血肿等,造成严重症状。

常见临床表现有:

1. 颅内杂音　约有 67% 的患者有主观或客观的血管杂音,多为病变附近的连续性收缩期 - 舒张期杂音,收缩期最强,与心跳同步,常在病变同侧,有时对侧也能听到,压迫病变侧颈总动脉可使杂音减弱。近颅底的 DAVF,如颞骨、岩上窦和岩下窦部,可出现持续性颅内杂音,部分病灶可引起耳鸣。

2. 头痛　约有 50% 的患者主诉头痛,多为钝痛或偏头痛,主要原因有:①硬脑膜静脉窦内压力增高,颅内血液回流不畅而导致颅内压增高;②扩张的硬脑膜静脉对脑膜的刺激;③少量硬膜下或蛛网膜下腔出血对脑膜的刺激。

3. 颅内出血　颅内出血发生率文献报道不一,11%~48% 的患者有颅内出血史。几乎所有颅内出血都是由动脉化软脑膜引流静脉破裂引起;蛛网膜下腔出血多见,也可以导致硬膜下出血或脑内出血。前颅底和天幕切迹的 DAVF 通过软脑膜静脉引流,而不直接引流至静脉窦,故发生破裂出血的机会较大。只有单根引流静脉的 DAVF 破裂机会更大,可造成脑内、小脑、蛛网膜下腔或硬膜下出血。如有多根引流静脉通路,其出血机会相对减少。

4. 颅内压增高　患者出现头痛、呕吐和视神经乳头水肿,甚至失明。颅内压增高在高流量 DAVF 和伴发静脉回流受阻的患者中多见。原因为:①由于动静脉瘘存在,高压的动脉血直接灌注入低压的硬脑膜静脉窦内,造成静脉窦内压力升高,阻碍了颅内静脉回流和脑脊液的吸收;②继发性静脉窦血栓形成,导致颅内静脉回流和脑脊液吸收的障碍;③巨大的硬膜下"静脉湖"产生的占位效应;④颅内或脑室出血、静脉血管扩张阻塞脑脊液回流通路等引起梗阻性或交通性脑积水。

5. 中枢神经功能障碍　大量动脉血直接回流入静脉窦,造成硬脑膜静脉窦压力增高,使正常脑静脉回流受阻、脑组织局部充血水肿;扩张的静脉及"静脉湖"的占位效应,压迫、刺激脑组织,脑组织供血减少,造成脑缺血,特别见于伴有先天性大脑大静脉畸形的病例。主要有癫痫和局灶性神经功能障碍症状,如语言障碍、运动障碍及视野缺损等。

6. 脊髓功能障碍　脊髓静脉与颅后窝静脉之间有正常吻合血管(颈 - 延联合),当颅后窝硬脑膜动静脉瘘向脊髓静脉引流时,可影响脊髓静脉回流,导致椎管内静脉压增高,进而使脊髓缺血、水肿、出血,出现脊髓相应症状(图 9-5-3)。

7. 其他　不同部位的 DAVF 静脉回流方向不同而导致不同区域内的脑组织缺血、水肿,进而出现不同的症状,如复视、听力下降、眩晕、视力障碍、耳鸣、眼球突出、眼球胀痛、头皮静脉扩张等。

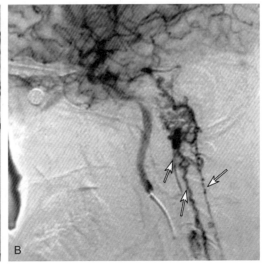

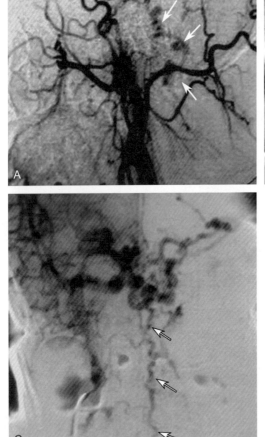

图 9-5-3　脑血管造影
A. 颈外动脉侧位像；B. 颈内动脉侧位像；C. 颈内动脉正位像。可见枕骨大孔区 DAVF 向脊髓表面引流（白箭头和空箭头）。

四、分类

（一）根据瘘口发生部位分类

1. 颅后窝 DAVF　供血动脉主要为枕动脉和 / 或颈内动脉脑膜支，有时也有颈部肌肉支参与。

2. 颅中窝 DAVF　供血动脉主要为脑膜中动脉后支 / 前支、咽升动脉、颌内动脉等。

3. 颅前中窝 DAVF　供血动脉主要为脑膜中动脉前支和 / 或眼动脉分支、脑膜前动脉（又称"镰前动脉"）、颈内动脉的脑膜支。

4. 海绵窦及海绵窦旁 DAVF　供血动脉主要为脑膜中动脉和颌内动脉分支、咽升动脉脑膜支、脑膜垂体干等；眼静脉多数情况下参与静脉回流。

（二）根据病变范围分类

1. 单纯 DAVF　病变范围仅限于硬脑膜。供血动脉少、瘘口流量较小、引流静脉较单一、临床症状相对较轻。

2. 混合性 DAVF　包括以下几种：

（1）头皮、颅骨、硬脑膜复合动静脉瘘：病变范围广泛，累及头皮、颅骨和硬脑膜，瘘口一般较大、分流量大；供血动脉明显扩张，主要由颈外动脉分支和椎动脉肌支供血；引流静脉多为脑的表浅静脉、板障静脉和皮层的回流静脉。这些改变常引起颅内压增高、视神经乳头水肿，眶部静脉常出现逆流现象。

（2）硬脑膜动静脉瘘：病变部位在硬脑膜静脉窦或硬脑膜上，静脉引流主要向硬脑膜静脉窦，由于窦内压增高,故皮层静脉逆行充盈、迂曲、扩张。

（三）根据引流静脉的类型分类

1. Djindjian 依据引流静脉的类型将 DAVF 分为四型。

（1）Ⅰ型:静脉直接引流到硬脑膜静脉窦或硬脑膜静脉。该型临床症状最轻,常因颅内杂音、轻度突眼或充血、头痛等而被发现。

（2）Ⅱ型:引流到硬脑膜静脉窦,同时逆行充盈皮层静脉。该型脑白质深部的髓静脉多扩张,可引起颅内压增高及其他症状。

（3）Ⅲ型:直接引流到蛛网膜下腔或皮层静脉。高流量的动脉血使这些静脉扩张、迂曲,当伴有流出道狭窄、梗阻时,引流静脉甚至呈瘤样改变,多见于引流静脉入窦段。这些改变是导致蛛网膜下腔出血的主要原因。

（4）Ⅳ型:硬脑膜动静脉瘘伴有硬脑膜或硬脑膜下静脉湖,血液直接引流到静脉湖中,该型病情严重,常出现占位效应。

2. Cognard 结合临床症状和影像学特点对 Djindjian 分类法进行了补充和完善。

（1）Ⅰ型:DAVF 位于主要静脉窦内,血流按正常回流静脉和静脉窦顺行。

（2）Ⅱ型:DAVF 位于主要静脉窦内,血流逆行入窦（Ⅱa）,血液逆行流入皮层静脉（Ⅱb）,或是两者均有（Ⅱa+b）。

（3）Ⅲ型:血液直接由皮层静脉引流,不伴有静脉扩张。

（4）Ⅳ型:血液直接由皮层静脉引流,伴有静脉扩张。

（5）Ⅴ型:血液由脊髓静脉引流。

3. Borden 分型:根据影像学不同分为三种类型。

（1）Ⅰ型:直接引流至静脉窦和硬脑膜静脉。

（2）Ⅱ型:静脉既向静脉窦回流,也反向回流至软脑膜静脉。

（3）Ⅲ型:只向静脉窦附近的软脑膜静脉反向回流,引流静脉动脉化,迂曲扩张、病变由大静脉窦壁上的动静脉瘘组成。

亚型 A:①单纯动静脉瘘,静脉回流至静脉窦或硬膜静脉（ⅠA 型）;②兼有软脑膜回流（ⅡA 型）;③只向软脑膜静脉回流（ⅢA 型）。

亚型 B:①多发动静脉瘘,具有多处动脉供应的 DAVF,静脉回流至静脉窦或硬膜静脉（ⅠB 型）;②兼有软脑膜回流（ⅡB 型）,③只向软脑膜静脉回流（ⅢB 型）。

五、硬脑膜动静脉瘘的血管构筑

（一）供血动脉

硬脑膜动静脉瘘的供血动脉较丰富,往往是双侧对称性供血,颅内、颅外动脉均有血管参与供血,不同部位的 DAVF 有不同的供血动脉模式。最常见的供血动脉有以下几种:

1. 枕动脉　常通过骨穿支、乳突后支和乳突下支供应横窦、乙状窦、小脑幕及其附近硬脑膜。

2. 脑膜中动脉　通过后支分布于小脑幕、乙状窦和横窦,参与该区域的 DAVF 供血。

3. 咽升动脉的分支　可参与横窦、乙状窦、海绵窦区供血。

4. 椎动脉的脑膜支、小脑后下动脉及小脑上动脉的脑膜支可参与附近硬脑膜动静脉瘘的供血。

5. 颈内动脉的脑膜动脉　该动脉是颅前窝、颅中窝和海绵窦区、横窦、小脑幕区硬脑膜动静脉瘘的重要供血动脉,此外某些颈内动脉的脑实质动脉分支也常参与附近硬脑膜动静脉瘘的供血。

6. 耳后动脉的骨穿支　参与附近硬脑膜动静脉瘘的供血。

（二）瘘口

是脑膜动脉与硬脑膜静脉直接沟通的区域,位于硬脑膜脏层与壁层之间,累及硬脑膜的范围大小不一。通常人为地将瘘口分为三部分:瘘口的动脉端、瘘口、瘘口的静脉端。瘘口的动脉端表现为一簇或多簇迂曲、粗细不等的、扩张的硬脑膜动脉,呈"直接"或"梳状";瘘口大小、范围不一,是瘘口动脉端与瘘口静脉端之间的部分,有时是一部分扩张的血管结构(单一瘘口),有时是弥散、细小的血管结构(弥散瘘口);瘘口的静脉端是 DAVF 异常引流的开始,或单一或数条,经瘘口静脉端向颅内外引流。瘘口的动脉端与供血动脉、瘘口静脉端与引流静脉的判断和鉴别要点是:瘘口的动脉端和瘘口的静脉端都存在于硬脑膜上,是瘘口的一部分;而供血动脉和引流静脉可以在硬脑膜上,也可以不在硬脑膜上,不是瘘口的直接结构。

(三) 引流静脉

引流静脉直接连接于瘘口的静脉端,一条或多条,可以不同来源、不同方向。引流静脉可直接或间接引流入。

1. 骨硬脑膜静脉结构　在胚胎学上,靠近颅骨凸面的硬脑膜与颅底硬膜来源不同,虽然形态学方面二者没有区别,但却有不同的生物学表现,如颅骨凸面硬脑膜形成硬脑膜窦。静脉窦内隔膜的存在,使得同一静脉窦可以部分参与 DAVF 的引流,而另外部分是正常的脑组织引流。横窦区发生 DAVF 容易出现皮层静脉引流和软膜静脉反流。

2. 硬脑膜静脉丛　颅底中线区和脊髓中没有静脉窦结构,这些区域中的静脉引流是通过硬膜外的静脉丛样通道,存在于骨膜与硬膜之间,包括海绵窦区静脉丛(又称"海绵窦")、斜坡静脉丛、枕骨大孔前静脉丛。当 DAVF 发生时,静脉引流可以与这些静脉丛发生联系,导致不同的临床症状。

3. 经硬脑膜静脉　连接静脉窦与静脉丛,但完全不同于静脉窦和静脉丛的颅内静脉是硬膜内的静脉部分。通常硬脑膜静脉出现于静脉窦与硬膜外静脉丛之前,长短不一出现于纵向窦(如上、下矢状窦)、靠近天幕缘的侧窦和前颅底区附近。硬脑膜静脉窦的形态与生理特征是随年龄改变的。出生时,大脑所有的静脉回流向后筛窦(posterior sinuses)。海绵静脉丛(习惯上称为海绵窦,并非真正的静脉窦)主要引流来自鼻前庭、眶、颅底中线骨性结构的静脉血。出生后数月,外侧裂的静脉血管开始汇流入海绵静脉丛,使婴儿大脑的静脉血可以通过眶或翼丛进入颈外静脉系统。颈静脉球在出生后逐渐成熟,并使其附近的内枕窦(medial occipital sinus)和边缘窦(marginal sinus)逐渐退化。但是胚胎或婴儿期特殊静脉窦的退化可能并不完全,或仍有潜在腔隙。上述静脉窦在不同发育阶段引流方向的变化及囟门关闭所引起的血流动力学的改变,使各个静脉丛或静脉窦之间形成了特定的联系特征。颅底的静脉窦或静脉丛是软骨起源的,而大脑凸面的静脉窦则为膜性起源。这些区别在形态学上无法分辨,却具有不同的生物学特性。起源的不同也许可以解释不同类型的病变中骨、骨膜、硬膜、静脉的不同关系。不同部位静脉结构和硬膜解剖结构的不同,决定了硬脑膜动静脉瘘的血管巢的特定血管构筑学特征以及不同的自然病程。

横窦从窦汇开始向两侧延伸至岩上窦汇入处,继之为乙状窦,汇入颈静脉球,横窦和乙状窦合称为侧窦。在分类中,"横窦区 DAVF"指累及窦汇直至邻近颈静脉球的区域,该区域实际上包括了接受大脑皮层回流的横窦和不接受大脑皮层回流的乙状窦。因此,在皮层静脉逆流上,这两部分是有区别的。

在静脉窦内有时可有分隔存在,并形成平行的静脉通道。其中之一可能用于皮层引流,另一个可能仅用于 DAVF 的引流,并可成为治疗靶点。在颅底和脊柱的中线没有硬脑膜静脉窦。这些部位的硬膜外,在硬膜和骨膜之间存在静脉丛,包括海绵静脉丛(即海绵窦),斜坡背侧静脉丛,枕大孔前缘静脉丛和脊静脉丛。DAVF 在这些区域同样可以发生,但并不首先引流入硬脑膜静脉窦。

流经硬脑膜的静脉长短不一,在其汇入静脉窦前,或从硬膜下皮层静脉延伸而来,或汇集硬膜外的静脉血流。常见于矢状窦旁、邻近天幕的侧窦旁,或中颅底邻近筛板的部位。在这些部位发生的 DAVF 曾被称为窦外硬脑膜动静脉瘘。脊髓的根髓静脉穿过硬脊膜汇入骨膜与硬脊膜之间的静脉湖中,有时位于相邻的两根动脉流域之间,所以有时脊髓动静脉瘘的血供可来自相邻节段的根动脉;与凸面硬脑膜动脉伴行的静脉(常位于颅骨沟内)自成网络。除非直接外伤或动脉病变造成动脉破裂与相邻静脉网络发生沟通,这些动脉从不参与 DAVF 的形成。

有一种罕见的 DAVF 类型,供血动脉来自硬脑膜动脉,而瘘口和引流静脉位于颅骨内,即所谓的骨硬膜动静脉瘘。凸面部位的比较容易识别。发生在颅底者易与硬脑膜动静脉瘘相混淆,常位于靠近硬膜的蝶骨或枕骨内。颅骨部者女性多见,脊柱侧者男性多见。另外,常伴有骨性结构的异构。

六、特殊检查

1. 头颅 CT、MRI 可以发现颅内出血、迂曲扩张的静脉等；三维计算机体层扫描血管重建(3D-CTA)能清楚地显示畸形血管的三维空间结构,对治疗方案和手术入路的选择有一定参考价值;磁共振动脉造影/静脉造影(MRA/MRV)能无创地显示硬脑膜动静脉的解剖结构,但分辨率较差,不能显示 DAVF 中血流的动态变化,不能满足临床诊断要求,可作为筛选和随访 DAVF 的手段。

2. 数字减影血管造影(DSA) 是明确 DAVF 诊断和分型的最重要手段,可以清楚地显示异常血管自动脉期至静脉期各阶段的表现,了解血管构筑、与临床表现和预后间的关系等,特别是观察受到累及的静脉窦有无栓塞和静脉回流的方向,对治疗方案的设计、制订具有决定性作用。

 知识点

DAVF 的诊断中应该把握的要点

①病史特点;②CT、MRI 的表现;③DSA 要点:供血动脉是颈内动脉、颈外动脉、椎动脉的脑膜支或硬脑膜动脉;④无畸形血管团,这是区别于脑 AVM 特点之一;⑤瘘口位于硬脑膜上而不是脑内,也是与脑 AVM 区别的重要特点之一。

七、不同类型 DAVF 的 DSA 表现

由于颅内 DAVF 血管构筑的复杂性,没有特定的或一定的供血动脉和引流静脉,只是在某一区域 DAVF 有常见的供血动脉和引流静脉(表 9-5-1)。

表 9-5-1 不同部位 DAVF 的血管造影特征

病灶部位	供血动脉	引流静脉
前颅底	筛前及筛后动脉及其分支、颈外动脉分支	引流至额叶软脑膜静脉,部分直接引流至上下矢状窦或眶部
中颅底(海绵窦)	颈内动脉海绵窦内分支,颈外动脉的颌内动脉分支、脑膜中动脉分支、咽升动脉等	经海绵窦前部向眶引流,或经岩骨部静脉引流,少部分向皮质静脉引流
大脑凸面、上矢状窦	颈外动脉的头皮或硬膜分支,部分可来自颈内动脉脑膜支	静脉窦、皮层静脉(软膜静脉)
天幕切迹	颈内、外动脉和椎动脉的天幕硬膜分支,或大脑后动脉、小脑上动脉的硬脑膜分支	经软脑膜静脉引流至大脑大静脉系统或引流至静脉窦
岩骨、斜坡	颈外动脉、椎动脉分支,颈内动脉分支,来源于主动脉弓的肌肉分支	颈静脉球、岩上下窦,少部分有软脑膜静脉回流
横窦、乙状窦	颈外动脉、椎动脉、颈内动脉的小脑幕分支	静脉窦,少部分经软脑膜静脉向小脑、颞叶或大脑大静脉回流
枕大孔区	源于椎动脉的根动脉脑膜支	颅内静脉窦和/或脊髓静脉

注:DAVF 的供血大多数是颈内、颈外、椎动脉混合供血。

八、治疗

对于有软膜和/或皮层静脉反流的Ⅱ型、Ⅲ型 DAVS 患者应该积极治疗,而对于没有反流的Ⅰ型患者主张保守治疗。在文献中,有报道从Ⅰ型转化为Ⅱ型、Ⅲ型者,但很罕见(<1%)。治疗方法有介入治疗和手术治疗。一般颅前窝、颅后窝、大脑凸面和上矢状窦处的 DAVF 手术较易到达,可行手术治疗。而海绵窦区、

天幕区、岩骨斜坡区的 DAVF 手术难度大,常采用介入治疗。

（一）手术治疗

DAVF 的手术治疗极具挑战性,术前需要做好充分的输血准备,目前已经不是 DAVF 治疗的一线治疗方案。手术必须由两位技术娴熟的神经外科医生配合进行,以尽可能地减少术中出血。如有神经介入医生的帮助,可在术前进行主要供血动脉的栓塞术,但不宜进行颈外动脉主干等大血管的栓塞,以免影响术后切口愈合。

1. 颅前窝硬脑膜动静脉瘘 血管内介入治疗虽然是治疗动静脉瘘特别是海绵窦动静脉瘘的主要方法,但是经眼动脉栓塞筛动脉不仅在技术上困难,而且易引起失明等严重并发症,因此不宜采用。立体定向放射外科作为一种新的治疗方法,其长期疗效还有待观察。因此,宜选用开颅手术切除病灶。

适应证:①自发性颅内出血,包括脑内血肿、蛛网膜下腔出血和硬脑膜下血肿等;②脑血管造影发现 Borden Ⅱ、Ⅲ型。

2. 颅后窝硬脑膜动静脉瘘 由于本病自然病程不是十分清楚,可长期无症状或症状轻微;或进行恶化,加之本病手术难度大,出血多,因此对年老、有其他系统器质病变者,宜定期随访或介入治疗。

适应证:①颅内压增高;②颅内出血;③进行性神经障碍(如视力减退、共济失调等);④Borden Ⅱ、Ⅲ型;⑤经血管内介入治疗失败者。

3. 上矢状窦硬脑膜动静脉瘘 适应证:①Borden Ⅱ、Ⅲ型;②高颅压、颅内出血;③继发于高颅压的视力减退、癫痫等。

（二）介入治疗

1. 由于技术和材料的进步,目前绝大多数 DAVF 可以优先使用介入治疗方法治疗。不同部位 DAVF 介入治疗方法选择的主要依据:DAVF 的血管构筑特点、血流动力学因素、瘘口位置、静脉引流方式等。

（1）颅前窝底区 DAVF:多数情况下,眼动脉都会参与供血而且往往是主要供血动脉之一。血管内治疗时,眼动脉或视网膜中央动脉误栓的风险较高,而开颅手术入路方便。因此,此区 DAVF 不论其血管构筑及血流动力学如何,都应首选开颅手术。

（2）矢状窦区 DAVF:此区域 DAVF 静脉引流多数直接回流入上矢状窦,当瘘口位于上矢状窦前 1/3 时,采用静脉入路栓塞可以达到治愈目的;若瘘口位于上矢状窦中后区而且有正常引流功能时,血管内治疗栓塞静脉窦的方法显然不可取,而手术方法简单易行,保护脑组织的正常静脉回流是手术成功的关键。目标到达上矢状窦区采用"颈内静脉→乙状窦→横窦→窦汇"入路。

（3）海绵窦区 DAVF:血管内治疗是首选治疗方法。若岩下窦通畅或主要向眼静脉引流,静脉入路是最佳选择;若角静脉迂曲不太严重,还可选择面静脉入路。经颈内静脉或经股静脉途径:目标到达海绵窦区,通常采用"颈内静脉→岩上窦→海绵窦"入路;亦可采用"颈内静脉→面静脉→眼上静脉→海绵窦"入路。经眼上静脉途径:用于海绵窦区病变的栓塞。在眶上缘中、内 1/3 交界处穿刺,或上睑内侧切开显露眼上静脉,植入微导管,到海绵窦后注入栓塞剂或植入弹簧圈。对于不适合静脉入路的海绵窦区 DAVF,经动脉途径也可以治愈部分患者,特别是 Onyx 胶应用于临床后。对于瘘口小、血流量低、单纯颈外动脉供血及临床症状轻微的患者,还可以通过压迫颈动脉的方法达到治疗目的。

（4）天幕区 DAVF:往往供血动脉复杂且向深部静脉引流,治疗较为困难。经静脉途径血管内治疗,多数情况下不能到位,经动脉途径治疗多会有残留,而手术治疗因病变部位深,暴露区域有限,故仅限于瘘口位于一侧天幕的 DAVF;累及双侧天幕区的 DAVF,不论手术还是血管内治疗都会有一定的残留率,而放射治疗可以作为残留部分的补充治疗方法。

（5）颅后窝区(包括小脑表面、横窦 - 乙状窦区和枕骨大孔区等)DAVF:由于血管构筑多样,发生部位多变,静脉回流多与脑干关系密切及治疗后血流动力学因素变化大,故治疗风险较高。

2. 对于供血动脉多而且侧支循环丰富的动静脉瘘,往往需要多次栓塞,栓塞途径包括经动脉栓塞、经静脉栓塞和联合动静脉栓塞。从发病原因上看,硬脑膜动静脉窦是静脉源性的,其临床表现也取决于引流静脉,故治疗上也应从静脉着手。

（三）放射治疗

立体定向放射治疗 DAVF 的原理：当射线照射损伤病变处静脉窦壁及瘘口处血管的内皮细胞，使平滑肌细胞不断增生，血管内膜进行性增厚，最终导致管腔闭合，达到治疗目的。

立体定向放射治疗 DAVF 具有微侵袭性、安全、有效的优点，但也有明显的不足。主要缺点：①收效慢，通常要 2 年以上，在病灶闭塞前仍有出血的危险，栓塞后辅以放疗较为安全；②可能出现难以控制的放射性脑病，以及瘘口旁重要结构损伤。

第六节　烟　雾　病

内容要点：

1. 烟雾病是一种慢性进展性脑血管疾病，表现为双侧颈内动脉末端及大脑前、大脑中动脉起始部狭窄闭塞。

2. 目前，烟雾病的病因和发病机制尚不明确，可能与遗传、免疫功能以及环境等多种因素相关。

3. 烟雾病发病年龄呈典型的"双峰"分布，在儿童和成人阶段分别有一个发病高峰。儿童以 TIA 和脑梗死等缺血性症状为主，成人出血型比例较儿童高。

4. DSA 仍是烟雾病诊断的金标准，MRA 也可以用于无创性诊断。

5. 颅内外血管重建手术仍是烟雾病的重要治疗方法，手术可增加患者的脑血流量，改善脑血流储备能力，缓解临床症状和降低卒中风险。

6. 目前在手术适应证和手术方式的选择上仍缺乏统一的标准，个体化手术方案的制订对于改善患者预后十分重要。

烟雾病又称"自发性基底动脉环闭塞症"，是一种原因不明的以颈内动脉末端及大脑前、大脑中动脉起始部动脉内膜缓慢增厚，动脉管腔逐渐狭窄以致闭塞，脑底穿通动脉代偿性扩张为特征的疾病（图 9-6-1），因代偿扩张的血管在动脉造影时形似"烟雾"故而得名，而"烟雾"在日语里发音为"moyamoya"，故又称"moyamoya 病"。

一、流行病学

（一）发病率及患病率

烟雾病的发病存在地域、年龄、性别等差异，以亚洲人群多发，欧美、非洲及拉美等地区发病率较低。1995 年日本全国范围的流行病学调查显示烟雾病的患病率为 3.16/10 万，年发病率约为 0.35/10 万。2003 年的调查结果

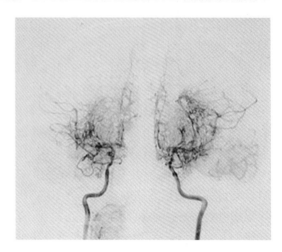

图 9-6-1　烟雾病典型的脑血管造影表现

表明其患病率上升至 6.03/10 万，年发病率上升为 0.54/10 万，总患病人数达到 7 700 例。此外，日本北海道地区的区域性调查显示其患病率和年发病率分别为 10.5/10 万和 0.94/10 万。韩国 2008 年的流行病学调查显示，烟雾病患病率和年发病率分别为 9.1/10 万和 1/10 万，患病总数为 4 517 例。2011 年的最近一组数据提示烟雾病患病率上升至 16.1/10 万，年发病率上升至 2.3/10 万。中国目前缺乏全国范围的烟雾病流行病学调查，南京 2000 年至 2007 年的区域性调查显示烟雾病的患病率和年发病率分别为 3.92/10 万和 0.43/10 万；台湾 2000 年至 2011 年的区域性调查显示平均年发病率为 0.5/10 万，并且呈逐年上升趋势，2011 年成人患者的年发病率达 1.74/10 万。以上几项区域性流行病学调查提示我国烟雾病的发病率和患病率低于日本、韩国，可能与调查方法的差异及数据选择偏倚等因素有关，如有完善的病例信息注册机制，中国烟雾

病的发病率和患病率可能远高于目前结果。

欧美国家白色人种中烟雾病的发病率和患病率较低。1997年欧洲的一项多中心调查显示,欧洲地区烟雾病的患病率仅为日本的1/10。2005年美国的一项回顾性多中心调查显示,美国烟雾病的发病率约为0.086/10万,且亚裔人种的发病率是白色人种的4.6倍。一项基于美国国家住院病例样本库的调查显示,2005年至2008年共有7 473例新诊断的烟雾病患者,提示美国烟雾病的发病率可能远高于以往的报道。

（二）性别及年龄构成比

烟雾病女性的发病率高于男性,其中日本患者男女比例为1∶1.8,韩国为1∶1.9,北美成人患者男女比例为1∶2.78。但在中国男女比例接近,2010年南京的一项流行病学调查显示男女比例约为1∶1,2012年解放军第307医院一项802例病例的回顾性研究也显示男女比例约为1∶1。

烟雾病发病年龄呈典型的"双峰"分布,在儿童和成人阶段分别有一个发病高峰。2008年韩国的一项调查数据显示两个发病高峰为10~19岁和40~49岁,日本北海道地区为5~9岁和45~49岁,我国南京和解放军第307医院病例分析均为5~9岁和35~39岁。北美地区的调查结果与日本北海道地区相似。如果从不同性别人群来看,2003年日本的流行病学调查显示男性烟雾病患者发病高峰年龄段分别为10~14岁、35~39岁和55~59岁,而女性的发病高峰年龄段分别为20~24岁和50~54岁。

（三）临床症状的流行病学特征

烟雾病的临床表现存在明显的年龄、性别以及地区差异。日本北海道地区缺血型烟雾病占57.4%,出血型21.0%,无症状17.8%;其中小于10岁的患者缺血型占78.4%,出血型2.7%,无症状型13.5%;而大于10岁的患者缺血型占53.5%,出血型24.3%,无症状型18.7%。韩国出血型占42.4%,缺血型57.4%,癫痫症状占4%,在成人患者中,出血型高达69%。美国成人和儿童均多为缺血型,但在成人中出血型是儿童的7倍（20.59% vs. 2.8%）。有一项以北美成年人群为样本的研究表明:脑梗死发病的占44.12%,表现为短暂性脑缺血发作（TIA）和脑出血的分别为26.47%和20.59%。

中国南京区域性调查显示,无论是儿童还是成人,出血型所占比例远高于其他国家,总体病例中出血型占56%（缺血型为40%）。解放军第307医院单中心802例患者回顾分析发现,儿童缺血型占95.9%,出血症状占4.1%;成人缺血型79.8%,出血型20.2%,出血型所占比例与日本相似,而缺血型所占比例高于其他研究。

无症状型烟雾病近年来逐渐引起人们的关注。日本1994年报道无症状型患者仅占1.5%（33/2 193）,而2006年日本北海道地区无症状型患者占烟雾病总数的比例升至17.8%。无症状型患者的增加可能是由于磁共振血管成像（MRA）的广泛应用,日本一项针对11 402例健康人群进行的脑血管疾病筛查研究中（1997年至2003年,男性7 570人,女性3 832人,均行MRA检查）,8例被诊断为无症状型烟雾病,据此推测日本无症状型烟雾病的患病率为50.7/10万。无症状烟雾病的自然史仍不清楚,一项对34例无症状烟雾病患者的多中心长期随访研究发现,有20.6%的患者在2年内出现脑出血或脑梗死。由此可见至少有部分无症状型患者可能会向缺血型或出血型发展。

（四）家族性烟雾病

烟雾病具有家族发病倾向,日本报道家族性烟雾病占10%~15%,其直系亲属的患病风险比散发病例高30~40倍,结果提示有必要对烟雾病直系亲属进行脑血管疾病的筛查。美国家族性烟雾病患者占6%。一项对285例散发烟雾病患者家属的筛查研究中新发现了41例家族性烟雾病患者。韩国早期的流行病学研究显示家族性烟雾病病例仅占2%。

二、病因

烟雾病的病因和发病机制至今不明,一些迹象提示烟雾病的发生、发展可能与先天遗传缺陷、后天环境、自身免疫功能异常等多种因素共同作用有关。

（一）遗传因素

烟雾病主要发病于亚裔人群,流行病学调查显示 6%~12.1% 的患者有家族史,同卵双胞胎同时罹患烟雾病的概率为 80%,烟雾病患者同胞及其后代罹患烟雾病的风险较一般人群分别要高 42 和 34 倍。

过去通过微卫星标记基因组扫描和单核苷酸多态性标记基因组（SNP）扫描,已经发现了包括 D6S441、3p24.2-26、8q23、17q25.3 等在内的多个基因位点与家族性烟雾病相关,且部分基因的相关度很强。责任基因位于不同的基因位点,提示烟雾病的发病可能为多个疾病易感基因共同作用所致。近几年随着 DNA 测序技术自动化程度和基因分型技术的不断提高,全基因组关联研究（GWAS）被应用到烟雾病的遗传学研究中。2011 年一项研究应用 GWAS 和外显子测序在 17 号染色体上发现了一个新的易感基因环指蛋白 213（*RNF213*）,此后多项研究证实 *RNF213* 的突变与烟雾病发病高度相关。日本的一项研究在 95% 的家族性烟雾病和 80% 的散发烟雾病病例中发现了 *RNF213* 基因 p.R4810K 位点的突变（c.14576G>A）。随后韩国和日本的研究都发现发生 p.R4810K 纯合子突变的烟雾病患者病情进展快,预后差。除了 *p.R4810K* 位点,其他 SNP 位点的突变同样被发现与烟雾病相关,包括 rs148731719、rs397514563。此外,有研究发现 p.R4810K 位点突变与缺血型烟雾病相关,而 A4399T 位点可能与出血型烟雾病相关。*RNF213* 基因确切的生物学功能尚不完全清楚,有研究认为 *RNF213* 的突变可能引起血管生成活性的降低,干扰了内皮细胞血管新生的信号转导通路。但近期有几项应用 *RNF213* 敲除小鼠进行的动物实验发现,正常环境下 *RNF213* 敲除小鼠的脑血管并未发生烟雾病样改变。这表明尽管 *RNF213* 的突变可能与烟雾病密切相关,但烟雾病的发病过程很可能是一个多基因共同作用的结果。

（二）免疫因素

烟雾病发病机制不明,一系列临床研究提示可能与自身免疫功能异常有关。首先,烟雾病患者自身抗体如甲状腺自身抗体、抗心磷脂抗体、抗 α- 胞衬蛋白抗体等抗体水平较正常人增高;另外,尸检发现烟雾病病变血管的内弹力膜中有免疫复合物沉积,提示免疫介导的病理改变可能参与了烟雾病的发病过程。最近通过高通量蛋白芯片技术,发现有 6 种自身免疫抗体在烟雾病患者中表达异常,其具体机制尚未彻底阐明,但这一发现再次提示烟雾病的发病可能与免疫功能异常相关。

（三）细胞因子,感染等其他因素

过去有学者认为烟雾病的发病与 EB 病毒或钩端螺旋体感染相关,但缺乏大样本病例的证据支持。此外,还发现一些炎症性细胞因子,如白介素 -1、单核细胞趋化蛋白 1（monocyte chemotactic protein-1,MCP-1）、抗中性粒细胞胞质抗体（anti-neutrophil cytoplasmic antibodies,ANCA）等在烟雾病患者的血清中表达水平升高,其临床意义尚未阐明。除了炎症性细胞因子,其他还包括:生长因子类,如血管内皮生长因子（vascular endothelial growth factor,VEGF）、碱性成纤维细胞生长因子（basic fibroblast growth factor,bFGF）、血小板源性生长因子（platelet-derived growth factor,PDGF）、肝细胞生长因子（hepatocyte growth factor）和转化生长因子 β（transforming growth factor beta,TGF-β）;黏附分子类,如血管细胞黏附分子 1（vascular cell adhesion molecule 1,VCAM-1）、细胞间黏附分子 1（intercellular adhesion molecule 1,ICAM-1）等,也在烟雾病患者的血清中表达水平升高。这些细胞因子表达异常的具体机制尚不明确,缺乏特异性,迄今为止还没有发现烟雾病的特异性生物标志物。

三、病理特征

烟雾病的病理改变为颈内动脉末端血管壁中膜平滑肌细胞的衰退、坏死导致中膜变薄;内膜纤维细胞增厚,内弹力层高度屈曲,部分变薄、断裂、崩解,间质中坏死细胞成分的累积以及血管平滑肌的增生均导致血管内膜增厚和血管管腔狭窄,最终导致血管闭塞。大脑前动脉、大脑中动脉和后交通动脉等构成 Willis 环的动脉,也可出现不同程度的内膜纤维细胞增厚、内弹力膜扭曲和中膜退化现象,引起血管狭窄或闭塞。部分病例的病理改变可延伸到颈内动脉的起始段、基底动脉以及大脑后动脉。最近应用高分辨磁共振成像技术,发现烟雾病病变部位的血管除了内膜增厚,同时存在外膜变薄。

烟雾病由于代偿增生而形成的异常血管网（又称"烟雾状血管"）也并非正常的血管组织结构,存在纤维蛋白沉积、内弹力层断裂、中层变薄以及微小动脉瘤形成等多种组织病理学改变。除了烟雾状血管的形成，皮层微血管的扩张也是烟雾病特征性的表现之一，其实皮层微血管的扩张和烟雾状血管的形成都是对脑血流灌注下降的代偿。

四、临床表现

烟雾病的临床表现与颅内血管狭窄的程度以及代偿性侧支循环形成程度有关。烟雾病的临床分型可分为：短暂性脑缺血发作（TIA）型、频发性 TIA 型（每月发作两次以上）、癫痫型、头痛型、梗死型、出血型、无症状型及其他。总体上，烟雾病分为缺血型和出血型两大类。儿童患者主要表现为缺血型，发生脑出血的较少见。成人患者的临床表现各地区之间也有所差异，中国成人患者以缺血型为主，韩国则以出血型为主，而日本成人患者同样以缺血型为主，出血型所占比例介于中国、韩国之间。欧美地区的成人患者尽管出血比例高于儿童（7∶1），但仍以缺血型多见。

（一）缺血性症状

1. TIA　最常见的缺血性症状。可根据缺血区域的不同而表现为肢体麻木无力、言语不清、视力视野改变以及意识障碍等。虽然反复发作，但持续时间并不长，就医或入院时临床症状常完全消失，未遗留神经功能缺失。烟雾病患者 TIA 发作常因情绪激动、吹奏乐器、吃辛辣热烫食物、剧烈运动等导致的过度换气而诱发，儿童患者多在长时间哭闹后发病。

2. 脑梗死　以脑梗死为首发症状的患者因梗死部位的不同而引起相应功能区的临床症状，包括肢体无力、失语、精神症状、视力下降以及视野缺损等。

（二）出血性症状

烟雾病患者的出血类型主要包括脑室内出血、单纯脑实质出血、蛛网膜下腔出血（SAH）及脑实质出血破入脑室。临床症状主要与出血类型、出血部位及出血量有关，轻者可出现头痛或出血部位相应功能区的症状，重者可出现意识不清，甚至发生脑疝。患者在出血前常伴有情绪激动、剧烈运动等，但也有部分患者在休息状态下起病。此外，烟雾病引发的脑出血与其他类型脑出血（如高血压脑出血）相比较，一方面出血类型有所不同，烟雾病患者脑室出血的比例更高；另一方面再出血率更高，大约有一半的死亡患者是因为再次出血。

烟雾病患者脑出血的发病机制尚未明确，可能与以下因素有关。①脉络膜前动脉破裂出血：随着颈内动脉末端及大脑前、中动脉起始段管腔的逐渐狭窄，脉络膜前动脉作为颈内动脉的主要分支承受的血流负荷逐渐增加，并逐渐扩张、迂曲，最终导致出血；②异常增生的烟雾状血管破裂出血：随着烟雾病病情的进展，代偿出现大量的烟雾状血管，新生的异常血管网随着负荷的增高逐渐增粗、迂曲，易造成破裂出血；③烟雾病合并动脉瘤破裂出血：烟雾病的血管病变造成相应部位血流动力学的改变，这种改变进一步导致动脉瘤的形成，常常因动脉瘤破裂出血行脑血管检查才发现烟雾病。

（三）其他症状

1. 头痛　表现为反复发作的头部胀痛、针刺样或搏动性疼痛，疼痛部位以额、顶部多见。头痛是烟雾病患者较常见的临床表现，确切机制不明，可能与脑缺血发作或脑膜血管代偿性扩张有关。

2. 癫痫　部分患者以癫痫发作为首发症状，此类患者多在就诊早期被诊断为原发性癫痫并进行抗癫痫药物治疗，从而延误了诊疗的最佳时机。

3. 不自主运动　少数患者以肢体不自主运动起病，症状类似舞蹈症。有效的血管重建手术治疗后不自主运动症状会完全消失或明显缓解。

（四）无症状型烟雾病

经数字减影血管造影（DSA）或磁共振血管成像（MRA）诊断为烟雾病，但无临床症状者被称为无症状型烟雾病。此类患者的自然史尚不明确，但已有的研究报道显示，大约 20% 的无症状型患者会在 2 年内发生病情进展，出现 TIA、脑梗死或脑出血等临床症状。

五、辅助检查

(一)数字减影血管造影(DSA)

目前,DSA 被认为是烟雾病诊断的"金标准"。常规的烟雾病血管造影检查应包括双侧颈外动脉、双侧颈内动脉以及椎动脉。确诊的依据是有烟雾病独特的影像学表现。1969 年日本学者铃木提出了烟雾病的 DSA 分级(表 9-6-1)。典型的铃木分期 DSA 图像见图 9-6-2。

表 9-6-1 烟雾病的血管造影铃木分期

分期	脑血管造影表现
I期	颈内动脉末端分叉部狭窄,无其他异常所见
II期	颈内动脉末端分叉部狭窄,颅底烟雾状血管形成,DSA 上能分辨出管径增粗的烟雾状血管。无颅外至颅内的侧支循环形成
III期	大脑前动脉和大脑中动脉有缺失,烟雾状血管非常明显,形成烟雾状血管团,无法在 DSA 上识别形成烟雾状血管团的每一条动脉。大脑后动脉或后交通动脉不受影响,无颅外至颅内的侧支循环形成
IV期	颈内动脉闭塞已经发展到与后交通动脉的结合处,仍可见大脑前动脉和大脑中动脉远端少量显影,烟雾状血管变细且形成的血管网减少。后交通动脉先天发育纤细或缺如,起始部看不到正常的大脑后动脉,颅外至颅内的侧支循环逐渐增粗
V期	从颈内动脉发出的主要动脉完全消失,烟雾状血管比IV期更少,形成的血管网也更少,且只局限在虹吸部。此外,颈内动脉的闭塞更向下发展,发生在 C2 段或 C3 段以上,发自颅外的侧支供血进一步加强
VI期	颈内动脉虹吸段完全消失,颅底部烟雾状血管也完全消失,仅可见颅外至颅内的侧支循环

尽管铃木分期目前被广泛引用,但在实际应用过程中发现该分期仍存在许多问题:

1. 铃木分期反映的是烟雾状血管的变化过程,在未将其他路径的血管代偿(如颈外动脉系统、椎动脉及大脑后动脉系统等)考虑在内的情况下,不能单纯依靠铃木分期来判断病情的严重程度,也不能作为手术的依据。

2. 烟雾病是一个缓慢进展性的疾病,烟雾状血管的形成也是一个从无到有、再到消失的过程,典型的烟雾状血管只能在病程发展的中间阶段看到,并不是每个烟雾病患者都能在 DSA 上发现典型的烟雾状血管。

3. 部分烟雾病患者在病程某一阶段仅表现为单纯的大脑前动脉或大脑中动脉狭窄,这部分患者很难应用铃木分期进行分期和评价(图 9-6-3)。

(二)磁共振

1. 磁共振成像(MRI) 典型的表现是基底节区多发、点状的流空现象(图 9-6-4),其形成的主要原因是异常扩张的侧支循环。与 CT 相比,MRI 更容易及时、敏感地发现小缺血灶,并且有利于判断缺血灶的新旧程度。MRI 还能够发现脑内的微出血灶(microbleeds,MBs)。无症状的多发 MBs 是烟雾病患者颅内出血的重要危险因素。

2. 磁共振血管成像(MRA) 可以替代 DSA 进行诊断的检查方法。MRA 典型的表现与 DSA 相同,为双侧颈内动脉末端和 / 或大脑前动脉起始段和 / 或大脑中动脉起始段狭窄或闭塞,并伴有颈内动脉末端异常血管网形成。2005 年,有研究根据烟雾病在 DSA 上的铃木分期提出了烟雾病的 MRA 分期(表 9-6-2),通过该评分系统,可应用 MRA 对烟雾病的病情进展情况进行评估。

在 MRA 分期中,1 期相当于铃木分期的 I 和 II 期,2 期相当于铃木分期的III期,3 期相当于铃木分期的IV期,4 期相当于铃木分期的 V 和VI期。MRA 不仅可用于判断血管病变程度,而且与 DSA 相比,能够更方便地评估血管重建手术的疗效以及动态观察血管病变的进展。

(三)经颅多普勒超声(TCD)

TCD 因其无创、价廉、便携等优点成为烟雾病易感人群筛查的首选方法。烟雾病患者可在 TCD 上探

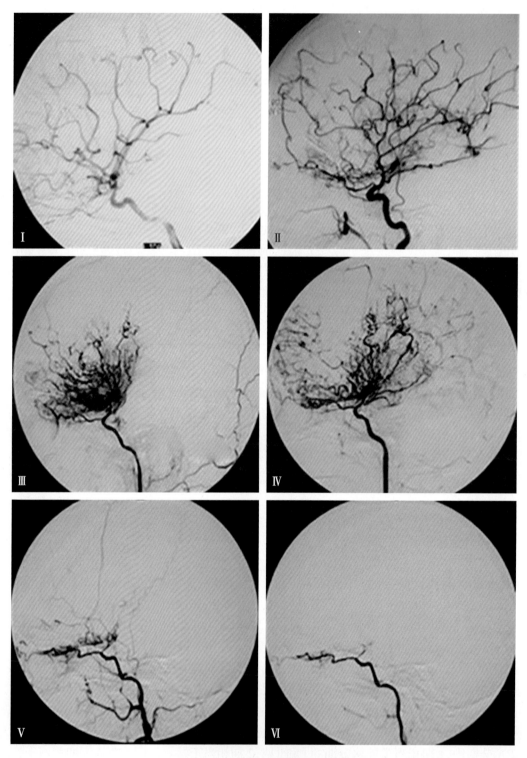

图 9-6-2　典型的铃木分期 DSA 图像

图中标注 I～VI即为铃木分期的 I～VI期。

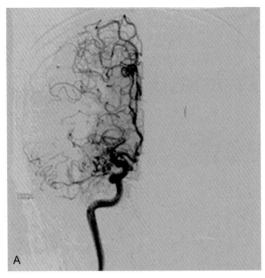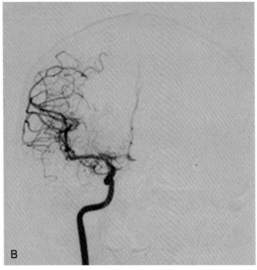

图 9-6-3 单纯大脑前动脉、大脑中动脉狭窄患者 DSA 图像

A. 单纯大脑中动脉闭塞型烟雾病患者的右侧颈内动脉正位 DSA 图像；B. 单纯大脑前动脉闭塞型烟雾病患者的右侧颈内动脉正位 DSA 图像。

测到双侧颈内动脉末端、大脑中动脉、大脑前动脉狭窄或闭塞的相应频谱。而对于术后患者，也可通过探测颞浅动脉等重建血管的颅内化频谱程度，评估颅内外血管重建手术的效果。TCD 的检验效果与操作者经验及操作能力密切相关，操作者需要经过正规的理论培训和大量的临床实践才能避免疾病的漏诊和误诊。

（四）计算机体层成像

1. CT 检查 诊断脑血管疾病常用的手段之一，但以 TIA 为临床症状的烟雾病患者在 CT 平扫上可无异常表现，因此仅行 CT 检查往往会造成该病的漏诊，对于出血型烟雾病患者，CT 无疑是最为重要的检查工具，对于明显的脑梗死患者，CT 也能清晰地显示出梗死病灶。

2. CTA CTA 能清晰地显示颈内动脉末端、Willis 环周围的血管狭窄或闭塞的形态，且能清晰显示代偿增多的烟雾状异常血管网，是诊断烟雾病的重要检查方法之一。

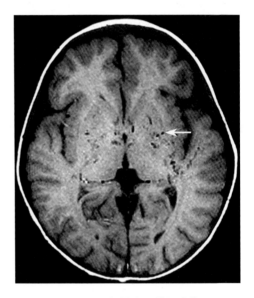

图 9-6-4 烟雾病磁共振成像

图中箭头所示为血管流空影。

表 9-6-2 烟雾病的 MRA 分期

部位	MRA 结果	分值/分
颈内动脉（internal carotid artery，ICA）	正常	0
	C1 段狭窄	1
	C1 段血管信号不连续	2
	闭塞	3
大脑中动脉（middle cerebral artery，MCA）	正常	0
	M1 段狭窄	1
	M1 段血管信号不连续	2
	闭塞	3

续表

部位	MRA 结果	分值 / 分
大脑前动脉（anterior cerebral artery, ACA）	A2 段及远端显影正常	0
	A2 段及远端显影不良	1
	闭塞	2
大脑后动脉（posterior cerebral artery, PCA）	P2 段及远端显影正常	0
	P2 段及远端显影不良	1
	闭塞	2

注：将四个部位分数相加，0~1 分为 1 期，2~4 分为 2 期，5~7 分为 3 期，8~10 分为 4 期。

（五）烟雾病的脑血流动力学评估方法

1. CT 灌注（CTPI）和磁共振灌注成像（MRPI）　CTPI 和 MRPI 是评估脑血流有效、简便的手段。通过 CTPI 或 MRPI 可以反映微循环水平的脑灌注情况。在常规 MRI 图像未能显示新发缺血、梗死灶时，CTPI 或 MRPI 可以评估烟雾病患者的脑灌注情况，为临床治疗提供依据。当患者出现脑血流储备下降且有相应的临床缺血症状，应考虑血管重建手术治疗；当脑血流储备尚处于正常范围时，且患者无临床缺血症状，可暂时密切随访观察。在术后疗效评估方面，术后脑血管储备改善不好的患者预后较差，同时在随访期内出现脑缺血发作的概率也相对较高。

2. 单光子发射计算机体层摄影（SPECT）和正电子发射体层成像（PET）　SPECT 和 PET 同样也是烟雾病脑血流动力学评估的重要手段。在烟雾病病程中，患者自身通过一系列代偿反应以维持脑氧代谢率，包括增加氧摄取分数和降低脑代谢储备。SPECT 或 PET 检查，特别是利用乙酰唑胺激发试验，可对脑缺血严重程度进行血流动力学评估，为临床治疗提供依据，同时对评估手术疗效和预后具有重要的临床意义。需要注意的是，在乙酰唑胺激发试验中可能会诱发患者出现脑缺血加重，因此在对缺血症状较重的患者进行激发试验时应格外谨慎。

六、诊断及鉴别诊断

目前烟雾病的诊断均采用日本制订的诊断标准，日本厚生省 1996 年制订的诊断标准要点为：①MRA 或 DSA 显示颈内动脉末端和 / 或大脑前、中动脉起始部狭窄或闭塞；②脑底出现异常血管网；③病变呈双侧性改变；④排除其他因全身系统性疾病（如动脉硬化、镰状细胞贫血、放射治疗后等）所引起的类似烟雾病影像学表现的疾病。2012 年日本厚生省烟雾病研究委员会进一步修订了该诊断指南（表 9-6-3）。

表 9-6-3　烟雾病诊断指南（2012）

检查方式	症状
（1）脑血管造影为诊断所必需，且至少具有以下表现	1）颈内动脉末端和 / 或大脑前动脉起始段和 / 或大脑中动脉起始段狭窄或闭塞
	2）狭窄或闭塞的动脉周围，在动脉相出现异常血管网
	3）双侧病变
（2）当 MRI 和 MRA 清楚地显示出如下表现时，可不必进行传统的脑血管造影	1）MRA 显示颈内动脉末端和 / 或大脑前动脉起始段和 / 或大脑中动脉起始段狭窄或闭塞
	2）MRA 显示基底节区异常血管网（注：如 MRI 显示一侧基底节区出现两个以上的异常血管流空影，即可认为出现异常血管网）
	3）双侧出现 1）和 2）的表现（此处指 MRI 或 MRA 的表现）
（3）此病病因不明，故应排除如下基础疾病或因素导致的脑血管病变	1）动脉硬化
	2）自身免疫疾病
	3）脑（脊）膜炎

检查方式	症状
（3）此病病因不明，故应排除如下基础疾病或因素导致的脑血管病变	4）脑肿瘤
	5）唐氏综合征
	6）多发性神经纤维瘤病
	7）头部创伤
	8）头部放射损伤
	9）其他
（4）病理检查	1）常在双侧颈内动脉末端附近出现动脉内膜增厚，进而导致管腔狭窄或闭塞，增生的内膜中偶尔可见脂质沉积
	2）大脑前动脉、大脑中动脉和后交通动脉等构成 Willis 环的动脉，可出现不同程度的，由内膜纤维细胞增厚、内弹力膜扭曲和中膜退化引起的狭窄或闭塞
	3）Willis 环周围出现大量小的血管沟（穿通支和吻合支）
	4）软脑膜常出现成簇的、网状扩张的小血管网

注：基于上述（1）~（4）诊断标准可明确诊断烟雾病或可能性烟雾病。在行尸检未行脑血管造影时，应参考诊断标准（4）。

1. 明确诊断　符合（1）或（2）中的一条，同时符合（3）。儿童患者如单侧符合（1）中的 1）和 2）或（2）中的 1）和 2）的标准，同时符合（3），且另一侧颈内动脉末端出现明显狭窄即可确诊。

2. 疑似诊断　符合（1）中的 1）和 2）或（2）中的 1）和 2），不满足（1）中的 3）或（2）中的 3），同时符合（3）的标准。

2012 版指南一个重要的修订内容是进一步规范了烟雾综合征的定义。烟雾综合征又称"类烟雾病"，是指表现为类似烟雾病典型的影像学特征并伴有一种以上指南中规定的基础疾病。在单侧烟雾病中，如果存在基础疾病，也将其称为烟雾综合征。2012 版指南规定的烟雾综合征合并的基础疾病包括：动脉粥样硬化、自身免疫性疾病（系统性红斑狼疮、抗磷脂抗体综合征、结节性多动脉炎、干燥综合征）、脑脊膜炎、神经纤维瘤病、颅内肿瘤、唐氏综合征、头部外伤、放射性损伤、甲状腺功能亢进、先天性卵巢发育不全、先天性肝内胆管发育不良征、Williams 综合征、假性特纳综合征、马方综合征、结节性硬化、I 型糖原贮积病、Prader-Willi 综合征、肾母细胞瘤、原发性草酸盐沉积病、镰状细胞贫血、范科尼贫血、遗传性球形红细胞增多症、嗜酸性粒细胞增多症、纤维蛋白原缺乏症、钩端螺旋体病、丙酮酸盐激酶缺乏症、蛋白 C 缺乏症、成骨不全症、多囊肾、口服避孕药以及药物中毒（可卡因等）。

日本厚生省制订的烟雾病诊断标准对于规范和推广烟雾病的诊疗起到了重要的作用，但该标准仍存在许多问题。

1. 烟雾病和烟雾综合征的诊断有时很难鉴别。由于烟雾病患者自然史和病程进展的多样性和不确定性，对于一些烟雾病合并基础病变的成人患者，无法判断二者之间是偶然并存还是存在因果关系。

2. 诊断标准中限定狭窄或闭塞病变部位为"颈内动脉末端和 / 或大脑前动脉起始段和 / 或大脑中动脉起始段"，但目前在三分之一的患者中发现了后循环的病变（图 9-6-5）。

针对以上问题，有研究从血管壁的结构入手，希望能够区分烟雾病与烟雾综合征，也有研究者提出了后循环的病变分期标准（表 9-6-4），但目前均缺乏广泛认可。今后随着影像学技术的进步和病因遗传学研究的进展，希望能从病理结构和基因分型上入手，进一步规范并统一烟雾病的诊断标准。

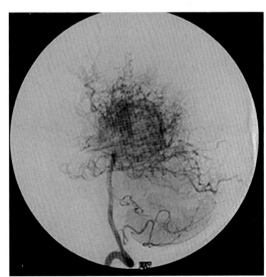

图 9-6-5　烟雾病合并大脑后动脉病变患者左侧椎动脉 DSA 图像

表 9-6-4　后循环的病变分期标准

分期	脑血管造影表现
Ⅰ期	大脑后动脉(PCA)无异常
Ⅱ期	PCA 轻度狭窄,远端皮层分支相对良好,不伴或者少量烟雾状代偿血管
Ⅲ期	PCA 严重狭窄或者完全闭塞,大量烟雾状代偿血管形成,少量的 PCA 皮层分支通过烟雾状血管显影
Ⅳ期	PCA 完全闭塞,烟雾状代偿血管减少,PCA 皮层分支不显影

七、治疗

(一)药物治疗

由于烟雾病病因未明,目前无特异的药物治疗。文献报道应用血管扩张剂、皮质激素、抗血小板聚集药物、改善微循环药物、自由基清除剂及神经保护剂等可以缓解烟雾病的症状,但对患者的再卒中率和死亡率等远期疗效均无改善。目前有多项研究证实甲状腺功能亢进、吸烟和女性是烟雾病进展的独立危险因素,对于血流动力学尚处于稳定期和无症状型烟雾病的患者,控制可能诱发病情进展的因素是十分必要的,对于合并甲状腺功能亢进的烟雾病患者,要严格控制甲状腺激素水平。

(二)外科治疗

颅内血管闭塞型脑病的手术治疗

目前,颅内外血管重建手术是治疗烟雾病的重要方法。血管重建术可以增加脑血流量,改善脑血流储备不足,缓解临床症状和降低卒中风险。烟雾病患者出现局部脑血流量下降或脑血流储备能力下降,同时存在临床缺血症状,是实施血管重建术的指征,早期诊断和早期干预是烟雾病患者取得良好预后的关键。

颅内外血管重建术术式很多,主要分为直接血管重建、间接血管重建和联合血管重建。

1. 直接血管重建　直接血管重建是将颅外血管与颅内血管进行无张力端 - 侧吻合,最经典的术式是颞浅动脉 - 大脑中动脉(superficial temporal artery-to-middle cerebral artery,STA-MCA)血管吻合术。1973 年 STA-MCA 血管吻合术首次被应用于治疗烟雾病,之后该术式广泛应用于烟雾病的治疗,目前已经成为直接血管重建术最重要的术式之一(图 9-6-6)。除颞浅动脉与大脑中动脉吻合外,颞浅动脉也可与大脑前动脉分支吻合治疗大脑前动脉供血区域的缺血,此外枕动脉也常与大脑后动脉分支吻合解决后循环的缺血问题。STA-MCA 血管吻合术的优点是能够立即向颅内供血,改善烟雾病患者局

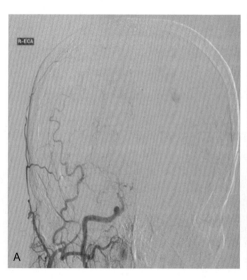
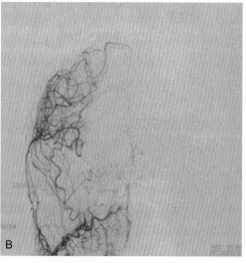

图 9-6-6　颞浅动脉 - 大脑中动脉血管吻合术
A. 颞浅动脉 - 大脑中动脉血管吻合术前右侧颈总动脉正位 DSA 图像;B. 术后右侧颈总动脉正位 DSA 图像。

部脑组织灌注,降低脑缺血事件的发生概率。缺点是:①对血管的管径、位置走行等血管条件要求较高,一些血管条件差的患者无法应用该术式;②操作复杂,对显微操作技术要求高,尤其是烟雾病发展到后期,皮层血管的血管壁脆性增加,吻合口和皮层微血管极易出血;③术后可能会引起过度灌注综合征,引发神经功能障碍;④手术风险大,术中临时阻断大脑中动脉可能会骚扰到已经建立的皮层软脑膜侧支血管,增加术后缺血性卒中的发作风险。

2. 间接血管重建　间接血管重建的方法很多,目前常用的有脑 - 颞肌贴敷术(encephalo-myo-synangiosis, EMS)、脑 - 硬膜 - 颞浅动脉血管贴敷术(encephalo-duro-arterio-synangiosis,EDAS)、脑 - 硬膜 - 颞浅动脉 - 颞肌贴敷术(encephalo-duro-arterio-myo-synangiosis,EDAMS)等。烟雾病患者可自发形成侧支血管以部分代偿脑缺血,其中包括脑内侧支吻合代偿、皮层软脑膜血管吻合代偿、硬脑膜血管以及颅外血管向颅内代偿等,这正是间接血管重建的理论基础。间接血管重建的优点是手术操作简单,手术风险小;缺点是不能立即改善患者颅内血供,可能需要 2 周到 3 个月的时间才能完成代偿。在这些术式中,EDAS 因其手术操作简便、血供来源丰富,被广泛应用于各种类型烟雾病患者的治疗中,文献报道 EDAS 术后 5 年的卒中率最低可达 12.7%,效果良好(图 9-6-7)。

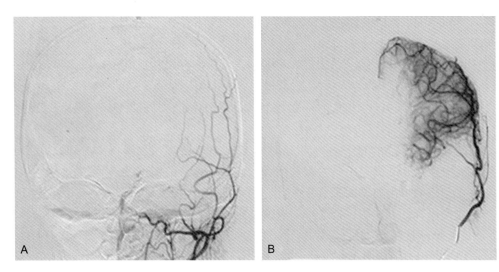

图 9-6-7　脑 - 硬膜 - 颞浅动脉血管融通术
A. EDAS 术前左侧颈外动脉正位 DSA 图像;B. 术后左侧颈外动脉正位 DSA 图像。

3. 联合血管重建　由于直接手术和间接手术均有优缺点,后来有研究尝试将两种或多种方法联合应用。联合血管重建术是指将直接与间接血管重建术或几种不同的间接血管重建术联合应用,这种术式的提出主要是基于单纯采用任何一种血管重建术,理论上对颅内血流的改善有限,均不会达到非常满意的效果。目前观点多认为联合血管重建术效果更佳,因为直接血管重建可以迅速改善局部脑灌注不足,而间接血管重建可以最大限度地利用颈外动脉系统的血供。有研究显示联合血管重建术后长期随访中患者的临床症状明显缓解,血流动力学检查也显示术后颅内血供得到明显改善。此外,一些研究采用两种或两种以上的间接重建联合手术也取得了较好的疗效。尽管很多学者推荐联合血管重建术,但目前有关手术方式的选择尚无规范和标准,选择何种术式多取决于术者的经验和偏好。一项荟萃分析纳入了1966—2004 年间 57 项研究的 1 448 例患者,其中 73% 的患者仅接受了间接血管重建手术,4% 的患者接受了直接血管重建手术,23% 的患者接受了直接血管重建 + 间接血管重建联合手术,术后 87%(1 003/1 156)的患者临床症状得到改善,间接血管重建、直接血管重建以及联合血管重建手术之间的疗效无统计学差异。

4. 并发症的预防　烟雾病患者围手术期并发症的相关因素很多,其中最重要的是患者术前的血流动力学状态,脑血流储备能力下降严重的患者易在围手术期发生脑梗死。此外,术中的血压控制、血清碳酸氢根浓度以及氧分压均与围手术期并发症相关,需要引起麻醉医生的重视。硬脑膜外血肿是烟雾病术后常见的并发症,与其他开颅手术相比,烟雾病患者的硬脑膜外血肿需要积极地处理,即使没有明显的占位效应,一旦出现较严重的临床症状,也需要及早处理。此外术中缝合皮肤的时候要注意针距和松紧度,防止颞浅动脉原供血区域的皮肤因缺血而导致愈合不良。目前认为,对于缺血型烟雾病患者,无论间接血管重建、直接血管重建还是联合血管重建,都是阻止临床症状进展的有效方法。而对于出血型烟雾病,血管重建手术能否预防再次出血或减少出血风险尚无定论。

烟雾病手术指征和术式的选择主要取决于患者自身的血管条件和医生的经验,全面评估脑血流储备能力和个体化的治疗方案是取得良好手术效果的关键。未来,进行多中心、大样本的前瞻性随机对照研究可能为规范制订手术治疗方案提供依据,从而实现烟雾病的规范化治疗。

八、预后

(一)自然病程

烟雾病的自然病程目前尚不完全清楚,有研究显示缺血型患者的年卒中率为 4.2%~13.3%,出血型患者的年卒中率为 1.7%~11.5%,无症状型患者的年卒中率约 3.2%。成人烟雾病患者 6 年内的疾病进展率约为 20%。另一项针对单侧烟雾病的随访研究发现约 15% 的患者在 3 年内出现对侧病变。

(二)治疗预后

血管重建手术能够有效降低缺血型烟雾病患者的再卒中率已经达成共识。研究显示,成人烟雾病患者术后卒中年发生率为 0~1.6%,与未手术患者相比,卒中风险降低了 70% 以上。儿童患者术后的年卒中率为 0.2%,预后较成人更佳,儿童烟雾病患者术后认知功能得到改善,表现出了良好的社会适应能力。

出血型患者是否应该行手术治疗,手术治疗时机、方式的选择以及预防再出血的效果,目前还存在诸多争议。一项研究分析了 282 例以出血为首发症状的烟雾病患者的治疗效果,结果发现,在随访期内,内科保守治疗与手术治疗的再出血率无统计学差异。另一项对 24 例出血型烟雾病患者的随访研究却发现血管重建手术可以明显降低术后的再出血率。有文献报道,血管重建手术能够减轻颈内动脉末端的压力负荷,减少烟雾状血管的密度,以及部分微小动脉瘤在术后消失等现象(图 9-6-8),推断手术可能使出血型患者受益。但烟雾病的出血原因除了与责任血管的扩张有关外,还可能与血管壁本身的结构异常及 Willis 环特殊的血流动力学结构相关,因此,目前血管重建手术能否预防再出血尚无定论。日本一个研究小组从

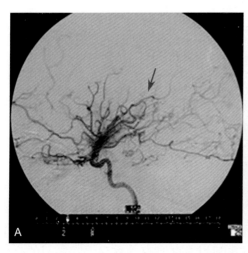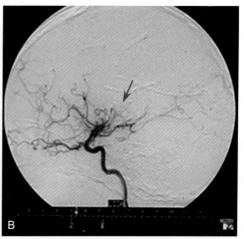

图 9-6-8 血管重建手术 DSA 图像

A. 术前左侧颈内动脉 DSA 图像,箭头所指处可见脉络膜前动脉及烟雾状血管扩张明显;B. 术后左侧颈内动脉 DSA 图像,箭头所指处可见相较于术前,扩张的脉络膜前动脉及烟雾状血管明显减少。

2001年开始对成人出血型烟雾病进行多中心的前瞻性随机对照临床研究,结果显示手术组疗效优于保守治疗组,但手术组仍有再出血的患者,说明此类患者的治疗仍有待进一步深入研究。

【典型病例1】

　　患者,女,10岁。阵发性左侧肢体无力1年,平均每周发作1次,每次持续约10分钟,症状可自行缓解。行头颅MRA检查发现患者双侧颈内动脉末端闭塞;进一步行各项检查及检验项目,除外自身免疫性疾病、感染性疾病、血液系统疾病。

　　行头颅DSA检查(图9-6-9),可见患者双侧颈内动脉末端闭塞(右侧铃木分期为Ⅴ期,左侧铃木分期为Ⅵ期),诊断为烟雾病。行双侧EDAS术,术后患者未再发作术前症状,半年后行复查DSA(图9-6-10),可见双侧颞浅动脉向颅内大量代偿供血。

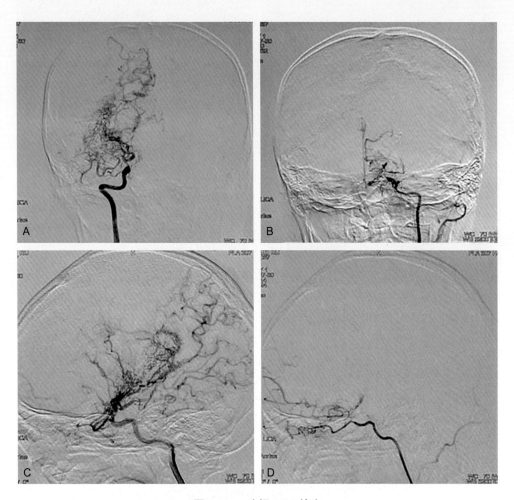

图9-6-9　头颅DSA检查
A.患者右侧颈内动脉正位DSA图像;B.患者左侧颈内动脉正位DSA图像;C.患者右侧颈内动脉侧位DSA图像;D.患者左侧颈内动脉侧位DSA图像。

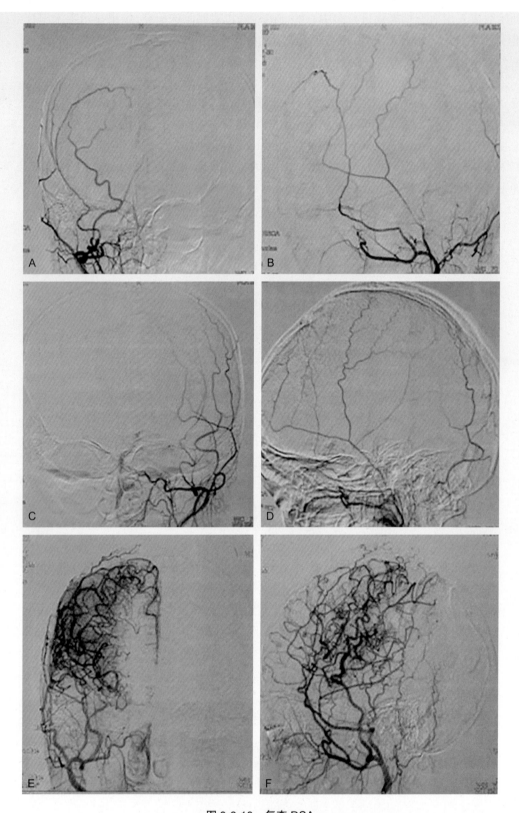

图 9-6-10　复查 DSA

A、B. 术前患者的右侧颈外动脉正侧位 DSA 图像；C、D. 术前患者的左侧颈外动脉正侧位 DSA 图像；E、F. 术后半年患者复查的右侧颈外动脉正侧位 DSA 图像。

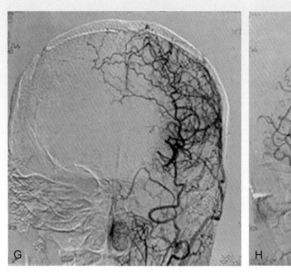
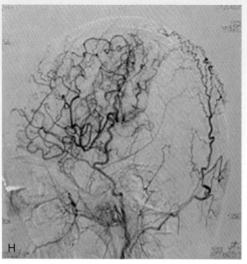

图 9-6-10（续）
G、H. 术后半年患者复查的左侧颈外动脉正侧位 DSA 图像。

 知识点

儿童烟雾病以缺血型为主，多表现为 TIA 症状。小儿患者手术治疗往往选择间接血管重建术，主要原因是小儿患者供体及受体血管管径过细。间接血管重建术对于小儿患者有较理想的效果。手术一般选择缺血症状严重侧进行，再行对侧手术，可考虑分期，也可同期进行。

【典型病例 2】

患者，女，41 岁，突发右侧额顶叶脑梗死 1 年。临床症状为左侧肢体无力，持续不能缓解。行头颅 DSA 检查，见患者双侧颈内动脉末端闭塞（双侧铃木分期均为Ⅳ期）。患者进一步行各项检查及检验项目，除外动脉硬化、自身免疫性疾病、感染性疾病、血液系统疾病，诊断为烟雾病。给予患者行双侧 EDAS 术，术后患者未再发作术前症状，半年后行复查 DSA（图 9-6-11），可见双侧颞浅动脉向颅内大量代偿供血。

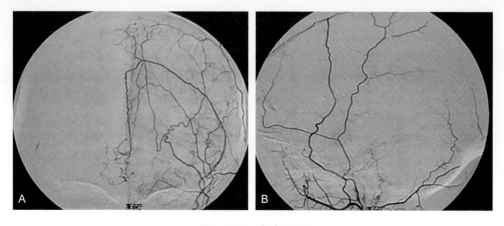

图 9-6-11　复查 DSA
A、B. 术前患者的左侧颈外动脉正侧位 DSA 图像。

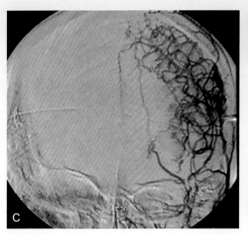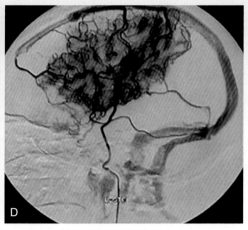

图 9-6-11（续）
C、D. 术后半年患者复查的左侧颈外动脉正侧位 DSA 图像。

第七节 颈动脉狭窄

内容要点：

1. 颈动脉狭窄是引起卒中的常见病因。

2. 颈动脉分布区域的 TIA 和卒中患者应行颈部超声、CTA 或 MRI 等无创检查。

3. 颈动脉狭窄患者可以通过戒烟、控制高血压、糖尿病、高脂血症和应用抗血小板药物降低卒中风险。

4. 狭窄同侧颈动脉分布区 TIA 发作和卒中患者，当狭窄程度 >50% 或无症状患者狭窄程度 >70%，可行颈动脉内膜剥脱术降低卒中风险。

5. 无症状狭窄程度 <50% 的患者行颈动脉内膜剥脱术（CEA）不能获益。颈动脉支架植入术同样是有效的治疗手段，特别适用于外科手术高危患者。

世界卫生组织最新统计资料显示，卒中是全人类第三位死因及首位致残原因。2012 年，全球约有 670 万人死于卒中。颈动脉疾病（carotid artery disease）引起的卒中占所有卒中的 10%~20%，颈动脉狭窄（carotid stenosis,CS）程度是颈动脉疾病引起卒中最重要的危险因素。动脉粥样硬化是颈动脉狭窄最常见的病因。本节主要讨论动脉粥样硬化性颈动脉狭窄的临床表现、诊断和治疗等内容。

一、病理机制和危险因素

动脉粥样硬化是临床常见疾病，是缺血性心脑血管病的主要病理基础。迄今为止，其发病机制尚未阐明。血管内皮细胞损伤、平滑肌细胞增生、脂质沉积和炎症细胞浸润可能与其发病密切相关。动脉粥样硬化的危险因素包括高脂血症、高血压、糖尿病、高纤维蛋白原血症、高半胱氨酸血症、高尿酸血症、肥胖、肾素 - 血管紧张素 - 醛固酮系统活化、吸烟、凝血功能亢进等。

二、临床表现和体征

颈动脉狭窄患者可表现为无症状、短暂性脑缺血发作和卒中。症状性的颈动脉狭窄可能表现为短暂性脑缺血发作（TIA）、可逆性缺血性神经功能障碍或卒中。临床症状与栓子栓塞受累的动脉有关，包括眼动脉、大脑中动脉、大脑前动脉、大脑后动脉、脉络膜前动脉等。眼动脉受累可以表现为同侧单眼盲（一过性或持久性黑矇）。大脑中动脉受累出现对侧运动或感觉性 TIA（上肢和面部较下肢重），伴有反射亢进，累及优势半球可有言语障碍。大脑前动脉受累常引起对侧下肢无力，各种认知或精神障碍。脉络膜前动脉梗死表现为典型的对侧肢体偏瘫、偏身感觉障碍和偏盲。一过性黑矇是鉴别颈动脉综合征和大脑中动脉综合征的临床特征。查体部分患者颈动脉区可闻及血管杂音。神经系统检查可有卒中的体征，偶可发现精神和智力异常。眼底检查可在眼底动脉分叉处见到微栓，多为胆固醇结晶。同时伴锁骨下动脉或下肢动脉硬化闭塞者可有相应体征。

三、辅助检查

（一）颈动脉超声

具有简便、经济、无创、可重复检测等特点，能实时检测血流速度和方向，了解斑块的性质，是诊断颈部大血管狭窄的可靠指标。但因操作者不同，检查结果可能出现差异；难以判断颈动脉狭窄部位的高低。

（二）颈动脉 CTA

检测重度狭窄（70%~90%）的灵敏度和特异度分别为 85% 和 93%；颈动脉闭塞的灵敏度和特异度分别为 97% 和 99%。可判断颈动脉狭窄部位的相对位置；特别是对接近闭塞的患者可能会过度估计狭窄程度。

（三）颈动脉高分辨 MRA

检测重度狭窄（70%~99%）的灵敏度和特异度分别为 99%；中度狭窄（50%~69%）的灵敏度和特异度为90%。可了解斑块内的溃疡、钙化、出血、血栓等。同 CTA 一样可判断颈动脉狭窄部位的相对位置，但特别是对接近闭塞患者可能会过度估计狭窄程度。

（四）脑血管造影

脑血管造影是诊断脑血管病的"金标准"，不仅可全面了解颅内外血管狭窄情况，还可以排除其他血管疾病，更重要的是可了解颅内血管代偿情况、颈动脉狭窄部位的高低，为手术提供重要参考。二维 DSA 因为角度关系对狭窄程度亦可能出现误判，3D-DSA 检查可提供更精确的判断。脑血管造影是有创检查，存在 0.5%~1.0% 的心肌梗死、动脉损伤和腹膜后血肿等风险。检查费用相对较高。

目前仍多根据脑血管造影来判定颈动脉狭窄程度（图 9-7-1、图 9-7-2），方法主要有两种。①北美症状性颈动脉内膜剥脱术试验（North American symptomatic carotid endarterectomy trial，NASCET）法：比较最狭窄处的动脉内径与狭窄远端正常颈内动脉（而非颈动脉球或狭窄后扩张处）的内径；②欧洲颈动脉外科试验协作组（European Carotid Surgery Trial Collaborators Group，ECST）：比较最狭窄处的动脉内径与该处假想的正常内径。两种方法判定的狭窄程度可有明显差异。

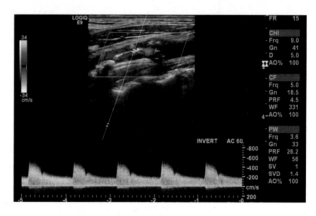

图 9-7-1 颈动脉狭窄超声
可见颈动脉狭窄，局部血流速度增快。

四、诊断和鉴别诊断

动脉硬化导致的颈动脉狭窄患者，依靠病史、典型的查体和影像学检查，可以确诊。应注意与动脉肌纤维发育不良、大动脉炎及放疗后颈动脉狭窄鉴别。这些疾病导致的颈动脉狭窄均不适合行颈动脉内膜剥脱术（carotid endarterectomy，CEA）。

1. 动脉肌纤维发育不良 多发生于中老年女性，可伴有肾动脉肌纤维发育不良狭窄。颈动脉狭窄多为长节段或全血管狭窄，可见"串珠样"狭窄征。动脉硬化性颈动脉狭窄最严重部位为多在分叉处，而动脉肌纤维发育不良颈动脉狭窄最严重处常为动脉远端。颈动脉高分辨 MRA 和颈动脉超声对鉴别管腔狭窄的原因（粥样硬化或肌纤维发育不良）有一定意义。

2. 大动脉炎　多见于颈总动脉或锁骨下动脉等弓上大血管。受累血管闭塞而颈内外动脉通常未见粥样硬化斑块。如老年女性患者,高分辨 MRA 可鉴别大动脉炎。

3. 放疗后颈动脉狭窄　有鼻咽癌等头颈部疾病和放疗病史,颈动脉狭窄部位、节段不固定。

五、治疗

1. 药物治疗　颈动脉狭窄药物治疗方案在不断演进,主要包括抗血小板治疗,最佳剂量仍存在争论。国内常采用阿司匹林 100mg(欧美国家常采用 80~325mg),每日一次,或氯吡格雷 75mg,每日一次;适当的抗高血压治疗;如果有糖尿病,血糖需控制良好;患者如果有无症状心房颤动,则应抗凝治疗;调脂治疗,国内常采用托伐他汀钙片 20mg,每日一次;帮助患者戒烟也很重要。

2. 颈动脉内膜剥脱术(carotid endarterectomy,CEA)　颈动脉内膜剥脱术是治疗颈动脉狭窄的"金标准"。

3. 颈动脉血管成形和支架植入术(carotid angioplasty and stenting,CAS)　微创快捷,远期疗效尚在进一步评价中,再狭窄率相对 CEA 略高,是颈动脉狭窄可以选择的治疗方法。特别是随着栓子保护装置(embolic protection devices,EPD)的应用和手术经验的积累,CAS 日益成为临床处理颈动脉狭窄、预防卒中的有效手段。尤其适合手术难以达到的部位狭窄、多发狭窄、放疗后狭窄、CEA 后再狭窄以及合并其他严重疾病难以耐受 CEA 手术的患者。

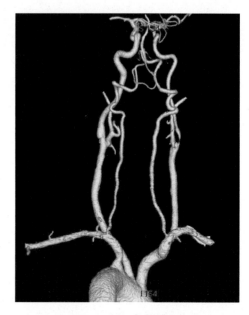

图 9-7-2　颈动脉狭窄 CTA
可见左侧颈内动脉起始处重度狭窄,近闭塞,右侧颈内动脉起始轻度狭窄。

六、颈动脉狭窄治疗的循证医学证据

(一) CEA 和内科治疗的对比研究

20 世纪 90 年代,几项多中心前瞻性随机对照 CEA 临床试验结果相继发表,证实 CEA 对于缺血性脑血管病的预防及治疗有重要作用。

1. 北美症状性颈动脉内膜剥脱术试验(NASCET)　综合了北美(美国和加拿大)50 家医疗中心 659 例颈动脉重度狭窄(动脉内径缩小 70%~99%)的病例资料。患者被随机分为 CEA 组(CEA+ 内科治疗组)和对照组(内科治疗组)。2 年内动脉狭窄侧卒中的累计发生危险,在 328 例的 CEA 组中为 9%,而在 331 例的对照组中为 26%,可见及时手术可降低卒中危险性 17% ± 3.5%。卒中的发生率在 CEA 组和对照组分别为 2.5% 和 13.1%,危险性降低 10.6% ± 2.6%,表明 CEA 对治疗近期大脑半球缺血和 TIA 以及非致残性卒中的同侧颈动脉重度狭窄有效。

2. 欧洲颈动脉外科试验协作组(ECST)　对 10 年内 2 581 例颈动脉狭窄病例进行分析,根据颈动脉不同狭窄程度(轻度 <30%、中度 30%~69%、重度 70%~99%),再随机分成 CEA 组(CEA+ 内科治疗组)和对照组(内科治疗组)。其中 2 200 例经随访 3 年,发现在 374 例颈动脉轻度狭窄者中,CEA 组与对照组相比无优势可言;在 1 098 例中度狭窄者中,两组的比较结果尚未结束;在 778 例重度狭窄者中,CEA 组的致残性和致死性卒中在术后 3 年内的风险较对照组明显降低(2.8% $vs.$ 16.8%,$P<0.01$),其中 3 年总死亡风险分别为 6.0% 和 11.0%($P<0.05$)。表明对伴有脑缺血症状的重度颈动脉狭窄,CEA 是最佳的治疗手段。

3. 无症状性颈动脉硬化性狭窄研究(asymptomatic carotid atherosclerosis study,ACAS)　综合了北美 39 家医疗中心 1 659 例无症状性颈动脉硬化性狭窄(狭窄程度 60%~99%),随机分组情况同 NASCET。平均随访 2.7 年,结果显示 5 年内狭窄同侧卒中、围手术期卒中和死亡率在 CEA 组为 5.1%,而对照组为 11.0%,总发病危险度降低 53%。表明 CEA 对无手术禁忌证的无症状性颈动脉狭窄程度 >60% 者有显著预防卒中的疗效。

（二）CEA 与 CAS 的随机对照研究

1. CAVATAS　第一项多中心随机对照研究。共纳入 24 个研究中心 504 例患者,包括 12% 的无症状性颈动脉狭窄患者。其中 CEA 组 253 例,CAS 组 251 例(均未使用 EPD)。本研究排除高危患者。结果显示 CEA 和 CAS 两组 30 日卒中和死亡发生率为 9.9% 与 10.0%,差异无统计学意义。1 年后两组卒中 / 病死率的差异仍无统计学意义。但 CAS 组术后 1 年再狭窄的发生率为 14.5%,显著高于 CEA 组的 4%;CAS 组发生颈动脉再狭窄的患者多有症状,而 CEA 组的多无症状,3 年内 CEA 和 CAS 两组卒中和死亡发生率相近(14.2% *vs.* 14.3%)。2007 年,Coward 等公布的该研究的长期随访结果,不适于接受 CEA 的症状性颈动脉狭窄患者分药物组和 CAS 组相比,结果表明单纯药物治疗与 CAS 的效果相当。2009 年公布的一项关于 CAVATAS 的研究结果显示,CAS 组相对 CEA 组有更多的颈动脉重度狭窄或闭塞患者,随访 5 年发现,CAS 术后再狭窄的发生率几乎是 CEA 的 3 倍(30.7% *vs.* 10.5%),但该研究中 CAS 组均未使用 EPD,对其结果的准确性也产生了影响。

2. SPACE　一项多中心随机对照研究,目的是证实在低危症状性颈内动脉狭窄≥50% 患者 CAS 不劣于 CEA。共有 1 200 例患者入组,其中 CEA 595 例、CAS 605 例(27% 未使用 EPD,两亚组间终点事件的差异无统计学意义)。术后 30 日,CAS 组卒中或病死率为 6.84%,CEA 组为 6.34%,两组间差异无统计学意义。2008 年 SPACE 的中期随访,围手术期卒中和死亡以及 2 年内同侧缺血性卒中 CEA 组的发生率为 8.8%,而 CAS 组为 9.5%(P=0.31)。SPACE 的中期结果提示,如果患者治疗成功而且无并发症,CEA 和 CAS 的卒中风险都很低且非常接近。最终 SPACE 试验并未证实在处理低危症状性颈动脉狭窄,CAS 的安全性及有效性较 CEA 优越。

3. CREST 研究　共纳入 2 502 例患者,1 262 例接受 CAS 治疗(均应用 EPD),1 240 例患者接受了 CEA 手术,CAS 组卒中发生率高于 CEA 组(4.1% *vs.* 2.3%),而心肌梗死发生率 CEA 组高于对照组(2.3% *vs.* 1.1%)。

4. 2016 年,《新英格兰医学杂志》连续发表 2 篇多中心、随机、对照研究文章,比较 CEA 和 CAS 治疗颈动脉狭窄的效果,分别是无症状颈动脉实验(ACT-Ⅰ)的 5 年随访和 CREST 的 10 年随访结果。ACT-Ⅰ主要结论:CAS 对无症状性颈动脉重度狭窄的中远期疗效不比 CEA 差。CREST 主要结论(结合 2010 年报道结果):CAS 与 CEA 在 10 年随访结果中无明显差异,对症状性和无症状性患者的亚组分析均得出一样结果。以上两篇报道进一步提升了 CAS 的地位,并一定程度上撼动了 CEA 传统意义上"金标准"的位置。CAS 对颈动脉狭窄是可供选择的一种方法,CEA 和 CAS 不是相互排斥的关系,而是相互补充的关系。

七、颈动脉内膜剥脱术

（一）手术适应证

1. 有症状患者,要求手术医师开展。此类手术并发症发生率 <6%。

（1）有狭窄侧半球导致的 TIA、黑矇或非致残性卒中发作,症状侧颈动脉狭窄程度≥50%。

（2）狭窄程度 <50%,但斑块不稳定。

（3）颈动脉狭窄经 DSA 或高分辨 MRA、CTA 检查证实。

（4）心、肺、肝、肾功能可耐受手术。

2. 无症状患者,要求手术医师开展。此类手术并发症发生率 <3%。

（1）颈动脉狭窄程度一侧≥70%。

（2）狭窄程度≤70% 的无症状患者,斑块不稳定。

（3）颈动脉狭窄经 DSA 或高分辨 MRA、CTA 检查证实。

（4）心、肺、肝、肾功能耐受手术。

（二）手术禁忌证

1. 手术难以抵达,狭窄部位超过乳突尖与下颌角连线或 C_2 椎体下缘以上。

2. 非粥样硬化性狭窄,如颈动脉炎、肌纤维发育不良等。

3. 颈动脉闭塞 >12 小时,或闭塞颈内动脉远端不显影。

4. 重度卒中,伴意识障碍和 / 或严重神经缺陷;MRI 显示颅内较大面积脑梗死。

5. 脑梗死急性期(手术前 2 周内发生脑梗死)。

6. 6 个月内有心肌梗死,或有难以控制的严重高血压、心力衰竭。

7. 全身情况差,不能耐受手术。

(三)术前准备

1. 凡伴有心、肺等重要脏器疾病患者,应请相关专科会诊,确定能否承受手术,并作相应处理。控制可能存在的高血压和糖尿病。

2. 抗血小板治疗。

3. 颈部备皮,拟取大隐静脉作补片成形者,下肢备皮。

4. 做好术中监测(脑电图、诱发电位、经颅多普勒超声等)的准备。选择适当的分流管(备用)。

(四)麻醉

可行气管插管全身麻醉或局部麻醉。经鼻气管插管有利于手术切口向上延伸显露颈内动脉远端。局部麻醉手术可根据患者术中检查代替术中监护。颈动脉内膜剥脱的麻醉要求诱导平稳,深度适当,术毕患者能迅速苏醒,以便判定神经功能。为了增加术中颈动脉阻断期间的脑血流,术中需要采用暂时升高血压(20~50mmHg)的方法。$PaCO_2$ 维持在 35~40mmHg 较合适。

(五)术中监测和脑保护

1. 术中监测

(1)经颅多普勒超声(TCD):在颈动脉内膜剥脱术中,TCD 应用于 3 个时段:显露颈动脉、夹闭颈动脉和恢复血流后。与其他监测方法相比,TCD 的优点是能提供颈动脉内膜剥脱术全程和术后关于血栓栓塞和血流动力学方面的信息。这种信息也可转换成音响直接实时传递给术者,提醒术者注意操作方法,判定阻断颈动脉的安全时限和发生高灌注的危险,或决定是否需作术中分流。所需设备并不昂贵,也较轻便,是目前应用最广泛的监测手段之一。缺点是有时获得的信号解释困难,监测者需有相当经验,信号噪声比较差,术中使用电凝可造成干扰。

(2)脑电图:按脑电图国际标准 10/20 系列安置 21 个头皮电极和 2 个耳电极。麻醉开始前获得基线脑电图,从麻醉诱导至手术结束连续监测。颈动脉阻断期间 18%~25% 的患者的脑电图出现缺血改变,表现为波幅下降或频率减缓。如果采用异氟醚麻醉,阻断期间升高血压,这一比例可降至 15%~20%。颈动脉阻断所致的脑电图改变大多发生于前 5 分钟,而且在植入分流管后 2~7 分钟可恢复,少数分流后也不恢复的改变可能与栓塞或麻醉相关。

(3)体感诱发电位(SEP):1974 年 Branston 证实 SEP 的波幅和速度与脑血流直接相关。1982 年 Moorthy 首次将之用于颈动脉内膜剥脱术监测。颈动脉阻断后,如果第一负波(N20)的波幅下降 50% 以上,中枢传导时间延长 1 毫秒以上,提示脑缺血。SEP 的局限性是监测中需采用叠加技术和平均技术,由此带来的问题是脑皮层难以从反复的刺激中恢复过来,脑缺血可能被忽略;对背景噪声敏感,需要较好的隔离设施。

2. 术中脑保护

(1)增加血流量:增加脑血流量的方法之一是在颈动脉阻断期间升高平均动脉压以促进侧支循环。倘若血压升至 170mmHg 仍不能逆转脑电图异常,应立即采用术中分流。如果颈动脉分叉过高(颈 3 以上),或粥样硬化斑块较长,动脉切口需向远端延伸接近颅底,术中分流极为困难甚或不可能,应采用以下脑代谢保护法。

(2)降低代谢需求:可根据具体情况选用不同的措施。

①巴比妥酸盐:动物实验证实对脑缺血有保护作用,但临床应用结果不完全相符,通常只是在麻醉诱导时应用;②依托咪酯:对脑代谢的作用与巴比妥酸盐相似,但不抑制心血管功能,也不延迟患者苏

醒;③丙泊酚(异丙酚):具有麻醉性质的酚族药物,可降低脑代谢率;④异氟醚:是目前神经外科手术主要的麻醉吸入剂,据报告,用异氟醚麻醉者术中脑电图有缺血改变的发生率明显低于用氟烷或恩氟醚麻醉者。

(六) 手术方法

1. **患者体位** 患者取仰卧位,肩下垫枕,使头颈部处于过伸位并旋向对侧,旋转的角度取决于术前影像学检查所显示的颈内、外动脉关系。一般颈外动脉居前内侧,颈内动脉居后外侧,两者之间通常有某种程度的前后重叠。因此,适当地旋转头颈部可使颈内动脉转向更外侧,避开颈外动脉的遮挡。偶尔颈内动脉可完全位于颈外动脉深方,此种情况下,无论头颈部如何旋转,也难获得满意的显露,只能在术中充分游离颈外动脉后牵向内侧。

2. **基本手术方法** 一般采用胸锁乳突肌前缘斜切口,下端最低可到胸骨上切迹,上端最高可达耳后区,取决于术前血管造影确定的颈动脉分叉平面。切口上部应距下颌角2cm以上,以免损伤走行于颈阔肌下的面神经下颌缘支。沿颈部皮纹作横向切口,虽然愈合后几乎不留瘢痕,但可能影响颈动脉的显露,尤其是当粥样硬化斑块沿颈内动脉向远端延伸较长时,因此较少采用。

切开皮肤、皮下组织和颈阔肌,在切口上端,注意勿损伤耳大神经。可能越过术野的颈外静脉及其属支结扎后切断。用自持牵开器牵开切口,分开脂肪组织,确认胸锁乳突肌前缘。牵开器的内侧叶片应始终置于浅部,以免损伤喉神经;外侧叶片则可深置。

沿胸锁乳突肌内缘向深部锐性分离,显露颈内静脉,该静脉多居颈动脉外侧,也有恰好位于动脉前表面者。注意勿伤及胸锁乳突肌深面的脊副神经。颈内静脉是重要的解剖标志。对于某些肥胖者,必需分开胸锁乳突肌与颈内静脉间的一层脂肪,方能确认该静脉;否则,可能误入颈内静脉后外侧,尤其是该静脉前内置者。

沿颈内静脉内侧解剖,通常有数支细小的静脉和一支较粗的面总静脉越过术野。双重结扎后切断面总静脉,细小的静脉或结扎或电凝后切断。将颈内静脉用钝性牵开器牵向外侧,显露其内侧的颈动脉。将颈动脉表面的舌下神经降支分离后内牵,先后游离颈总动脉(CCA)、颈外动脉(ECA)和颈内动脉(ICA)及甲状腺上动脉(STA),用丝带绕过。分离过程中,如果血压、心率有改变,用细针头在分叉部外膜下注入1%利多卡因1~2ml,以封闭颈动脉窦。CCA和ECA无须完全游离,只要能绕过丝带即可,以免术后扭曲。特别注意STA,有时有一些小分支,必需逐一处理,否则切开颈动脉后,来自这些小分支的血液反流将严重影响手术操作。通常起自ECA起点内侧的咽升动脉(APA)变异较多,同样必须找到并控制,以免反流。ICA应充分游离,超过粥样硬化斑块(可根据术前影像学检查、术中动脉壁外观和轻轻触诊判断)远端1cm以上。为显露远端ICA,必要时可切断二腹肌后腹和茎突舌骨肌,注意勿伤及其深面或下方的舌下神经主干。在颈动脉鞘内,迷走神经位居动脉深面,在分离、阻断动脉时,慎勿损伤。

用DeBakey血管钳夹闭粥样斑近端的CCA,用右和/或左弯精细阻断钳夹闭斑块远端的ICA,用小"哈巴狗"夹或动脉瘤夹夹闭ECA及其分支STA。一般先夹闭ICA,以避免因夹闭动脉时栓子脱落造成脑栓塞。如果ICA远端拟用动脉瘤夹夹闭,则宜先夹闭CCA,否则在近端尚未阻断的情况下,因重复使用夹闭力减弱的动脉瘤夹可能不足以阻断ICA。

刀片在分叉部近端2~3cm处切开CCA前壁,用剪刀向远端延长切口,剪开分叉部和近段ICA前壁,直至正常处,切口通常长4~5cm。如果不断有血液涌出,应检查CCA、ICA、ECA和STA(可有分支)夹闭是否可靠;若可靠,而仍有出血,必须在分叉部解剖找到并夹闭咽升动脉。颈动脉高度狭窄且斑块脆软者,动脉管腔可能不易辨别,应特别注意勿划破动脉后壁。如欲作术中分流,插入分流管前务必确认真正的管腔,以免插入斑块内。

用无创血管镊提起动脉壁切口缘。用剥离子先在CCA的外侧切缘处找到正确的界面,分离粥样硬化斑块,分至中线附近,再从内侧切缘处分离,直至会师。在近端剪断分离的斑块。也可将直角钳伸入斑块近端与血管壁间,在直角钳微微张开的两片间横断斑块。

需要指出的是,要从CCA中完全去除斑块几乎是不可能的,在此处只要锐性横断斑块近端,留下一个平滑的过渡区即可。但要注意斑块切断后,其近端的 CCA 内膜切缘不应游离。提起离断的斑块,向 ECA 内分离并轻轻下牵,即可将之拉出。但 ECA 内的斑块常常向远端延伸,因而可被动脉控制夹夹住,为了完全分离拉出斑块,必需暂时松开控制夹,待斑块远端拉出后,再夹闭。如果 ECA 内有斑块残留,可引起血栓形成并进而闭塞全部颈动脉,所以,倘若 ECA 内斑块切除不完全,应将动脉壁切口延向 ECA。

最后分离 ICA 内的斑块,方法与分离 CCA 内的斑块相同。斑块一般在分叉部或 ICA 近端处最厚,随着向 ICA 远端延伸,范围逐步缩小,厚度逐渐变薄,最后呈"舌尖"样附着于 ICA 后壁(终点)。分离该处斑块时务必注意,既要分至终点,将之轻轻完全拉出,不可残留,又不能分离过度,造成远端正常内膜游离。斑块切除后,仔细检查有无残留斑片。可疑的区域可用海绵球轻轻擦拭,凡是松动的斑片一律剔除,但与动脉壁紧贴的斑片不应试图分离切除。最容易分离切除的是脆软、其中有出血和血栓的斑块,最困难的是导致严重狭窄的坚硬斑块。在后者,有时难以找到确切的界面,类似复发性颈动脉狭窄,即使采用最轻柔的手术切除斑块后,动脉后壁亦仅剩一层外膜。此时,只能做 1~2 针折叠缝合,如同因远端内膜缘游离所作的"钉合"。将手术显微镜引进术野(也可用放大镜),仔细审视颈内动脉腔。若斑块切除后的远端内膜缘游离,应将之"钉合"。

用 6-0 prolene 线自远端开始连续全层缝合动脉壁切口。缝合应严密,尤其是两端。缝合时勿将外膜带入动脉腔内,以免形成血栓。缝合结扎切口近端最后一针缝线前,先后暂时松开 ECA 和 ICA 的控制夹,若血液反流良好,再随即夹闭,助手用肝素盐水冲出动脉腔内的气泡,结扎最后一针缝线。切口两端第一针和最后一针缝线要打 5~6 个结,以免松脱。也可分别从两端开始缝合,于中点"会师"。切口缝合结束后,先后撤除 ECA 及其分支 STA、CCA 的控制夹(钳),约 20 秒后再撤除 ICA 的控制钳,以确保所有可能残留的组织碎片、气泡等冲入 ECA。

在 ECA 完全闭塞(尽管可能切除其中的斑块而使之疏通)的情况下,只能在动脉壁缝合过程中和最后结扎缝线前不断地用肝素盐水冲洗管腔,以避免组织碎片和气泡等进入 ICA。撤除控制夹(钳)后,检查缝合后的动脉壁切口有无漏血。一般在切口表面覆盖 1~2 层止血纱布,轻压数分钟即可控制。必要时补缝 1~2 针。缝合外膜即可,以免因补缝而造成狭窄。若有条件,用手持多普勒检查动脉是否通畅。去除自持牵开器。由于患者术前多接受抗血小板治疗,术中又给予肝素,故术区常有较多渗血,务必彻底控制。术区置引流条(或管)。缝合颈动脉鞘,再缝合颈阔肌,最后缝合皮肤或做皮下缝合。

（七）术后处理和并发症

1. 术后处理

(1) 术后监护:手术结束,患者应随即苏醒,注意检查神经系统情况和术侧颞浅动脉搏动。术前神经系统情况不稳定或曾有卒中者,术后数小时内症状可能加重,但多为暂时现象,升高血压后有时可减轻,一般能自行恢复。如果数小时后仍不缓解,或术前正常者苏醒后出现神经功能缺陷,应立即做超声检查或血管造影,任何证实有技术不当或动脉闭塞者,应重新手术探查。患者术后在麻醉后恢复室观察 1~3 小时,然后转入 ICU。无论在恢复室还是在 ICU,除观察神经系统情况外,还要监测生命体征,及时发现处理可能出现的血压、心率和心律异常,尤其注意控制高血压和防止心肌梗死。如无异常,翌日即可转回病房,术后 1~2 日拔除引流,术后 3 日复查 CTA 了解手术效果,4~5 日后出院。

(2) 抗血小板凝集:术后继续用阿司匹林,剂量 75~1 000mg/d,最佳剂量尚未确定。常采用术后 300mg,每日一次口服,出院后改为 100mg,每日一次口服。

(3) 控制高血压:围手术期控制高血压是为了防止术后发生高灌注综合征。长期的降压治疗有助于防止发生卒中。

(4) 控制高血脂和糖尿病。

(5) 抗凝治疗。

2. 并发症

(1) 脑缺血:脑缺血是颈动脉内膜剥脱术最主要的并发症,发生率为 1.5%~6.3%。既可见于术中(因动脉暂时阻断、低血压和 / 或心动过缓所致的灌注不足,或分离颈动脉、植入分流管或血流重新开放时造成的栓塞),也可发生于术后(血栓形成、心肌缺血)。选用适当的麻醉方案,控制麻醉深度;术中注意监测,轻柔操作;用 1% 利多卡因封闭颈动脉窦;颈动脉阻断期间采用升高血压、分流或脑保护性药物;严格遵循颈动脉开放的顺序;围手术期应用抗血小板治疗,术中应用肝素,可以降低脑缺血的发生率。

(2) 高灌注综合征:长期缺血区域的脑血管自动调节功能损害,处于扩张麻痹状态,颈动脉血流一旦恢复,缺血区血容量急剧增加,出现高灌注综合征,表现为头痛、抽搐和脑出血。头痛最常见,发生于术后 1~14 日,位于同侧额颞部或眶周,较重,坐起可缓解。抽搐多为局部运动性发作,继而延及全身,多发生于术后 5~7 日,也有较早发生者。值得警惕的是,有抽搐发作的患者 40% 将发生脑出血。脑出血是高灌注综合征最严重的并发症,大多(75%)发生于术后 2~5 日,偶有迟至 2~3 个月后出现者,既可发生于先前的梗死区,也见于无明显梗死的病例。脑出血的发生率仅为 0.5%,但半数可能死亡。

(3) 血动力学不稳定:颈动脉内膜剥脱术后可能出现血压和心率异常。低血压(收缩压 <100mmHg)的原因除低血容量、心律不齐和因心肌缺血所致的泵衰竭外,更可能与颈动脉窦压力感受器受刺激相关。短暂的低血压一般不会引起严重后果。术中尽量减少对颈动脉窦的刺激,补充液体,有助于减轻或避免低血压。高血压(收缩压达 180~200mmHg 或比术前升高 15~40mmHg)的原因尚不清楚,有学者认为与术前高血压相关,但其他学者未能证实两者之间的关系。心动过缓(心率 <60 次 /min)较常见,与颈动脉窦刺激相关,必要时可用阿托品。

(4) 神经损伤:文献中脑神经损伤的发生率为 1%~50%,数据相差悬殊,主要原因是各研究评估损伤的标准有异。早期回顾性研究报道的发生率多为 3%~8%,以后大宗前瞻性研究中采用了更为严格的检测方法,因而脑神经损伤发现率明显升高。Forsell(1995)的一组 689 例前瞻性研究中,神经损伤发生率为 12.5%,0.3% 为持久损伤。

1) 面神经损伤:显露远端颈内动脉时可能损伤面神经主干,但很少见。较易受损的是其下颌缘支,伤后出现口角下垂,有时流涎。皮肤切口上端距下颌角 2cm 以上,避免过度或过长时间牵开切口上部,或用"鱼钩"代替牵开器,有助于防止损伤。

2) 舌咽神经损伤:常规颈动脉内膜剥脱术中一般不会损伤舌咽神经。但如果要牵开或切断二腹肌,折断或位移茎突,在舌下神经主干平面以上分离解剖,则需注意勿伤及该神经。舌咽神经损伤后,因茎突咽肌麻痹和咽部感觉迟钝,功能障碍(吞咽困难,误吸)较为严重持久,有时需做气管切开或胃造瘘。与主干相比,该神经的分支颈动脉窦神经(Hering 神经)较易受损,引起心动过缓和低血压,但一般不超过 48 小时。

3) 迷走神经损伤:在颈动脉鞘内,迷走神经大多位居动脉后外侧,偶可在前方,分离阻断颈动脉时慎勿损伤之。喉上神经分内侧支和外侧支。分离甲状腺上动脉时可能伤及外侧支,造成高频发音不能和语言疲劳;内侧支损伤后可引起暂时的吞咽障碍和误吸。左、右喉返神经自迷走神经发出后,分别绕过主动脉弓和锁骨下动脉,回返向上,行于食管 - 气管沟中。颈动脉内膜剥脱术中,喉返神经直接损伤少见,但过度牵拉气管和食管可能伤及该神经,引起声嘶和咳嗽困难。

4) 副神经损伤:少见。可能与胸锁乳突肌过度牵拉,或为了显露高位颈动脉而从乳突尖离断胸锁乳突肌或切断二腹肌后腹相关。

5) 舌下神经损伤:舌下神经主干横越颈内、外动脉的位置不恒定,一般在颈动脉分叉以上 3~4cm,但也有就在分叉部横越的。舌下神经降支在胸锁乳突肌前缘与舌骨下肌群间的颈动脉鞘表面走行。分离颈动脉鞘时应确认降支,游离后牵开。分离颈内动脉远端,特别是切断二腹肌后腹时,应注意勿伤及主干。

(5) 术区血肿形成和感染:术区血肿发生率为 3%~5%,多数较小,并无明显症状。少数逐步增大,需要处理。如气道受压,应立即插管,并探查术区,清除血肿。感染很少见。多数患者完全不用抗生素,高危患者可术前应用 1 次抗生素。

八、颈动脉狭窄支架成形术

血管内治疗技术从最初的颈动脉球囊血管成形术发展到颈动脉支架血管成形术(carotid angioplasty

stenting,CAS)并结合多种栓子保护装置、远端过滤伞、远端球囊和近段保护装置等。2014年美国心脏协会/美国卒中学会(AHA/ASA)在*Stroke*上发布缺血性卒中二级预防指南,推荐对重度症状性颈动脉狭窄患者进行CEA治疗,而CAS可作为CEA高危患者的替代治疗手段。与CEA相比,CAS的优点是绝大多数患者不需全身麻醉,无手术切口,可避免脑神经麻痹,其心血管并发症较少。大多数颈动脉病变可以使用该技术达到良好的治疗效果,除此之外,有高危手术风险的症状性颈动脉狭窄患者,也可以考虑颈动脉支架术。

适应证:①对症状性颈动脉狭窄70%~99%的患者,可考虑行CEA或CAS治疗(Ⅰ级推荐,A级证据);②对症状性颈动脉狭窄50%~69%的患者,同样可以考虑行CEA或CAS治疗(Ⅰ级推荐,B级证据);③对无症状性颈动脉狭窄≥70%的患者,在充分评估患者手术风险与获益比的情况下,且在围手术期致残或致死率能控制在3%以下时,可以考虑行CAS或CEA治疗(Ⅱ级推荐,C级证据)。

2015年《中国颈动脉狭窄介入诊疗指导规范》指出,针对颈动脉狭窄CAS的适应证包括:①症状性患者,曾在6个月内有过非致残性缺血性卒中或一过性脑缺血症状(TIA,包括大脑半球事件或一过性黑矇)的低中危外科手术风险患者,通过无创性成像或血管造影发现同侧颈内动脉直径狭窄超过50%,预期围手术期卒中或死亡率小于6%。②无症状患者,通过无创性成像或血管造影发现同侧颈内动脉直径狭窄超过70%,预期围手术期卒中或死亡率小于3%。③对于颈部解剖不利于CEA外科手术的患者应选择CAS,而不使用CEA。④对于TIA或轻微卒中患者,如果没有早期血管重建术的禁忌证,可以在事件出现2周内进行干预。对于大面积脑梗死保留部分神经功能患者,应在脑梗死至少2周后再进行CAS治疗。⑤CEA术后再狭窄,症状性或无症状性狭窄大于70%。⑥CEA高危患者,年龄大于80岁,心排血量低(EF<30%),未治疗或控制不良的心律失常,心功能不全;近期心肌梗死病史,不稳定心绞痛;严重COPD;对侧颈动脉闭塞,串联病变;颈动脉夹层;假性动脉瘤等。⑦急诊患者,如假性动脉瘤、急性颈动脉夹层、外伤性颈动脉出血。⑧颈动脉血管重建术不推荐应用于已有严重残疾的脑梗死患者。

【典型病例】

患者,男,68岁,反复发作性突发言语不清伴右手指麻木感5个月。

现病史:患者5个月前无明显诱因突发言语不清伴右侧手指麻木感,持续约10分钟后,自行缓解,无头痛、头晕、恶心、呕吐、视力障碍等不适。后反复发作4次,每次发作均为突发言语不清伴右侧手指麻木感,持续10~15分钟后缓解,行CTA检查,提示"左颈动脉狭窄",行颈动脉超声检查,提示左颈动脉狭窄重度狭窄。

既往史:高脂血症2年。吸烟30余年,约20支/d,发病后戒烟。

知识点

脑血管造影是颈动脉狭窄诊断的"金标准",对于狭窄程度的评判标准常用NASCET标准和ECST标准。随着CT检查设备的进步,CTA对于颈动脉狭窄的诊断越来越准确,同时CT还可以进行灌注成像。

查体:生命体征平稳,神清,语利,查体合作,对答切题,双侧瞳孔等大,直径3mm,光反射灵敏,眼动充分,听力粗测正常,颜面部感觉未见异常,四肢肌力5级,病理征(-)。左颈部可闻及血管杂音。心、肺、腹未见明显异常。

辅助检查:颈部血管超声+超声造影示,左颈内动脉重度狭窄,左颈内动脉起始处斑块内新生血管形成(图9-7-3)。

初步诊断:颈内动脉重度狭窄(左);短暂性脑缺血发作;高脂血症。

诊断依据:老年男性,慢性病程,反复发作;患者临床表现、查体及辅助检查。

治疗过程:完善入院后完善颈部高分辨 MRI 检查和全脑血管造影(图 9-7-4),给予阿司匹林100mg,每日一次口服;阿托伐他汀 20mg,每日一次口服。

血管外科团队医生根据患者病史、症状、体征和影像学检查结果讨论后,为患者在全身麻醉下实施"左侧颈动脉内膜剥脱术",术中电生理监测患者运动和体感诱发电位,术中放置引流条,手术顺利。术后 ICU 监护,监测生命体征,给予抗凝(阿司匹林 300mg,每日一次口服)、调脂等对症治疗。术后 1 日拔除引流条,术后 3 日复查弓上 CTA 提示:CEA 术后改变,双侧颈动脉通畅,无狭窄(图 9-7-5)。伤口愈合良好,皮内缝合免拆线,术后 5 日出院。嘱患者继续抗血小板(阿司匹林100mg,每日一次口服)、调脂治疗和戒烟,3 个月后复查。

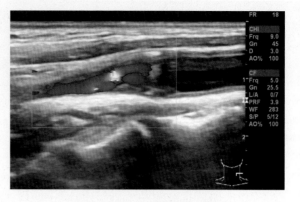

图 9-7-3　颈动脉狭窄超声
可见颈动脉狭窄,局部血流速度增快。

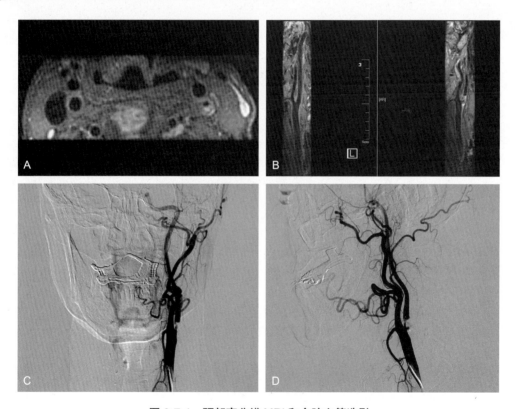

图 9-7-4　颈部高分辨 MRI 和全脑血管造影
A. 颈部高分辨 MRI(轴位),可见左侧颈内动脉重度狭窄;B. 颈部高分辨 MRI(矢状位),可见左侧颈内动脉重度狭窄;C. 血管造影正位,可见左侧颈动脉重度狭窄;D. 血管造影侧位,可见左侧颈动脉重度狭窄。

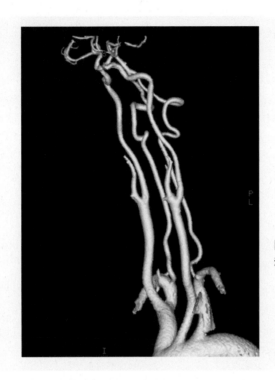

图 9-7-5　术后弓上 CTA：术后双侧颈动脉血流通畅

第八节　静脉窦血栓

内容要点：

1. 临床上对不明原因的头痛、视神经乳头水肿和颅内压增高，应考虑颅内静脉窦血栓的可能。

2. CT 或 CTV 以及 MRI 或 MRV 都可作为颅内静脉窦血栓首选的影像学检查方法，DSA 是确诊的"金标准"。

3. 对于无抗凝禁忌的静脉窦血栓应及早进行抗凝治疗，急性期过后应继续口服抗凝药物。

4. 对于治疗前已存在颅内出血或其他方法无效的静脉窦血栓患者，经导管机械取栓术可以作为一种可供选择的治疗方法。

颅内静脉系统血栓形成是由多种原因所致的脑静脉回流受阻，常伴有脑脊液吸收障碍导致高颅压的一种特殊类型脑血管病，在脑血管病中占 0.5%~1%，包括颅内静脉窦血栓（cerebral venous sinus thrombosis，CVST）和静脉血栓形成。随诊影像学的发展，CVST 的诊出率不断提高，年发生率在（0.22~1.32）/10 万。颅内静脉窦主要包括矢状窦、横窦、乙状窦和海绵窦。本疾病好发于女性，且比其他卒中发病年龄小，病因复杂，发病形式多样，临床表现无特异性，诊断困难，容易漏诊误诊。

一、病因

病因主要分为感染性和非感染性。感染性因素包括局限性头面部化脓性感染，引起的横窦、乙状窦血栓形成和血行感染所致的全身性感染，主要的感染包括中耳炎，迷路炎和窦炎。非感染性因素包括：妊娠、产褥期、口服避孕药，严重脱水、休克、恶病质、心功能不全、血液病、遗传病、颅脑外伤等所致的血液高凝状态，血流淤滞、血管壁损伤以及各种颅内压过低等。凝血酶原基因 *G20210A* 和 V 因子的突变易引起凝血倾向。13%CVST 患者原因不明。

二、病理生理

静脉窦内可见凝固的血块或脓液,受损静脉窦引流区出现血管怒张、淤血、血脑屏障破坏和脑组织水肿。脑组织可见点状出血灶、出血性梗死或脑软化。感染性血栓时,感染可扩散到周围而引起局限性或弥漫性脑膜炎或脑脓肿。

三、临床表现

CVST 的临床症状较其他卒中更多,更像是一种卒中综合征,根据患者的年龄、疾病的时期和血栓的位置而不同。

1. 高颅压症状　最主要的症状为头痛、呕吐、视神经乳头水肿。头痛是最常见并且通常是最早发生的症状,见于 80% 的病例。部分患者头痛可伴有视力的短暂丧失。

2. 根据部位不同的局灶神经损伤症状和脑病　上矢状窦血栓可出现癫痫发作或精神障碍,部分性或全身性痫性发作较动脉性卒中多见,40% 的患者可有痫性发作,急性或进行性发生的局灶性运动或感觉障碍、失语。横窦、乙状窦血栓形成:常继发于化脓性中耳炎、乳突炎等炎性病变。原发疾病特点除局部皮肤红肿、疼痛、压痛外,主要表现为头痛、呕吐、视神经乳头水肿等高颅压症状和体征,也可伴有精神症状。

若血栓向岩窦扩展,可出现三叉神经和展神经瘫痪;向颈静脉扩展,则可出现颈静脉孔综合征。直窦血栓多为非炎性,病情进展快,迅速累及大脑大静脉和基底静脉,导致小脑、脑干、丘脑、基底节等深部结构受损,多表现为高热、意识障碍、癫痫,很快进入深昏迷、去大脑强直、去皮质状态,甚至死亡,临床少见但病情危重。存活者常常遗留锥体外系症状,包括手足徐动和舞蹈样运动。海绵窦血栓多为炎性,常继发于鼻窦炎、鼻旁及上面部皮肤的化脓性感染,急性起病,临床表现具有一定特异性,近年报道少见。

由于眶内静脉回流受阻,可出现眶内软组织、眼睑、眼结膜、前额部皮肤水肿、眼眶疼痛、眼球突出;海绵窦受累时,动眼神经、滑车神经、展神经和三叉神经眼支受影响,可表现为患侧眼睑下垂、复视、眼球各向活动受限或固定、瞳孔散大、对光反射消失、三叉神经眼支分布区感觉减退、角膜反射消失等。炎症由一侧海绵窦波及对侧,则可出现双侧症状。化脓性乳突炎或中耳炎患者发热、寒战、外周血白细胞增高,局部为红肿、压痛、静脉怒张等。岩上窦和岩下窦血栓可出现同侧三叉神经及展神经损害症状等。

四、辅助检查

CVST 缺乏特异性临床表现,只靠临床症状和体征诊断困难。辅助检查特别是影像学检查对诊断的帮助至关重要,并有重要的鉴别诊断价值。

(一)影像学检查

1. 数字减影血管造影(DSA)　DSA 可直接显示血栓的部位和轮廓,是 CVST 诊断的金标准,在其他检查不能确诊时可行 DSA。但是 DSA 为有创性检查,临床应用受到限制。可选择经动脉顺行造影和经静脉窦逆行造影,两者均可显示静脉窦血栓累及的部位、范围,后者可为接触性血栓干预提供详细资料。

2. 头颅 CT 及 CT 静脉血管成像(CTV)　静脉窦血栓患者 CT 平扫的直接征象为与静脉窦位置一致的高密度条带征。在上矢状窦血栓形成的早期,部分患者 CT 强化扫描可见空三角征,即静脉窦壁显示为高密度的三角形边,内部等密度的血凝块。直窦、大脑大静脉表现为条索征,但并不具特征性。CT 的间接征象是弥漫的脑组织肿胀、静脉性梗死和梗死后出血转化。20%~30% CVST 患者的头颅 CT 扫描是正常的。CTV 可显示梗死部位的静脉和静脉窦影像缺失或不清楚,而侧支静脉血管则显像清楚。CT 结合 CTV 多能对静脉窦血栓作出确定诊断,可作为 CVST 疑似患者的首选影像学方法,其灵敏度可达 75%~100%,特异度可达 81%~100%。

3. 头颅 MRI 及 MRV　头颅 MRI 在初期可见加权像正常的血液流空现象消失,呈等 T_1 和短 T_2 的血管填充影。1~2 周后,高铁血红蛋白增多,T_2 像均呈高信号。晚期流空现象再次出现。MRI 还可显示脑梗死灶。MRV 被认为是目前最好的无创性脑静脉成像诊断方法,对较大的脑静脉和静脉窦病变显示较好。急性期(0~3日),血栓静脉表现呈等 T_1、短 T_2 信号;亚急性期(2~3周),表现为短 T_1、长 T_2 信号;慢性期(2周以后),梗死血管出现不同程度再通,可见流空现象。对疑似 CVST 的患者,MRI/MRV 可诊断大多数 CVST,也可作为随访 CVST 的最佳无创的手段。

(二)腰椎穿刺脑脊液检查

脑脊液压力大多增高,早期脑脊液常规和生化一般正常,中后期可伴有不同程度蛋白和细胞数增高,发现红细胞提示有出血。感染性 CVST 患者早期即可出现白细胞增高。腰椎穿刺检查可明确是否存在高颅压。压颈试验即有助于判断一侧横窦和乙状窦是否受累。若临床高度怀疑侧窦血栓形成时,可谨慎做椎间孔挤压试验,但应避免诱发脑疝。

(三)D-二聚体

D-二聚体升高可作为 CVST 辅助诊断的重要指标之一,但其水平正常时并不能排除 CVST,尤其最近才出现孤立性头痛的 CVST。D-二聚体对鉴别血栓与非血栓性局部静脉窦狭窄也有帮助。

五、诊断与鉴别诊断

对单纯颅内压增高、伴或不伴神经系统局灶体征者,或以意识障碍为主的亚急性脑病患者,诊断时应考虑 CVST,尤其患者有感染、服用避孕药等病史。对出现不明原因的局灶脑损害、不同程度的意识障碍、认知或精神障碍,或伴有硬脑膜动静脉瘘患者,应行 CTV、MRV、DSA 检查排除 CVST 的可能性。海绵窦血栓形成的诊断可根据眼球突出、水肿、眼球各方向运动受限,特别是由一侧眼球波及对侧眼球时可以确诊。表现为高颅压征象的 CVST 患者,需与颅内占位病变如血肿、肿瘤、脓肿等相鉴别;但有时需与眼球突出和眼球运动受限的其他疾病相鉴别,如球后蜂窝组织炎、球后占位性病变、视神经孔处胶质细胞瘤、骨膜下脓肿等。两侧眼球突出还应与甲状腺功能亢进相鉴别。

六、治疗

(一)病因治疗

积极治疗血液高凝状态、结缔组织疾病、自身免疫性疾病等可能的病因。对感染性 CVST 主要是尽早使用敏感、足量、足疗程的抗生素;及时处理原发病灶,一般疗程长达 2~3 个月,或在局部和全身症状消失再继续治疗 2~4 周;原发部位化脓性病灶必要时可行外科治疗,以彻底清除感染来源。对非感染性 CVST 要根据已知或可能的病因进行相应治疗并纠正脱水、增加血容量、降低血黏度、改善脑血液循环等治疗。

(二)经导管机械取栓术或手术取栓术

适用于对抗凝治疗开始后症状持续加重,或经溶栓治疗出现新发症状性出血或入院时有严重颅内出血的 CVST 患者,在有神经介入条件的医院可以施行机械血栓碎取治疗。少数虽经其他方法积极治疗,但仍伴有严重神经功能缺损或恶化的 CVST,可以考虑手术取栓术。但是目前的研究只是基于回顾性病理报告,机械取栓术和手术取栓术的有效性和安全性仍有待于进一步评估。

(三)特异性治疗针对血栓本身的抗凝和溶栓治疗

理论上可解除静脉闭塞、恢复血流再通。但临床随机对照试验的证据并不多,直到目前仍有争议,具体方法也不统一。

1. **抗凝治疗**　对 CVST 进行肝素类抗凝治疗的目的在于促进血栓溶解,防止血栓扩展,使闭塞的血管部分或完全再通预防肺栓塞和深静脉血栓形成。临床研究也证实抗凝治疗并不增加颅内外出血风险。静脉使用肝素可以改善治疗后 3 个月的神经功能,并且未增加颅内外出血风险。抗凝治疗使死亡的绝对危险度降低 13%,相对危险度降低 54%。急性期的抗凝时间尚不统一,通常可持续 1~4 周。急性期抗凝治疗后,一般应继续口服抗凝药,常用药物为华法林。为了防止更换抗凝药过程中出现患者病情波动,原则上华法林与肝素重复使用 3~5 日,在国际标准化比值(INR)达到 2~3 后撤销肝素使用,并定期根据监测指标调整华法林用量,疗程根据血栓形成倾向和复发风险大小而定。

2. **溶栓治疗**　脑静脉系统血栓形成进行全身静脉给药的溶栓疗法,由于局部药物浓度低、易致颅内出血,现已极少应用。目前,越来越多的非对照病例研究提示局部溶栓治疗对 CVST 有肯定疗效,但缺乏随机对照试验。通过股静脉将微导管植入血栓部位,单次注射 rt-PA 后持续输注,血管完全再通率 71.42%,临床完全恢复率高达 66.67%。对病情严重者,可以考虑血管内介入局部给药溶栓或清除血栓,与肝素治疗相比,疗效待评价,技术难度较大。因此,并不积极建议在 CVST 患者中使用全身或局部的溶栓治疗。对于少数经足量抗凝治疗无效,且无颅内出血的重症患者,尤其昏迷和深静脉系统血栓形成时,可在有条件的医院谨慎地在有监护的条件下实施局部溶栓,但最佳的药物种类、剂量和给药方式仍无定论。

(四) 对症治疗

有脑水肿、高颅压者,应积极行脱水降颅内压治疗,常用甘露醇快速静脉滴注,可加利尿药辅助脱水;应注意血黏度、电解质及肾脏功能,颅内压过高危及生命时可行去骨瓣减压术;对视力进行性下降颅内压持续增高患者,尽早实施视神经减压术;癫痫发作者给予抗癫痫治疗,不推荐预防性使用;高热患者应予以物理降温;对意识障碍的患者应加强基础护理及支持治疗,预防并发症;常规使用激素治疗对 CVST 并无益处。

七、预后

CVST 的整体预后较好,仅 15% 的患者最后死亡或者遗留重大神经功能缺失。虽然患者存活率较高,但是多遗留神经系统后遗症。一般在 1 年内复发风险相对较大,表现为反复发作的癫痫、视力下降、局灶神经功能的缺损、认知功能的受损。急性期(1 个月内)死亡因大量的脑出血导致小脑幕切迹疝。长期预后差的主要原因是颅内感染、深静脉血栓、脑出血等。血栓形成的部位也影响预后,一般脑内部和小脑静脉血栓预后较差。

【典型病例】

患者,男,18 岁,运动中颈部损伤致头颈疼痛呕吐 4 日。

现病史:患者 4 日前剧烈运动致头颈部损伤,伴头颈部疼痛、恶心呕吐,无咳嗽咳痰,无胸闷气短。被人送至当地医院,查头颅 + 颈椎 + 胸部 CT 提示:颅内静脉窦血栓形成,颈椎曲度改变,略呈反曲。初步处理后,为求进一步治疗,来院就诊。

查体:BP 103/58mmHg,R 15 次 /min,T 37.2℃,P 43 次 /min。神志清楚,双侧瞳孔等大等圆,直径约 1.5mm,对光反射灵敏,球结膜略水肿,巩膜无黄染;自主呼吸,颈托固定中,胸廓无畸形,双肺呼吸音粗,心律齐;腹软,肠鸣音存,可见双上肢活动,双下肢未见明显活动。

辅助检查:头颅 CT(图 9-8-1)提示,考虑颅内静脉窦血栓形成,少量蛛网膜下腔出血。MRI(图 9-8-2)提示,颅内静脉窦多发血栓形成。

初步诊断:蛛网膜下腔出血;颈髓损伤;颅内静脉窦血栓。

治疗过程:低分子量肝素 + 华法林,使用 3~5 日,维持 INR 2~3,后改用华法林。给予抑酸护胃、营养神经、维持内环境稳定和生命体征稳定等对症处理。后复查腰椎穿刺,脑脊液压力仍高(420mmH$_2$O),考虑患者血栓引起的脑脊液引流不畅,压力增高,药物治疗效果差。予以"脑血管造影及颅内静脉窦置管溶栓",行两侧颈内动脉 DSA,显示上矢状窦及双侧横窦、乙状窦大量充盈缺损,考虑颅内静脉窦血栓形成(图 9-8-3)。从右侧股静脉植入 6F 长鞘至右侧颈内静脉起始部,静脉注射肝素 2 000 单位全身肝素化;术后予以 100 万单位尿激酶经微导管微泵静脉推注维持 24 小时,每日一次;2.5 万单位肝素钠经 6F 长鞘微泵静脉推注维持 24 小时,每日一次。定期监测血 APTT(维持 6~80 秒)及纤维蛋白原。术后 3 日复查 DSA,显示上矢状窦内大量充盈缺损,对比前片稍有改善,决定继续留置导管溶栓治疗。2 日后再次复查 DSA,显示上矢状窦内较多充盈缺损,上矢状窦后 1/3、左侧横窦乙状窦、左侧颈内静脉回流通畅,右侧乙状窦回流顺畅术后拔除导管及导管鞘(图 9-8-4);1 日后复查 MRV:上矢状窦顶枕部及窦汇残留血栓,较前明显好转(图 9-8-5)。给予华法林 3mg、每日一次 + 低分子肝素钙 0.4ml、每日两次,抗凝。后复查患者凝血功能 INR 未达标,1 周后给予华法林加量至 4.5mg 每日一次,患者出院时复查凝血谱提示 INR 为 1.87。

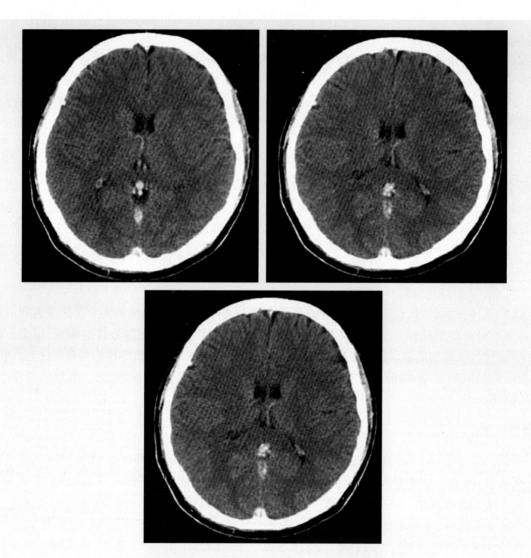

图 9-8-1　CT 示颅内静脉窦血栓形成，少量蛛网膜下腔出血

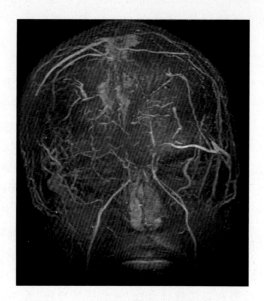

图 9-8-2　MRI 提示颅内静脉窦多发血栓

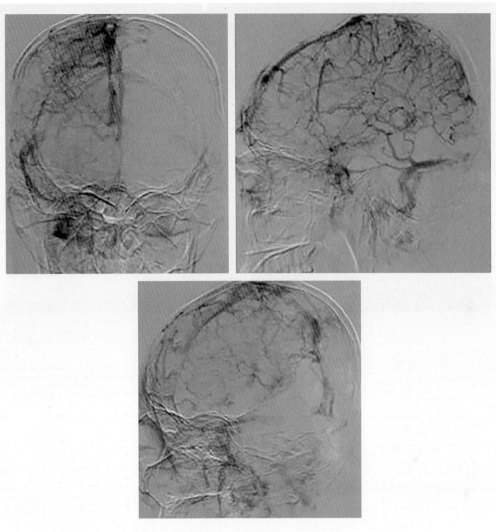

图 9-8-3　患者术前 DSA

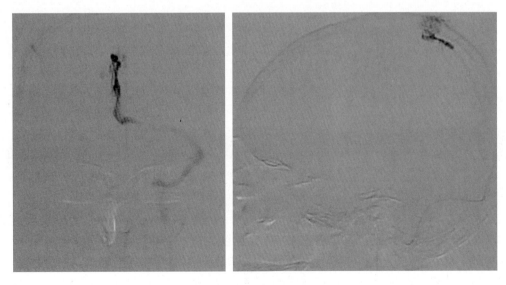

图 9-8-4　患者术后 DSA

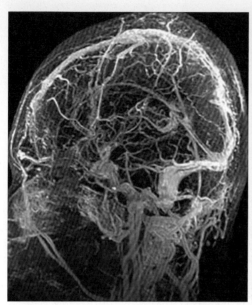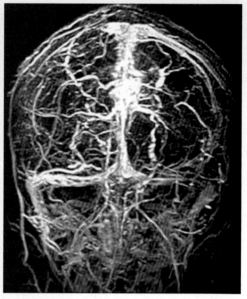

图 9-8-5　患者术后 MRV

 知识点

溶栓治疗和介入治疗是治疗静脉窦血栓的常见治疗方式,静脉窦血栓患者常伴有严重高颅压,可以考虑同时进行脑室穿刺及颅内压监测。部分静脉窦血栓患者可能出现静脉性梗死伴出血,严重出血脑疝的患者可以考虑手术清除血肿,去骨瓣减压。

出院情况:患者诉头痛缓解,无呕吐,口腔牙龈无出血,无黑便、发热等。查体:神清,颈软,肺部听诊未闻及明显的干湿啰音,心脏听诊无特殊,腹软,四肢肌力正常,无麻木感,全身无出血点。

第九节　大面积脑梗死

内容要点:

1. 大面积脑梗死是一种急危重症,死亡率和致残率均较高。大面积脑梗死后脑肿胀可以引起继发性脑缺血,脑疝甚至死亡。

2. 尽早发现脑疝的前期表现是大面积脑梗死治疗的关键。DWI 有助于早期发现新发脑梗死。

3. 积极药物控制和手术治疗主要是为了缓解脑肿胀,改善患者预后。

4. 在发病 2 日内行去骨瓣减压有助于改善该类患者的预后,降低植物状态发生率和死亡率。

大面积脑梗死占所有缺血性脑梗死患者的 2%~8% 和大脑中动脉梗死的 10%~15%,多数由大脑中动脉闭塞,其次为大脑前动脉。导致供血区域脑组织严重缺血、缺氧、坏死、水肿,严重的脑水肿将导致高颅压,而高颅压又会加重脑水肿,形成脑缺血—脑水肿—脑疝恶性循环。患者病情重,临床症状持续进展致死率高达 40%~80%。

一、病因

多见于老年高血压患者,由于长期高血压致颅内大脑中动脉形成粥样硬化斑块造成血管狭窄、闭塞而发病;或因颅外段颈动脉附壁血栓脱落而造成梗死;也可由于心源性栓塞,如心房颤动、心瓣膜病变等引起。

二、病理生理

大面积脑梗死时,钠 - 钾 ATP 酶受抑制,血脑屏障破坏,均可引起脑组织严重水肿,分为 3 类:24~36 小时为快速暴发期、数天的缓慢进展期、1 周左右的平台和缓解期。此外颅内静脉受压回流障碍,急性脑积水,动脉扩张引起的血流量增加,参与脑肿胀的发生,导致脑组织向对侧移位,根据 Monro-Kellie 定律可导致脑疝形成。

脑动脉闭塞的早期,脑组织改变不明显,通常要数小时后才能辨认肉眼可见的变化。脑组织肿胀减少脑灌注,导致脑组织缺氧和能量代谢衰竭,脑血管受压又可加重脑梗死,尤其是大脑前动脉和大脑后动脉灌注区域。脑组织的移位还可以引起血管的伸展和撕裂,引起颅内出血,例如脑干 Duret 出血。缺血中心区发生肿胀、软化,灰质白质分界不清。

镜下可见神经元出现急性缺血性改变,如皱缩、深染及炎细胞浸润等,胶质细胞破坏,神经轴突和髓鞘崩解,小血管坏死,周围有红细胞渗出及组织间液的积聚。在发病后的 4~5 日脑水肿达高峰,7~14 日脑梗死区液化呈蜂窝状囊腔,3~4 周后,小梗死灶可被肉芽组织所取代,形成胶质瘢痕;大梗死灶中央液化成坏死的囊腔,周围由增生的胶质纤维包裹,变成卒中囊。局部血液供应中断引起的脑梗死多为白色梗死。脑梗死病灶内的血管壁发生缺血性病变,当管腔内的血栓溶解或侧支循环开放等血流恢复后,血液会从破损的血管壁漏出,或引起继发性渗血或梗死后出血,导致梗死后出血性转化。

三、临床表现

大面积脑梗死根据梗死灶位置大小及范围不同,是否影响周围的脑组织,所产生的症状和体征也不同。优势半球梗死患者 NIH 卒中评分 >20 分和非优势半球梗死患者 NIH 卒中评分 >15 分,提示存在大面积脑梗死的可能。常见的临床表现主要为头痛、呕吐、抽搐、偏瘫、偏身麻木、眼球分离、失语以及不同程度的意识障碍,绝大部分患者都有一侧肢体瘫痪。小脑梗死的主要临床表现为头昏、眩晕、呕吐、共济失调及眼球震颤等。意识障碍多为突发性或进行性加重,通常在发病后 72~96 小时水肿高峰期发生,是一般脑梗死不具有的。大面积脑梗死患者,脑组织广泛受损,致脑功能障碍,加上缺血区脑组织水肿、中线结构移位,影响脑干网状结构上行激活系统,造成意识障碍。

高颅压是本病又一个特点。高颅压症状在颈内动脉远端及大脑中动脉近端闭塞的患者中十分常见,大脑中动脉完全闭塞的患者发生高颅压、中线移位的风险比其他患者要高。常见临床症状有神志变化、瞳孔不等大、头痛、恶心、呕吐等。年龄小、住院当天即出现昏迷等都是发生脑疝的早期临床表现。癫痫因脑组织缺血、缺氧,导致钠泵衰竭,脑水肿,钠离子内流,使神经膜的稳定性发生改变,出现去极化,引起癫痫样放电。7% 的缺血患者在 24 小时内可发生癫痫。

四、辅助检查

1. 血液化验及心电图　血液化验包括血常规、血液流变学指标、肾功能、离子、血糖及血脂,有利于发现脑梗死的危险因素。

2. 头颅 CT　对于急性卒中患者,头颅 CT 平扫是最常用的检查,与脑出血的鉴别具有重要意义。脑梗死发病后的 24 小时内,CT 一般不能发现改变。24 小时后,梗死区出现低密度病灶。在脑梗死的超早期阶段,CT 可能具有一些轻微的改变,如大脑中动脉高密度征,皮质边缘(尤其是岛叶)以及豆状核区灰白质分界不清楚,脑沟消失等,提示梗死面积较大,预后较差,选择溶栓治疗应慎重。CT 显示大于 50% 的中动脉供血区梗死和 2 日内中线结构偏移超过 5mm 提示预后不佳。AHA 推荐起病 48 小时内动态复查头颅 CT。

3. 头颅 MRI　MRI 在诊断和预后判断上比 CT 的灵敏度和特异度更高,但是有金属植入的患者无法行 MRI 检查。标准的 MRI 序列(T_1、T_2 和质子相)对发病几小时内的脑梗死不敏感。弥散加权成像(DWI)和灌注加权成像(PWI)等特殊序列的功能性 MRI 可在发病后的数分钟内检测到脑内缺血性改变。DWI 可以早期显示缺血组织的大小、部位,甚至可显示皮质下、脑干和小脑的小梗死灶。早期梗死的诊断灵敏度达到 88%~100%,特异度达到 95%~100%,为超早期溶栓治疗提供了科学依据。DWI 与 PWI 显示的病变范围相同区域,为不可逆性损伤部位,DWI 与 PWI 较 DWI 改变范围大,两者不匹配区域,为缺血性半暗带。

4. 脑血管成像　DSA、CTA 和 MRA 可以显示脑部大动脉的狭窄、闭塞和其他血管病变,如血管炎、纤维肌性发育不良、颈动脉或椎动脉壁分离。TCD 是一种无创的检测手段评估脑血流量,颅内外血管狭窄、闭塞、血管痉挛或者侧支循环有帮助。

5. 脑脊液检查　脑脊液检查不是必需的。大面积脑梗死时,腰椎穿刺脑脊液压力可升高,细胞数和蛋白含量可增加。当有出血性脑梗死时,脑脊液中可见红细胞。

6. 颅内压监测　标准的颅内压监测是通过脑室外引流管连接压力传感器。在病情恶化初期颅内压的变化没有共同特点,并存在颅内压正常却出现瞳孔散大,脑干受压等脑疝现象,这可能和颅内压监测部位与脑疝发生部位不同有关。对于大面积脑梗死患者进行颅内压监测的临床随机研究还未开展,也不推荐对此类患者进行常规颅内压监测。

五、诊断与鉴别诊断

大面积脑梗死患者意识障碍和颅内压增高症状较突出时,与颅内出血等症状相似,给诊断带来一定的难度。头颅 CT 扫描是诊断的必要条件,还可辅以以下鉴别诊断的依据:①大面积脑梗死常有脑血栓病史,在发病前数日或数周常有一侧肢体无力、麻木、头昏等前驱症状。②安静状态下发病考虑为脑梗死,而体力劳动、排便、饮酒、激动时发病,脑出血可能性大。③70% 以上脑出血患者有高血压病史,且绝大多数在病初即有血压明显升高。④脑出血起病时,就有头痛、呕吐等颅内压增高的症状;大面积脑梗死颅内压增高出现相对较晚,多呈进行性加重。⑤脑膜刺激征,脑出血多见且发生较早;大面积脑梗死一般不易查出,或后期发生。

六、治疗

(一) 手术治疗

尽早发现脑疝的前期表现是大面积脑梗死治疗的关键。去骨瓣减压术是降低颅内压最直接有效的手段,研究显示其平均可以降低 19mmHg,远比甘露醇(5mmHg)有效。DECIMAL 研究显示,大约只有 0.3% 的缺血性卒中患者符合去骨瓣减压术的手术指征。去骨瓣减压后肿胀的脑组织向脑外膨出,有利于降低颅内压,改善脑灌注压和脑血流量。多个临床研究显示,恶性大脑中动脉梗死行大骨瓣减压术有助于改善 60 岁以下患者的临床症状。HeADDFIRST 随机研究显示,去骨瓣手术能够降低 21 日死亡率。手术时机建议在 24~48 小时内,水肿高峰前,能够大大降低死亡率。小脑梗死患者的症状通常在发病后 2~4 日恶化,可采用颅后窝减压手术。

手术适应证:①经积极的内科治疗无效,神志障碍进行性恶化、处于脑疝早期或前期者;②年龄 <60 岁,影像资料显示中线移位≥5mm,环池受压变形或消失,应用脱水药物患者症状无改善或呈进行性加重,伴有或不伴有脑疝表现。

手术禁忌证:①大面积脑梗死已致患者处于脑疝晚期;②影像显示中线无移位、环池无受压者。

(二) 辅助治疗

1. 溶栓治疗　即发病后 3~6 小时以内,可进行静脉给药溶栓,也可动脉给药溶栓,动脉溶栓未广泛应用于临床。常用药物有尿激酶、纤溶酶原激活剂。溶栓治疗的主要危险性和副作用是颅内出血。

2. 一般治疗

(1) 降低颅内压和脑水肿：急性特别是大面积脑梗死时可出现脑水肿，是发病后 1 周内死亡的常见原因。高颅压患者推荐抬高头部 30°，保持头颈部正中位。使用甘露醇降低颅内压，肾功能异常者可用甘油果糖和呋塞米。高渗生理盐水也可用于降低颅内压，荟萃分析显示效果较甘露醇更好。

(2) 调整血压、体温和血糖：脑梗死时要慎重使用降压药，当患者血压超过 220/120mmHg 时，可较基础血压降低 15%。如血压为 150~160/100mmHg 时不需要使用降压药。血压降得过低可加重脑缺血。高血糖可以增加出血转化，升高颅内压，因此，神经重症协会推荐血糖维持在 7.7~10mmol/L（140~180mg/dl）。超过一半的患者会有发热，发热与预后密切相关。需明确发热的原因，予以对症处理。低温治疗的效果并不明确。

(3) 保持呼吸通畅：呼吸困难者（氧饱和度 <94%）可给予吸氧、气管插管呼吸机辅助呼吸，15%~35% 的患者需要行气管切开，通常在机械通气后 1 周。持续机械通气的同时需要监测动脉血气分析。

(4) 预防和治疗呼吸道和尿路感染：合理应用抗生素。深静脉血栓的发生率为 3%。防止肺栓塞和下肢深静脉血栓形成：可预防性皮下注射低分子量肝素或肝素制剂。

七、预后

经过积极治疗后，大面积脑梗死患者的死亡率仍维持在 20%~30%。大部分半球梗死的患者遗留下神经功能障碍。大约三分之一的患者可独立行走。随着时间推移，患者预后还能逐渐改善。在年龄 <60 岁幕上大面积脑梗死发生 2 日内行去骨瓣减压术，75% 的患者存活下来，但有一半患者会有严重的残疾。荟萃分析数据显示，去骨瓣减压术大大降低年轻患者的死亡率。对于年龄 >60 岁患者缺少相应数据，但总体预后不如年轻患者。小脑大面积梗死如无脑干梗死通常预后较好。一组 84 例小脑大面积梗死的研究发现，行去骨瓣减压术或脑室外引流术中 74% 患者的预后良好。

【典型病例】

患者，男，50 岁，右眼痛、头痛 7 小时，左侧肢体无力 1 小时。

现病史：7 小时前患者突发出现右侧眼痛，视物模糊，伴头痛、呕吐一次，吐出胃内容物，遂至眼科就诊，考虑右侧视网膜中央动脉栓塞，因超出溶栓时间窗，给予药物对症处理。1 小时前患者突发跌倒在地，呼之不应，当时双眼、口唇闭合，肢体稍硬，数分钟后唤醒，左侧肢体软弱无力伴失语，神经内科会诊后启动溶栓流程，急查头颅 CTP 未见出血，血常规、凝血功能无特殊，拟行"脑梗死"溶栓治疗。

既往史：有"下肢静脉血栓"病史，自诉已愈；有烟酒嗜好；否认高血压、糖尿病史。

查体：嗜睡，欠合作，能唤醒，遵嘱执行部分简单动作，失语；双侧瞳孔等大等圆，直径 3.5mm，光反应灵敏，左侧鼻唇沟变浅，伸舌不能；听诊心律齐，双肺未闻及啰音；腹软，右侧肢体可见活动，肌力检查不配合，肌张力正常，左侧肢体肌力 0 级，肌张力增高；双侧感觉检查不配合，腱反射正常，双侧病理征未引出，NIHSS 评分 18 分。

辅助检查：头颅 CT 未见出血（图 9-9-1）。血常规、凝血功能无特殊。

初步诊断：脑梗死（右侧），右侧视网膜中央动脉栓塞。

鉴别诊断：

(1) 脑出血：多起病较急骤，伴有头痛、呕吐等高颅压症状及神经定位症状，头颅 CT 可见高密度出血灶，该患者不支持。

(2) 短暂性脑缺血发作：可导致与脑梗死完全相同的症状体征，起病形式也可与脑梗死相近，但多有反复发作性，每次发作后症状体征可在 24 小时内自行完全缓解，并影像学无梗死病灶。暂不考虑。

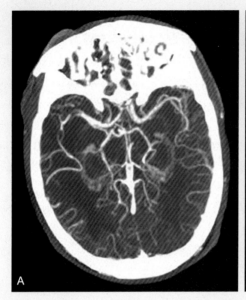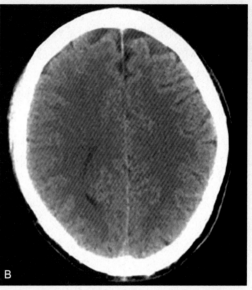

图 9-9-1　头颅 CT
A. 可见右侧大脑中动脉分支血管影减少；B. 未见明显出血或梗死。

治疗过程：患者入院后 19：35 予 rt-PA 45mg（首剂 4.5mg，1 分钟静脉推注完毕，剩余剂量 1 小时微泵推注完毕）静脉溶栓，以及 20：20 桥接取栓治疗，后于 20：45 行经皮选择性动脉造影＋脑血管造影＋右侧颈内动脉及大脑中动脉急性血栓机械取栓术（图 9-9-2）。

术后复查：头颅 CT 示脑梗死伴出血转化（图 9-9-3）。术后予护胃，营养脑细胞，补液等对症支持治疗。术后第 2 日患者意识情况较前加重，疼痛刺激较重时可见右侧肢体活动。查体：浅昏迷，双侧瞳孔不等大，左侧直径 3mm，光敏，右侧直径 4mm，光反应稍迟钝；左侧鼻唇沟变浅，伸舌不能；右侧肢体可见活动，肌力检查不配合，肌张力正常，左侧肢体肌力 0 级，肌张力增高；双侧感觉检查不配合，腱反射正常，双侧病理征未引出。急诊查头颅 CTP 提示：右侧脑梗死，中线结构偏移（图 9-9-4），行"右额颞顶去骨瓣减压术"。

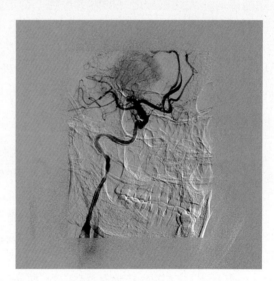

图 9-9-2　右侧颈内动脉末端 - 大脑中动脉 M1 段闭塞

术后患者转至监护病房，予以机械通气、脱水降颅内压、抗感染、护脑、祛痰护胃、补液及其他对症支持治疗。术后 24 小时内复查头颅 CT 提示右侧额颞顶叶术后改变：右侧额颞骨局部缺损，周围脑膜膨出，周围见气体密度影；右侧额颞叶区见大片低密度影，边界欠清，内见斑片状稍高密度影，右侧侧脑室受压变扁，中线向左偏移；大脑纵裂池密度稍高（图 9-9-5）。

术后查体：患者意识模糊，有自主睁眼，右侧肢体可简单遵嘱活动，左侧偏瘫，鼻塞吸氧，呼吸平稳，氧合正常，头部切口无明显渗出，去骨瓣处张力不高。体温 37℃左右，心率及血压尚平稳，24 小时出入量平衡，双侧瞳孔等大等圆，直径约为 3mm，对光反射迟钝。两肺呼吸音粗，未及明显啰音，心律齐，腹软，四肢肌张力不高，右侧 Babinski 征阳性，左侧阴性。

出院情况：患者手术后 2 周出院。患者神志模糊，予以劳拉西泮辅助镇静，情绪尚稳定。查体：神志模糊，精神弱，双侧瞳孔等大等圆，直径约为 3mm，对光反射迟钝，两肺呼吸音粗，未及明显啰音，心律齐，腹软，四肢肌张力不高，右侧 Babinski 征阳性，左侧阴性。

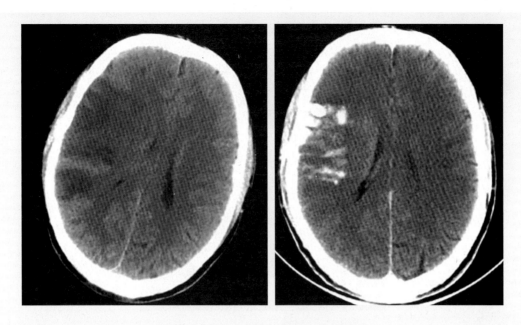

图 9-9-3　CT 示大面积脑梗死伴出血转化

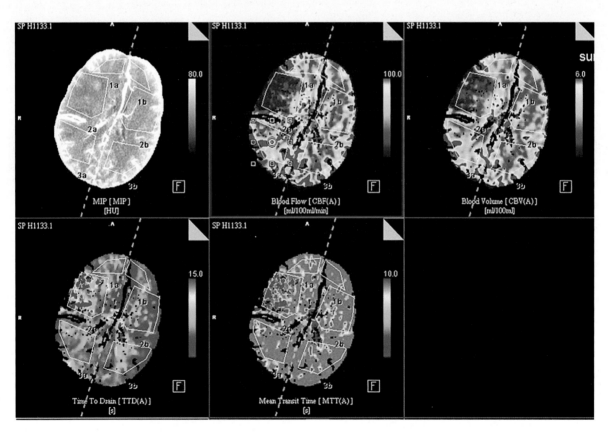

图 9-9-4　CTP 示右侧大脑中动脉供应区血流减少

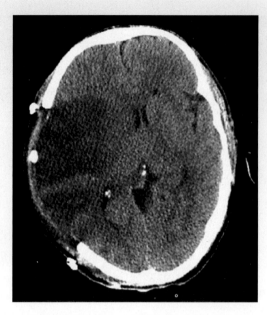

图 9-9-5   术后复查 CT

第十章

癫痫的外科治疗

第一节 癫痫的术前评估

内容要点：

1. 重视癫痫发作的先兆,先兆累及的部位往往是癫痫起始区。掌握常见的不同部位癫痫的症状学特点,如颞叶癫痫的典型先兆及刻板动作(咂嘴、摸索)、额叶癫痫的运动症状、顶叶癫痫的感觉运动症状、枕叶癫痫的视幻觉、岛叶癫痫的咽喉症状等。

2. 常见癫痫病灶的结构影像学表现,如海马硬化表现为海马体积萎缩、FLAIR 信号变高、相邻颞角扩大;局灶性皮层发育不良的一些特异表现如跨皮质征;灰质移位常发生在脑室旁、室管膜下等。

3. 掌握脑电图的判读。

一、常见症状学

癫痫是神经元过度放电或同步化放电导致短暂脑功能障碍的神经系统疾病,具有特殊的临床表现和症状。"症状学"用以描述癫痫发作的临床表现和症状,各种症状学特点构成了不同类型癫痫独特的标签。掌握症状学有助于判断致痫灶及最终的临床决策。症状学的学习是癫痫外科的基础,也是难点。

初涉癫痫外科领域的医师须熟知致痫灶(epileptogenic zone,EZ)的概念及其定位重要性。对于难治性癫痫来说,EZ 对应癫痫外科最终拟手术切除的区域,如果 EZ 难以切除(如 EZ 位于功能区,双侧海马或 EZ 全脑起源),目前临床上只能采取姑息性手术、内科治疗或神经调控治疗。关于如何定位 EZ,目前国际上存在两个学派,即北美学派和法国学派。北美学派认为 EZ 可以从癫痫症状产生区、刺激区、发作起始区、功能区和致痫灶 5 个皮层区域的评估中总结得出,其对 EZ 的定义属于回顾性概念,即 EZ 为术后患者能达到癫痫完全缓解所对应切除最小的皮层区域。法国学派强调"解剖 - 电 - 临床症状"的时间、空间属性,将早于临床发作的致痫性电生理信号和其初级播散区域定义为 EZ。在这里强调两点:首先,两个学派均极其重视症状学的解读,因其强烈提示 EZ 的可能位置;其次,症状产生区与 EZ 概念不同,二者位置关系因具体临床情况而定。

(一)克利夫兰癫痫症状学分类

1. 克利夫兰癫痫症状学分类(Cleveland epilepsy classification,CEC)的概况　CEC 最初由美国 Hans O. Lüders 医生总结完成。近 30 年来,CEC 作为成熟的症状学分类系统,已在世界范围内广泛应用于成人和儿童的症状学的描述和分类。CEC 与国际抗癫痫联盟的分类法相比,从多个观察层面对症状学进行描述,同时具有标准化、简便和可操作性强的特点。本章将 CEC 分类进行设计,使用临床上采集到的通俗语言描述症状学特点,并以插图形式形象总结这一症状和与之相对应的功能定位(表 10-1-1)。

表 10-1-1 CEC 症状学特点和功能定位

分类			临床表现和症状	定侧	定位
1. 先兆	1.1 躯体感觉先兆		"我这半边身体，还有脸，都麻了"（图 10-1-1A）	对侧半球	初级躯体感觉运动区（图 10-1-1B）
			"我两边肩膀感觉发烫"（图 10-1-2A）	无定侧意义	辅助运动区（图 10-1-2B）
			"我两手有时发麻"（图 10-1-3A）	无定侧意义	次级感觉区（外侧裂上岸）（图 10-1-3B）
	1.2 视觉先兆		（简单视觉先兆）"我看见眼前直冒金星"（图 10-1-4A）	对侧半球	初级视觉皮层（图 10-1-4B）
			（复杂视觉先兆）"我看见眼前奇怪物体，看见好多鸟从眼前飞过"（图 10-1-5A）	对侧半球	视觉联络皮层（图 10-1-5B）
	1.3 听觉先兆		"两个耳朵嗡嗡响"（图 10-1-6A）	难以定侧	颞上回（Heschl 脑回）（图 10-1-6B）
	1.4 嗅觉先兆		"我发作前总会闻到奇怪的味道"（图 10-1-7A）	难以定侧	杏仁核（图 10-1-7B）
	1.5 味觉先兆		"嘴里一阵阵发苦"（图 10-1-8A）	难以定侧	岛叶，次级感觉区（图 10-1-8B、图 10-1-8C）
	1.6 自主神经先兆		"发作前直起鸡皮疙瘩，感觉心慌"（无客观临床证据显示自主神经系统改变）（图 10-1-9A）	难以定侧	岛叶、额叶底面和前扣带回（图 10-1-9B、图 10-1-9C）
	1.7 腹部先兆		"我感觉我肚子不舒服，有一股气往上蹿"（图 10-1-10A）	难以定侧	岛叶，外侧裂上岸（颞叶内侧型癫痫常见）（图 10-1-10B、图 10-1-10C）
	1.8 精神先兆		"发作前感觉害怕""这个画面我好像见过"（图 10-1-11A）	难以定侧	恐惧 - 杏仁核；似曾相识 / 旧事如新 - 颞底；复杂幻觉 - 颞叶皮层（图 10-1-11B~ 图 10-1-11D）
2. 自主神经性发作			"发作前直起鸡皮疙瘩，感觉心慌"（临床证据提示自主神经系统发作，如心率加快）	难以定侧	岛叶、额叶底面和前扣带回
3. 愣神发作			"说着话的工夫，他站在那不动了，两眼发直，人没反应"（图 10-1-12A）	难以定侧	全脑，双侧颞叶（图 10-1-12B）
4. 运动性发作	4.1 简单运动发作	4.1.1 肌阵挛发作	"肌肉突然抽了一下或两下"（图 10-1-13A）	对侧半球	初级运动皮层，网状激活系统（图 10-1-13B、图 10-1-13C）
		4.1.2 阵挛发作	"我的手有节奏地反复抽动"（图 10-1-14A）	对侧半球	初级运动皮层（图 10-1-14B）
		4.1.3 强直发作	"他右手臂拧着劲地往上抬，胳膊肘冲外"（图 10-1-15A）	对侧半球	辅助运动区，网状激活系统（图 10-1-15B、图 10-1-15C）
		4.1.4 癫痫痉挛发作	"突然头前倾，同时双手臂上抬"（图 10-1-16）	难以定侧	
		4.1.5 强直-阵挛发作	"他倒在地上大抽，双眼上翻，口吐白沫"（图 10-1-17A）	难以定侧	全脑起源（图 10-1-17B）

续表

分类				临床表现和症状	定侧	定位
4. 运动性发作	4.1 简单运动发作	4.1.6 偏转发作		"眼向左后看,然后头也跟着向左后转"(图10-1-18A)	对侧半球	初级运动区(位于手眼之间皮层),额叶眼区(图10-1-18B)
	4.2 复杂运动发作	4.2.1 过度运动发作		"他的肩膀转来转去","他就像溺水一样,翻来覆去"(图10-1-19A)	定侧较难	额叶底面,额极,前扣带回(图10-1-19B~图10-1-19D)
		4.2.2 自动运动发作		"他会咂嘴,手会摸来摸去,捏自己衣角"(图10-1-20A)	定侧同侧	颞叶,前扣带回(图10-1-20B、图10-1-20C)
		4.2.3 笑发作		"奇怪地发笑","笑容每次都一样"(图10-1-21A)	无法定侧	下丘脑,额叶,颞叶(图10-1-21B、图10-1-21C)
5. 特殊发作类型	5.1 失张力发作			"他身体突然一软,就摔在地上了,有时会受伤"(图10-1-22A)	无法定侧	网状激活系统受累(图10-1-22B)
	5.2 起立不能发作			"他身子抖了下,一软,然后就摔倒了,经常受伤(头常见)"(图10-1-23)	多种部位可产生	
	5.3 运动减少发作			"我的孩子在活动中动作停止,然后还跟那愣神"(图10-1-24)	多种部位可产生	
	5.4 运动不能发作			"我左手突然不听使唤了,然后左侧半边脸还会抽"(图10-1-25A)	对侧半球	初级运动区,辅助副运动区(图10-1-25B、图10-1-25C)
	5.5 负性肌阵挛发作			"抬双手时,有时突然双手无力,下垂"(图10-1-26)	难以定位	
	5.6 失语发作			"我和他说话,他突然不能回答了,而且看上去很疑惑"(图10-1-27A)	优势半球	皮层语言区域(图10-1-27B)

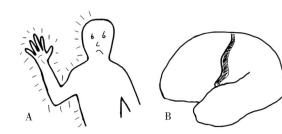

图 10-1-1 躯体感觉先兆——"我这半边身体,还有脸,都麻了"

A. 临床表现和症状;B. 定位。

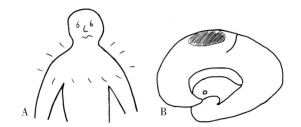

图 10-1-2 躯体感觉先兆——"我两边肩膀感觉发烫"

A. 临床表现和症状;B. 定位。

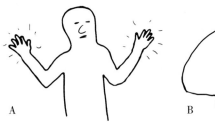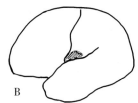

图 10-1-3 躯体感觉先兆——"我两手有时发麻"

A. 临床表现和症状;B. 定位。

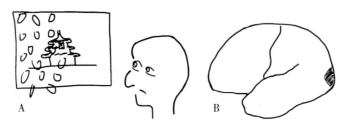

图 10-1-4　视觉先兆——（简单视觉先兆）"我看见眼前直冒金星"
A.临床表现和症状；B.定位。

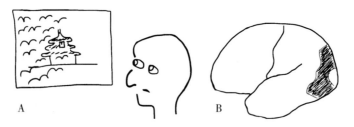

图 10-1-5　视觉先兆——（复杂视觉先兆）"我看见眼前奇怪物体，
看见好多鸟从眼前飞过"
A.临床表现和症状；B.定位。

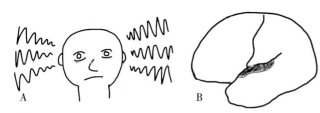

图 10-1-6　听觉先兆
A.临床表现和症状；B.定位。

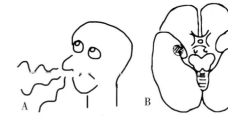

图 10-1-7　嗅觉先兆
A.临床表现和症状；B.定位。

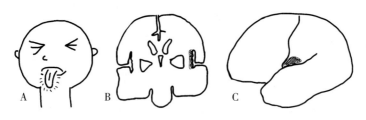

图 10-1-8　味觉先兆
A.临床表现和症状；B、C.定位。

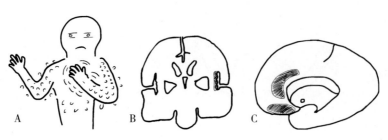

图 10-1-9　自主神经先兆
A.临床表现和症状；B、C.定位。

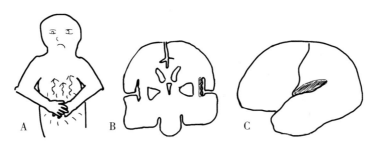

图 10-1-10 腹部先兆
A. 临床表现和症状;B、C. 定位。

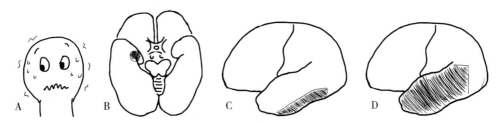

图 10-1-11 精神先兆
A. 临床表现和症状;B~D. 定位。

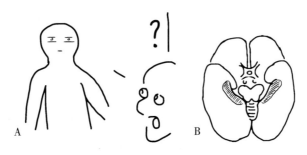

图 10-1-12 愣神发作
A. 临床表现和症状;B. 定位。

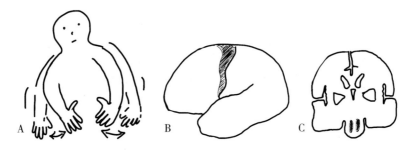

图 10-1-13 肌阵挛发作
A. 临床表现和症状;B、C. 定位。

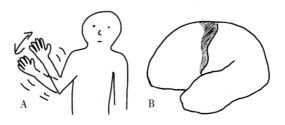

图 10-1-14 阵挛发作
A. 临床表现和症状;B. 定位。

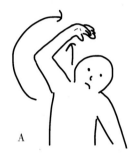
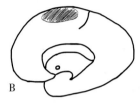

图 10-1-15   强直发作
A.临床表现和症状；B、C.定位。

图 10-1-16   癫痫痉挛
发作临床表现和症状

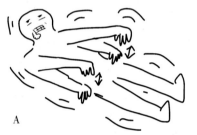
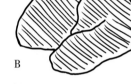
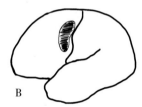

图 10-1-17   强直-阵挛发作
A.临床表现和症状；B.定位。

图 10-1-18   偏转发作
A.临床表现和症状；B.定位。

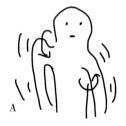
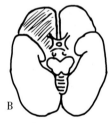
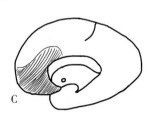
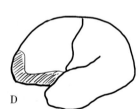

图 10-1-19   过度运动发作
A.临床表现和症状；B~D.定位。

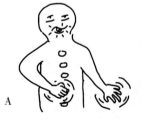
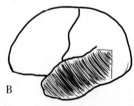
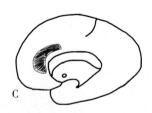

图 10-1-20   自动运动发作
A.临床表现和症状；B、C.定位。

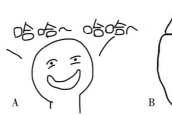
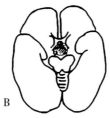
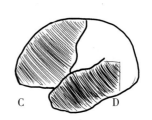

图 10-1-21 笑发作
A. 临床表现和症状；B、C. 定位。

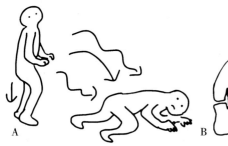
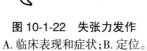

图 10-1-22 失张力发作
A. 临床表现和症状；B. 定位。

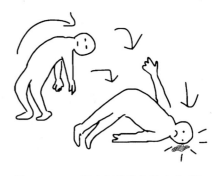

图 10-1-23 起立不能发作临床表现和
症状

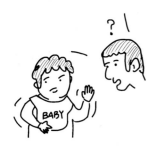

图 10-1-24 运动减少发作
临床表现和症状

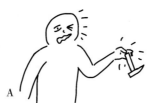
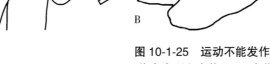

图 10-1-25 运动不能发作
A. 临床表现和症状；B、C. 定位。

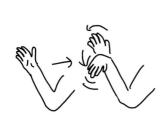

图 10-1-26 负性肌阵挛发作

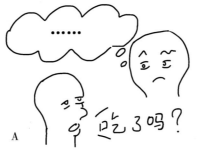
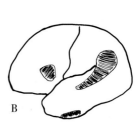

图 10-1-27 失语发作
A. 临床表现和症状；B. 定位。

2. CEC 的观察层面及内容　CEC 通过 5 个观察层面描述症状学并进行分类,具体包括:认知、自主神经系统、意识、运动和特殊类型发作。

(1)认知层面:包括各种发作先兆,如躯体感觉先兆、视觉先兆、听觉先兆、嗅觉先兆、味觉先兆、自主神经先兆、腹部先兆和精神先兆。躯体感觉先兆主要表现为感觉异常,少数情况为疼痛。其可位于身体某一固定区域、双侧近端肢体或双侧远端肢体,相对应脑区分别位于初级躯体感觉区(Brodmann1、2 和 3 区)、辅助运动区和次级感觉区。单侧的躯体感觉先兆具有强烈的对侧定位价值。视觉先兆方面,一侧简单视觉先兆,如闪光、黑点和线条,提示对侧初级视觉皮层(Brodmann17 区)起源;一侧复杂视觉先兆,如形象而生动的物体,提示症状起始于对侧视觉联络皮层(Brodmann18、19 区)。临床上,听觉先兆比较少见,其责任区域位于颞横回,多条传导通路串联听觉信息,因此难以定侧。听觉先兆一般为简单的声音,如嗡嗡作响的声音,如果是一段乐曲或谈话这样复杂的听觉信息,需要注意排除精神类疾病的可能。嗅觉先兆常闻到刺激性气味,定位于杏仁核。味觉先兆也常常被描述为尝到不好的味道,定位于岛叶和其周围盖部。当患者描述自己发作前有心跳加速、竖毛、脸红和出汗的感觉,而无客观临床表现或临床证据支持时,即称之为自主神经先兆。自主神经先兆定位区位于岛叶、额叶底部和前扣带回。腹部先兆常见于颞叶内侧型癫痫,其责任区域位于岛叶及外侧裂上岸,腹部先兆多为一种恶心、不舒服和腹部向胸部上升的感觉。最后,多种异常知觉构成具有独特体验的精神先兆,常见的恐惧先兆定位于杏仁核,似曾相识和旧事如新先兆位于颞叶底部。

(2)自主神经系统层面:需观察自主神经性发作,需与自主神经先兆鉴别。自主神经性发作可以观察到客观的心跳加速、竖毛、脸红和出汗等症状,同时发作可被脑电证实。症状学定位于岛叶、额叶底部和前扣带回。

(3)意识层面:为愣神发作,观察愣神发作时仅需要评估意识水平的改变,判断是否为愣神发作时不需要考虑脑电是否异常,也不需考虑愣神发作之后出现的是部分性还是全面性发作,举例来说失神发作和复杂部分性发作都可描述为愣神发作。

(4)运动层面:将简单、刻板和不自然的异常运动发作定义为简单运动发作。简单运动发作包括肌阵挛、阵挛、强直、痉挛、强直 - 阵挛和偏转发作,其中单侧肢体的肌阵挛、阵挛、强直和偏转具有极高的对侧定侧意义,具体定位详见表 10-1-1。此外,将复杂的、协调的异常运动发作定义为复杂运动发作。双侧近端肢体大幅度地扭转、双脚蹬踏和双手拳击样动作属于过度运动发作。过度运动发作常伴有惊恐表情,定位于额叶底面,额极和前扣带回。如果患者出现远端肢体的摸索、重复刻板运动、咂嘴和吞咽等异常动作则称之为自动运动发作(自动症)。自动症常见于颞叶癫痫,发作时可伴有对侧肢体肌张力障碍。自动症定位于颞叶和前扣带回。笑发作表现为不合时宜,诡异地笑,也有学者称之为痴笑发作,笑发作常定位于下丘脑,也可来自额叶或颞叶。

(5)特殊类型发作:这部分症状学多为"负性症状",如失张力和失语等。失张力发作表现为患者突然摔倒,但是不常受伤。症状脑区位于网状激活系统。起立不能发作常常伴有严重的摔伤,这种发作多表现为短暂的肌阵挛紧接着出现失张力和强直,患者随之跌倒。运动减少发作,主要指小儿运动停止,同时不能交流。运动减少发作可以是部分性发作也可以是全面性发作。运动不能发作表现为远端肢体突然失用,可伴有同侧面部抽搐,定位对侧负性运动区(辅助运动前区和 Brodmann44 区)。负性肌阵挛发作表现为短暂的失张力,难以定位。最后,失语发作定位于 Broca 区、Wernicke 区和颞叶底部语言区。

(二)癫痫外科常见综合征的症状学特点

1. 颞叶癫痫　颞叶癫痫多具有典型的症状学表现,其发作类型主要为部分性发作。不伴有意识丧失的简单部分性发作主要为各种先兆发作,包括自主神经先兆、精神先兆、嗅觉先兆、听觉先兆和腹部先兆。腹部先兆发作最为常见。伴有意识丧失的部分性发作往往突发运动终止,随后出现自动症发作(口咽部),也常伴有摸索等其他类型的自动症,发作持续时间往往大于 1 分钟,常出现发作后意识混乱和发作后遗忘。以往按照发作起源可以将颞叶癫痫分为颞叶内侧型癫痫和颞叶外侧型癫痫。颞叶内侧型癫痫腹部先兆更常见,发作症状比较刻板,具有一定的一致性。颞叶外侧型癫痫视觉、听觉先兆更常见,症状多种多样,更快地继发全面性发作。需要注意,依据最新立体脑电研究结果,既往的颞叶癫痫二分类无法覆盖临床上所有颞叶癫痫。新的颞叶癫痫分类包括内侧型、外侧型、内 - 外侧型、颞极型和颞叶附加型。

2. 额叶癫痫　额叶癫痫发作多在睡眠中出现,且发作成串,发作时间比较短暂(20~50秒),发作起始比较突然,症状以运动症状为主,发作常伴有全身强直 - 阵挛发作,可有发作前先兆。解剖上外侧裂以上、中央沟以前的脑区属于额叶。中央沟前部的4区为中央前区,4区前部的6区为运动前区,而6区前部的其他额叶脑区为前额区。额叶的症状学依据解剖定位可以大致分为四组:①中央前区和运动前区;②运动前区和前额区背外侧额叶;③额极以及额叶内侧;④额叶底部和额叶内侧。第一组症状学以简单运动为主;第二组以简单运动和不协调的姿势性动作为主;第三组以协调的复杂运动和远端肢体重复刻板样动作为主;第四组以惊恐行为为主。随着额叶由嘴侧向尾侧的结构变化,症状学由协调的动作行为向非协调动作行为过渡,由远端重复刻板动作向近端重复刻板动作过渡。

3. 顶叶癫痫　顶叶癫痫以简单部分性发作和继发全面性发作为特点。顶叶癫痫多具有不同性质的感觉症状,包括躯体感觉、躯体错觉、眩晕、视错觉或复杂的视幻觉以及感觉或传导性语言障碍。以感觉、运动症状起病的发作通常和顶叶前部有关,而复杂的症状多与顶叶后部有关。

4. 枕叶癫痫　枕叶癫痫以简单部分性发作和继发全面性发作为主。发作时临床症状可以是主观的,也可以是客观的,或两者均存在。枕叶癫痫主要症状为视觉症状的眼球运动症状。主观的视觉症状包括:简单的视幻觉,偶尔情况下为复杂的视幻觉、视盲、视错觉、视觉延迟和眼球运动的感觉性幻觉。眼部主要症状包括:眼部疼痛、眼球强直样偏转、眼球阵挛性运动、眼球震颤和反复的眼睑闭合或扑动。枕叶癫痫的简单视幻觉起源于初级视觉皮层,复杂视幻觉和视错觉来源于颞顶枕交界。枕叶发作可以途经背侧通路或腹侧通路向前传播。途经背侧通路时,发作很快继发运动症状;途经腹侧通路时,发作时间较长,继而出现颞叶癫痫相关症状。

5. 岛叶癫痫　岛叶癫痫感觉异常症状常见:可为不愉快的感觉或热感,常分布于口周 / 口内、脸 - 肩 - 臂 - 躯干、上肢 - 躯干 - 下肢或双侧靠近中线的区域。咽喉的运动及感觉症状常见,表现为同侧、对侧或双手抓颈部。咽喉症状可孤立出现,或发生在其他感觉之前或之后。咽喉症状强度因人而异,可描述为嗓子收缩感,或唾液腺受压迫感,继而唾液过度分泌,甚至出现窒息感。岛叶癫痫也可出现发音困难和构音障碍,而后逐渐进展为完全性语言抑制。岛叶发作常以对侧的运动症状(脸和上肢的抽搐)结束,或以全面性发作结束。在同一患者中,岛叶发作运动症状的出现方式并不恒定。

二、结构影像学检查

临床症状学、电生理学及神经影像学是癫痫外科术前评估不可或缺的部分。前两者是通过分析癫痫的生理学本质(过度的电活动)及其产生的临床表现(症状)从而进行致痫灶定位,而后者是从分析脑组织结构及功能的改变来达到定位的目的。需要重点说明的是:脑组织结构与功能的改变是否与癫痫有关,需要综合分析。换而言之,神经影像学发现的异常不一定都与癫痫相关,在术前评估的过程中需要了解这种异常是否具有致痫性,异常所在的解剖位置是否能解释症状学表现及脑电图结果。因此,在癫痫外科的术前评估过程中,孤立地分析影像学是不合理的。

神经影像学的发展在癫痫外科学领域产生了重大而深远的影响,现代神经影像如高场强 MRI 及 PET 让某些致痫灶由以前的"不可见"变为"可见"。本章将综述几种结构影像及功能影像在癫痫外科中的应用。

(一) CT 扫描

CT 扫描在 20 世纪 70—80 年代的癫痫术前评估中发挥了重要的作用,随着 MRI 的出现,CT 扫描逐渐退出了术前评估的舞台。但是在某些特殊的情况下,CT 具有 MRI 不可比拟的优势。①结节性硬化:CT 能更好地显示室管膜下钙化结节(图 10-1-28);②Sturge-Weber 综合征:皮质出现片状或条索状钙化(图 10-1-29);

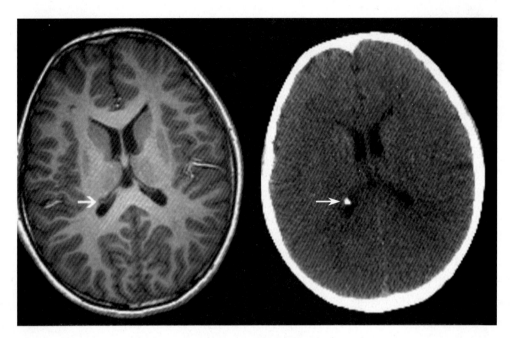

图 10-1-28　结节性硬化

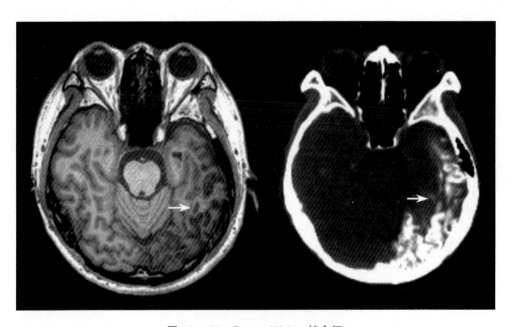

图 10-1-29　Sturge-Weber 综合征

③脑囊虫病出现的钙化点(图 10-1-30)。另外,对于其他的可能出现钙化肿瘤(少突 - 胶质细胞瘤、神经节细胞胶质瘤)所致癫痫,CT 扫描也具有一定的辅助诊断价值。

(二) MRI 扫描

MRI 于 20 世纪 80 年代开始应用于临床,MRI 的出现给癫痫外科带来了革命性的改变。MRI 扫描的优点:①较高的空间分辨率,能够显示一些细微的结构改变;②软组织对比好,能够较好地评估致痫灶的性质;③多方位成像;④多序列成像,为明确致痫灶性质提供更丰富的影像信息。

值得注意的是,某些致痫灶如局灶性皮质发育不良(focal cortical dysplasia,FCD)、灰质异位等,因为病变非常微小,对 MRI 扫描的质量要求较高。建议常规应用于癫痫术前评估的 MRI 扫描应该包括以下序列:①3D T_1 序列,该序列具有较好的灰白质对比,空间分辨率高(图 10-1-31),可在任意方向重建,是进行影像

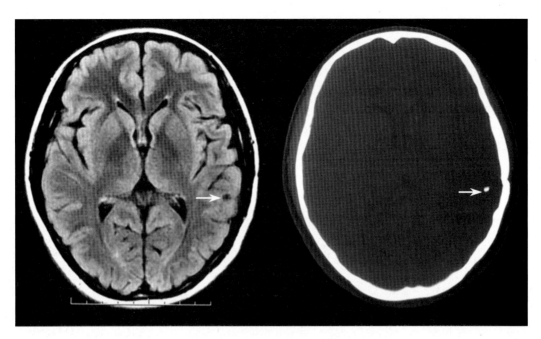

图 10-1-30　脑囊虫病出现的钙化点

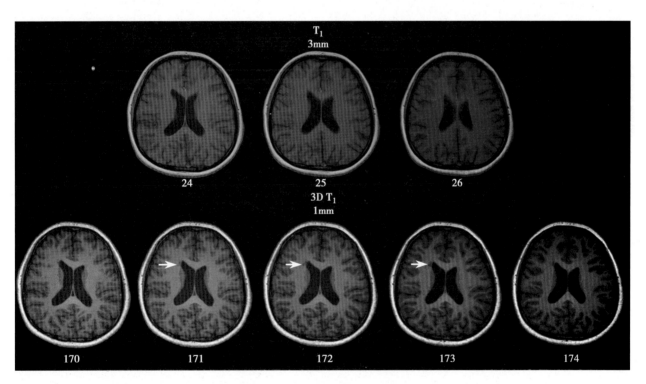

图 10-1-31　MRI 扫描 3D T₁ 序列

可见 1mm 层厚的 3D T_1 序列在空间分辨率上要明显优于 3mm 层厚的常规 T_1 序列。3D T_1 序列能显示右侧脑室旁灰质异位(箭头所指)，而在常规 T_1 序列上难以显示。

学后处理最基本的序列；②T_2WI 序列 2~3mm 层厚无间断全头部矢状位、冠状位、轴位扫描；③T_2 FLAIR 序列 2~3mm 层厚无间断全头部矢状位、冠状位、轴位扫描。其中 T_2 FLAIR 序列将 T_2WI 中的脑脊液高信号抑制，消除了脑沟、脑室中脑脊液信号对附近致痫灶异常影像的干扰，对诊断海马硬化、FCD 等致痫灶具有重要的意义。3 岁以下的儿童由于髓鞘发育不完全，灰白质对比不明显，难以在 MRI 上显示非常细微的 FCD

病变。因此,对于3岁以下的癫痫患儿,早期的MRI扫描为阴性的话,建议在3岁以后重新安排MRI扫描。

根据致痫病变的病理特点,可以将癫痫的病理分为以下几大类:①发育不良;②海马硬化;③肿瘤;④血管畸形;⑤其他。下文分别介绍以上病理类型致痫病变在MRI影像上的特点。

1. 皮质发育不良(malformation of cortical development,MCD)　MCD指皮质在细胞增殖,神经元迁移及迁移后皮质构建和联系3个环节出现的受损而出现的畸形。包括小头畸形、巨脑回畸形、无脑回畸形、多小脑回畸形、脑裂畸形、灰质异位、结节性硬化、FCD等。

2. 小头畸形　小头畸形在MRI上表现为头部及脑部变小,尤其以前头部变化明显,同时伴有皮质结构简单化,如脑沟变浅,变少等(图10-1-32)。

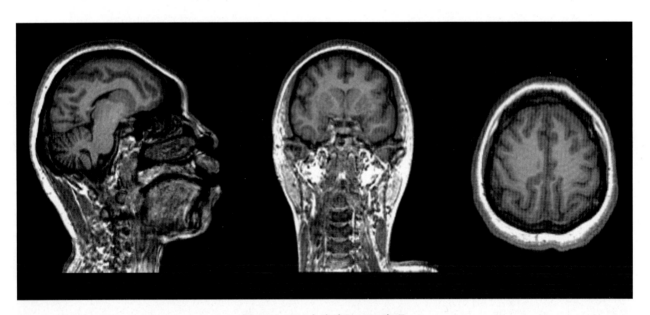

图 10-1-32　小头畸形 MRI 表现

3. 巨脑回畸形　巨脑回畸形表现为脑沟脑回变少,脑沟变浅,脑回粗大畸形,可出现皮层增厚,有时伴有多小脑回畸形和灰质异位(图10-1-33)。

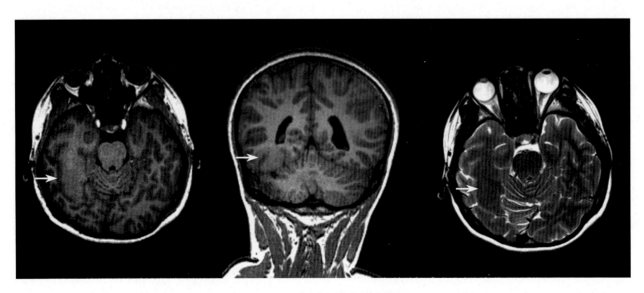

图 10-1-33　巨脑回畸形 MRI 表现

4. 无脑回畸形　无脑回畸形在 MRI 上表现为大脑皮层表面光滑,侧裂变浅,脑沟缺如,脑回粗大,平坦。灰质增厚,白质变薄,灰白质交界明显(图 10-1-34)。

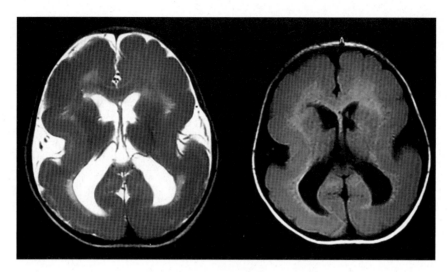

图 10-1-34　无脑回畸形 MRI 表现

5. 多小脑回畸形　多见于侧裂周围,表现为脑回变小,皮层增厚或内褶,灰白质交界不清(图 10-1-35)。

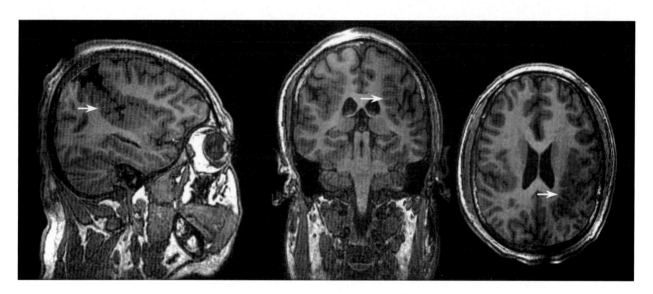

图 10-1-35　多小脑回畸形 MRI 表现

6. 脑裂畸形　脑裂畸形为大脑半球出现的横行裂隙,外侧接软脑膜,内侧与脑室相通,裂隙周围衬有灰质(图 10-1-36)。

7. 灰质异位(gray matter heterotopia)　灰质异位是由于发育过程中神经元未能正常地移行到脑皮质表面而聚集在脑白质和室管膜下等异常部位而形成。MRI 表现为上述异常部位出现形态各异的灰质信号(图 10-1-37)。

8. 结节性硬化　结节性硬化(tuberous sclerosis complexes,TSC)为一种常染色体显性遗传的神经皮肤综合征,可累及脑、眼、心脏、肾及皮肤等脏器,临床上表现为:面部皮脂腺瘤,癫痫发作和智力减退。TSC 在 MRI 的特点是:室管膜下和皮质中多发 T_1WI 等信号, T_2WI 高信号的结节。T_2 FLAIR 序列显示上述结节

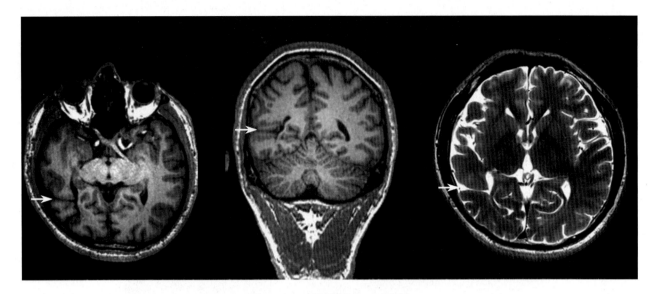

图 10-1-36 脑裂畸形 MRI 表现

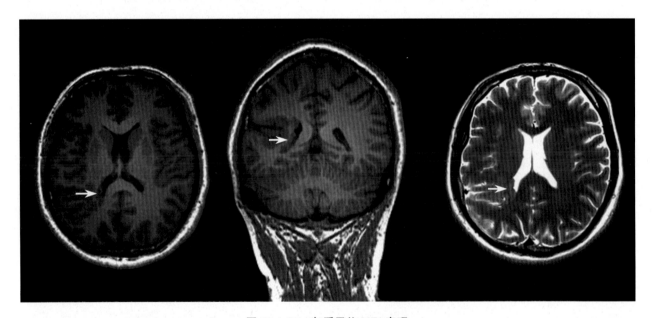

图 10-1-37 灰质异位 MRI 表现

更为明显,有利于术前评估(图 10-1-38)。室管膜下结节为室管膜下巨细胞型星形细胞瘤,CT 上可见钙化影。癫痫与皮质结节有关,但并不是所有结节均具有致痫性,这也是 TSC 患者能接受术前评估及手术的基础。

9. FCD FCD 是癫痫外科中常见的病理类型,而 FCD 在影像上的表现常常比较隐匿甚至为阴性。因此,熟悉 FCD 在 MRI 上的表现特点是癫痫外科医生的基本功。根据国际抗癫痫联盟(ILAE)于 2011 年发布的 FCD 分型,除去 FCD 合并 HS,肿瘤和血管畸形等情况,将单独的 FCD 分为 I 型和 II 型。其中 I 型 FCD 在 MRI 上基本表现为阴性,所以需要其他的检查来明确。II 型 FCD 又被细分为 IIa 和 IIb,部分 IIa 型 FCD 表现为 MRI 阴性,MRI 阳性的 IIa 型 FCD 的表现为:灰白质交界模糊,皮质厚度增加及灰质信号改变(T_1WI 稍高信号,T_2 FLAIR 高信号)(图 10-1-39)。IIb 型 FCD 基本为 MRI 阳性,具有上述 IIa 型的 MRI 特点外,还常常能表现出跨皮质征(图 10-1-40)。因为 FCD(特别是部分 IIa 型 FCD)在 MRI 上的异常改变非常细微,常规阅片很难发现,一些学者根据 FCD 的影像学特点设计出一系列的影像学后处理方法。原始的 MRI 图像通过计算机软件处理后,原本很隐匿的异常便凸显出来(图 10-1-41)。

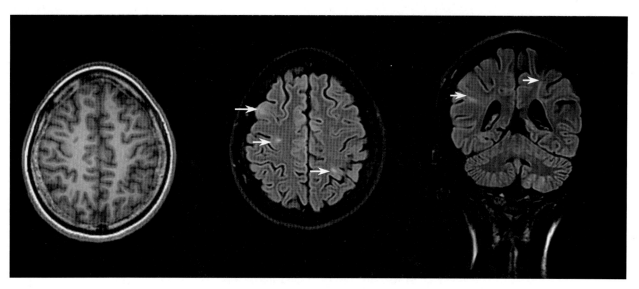

图 10-1-38 结节性硬化 MRI 表现

T$_2$ FLAIR 显示 TSC 患者脑内的结节(箭头所指)要明显优于其他序列。

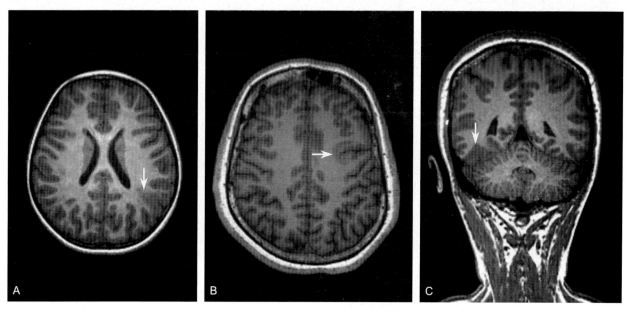

图 10-1-39 MRI 阳性的 IIa 型 FCD 的表现

A、B、C 图中箭头所指分别提示 FCD 灰白质交界模糊、灰质信号改变和皮质厚度增加。

10. 海马硬化(hippocampus sclerosis,HS) HS 的病理学基础是神经元变性、消失及胶质细胞增生,反映在海马大体标本上即为体积缩小,质地硬韧。HS 的 MRI 表现主要包括:①海马萎缩,结构不清,结构细节消失;②海马 T$_2$WI 信号增高,尤其在 T$_2$ FLAIR 序列上更为明显;③患侧侧脑室颞角扩大(图 10-1-42)。关于 HS,有两点需要特别说明:①并不是所有的 HS 都能表现为 MRI 阳性,部分 HS,特别是 II 型和 III 型 HS (2013 年 ILAE 的 HS 分型)的常规 MRI 表现为阴性。基于海马体积的定量分析能够提高 MRI 诊断这些 HS 的阳性率(图 10-1-43)。②HS 有很大的可能合并其他的致痫性病变。有研究表明:在切除的颞叶标本中,单纯的 HS 只占 44%,45% 的合并 I 型 FCD,11% 的合并 II 型 FCD、肿瘤及血管畸形等。而 I 型 FCD 常常表现为 MRI 阴性,极容易被忽视,当 FCD 超出标准前颞叶的切除范围时,标准切除容易导致术后癫痫复发。所以,当患者影像上表现为 HS 时,需要综合分析病史、症状、脑电图及其他影像学资料以明确诊断。

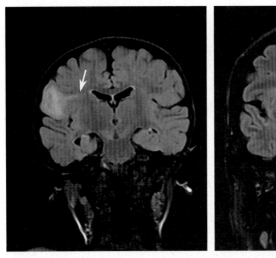
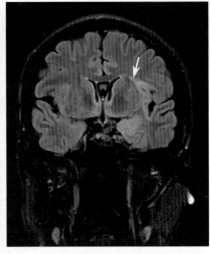
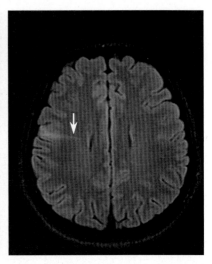

图 10-1-40　Ⅱb 型 FCD MRI 跨皮质征

箭头所指的白质内向脑室延伸的异常信号称跨皮质征,为Ⅱb 型 FCD 的特征性影像学表现。

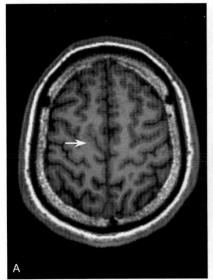
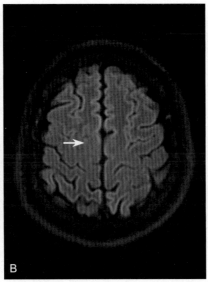
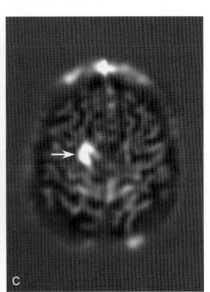

图 10-1-41　FCD 处理后 MRI 图像

A 图及 B 图为 3D T₁ 和 T₂ FLAIR 序列,常规阅片很难发现箭头所指的 FCD。C 图为后处理图像,FCD 显示高信号。

11. 肿瘤　本节主要介绍癫痫外科中常见的胚胎发育不良性神经上皮肿瘤(dysembryoplastic neuroepithelial tumor,DNT)和神经节细胞胶质瘤(ganglioglioma,GG)。DNT 和 GG 均属于神经元及胶质神经元混合型肿瘤,生长不具有侵袭性,预后良好。DNT 在 MRI 上的表现为:T_1WI 等信号或偏低信号,T_1W2 常为高信号。边界清楚,占位效应不明显,瘤周水肿不明显。肿瘤内部可见多囊状或脑回样改变,瘤内可有分隔,基本不强化(图 10-1-44)。GG 在 MRI 上的表现多样,无明显特异性表现。当年轻患者以癫痫为首发症状,MRI 上表现为囊实性肿块伴有囊壁结节样强化,或实性肿块伴有强化且占位效应及瘤周水肿不明显时,应当考虑 GG(图 10-1-45)。

12. 血管畸形　最常见的以癫痫为主要症状的血管畸形为海绵状血管畸形(cavernous malformation,CM),CM 在 MRI 上表现为网格或桑葚样结节,占位效应不明显。因为病变反复缓慢出血造成结节周围含铁血黄素沉积,其特征性变现为 T_2WI 上病变周围圆形低信号环(图 10-1-46)。

13. 其他　主要包括由于后天获得性因素(出血、外伤和脑炎等)造成的脑软化,胶质增生。结合病史,在 MRI 上诊断不难。

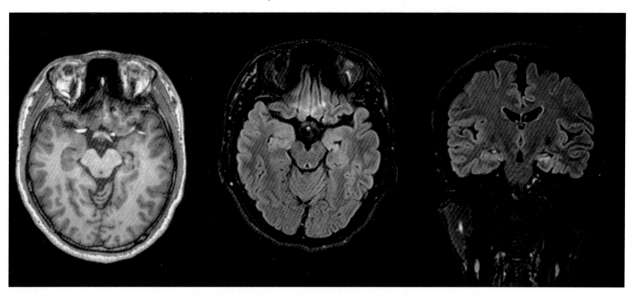

图 10-1-42　海马硬化的 MRI 表现

图中可见左侧海马萎缩,颞角增大,T_2 FLAIR 序列上海马信号增高。

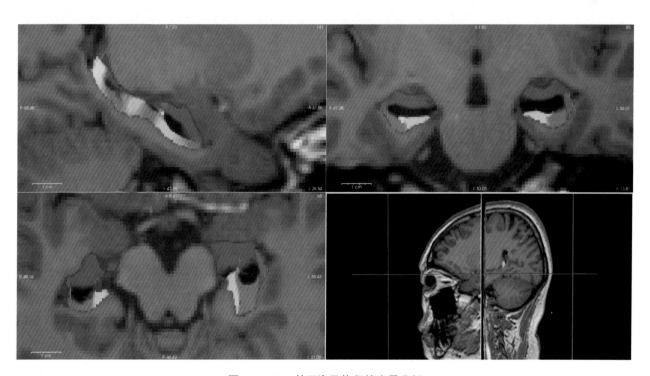

图 10-1-43　基于海马体积的定量分析

利用 Freesurfer 软件包可自动分割海马并计算海马及各亚区的体积。黄色区域为下托,绿色为内嗅区,红色为 CA1,蓝色为 CA2 和 CA3,紫色为 CA4 和齿状回。

三、功能影像学检查

癫痫外科的目标是切除或离断致痫灶,同时保留重要的功能区。这就需要对致痫灶和功能区进行精确定位,然而结构影像并不能显示所有致痫灶,也不能定位功能区。功能影像的出现,在一定程度上弥补了结构影像的缺陷,成为癫痫外科术前评估中的重要组成部分。本节将综述正电子发射体层成像

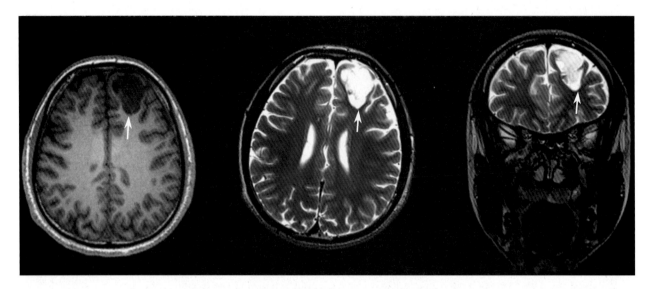

图 10-1-44 胚胎发育不良性神经上皮肿瘤的 MRI 表现

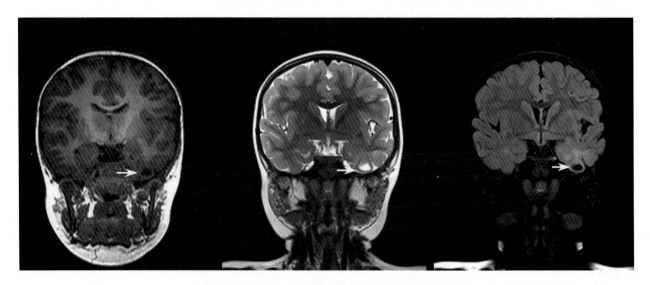

图 10-1-45 MRI 表现为囊实性肿块伴有囊壁结节样强化
注意肿瘤周围出现灰白质交界模糊,灰质信号改变,提示为 GG 合并 FCD 的可能。

(positron emission tomography,PET)、单光子发射计算机体层摄影(single photon emission computed tomography,SPECT)、脑磁图(magnetoencephalography,MEG)和功能磁共振成像(functional MRI,fMRI)。

1. 发作间期 PET PET 成像原理基于放射性核素示踪技术,即将发射正电子的放射性核素(^{18}F)标记到能够参与脑组织代谢过程的载体上,注射到受检者体内进行 PET 显像。^{18}F-FDG-PET 信噪比较好,能达到 2~3mm 的空间分辨率。由于人体对 ^{18}F-FDG 的摄取时间较长,即使发作后立即注射,PET 影像也不能单纯反应发作期的代谢情况,往往混杂了其他时期的情况。所以,癫痫术前评估常采集发作间期的 PET 影像。大部分致痫灶在发作间期表现为代谢减低,因此 PET 影像上代谢减低区提示该区域为致痫灶的可能。某些非常微小的 FCD,不仅在 MRI 上难以显现,而且在 PET 上的改变也非常细微,常规的阅片难以被发现。PET/MRI 融合图像能够显现某些皮质上非常微小的代谢改变,大幅度提高了 FCD 的检出率(图 10-1-47)。

然而 PET 的特异性并不理想,尤其在颞叶癫痫,低代谢区域往往比真正的致痫灶要大。因此,代谢异常区与致痫灶并非呈完全对应的关系,PET 结果的解释必须慎重,需要结合症状学和脑电图同时分析,有时甚至需要进一步利用侵入性的检查手段如颅内电极对致痫灶进一步定位。

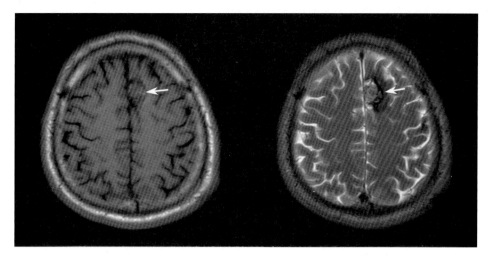

图 10-1-46 海绵状血管畸形 MRI 表现

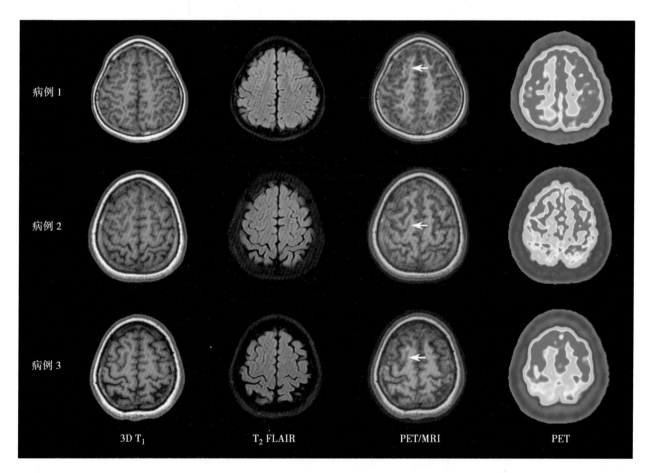

图 10-1-47 三例额叶
MRI 阴性 FCD 患者的影像
PET/MRI 融合图像能够显示常规 PET 难以显现的细微代谢改变。三例患者的致痫灶都通过立体脑电图确定，最后得以病理证实。

2. 发作期 SPECT　目前 SPECT 常用的致痫灶定位显影剂是 $^{99}Tc^{m}$-ECD，静脉注射后能够迅速通过血脑屏障且较长时间滞留在脑组织内，可以利用该特性记录癫痫患者发作期的脑血流灌注情况而定位致痫灶。SPECT 是目前唯一能够反映发作期的指标变化且能够全头部采样的检查方法，定位价值优于其他记录发作间期脑代谢或局部脑血流量的功能影像手段。正确的发作期 SPECT 扫描影像几乎对所有的部分性癫痫都有很强的定位价值,尤其在定位新皮层癫痫中意义更大。发作期 SPECT 需要在患者出现癫痫发作或脑电监测出现典型癫痫波 30 秒内注射显影剂,时间过长则反映的是癫痫泛化的情况,很有可能导致痫灶定位乃至定侧错误。由于癫痫患者出现发作的不可预测性,发作期 SPECT 需要占用大量的医疗资源,这在一定程度上限制了发作期 SPECT 的普及。早期人们对发作期 SPECT 的判读主要基于人的主观判断,近些年来随着影像处理技术的发展,人们利用计算机将发作期和发作间期 SPECT 影像配准、密度标准化、减影、减影图像与 MRI 配准融合(图 10-1-48),该技术称为发作期单光子计算机断层减影与磁共振融合成像术(SISCOM)(图 10-1-49)。SISCOM 不仅对发作期的血灌注的变化进行了定量分析,而且大大提高了 SPECT 的空间分辨率,具有非常优秀的定位价值。

3. MEG　癫痫的本质是电活动,按照法拉第电磁感应原理:当脑中神经元之间的电活动形成电流,即会在电流的正交面上产生磁场。MEG 将大脑皮层神经元电活动产生的磁信号在颅外采集处理后将磁信号源的空间位置融合对应于 MRI 图像相应的解剖部位,形成磁源性影像(magnetic source imaging, MSI),因

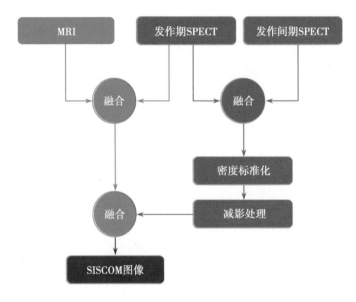

图 10-1-48　SISCOM 图像处理流程

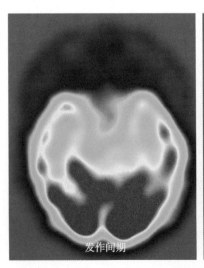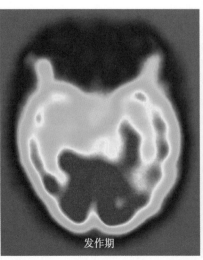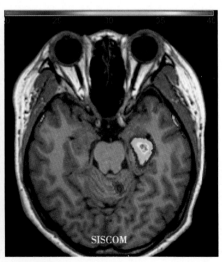

图 10-1-49　左颞叶内侧癫痫患者的发作间期 SPECT,发作期 SPECT 及 SISCOM 图像
SISCOM 图像提示发作期左侧海马血流灌注要比发作期增加 30%~40%。

此可直观地反映局部神经元的活动情况。MEG 具有较高的空间及时间分辨率:可以探测到皮层直径小于 3mm 的致痫灶电活动,时间分辨率可达 1 毫秒,是目前最灵敏的无创性癫痫定位方法。MEG 与脑电图类似,目的是定位发作间期的痫样放电。不同于头皮脑电的是:磁场很少受颅骨及头皮影响,MEG 空间定位更加准确。磁场随着距离的平方而衰减,因此 MEG 对于深部信号的不敏感性使其对于脑表面新皮层致痫灶的定位更加准确可靠(图 10-1-50)。MEG 还可以完成躯体感觉中枢,躯体运动中枢和语言中枢的定位,明确这些功能区与致痫灶的关系,以帮助癫痫外科医生制订最佳手术方案,避免术后出现严重的功能损失。

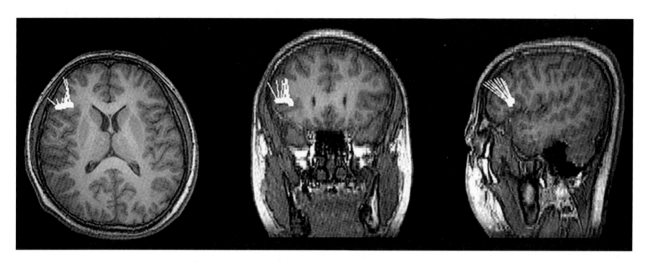

图 10-1-50　MEG 对于脑表面新皮层致痫灶的定位

4. fMRI　fMRI 基于血氧浓度依赖对比技术(blood-oxygen-level-dependent,BOLD),通过一系列的快速扫描捕捉瞬间的局部血流动力学变化。血流动力学变化与脑神经活动之间存在着密切联系,是 fMRI 的基础。血液中的含氧血红蛋白为逆磁性,对弛豫时间影响小;而脱氧血红蛋白为顺磁性,能缩短横向弛豫时间(T_2)。脑活动区的氧合血红蛋白增加,脱氧血红蛋白相对减少而导致其缩短 T_2 作用下降,在 T_2WI 上信号增高,这就是 fMRI 技术中血氧水平依赖效应的基本原理和生理基础。癫痫为过度电活动,局部皮层血流量增加,氧合血红蛋白增加,使该区域 T_2WI 信号增高。同步脑电图 - 功能磁共振成像(EEG-fMRI)通过检测发作间期癫痫样放电相关的 BOLD 信号反应区来辅助致痫灶定位。fMRI 是近年癫痫领域新兴的神经影像学技术,它结合了脑电图的高时间分辨率和 MRI 的高空间分辨率,为致痫灶定位提供了新的检查方法。fMRI 的原理是记录脑活动区的 BOLD 信号改变,当患者在执行语言或躯体运动任务时,fMRI 能够记录到相应的激活脑区,从而达到功能区定位的目的。

四、头皮脑电图

癫痫外科术前评估的目的是确定致痫灶的位置和范围,目前没有任何一项单独的检查能够直接定位致痫灶,需要通过症状学、神经电生理、神经影像以及神经心理学等多种手段进行综合定位。癫痫发作的病理基础是神经元异常过度放电,通过视频脑电图(video EEG,V-EEG)检查可获得发作间期及发作期的电活动及症状学特征,通过定位激惹区(发作间期放电区)、发作起始区(发作期脑电图起始区域)和症状起始区(与第一个临床症状可定位的解剖结构),结合其他检查结果,合理地推测致痫区的位置和范围。因此脑电图检查是癫痫术前评估中不可或缺的重要手段。根据定位的需要,脑电图检查分为头皮脑电图和颅内电极脑电图。

头皮脑电图是目前临床应用最为广泛的脑电图监测手段,具有无创、简单易行、经济及采样范围大的优点。在癫痫术前评估的过程中,头皮脑电图的作用包括 4 点。①明确癫痫的诊断:癫痫诊断的"金标准"是发作症状学及脑电图的特征性改变。某些患者的心因性发作在临床表现上与癫痫发作很类似,而头皮脑电图在发作间期无癫痫样放电,发作期脑电图无符合癫痫发作的节律性演变。②确定癫痫发作的类型:

癫痫发作分为全面性发作,局灶性发作和分类不明的发作。不同的癫痫发作类型在头皮脑电图上有其相对特征性的异常,因此头皮脑电图有助于医生对癫痫患者的发作类型进行分类。③确定能否进行手术治疗:并不是所有的癫痫患者都能接受切除性手术治疗,某些癫痫综合征为切除手术禁忌,如伴中央颞区棘波的小儿良性癫痫(BECT)和特发性全面性癫痫(IGE)等。这些综合征具有特征性的脑电图改变,可以通过头皮脑电图明确。④辅助制订手术切除方案和颅内电极植入方案:对于某些癫痫患者,通过无创性的头皮脑电图发作间期和发作期记录及神经影像学检查,能够确定致痫区位置和范围,可以确定手术切除方案。而有些患者仅仅能大致确定致痫区的范围,为了进一步明确致痫灶,需要颅内电极植入,而头皮脑电图的结果是制订颅内电极植入方案的重要依据。

头皮脑电图的电极并不是直接与脑表面相接,中间有脑脊液、硬脑膜、颅骨和头皮等组织,这些组织导电性能不佳。致痫灶引发的电活动在向头皮传导的过程中会逐渐衰减,尤其是频率较快的电活动其衰减程度更大。当致痫灶位于较深的位置如脑沟的沟底或纵裂附近,通过颅内电极能记录到的低波幅快活动,经过颅骨等多种介质的衰减作用,未必能在头皮脑电图记录到。只有这些电活动在传导的过程中,募集到更广泛范围的更多神经元时,才能在头皮脑电图记录到,但是真正起始电活动的位置、范围、频率、波幅以及波形等已经发生了较大的改变,可能造成定位困难或定位错误。

目前已有的头皮脑电图检查方法包括常规脑电图(包括闪光刺激、过度换气、睡眠诱导等多种诱发试验)、动态脑电图、V-EEG。由于大多数癫痫发作和阵发性电活动出现的时间不可预测且历时短暂,有时常规脑电图不容易捕捉异常放电或者发作。长程脑电图以记录癫痫发作和异常放电为目的,常需要记录到数次惯常癫痫发作。然而只记录脑电信号并不能完全满足术前评估的要求,因为患者及家属提供的发作期症状描述往往不够客观和详细。在记录脑电图时以高清摄像头同步记录发作期的症状学则很好地解决了这个问题,反复回放 V-EEG 不仅可以呈现患者发作时的客观临床症状,而且有利于医生分析临床症状学与脑电活动演变之间的关系。因此,长程 V-EEG 能够提供最为直接、准确而详细的症状学及电生理数据,是目前癫痫术前评估过程中不可或缺的重要内容。

头皮脑电图应该严格遵循国际标准 10/20 系统方法放置电极(常规为 19 个记录电极,2 个参考电极)(图 10-1-51),以尽可能详细地记录各个脑区的脑电信号。对于可能累及颞叶的癫痫患者,可根据需要添加双侧前颞叶电极或者蝶骨电极。

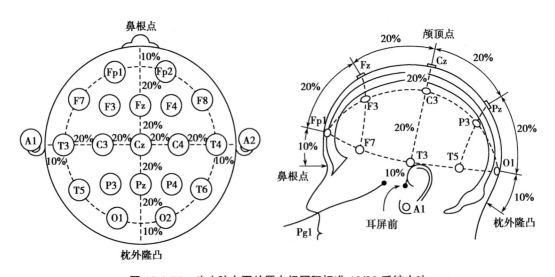

图 10-1-51　头皮脑电图放置电极国际标准 10/20 系统方法

头皮脑电图记录到的发作间期痫样放电(interictal epileptiform discharges,IED)的区域称为激惹区,IED应符合以下标准:①与背景活动有明显区别的暴发性活动;②具有较快的时相性变化,其中短于 70 毫秒的称为棘波,70~200 毫秒的称为尖波,另外还包括尖 - 慢综合波、棘 - 慢综合波、多棘 / 尖波和多棘 - 慢波等多种放电形式;③有明确临床意义的癫痫样放电通常为负向电位。激惹区是能产生 IED 的皮质区域,往往比致痫灶的范围要大。有研究表明:20%~44% 单侧颞叶癫痫的患者,能在双侧颞区记录到 IED,而只切除了单侧颞叶后就能终止发作。因此头皮脑电图记录到的 IED 反映的是激惹区范围,但是激惹区并不等同于致痫灶,因此仅靠头皮脑电图记录到的 IED 来定位致痫灶可能造成定位错误。

发作起始区(seizure onset zone,SOZ)是指首先出现发作期异常节律性放电的区域,即脑电图记录到的最早的发作期变化的部位。发作期放电可能起始于表达皮层而产生相应的临床症状,但是也可能起始于非表达皮层,只有放电传导至表达皮层才产生相应的临床症状(图 10-1-52)。发作期的头皮脑电图没有特定的形式,其共性的特征是具有频率、波幅和分布的演变,目前随着高采样率脑电图设备在临床的广泛应用,很多以低波幅快活动为起始节律的发作期模式可以在头皮脑电图记录到,因此在分析发作期脑电图时应特别注意突然出现的波幅的降低以及低波幅快活动,这些发作期形式如果是局灶性的,则具有比较肯定的定位价值。而频率较慢、波幅较高的起始模式多数反映的是发作传导的结果而非真正的起始节律。

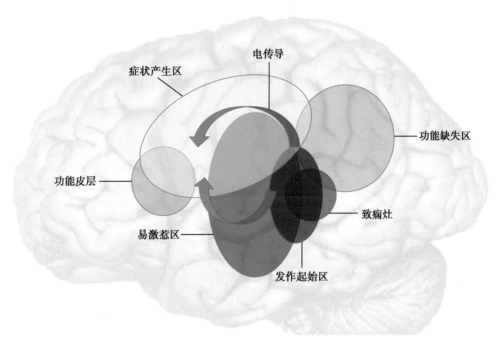

图 10-1-52　发作起始区

致痫灶的定义为"终止癫痫发作所必须切除(或完全离断)的最小皮层区域",这是一个抽象的概念。致痫灶应该包括目前惯常发作的 SOZ 及潜在的 SOZ,因此 SOZ 与致痫灶关系密切,是癫痫手术中必须切除的部分,如果 SOZ 的起始范围局限,且为低波幅快活动的模式,则头皮脑电图提供的 SOZ 是可靠的,同时还需要考虑具有致痫性病变的范围以及激惹区的范围决定手术策略。

总之,头皮脑电图在癫痫外科中术前评估中非常重要。对于大部分等待手术的患者,通过无创性的评估阶段(包括症状学分析、头皮脑电图及影像学检查等),可以对致痫灶进行定位,确定手术方案。而对于一些不能明确定位的患者,头皮脑电图能够为制订颅内电极植入方案提供非常重要的信息。

五、神经心理评估

癫痫病灶的位置、性质及发作的频率、持续时间会引起不同程度的心理障碍,如攻击行为、语言障碍、定向及注意障碍等。频繁癫痫发作的患者常伴有情绪异常,如焦虑及抑郁情绪;以及多动、学习工作困难等。同时抗癫痫药物对于学习及行为亦存在一定程度的影响,包括对学习及行为的影响,如烦躁、多动、注意力不集中、轻微的定向力障碍、情绪异常等。

神经心理评估是癫痫诊疗中的一项重要工作,可提供癫痫患者认知功能、情绪及行为障碍的客观信息。通过神经心理评估可对致痫灶或功能受损脑区起到定侧及定位价值。癫痫患者的神经心理评估具有特殊性,除为致痫灶定位提供诊断依据外,还可通过评估了解癫痫患者临床神经心理状态及社会功能,进而参与临床最佳治疗方案的选择及判断预后。同时评估结果也可影响家庭心理教育,为癫痫患者管理及家庭护理提供心理认知及行为治疗依据。当确诊癫痫患者存在社会心理问题时,应该积极采取相应干预措施,主要包括对患者及家庭成员进行癫痫相关知识的宣传教育、药物治疗、生活方式的调整、心理治疗、外科手术治疗等。

神经心理评测涉及认知功能、情绪、生活质量等方面。其评估的方法主要包括观察法、访谈法、个案法和心理测验法等。根据不同需要选择不同的方法。心理测验主要经过各种量表来完成,具体包括智商测试、注意力测试、非言语认知功能测试、执行功能测试、记忆功能、情绪评测及日常生活能力调查等。临床医生应对其核心认知功能筛查内容有所了解。

（一）注意

注意依赖于多脑区域的复杂相互作用,控制注意的神经网络主要包括六个区域:脑干网状激活系统、中脑上丘、丘脑后结节、前扣带回、后顶叶及额叶皮质。每个区域在某种特定的注意功能中起到突出的作用。如脑干网状激活系统负责觉醒和注意唤醒,扣带皮质赋予信息机动意义,后顶区给予感觉地图等。注意的评估工具包括韦氏智力测验的注意分测验(数字广度测验等)、持续操作测验(CPT)、符号数字模式(SDMT)、连线测验(TMT)等。

（二）记忆

正常记忆功能需要许多大脑组织协同作用。肯定与记忆功能相关的脑区包括内侧颞叶(海马系统)、前额皮质、间脑和杏仁核等;存在争议的相关脑区包括颞叶新皮质、基底节和小脑等。记忆基本评测包括简明精神状态量表(MMSE)、记忆测验、数字广度测验、画钟测验、连线测验等。加强测试包括临床痴呆评测量表、数字符号转化测验、Rey-Osterrieth复杂图形测验等。

（三）执行功能

执行功能并非单一功能,存在着分因子,各分因子之间有关联也独立。涉及前后大脑、基底节及小脑,并相互联系,但以前额叶背外侧皮质和顶叶皮质为主。常用的执行功能测验包括范畴测验、认知估计测验、图案流畅性测验、连线测验(TMT)、韦氏智力测验部分测验、Wisconsin卡片分类测验(WCST)等。

（四）情绪

慢性病患者长期疾病状态对于患者情绪产生干扰。临床常见的是焦虑和抑郁情绪增多。情绪评估包括自评量表及情绪调查问卷评估等。常用测试包括流调用抑郁自评量表(CES-D)、焦虑自评量表(SAS)、汉密尔顿抑郁量表(HRSD)、汉密尔顿焦虑量表(HAMA)、贝克焦虑量表(BAI)等。

（五）患者的生活质量

包括其日常生活能力、疾病发作担忧、药物治疗副作用、认知功能等方面。对于癫痫患者的生活质量评估工具包括日常生活能力评估、癫痫生活质量评估量表等。

癫痫患者的神经心理学评估是无创性和最小的资源密集型调查。神经心理学与癫痫存在长期稳定的关系,此关联虽然由癫痫手术的具体致癫痫脑区引出,然而神经心理研究已经涉及更深的研究广度及深度。神经心理学评估为癫痫的诊疗提供大脑功能的独特信息。结合人文社会背景,为癫痫的诊疗及预后判断提供部分理论依据,也为患者的家庭护理及社会效应提供指导帮助。

第二节　侵入性颅内电极检查

内容要点:

1. 有创的硬膜下电极、深部电极脑电图均适用于普通头皮脑电图、PET无法确定癫痫灶或癫痫灶位于重要功能区,通过皮层脑电图和深部脑电图可以帮助确定癫痫灶和描计功能区,指导手术切除。

　　2. 了解两种有创检查的手术方法。

一、硬膜下电极脑电图

　　癫痫外科的术前评估过程中涉及很多无创性检查,如 MRI、PET、SPECT、MEG、fMRI、头皮 V-EEG 等。部分局灶性癫痫的患者通过无创性检查即可明确致痫灶而接受手术(图 10-2-1),但仍有部分患者无法定位致痫灶或发现的可疑致痫灶却与重要功能区关系密切,此时需要使用侵袭性颅内电极帮助定位。目前临床常用的颅内电极包括:硬膜下电极和颅内深部电极。本节将介绍硬膜下电极脑电图和立体脑电图(stereotactic EEG,SEEG)在癫痫外科中的应用。

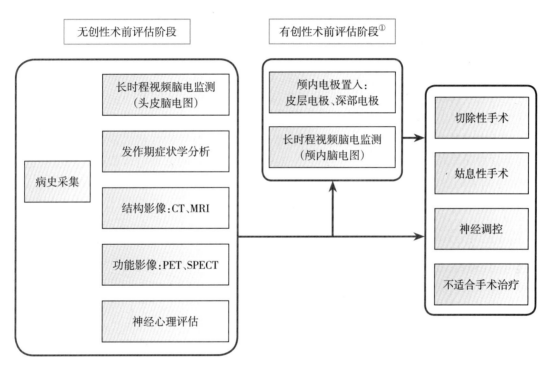

图 10-2-1　药物难治性癫痫术前评估流程
①有创性术前评估并不是必需的,仅在有必要时进行。

(一) 适应证

　　1. 根据临床特点考虑可能是局灶性癫痫,但通过目前无创性检查无法明确定位致痫灶。

　　2. 致痫灶明确、但与功能区关系密切,需要通过颅内电极辅助设计精准的切除方案、减少术后功能的缺失。

(二) 禁忌证

　　1. 根据现有无创性检查,无法确定合理的致痫灶定位假设。

　　2. 难以配合脑电监测者。

　　3. 头皮感染或颅骨缺损影响电极植入。

(三) 手术过程

　　硬膜下电极植入过程中最重要的是多学科(神经内科、神经外科、神经影像科、神经电生理科和神经心理科)密切合作,对患者致痫灶的定位提出合理的假设。这一步是保证硬膜下电极脑电图提供有效致痫灶定位信息的关键。硬膜下电极包括条状电极和网状电极,具有 4~64 触点的各种组合形式。

植入方式包括：①钻孔皮层电极植入多选择局部麻醉镇痛，选择最佳钻孔位置后颅骨钻孔，切开硬膜后植入条状电极；②骨瓣开颅网状电极植入采用全身麻醉，骨瓣开颅，网状电极植入硬膜下（图 10-2-2）；③有部分患者需要安装立体定向头架，植入深部电极。电极植入完毕后，关颅之前行脑电图监测，以确定各电极接触良好，必要时调整电极的位置。最后严密缝合切口，防止脑脊液漏。

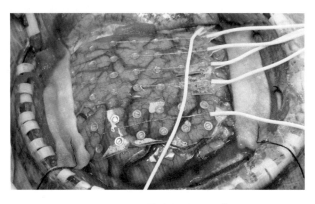

图 10-2-2　网状电极植入硬膜下

（四）术后脑电监测

术后患者回病房行长程 V-EEG 监测，每例患者应记录到 1~2 次以上惯常发作。如果条件允许，应行皮层电刺激，特别是可疑致痫灶与功能区关系密切的情况下。一方面是为了刺激出惯常发作，进一步确定致痫灶的位置与范围；另一方面是为了绘制皮质功能图，精确定位功能区。

（五）并发症

脑脊液漏、硬脑膜外血肿、硬膜下血肿、电极位置不佳、脑胀肿等。

硬膜下电极在发作间期和发作期分别记录到来自 IZ 的 IED 和 SOZ 的 ID，与头皮脑电图不同的是：硬膜下电极更接近 IZ 和 SOZ，同时减少了硬脑膜、颅骨及头皮对电信号的衰减和体表其他电信号（肌电、心电）的干扰。硬膜下电极脑电图呈现的图形清晰，灵敏度高，伪迹少，在致痫灶精确定位方面要明显优于头皮脑电图。因为硬膜下电极直接与脑皮层直接接触，对邻近电极点之间施加电压即产生对皮层进行了电刺激，通过调整电刺激的参数可以在致痫灶及其附近诱发出发作，在功能区能出现对应的反应。因此，皮层刺激确认致痫灶以及定位功能区也是硬膜下电极的优势之一。

二、立体脑电图

立体脑电图（SEEG）是一种借助深部电极直接记录颅内发作期与发作间期皮层电信号的侵入性检查手段（图 10-2-3），是目前定位颅内致痫灶的电生理金标准。其起源于 20 世纪 60 年代的法国，由巴黎 Sainte Anne 医院的 Talairach 和 Bancaud 发明。深部电极通常为直径约 1mm 的韧性圆柱形长条，表面有金属触点，触点数目根据需要可选择 4~16 个。SEEG 电极的植入需借助立体定向的方法，根据立体定向设备的不同可分为有框架（如 CRW 头架、Leksell 头架等）和无框架（如机器人无框架立体定向手术辅助系统）两种。需要指出的是，术前依据解剖 - 电 - 临床理念建立工作假设，随后在相应工作假设下进行的电极方案设计是 SEEG 的核心。

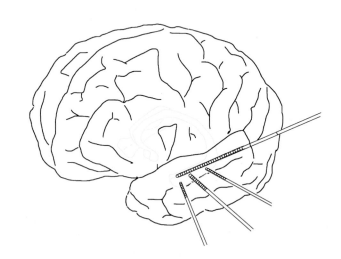

图 10-2-3　立体脑电图电极植入示意图

（一）适应证

1. 可疑致痫灶位于脑深部，如脑沟底部、颞叶内侧结构、扣带回、岛叶等。
2. 可能存在多个致痫灶分布于不同脑区，如双侧颞叶癫痫、多发性结节硬化等。
3. 致痫灶可能与脑功能区重叠，需借助深部电极明确致痫灶与功能区之间关系者。
4. 需要更加精准地明确致痫灶范围者。
5. 首次癫痫手术失败拟行二次手术者。

（二）禁忌证

同硬膜下电极脑电图。

（三）电极植入方案设计

如前文所述，SEEG 电极的设计方案是多学科人员基于解剖 - 电 - 临床的理念，依据术前无创性评估手段综合分析得出的结果，对于后续脑电记录以及结果判读起到至关重要的作用。从技术的层面，深部电极设计的原则主要包括：①穿刺路径避开血管；②入颅点尽量垂直于颅骨表面避免打滑；③电极靶点尽可能多地覆盖可疑致痫灶，同时也要尽量利用电极的入点兼顾脑表面皮层。目前采用图像融合的方法来显示并规避血管，常用的融合手段包括 MRI 与 TOF 序列或脑血管造影图像的融合，在计划系统上设计入点、靶点以及路径（图 10-2-4），确定植入方案。

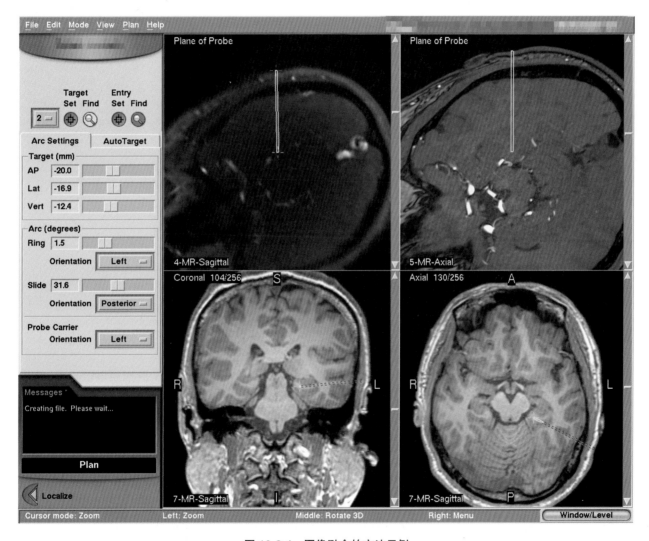

图 10-2-4　图像融合的方法示例

立体定向头架配套计划系统下进行电极方案设计，计划系统可同步显示脑血管影像、结构影像以及坐标信息。

以有框架植入方式为例，深部电极植入的主要步骤（图 10-2-5）包括：

1. 尖刀在钻孔点切开头皮。

2. 使用 2.5mm 钻头在预定位置钻透颅骨。

3. 使用单极电凝探针灼破硬脑膜。

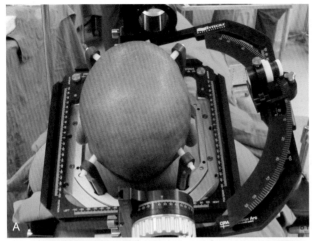
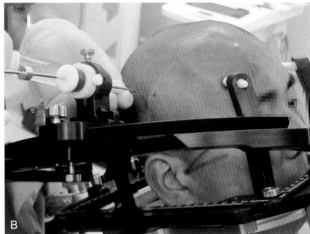
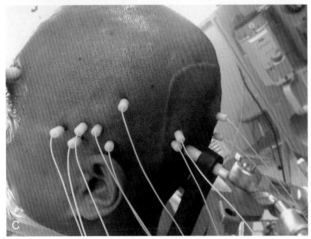

图 10-2-5 深部电极植入的主要步骤
A. 立体定向头架安装完成；B. 借助立体定向头架进行电极植入；C. 电极植入完毕。

4. 颅骨骨孔拧入固定螺栓。

5. 硬质探针沿预定路径穿刺形成脑内隧道。

6. 沿已形成的隧道植入深部电极并将其固定于螺栓之上，确认电极接触良好，对不同电极标号，完成植入。

植入术后需行薄层 CT 扫描并将术后 CT 图像与术前 MRI 图像进行融合实现电极位置的确定。SEEG 电极植入术方法成熟，总体安全性较高，并发症发生率较低，主要包括颅内血肿、脑水肿、感染、电极移位、电极折断、脑脊液漏等。

电极植入完成后于病房常规进行长时程视频脑电监测，记录发作期与发作间期脑电。每位患者需记录到 1~2 次以上的惯常发作，如有必要可行皮层电刺激，过程与目的与硬膜下电极脑电图类似。除记录与皮层电刺激的功能外，近年来有借助深部电极对颅内深部致痫灶进行毁损报道，如脑室旁异位灰质的损毁及下丘脑错构瘤的毁损，取得了一定的效果。

总而言之，SEEG 与硬膜下电极脑电图均为侵入性直接记录皮层电信号的手段，有许多相似之处，同时也有各自的特点（表 10-2-1），在精准定位致痫灶方面发挥着重要作用。

表 10-2-1 硬膜下电极脑电图与立体脑电图的不同特点

特点	硬膜下电极脑电图	立体脑电图
准确度	依靠人眼根据解剖结构覆盖，精准度相对较低	立体定向技术下实现，精准度高
覆盖范围	覆盖某一区域，深部结构难涉及	可涉及多个脑叶，可达深部结构

续表

特点	硬膜下电极脑电图	立体脑电图
创伤	需要开颅,创伤较大	无须开颅,创伤较小
术后监测时间	相对较短	可长期监测
皮层电刺激	可实现(++)	可实现(+)
热凝损毁	无法实现	可实现
价值	可对大范围凸面皮层的电信号进行记录,功能区定位准确	可记录三维空间发作起始、传导和扩散的立体动态过程

【典型病例】

患者,女,13 岁。发作性愣神 12 年,继发身体扭动 4 年。

发作形式(图 10-2-6):

(1)发作形式 1:出生后 4 个月出现愣神,嘴唇发紫,双眼上翻。持续 20 秒后缓解,发作频率为 7~8 次 /d 到 1 次 / 月,4 岁时该发作形式发生改变。

(2)发作形式 2:害怕感→心跳加速→抱住大人→愣神→嘴唇发紫→双眼上翻;每日数次,主要为夜间入睡时。

(3)发作形式 3:发作形式 2 的基础上继发哭闹,身体扭动。

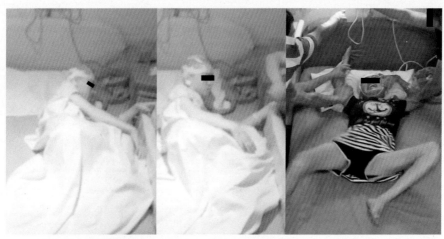
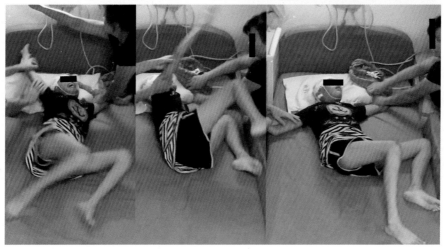

图 10-2-6　发作期症状

用药情况:丙戊酸钠、卡马西平、托吡酯、拉莫三嗪。

个人史:足月顺产,否认高热惊厥史,否认头外伤史,否认脑炎脑膜炎病史。生长发育与同龄人类似,计算能力、逻辑能力差,记忆力、语言能力尚可,脾气暴躁,易怒。

辅助检查:

(1) 头皮脑电图:发作间期 Fp2、F4 慢波;发作期 Fp2、F4 慢波节律(图 10-2-7)。

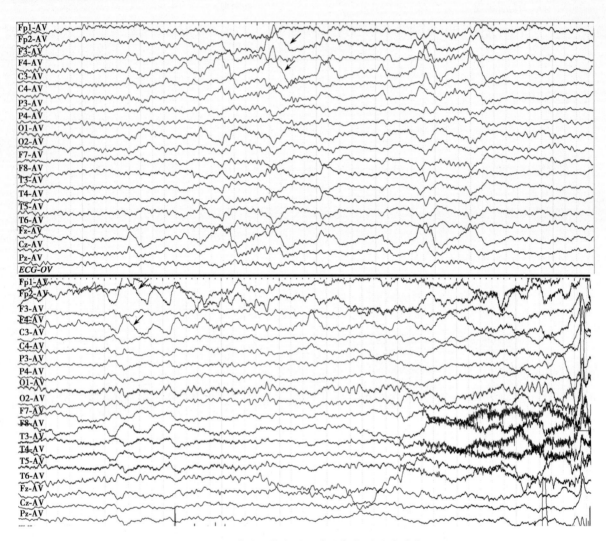

图 10-2-7 发作间期(上)和发作期(下)头皮脑电图

(2) 头颅 MRI(−),头颅 PET 及 PET/MRI 融合图像:右直回和前扣带回代谢减低(图 10-2-8)。

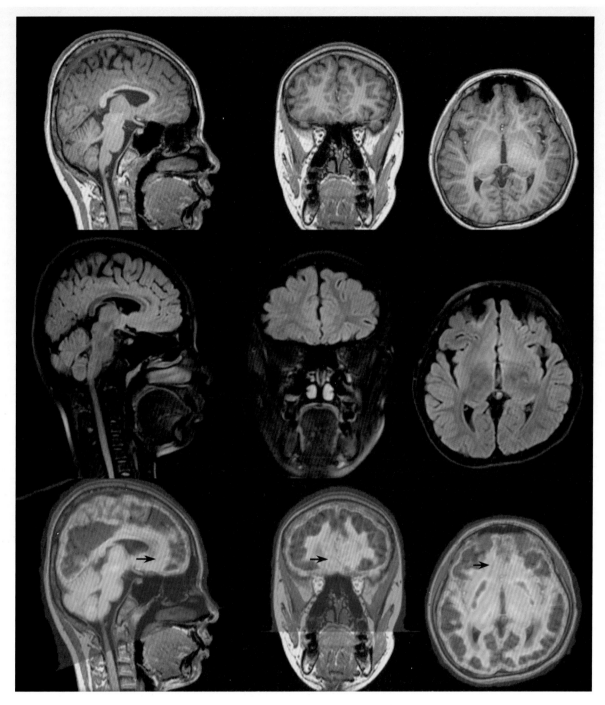

图 10-2-8　头颅 PET 及 PET/MRI 融合图像

指南解读

　　中国抗癫痫协会于 2015 年发布了《临床诊疗指南：癫痫病分册》(2015 修订版)，指南认为发作期异常脑电活动是诊断癫痫发作的"金标准"。然而，在任何情况下，脑电图的结果必须紧密结合临床表现，方能进行正确判断。脑电图正常不能排除癫痫诊断；不能仅依据发作间期放电确定受累范围。

病例解析：分析患者症状学推测发作可能涉及的脑区。多于睡眠中发作：额叶、岛叶；恐惧：眶额回、前扣带回、颞叶内侧边缘系统；心率加速：前扣带回、岛叶、颞极；过度运动：额叶；意识迅速恢复：额叶；咂嘴：颞叶内侧结构。

根据患者临床发作表现的定位意义及发作间期脑电图的提示，为了更精确地寻找致痫灶，需要在可疑致痫区埋藏颅内深部电极，长时间观察，记录发作期脑电图。目前，立体脑电图已经成为常用的癫痫病灶检查手段。

SEEG 电极植入方案（表 10-2-2）为立体定向框架下植入电极，术后 CT 扫描确认电极位置如图 10-2-9。

表 10-2-2　SEEG 电极植入方案

导联名称	靶点位置	理由
A	右前扣带回膝下部	代谢减低，恐惧，心跳加速
B	右前扣带回膝前部	代谢减低，恐惧，心跳加速
C	右中扣带回	代谢减低，确定扣带回切除后界
D	右直回	代谢减低
E	右眶额回	恐惧，过度运动
F	右杏仁核	恐惧，咂嘴
G	右海马头	恐惧，咂嘴

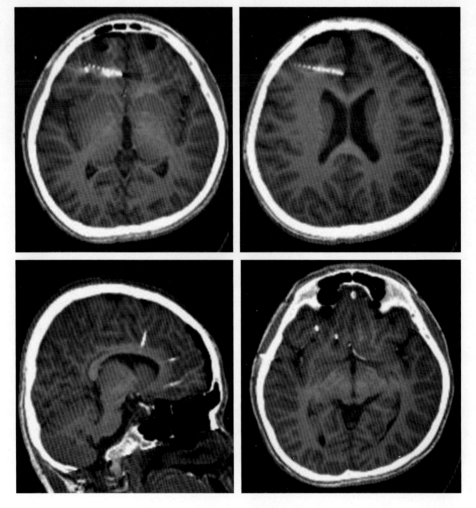

图 10-2-9　术后 CT 扫描确认电极位置

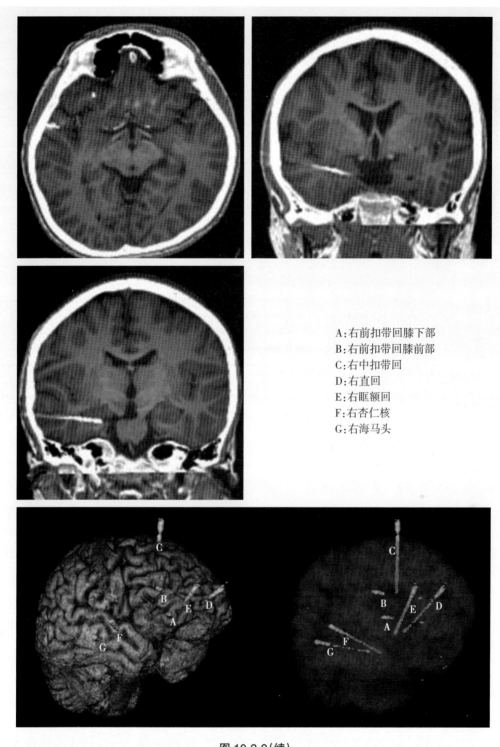

A:右前扣带回膝下部
B:右前扣带回膝前部
C:右中扣带回
D:右直回
E:右眶额回
F:右杏仁核
G:右海马头

图 10-2-9(续)

植入电极后监测到数次发作,发作症状同头皮脑电图记录。SEEG 示发作间期右直回频发 200Hz 左右高频震荡,发作期右直回低波幅快节律起始(图 10-2-10),迅速传导到右前扣带回和眶额回。

手术切除范围包括右直回、眶额回、前扣带回、中扣带回前部(图 10-2-11)。

术后病理为I型 FCD,现随访 1 年,未见癫痫发作。

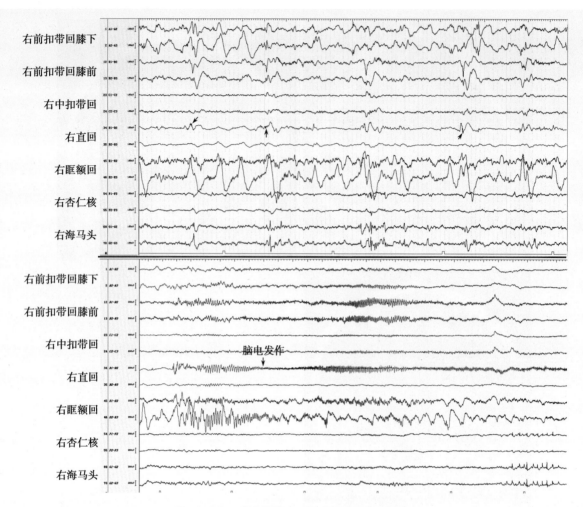

右前扣带回膝下
右前扣带回膝前
右中扣带回
右直回
右眶额回
右杏仁核
右海马头

右前扣带回膝下
右前扣带回膝前
右中扣带回
右直回
右眶额回
右杏仁核
右海马头

脑电发作

图 10-2-10　发作间期（上）和发作期（下）SEEG

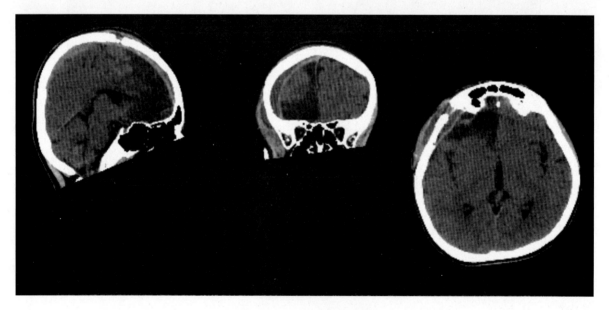

图 10-2-11　手术切除范围

第三节　癫痫的常见病理

内容要点：

1. 海马硬化典型的病理表现为神经元细胞消失和神经胶质细胞增生、齿状回颗粒细胞轴突（即苔藓纤维）芽生；掌握 2011 年 Blumcke FCD 分类及典型的 IIa 型 FCD（有异形神经元但无气球细胞）和 IIb 型 FCD（同时有异形神经元及气球细胞）病理特点。

2. 结节硬化的面部血管纤维瘤等特异性表现，脑内多发皮层结节但其中一个为大结节伴有钙化且与术前致痫灶评估吻合局灶起源的患者，可选择致痫结节切除，也可以选择联合手术（通常是指胼胝体切开手术与致痫灶或脑叶切除的联合）。

3. Sturge-Weber 综合征特征性表现为面部葡萄酒色血管瘤，常沿三叉神经第 I、II 支范围分布；头颅 CT 显示颅内脑回样钙化或头颅 MRI 显示有软脑膜血管瘤，常用的术式为解剖性或功能性大脑半球切除术、局部大脑皮质切除术和胼胝体切开术。

4. 原发性癫痫又称"特发性癫痫"，系目前诊断技术尚找不到明确病因的癫痫。这并不意味"无原因"，仅是尚未找到病原，故又称"隐源性癫痫"。随着 MRI、CT 及氨基酸分析技术的出现，很多所谓原发性癫痫逐渐找到了病因，所以原发性癫痫的范围越来越窄。继发性癫痫是指有明确病因的癫痫，多指由肿瘤、脑血管、炎性病变引起的癫痫发作。

一、海马硬化

海马硬化是最常见的难治性颞叶癫痫的病理变化(60%~70%)，其病变主要为海马结构内的神经元消失及以星形细胞为主的胶质细胞增生和纤维增生。缺血、缺氧可以导致海马选择性神经元丢失，反复癫痫发作亦可能通过缺氧作用引起海马硬化。海马不同区域对缺氧的敏感性不同，CA1 区和 CA3 区是构成海马的主要部分，CA1 区神经元在缺氧后易受损，又称"易损区"或"Sommer 区"；CA3 区称为耐受区（图 10-3-1、图 10-3-2）。

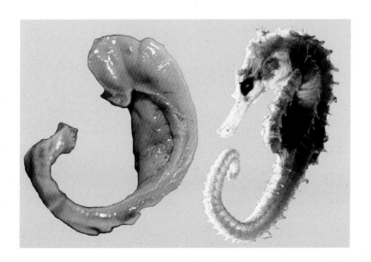

图 10-3-1　海马外形

Bratz 对海马硬化做了细致的描述：①在海马内，特别在 CA1 区有严重的（抑制性）神经元丢失与胶质细胞增生、水肿，神经突触重新组合；②下托神经元一般不受影响；③在终板也有相当严重的神经元病损；④CA2 区神经元损伤较轻。

因此根据海马硬化的程度和范围,可分为3种类型。①经典型的海马硬化:神经元细胞消失和神经胶质细胞增生,病变主要发生在 CA1 段,其次为 CA3 和 CA4 段,以及齿状回,CA2 段受累最轻,而且海马的前段病变较后段为重。海马结构 CA1 区和 CA3 区仅由脉络膜前动脉单一血管供血,且分支路径长,易痉挛,易构成缺血管带,是海马对缺血缺氧等病理打击耐受较差的解剖学基础。②全海马硬化型:海马病损严重,各段神经元细胞几乎全部消失。③终板硬化型:海马病损较轻,仅累及终板的神经元。Bretontl 报道的 107 例海马硬化手术标本中,经典型占 57%,全海马硬化型占 40%,终板硬化型仅占

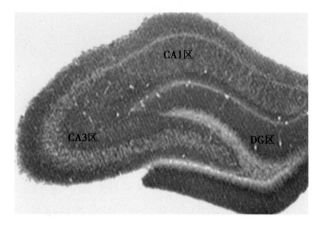

图 10-3-2   海马分区

3%。光镜下海马硬化病变区最常见的病理学异常表现为局部神经元(大锥体细胞为主)变性、丢失,尤其以 CA1 区最为严重(图 10-3-3),在 CA3 区亦可见散在的神经元脱失,同时齿状回受损严重,在齿状回上刃区和门区可见明显的神经元脱失(图 10-3-4)、颗粒细胞减少、苔藓纤维增生等表现。

正常的齿状回颗粒细胞轴突(即苔藓纤维)的投射具有方向及板层特异性,即只向同一板层的门区及 CA3 区投射,既不折返入齿状回分子层,也不向邻近的板层延伸。在缺血缺氧等病理条件下,海马门区神经元损伤刺激齿状回内的颗粒细胞芽生出苔藓纤维(mossy fiber sprouting, MFS)。MFS 打破了正常结构下的投射特异性,芽生的轴突侧支沿海马轴横向及纵向蔓延至分子层及上颗粒层,并与此层密集的颗粒细胞及中间神经元树突形成新的突触联系,此种现象称为"神经纤维重组"。有学者认为这种神经纤维重组会使兴奋性传入冲动触发大量的颗粒细胞反复点燃,形成过度放电,放大的兴奋性冲动由齿状回传回海马,在海马形成"引燃点"从而导致癫痫发作。但这一学说目前还没有获得一致认同,有学者指出异常的神经纤维重组不止形成兴奋性神经网络,同样有机会形成抑制性神经网络,故 MFS 未必是形成癫痫放电的基础。

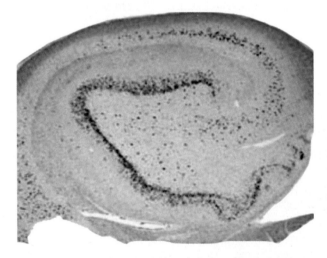

图 10-3-3   左上角 CA1 区神经元染色见神经元消失明显

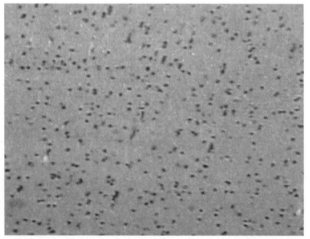

图 10-3-4   神经元固缩、变性、消失,胶质细胞增生

二、局灶性皮质发育不良

脑皮质发育畸形是一组局灶性或弥漫性皮质结构异常病变的总称。其中一大类为脑回结构紊乱,包括无脑回、脑回肥厚、多小脑回、裂脑畸形、半球巨脑回等。局灶性皮质发育不良(FCD)是其最典型的病理表现。

1971 年 Taylor 等通过对 10 例难治性癫痫患者的术后标本进行研究,发现了异常的脑皮质结构,而且伴有气球细胞和异形神经元,首次提出了 FCD 的概念,并且系统描述了 FCD 的病理组织结构特点。此后,FCD 的提法被广为应用在影像学、病理学和神经解剖学等各个领域当中。2004 年,Palmini 等综合临床、病理及影像学表现将 FCD 分为 I 型(I a 和 I b)和 II 型(II a 和 II b),得到大家一致认同并很快被广泛采用(表 10-3-1)。

表 10-3-1 2004 年 Palmini 的局灶性皮质发育不良(FCD)分型

分型	描述
I 型	
I a	白质内异位神经元,皮质细胞分层结构被破坏
I b	白质内异位神经元,皮质细胞分层结构被破坏 + 存在巨型神经元或不成熟神经元
II 型	
II a	白质内异位神经元,皮质细胞分层结构被破坏 + 存在异形神经元
II b	白质内异位神经元,皮质细胞分层结构被破坏 + 存在异形神经元 + 气球样细胞

但 Palmini 等的分类系统有着其固有的局限:①该系统主要基于病理学标准,类似于早期的分类方案;②没有考虑到数字形态技术和免疫化学标志物在分类中的价值。随着近年来有关 FCD 临床、基础研究的大量开展,特别是术前神经影像技术的快速发展,更细微的皮质异常也能被发现,而这些异常可能是潜在的致痫灶,这也对 FCD 的分类提出了更高的要求。2011 年国际抗癫痫联盟(ILAE)在 Palmini 等分类的基础上进行了修改,即 Blumcke 局灶性皮质发育不良分类,将海马硬化、癫痫相关性肿瘤、血管畸形相邻的 FCD 命名为结合型 FCD。将 FCD 分为两类,即单纯型 FCD 和结合型 FCD,单纯型包括 I 型和 II 型,结合型称为 III 型,而 III 型在 Palmini 分型系统中应该属于"双重病理"类型。

(一) I 型 FCD

I 型 FCD 是一种存在皮质分层异常的皮质畸形,分层异常可以是放射状迁移及神经元成熟异常(I a 型 FCD)或形成新皮质 6 层结构的切向迁移异常(I b 型 FCD),同时存在两种分层异常的皮质畸形则为 I c 型 FCD。

1. 伴放射状皮质分层异常的 FCD(I a 型 FCD) 该型的病理特点是出现大量微型柱状结构(主要在第 3 层内)。所谓微型柱是指 8 个以上神经元垂直排成一列。 I a 型 FCD 中灰白质边界通常不是很清晰。该型中还可见细胞性的异常:①小的不成熟神经元;②在第 5 层外出现肥大的锥体神经元。

2. 伴切向皮质分层异常的 FCD(I b 型 FCD) 特点是新皮质未能形成 6 层切向结构。除第 1 层外,整个皮层均可受影响而无法分层,在其他亚型中,分层异常局限于第 2 层和 / 或第 4 层。第 2 层可丢失或缺乏特征性小锥体神经元,这些导致第 1、2 或 2、3 层间分界不清。第 4 层也可能丢失或变模糊而使第 3、5 层难以区分。由于神经元增多,白质的边界通常不清晰。

(二) II 型 FCD

II 型 FCD 是一种存在皮层分层破坏及特殊细胞学异常的皮质畸形,分为 II a 型 FCD(有异形神经元但无气球细胞)和 II b 型 FCD(同时有异形神经元及气球细胞)。II b 型 FCD 经常以皮质下白质内髓鞘形成不足,脱髓鞘或髓鞘形成障碍为特点。气球样细胞是巨大的球形细胞,胞核偏心,胞质呈嗜酸性,主要位于皮质的深层细胞层和皮质下白质,预示严重的皮质结构异常(图 10-3-5、图 10-3-6)。有时蛛网膜下腔局部扩大似乎指向发育不良病灶有助于诊断。脑回和脑沟的异常经常见于 II b 型 FCD,在磁共振图像上,白质信号改变常表现为从一个脑回的冠或脑沟的底向脑室逐渐变细,被称为"跨皮质征",几乎仅见于 II b 型 FCD。相反,在 MRI 上 II a 型 FCD 并非总能被检测到,MRI 对其识别比 II b 型 FCD 要难。同 I 型 FCD 相比,来医院手术的 II 型 FCD 患者癫痫始发年龄更小,病程更短,癫痫发作更频繁。

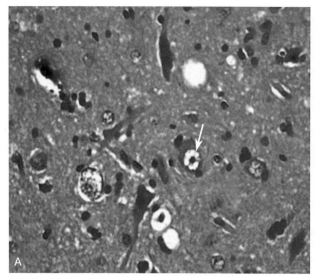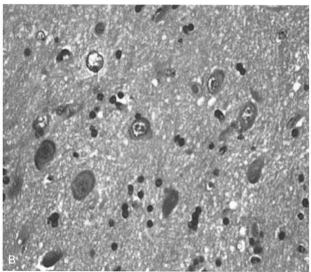

图 10-3-5 异形神经元、巨型神经元聚集
A.异形神经元聚集,白色箭头所示不成熟神经元形成;B.巨型神经元聚集。

(三) Ⅲ型 FCD

Ⅲ型 FCD 指皮质分层异常与某个责任病变相关,分为 4 个亚型:Ⅲa 型 FCD 与海马硬化相关,Ⅲb 型 FCD 与肿瘤相关,Ⅲc 型 FCD 与血管畸形相关,Ⅲd 型 FCD 与其他早年获得的责任病变相关。

1. Ⅲa 型 FCD 海马硬化患者颞叶出现皮质分层障碍或细胞结构组成(第 5 层外的肥大神经元)的改变。Ⅲa 型 FCD 的病因和发病机制尚不清楚,可能与海马硬化的发生及影响有关。

2. Ⅲb 型 FCD 该亚型的组织病理学标志是在肿瘤(神经节胶质瘤、胚胎发育不良性神经上皮瘤或其他与癫痫相关的肿瘤)附近出现发育异常的大脑皮质结构和 / 或细胞结构组成(肥大神经元)

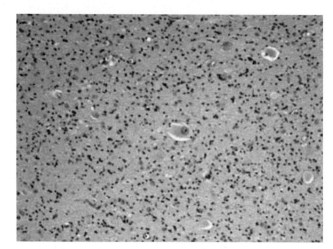

图 10-3-6 大的气球细胞

的改变。在确诊该型 FCD 前要排除肿瘤浸润到皮质的异常区域。

3. Ⅲc 型 FCD 在邻近血管畸形(海绵状血管瘤、动静脉畸形、软脑膜血管畸形、毛细血管扩张症、脑膜血管瘤病)处发生发育异常的皮质结构(皮质分层障碍、发育不良)和 / 或细胞结构组成(肥大神经元)改变。

4. Ⅲd 型 FCD Ⅲd 型病理学标志是在早年获得的其他病变附近出现发育异常的皮质结构(皮质分层障碍、6 层结构发育不良)和 / 或细胞结构组成(肥大神经元)的改变(不包括Ⅲa~c 型 FCD)。早年获得性病变包括创伤性脑损害,出生前的胶质瘢痕或围产期缺血损害或出血、炎症或感染性疾病。

5. ⅢNOS 型 FCD 临床怀疑与某责任病变相关但未能提供病灶组织行组织病理学检的 FCD 统称为ⅢNOS 型 FCD。患者组织病理学诊断为Ⅰ型 FCD,临床怀疑存在责任病变,须注意:显微镜检查未发现责任病变(整个标本都要被包埋并切片)或手术未取得可用于显微镜检查的组织,神经病理学诊断考虑为ⅢNOS 型 FCD。

三、发育性肿瘤

(一) 神经节细胞胶质瘤

神经节细胞胶质瘤(ganglioglioma,GG)是长期癫痫相关肿瘤中最常见的类型,颞叶最为多见(>70%)。

已有数据显示,神经节细胞胶质瘤占全部中枢神经系统肿瘤的 0.4%。发病时间 2 个月~70 岁,患者一般在 9.5 岁时确诊,女性患者多于男性患者(男:女=1:1.9)。神经节细胞胶质瘤病史较长,可为 1~5 年,表现为头痛、癫痫发作等一般症状,局限性定位体征不常见,少数位于功能区而有相应表现。影像学通常表现为边界清晰的囊性病灶,囊内可见结节。MRI 上少数情况可以有轻度环形强化,GG 可有囊壁的部分强化。大体肿瘤标本中,切面灰白色,实性,质地较正常脑组织略硬,界限不清楚,部分标本有明显的沙砾感。

组织学上 GG 主要为神经元和胶质成分混合构成,其中神经元成分通常为不规则簇状、常为发育不良的大多极神经元构成。细胞呈多形性,体积大,形态多样,突起不规则或不明显,不规则散布于胶质细胞中,胞质内含有丰富的尼氏体,伴有泡状核和明显的核仁,此外也可见双核或多核的神经节细胞出现。胶质成分通常为星形胶质细胞,呈现类似低级别纤维型星形细胞瘤样、肥胖型星形细胞瘤样及毛细胞型星形细胞瘤样的特点。胶质细胞密集,有轻度核异型性,核分裂象罕见。瘤体中还可见有血管周围淋巴细胞套袖样浸润。很多病例可以出现 Rosenthal 纤维和嗜酸性颗粒小体。GG 的其他组织病理学特征还包括:①大片钙化,或沉积在神经元/毛细血管;②血管周围空隙或肿瘤/脑实质内大量的淋巴细胞浸润;③明显的毛细血管网,少数病例可见畸形的血管瘤性成分(图 10-3-7)。

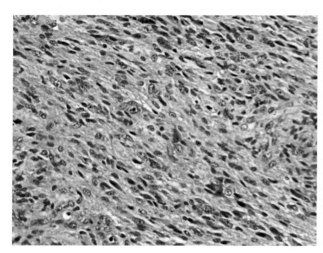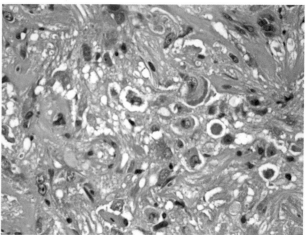

图 10-3-7 神经节细胞胶质瘤光镜下表现
可见大多极神经元构成,细胞呈多形性,体积大,胶质细胞密集,血管周围空隙、肿瘤内大量的淋巴细胞浸润。

(二)神经节细胞瘤

神经节细胞瘤(gangliocytoma,GC)是一种少见的良性肿瘤,又称节细胞神经瘤、真性神经瘤,儿童相对多见。肿瘤发好发于颈胸交感链上的神经节处,少部分来自肾上腺,发生于脑内较少,可见于颞叶、额叶及小脑等部位。肿瘤位于幕上时常可引起癫痫发作。与 GG 的区别在于,神经节细胞瘤主要由成熟的瘤性神经节细胞构成,无浸润性生长表现,且较 GG 发生率更低。WHO 神经系统肿瘤分类将其归属于神经元及神经元神经胶质混合性肿瘤,划分为 I 级。肉眼观察病变体积小,质稍硬,界限清楚,灰红色。光镜下神经元表现类似于 GG,但是缺少胶质细胞成分,主要由成熟的神经节细胞和突起构成,肿瘤性神经节细胞的大小常不一致,形态不规则,极性紊乱、疏密不匀,常常成团分布;突起的数目、分枝减少,胞质多少不一,胞质内尼氏小体;核不规则,可出现双核或多核,其内可见核仁。瘤组织内混杂有髓鞘和无髓鞘的神经纤维。免疫组化瘤组织内神经节细胞 NF、NSE、Syn 标记阳性。

(三)胚胎发育不良性神经上皮瘤

胚胎发育不良性神经上皮瘤(dysembryoplastic neuroepithelial tumor,DNT)多见于儿童和青少年,癫痫几乎是其唯一症状。20 岁以前以癫痫发病多见,约占该年龄组神经上皮组织肿瘤的 1.2%。2016 年 WHO 中枢神经系统肿瘤分类中将其列入神经元和混合神经元-神经胶质肿瘤类,分级为 I 级。作为一种良性肿瘤,手术切除即可获得很好疗效,术后无须放疗、化疗。

DNT 多位于幕上皮层或以皮层为主,以颞叶内侧多见,亦可发生于尾状核、小脑、脑桥等,软脑膜下颗粒层是其最有可能的来源。常呈多囊或单囊状改变。大体标本上肿瘤呈灰白或黄褐色结节样软组织,质地和边界均不规则,部分结节内可见黏液基质伴微囊形成。

该肿瘤组织学表现为病变由多少不等的神经元和神经胶质成分混合构成,背景可见不同程度的黏液变性,并可见特征性的"特殊的胶质神经元结构"。表现为与皮质表面垂直排列的柱状结构、束状分布的纤维和 / 或小血管上排列着小圆形的少突胶质样细胞(oligodendroglia 1ike cell,OLC)。柱状结构间充满黏液样基质,可见成熟的神经元如"浮蛙"样漂浮其中;而神经胶质结节主要由星形细胞和少突胶质样细胞组成,伴或不伴有神经元。瘤组织无坏死,无间变。可见枝芽状增生的毛细血管,血管内皮可出现球状增生,还可见在黏液变性背景下束状分布的纤维及漂浮于其中的成熟的神经元(图 10-3-8)。DNT 不含有与节细胞样相似的不典型神经元。

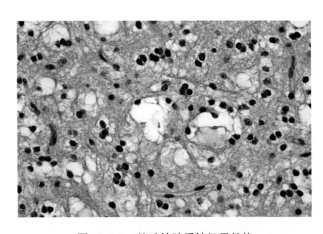

图 10-3-8　特殊的胶质神经元结构
可见在黏液变性背景下束状分布的纤维及漂浮于其中的成熟的神经元。

（四）低级别星形细胞瘤

伴有长期癫痫病史的脑肿瘤中的低级别星形细胞瘤(low grade astrocytomas),以多形性黄色瘤型星形细胞瘤(pleomorphic xanthoma astrocytomas,PXA)、幕上毛细胞型星形细胞瘤(supertentorial pilocytic astrocytomas,PA)、室管膜下巨细胞型星形细胞瘤(subependymal giant cell astrocytomas,SEGA)较常见,它们病理学特点各不相同。PA 由排列紧密、交织成束的单极或双极的胶质细胞组成,可出现 Rosenthal 纤维岛伴有囊性变。PXA 主要由具有多形性的星形细胞组成,瘤细胞胞体较大,细胞具有明显的异型性,细胞核常不规则,常可见黄瘤样细胞和多核巨细胞,瘤组织内有丰富的网状纤维。SEGA 瘤细胞可弥漫排列或围绕小血管形成假菊形团,最常见的肿瘤细胞为大多角形,胞体大,双核或多核,有丰富的胞质,也可见成簇排列的单极或双极的肿瘤细胞。这三种肿瘤类型其免疫组化均显示瘤细胞 GFAP(+)。这类肿瘤通常为 WHO 分级Ⅰ、Ⅱ级,临床上表现为趋向于良性的生物学行为。

（五）错构瘤

下丘脑错构瘤(hypothalamic hamartoma,HH)是一种少见的先天性脑发育异常,最早由 Le Marquand 和 Russell 于 1934 年首次报告。病理上又称"下丘脑神经元错构瘤",严格意义讲下丘脑错构瘤非真瘤性组织,但因其常常导致患者性早熟、痴笑性癫痫(gelastic seizure,GS)而需要治疗。HH 是 GS 的真正致痫部位,也促进继发性致痫过程,可导致多种类型的癫痫发作。

HH 是生长在乳头体、灰结节或垂体柄部位的,大小不等的肿物。向下可突入脚间池甚至桥前池,向上可突入第三脑室底。HH 并非真正的肿瘤,而是发生于灰结节区的异位神经组织。下丘脑错构瘤由分化良好、形态各异、不规则分布的各种神经元构成,偶尔呈簇状,星形细胞及神经节细胞散在分布于纤维基质间,其中纤维结缔组织和血管结构并不明显。亦有报告错构瘤的细胞密度很低,包含成组多极神经节细胞和排列成小束状的有髓纤维的不规则结构(图 10-3-9)。电镜下可见含有分泌颗粒的髓鞘轴突。免疫组化检查发现错构瘤神经元及轴突内有促性腺激素释放激素(GnRH)、β 内啡肽、促皮质激素释放激素和催产素等,说明下丘脑错构瘤具有一定的神经内分泌功能。

四、癫痫外科的常见神经皮肤综合征

（一）结节性硬化症

结节性硬化症(tuberous sclerosis complex,TSC)是一种累及多系统的神经皮肤综合征,以中枢神经系统

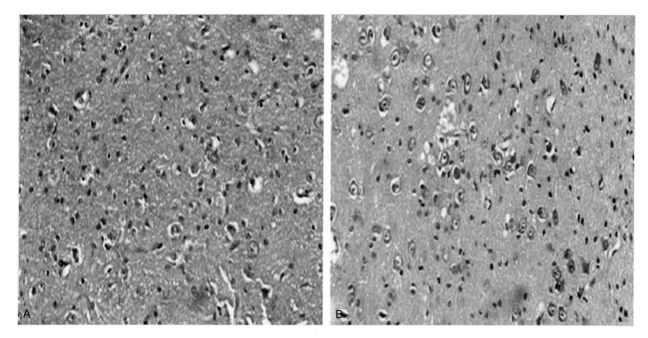

图 10-3-9 错构瘤

A. 可见在下丘脑错构瘤散在分布于纤维基质间的星形细胞及成熟的神经元结构;B. 可见分化良好、形态各异、呈簇状不规则分布的神经元。

和其他组织错构瘤和良性肿瘤病变为特点。2/3 为散发性,部分表现为常染色体显性遗传。临床以皮肤病损、顽固性癫痫、智力障碍为主要表现。

1. 病因 *TSC1* 或 *TSC2* 致病性突变。致病性突变是指引起 *TSC1* 或 *TSC2* 相关蛋白失活、阻断蛋白合成、影响蛋白功能的突变。其他对于蛋白功能影响不确定的 *TSC1* 或 *TSC2* 突变不属于致病性突变。

2. 病理生理 *TSC1* 位于染色体 9q34,基因产物为 130kD 的蛋白 hamartin;*TSC2* 位于染色体 16p13.3,转录后表达 180kDa 的蛋白 tuberin;*TSC1* 或 *TSC2* 致病性突变导致 hamartin 和 tuberin 的失活、合成障碍或功能减退。

蛋白 hamartin 和 tuberin 复合物通过抑制 Rhed 活性,从而抑制 mTOR 通路的活性。mTOR 通路调控多种细胞活性,如细胞复制、细胞生长、营养摄入、蛋白转运等。对 mTOR 通道的抑制作用降低,会降低其对细胞生长的调节。因此,作为肿瘤抑制基因的 *TSC1* 和 *TSC2* 一旦失活,将会引起肿瘤的良性增生。

病理表现形式为细胞移行、增殖及分化异常,以错构瘤和良性肿瘤性病变为特点,导致组织或器官结构异常及功能障碍。皮肤、脑、肾、肺、心脏、肝脏、眼、骨骼等器官组织均可发病,其临床表现非常复杂多变。

3. 临床表现

(1)癫痫:癫痫多在 1 岁内起病,高峰年龄为 4~5 个月,痉挛发作和局灶性发作是最常见的发作类型。早期起病及频繁的发作可导致发育迟滞及认知障碍。存在其他癫痫发作形式,包括失神发作、继发全身性强直发作、肌阵挛发作等。结节性硬化儿童所患的婴儿痉挛与经典的婴儿痉挛症不同,发作往往在 1 岁以内,且发作程度严重,病情进展迅速且药物难以控制,同时认知能力的损害更为严重。

癫痫的发作与皮质结节密切相关,皮质结节形成是由于神经元细胞和神经胶质细胞的不正常生长,集结成块茎状,其部位和数量可能影响癫痫的严重程度,而且一般认为癫痫发作源于皮质结节,切除这些结节可减少发作。

(2)认知障碍:TSC 患者往往合并认知障碍,如学习困难和精神发育迟滞等,程度不等,可从轻微到严重。如果患儿有严重的癫痫,同时突变发生在 *TSC1* 基因时,认知障碍往往更为严重。皮质结节的数量和癫痫的严重程度跟认知障碍程度有关,认知障碍还和大脑结构异常、癫痫后遗症、遗传易感性,或者其他原因有关。

(3) 皮肤病损

1) 色素脱失斑:为 TSC 最主要的皮肤病损,可呈叶状,界限清晰,直径多在 1~12cm 之间,是结节性硬化较为寻常的早期临床表现。皮损也可为小的雪花状色素脱失斑,通常沿四肢分布。

2) 面部血管纤维瘤:又称"皮脂腺瘤",由血管和结缔组织构成的红色或粉色丘疹,在面颊部呈蝶形分布。

3) 前额纤维斑块:为黄棕色,以不同形状分布在前额区。

4) 鲨革样斑:又称"结缔组织痣",是另一种皮损表现形式,通常出现在腰骶部。他们包含胶原,有橘皮样纹理。

(4) 其他:血管平滑肌脂肪瘤(angiomyolipomas,AML)是肾脏损害中最常见的,其次为肾囊肿、多囊肾。AML 由异常增生的血管、平滑肌和脂肪细胞构成,如果超过 3cm 可发生自发性出血。

4. 辅助检查

(1) CT 及 MRI

1) 皮质结节:CT 表现为钙化的高密度,T_1WI 呈等信号或低信号,T_2WI 为高信号,结节一般不被强化,部分结节可有囊变。皮质结节可分为两种:①"脑回核",结节占据扩大的脑回内部核心;②"脑沟岛",病灶位于两个脑回连接处,T_2WI 可见一个高信号环,完全或部分地围绕一个等信号岛,这种等信号岛由两层正常形态的皮质及它们之间的脑沟组成。增强扫描时结节不被强化,常见部位为额叶、颞叶及顶叶。

2) 室管膜下结节:主要为侧脑室体部及三角区,沿侧脑室外侧壁散布,并向脑室腔内突出,结节呈等或略高密度,多数钙化。MRI 信号强度可均匀或不均匀,T_1WI 呈等或低信号,T_2WI 呈高信号,钙化部分呈低信号。

3) 室管膜下巨细胞型星形细胞瘤:基底部与室管膜相连,突入侧脑室的肿瘤,常见于室间孔区域,多合并脑积水。CT 多为等或高密度肿块,其内可见点状钙化或小囊变。T_1WI 呈等或低信号,T_2WI 呈高信号。增强扫描时可被强化。

4) 脑白质病变:CT 表现为白质内等或低密度区,T_1WI 呈等信号或低信号,T_2WI 呈高信号。可分为三种类型。①Ⅰ型:线形异常,即从脑室或近脑室白质延伸至正常皮质或皮质结节的细带影,为最多见;②Ⅱ型:楔形异常,尖端位于或邻近脑室,基地位于皮质或皮质结节,此型不如线形病灶常见;③Ⅲ型:不定形,无一定方向和形态,如肿胀或团块形病灶和小脑放射性带状病灶。

(2) 脑电图:合并顽固性癫痫的患者,多有痫样放电,表现为不规则的高幅棘波、尖波、棘 - 慢波。脑电图也可呈现弥散性或局限性 θ 波或中高幅 δ 波。

(3) SPECT/PET:发作间期皮层结节在 SPECT 显示为低灌注病灶,发作期 SPECT 显示为高灌注病灶,能够体现结节病灶由发作间期的低灌注到发作期的高灌注转变过程,因此具有较高的定位特异性。

5. 诊断与鉴别诊断

(1) 诊断

1) 基因诊断标准:*TSC1* 或 *TSC2* 基因的致病性突变即可确诊 TSC。

2) 临床诊断标准(表 10-3-2)

①确定诊断:2 个主要特征或 1 个主要特征和 2 个次要特征;②疑似诊断:1 个主要特征或 2 个次要特征。

(2) 鉴别诊断:皮层灰质及室管膜下钙化为结节性硬化特征性表现,需与 Fahr 病及弓形体病所致钙化鉴别。Fahr 病钙化位于基底节区且双侧对称。

6. 治疗

(1) 手术治疗:TSC 患者中 80%~90% 伴有癫痫,约 50% 为药物难治性癫痫。

表 10-3-2　2012 年结节硬化症国际协作组诊断标准

特征	描述
主要特征	1. 色素脱失斑（≥3,半径至少 5mm）
	2. 血管纤维瘤（≥3 或前额纤维斑块）
	3. 甲周纤维瘤（≥2）
	4. 鲨革样斑
	5. 多发视网膜结节状错构瘤
	6. 皮质发育不良（包括皮质结节和脑白质辐射状迁移线）
	7. 室管膜下结节
	8. 室管膜下巨细胞型星形细胞瘤
	9. 心脏横纹肌瘤（单发或多发）
	10. 肺淋巴管肌瘤病
	11. 血管平滑肌脂肪瘤（≥2）
次要特征	1. "斑驳状"皮肤改变
	2. 牙釉质多发性小凹（≥3）
	3. 口腔内纤维瘤（≥2）
	4. 视网膜色素缺失斑
	5. 多发肾囊肿
	6. 非肾脏的错构瘤

适应证:符合药物难治性癫痫诊断标准:经正规抗癫痫药物治疗无效(至少两种一线抗癫痫联合药物),药物治疗时间在 2 年以上。癫痫发作频率均在每月 4 次以上。

手术方式:可选择致痫结节切除、胼胝体切开、脑叶切除、半球切除以及联合术式。

多发皮层结节但其中一个为大结节伴有钙化且与术前致痫灶评估吻合局灶起源的患者,可选择致痫结节切除,切除范围为结节及其周围有痫性放电的脑组织。

多发皮层结节,术前致痫灶定位提示多灶性,行单脑叶或多脑叶切除可以达到较好效果。胼胝体切开术可为部分切开及全部切开,目的为缓解发作,主要适用于双侧多灶性、病灶起源不明确,且患者存在痉挛、强直或失张力等符合胼胝体切开适应证的发作形式。联合手术通常是指胼胝体手术与致痫灶或脑叶切除的联合,主要用于术前评估存在侧别及位置倾向,但终归属于不能定位的、多灶、双侧、灾难性或全面性发作起源的癫痫;大脑半球切除术应属于联合手术的一种特殊形式。

皮层结节是癫痫的起源部位,但不是所有的皮层结节均为致痫灶,应当认为皮层结节作为致痫灶是一个动态发展的过程,明确致痫灶并予以切除是手术疗效的保证,大结节和伴钙化皮层结节是成为致痫灶的危险因素,为避免术后复发癫痫,应在保留功能的前提下予以切除。

手术疗效受多因素影响,起病年龄大于 12 个月、发作期及发作间期脑电图的单侧倾向及局灶特征、适合采用脑叶切除术式预示着术后无发作率相对较高。手术能够改善认知障碍及提高生活质量。

(2) 辅助治疗:抗癫痫药物首选左乙拉西坦及托吡酯,合并婴儿痉挛推荐使用氨己烯酸。

西罗莫司(rapamycin)是一种大环内酯类化合物,是一种 mTOR(mammalian target of rapamycin)蛋白特异性抑制剂,与细胞内受体 FKBP-12 结合形成复合物后直接作用于 mTOR 中的 FRB(FKBP-12-rapamycin binding)结构域从而抑制蛋白活性。

7. 预后　手术为治疗结节性硬化的主要方式。各报道术后癫痫发作缓解率差异较大,完全缓解率从

10%~78% 不等。一般来说,行致痫结节切除术、脑叶切除及多脑叶切除术的患者预后较好,而行较为姑息性手术的胼胝体切开术患者术后疗效较差。对于药物难治性癫痫的患者,手术可改善患者的认知,并且可以逆转进行性的认知恶化。

8. 小结　结节硬化症是一组常染色体显性遗传,以错构瘤的形式累计多个器官。典型临床表现为 Vogt 三联征:癫痫、智力低下及皮脂腺腺瘤。神经系统病理改变包括皮层灰质结节、白质病变、室管膜下结节及室管膜下巨细胞型星形细胞瘤。药物难治性癫痫可以选择手术治疗,可获得一定的癫痫发作缓解。

（二）Sturge-Weber 综合征

Sturge-Weber 综合征(Sturge-Weber syndrome,SWS)又称“脑面血管瘤病”,是一种少见的神经皮肤综合征,发病率约为 1/50 000。主要表现为累及软脑膜、面部三叉神经支配区及眼脉络膜的血管瘤。神经系统症状主要为癫痫发作、智力障碍、卒中样症状(偏瘫、偏盲)及偏头痛。

1. 病因及病理学　本病为先天性非遗传性疾病,具体病因不明。SWS 系胚胎发育 5~8 周原始血管发育异常所致。此时原始枕叶皮质和眼泡位于胚胎脸部的上方,随着发育逐渐分开。在硬膜、软膜、面部皮肤及头皮都可发现血管瘤。位于软膜处的血管瘤由于发育原因,最常累及顶叶及枕叶,但也可以累及整个半球。病理切片可见软膜增厚、变色,血管瘤处及附近的动脉及静脉可见钙化。随着疾病的进展,可合并胶质细胞增生及神经元缺失。

2. 临床表现

（1）癫痫发作:大多数患者婴儿期时即开始出现癫痫发作,其类型多数为颅内病灶对侧的部分性运动性发作,可继发全面性发作。

（2）血管痣:多为葡萄酒色痣(毛细血管瘤),出生即有,主要分布于患侧三叉神经第Ⅰ、Ⅱ支所支配的范围内,斑痣边缘清楚,稍高出皮面,一般压之稍褪色。

（3）卒中样症状:表现为颅内病灶的对侧肢体功能障碍偏瘫、偏侧萎缩和同侧偏盲(有枕叶受累时)。

（4）智力障碍:智力减退较为常见,发生率约为 50%。

（5）眼部症状:青光眼是患者眼部最常见的症状,并可伴患侧突眼、虹膜缺损及视网膜血管瘤。

3. 辅助检查

（1）头颅 CT:主要表现为不规则斑片状高密度影,典型表现为脑回样钙化,即沿脑回走行的线状或盘绕脑回的钙化影,晚期病变区域出现脑萎缩征象。

（2）头颅 MRI:可见异常增厚的软脑膜,T_1WI 呈等信号,T_2WI 呈高信号;增强扫描可见沿脑表面分布的脑回样强化,提示软脑膜血管瘤。病变周围继发性脑萎缩表现,包括蛛网膜下腔增宽,病灶同侧脑室扩张。皮质和皮质下 T_2WI 和 GRE 低信号可能是由于皮质营养不良性钙化或含铁物质异常沉积所致。病变侧脉络丛增大伴明显强化,与室管膜下静脉扩张继发脉络丛增生有关。

（3）脑电图异常:包括痫样放电、α 波减少或波幅降低、局限性慢波等。静脉给予安定后 SWS 患者脑电图 β 活动度的不对称性增强,从而可以发现微小的异常结构。

（4）PET、SPECT:可显示局部的低灌注和低代谢。

（5）DSA:主要表现为毛细血管期至静脉期的网状、绒毛状,粗细不规则的异常血管。

4. 诊断　目前尚无 SWS 的统一诊断标准,典型者根据临床表现如面部血管瘤同时伴有癫痫、偏瘫或青光眼即可诊断。颜面血管瘤、癫痫和青光眼称为 SWS 的三大特征。不典型者需辅以影像学检查,如头颅 CT、MRI。面部、脉络膜及软脑膜三个部位中同时存在累及两个部位的血管瘤即可诊断,如三个部位均累及称为完全型,只累及两个部位则称为不完全型。诊断依据如下:

（1）面部葡萄酒色血管瘤,常沿三叉神经第Ⅰ、Ⅱ支范围分布。

（2）头颅 CT 显示颅内脑回样钙化或头颅 MRI 显示有软脑膜血管瘤。

（3）具有癫痫发作、肢体偏瘫以及智力低下等临床表现。

（4）眼部可有青光眼等异常改变。

5. 鉴别诊断

（1）Klippel-Trenaunay 综合征（KTS）：一种先天性的外周静脉疾病，其典型表现为毛细血管瘤、肢体浅静脉曲张、骨与软组织增生三联征。血管瘤以葡萄酒样毛细血管瘤为多，也可有海绵状血管瘤。

（2）Kasabach-Merritt 综合征（卡萨巴赫-梅里特综合征）：这类患儿血管瘤突然迅速增大，并向周围扩散，伴有局部和/或全身瘀点、瘀斑、血小板减少。另外，有将本病误诊为蛛网膜下隙出血的文献报道。

6. 治疗及预后　主要为对症治疗。对面部血管瘤可行激光治疗，对青光眼可予药物降压或行手术，小剂量阿司匹林［患儿用量 3~5mg/（kg·d）］可有效预防静脉血栓的形成，减少卒中样症状的发生。

癫痫的控制首选抗癫痫药物，卡马西平、丙戊酸钠为一线药物，效果不佳时可加用或换用托吡酯、拉莫三嗪等。大多数患者正规治疗后癫痫控制良好。

关于手术治疗的适应证，有学者认为早期手术能防止正常脑组织发生不可逆的损害，防止智力减退。手术适应证为难治性癫痫和智力损害者，包括：①有过出血史者，切除病灶以防止再出血；②因"盗血"现象使邻近脑组织缺血产生进行性轻偏瘫等症状者；③癫痫发作难以药物控制或病灶相对局限。

常用的术式为解剖性或功能性大脑半球切除术、局部大脑皮质切除术和胼胝体切开术。Arzimanoglou 等对 20 例因癫痫行手术治疗的 SWS 进行平均 4 年的随访，13 例达到癫痫完全缓解，其他皆有不同程度的缓解；另有学者对行半球切除的 32 例 SWS 患者进行随访，81% 患者可达到完全缓解，其中有 30% 左右的患者术后停用抗癫痫药物，并且术后罕有患者出现认知功能的严重下降。可见手术对癫痫的治疗效果较为肯定。

五、Rasmussen 脑炎

Rasmussen 脑炎（Rasmussen encephalitis，RE）又称"Rasmussen 综合征（Rasmussen syndrome，RS）"，由 Theodore Rasmussen 于 1958 年首次报道。本病是一种因皮层慢性炎性致一侧大脑半球进行性萎缩，以顽固性癫痫、进行性偏瘫及智力减退为三大主症的进展性疾病。

（一）病因

目前 RE 病因不明，共有三个假说。①病毒学说：此学说认为有患者在出现癫痫前 1~6 个月曾有病毒感染史及疫苗接种史。之后，许多学者应用原位杂交、PCR 等方法发现巨细胞病毒（CMV）、单纯疱疹病毒（HSV）在 RE 脑组织中呈阳性表达，故提出了病毒可能是 RE 的诱因。但并不是所有患者都有病毒感染迹象，并且虽然有学者检测出脑组织中病毒相关抗体，但尚无人成功提取病毒，故此学说仍有待研究。②自身免疫学说：临床研究发现血浆置换或其他免疫调节治疗后，RE 患者临床及脑电图癫痫样放电较前可有短暂改善，说明免疫功能失调是 RE 一种重要的致病因素。有学者发现 RE 患者体内存在 GluR3 自身抗体，应用 GluR3 蛋白免疫兔制成动物模型，其临床表现及病理学特征与 RE 相似，通过免疫蛋白印迹技术等发现，血清 GluR3 抗体与 RE 表现有一定相关性，但后来证实不是所有 RE 患者都有 GluR3 表达；③细胞免疫学说：在最初的脑组织病理研究中 Rasmussen 发现脑组织的免疫反应有淋巴细胞浸润及小胶质细胞结节；进一步行组织病理学及免疫组化研究发现血管周围炎症细胞多为 T 淋巴细胞，说明 T 淋巴细胞介导的细胞毒性作用可能诱导 RE 患者的神经元凋亡。

（二）临床表现

多以儿童期起病，平均起病年龄 6 岁，疾病以癫痫为主，呈进展性，可影响患者的认知及发育。

1. 前驱期　非特异性，癫痫发作不频繁，轻偏瘫。影像学检查可无特殊发现，有的病例此期可长达数年，部分病例无初始期，直接进入急性期。

2. 急性期　癫痫发作频繁，主要表现为部分性发作持续状态（epilepsia partialis continua，EPC），多表现为单侧肢体抽搐性发作，可持续数小时、数天，甚至数月。可伴有进行性偏瘫、偏盲、认知功能降低，若优势半球受累可同时有失语。此期平均病程 4~8 个月。此期的癫痫发作有以下特点：①发作表现形式可以多样；②最常见的形式为 EPC；③对抗癫痫药物反应差。

3. 后遗症期　持续的癫痫发作和永久而稳定的神经功能缺失，可伴有不同程度的认知障碍，并且可出现失语、偏瘫等症状。此期脑影像学检查可有明显的、常为一侧性的脑萎缩。

（三）辅助检查

1. 头颅 CT　病侧半球进行性萎缩及同侧侧脑室扩大、蛛网膜下腔间隙增宽等征象，但难以发现早期的异常改变。

2. 头颅 MRI　早期即可发现异常，根据疾病进展可分为 5 期：①无明显异常；②脑组织局部肿胀及高信号；③高信号但脑组织体积正常；④脑组织萎缩并且呈现出等信号；⑤脑组织明显萎缩，此时脑组织多为等信号，可见一侧半球明显萎缩，脑沟增宽，一侧侧脑室及侧裂扩大。MRS 成像上可显示脑萎缩及病检显示神经元丢失区域的 NAA 峰浓度降低。

3. PET　^{18}F-FDG-PET 可在早期 MRI 改变不明显时显示一侧半球弥漫性代谢减低，有助于疾病的早期诊断。

4. 脑电图　由于疾病最常见的表现为 EPC 发作，故脑电上多表现为发作期局限性的棘波、尖波或慢波节律，在早期对侧半球很少累及，但伴随疾病的发展，可以出现对侧半球的癫痫样放电。在发作间期，可表现为背景节律改变，纺锤波的出现及局灶性慢波。

（四）诊断标准

若能符合下列标准 A 的 3 条或标准 B 的 2 条，RE 即可诊断。

1. 标准 A

（1）临床：局灶性癫痫发作（伴或不伴部分性发作持续状态）和一侧皮层功能缺损。

（2）脑电：一侧半球慢波（伴或不伴痫样电活动）和一侧发作起源。

（3）影像：一侧半球局灶性皮质萎缩至少合并一项：灰质或白质在 T_2 FLAIR 上高信号；同侧尾状核头部高信号或萎缩。

2. 标准 B

（1）临床：部分性发作持续状态或一侧皮层功能缺损。

（2）脑电：进行性一侧半球局灶性皮质萎缩。

（3）病理：①T 细胞为主的脑炎伴小胶质细胞结节形成（典型但不是诊断所必须）和反应性胶质细胞增生；②排除诊断：脑实质内巨噬细胞、B 细胞或浆细胞浸润，以及病毒包涵体。

（五）治疗

1. 手术治疗适应证　由于 EPC 为药物难治性癫痫，多需要行半球切除术治疗癫痫。但对于手术时机的选择仍存在争议。有学者认为在疾病早期，患者无严重的神经功能障碍，如偏瘫、失语、认知障碍等，只是存在癫痫发作，此时行手术治疗可能加重偏瘫、失语等症状，故提倡早期应用药物治疗，等待患者出现较为严重的症状时再行手术治疗。但也有学者认为，EPC 及 RE 发展的结果是最终导致偏瘫、认知障碍，早期行手术治疗可能改善患者的认知障碍，故手术时机仍需要医生结合临床综合考虑。

2. 辅助治疗　抗癫痫药物在治疗 RE 中的作用较差，多数患者都为药物难治性，抗癫痫药物对 RE 造成的癫痫效果不明显，并且抗癫痫药物本身可造成一定的药物副反应。皮质激素及免疫抑制剂对于治疗 RE 可起到一定作用，可不同程度地治疗患者的癫痫，对认知也会有短期的改善，但是长期效果不明显。他克莫司是目前应用于治疗 RE 的一种免疫抑制剂，可抑制 T 细胞的反应，对改善患者认知及减缓大脑半球萎缩有良好的效果，但对治疗癫痫无效。

（六）预后及并发症

由于 RE 为进展性的疾病，多会累及单侧半球，故手术方式多选择为大脑半球切除术。半球切除术能使 70%~80%RE 患者获得癫痫发作的完全缓解。术后多数患者认知得到缓解，并且有利于儿童及青少年的生长发育。有部分患者出现失语及轻偏瘫症状，但是有些患者逐渐可自行缓解，可能与术后大脑功能区转移及代偿有关。偏瘫无法恢复导致无法行走的患者极少，也有极少患者持续存在严重失语导致无法交流。

第四节　癫痫外科的常见手术

内容要点：

1. 按照手术治疗的目的，可将癫痫手术分为根治性手术（切除性手术及毁损性手术）和姑息性手术（胼胝体切开术、神经调控手术）。

2. 掌握常见的手术方法，如前颞叶切除术、胼胝体切开术，了解大脑半球切除术（解剖性及功能性切除术）、脑叶离断手术的适应证及术式。

一、癫痫外科的手术适应证

随着癫痫外科的不断发展，手术适应证也在不断变化，但总的来说，应遵循以下原则。

1. 药物难治性癫痫　经过合理应用目前的抗癫痫药物，且血药浓度在有效范围内，仍不能控制癫痫发作并影响日常生活、工作和学习者，即符合药物难治性癫痫的诊断标准（图 10-4-1）。

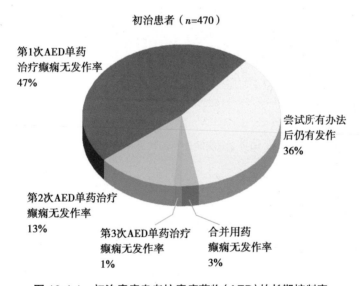

图 10-4-1　初治癫痫患者抗癫痫药物（AED）的长期控制率

多数作者认为应以 2 年作为标准，然而某些小儿癫痫患者，经验上属于药物难治性癫痫，随着癫痫发作，患儿的认知、运动发育会出现迟滞甚至倒退，消极等待 2 年的药物治疗反而可能贻误手术时机；发作的频率以往多认为应该在 2 次 / 月以上，但某些发作虽然不频繁，但发作程度非常严重，可能对患者的生活质量造成严重影响，此时手术应更加积极。

2. 手术不会引起严重的功能障碍

3. 有结构性改变的患者应该尽早积极考虑手术

4. 除外癫痫手术的禁忌证

（1）具有自行缓解趋势的良性癫痫综合征。

（2）变性和代谢性疾病或其他内科疾病导致的癫痫。

（3）原发性全面性发作。

（4）伴有活动性精神病。

（5）IQ<70。传统上认为 IQ<70 属于癫痫外科的手术禁忌证，因为手术后患者生活质量也无法得到有

效的改善。然而,近年来小儿癫痫外科的诸多研究发现,很多小儿癫痫患者因发作频繁很快出现认知和行为的发育迟滞甚至倒退,手术切除致痫灶后随着发作的缓解,认知也得到恢复,因此对于小儿癫痫患者,IQ不再成为筛选手术适应证的重要依据。

二、癫痫外科的手术分类

按照手术治疗的目的,可将癫痫手术分为根治性手术和姑息性手术(图 10-4-2)。

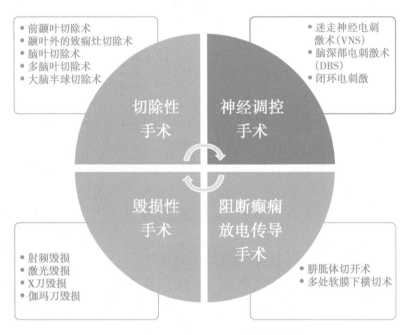

图 10-4-2　癫痫外科的常见手术方式

(一)根治性手术

1. 切除性手术　一直以来,切除性手术都是最主要的根治性手术方式。其中,颞叶癫痫是青少年和成人最常见的癫痫类型,前颞叶切除术也是癫痫外科最常见的手术方式,在多数癫痫中心,前颞叶切除术约占全部癫痫手术的 50%。对于颞叶外癫痫,如通过评估能够准确定位致痫灶且致痫灶局限,可采用致痫灶切除术。如果致痫灶范围较大,累及单个、多个脑叶甚至整个大脑半球,则分别需要采用脑叶切除术、多脑叶切除术或大脑半球切除术。

2. 毁损手术　立体定向放射外科被用于治疗癫痫,包括伽玛刀和 X 刀。国际上,伽玛刀治疗癫痫曾用于治疗颞叶内侧型癫痫,有报道认为疗效和安全性堪比切除性手术,但亦有疗效不佳的报道。国内亦曾经有伽玛刀治疗癫痫的报道。近年来,有报道对于需要侵入性颅内电极植入进行术前评估的部分癫痫患者,利用立体脑电图(SEEG)技术结合射频热凝(radiofrequency thermocoagulation,RF-TC)毁损治疗癫痫,部分患者发作明显改善甚至消失,从而避免了开颅手术,RF-TC 对于结节状灰质异位疗效尤为显著。激光毁损由于在毁损温度、范围上具有更好的可控性,可能是一种具有良好前景的毁损手术。

(二)姑息性手术

1. 阻断癫痫放电传导手术　即通过切断大脑皮层的联络纤维或联合纤维,阻断癫痫放电的传导,从而将癫痫的异常放电局限在大脑皮层的某一部分。最常用的手术方式是胼胝体切开术、多处软膜下横切术(MST)。

2. 神经调控手术　神经调控技术是指通过电刺激或化学的方式,调节神经系统功能或状态进而获得治疗效果的治疗模式。在癫痫外科领域,目前主要的神经调控手术方式包括迷走神经刺激术(vagus nerve stimulation,VNS)、脑深部电刺激(deep brain stimulation,DBS)和反应性闭环电刺激(responsive

neurostimulation,RNS)。

对于具体的某一例癫痫患者,究竟采用哪种手术方式不能一概而论,虽然原则上以根治性手术为主,姑息性手术作为替代治疗,但还应该结合患者的年龄、经济状况、婚姻、工作等情况采取个体化的原则。

三、前颞叶切除术

(一)概述

颞叶癫痫是指起源于颞叶的以简单部分性发作或复杂部分性发作或继发全面性发作为特征的癫痫,又称"精神运动性癫痫"或"边缘叶癫痫",是药物难治性癫痫中最常见的一类。引起颞叶癫痫的最常见原因是海马硬化,在所有颞叶癫痫患者中约占80%,其他原因包括围产期脑损伤、皮质发育异常、脑血管畸形、颅内感染、肿瘤以及外伤等。

(二)手术适应证

1. 经正规抗癫痫药物治疗发作控制不满意的癫痫患者。

2. 病史与发作期症状学表现符合颞叶癫痫。

3. 经一系列无创术前评估手段(如发作期与发作间期头皮脑电监测、结构影像、功能影像以及神经心理评估等)或有创术前评估手段定位提示致痫灶定位局限于一侧颞叶。

(三)预后

前颞叶切除术的有效性已得到充分验证,是目前相对成熟的癫痫外科治疗手段。随访结果显示术后早期癫痫发作改善率可达90%以上,无发作率可达约80%,然而随着时间推移,术后5年无发作率逐渐下降至60%左右。术后癫痫不缓解据推测可能与致痫灶切除不完全、双重病理、对侧颞叶癫痫复发、致痫灶不局限于颞叶等因素有关。提示预后不良的因素包括术后脑电图显示仍有痫样放电、术前癫痫发作频繁并伴随全面性发作、磁共振显示双侧颞叶存在异常等。

神经功能、认知、神经心理和生活质量均不同程度地受到术后癫痫发作控制情况的影响,术后无发作是神经心理状态改善的明确影响因素。癫痫外科在颞叶癫痫致痫灶定位、术前评估、手术和病理方面的进步不断提升着前颞叶切除术的疗效。

(四)手术并发症

总体而言,前颞叶切除术的手术并发症发生率相当低,一般并发症包括感染、出血、麻醉意外、深静脉血栓以及死亡。涉及前颞叶切除术的特殊并发症主要包括下列几点:

1. 失语 优势半球前颞叶切除术后出现失语的情况相对常见,如果需要切除外侧颞叶皮层的范围较大,最好在唤醒麻醉下进行,以避免产生一些严重神经功能并发症。失语多数是一过性的,在术后几天或几周内会慢慢消失,几个月后才消失者罕见。

2. 轻偏瘫/偏瘫 约5%的前颞叶切除患者会出现偏瘫,其中约半数是永久性的。其原因可能与切除深部组织时损伤大脑中动脉、脉络膜前动脉使其痉挛、栓塞有关。故在切除颞叶内侧结构的过程中需慎重处理血管。

3. 视野缺损 视野缺损发生率35%~50%,如果颞叶切除的范围超过颞极后5.5cm,就容易导致永久性对侧上向限盲,原因是损伤了Meyer袢,术前磁共振DTI图像有助于评估Meyer袢的走行,避免术后视野缺损。患者术后早期出现的对侧上向限盲一般会慢慢缓解,直至最后完全消失。永久性上象限视野缺损一般不会造成严重的临床损害,但可能会对日常活动如驾驶等造成影响。

4. 认知障碍 由于手术切除了一侧部分海马组织,故术后患者可出现短期记忆下降。Helmstaedter等研究发现优势半球颞叶癫痫术后记忆力减退会更容易出现,若患者术前记忆力下降不明显,则术后记忆力下降可能更为显著。

5. 复视 动眼神经走行于小脑幕游离缘内侧下方,在行颞叶内侧结构切除的过程中可能受到损伤从而导致复视,多数可在术后数月内恢复。

四、颞叶外癫痫病灶切除术

(一) 病因

产生颞叶外癫痫的病灶大致分为以下四种(图 10-4-3):①肿瘤性病灶;②血管性病灶;③发育性病灶;④其他病灶。

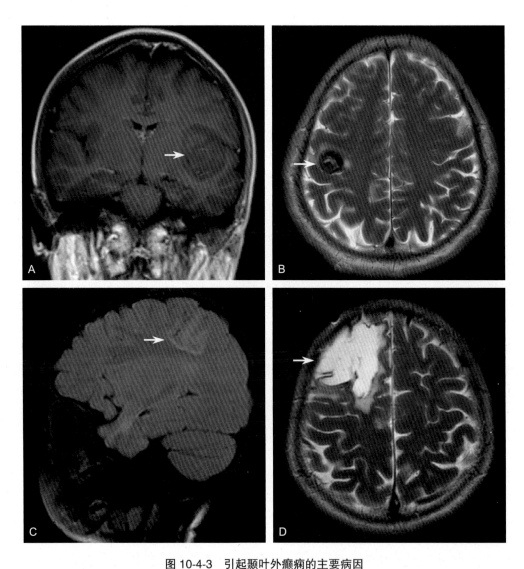

图 10-4-3 引起颞叶外癫痫的主要病因
A. 箭头示左侧额、颞、岛叶少突星形细胞胶质瘤;B. 箭头示右侧中央区海绵状血管瘤;C. 箭头示中央区皮质发育不良;D. 箭头示右额外伤后脑软化灶。

1. 肿瘤性病灶 行癫痫手术的患者中,10%~30% 的患者患有原发性脑肿瘤。导致癫痫的原发性脑肿瘤大多为胶质增生性肿瘤及神经元胶质增生性肿瘤。胶质增生性肿瘤主要包括星形细胞瘤,少突细胞胶质瘤及少突星形细胞瘤。神经元胶质增生性肿瘤主要包括神经节细胞胶质瘤及胚胎发育不良性神经上皮肿瘤。

2. 血管性病灶 可导致癫痫的血管性病灶主要包括动静脉畸形(AVM)、海绵状血管畸形、静脉畸形和毛细血管扩张症。大约 3% 的血管畸形患者因为难治性癫痫而行手术治疗。17%~40% 的 AVM 患者会出现癫痫,38%~100% 的海绵状血管畸形患者出现癫痫。所有的癫痫发作类型都可以出现,最常见的发作形式为简单及复杂部分性发作及全面性发作。

3. 发育性病灶　癫痫患者中 4.3%~25% 为发育性病灶所致。根据此组疾病的病理生理学及组织学，可将其分为四大类疾病：神经元异位、脑回异常、异常神经元或者神经胶质及错构瘤（表 10-4-1）。上述疾病可以单发，也可以并发。

表 10-4-1　发育性病灶种类

分类	类型	分类	类型
神经元异位	微小发育不全	异常神经元	局灶性皮质发育不良
	灰质异位		半侧巨脑畸形
脑回异常	多小脑回畸形	错构瘤	
	巨脑回畸形		
	脑裂畸形		

（二）手术方式

最常见的颞叶外癫痫手术方式为病灶切除术。此种术式适用于大多数肿瘤性、血管性、发育性及外伤、卒中等病灶。大多数非 FCD 患者在进行病灶切除术后都可获得满意的效果。有的患者需要切除病灶旁邻近皮层。但是否切除病灶旁皮质及切除范围主要依靠术中脑电图监测。

FCD 行病灶切除术的效果相对较差，这与 FCD 切除范围难以界定有关，并且有些 FCD 病灶在影像上难以发现，有些病灶邻近功能区，导致手术无法全切病灶，影响手术预后。

对于 MRI 阴性的癫痫，需要结合脑电、PET 等检查充分评估，必要时需要行颅内电极植入明确癫痫灶的范围，根据评估行皮层切除术。

（三）并发症

颞叶外癫痫特有的术后并发症一般涉及功能区的损伤，如中央区、Broca 区等。损伤后可出现运动障碍及失语等严重并发症。故涉及功能区的手术必须行充分的术前评估界定切除范围。辅助运动区（supplementary motor area，SMA）位于额叶内侧面，在足的初级运动区皮层前、扣带回上，主要参与运动的起始及发声。切除后可出现对侧肢体偏瘫、缄默等并发症，但多在 2~3 周之后可逐渐恢复。

相对于颞叶癫痫，颞叶外癫痫的术后导致读写功能障碍者少见，并且对于术后癫痫有明显改善的患者，其认知功能、社交能力及生活质量较术前可有明显的提高。

（四）预后

颞叶外癫痫中皮质发育不良患者更为多见，其中很多患者 MRI 检查结果阴性，所以颞叶外癫痫的病灶切除术预后相对较差。Engel 等回顾分析了 298 例新皮层癫痫术后效果，无癫痫发作者可达到 50%，较术前有缓解者可达 76%。Tellez-Zenteno 等行荟萃分析显示额叶癫痫术后远期疗效只有 27% 的患者达到无发作，顶叶和枕叶癫痫术后无发作可达 46%，颞叶外癫痫组术后无发作可达 37%。

有明显病灶的患者手术预后较没有明显病灶的好。对于有病灶的癫痫手术，肿瘤及血管畸形的患者预后相对较好，术后无癫痫发作的比例可达将近 80%，而皮质发育不良的患者术后癫痫缓解率差。

五、大脑半球切除术

（一）概述

1928 年 Walter Dandy 率先将这一术式用于切除累及一侧大脑半球的肿瘤，随后因术后仍未能有效降低复发率而被神经外科摒弃，1938 年 Mckenzie 实施了第一例癫痫患者的解剖性大脑半球切除术，术后癫痫得到控制。1974 年，Rasmussen 进一步改良术式，提出切除患侧中央区和颞叶、离断残余脑叶与对侧半球及脑干的纤维联系，解剖上为次全切除而功能上为全切，出现了功能性大脑半球切除术这一概念。进入 20 世纪 90 年代，经改进出现了切除体积更小、仅通过离断患侧半球的投射纤维和联合纤维的大脑半球离断术，包括垂直入路大脑半球离断术以及外侧入路大脑半球离断术两种术式。目前，大脑半球离断术已经成为最常用的大脑半球切除的手术方式。

（二）手术适应证

1. 药物难治性癫痫

2. 术前评估提示癫痫起源于病灶侧半球　脑电提示癫痫广泛起源于患侧大脑半球，与影像学检查、临床症状相一致，对侧大脑半球影像学表现相对正常，并且功能完整。

（1）术前 MRI 检查：功能区受损的患者患侧大脑脚较对侧明显萎缩，提示该侧锥体束纤维显著减少；对于患侧半球明显萎缩、脑室明显增大时可以考虑选择大脑半球离断术，但是患侧半球饱满，如偏侧巨脑回，大脑半球离断术对脑组织牵拉大、术后脑水肿易引起颅内压增高，则考虑功能性或者解剖性大脑半球切除术。

（2）PET 检查：可以显示患侧半球弥漫性代谢减低，且需仔细观察对侧半球是否存在异常代谢病灶；

（3）脑电检查：对于一侧半球弥漫性病变的患者，皮层严重萎缩，病侧脑电多表现为慢波，癫痫样放电可能传导至对侧而变得明显，临床上需综合术前各项检查，明确病灶半球的致痫性。

3. 体格检查与功能影像学评估　术前对侧肢体轻偏瘫，尤其是对指功能、踇脚功能受损提示患侧半球功能区已经受损，术后肢体运动功能损害程度较小；术前存在对侧视野偏盲则对术后视野影响较小，然而是否存在偏盲不是大脑半球切除术的绝对禁忌证。fMRI 可以辅助评估患侧半球的运动、语言功能的分布，目前可以基本取代 Wada 试验的评估价值。另外，对侧肢体远端精细运动保留且 fMRI 检查提示患侧半球运动功能基本保留的患者可以考虑深部电极埋藏，排除功能区致痫性后行保留功能区的次全半球切除术。

4. 患者家庭的支持　因患者术后存在运动和/或语言功能的损害，所以需向患者家属交代术后可能出现的并发症，患者接受术后出现的神经缺陷以及术后积极康复支持。

5. 常见病因　①发育性：弥漫性皮质发育不良，偏侧巨脑回畸形；②进展性：Rasmussen 脑炎；③获得性：梗死、出血等所致半球广泛萎缩、软化等（图 10-4-4）。

（三）手术过程

1. 解剖性大脑半球切除术（经脑室内）

（1）头皮切口：一侧半球马蹄形或"T"字形切口，开颅弧形剪开硬脑膜并翻向颞侧。

（2）血管结扎：由侧裂进入，电凝大脑中动脉分出豆纹动脉后远端（M2 段）以及大脑前动脉分出前交通动脉的远端（A2 段）；结扎 Labbe 静脉后抬起颞叶，在大脑后动脉分出后交通动脉后电凝切断（P2 段）。

（3）胼胝体切开，暴露侧脑室：经纵裂结扎桥静脉，暴露胼胝体，纵行切开胼胝体达侧脑室，见侧脑室体部内侧壁为透明隔，外侧壁为丘脑及其外侧的尾状核头部和体部，内侧的室间孔及其穿行的脉络丛的对侧

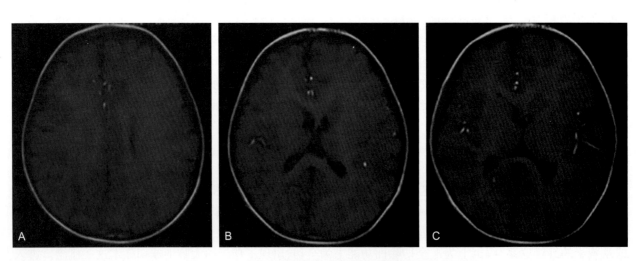

图 10-4-4　大脑半球切除术常见病理类型影像学表现
A~C. 左侧半球弥漫巨脑回表现。

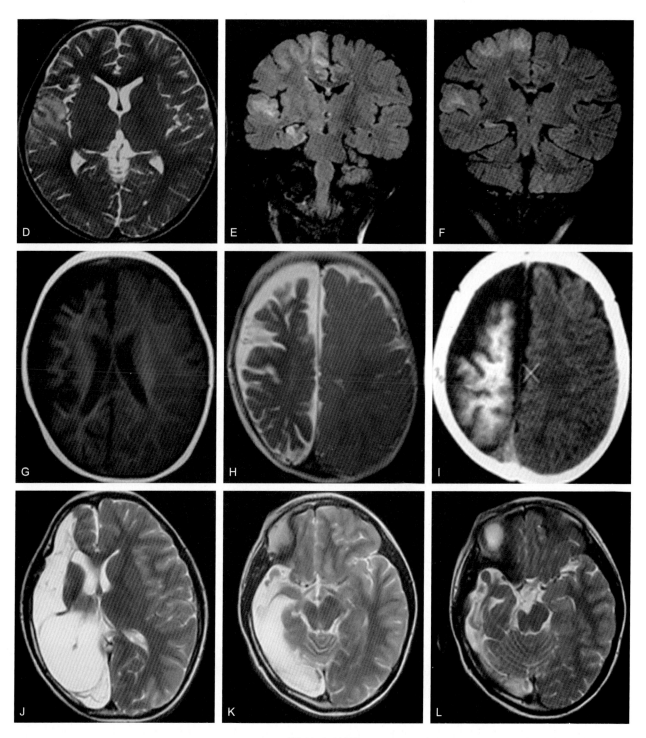

图 10-4-4（续）

D~F. Rasmussen 脑炎（1 期）：脑肿胀伴有高信号表现；G~I. Sturge-Weber 综合征影像学表现：MRI 显示右侧半球弥漫性萎缩，CT 显示右侧半球沿脑回分布的钙化；J~L. 右侧半球弥漫性脑软化表现。

即为尾状核头部与丘脑的交界处;向后邻近胼胝体压部时暴露球状脉络丛提示到达侧脑室房部。侧脑室房部的顶壁为胼胝体体部、压部及毯部,内侧壁大致水平上下排列的两个隆起。上为胼胝体隆起,为枕钳的纤维束隆起,即球部;下为禽距,外侧壁的前部为尾状核,包绕丘脑枕的外缘,后部为胼胝体毯部,前壁内侧为围绕丘脑枕后部的穹窿脚,外侧为丘脑枕,底壁为侧副三角。

(4) 内囊纤维的离断与颞叶切除:侧脑室内室间孔向前即为额角,透明隔为额角的内侧壁,尾状核头部为外侧壁,胼胝体膝部为前壁和顶壁,胼胝体嘴部则构成额角的底壁。向下离断胼胝体的膝部到达额叶内侧面的胼胝体膝下扣带回及终板旁回,于尾状核头的前方向外侧至下环岛沟,向下至蝶骨嵴,额叶底面的嗅神经可以作为重要的解剖标志,向内侧离断直回即完成额叶纤维的离断;于侧脑室房部的内侧壁离断胼胝体球部和禽距可见到内侧的四叠体池。最后自侧脑室尾状核体部外上沿基底节外侧、岛叶皮层深部切开白质,随后向下离断颞干暴露颞角,于颞角底部沿侧副隆起、侧副三角离断颞叶底部,后沿脉络裂将颞角的内侧切除杏仁核、海马结构切除,半球全部切除。

(5) 填塞室间孔,缩小硬膜下腔:小块肌肉堵塞室间孔用生物胶黏合,电灼脉络丛,人工硬膜覆盖基底节和丘脑,缝合固定于大脑镰和硬脑膜,缩小蛛网膜下腔,防止术后脑移位,仔细止血、冲洗术腔,置引流管,关颅。

2. 功能性大脑半球切除术

(1) 头皮切口:大额颞"?"形切口,内侧至中线旁,后缘以暴露外侧裂全长为宜。

(2) 颞叶切除:首先切除颞叶,自颞极向后约 8cm 或 Labbe 静脉,切除颞叶新皮层,吸除杏仁核、切除海马。

(3) 中央区切除:中央及顶盖区的皮质切开,深至岛叶,接着用吸引器切开延伸向上到额叶和顶叶,切口的两缘向下延伸到半球内侧面的额顶叶内侧面和扣带回,暂时保留扣带回,防止损伤胼胝体表面的大脑前动脉主干,将额叶后部,中央区,顶叶脑组织整块切除。再将扣带回及胼胝体下回行软膜下切除,暴露出有软脑膜覆盖的大脑前动脉。

(4) 额叶、枕叶纤维离断:于侧脑室额角、房部分别离断额叶、枕叶残余纤维,缝合硬膜,常规关颅。

3. 大脑半球离断术(外侧入路,环岛周离断)

(1) 头皮切口:取颞枕马蹄形切口,暴露外侧裂全长是手术的关键,"U"形剪开硬膜。

(2) 岛上开窗:切除额顶盖,暴露岛叶和侧裂血管,切开环岛上沟、放射冠后进入侧脑室,于侧脑室顶切开内侧壁进入纵裂池,找到胼周动脉后,沿着胼周动脉向前和后切开胼胝体全长。在胼胝体压部经脉络裂切断穹窿、离断海马,经脑室额角沿胼胝体嘴部向蝶骨嵴方向切至前颅底,完全离断额叶,于侧脑室的房部离断胼胝体压部下方的胼胝体球部和禽距,离断枕叶纤维。

(3) 岛下开窗:切除部分颞盖,切开环岛下沟、颞干进入颞角,切除颞叶钩回、杏仁核、海马,离断颞叶。

(4) 岛叶离断:经屏状核、外囊潜行离断岛叶深部白质,整个半球完全离断。止血、硬脑膜下放置引流,常规关颅。

(四) 手术疗效

1. 术后癫痫控制   国内外文献报道大脑半球切除术术后癫痫完全缓解可达 50%~90%,癫痫发作明显缓解(Engel Ⅱ级、Ⅲ级)可达 90% 以上。Moosa 等报道 170 例儿童大脑半球切除术后平均随访 5.3 年,112 例(66%)患者癫痫发作完全缓解,其中术后 6 个月、1 年、2 年、5 年癫痫发作完全控制的概率分别为 78%、76%、71%、63%。

2. 术后运动和认知功能的影响   大脑半球切除术后不仅显著降低癫痫发作频率,而且显著改善了患者的认知功能和生活质量。Ahsan 等对 115 例患儿平均随访 6.05 年发现:83% 的患者能够独立行走,而且 70% 的患者语言功能相对正常,42% 的患者有满意的阅读功能。术后对侧肢体远端的精细运动功能均有不同程度的影响,其中对于因围产期损伤引起的偏侧半球损伤的患者术后运动功能丧失较少。术后癫痫不缓解以及对侧大脑半球存在异常结构或放电是影响术后认知功能发育的重要原因,然而切除半球的侧别与语言功能发育无明显相关性,此外,相对于发育性病变,获得性病变患者半球切除术后认知功能发育较好,而且癫痫病程越短、早期手术也有助于患者术后认知功能的发育以及社会适应能力的提高。

（五）手术并发症

1. 术后感觉运动功能障碍　术后对侧肢体出现感觉运动功能下降,尤其远端精细运动功能,因此术前需向患者家属详细交代以及配合患者术后运动功能的康复。

2. 术后脑积水　Sean 等人统计 15 家儿科癫痫中心的 690 例大脑半球切除术,术后脑积水发生率为23%,发生时间由术后短期至术后 8.5 年不等,其中解剖性半球切除术后脑积水发生率(30%)明显高于功能性大脑半球切除术(20%)。

3. 脑表面含铁血黄素沉积　与术后创面慢性渗血有关,随着显微外科技术的提高以及大脑半球切除术手术方式的改进,相关报道越来越少。

4. 其他　偏盲、语言功能障碍等。

六、大脑半球后 1/4 离断术

（一）手术适应证

适用于术前评估后,致痫灶广泛位于单侧颞叶、顶叶及枕叶的患者;并且致痫灶不累及额叶及中央区。

（二）手术方式

后 1/4 离断术与解剖性切除术不同,保留了原始的解剖结构及主要动静脉,避免了出现经解剖切除后剩余的大量残腔,并且缩短了手术时间,减少了术中出血。但是将异常脑组织发出的白质纤维完全离断,可以达到与解剖切除相同的手术目的。

（三）手术并发症

较为常见的为枕叶纤维离断后出现的视野缺损,严重者可影响驾驶、上下楼等日常生活。短暂性的运动障碍、术后语言功能障碍、轻偏瘫或者偏瘫症状加重等并发症等也较为常见。但是并发症的出现与否对癫痫的预后无明显影响。罕见的并发症包括脑膜膨出、低压性脑积水,基本只见于解剖性后 1/4 离断术患者。

（四）手术预后

后 1/4 离断术是治疗难治性后头部癫痫有效方式(图 10-4-5)。目前关于此术式的大规模病例报道并不多,并且差异较大。术后达到 Engel Ⅰ级患者比例为 50%~92%。致痫灶的种类造成了这种差异。对于多脑叶的皮质发育不良性病灶,术后 Engel Ⅰ级的比例在 50%~70%,低级别肿瘤性的病灶,这一比例可达75%~90%。影响这一结果的原因可能是因为多脑叶的发育不良病灶中,有些患者的致痫灶分布广泛,甚至在明确病灶外仍有影像上不易发现的病灶。为了明确影响手术预后的危险因素,多个中心对其进行分析。Davis 等对后 1/4 离断术的预后进行了 Logistic 回归分析,认为以下 5 项是影响手术预后的因素:缺少视觉先兆、存在颞叶先兆、不伴随视觉先兆的头部偏转、非局限性的发作间期头皮脑电图表现、最终病理确认非皮质发育不良及低级别肿瘤。

七、胼胝体切开术

（一）手术适应证

相比大多数切除性手术严格的适应证,胼胝体切开术的适应证要宽得多。患者首先需要满足外科考虑的条件,包括药物难治性、对生活产生严重影响等。决定外科治疗后,以下几方面可以作为胼胝体切开术的适应证与禁忌证的考量依据:

1. 无可切除致痫灶的癫痫可考虑该手术　胼胝体切开术是一种姑息性手术,考虑实施该类手术的患者必须在影像学及电生理资料上都得不到局灶性癫痫起源的证据,或者为多灶性癫痫或局灶性癫痫灶不能切除的患者。

2. 快速继发双侧同步化的致痫灶　位于额叶的癫痫者可考虑该手术,那些在解剖上或电生理上被证实为双侧的,放电主要集中在额部,并且存在发育障碍,同时有多种发作形式又没有明确癫痫起源的,应该

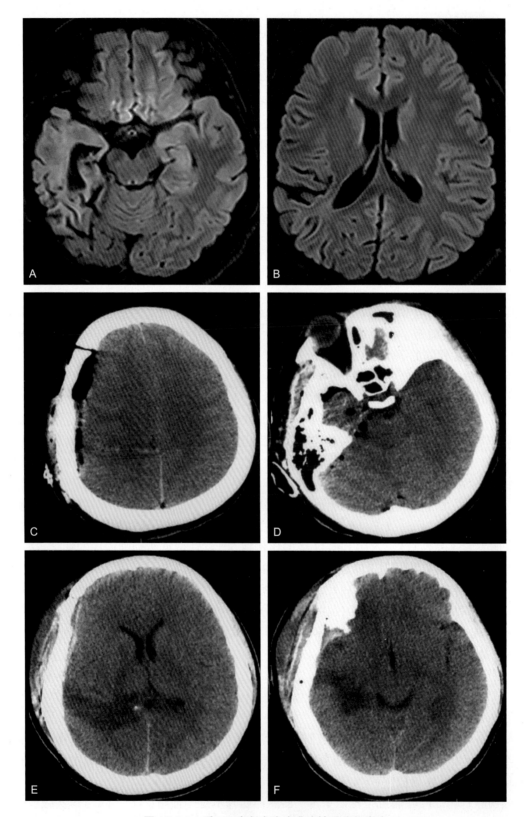

图 10-4-5 后 1/4 离断术治疗难治性后头部癫痫

A、B. 右侧海马、颞顶枕叶萎缩的癫痫患者;C~F. 经术前评估提示右侧后头部起源,行后 1/4 离断术,术后 CT 示右侧颞顶枕叶离断,颞叶内侧结构切除。

行胼胝体切开术。

3. 患者存在多种发作形式 尤其包含"跌倒发作"者可考虑该手术。最适合胼胝体切开的发作形式就是失张力发作。全身性强直、强直性痉挛和肌阵挛对该手术的反应依次递减。

4. 儿童患者,需与大脑半球切除术权衡 在儿童,特别是婴幼儿痉挛有时和脑部局灶性的解剖或生理异常相关,这类患者应行局灶性切除手术,最大的局灶性切除即大脑半球切除术。有报道指出胼胝体切开术可以替代大脑半球切除术治疗婴儿偏瘫的患者,这主要是考虑到后者的近期和晚期并发症发生率较高,而且对于视野完整,偏瘫程度较轻,以及想保留手指运动及部分手的功能的患者来说,大脑半球切除术也不是一种最理想的治疗手段。但是,对于顽固性频繁发作的患者,单侧广泛的癫痫发作导致了本侧大脑半球和对侧肢体的功能丧失,对这些患者来讲,半球切除术优于胼胝体切开术。

5. 姑息性治疗需与 VNS 权衡 目前以迷走神经刺激术为代表的神经调控技术对传统的姑息性手术带来了很大的挑战。虽然 VNS 具有效果不确切、费用昂贵等缺点,但其极大的安全性还是成为诸多中心作为姑息性手术的首选。

此外,部分文献亦提出如下适合进行胼胝体切开术治疗的病种或综合征:婴儿性偏瘫侧手指功能未完全丧失者(Forme-Fruste 综合征)、进展性癫痫性偏瘫性脑炎(Rasmussen 综合征)、单侧半球巨脑症(unilateral hemimegalencephaly)、局灶性皮质发育不良、Lennox-Gastaut 综合征、Sturge-Weber 综合征。

(二) 手术过程

1. 开颅切口的设计与体位的摆放 通常的骨窗设计为在非优势半球的额部,中线旁开口,宽度 2~3cm(中间至外侧),在前后方向上,大约以冠状缝为中心。可获得此视野的骨窗及文献中报道的常用切口设计见图 10-4-6。

行标准的前段切开时,取仰卧位,头架固定,身体及四肢用柔软的垫子适当垫起。头位居中,前屈 20° 使胼胝体的体部与地板垂直。

2. 到达胼胝体 切开硬脑膜后,可以暴露半球的上面,这时需要辨认大脑镰与半球内侧面间的所有静脉。由于分离操作的方向是向下,因此牵开器移动时一定要轻柔、缓慢。通过爬行于胼胝体上方的两条胼周动脉和其明显的白色特征,可以很容易辨认出胼胝体。

3. 切开范围 基于胼胝体切开术的机制,普遍认为胼胝体的切除范围越大,癫痫的控制效果就越好,所以

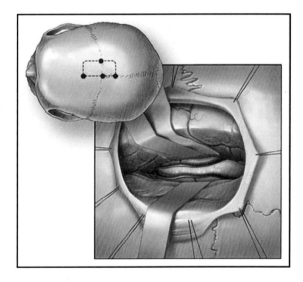

图 10-4-6 胼胝体切开术示意图

有部分学者主张一期全段切开胼胝体,不保留压部,但压部作为颞叶下部和枕叶的交通纤维,切断后势必会影响视觉、听觉、感知与记忆等有关功能,而且全段切开容易引起永久性的失联合综合征与裂脑综合征。不论分期还是一期全部切开胼胝体后,80%~90% 的患者其失张力性(跌倒发作)、强直性或强直 - 阵挛性癫痫发作可完全停止或显著减少。而在部分切开胼胝体术后经长期随访中,只有 50% 左右的患者癫痫发作得到控制。

除了症状的控制,另一点需要考量的就是术后生活质量的影响,这同样取决于手术切开的范围,但是对于那些十分严重的患者即使切开范围很大,也很少出现失联合症状,因为他们的神经发育已经很差了,因此对这些患者来讲切开的范围要大一些,最好做一期全段切开。

综上所述,对于大多数难治性癫痫的病例,对于明确的失张力发作,切开的范围在 2/3 到 4/5 左右(图 10-4-7)。很少的情况下,当发作传导到后头部的时候,才特别进行后段切开。

(三) 手术并发症

1. 急性失联合综合征(acute disconnection syndrome) 急性失联合综合征可发生在几乎所有的胼胝体

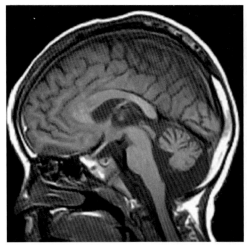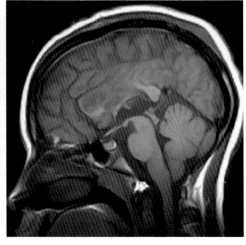

图 10-4-7　难治性癫痫病例胼胝体切开术切开范围

切开术后的患者,症状可轻可重,持续时间也各不相同,可持续数天至数月,一般而言为暂时性。其主要表现为自发性言语减少、非优势侧运动不能(极似偏瘫)、压力性尿失禁、双侧握抓反射及 Babinski 征不能被抑制等。

失联合综合征的发生可能与手术切除的程度有关,总体而言,当采用分期胼胝体切开术时,该并发症发生率和严重程度大大降低,而行一期胼胝体全部切开的患者症状更突然且更持久。

2. 裂脑综合征(split brain syndrome)　全部胼胝体切开后,因两侧半球之间的运动功能和感觉联系突然中断而出现一系列的神经功能缺失症状,称为裂脑综合征。由于感觉联系丧失,优势半球不再有路径到对侧非优势半球皮质来执行熟练的远端活动,而每一侧都可以通过同侧未交叉的运动传导通路控制同侧近端肢体的运动,即表现为非优势侧手对语言命令毫无反应,甚至有时可对优势侧的手起相反的作用。这种现象又称"半球竞争",而这种对抗多见于完成基本的手工任务时,如开门、拧水龙头、吃饭等。此外,该综合征还会导致明显的认知改变,包括言语功能受损、注意 - 记忆程序异常、遗忘、精力不集中、独立能力下降等。此综合征可随着时间而减轻好转,大多数可以完全恢复正常,但少数人为永久性甚至进行性加重,导致日常生活能力几乎完全丧失。

3. 恢复障碍　是指先前存在结构损伤(尤其是右侧半球)但功能尚可代偿的患者,在胼胝体完全切开后选择性的 IQ 测试结果下降。其原因主要是被胼胝体代偿的一部分功能随着该结构的破坏而消失,导致先前存在的功能缺失术后重新出现。这类并发症的出现,提示我们术前必须评价病变是结构性还是功能性,如利用 Wada 试验来判断语言、言语记忆、操作是否局限于同侧。

4. 其他　如桥静脉的损伤或不恰当的牵拉可以造成额叶的静脉梗阻,导致额叶肿胀及出血性梗死;后方入路可以造成胼周区域的缺血;切开胼胝体体部后部影响海马连合而导致记忆力损害等。

(四)手术疗效及预后

1. 控制癫痫发作　Fuiks 报道的 80 例中,有 70% 的患者获得了明显的改善,其中 12.8% 的患者获得了治愈。全身强直 - 阵挛性发作的有效控制率更高,分别达到 86% 和 83%。其中 10 例失张力性、强直性或混合性发作者因效果差而进行了二次切开,但无一例得到明显改善。Spencer 报道胼胝体切开术后 80%~90% 的患者可以得到完全控制或显著缓解,而在部分切开者有效控制率仅有 50%。

2. 智力　大多数癫痫患者都伴有或轻或重的智力下降,一般认为 IQ 较高的患者手术疗效好,因为智力低下者常伴有比较严重和广泛的脑损害,但智力低下并不是胼胝体切开术的绝对禁忌证。Purves 报道,伴有广泛大脑病变的智力低下者的治疗效果虽然较单侧脑病变者差,但仍有 40% 的患者获得良好的治疗效果。

3. 生活质量　Shimizu 报道了 76 例患者,术后 77% 患者生活质量得到了改善,97% 的家庭比较满意。Larysz 报道,有 27% 的患者生活质量得到了明显的改善。Cukiert 等的研究指出,有 90% 的患者术后注意力得到了明显的改善。

【典型病例1】

患者,女,8岁,发作性意识不清6.5年。

发作形式:愣神、右上肢自动、咂嘴,继发意识不清、肢体抽搐。

用药情况:奥卡西平片300mg每日2次,丙戊酸钠(德巴金)0.25g每日2次,拉莫三嗪片50mg每日2次。

发作频率:每周1~2次。

既往史:无。

查体:患者神清语利,精神可;双眼视力视野粗测未见明显异常,各方向眼动充分,双瞳等大正圆,直径3mm,光反应(++),面纹基本对称,伸舌居中,颈软;四肢肌力5级,肌张力未见明显异常;感觉检查未见明显异常,生理反射存在,病理反射未引出。

辅助检查(图10-4-8~图10-4-10):MRI提示右侧颞叶内侧海马信号异常,颞角增大,海马硬化可能性大。PET/CT提示右侧颞叶广泛代谢减低。发作期脑电图提示癫痫起源于右侧额颞区。

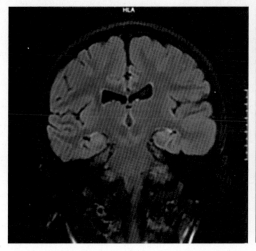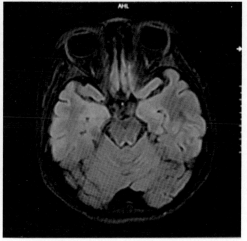

图10-4-8 患者术前MRI

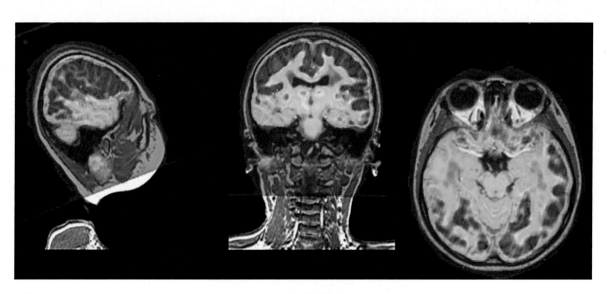

图10-4-9 患者术前PET/CT

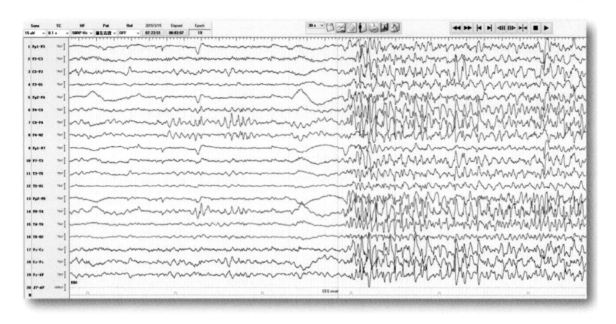

图 10-4-10　患者术前脑电图

知识点

　　颞叶癫痫多具有典型的症状学表现,其发作类型主要为部分性发作。不伴有意识丧失的简单部分性发作主要为各种先兆发作,包括自主神经先兆、精神先兆、嗅觉先兆、听觉先兆和腹部先兆。伴有意识丧失的部分性发作往往突发运动终止,随后出现自动症发作(口咽部),也常伴有摸索等其他类型的自动症,发作持续时间往往大于1分钟,常出现发作后意识混乱和发作后遗忘。

　　MRI 表现:①海马萎缩,结构不清,结构细节消失;②海马 T_2WI 信号增高,尤其在 T_2 FLAIR 序列上更为明显;③患侧侧脑室颞角扩大。

　　PET:大部分致痫灶在发作间期表现为代谢减低,因此 PET 影像上代谢减低区提示该区域为致痫灶的可能。

　　发作期的头皮脑电图很多以低波幅快活动为起始节律。对于诊断明确的海马硬化的癫痫患者建议手术治疗,有望获得较好的预后。

　　手术治疗:患者在全身麻醉下行右额颞开颅前颞叶海马杏仁核切除术。皮肤切口呈"?"形。即从耳屏前1cm,颧骨上2cm左右开始,弧形向上、向后到耳郭上,沿颞上线到发际边缘。骨瓣的设计要尽量考虑到能较好暴露颞叶中前部和外侧裂区域,悬吊硬膜,预防硬膜外出血。以蝶骨嵴为中心弧形剪开硬膜,视术野暴露情况。行脑叶表面皮层脑电图监测,待颞叶外侧新皮层切除完成后再监测颞叶内侧结构,如海马、杏仁核等,确定切除范围。切除完毕后再次监测术野区癫痫放电情况。若无癫痫样放电出现,即进入关颅阶段。术野残腔及创面严格止血,防止残留血液经颞角进入脑室内。然后在术后残腔内注满生理盐水,严密缝合硬膜。硬膜外止血彻底后,复位并固定骨瓣,缝合头皮等组织。视术中情况决定硬膜外是否留置引流管。

知识点

1. 前颞叶切除范围和手术侧别有关。通常情况下,优势侧半球允许切除颞极后 4.5~5.5cm,非优势侧半球允许切除颞极后 5.5~6.5cm 的范围,但最好向后不超过同侧的 Labbe 静脉。

2. 若在优势半球还可能出现语言功能的障碍等。切除前颞叶时,首先在显微镜下分离外侧裂,明确大脑中动脉供应颞极、颞叶等分支的走行,选择性电凝并切断供应前颞叶的动脉,然后再选定拟切除的后限,自此开始切除。若见脑脊液流出,表明已进入侧脑室颞角,此时扩大切口可见到紫红色的脉络丛组织和颞角内侧发白的海马组织。用棉片填塞颞角,以免流失过多的脑脊液并充当位置标记物。当切除到颅中窝底时,要电凝局部的静脉穿支和软脑膜上的小血管,防止撕断后血管回缩引起出血,然后以此向前切除颞叶组织。清除已离断的颞叶组织后,可较清楚地暴露出颞叶内侧的海马结构。颞角内上为杏仁核,颞角内侧为海马组织。一般切除杏仁核的基底外侧部和海马头之后 3.5cm 左右的海马组织,切除海马旁回后可达小脑幕缘,此时注意保护内侧软脑膜的完整,勿损伤基底池内的结构。

术后药物治疗:《颅脑疾病手术后抗癫痫药物应用的专家共识(2012 年)》指出,癫痫病灶手术后 2 年或 2 年以上无发作(包括无先兆发作)可以考虑减少或停用抗癫痫药物。故前颞叶切除术后还需要正规服用抗癫痫药物 2 年,之后可依据癫痫控制情况以及术后脑电图结果考虑减停药物。药物的选择应当根据癫痫分类并遵循指南的基本原则。术后常用抗癫痫药物:卡马西平(CBZ)、奥卡西平(OXC)、左乙拉西坦(LEV)、丙戊酸钠(VPA)、拉莫三嗪(LTG)和托吡酯(TPM)。

【典型病例 2】

患者,女,11 岁,发作性肢体抽搐 9 年。

现病史:患者出生时早产伴缺氧,剖宫产,2 岁时出现癫痫发作,表现为左侧肢体麻木,无力,无法言语,继而左侧上肢及下肢抽搐,持续约 1 分钟后缓解,患者诉神志清楚,但不能说话,不能控制左手活动,1 个月发作 2~3 次,给予口服药物治疗,口服进口奥卡西平。患者发病以来,饮食睡眠可,精神可,大小便无异常,体重无明显变化,右利手,智力可、记忆力差。

既往史:早产,缺氧,剖宫产,否认高热惊厥史,否认头外伤史,否认脑炎脑膜炎病史。否认高血压、冠心病等心血管疾病史。否认糖尿病等代谢性疾病史。否认肝炎、结核等传染病史。口服国产奥卡西平过敏、否认食物过敏史。否认手术、外伤史,否认输血史。

入院查体:T 36.8℃,P 70 次/min,R 20 次/min,BP 110/85mmHg。查体合作,神清语利,精神可,双瞳等大等圆,直径均为 3mm,对光反射灵敏,视力视野粗测未见异常,面纹对称,伸舌居中。颈软,Kernig 征阴性。四肢肌力、肌张力正常,浅、深感觉无明显异常。生理反射正常引出,双侧 Hoffman 征(−),双侧 Babinski 征(−)。

辅助检查:MRI 显示右额皮质发育不良(图 10-4-11)。间期脑电图:右侧中央中线高幅棘波、慢波、尖波;额顶棘波;发作期脑电图:右侧中央、额后首发节律性棘波、尖波(图 10-4-12)。

初步诊断:症状性癫痫;右额皮质发育不良。

鉴别诊断:

(1)继发性癫痫:具有典型的癫痫发作表现,MRI 上有异常发现的癫痫属于继发性,患者的癫痫发作表现典型,MRI 有异常发现。

(2)癔病:患者有精神症状,意识似乎不清,四肢抖动。但仔细观察,神智清,事后对经过清楚,发作

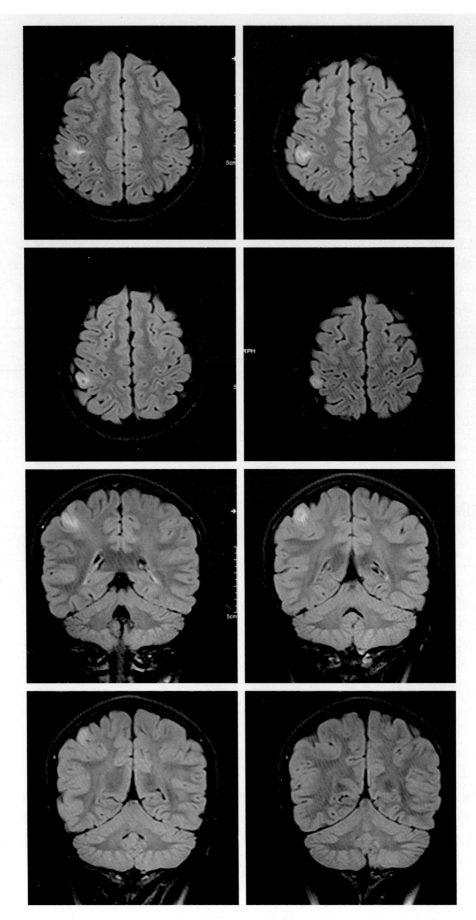

图 10-4-11 患者术前 MRI

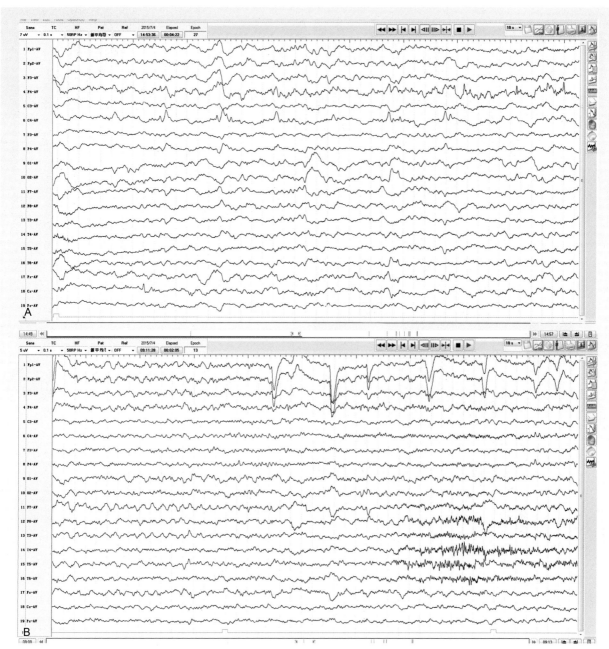

图 10-4-12　患者术前脑电图
A. 间期脑电图；B. 发作期脑电图。

受环境影响明显，脑电检查无癫痫波。常发生于青年女性。

　　病例解析：根据典型的临床表现及影像学检查，术前诊断为症状性癫痫，致痫灶位于右额，考虑 FCD 可能性大。对于磁共振阳性的癫痫灶患者切除性手术有望获得较好的临床效果。故建议患者进行手术治疗。患者术后 CT 见图 10-4-13。

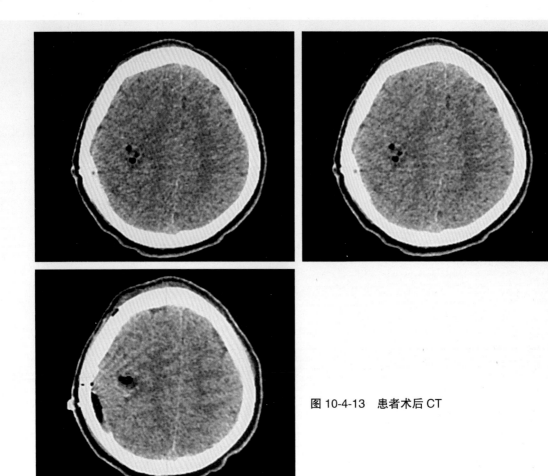

图 10-4-13　患者术后 CT

【典型病例 3】

　　患者,男,7 岁,发作性意识丧失 5 年。

　　现病史:患者于 5 年前(2 岁余)时无明显诱因出现发作性头向右偏,双眼有时右偏或上翻,意识丧失,1 至数秒即可好转,无四肢强直及阵挛,无口舌咬伤,无大小便失禁。发作 4~5 次 /d,均于日间睡醒后发作,无明显先兆。于当地诊治,考虑"癫痫",开始用药治疗。经依次应用丙戊酸钠、奥卡西平、托吡酯后症状逐渐减轻并曾有半年未发作。2 年前自行逐渐减量,再次发作,形式、频率同前,再次用药控制不佳。近 2~3 个月来出现夜间发作,但仍以日间发作为主。另外发作形式有时加重,出现双上肢僵直,有时可伴跌倒。目前应用丙戊酸钠口服液 6.5ml 每日 3 次,托吡酯 75mg 每日 2 次,氯硝西泮片 1/4 片每日 2 次。为求手术治疗收入病房。患者发病以来,饮食睡眠可,大小便无异常,体重无明显变化。智力差,多动,左利手,右侧上下肢轻度活动不利。

　　既往史:否认食物、药物过敏史。出生后 1 个月发现维生素 K 缺乏致颅内出血,于儿童医院行开颅手术。

　　入院查体:T 36.4℃,P 80 次 /min,R 20 次 /min,BP 90/60mmHg。查体欠合作。神清语利,双瞳等大等圆,直径均为 3mm,对光反射灵敏。右侧轻度中枢性面瘫,伸舌略右偏。颈软,Kernig 征阴性。左侧肢体肌力、肌张力正常,右侧上下肢肌力 4 级,肌张力略高。浅、深感觉无明显异常。左侧生理反射正常引出,右侧深反射亢进,左侧 Babinski 征(−),右侧 Babinski 征(+)。左额颞手术切口瘢痕。

　　辅助检查:

　　(1) 头颅 MRI(图 10-4-14):①左大脑半球巨大囊状异常信号,考虑术后改变;②左侧大脑半球白质异常信号,考虑软化灶伴胶质增生。

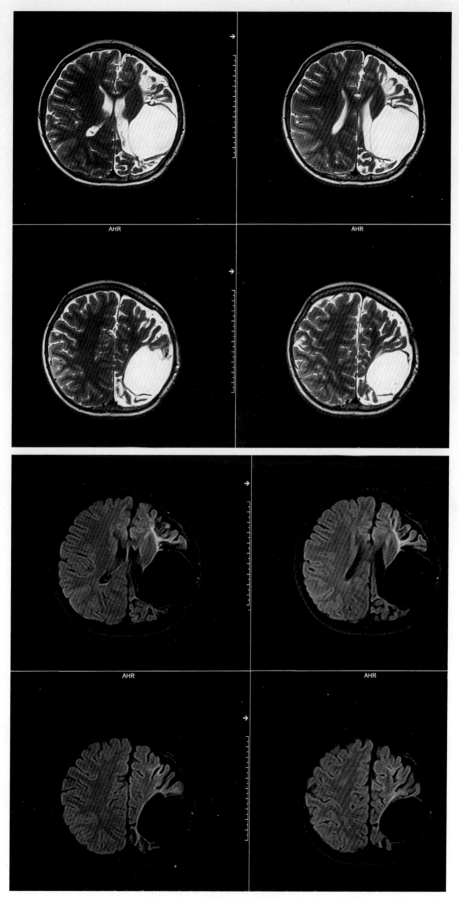

图 10-4-14 患者术前头颅 MRI

（2）V-EEG（图 10-4-15）：异常儿童脑电图。①多量广泛多灶性棘波、尖波、棘-慢波发放，前头部著；②少量广泛性高-极高波幅棘-慢波阵发，左侧前头部为著；③少量广泛性快波节律短程阵发，左侧前头部著。监测到数次可疑痉挛发作以及不典型失神发作。

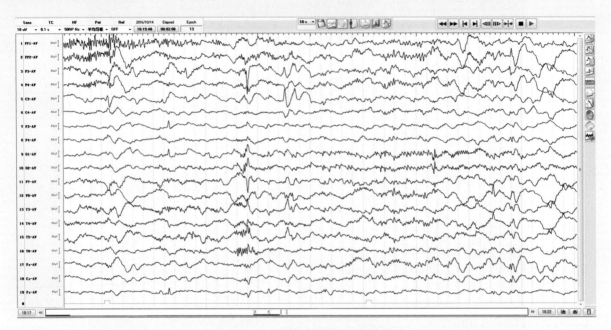

图 10-4-15　患者术前发作期脑电图

初步诊断：症状性癫痫，左侧大脑半球萎缩，左额颞开颅术后。

治疗过程：患者"症状性癫痫、左侧大脑半球萎缩、左额颞开颅术后"诊断明确，发作频繁，药物治疗效果不佳，可以考虑手术。经术前评估，无手术麻醉禁忌证，故综合考虑，可行"左侧经岛叶周围大脑半球离断术"。

手术经过：全身麻醉插管后，患者平卧位，左侧肩下垫软枕，头转向右侧呈水平位，以岛叶为中心，取原额颞顶枕马蹄形切口并向下延长做标记线，常规术区消毒，铺无菌手术巾。沿标记线依次切开头皮、帽状腱膜，上头皮夹，颞肌部分切开，连同皮瓣翻向下方，头皮拉钩固定。颅骨钻 2 孔，铣刀形成游离骨瓣约 10cm×8cm，严密悬吊硬膜并放射状剪开，与脑表面粘连，予以小心分离。脑表面黄染，颞顶枕部仅有薄层脑皮质。辨认外侧裂后，首先切除额顶盖，暴露岛叶和侧裂血管，切开环岛上沟、放射冠后进入侧脑室，于侧脑室顶切开内侧壁进入纵裂池，找到胼周动脉后，沿着胼周动脉向前和后切开胼胝体全长。在胼胝体压部经脉络裂切断穹窿、离断海马尾部，经脑室额角沿胼胝体嘴部向蝶骨方向切开至前颅底，切除直回及部分眶额回，完全离断额叶。然后切开环岛下沟进入侧脑室颞角，切除颞叶钩回、杏仁核、海马，离断颞叶。海马送病理。最后，经屏状核、外囊潜行吸除岛叶皮质。整个半球完全离断。术野严密止血，敷止血纱布，生理盐水反复冲洗术腔清亮，与护士清点器械及敷料无误，硬脑膜下放置脑室外引流管 1 根，外接脑室外引流器。严密缝合硬脑膜并以人工硬脑膜 1 块修补。骨瓣复位，颅颌面接骨板（3 个）及接骨螺钉（6 个）固定，分层缝合颞肌、筋膜、帽状腱膜层，头皮以皮肤吻合器吻合。

术后过程：患者术后进食可，近日来无发热。可下地活动，跛行。查体：T 36.8℃，神清语利，双瞳不等大，左右瞳孔直径分别为 4mm、3mm，左侧对光反射迟钝，右侧对光反射灵敏。左侧肢体可自如活动，右侧肢体查体不配合；右上肢肌力近端 2、3 级，远端 1 级，右下肢肌力 3 级，左侧肢体肌张力正常；右侧 Babinski 征（+）。切口 I/甲愈合。病理回报（图 10-4-16）：（左颞）镜下见部分海马及海马旁回，颗粒层细胞局部轻度缺失，CA1 区锥体细胞中～重度脱失，伴胶质细胞增生，病变符合：海马硬化（ILAE 分型 HS II 型）。患者 1 年后复查头颅 MRI 见图 10-4-17。

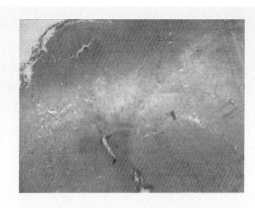

图 10-4-16　患者术后病理

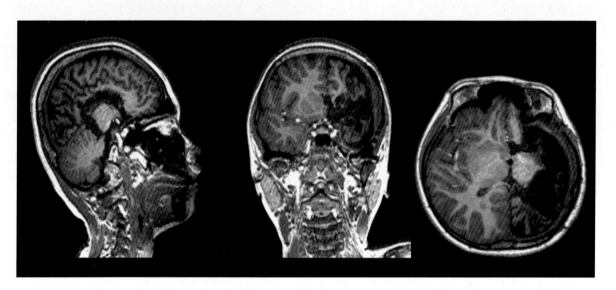

图 10-4-17　患者术后 1 年复查头颅 MRI

第五节　神经调控与癫痫外科

内容要点：

1. 神经调控手术属于微创手术，其中迷走神经刺激术的适应证主要包括：①局限性发作、有或无继发性、全身发作的难治性癫痫；②应用抗癫痫药物进行正规治疗，但未能有效控制病情；③多发病灶或病灶定位不确定或外科手术治疗失败者。为减少对心脏的影响，目前多选择左侧迷走神经进行电刺激手术。

2. 脑深部电刺激目前公认的靶点为丘脑前核，即 ATN-DBS 手术，目前已经获得欧洲临床认证用于癫痫患者的治疗。

一、迷走神经刺激术

（一）概述

传统的癫痫病灶切除手术要求确定致痫灶部位，通过致痫灶切除达到治疗癫痫的目的。但是，在难治性癫痫病例中，有相当一部分患者致痫灶部位不能确定，或者存在多个致痫灶，切除手术无法实施。刺激性手术无须对癫痫灶进行精确定位，通过刺激迷走神经即可使难治性癫痫的发作次数减少，对部分患者甚至可以完全控制,这为不能进行切除手术或切除术后复发的难治性癫痫患者开辟了新的治疗途径。

迷走神经刺激系统(neurocybernetic prosthesis system,NCP)于1988年由美国Texas Cyberonics公司成功研制,同年迷走神经刺激术(vagus nerve stimulation,VNS)开始用于临床试验,1990年Penry等报道了4例迷走神经刺激治疗癫痫的结果,2例完全控制,1例减少40%,1例无改善。同年,Uthman等报道了5例迷走神经刺激术的治疗效果。从1988年至1997年7月,世界各国已有超过1 000例患者接受VNS治疗。随着VNS疗效的日益肯定,美国食品药品监督管理局(FDA)于1997年7月16日正式批准VNS可作为12岁以上的难治性癫痫患者的辅助治疗方法与其他抗癫痫药物一起使用。

（二）VNS治疗癫痫的机制

迷走神经是体内行程最长、分布最广的混合性脑神经。其中包含80%的来自头颈、心脏、主动脉、肺和胃肠道的传入纤维,以及大约20%的支配这些结构的传出纤维,并发出特殊内脏运动纤维支配咽喉部横纹肌。细胞体的传出纤维位于背侧运动核,传入纤维在节状神经节内中继后投射到延髓孤束核。

在难治性癫痫的临床治疗中,对于迷走神经侧别的选择是由迷走神经的解剖学特点决定的。迷走神经在颈部和胸部分别发出颈心支和胸心支,两者与交感神经一起构成心丛。来自右心丛的纤维支配窦房结,来自左侧心丛的纤维支配房室结,右侧迷走神经比左侧迷走神经对心脏影响更大,因此将刺激电极埋植在左侧迷走神经颈段中部位置。

近年来随着脑科学研究的进步,对于VNS治疗癫痫的机制,学者们更多把目光转向迷走神经脑内的投射联系。颈部迷走神经由内脏传入纤维(80%)和内脏传出纤维(20%)组成,传入纤维由脑干孤束核和网状结构核团中继,再直接或间接地投射到前脑底部、下丘脑、丘脑中缝核、杏仁核、脑岛皮层等部位。推测VNS通过中脑网状结构起到了所谓非特异性的唤醒调节作用,即VNS直接或间接抑制了脑内某些癫痫回路的放大作用(非特异性唤醒机制假说),从而抑制癫痫发作。研究还发现,VNS对γ-氨基丁酸(GABA)能神经元具有保护作用。VNS治疗后脑部迷走神经投射区抑制性氨基酸GABA增多,兴奋性氨基酸天冬氨酸下降,这说明VNS可能通过引起中枢神经系统的GABA的释放增加来发挥其抗癫痫作用。VNS治疗后脑脊液GABA含量明显增加。

应用fMRI测量VNS后血氧水平变化,发现左侧蓝斑核、丘脑、额叶皮层、后扣带回及岛叶,双侧的中央后回血氧水平增加,脑活动增加,而且高频刺激的作用大于低频刺激。VNS后双侧丘脑、下丘脑、小脑半球下部和中央后回血流量增加,而双侧海马、杏仁核和扣带回后部血流量减少。应用^{18}F-FDG-PET研究大鼠VNS后代谢变化,发现初始刺激时左侧海马葡萄糖代谢降低($P<0.05$),而双侧嗅球代谢增加($P<0.05$);刺激1周后,左右纹状体代谢比值明显下降($P<0.05$)。应用0.75mA的剂量刺激大鼠,通过BrdU研究表明齿状回细胞增殖增加。

（三）适应证、禁忌证与术前评估

适应证:①局限性发作、有或无继发性、全身发作的难治性癫痫;②应用抗癫痫药物进行正规治疗,但未能有效控制病情,无心、肺慢性疾病和胃、十二指肠溃疡史,无1型糖尿病史;③多发病灶或病灶定位不确定或外科手术治疗失败者;④患者年龄通常在12~60岁。

禁忌证:①妇女妊娠期;②左颈部、左前上胸部皮肤感染者;③在通常的NCP植入部位已安装了其他装置(相对禁忌);④合并哮喘、慢性阻塞性肺疾病、心律失常及其他内科治疗不能很好控制的心肺疾病,消化性溃疡活动期、1型糖尿病、有严重的出血倾向者;⑤进展期神经系统疾病。

接受VNS治疗之前需进行术前评估,具体包括:①电生理检查及影像学评估,包括脑电图及CT或MRI等;②医学评估,包括癫痫分类和药物使用情况;③实验室检查,包括术前胸部X线片、心电图、常规化验检查及抗癫痫药物的血药浓度检查等。

（四）设备

迷走神经刺激系统包括植入体内的脉冲发生器和电极、术中使用的一次性手术工具、体外使用的医生程控仪和患者控制磁铁。迷走神经刺激设备包括脉冲发生器、测试电阻、力矩螺丝刀,共同封装在一个无菌包装内。脉冲发生器在大小与形状上与心脏起搏器相似,它包括一个环氧树脂头端,上面带有一个插座与导线的插头相连,由一块包埋在密封的钛制盒内的锂电池供电。正常情况下脉冲发生器和电池的使用寿命相同,一般为 5~8 年。电池到期时可以在局部麻醉下更换。脉冲发生器内含有一个内置的天线,可以接受程控仪发出的信号并把信号传到微处理器中,脉冲发生器为恒流输出模式,刺激脉冲的幅度、频率、脉宽、刺激时间、间歇时间、软启动/停止时间、磁铁功能参数均可通过程控仪调节。参数的设定要根据患者的耐受程度和发作频率的不同进行个体化的设定。临床常用的刺激参数为电流 1.0~1.5mA,30Hz,脉宽 250μs 和 500μs,刺激时间 30 秒,间歇时间 5 分钟。

1. VNS 电极组件 电极及连接导线、造隧道工具(包括穿刺工具和套管)和固定夹,共同封装在一个无菌包装内。导线由硅胶绝缘。一端可以直接插在脉冲发生器内,另一端为三个有一定间隔的螺旋状线圈,分别为正、负极和固定线圈,用来缠绕在迷走神经上(图 10-5-1、图 10-5-2)。螺旋线圈采用硅橡胶制成,中间的铂金焊接在导线上,线圈内径为 2mm,长度为 8mm,这种螺旋状线圈提供了电极与神经之间最理想的机械接触。线圈的两端都有缝合线避免了操纵线圈时对铂金连接处的损坏。螺旋线圈的组织相容性好,富有弹性,能够使迷走神经与电极紧密接触,同时还能与神经一同运动,保证了体液与神经之间的交换,减少神经与电极之间的相对运动造成的摩擦,不易损伤迷走神经。

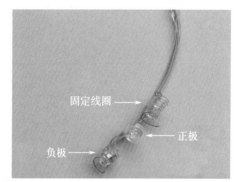

图 10-5-1 VNS 电极

2. 体外程控仪 由平板电脑和编程器组成,目前国内研制的平板电脑和编程器之间为蓝牙无线通信,编程器和脉冲发生器之间为脉冲位置调制(PPM)通信。使用时,患者手持编程器,靠近胸前脉冲发生器的植入部位,医生手持平板电脑,可以距离患者数米进行程控。此外每例患者还配有一个手携式的磁棒,用于患者出现发作先兆时激发脉冲发生器的强刺激。

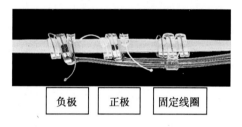

图 10-5-2 VNS 电极安放示意图

（五）手术并发症及预防

VNS 常见的副反应包括但不限于以下三个方面:

1. 手术相关副反应 包括感染、出血、神经或血管损伤等。

2. VNS 装置相关副反应 包括对植入材料产生过敏或免疫系统反应、植入部位发生感染、植入部位有异物感或肿胀感、电极和脉冲发生器出现腐蚀或移位、电极断裂、电极短路、功能异常及治疗效果丧失等。

3. VNS 刺激作用相关副反应 由于电流刺激治疗迷走神经同时也会刺激到喉反射神经,VNS 术后有可能出现以下临床症状:吞咽困难;声音嘶哑;咳嗽;咽部疼痛;呼吸困难和呼吸短促;恶心;耳鸣;月经失调;腹泻;头晕;刺激时可能增加阻塞性睡眠呼吸暂停症患者睡眠呼吸暂停的次数;精神损伤,如注意力或识别能力缺损、记忆紊乱、混淆或心理紊乱;神经刺激引发持续性疼痛或不舒适;感觉异常;语言出现问题,如语言障碍或口吃;意外感觉,如暂时或永久性麻痹等。

（六）疗效

VNS 治疗后的疗效评定包括癫痫发作的频率(或次数)、发作时间和严重程度、术后生活质量及认知改善。应用统一的标准对癫痫的手术疗效进行评价,有助于判断不同手术方式的疗效。国际上常用的癫痫评价方法为在美国加利福尼亚州举行的第一届癫痫外科治疗国际会议上推荐的 Engel(1987)评价方法。不同于传统的切除手术,VNS 主要是减少癫痫发作,大部分 VNS 手术患者为 Engel 评价的Ⅲ~Ⅴ级。另外,Engel 评价体系自身存在不足,如 Engel 分类的Ⅰ级中把癫痫发作完全消除与仍有发作的患者混在一起,Ⅲ级中"值得的改善"各中心的执行标准不同。因此,应用 Engel 评价方法评估 VNS 手术效果受到极大限制,目前倾向于在 VNS 的手术评价时应用 McHugh 等 2007 年提出的评价方法(表 10-5-1),其实用性及可操作性优于 Engel 评价体系(表 10-5-2)。

表 10-5-1 VNS 疗效分级评价标准（McHugh，2007）

分级	定义	分级	定义
Ⅰ级	发作频率减少 80% 以上	Ⅲ级	发作频率减少 <50%
ⅠA	发作的严重程度改善	ⅢA	发作的严重程度改善
ⅠB	发作的严重程度未改善	ⅢB	发作的严重程度未改善
Ⅱ级	发作频率减少 50%~79%	Ⅳ级	仅在应用磁铁时受益
ⅡA	发作的严重程度改善	Ⅴ级	没有改善
ⅡB	发作的严重程度未改善		

表 10-5-2 癫痫手术疗效评价（Engel，1987）

分级	定义
Ⅰ级	癫痫发作消失
ⅠA	术后癫痫发作完全消失
ⅠB	术后仅有单纯部分发作
ⅠC	术后有致残的癫痫发作，但致残的癫痫发作消失至少 2 年
ⅠD	术后仅在停止使用 AED 时有全身性惊厥
Ⅱ级	癫痫发作极少或基本消失（每年不超过 2 次）
ⅡA	致残的癫痫发作消失，癫痫发作次数极少
ⅡB	致残的癫痫发作减少
ⅡC	手术后有多于极少的致残癫痫发作，但癫痫发作极少至少 2 年
ⅡD	仅夜间癫痫发作
Ⅲ级	值得的改善（发作频率减少 >90%）
ⅢA	值得的癫痫发作减少
ⅢB	长期癫痫发作消失，间隔期超过随访期的一半，且不少于 2 年
Ⅳ级	不值得的改善
ⅣA	癫痫发作明显改善（发作频率减少 50%~90%）
ⅣB	无明显改善（发作频率减少 <50%）
ⅣC	发作加重

　　国际第一个迷走神经刺激协作组的多中心、双盲、随机对照研究表明，经过 16~18 个月的刺激，癫痫发作平均减少了 52%，证实 VNS 能显著减少癫痫患者的发作频率。

　　VNS 的有效性在一定程度内随治疗时间的延长而增加。大样本病例统计，VNS 术后 24 个月癫痫发作次数平均减少 50%，5%~9% 的患者发作完全停止，17% 的患者发作次数减少 90% 以上，30% 的患者减少 75% 以上，55% 的患者减少 50% 以上。但也有大约 13% 的患者癫痫发作次数仅减少 30%~50%，约 10% 的患者无效。如在一组 3 822 例患者，VNS 术后 3、6、12、18 和 24 个月癫痫发作次数分别减少 47.0%、52.9%、60.0%、62.7% 和 66.7%。术后 24 个月，8.3% 的患者发作完全停止，26.8% 的患者发作次数减少 90% 以上，43.7% 的患者减少 75% 以上，62.2% 的患者减少 50% 以上。

　　VNS 亦可用于曾行癫痫病灶切除手术的患者。如在一组曾进行过癫痫切除手术的 921 例患者，VNS 术后 3、6、12、18 和 24 个月癫痫发作次数分别减少 42.5%、42.9%、45.7%、52.0% 和 50.5%，术后 24 个月 5.1% 的患者发作完全停止，17.3% 的患者发作次数减少 90% 以上，31.4% 的患者减少 75% 以上，55.1% 的患者减少 50% 以上。

欧洲的一项多中心研究也表明,VNS 术后癫痫发作次数平均降低约 51%,其中 9% 的患者癫痫发作完全停止,13% 的患者癫痫发作次数减少 30%~50%,大约 28% 的患者癫痫发作次数减少小于 <30%。

VNS 长期治疗的效果较稳定。Kuba 等对 90 例接受 VNS 手术 5 年以上的患者进行回顾性、多中心、开放标签随访研究,随访 6.6 年 ±1.1 年,发现患者发作次数由 41.2 次 / 月下降至 14.9 次 / 月,癫痫发作平均减少 55.9%,5.5% 的患者癫痫发作完全停止,15.5% 的患者减少超过 90%。Alexopoulos 的研究表明,VNS 治疗 3、6、12、24、36 个月癫痫发作分别减少 56%、50%、63%、83% 和 74%,10.1% 的患者超过 6 个月未再有癫痫发作,但有 21.7% 的患者因疗效不满意或感染而中断治疗。

我国目前仅有几个大的癫痫中心开展癫痫的 VNS 治疗。有研究者曾对 94 例 VNS 患者进行随访,术后 33 例(35.1%)患者为 McHugh 分级 I 级,27 例(28.7%)为 II 级,20 例(21.3%)为 III 级,3 例(3.2%)为 IV 级,11 例(11.7%)为 V 级。此外,需要说明的是,8 例(8.5%)患者达到癫痫发作完全缓解,60 例(63.8%)患者能达到癫痫发作频率缓解 50% 以上。

VNS 的刺激参数对癫痫发作有影响。VNS 研究组的多中心随机对照研究表明,高刺激参数组(治疗剂量)的抑制作用明显优于低刺激参数组(亚治疗剂量)。高刺激参数组治疗 12 个月后,癫痫发作减少 24.5%;而低刺激参数组减少 6.1%($P<0.01$);高刺激参数组 31% 的患者在 VNS 治疗后癫痫发作频率下降 50% 以上,而低刺激参数组下降仅 13%。VNS 刺激参数包括输出电流、频率、脉宽以及开 / 关时间等。医生应当针对每一例患者找到合适的参数以达到最大治疗效果、最小副作用和最长电池使用时间,即针对每一例患者找到个体化的治疗方案。

VNS 用于原因不明的全身性和部分性癫痫,对 Lennox-Gastaut 综合征和阵挛发作有较高的缓解率。Janszky 等曾对 VNS 治疗后有无癫痫发作的预测因素进行研究,认为有无发作间期癫痫样放电是影响的重要因素。当发作间期无癫痫样放电时,VNS 术后无癫痫发作的灵敏度是 0.83($95\%CI$:0.44~0.97),特异度为 0.80($95\%CI$:0.66~0.90)。

总之,与切除性手术相比,VNS 是一种辅助性的治疗方法,是药物治疗和传统手术治疗的补充。首先,虽然有部分患者应用 VNS 治疗后癫痫发作完全停止,但对大部分患者来讲,是减少癫痫发作的频率和严重程度;其次,切除手术治疗也有部分患者疗效不佳,如即使手术疗效最好的颞叶癫痫,完全控制率 70% 左右,仍有 10%~15% 的患者无效。VNS 可用于手术治疗失败的癫痫。可以预见,随着我国经济的不断发展以及对癫痫发病机制研究的深入,VNS 在癫痫治疗中的应用将更加广泛。尤其随着国产迷走神经刺激系统上市,VNS 将会在临床上广泛使用,使更多的癫痫患者受益。

二、脑深部电刺激

(一)概述

脑深部电刺激(DBS)作为一种新的癫痫治疗手段正受到广泛的关注,很多科学家开展了大量的基础研究,在临床治疗上取得了令人振奋的效果。DBS 是指通过立体定向方法进行精确定位在脑内特定的靶点(如皮层下结构、脑干、小脑、尾状核、丘脑核团(中央中核、前核和丘脑底核)等处),植入电极进行持续高频电刺激,从而改变相应核团兴奋性以达到改善和控制中枢神经系统疾病(如帕金森病、特发性震颤、肌张力障碍、癫痫、顽固性疼痛等)的一种安全、有效、可逆的神经外科的新疗法。在研究脑神经功能的过程中,人们发现对脑部的电刺激不仅可以检测神经的结构,而且这种外界刺激本身对神经有一定的作用,可引起脑部神经的兴奋性改变;尤其当研究人员采用不同的刺激参数、波形、频率刺激脑深部结构时,可诱发或抑制癫痫的发作。

(二)常用刺激核团

目前对 DBS 的研究仍主要集中在靶点选择以及刺激参数的调整上,在靶点选择方面主要涉及丘脑前核(anterior nucleus of the thalamus,ANT)、杏仁核及海马(amygdale-hippocampus,AH)、丘脑中央中核(centromedian nucleus of the thalamus,CMT)、丘脑底核(subthalamic nucleus,STN)、黑质网状部(substantia nigra pars reticulata,SNr)、尾状核(caudate nucleus,CN)、小脑(cerebellum)、下丘脑后部(posterior hypothalamus,pHyp)和未定带(caudal zona incerta,cZi)等(图10-5-3)。

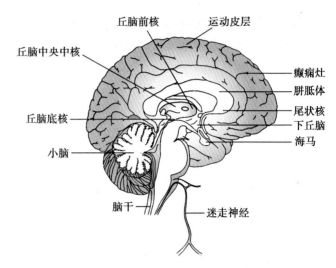

图10-5-3 可供选择的刺激靶点示意图

1. 丘脑前核(ANT) ANT位于丘脑的前中部,作为"运动丘脑"直接参与组成Papez环路,该通路由海马-乳头体-丘脑前核-扣带回-海马组成。ANT通过乳头丘脑束接受来自海马和乳头体的纤维投射,传出纤维投射至扣带回皮质和海马皮层,然后广泛地分布于大脑皮质,在调控大脑皮层与边缘系统活动中处于重要地位。故当颞叶皮层、海马异常电信号向上传导时,ANT会记录到放电的变化。此时对ANT进行电刺激,电信号能够通过联络纤维传导至大脑皮层,对皮层脑电进行调节。既往研究也表明ANT-DBS可以抑制皮层异常放电,对癫痫有治疗作用。

2. 杏仁核及海马(AH) 颞叶内侧癫痫的发作起始与杏仁核及海马密切相关,是近年来研究的热点之一。对颞叶内侧型癫痫,刺激靶点通常选择海马杏仁核复合体。海马杏仁核复合体是边缘系统的重要组成部分,构成Papez环路(limbic circuit of Papez)的起点和终点,在癫痫的发生发展以及传导中具有重要作用,常常被认为是中转站及放大器。AH-DBS主要用于双侧颞叶癫痫的治疗。当颞叶皮层、海马受到电刺激时,电信号能够通过Papez环路传导至大脑皮层,对皮层脑电进行调节。海马杏仁核复合体电刺激治疗癫痫的具体机制可能是通过调节脑组织内兴奋性神经递质与抑制性神经递质的功能平衡实现的。Luna-Munguía H等用130Hz高频电刺激大鼠海马,发现细胞外液谷氨酸、天冬氨酸、甘氨酸、牛磺酸、丙氨酸浓度增高,在刺激时以及刺激结束1小时内GABA释放增加,对谷氨酰胺影响不大。

3. 丘脑中央中核(CMT) CMT作为上行性网状系统的一部分,具有调节皮层兴奋性的功能。CMT-DBS治疗癫痫的机制可能与去极化或超极化上行性网状系统有关。应用6Hz阈值水平的电流,刺激单侧CMT,能在大脑皮层记录到脑电募集反应,而60Hz的电刺激可使大脑皮层的内在电活动去同步化。

4. 丘脑底核(STN) STN是癫痫黑质控制系统的重要组成部分,这一系统中还包括黑质网状部(SNr)和中脑背侧抗惊厥区。中脑背侧抗癫痫区位于丘脑底核上丘,受黑质网状部抑制。目前的假设认为抑制丘脑底核可以解除黑质网状部对中脑背侧抗癫痫区的抑制以提高癫痫发作的阈值,因此可通过STN电刺激来抑制癫痫发作。结果发现高频电刺激STN明显减少了海人酸癫痫大鼠癫痫发作的时间,同时也降低了发作的程度,延长了第一次发作的潜伏期。目前对STN-DBS治疗癫痫的研究仍然较为局限,可供参考的数据不多。

5. 黑质网状部(SNr) SNr是癫痫黑质控制系统的重要组成部分,它可以抑制中脑背侧抗惊厥区,因此SNr也是参与癫痫控制的重要结构。目前有关SNr的动物实验和临床研究较少,最近的研究表明SNr电刺激对大鼠额叶阵挛性发作有一定治疗作用。

6. 尾状核(CN) CN低频电刺激(4~6Hz)可以对癫痫达到一定程度的控制,其机制可能是通过低频电刺激使大脑皮层超极化以抑制癫痫的发生。动物实验表明当频率控制在10~100Hz时,电刺激尾状核可减少皮层局灶性癫痫、嗅脑癫痫和青霉素诱发的颞叶癫痫,但是当频率大于100Hz癫痫发作可能加重。

7. 小脑 小脑作为人体运动的重要协调部位,与大脑皮层及丘脑有广泛的联系。而且在发现小脑浦肯野细胞对产生广泛抑制性电荷所起的重要作用以后,更加大了对电刺激小脑抗癫痫的研究。目前认为小脑电刺激可能是通过作用于抑制性浦肯野细胞,抑制小脑传出到丘脑的兴奋性纤维,降低丘脑投射到皮层纤维的兴奋性,从而抑制皮层的兴奋性。有研究表明小脑电刺激对癫痫治疗有效,但也有随机双盲对照的研究,结果并没有取得肯定的疗效。现小脑刺激已基本弃用。

8. 其他靶点 下丘脑后部(pHyp)和未定带(cZi)为较少应用的靶点,目前对于其治疗癫痫的临床及动物研究还较少。Franzini 等对 2 例患有多灶性癫痫合并行为障碍的患者采用 pHyp-DBS;对 2 例患有局灶性癫痫伴有感觉障碍的患者采用 cZi-DBS,选择脉宽 90μs,电压为 1.5~3.5V;3 例患者选择频率 185Hz;1 例采用 cZi-DBS 的患者选择 100Hz。结果发现 4 例患者癫痫发作频率明显下降,2 例患有行为障碍的患者行为障碍明显改善,且未发现任何不良反应。

总之,DBS 治疗癫痫的数据有限,对一些热点问题仍难以达成共识,也缺乏对患者认知、情绪、长期疗效及并发症等方面的观察,甚至有一些效果相左的报道。对癫痫患者来说,DBS 仍然是一种姑息性的治疗方法,临床应用尚未普及,也存在出现、感染等并发症。同时,究竟哪些核团更有优越性,哪些核团对特定癫痫更有疗效,即何种癫痫类型选择何种靶点等,这些都需要大量的动物实验和临床研究加以评估。虽然如此,脑深部电刺激治疗癫痫经过多年的研究,无论是在治疗机制,还是动物实验和临床研究上都取得了一定的成绩。相信随着技术的发展和研究的深入,新型的植入式神经电刺激器设备的研发和应用,DBS 有望成为癫痫治疗的一种有效方法。

(三) 刺激方式

1. 开环电刺激与闭环电刺激　目前 DBS 刺激模式为持续性电刺激,即开环电刺激。而癫痫是一种间断发作性疾病,如能通过脑深部电极对癫痫进行预测,在即将发作之前给予电刺激治疗,即进行闭环电刺激,则对癫痫的治疗更具针对性,更科学合理,是癫痫电刺激治疗的理想状态。实现闭环电刺激的基础是癫痫的预测,在预测到癫痫即将发作之前给予及时的闭环电刺激,以达到阻止癫痫发作的目的。毫无疑问,癫痫预测的研究是癫痫领域最具挑战性的研究方向之一。

目前研究表明,癫痫发作是可以预测的,发作前的预兆有一定规律可循,这使癫痫预测成为可能,国内外学者也对此做了大量的研究工作。在痫性发作前数分钟至数十分钟不等的时间里,癫痫患者的脑电信号就已经出现了明显的动力学变化,故可根据脑电信号改变进行预测。目前的癫痫预测大多都基于对脑电信号进行分析、计算。癫痫发作前出现脑电信号的改变是癫痫预测的基础,癫痫患者发作间期脑电图可见散发或阵发的尖波、棘波、尖 - 慢波或棘 - 慢波等痫样放电。采用的预测方法早期主要是线性方法预测,但预测的敏感性和特异性受到限制,而且平均预测时间也有限,使其应用受到限制。因脑电信号具有非线性动力学特征,非线性动力学理论比传统的线性方法能更好地描述脑电数据的特征。在应用功率谱熵进行预测的研究中,发作间期单个神经元的活动是相对独立的,彼此之间一致性较低,表现为大脑的复杂性动力学特征,即脑电功率谱熵较高;在发作前期,神经元的节律发生改变,越来越多的神经元同步化放电,随着同步化兴奋神经元增多,脑波变化的复杂性降低,即脑电功率谱熵下降;在癫痫发作期,大脑神经元高度同步化放电,脑电功率谱熵达到最低值。因脑电信号在癫痫出现临床症状之前数分钟甚至数十分钟即可能出现异常变化,这为癫痫预测提供了时间保证。其他方法如相关维、Lyapunov 指数、Hurst 指数等亦基于非线性方法的原理。脑电图的采集方法主要有头皮电极、皮层电极和深部电极。做好癫痫预测,对脑深部电极靶点的闭环电刺激有很大的促进作用。

多中心双盲随机对照反应性闭环电刺激(RNS)研究已经完成。来自 31 个中心的 191 例顽固性癫痫患者接受 RNS。患者年龄 18~70 岁,每月发作至少 3 次。12 周盲期内,起始植入效应使刺激组和对照组发作减少分别为 34.2% 和 25.2%,但是在盲期结束的时候,刺激组发作次数减少达到了 41.5%,而对照组却只减少了 9.2%。随访 2 年后,超过 45% 的患者发作减少 50% 以上;随访 3 年后,超过 53% 的患者发作减少 50% 以上。另外,该研究还指出,RNS 可以显著减少药物难治性部分性癫痫发作,还可以用于经过迷走神经刺激或者切除性手术后无效的患者。其他的重要发现还有,RNS 不仅减少发作的数量,还能够显著提高患者的生活质量,当然生活质量评估量表(QOLIE-89)是在开发标签时统计的,而且 3 个月的盲期可能还有些短,仍需要进一步的研究来证明。RNS 有很多潜在的优势,不仅可以有效地阻止癫痫发作,而且延长刺激器使用寿命,并减少刺激耐受和副作用。

2. 癫痫预测　研究表明,癫痫有一个随时间演化的过程,特别是发作前的预兆有一定规律可循,这使癫痫预测成为可能,国内外学者也对此做了大量的研究工作。癫痫预测是反馈性刺激的基础和前提,目前的癫痫预测大都基于对脑电信号进行分析、计算。癫痫发作前出现脑电信号的改变是预测的基础,癫痫患者发作间期脑电图可见散发或阵发的尖波、棘波、尖 - 慢波或棘 - 慢波等痫样放电,在痫性发作前数分钟至数十分钟不等的时间里,癫痫患者的脑电信号就已经出现了明显的动力学变化。目前预测癫痫的方法主要分为线性方法和非线性方法。而脑电图的采集方法主要有头皮电极、皮层电极和深部电极。做好癫痫预测,对脑深部电极靶点的反馈性刺激有很大的促进作用。

总之,DBS 治疗癫痫的数据有限,对一些热点问题仍难以达成共识,也缺乏对患者认知、情绪、长期疗效及并发症等方面的观察,甚至有一些效果相左的报道。对癫痫患者来说,DBS 仍然是一种姑息性的治疗方法,临床应用尚未普及,也存在出现、感染等并发症,亦有在刺激过程中意外死亡的报道。同时,究竟哪些核团更有优越性,哪些核团对特定癫痫更有疗效,即何种癫痫类型选择何种靶点等,这些都需要大量的动物实验和临床研究加以评估。虽然如此,DBS 治疗癫痫经过多年的研究,无论是在治疗机制,还是动物实验和临床研究上都取得了一定的成绩。相信随着技术的发展和研究的深入,新型的植入式神经电刺激器设备的研发和应用,DBS 有望成为癫痫治疗的一种有效方法。

【典型病例】

患者,男,16 岁,发作性四肢抽搐 16 年。

现病史:患者于 16 年前发热后出现口唇发紫,愣神,四肢僵直,伴意识障碍,每发热时均有发作。就在于当地医院,行脑电图、MRI、CT,诊断为"复杂性高热惊厥",此后智力发育明显落后同龄人。口服丙戊酸钠(德巴金)4 年无再次发作。12 年前,于发热时再次发作,增加拉莫三嗪、托吡酯,症状控制良好。在此期间,查 MRI:大枕大池、枕大池蛛网膜囊肿;双侧上颌窦小黏液囊肿。半年前,无明显诱因再次出现上述发作,并且无发热时也有发作,频率增加,每日均有数次发作,以清晨发作最多。外院脑电图提示:双侧额、中央、前颞多发棘波,睡眠期异常放电增多。

既往史:否认肝炎、结核、疟疾病史,否认高血压、心脏病史,否认糖尿病、脑血管疾病、精神疾病病史,否认手术、外伤、输血史,否认食物、药物过敏史,未正常预防接种。

查体:T 36.4℃,P 82 次 /min,R 19 次 /min,BP 111/82mmHg,体重 65kg,神清。精神行为发育迟滞,可简单对答,精神可。双眼视力、视野粗测未见明显异常,各方向眼动充分,双瞳等大正圆,直径 3mm,光反应(++),面纹对称,面部不自主抽动,伸舌居中,听力粗测正常。颈软,四肢肌力 5 级,肌张力未见明显异常,感觉检查未见明显异常,生理反射存在,病理反射未引出。

辅助检查:MRI 示,大枕大池、枕大池蛛网膜囊肿,双侧上颌窦小黏液囊肿。脑电图示双侧额、中央、前颞多发棘波,睡眠期异常放电增多。

病例解析:患者查体示发育迟滞。根据 MRI、脑电图,患者诊断为"顽固性癫痫",脑电显示棘波分散,不集中,致痫灶位置不明确,病灶切除难度大,规律正规药物治疗后仍有癫痫发作,符合 VNS 适应证,可行 VNS 手术治疗。

指南解读

1999 年,美国神经病学会(AAN)对 VNS 的适应证进行了说明:12 岁以上的药物难治性癫痫患者,不能通过病灶切除术或颞叶内侧切除术等治愈性切除手术来控制发作的潜在可能性,VNS 可作为手术选择。AAN 2013 版指南提出 VNS 作为儿童癫痫的辅助治疗可能有效,能使儿童癫痫患者发作频率减少 >50% 的比例(反应率)达到 55%(95%CI:51%~59%),无发作率达 7%(95%CI:5%~10%)。根据 2015 年《迷走神经刺激术治疗癫痫的中国专家共识》,目前对应用 VNS 的适应证尚无统一标准,多数文献支持以下适应证:①按照国际标准联合用药治疗 1~2 年仍不能控制的耐药性癫痫;②外科治疗失败者;③不适合手术切除颅内病灶的难治性癫痫。

手术经过：手术医师要熟悉手术区域相关的神经、血管、组成颈前三角肌肉的解剖，避免损伤颈丛、喉返神经、颈内静脉的分支以及其他的组织结构。迷走神经位于颈动脉鞘的边缘，介于颈动脉和颈内静脉之间，迷走神经的颈中干相对游离，位于上、下颈心支的起始端之间。VNS装置的电极通常放在迷走神经的颈中干上，颈心支从直径、外观和位置上都与神经干本身极其相似，要注意不要将两者混淆。喉上神经在向下进入喉之前，发出末梢加入支配颈动脉的分支，喉返神经与主干伴行，在向上进入气管食管沟之前在主动脉弓水平发出许多像马尾样的细小分支。另外还有数根神经与颈动脉鞘相毗邻，舌下神经起自头端走向颈中部，膈神经走行在颈动脉鞘深层筋膜的下面，交感神经干位于颈动脉鞘的深面靠中线部位；在植入操作过程中或随后的刺激作用均有可能受到伤及这些神经，胸锁乳突肌位于颈动脉鞘的侧前方。

右侧迷走神经主要支配窦房结，分布于心房影响心脏节律，较左侧迷走神经（主要支配房室结）易出现心律失常，因此临床上多行左侧迷走神经刺激，除非有明显解剖异常，如已行左侧迷走神经切断术或左侧皮肤感染不能手术等。

住院经过：患者术后恢复顺利，切口愈合良好，术后次日出院。

第六节　小儿癫痫外科的手术时机

内容要点：

1. 对于明确局灶起源的药物难治性癫痫患儿，如高度怀疑皮质发育不良、颞叶内侧海马硬化、偏侧巨脑回、下丘脑错构瘤等，应该早期选择切除性手术治疗。

2. 对于反复发作的不适合切除性手术的患儿，如Lennox-Gastaut综合征，可以选择VNS治疗。

癫痫是小儿神经系统常见疾病，流行病学资料显示小儿癫痫的患病率为3‰~6‰。小儿癫痫具有与成人癫痫显著不同的特点。首先，病因上，原发性多与遗传因素有关，继发性的原因包括围产期脑损伤、先天性脑发育异常、遗传代谢性疾病、神经皮肤综合征、炎症、脑血管病、发育性肿瘤等；其次，发作类型不同，有多种小儿时期特有的综合征，如West综合征、Lennox-Gastaut综合征、Landau-Kleffner综合征等；最后，治疗的选择上，无论是药物还是手术治疗，在考虑控制发作的同时，需要考虑对小儿认知、语言及运动的发育的影响。

小儿癫痫手术时机的选择一直是癫痫外科关注的焦点。对于药物难治性局灶性癫痫患者，手术切除可能有较好的预后，早期手术干预能够保证患儿精神运动功能的正常发育，患儿中枢神经系统的可塑性高，对术后神经功能的缺陷代偿能力优于成人，而且早期手术可以避免长期癫痫发作引起继发性致痫灶的形成。但是也有部分学者认为，部分患儿癫痫发作有自发缓解的可能，而且对较小年龄患儿进行手术，术后并发症及死亡率可能提高。就常见病理类型局灶性皮质发育不良（FCD）来说，多数患者均为药物难治性癫痫，有研究统计120例FCD患者（包括成人），内科药物治疗癫痫完全缓解1年以上仅为20例（17%），而外科手术切除术后FCD癫痫完全缓解的概率在50%~80%之间，因此对于癫痫定位较为明确的FCD患者，外科手术切除可能获益更大。

一、早期手术干预可能对癫痫患儿的认知功能发育具有保护作用

童年期是患儿大脑发育的关键时期，处于较为旺盛的发育、学习以及成熟期，癫痫本身以及相关的治疗都有可能引起发育的延迟或障碍，包括因癫痫发作引起的功能性损伤、活动受限、语言障碍、药物的副作用、失学、过度保护、自尊心受挫或者社会活动减少，引起严重的社会心理障碍。近70%药物难治性癫痫患儿合并存在智力发育迟滞。

Freitag 等人统计 50 例学龄前儿童癫痫外科术后随访发现:66% 患儿癫痫完全缓解,82% 患儿保持稳定的生长发育,癫痫完全缓解的患者智商明显提高,癫痫病程较短的患儿术后发育商数明显提高,Shurtleff 同样发现早期手术干预有助于患儿术后智商水平(韦氏智力量表)的提高。Monique 等人综合分析了 11 篇关于大脑半球切除术后神经认知发育情况的报道(病例总数 236 例),其中 29% 患儿认知功能明显提高(智商、发育商数或者智能发育指数增长 5~15 分以上),61% 患儿无变化,10% 认知功能有所下降;其他癫痫外科手术类型术后(466 例),19% 患儿神经发育明显改善,70% 无明显变化。大多研究均发现病史长短、术前认知功能水平以及术后癫痫缓解情况与术后认知功能水平有明显的相关关系。其他相关因素,如病因、手术年龄、术后服用抗癫痫药物以及随访时间等因素,在部分研究中也发现与认知功能发育有关(图10-6-1)。此外,对于难治性功能区癫痫或者累及一侧大脑半球的癫痫患者,因儿童大脑可塑性高,术后感觉运动功能的恢复明显好于成年患者。因此,小儿癫痫早期手术干预能改善患者的认知功能发育,但是目前缺乏随机对照研究提供高级别证据表明早期手术的优越性。

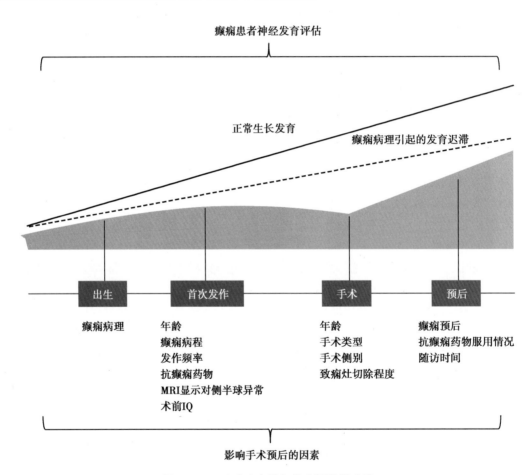

图 10-6-1　癫痫患者神经发育评估模式图
图中实线代表正常人群的发育评分随年龄的变化,虚线代表因癫痫病理本身引起的发育评分变化,出现癫痫发作,神经发育评分会进一步下降(阴影区域),手术治疗癫痫完全缓解后部分认知功能有所改善。

二、小儿癫痫早期外科手术的预后

FCD 是小儿癫痫外科常见的病例类型,外科切除术后随访 2 年以上,癫痫完全缓解率为 40%~73%,多数研究集中在 50%~55%。颅内肿瘤是在小儿癫痫外科中仅次于 FCD 引起癫痫发作的常见病理,Ranger 等统计 185 例胚胎发育不良性上皮肿瘤继发癫痫患儿术后癫痫完全缓解率达 86%,没有围手术期死亡报道,术后并发症发生率为 12%,但多为一过性的。关于小儿颞叶癫痫的荟萃分析 36 篇报道,1 318 例小儿颞叶癫痫患者术后随访至少 1 年以上,癫痫完全率为 76%,而颞叶外癫痫(1 259 例)外科切除术后癫痫完全缓解率为 56%。随着显微神经外科技术的进步和各癫痫中心小儿癫痫外科手术经验的积累,围手术期死亡率和术后并发症的出现已大大减少。既往文献均报道小儿癫痫外科术后具有良好的癫痫预后,因此对患儿药物难治性癫痫的早期识别并尽早进行外科评估是有必要的。

三、药物难治性癫痫的早期识别

术前评估中,明确药物难治性癫痫是手术的前提。若能明确与内科抗癫痫药物治疗相比,外科手术干预能够很大程度上减少发作甚至癫痫完全缓解,手术干预的风险则更为合理且易被接受。目前国际抗癫痫联盟(ILAE)建议药物难治性癫痫的诊断需根据病因、发作类型、综合征等确定其处理原则。将药物难治性癫痫定义为经过两种选择正确且能耐受的抗癫痫药物(单药或联合用药)治疗,仍未能达到持续无发作。药物难治性癫痫的早期识别干预,有利于使患者尽早转入综合性癫痫中心进行评估,使患者及家属尽早了解和考虑除药物治疗外的多种治疗方法,改善患者的预后,选择合适的治疗方案。对于外科获益明显大于保守治疗的患儿尽早进行手术干预治疗。

易发展为难治性癫痫的综合征包括:大田原综合征(早发性婴儿癫痫性脑病)、Dravet 综合征、婴儿痉挛、Lennox-Gastaut 综合征、Rasmussen 脑炎、颞叶内侧癫痫伴海马硬化、偏侧巨脑回、下丘脑错构瘤等。

易发展为难治性癫痫危险因素包括:初始抗癫痫药物治疗效果差;年龄依赖性癫痫性脑病;在癫痫诊断和治疗前存在频繁发作;出现过癫痫持续状态、海马硬化、皮质发育异常、肿瘤、外伤性软化灶、双重病理等明确的病因;临床症状表现为复杂部分性发作等情况。研究发现,症状性或隐源性癫痫药物治疗控制不佳的比率为 40%,而特发性癫痫只有 26%;随着磁共振等影像学技术以及影像后处理技术等发展,越来越多的隐源性癫痫被发现存在局灶性的脑结构异常。因此,对于起源明确、存在发展成为药物难治性癫痫高危因素的患儿,可以考虑积极癫痫外科术前评估与手术治疗。

四、展望

在颞叶癫痫治疗领域中,2001 年加拿大 Weibe 教授进行的随机对照试验证实前颞叶切除术后癫痫预后明显优于药物治疗,而且手术组患者的癫痫严重程度、生活质量、社会活动改善也要优于药物治疗组。2012 年美国的 Engel 教授进行的随机对照试验发现手术治疗的 15 例颞叶癫痫患者 11 例达到癫痫完全缓解,而药物组中 23 例患者中无一例达到癫痫完全缓解,证实颞叶癫痫早期手术的优越性。而在小儿癫痫的外科治疗中,尚需类似的随机对照试验证实某些类型的癫痫早期手术的必要性和优越性。在小儿癫痫的治疗中,内外科联合共同诊治,对药物难治性癫痫早期识别,通过仔细评估和筛选,对适合手术者进行早期干预可能使患者受益。

第七节　癫痫外科围手术期的抗癫痫药物治疗

内容要点:

1. 术前评估阶段减停药物的常用方法。
2. 围手术期抗癫痫药物使用方法。
3. 手术后应坚持服用抗癫痫药物,原则上至少 2 年无发作(包括无先兆发作)时可以考虑在医生指导下缓慢减停抗癫痫药物。存在危险因素的患者,应考虑适当延长抗癫痫药物的治疗时间或长期服药。

近年来,癫痫的诊断与治疗技术都取得了快速的发展,尤其是癫痫外科治疗已经成为药物难治性癫痫的一种重要治疗手段。但是癫痫外科治疗尤其是以根治为目的的切除性手术需要全面的术前评估程序,在术前尽可能明确致痫区的位置、范围以及与功能区的关系。癫痫手术后也仍然需要继续服用抗癫痫药物，直到符合一定的标准才能减停抗癫痫药物。所以在癫痫外科治疗之前的评估阶段、围手术期以及癫痫手术后都面临如何使用抗癫痫药物的问题。

一、术前评估阶段抗癫痫药物的使用

术前评估的一个重要内容就是通过脑电监测获得发作期资料，对于患者惯常发作症状学和发作期脑电图的分析在致痫区的定位中具有极为重要的价值。在脑电监测过程中往往通过减停抗癫痫药物来增加发作频率，以缩短监测时间。但是癫痫患者在长期应用抗癫痫药物后，突然减停抗癫痫药物虽然会增加发作频率，但是同时也可能会导致发作成簇出现甚至持续状态，或者激活潜在致痫区，产生非惯常发作，对定位产生误导。所以术前评估阶段的药物调整应首先了解患者的病史和以往使用抗癫痫药物情况。多数药物难治性癫痫患者的病程长，并使用过多种抗癫痫药物。因此，应对患者的病史和治疗过程进行全面系统的了解，包括以往的发作症状学、使用抗癫痫药物的情况，尤其需要了解以往是否减停过抗癫痫药物、减停哪种药物更容易发作增多以及减停药物后发作形式是否有所改变等。

1. 对于即使正常服用药物仍然发作频繁的患者（每日发作），一般不需要减停抗癫痫药物。

2. 对于发作无规律，或发作不频繁的患者，可在充分告知并取得患者及家属知情同意的情况下，逐渐减少或停用抗癫痫药物，以便于记录到发作。

（1）单药治疗：可以将现在所服用的药物剂量减少 1/3，如果仍未发作，可每 3 日左右减掉 1/3 的剂量，直至停药监测。

（2）多药治疗：首先评估哪种药物可能无效或不良反应较大、术后不再考虑继续使用的药物，观察 1~3 日，若未能记录到发作，可撤下相对有效的药物，减药方法可参照单药治疗的减药，术后可考虑继续应用该药。

（3）苯巴比妥及苯二氮䓬类药物：骤然停用此类药物加重发作的可能性较大，并且容易出现非惯常发作、强直 - 阵挛发作或者癫痫持续状态，既增加风险又不利于致痫区定位，所以此类药物不宜减量过快。

（4）对凝血功能或者肝功能影响较大的药物：在术前评估阶段需要为未来的手术做准备，所以对凝血功能障碍或肝肾功能异常的患者，最好在此阶段减停对凝血功能有影响的药物（如丙戊酸钠），并给予对症治疗，以降低手术中出血的风险。

（5）由于手术后 1 周内可能同时应用多种其他药物，如脱水药、激素、抗生素等，药物间的相互作用比较复杂，所以也可以在术前评估期间考虑减掉相互作用较多的药物，而保留相互作用少的药物。

（6）术前评估完成后如不能立即手术，应按本次评估确定的个体化用药方案重新开始抗癫痫药物治疗，可参照中国抗癫痫协会编写的《临床诊疗指南：癫痫病分册》（2015 修订版）（以下简称《指南》），根据发作类型、综合征诊断选择药物。由于考虑癫痫切除性手术治疗的患者基本上是部分性癫痫，所以可选择的药物包括卡马西平、奥卡西平、左乙拉西坦、丙戊酸钠、拉莫三嗪、托吡酯等。对于考虑姑息性手术治疗的少数全面性癫痫，可以考虑选择丙戊酸钠、拉莫三嗪、托吡酯。

二、围手术期抗癫痫药物的使用

1. 手术当日　由于手术当日需要禁食，尽可能在禁食前口服最后一次抗癫痫药物，如果患者以往曾有漏服一次药物即出现频繁发作的经历，可适当给予注射的抗癫痫药物，并且在可进食后即刻恢复服用原来的抗癫痫药物。部分患者术后当日可能出现发作频率增加或发作形式改变，此时一般暂不改变口服抗癫痫药物治疗方案，但应分析原因，如发作频繁，或出现多次强直 - 阵挛发作，可参照癫痫持续状态处理。

2. 手术后 4 周内抗癫痫药物的使用　经过术前评估阶段的药物调整，如果患者服用的抗癫痫药物符合《指南》的选药原则，剂量合理，则可维持术前用药，并尽可能单药治疗。如术后患者发作消失，尽可能不做过多的药物调整。如手术后 2~4 周内仍有与术前同样形式的发作或出现新的发作类型，可根据发作类型、药物浓度以及患者的经济条件等因素调整剂量或者考虑联合治疗。

三、手术后抗癫痫药物的减药和停药

1. 手术后应坚持服用抗癫痫药物　原则上至少 2 年无发作(包括无先兆发作)时可以考虑在医生指导下缓慢减停抗癫痫药物。建议停药前复查脑电图(包括睡眠期脑电图)以评估停药后复发的风险。当脑电图仍有明确的痫样放电时,停药应慎重。单药治疗者减药过程应持续 6~12 个月,可每 2~3 个月减去总量的 1/4 或者 1/5。多药治疗者每次只能减停 1 种药物,每种药物的减药过程可参照单药治疗的减停方法。

2. 可能增加停药后癫痫复发风险的因素

(1) 进行姑息性手术的患者,包括胼胝体切开术、多处软脑膜下横行纤维切断术、癫痫灶不能完全切除者(如致痫区与功能区重叠或者毗邻)。

(2) 癫痫病史长,除了主要致痫区,在长期的发作过程中形成潜在致痫区,可能在停药后出现发作。

(3) 脑内有弥漫性病变或者多灶性病变,如结节性硬化症。

(4) 多灶起源的部分性癫痫。

(5) 脑电图仍然有癫痫样放电。

(6) 术后出现与手术切除部位无关的新的发作类型。

(7) 术后仍然有先兆发作。

以上因素在减停药物之前需要考虑,并向患者本人及家属解释,并考虑适当延长抗癫痫药物的治疗时间或长期服药。

3. 复发　在减停抗癫痫药物过程中或停药后短期内如出现复发,应恢复抗癫痫药物治疗,可先恢复单药治疗。在停药 1 年后出现首次复发时可以先观察,对于有明确诱因的发作,如饮酒、过度疲劳、睡眠不足等,应注意避免诱发因素,可以暂不应用抗癫痫药物。如果出现每年 2 次以上无明显诱因的发作,需根据《指南》重新开始抗癫痫药物治疗。

第十一章

运动障碍疾病

第一节 帕金森病

内容要点:

1. 帕金森病经典的病理改变是中脑黑质致密部含色素神经元(多巴胺能神经元)的大量减少、缺失。

2. 帕金森病的临床表现主要包括运动症状和非运动症状两大类。

3. 脑深部电刺激(DBS)治疗帕金森病的适应证 ①原发性帕金森病;②服用复方左旋多巴曾经有良好疗效;③疗效已明显下降或出现严重的运动波动或异动症,影响生活质量;④除外痴呆和严重的精神疾病。

4. DBS治疗帕金森病的靶点主要包括丘脑腹中间内侧核(vim)、苍白球内侧部(Gpi)和丘脑底核(STN)。

一、概述

帕金森病(Parkinson disease,PD),即原发性帕金森病或特发性帕金森病,是一种常见于中老年人的渐进性神经变性疾病,也是中老年人最常见的锥体外系疾病。该病最早由英国医生Dr.James Parkinson(1817年)报道,曾称震颤麻痹(paralysis agitans),后来的学者为了纪念他而将该病命名为帕金森病。该病的病理变化主要表现为黑质(致密部)和蓝斑等处的多巴胺能神经元缺失,尤以黑质处明显。该病表现为起病隐匿、早期无特征性症状或体征,渐进发展至症状显著,包括运动症状和非运动症状,运动症状以运动迟缓、肢体震颤、肌强直为三主症,还包括姿势异常;非运动症状包括嗅觉丧失、快速眼动期行为障碍、自主神经紊乱、精神认知功能障碍等。

二、流行病学

PD属于神经系统退行性疾病,发病率随年龄增长而增高。全人群总患病率约为0.3%,而65岁以上人群患病率为1%~2%,85岁以上则增加至3%~5%。全年龄段发病率为(8~18)/10万、65岁以上为50/10万、75岁以上为150/10万,而85岁以上则增加至400/10万。男性罹患PD的风险为女性1.46倍(95%CI:1.24~1.72)。在世界范围内,一般认为PD的发病率具有种族分布差异,白色人种发病率最高,黄色人种次之,而黑色人种最低,这可能不仅仅受到基因的影响,也与环境因素及寿命有关。

三、病因

PD被发现和报道已有200余年,但其病因仍未明确,考虑与遗传易感性、环境因素和老年化有关。

四、病理

(一) PD 经典的病理研究

PD 经典的病理改变是中脑黑质致密部含色素神经元(多巴胺能神经元)的大量减少、缺失(图 11-1-1),以及残留神经元变性。肉眼下可见色素显著减少(图 11-1-2),类似的改变也见于蓝斑核、迷走神经背核、中缝核等脑干中含色素的神经细胞群,而丘脑下部、壳核、下丘脑、尾状核、苍白球、大脑皮质、第三脑室周围灰质偶然也会受累。当 PD 出现临床症状和体征时,中脑黑质多巴胺能神经元显著减少,常常只残留正常的 10%~30%,基底节区的多巴胺神经递质含量通常也已耗竭到正常的 10%~15%。另外一个重要的病理改变是残存的神经元胞质内出现嗜酸性包涵体(又称 Lewy 体)(图 11-1-3),这种病理改变最早由 Lewy 于 1913 年报道,它的主要成分为 α- 突触核蛋白,电镜下呈同心圆层状结构,中央是致密的核心,周围有细丝样晕圈,是脑细胞内酶代谢的重要标志。PD 患者均可见到 Lewy 体,但 Lewy 体并非 PD 的专一特征性病变,它尚可见于其他疾病,如多系统萎缩、进行性核上性麻痹等。PD 患者的 Lewy 体主要见于基底节区。

(二) PD 的 Braak 病理分期

2003 年德国的 Dr.Heiko Braak 基于大量 PD 病理解剖进一步提出了 PD 的病理分期,即 Braak 病理分期(表 11-1-1),将患者的病理特征与症状相对应,发现病理的累及部位进程可以用来解释患者临床症状多样和演变的过程,并认为病理性 α- 突触核蛋白具有侵犯正常脑组织的活性,以及扩散病理改变的现象。

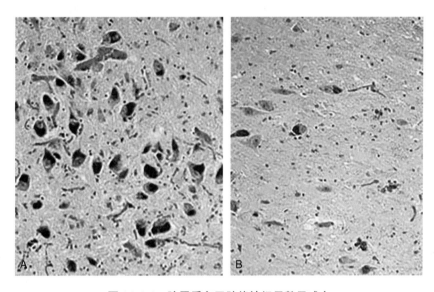

图 11-1-1　脑黑质多巴胺能神经元数目减少
A. 正常人黑质的色素神经元;B. PD 患者黑质的色素神经元数目减少。

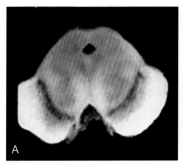
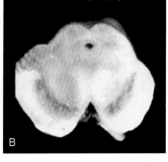

图 11-1-2　肉眼见 PD 中脑黑质区的色素明显消失
A. 正常人黑质;B. PD 患者黑质。

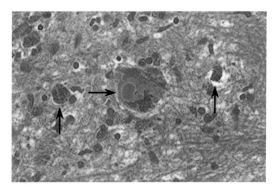

图 11-1-3　Lewy 体(HE 染色)

表 11-1-1　帕金森病的 Braak 病理分期

分期	累及部位
I	嗅球、前嗅核、延髓(迷走神经背核、舌咽神经)
II	脑桥(蓝斑、网状结构巨细胞部、中缝核下部),脊髓灰质(特别是自主神经中枢)
III	I、II+脑桥(脑桥核)、中脑(黑质致密部)、基底前核(巨细胞核)、边缘系统(杏仁体中央核)
IV	I、II、III+边缘系统(杏仁体基底外侧核和副皮质核、终纹间位核、腹侧屏状体)、丘脑(板内核)、颞叶皮层(前内侧颞叶中间皮质、海马 CA2 区)
V	I、II、III、IV+高级感觉联合区新皮质+前额叶
VI	I、II、III、IV、V+一级感觉联合区新皮质+运动前区,可有初级运动皮层和初级感觉皮层的轻度受累

五、临床表现

PD 的临床表现主要包括运动症状和非运动症状两大类。前者包括运动迟缓、震颤、肌强直、姿势障碍;后者包括嗅觉丧失、快速眼动期行为障碍、自主神经紊乱、精神认知功能障碍等。

（一）运动症状(motor symptoms, MS)

1. 运动迟缓(bradykinesia)　又称运动减少(hypokinesia),包括随意运动的减少和发动随意运动困难(始动困难)。患者的运动幅度会减少,尤其是重复运动如面具脸、小写征;声音单调低沉、吐字欠清;行走的速度变慢,手臂摆动幅度会逐渐减少甚至消失;因不能主动吞咽导致流涎;慌张步态;晚期时患者常卧床不起,连翻身都不能。

2. 震颤(tremor)　震颤是因驱动肌和拮抗肌节律性交替收缩所致的异常运动,PD 患者的震颤主要出现在静止时,为静止性震颤(rest tremor)。常先发生于一侧上肢的远端,为手部拇指和其他手指之间节律为 4~7Hz/s 的"搓丸"样动作或"点钞"样动作。震颤通常从一侧上肢开始至下肢和对侧上下肢,也可以累及头面部,如头、下颌和口唇。患者可以通过主动运动来控制这种震颤,但不能持久,解除控制后震颤加重,另外在情绪激动和紧张时震颤可加重,而睡眠时完全消失。有的患者静止性震颤可与姿位性震颤(5~12Hz)合并出现。震颤是阳性症状,能引起患者及家人的注意而减少漏诊。

3. 肌强直(rigidity)　即肌张力增高,可累及患者的四肢、躯干、颈部及面部等,其特点是伸、屈肌张力均增高,在关节做被动运动时,增高的肌张力始终保持一致,感到有均匀一致的阻力,称为铅管样强直,不同于锥体系损害所致的强直(铡刀样强直)。如果患者合并震颤时,则被动运动患者肢体时,在均匀一致阻力上中出现间歇性松动现象,称为齿轮状强直,即齿轮征。

4. 姿势障碍　姿势反射的重要作用是维持机体的平衡。PD 患者的姿势反射障碍,出现立位和行走时的姿势异常,如头、躯体前倾、前臂内收、下肢髋、膝关节轻度屈曲的特殊姿势(图 11-1-4)。行走时,双上肢摆动减少或消失,小步前冲,脚步拖地而行,停止困难,需要小步行走绕圈才能转身,所谓慌张步态。因姿势反射减少而容易跌倒,发生意外,也造成护理困难。

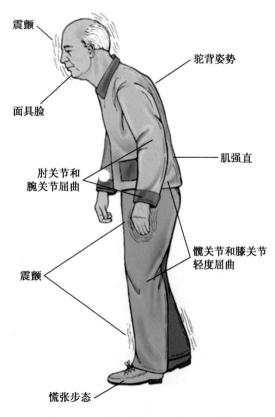

震颤
驼背姿势
面具脸
肌强直
肘关节和腕关节屈曲
髋关节和膝关节轻度屈曲
震颤
慌张步态

图 11-1-4　帕金森病患者的特殊姿势

（二）非运动症状

2015年，国际运动障碍协会（MDS）发布的PD诊断标准增加了非运动症状（non-motor symptoms，NMS）在诊断中的权重。常见的NMS包括感觉障碍、睡眠障碍、自主神经紊乱和精神认知功能障碍等。

六、辅助检查

包括神经影像学检查、电生理检查和实验室检查。

（一）神经影像学检查

1. 单光子发射计算机体层摄影（SPECT）、正电子发射体层成像（PET）　该技术利用示踪剂，选择性对脑内代谢、神经递质、受体及转运体等的改变进行显像，可以用于PD的早期诊断和鉴别诊断。目前主要用于多巴胺转运体（DAT）显像、多巴胺受体显像和代谢显像。

（1）多巴胺转运体（DAT）显像：PD患者存在多巴胺转运蛋白数量和功能的异常。DAT含量与PD的严重程度呈正相关。DAT的检测可作为PD早期甚至亚临床诊断的客观指标。

（2）多巴胺受体显像：多巴胺受体（dopamine receptor，DAR）广泛分布于中枢神经系统中多巴胺能通路上，其中主要是黑质、纹状体系统。多巴胺受体传统上分为D_1和D_2两型，目前已发现共有5种类型（D_1~D_5），而PD主要以D_2受体受损为主，常用显像剂为^{123}I-IBZM。早期患者的多巴胺D_2受体常上调。另外，D_2受体显像对PD的鉴别诊断也有帮助。

（3）代谢显像：一般采用^{18}F-葡萄糖测定脑代谢的PET检测，发现PD患者、无症状的孪生同胞等壳核、尾状核对^{18}F-多巴的摄取率均较健康对照显著减少。在PD患者早期，纹状体局部葡萄糖代谢率就有中度降低，晚期葡萄糖代谢率进一步降低。

2. 磁共振成像（MRI）　包括常规的MRI检查、功能磁共振成像（fMRI）和基于MRI技术的体积测量。

（1）常规MRI检查：PD患者表现以各种脑萎缩征象为主。①脑皮质萎缩：显示蛛网膜下腔增宽，脑沟、脑裂也明显增宽，以双颞区较明显。有时可显示尾状核萎缩；②脑白质萎缩：显示整个脑室系统中度或中度对称性扩大，以双侧侧脑室前角最明显。另外，2013年Stefan Schwarz等报道发现正常人的MRI T_2/SWI上黑质尾部呈一种类似燕尾的形态，将其命名为"燕尾征"，而PD患者这种征象消失，其诊断敏感性可达90%（图11-1-5、图11-1-6）。

（2）fMRI检查：主要用于临床的是磁敏感加权成像（SWI），利用不同组织间磁敏感性的差异产生图像对比，对血流缓慢的铁质沉积十分敏感；而PD患者的脑组织存在铁代谢和铁分布异常，若认为PD患者黑质区域铁沉积增加，且与病情程度有关，可利用SWI的相位值来定量测定，另外，SWI显示"燕尾征"较MRI T_2像更清晰。一些研究也显示PD患者的血氧水平依赖功能磁共振成像（BOLD-fMRI）、弥散加权成像（DWI）和弥散张量

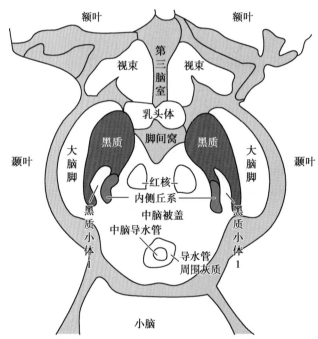

图11-1-5　正常人的黑质尾部呈一种类似燕尾的形态（模式图）

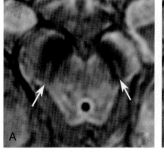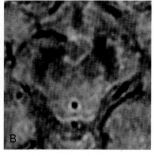

图11-1-6　PD患者MRI T_2加权像上"燕尾征"消失
A. 正常人黑质；B. PD患者黑质。

成像（DTI）与正常人不同，但目前用于临床较少。

（3）基于 MRI 技术的体积测量：有研究显示 PD 患者的基底节区核团缩小，包括壳核、黑质、红核、基底核等，且这种体积缩小与病情成正比。

3. 经颅超声成像（TCS）　多个研究显示，67%~95% 的 PD 患者 TCS 显示黑质回声增强，这可能与 PD 患者黑质的异常铁沉积有关。

（二）电生理检查

1. 脑电图　PD 患者可有非特异性的脑波慢化。

2. 事件相关电位（ERP）　PD 患者可出现 P300 存在波幅降低、潜伏期延长。

（三）实验室检查

血常规和生化，脑脊液常规，糖、蛋白质、氯化物生化均无异常。脑脊液中多巴胺代谢产物高香草酸以及 5- 羟色胺代谢产物 5- 羟吲哚醋酸含量下降。

七、诊断与鉴别诊断

目前 PD 的诊断为临床诊断，主要依据的标准有 1988 年发表的英国脑库诊断标准和 2015 年 MDS 发布的修订版的最新诊断标准，另外在确诊 PD 后进行病情程度的诊断。

（一）1988 英国脑库诊断标准

如患者符合帕金森综合征诊断标准，且不具备任何一项帕金森病排除标准，同时满足 PD 诊断支持标准的三项及以上者即可临床确诊为帕金森病。

第一步：诊断帕金森综合征。

患者具有运动迟缓，同时至少具有以下一个症状。

（1）肌肉强直。

（2）静止性震颤（4~6Hz）。

（3）直立不稳（非原发性视觉障碍，由前庭功能、小脑及本体感觉功能障碍造成）。

第二步：帕金森病排除标准。

（1）反复的卒中病史，伴阶梯式进展的帕金森症状。

（2）反复的脑损伤史。

（3）确切的脑炎病史。

（4）动眼危象。

（5）在症状出现时，正在接受神经安定剂治疗。

（6）1 个以上的亲属患病。

（7）病情持续性缓解。

（8）发病 3 年后，仍是严格的单侧受累。

（9）核上性凝视麻痹。

（10）小脑征。

（11）早期即有严重的自主神经受累。

（12）早期即有严重的痴呆，伴有记忆力、语言和行为障碍。

（13）锥体束征阳性（Babinski 征阳性）。

（14）CT 扫描可见颅内肿瘤或交通性脑积水。

（15）用大剂量左旋多巴治疗无效（除外吸收障碍）。

（16）MPTP（一种阿片类镇痛剂的衍生物）接触史。

第三步：帕金森病的支持诊断标准。

（1）单侧起病。

（2）存在静止性震颤。

（3）疾病逐渐进展。

（4）症状持续不对称，首发侧较重。

（5）对左旋多巴的治疗反应非常好（70%~100%）。

（6）应用左旋多巴导致的严重异动症。

（7）左旋多巴的治疗效果持续 5 年以上（含 5 年）。

（8）临床病程 10 年以上（含 10 年）。

（二）2015 年 MDS 帕金森病诊断标准

该标准与英国脑库诊断标准相比，增加了非运动症状在诊断中的作用，并且对诊断的确定性进行了分类（包括确诊 PD 和很可能 PD）。

1. 诊断步骤　首先诊断为帕金森病综合征，定义为：出现运动迟缓，并且至少存在静止性震颤或强直这两项主症的一项。对所有核心主症的检查必须按照 MDS- 统一帕金森病评估量表（MDS-UPDRS）中所描述的方法进行。当帕金森病综合征明确后，再进行分类诊断。

（1）临床排除 PD 诊断：一旦出现绝对排除标准，或者出现超过 2 条警示征象（red flags），则排除 PD 诊断。

（2）临床确诊 PD 的诊断：患者不符合绝对排除标准，至少有两条支持性标准，且没有警示征象。

（3）很可能 PD 的诊断：患者不符合绝对排除标准；如果出现警示征象需要通过支持性标准来抵消，如果出现 1 条警示征象，必须有至少 1 条支持性标准，如果出现 2 条警示征象，必须有至少 2 条支持性标准，且警示征象不能超过 2 条。

2. 备注

（1）支持性标准

1）对多巴胺能药物治疗具有明确且显著的有效应答。在初始治疗期间，患者的功能恢复正常或接近正常水平。在没有明确记录的情况下，初始治疗显著应答可分为以下两种情况。

①药物剂量增加时症状显著改善，减少时症状显著加重；不包括轻微的改变。以上改变通过客观评分（治疗后 UPDRS-Ⅲ评分改善超过 30%）或主观（可靠的患者或看护者提供明确证实存在显著改变）记录。②明确且显著的"开 / 关"期波动；必须在某种程度上包括可预测的剂末现象。

2）出现左旋多巴诱导的异动症。

3）临床体格检查记录的单个肢体静止性震颤（既往或本次检查）。

4）存在嗅觉丧失或心脏间碘苄胍（MIBG）闪烁显像法显示存在心脏区交感神经支配。

（2）绝对排除标准：出现下列任何一项即可排除 PD 诊断。

1）明确的小脑异常：如小脑性步态、肢体共济失调或者小脑性眼动异常（持续凝视诱发的眼球震颤、巨大的方波急跳、超节律扫视）。

2）向下的垂直性核上性凝视麻痹，或者选择性的向下的垂直性扫视减慢。

3）在发病的前 5 年内，诊断为很可能的行为变异型额颞叶痴呆或原发性进行性失语（根据 2011 年发表的共识标准）。

4）发病超过 3 年仍局限在下肢的帕金森综合征的表现。

5）采用多巴胺受体阻滞剂或多巴胺耗竭剂治疗，且剂量和时间过程与药物诱导的帕金森综合征一致。

6）尽管病情至少为中等严重程度，但对高剂量的左旋多巴治疗缺乏可观察到的治疗应答。

7）明确的皮层性的感觉丧失（如在主要感觉器官完整的情况下出现皮肤书写觉和实体辨别觉损害），明确的肢体观念运动性失用或者进行性失语。

8）突触前多巴胺能系统功能神经影像学检查正常。

9）明确记录的可导致帕金森综合征或疑似与患者症状相关的其他疾病，或者基于整体诊断学评估，专业评估医师感觉可能为其他综合征，而不是 PD。

（3）警示征象（red flags）

1）在发病 5 年内出现快速进展的步态障碍，且需要规律使用轮椅。

2）发病5年或5年以上，运动症状或体征完全没有进展；除非这种稳定是与治疗相关的。

3）早期出现的球部功能障碍：发病5年内出现的严重的发音困难或构音障碍（大部分时候言语难以理解）或严重的吞咽困难（需要进食较软的食物，或鼻胃管、胃造瘘进食）。

4）吸气性呼吸功能障碍：出现白天或夜间吸气性喘鸣或者频繁的吸气性叹息。

5）在发病5年内出现严重的自主神经功能障碍，包括：

① 直立性低血压：在站起后3分钟内，收缩压下降至少30mmHg或舒张压下降至少15mmHg，且患者不存在脱水、其他药物治疗或可能解释自主神经功能障碍的疾病。

② 在发病5年内出现严重的尿潴留或尿失禁（不包括女性长期或小量压力性尿失禁），且并不是简单的功能性尿失禁。对于男性患者，尿潴留不是由于前列腺疾病引起的，且必须与勃起障碍相关。

6）在发病3年内由于平衡损害导致的反复（>1次/年）摔倒。

7）发病10年内出现不成比例的颈部前倾（肌张力障碍）或手足挛缩。

8）即使是病程到了5年也不出现任何一种常见的非运动症状，包括睡眠障碍（保持睡眠障碍性失眠、日间过度嗜睡、快速眼动期行为障碍），自主神经功能障碍（便秘、日间尿急、症状性直立性低血压）、嗅觉减退、精神障碍（抑郁、焦虑或幻觉）。

9）其他原因不能解释的锥体束征：定义为锥体束性肢体无力或明确的病理性反射活跃（包括轻度的反射不对称以及孤立性的跖趾反应）。

10）双侧对称性的帕金森综合征：患者或看护者报告为双侧起病，没有任何侧别优势，且客观体格检查也没有观察到明显的侧别性。

（三）病情程度诊断

目前多采用改良 Hoehn-Yahr 分级量表（表11-1-2）以及 UPDRS 评分，进行 PD 病情程度诊断。

表 11-1-2　改良 Hoehn-Yahr 分级量表

级别	表现
0 级	无症状
1 级	单侧疾病，轻度功能障碍
1.5 级	单侧 + 躯干症状
2 级	双侧症状，无平衡障碍
2.5 级	轻度双侧症状，后拉试验可恢复平衡
3 级	轻至中度双侧疾病，某种姿势不稳，但仍可独立生活
4 级	严重障碍，但仍可独立行走或站立
5 级	无帮助时只能坐轮椅或卧床

目前，将0~2级认作为 PD 的早期阶段，一旦患者出现姿势异常（进入2.5级），即认为进入病情中期，而至4~5级时，认为病情进入晚期。

UPDRS 评分是目前国际上普遍采用的病情程度量表，第一部分是判断帕金森病患者的精神、行为和情绪的障碍程度（1~4项），第二部分（5~17项）是判断帕金森病患者日常生活能力，第三部分（18~31项）是判断帕金森病患者的运动功能，第四部分（32~42项）是判断帕金森病患者治疗1周内出现的治疗并发症。UPDRS 总分为199分，分值的0~50分、51~100分、101~199分相当于 Hoehn-Yahr 分级的1~2级、3级、4~5级，症状越重，评分越高。

（四）鉴别诊断

需要与以下疾病进行鉴别诊断。

1. 进行性核上性麻痹（progressive supranuclear palsy，PSP）　本病也是一种中老年的脑变性病，以少动 - 肌强直为主要表现，与 PD 相似。但是，患者常伴有双眼核上性凝视障碍、抗帕金森病药物疗效差可资鉴别。

头颅 MRI 见到中脑和第三脑室周围萎缩以及四叠体变薄是本病的影像学特征。

2. 多系统萎缩（multiple system atrophy，MSA） 由三种少见的散发性进行性神经变性综合征组成，分别是以帕金森综合征为主要表现的纹状体黑质变性、以自主神经系统损害为特征的夏 - 德综合征、以小脑病变体征为特点的橄榄脑桥小脑萎缩。共同病理特点是神经元丧失、胶质细胞增生和小胶质细胞胞质内存在特征性包涵体。绝大多数的多系统萎缩的患者均有 PD 的表现，需要鉴别。临床上有下述情况者需要确定或排除是否多系统萎缩：①疾病早期出现严重的反复发作的体位性眩晕和晕厥；②小便失禁或尿潴留；③男性性功能减退；④出现腱反射亢进或病理征等锥体系损害表现；⑤小脑性共济失调和眼球震颤；⑥夜间睡眠性呼吸困难；⑦常做噩梦，情感释放等症状；⑧更重要的是对左旋多巴制剂治疗反应差。总之，多系统萎缩多见 50 岁后发病，90% 的患者有帕金森综合征，有锥体系、小脑和自主神经系统损害症状可资鉴别。

3. 皮质基底节变性（corticobasal degeneration） 是 1968 年首先由 Rebeiz 描述的，临床上除了非对称性锥体外系损害外，以失用、额叶皮质感觉损害、核上性共视障碍肌阵挛和失语为特征。

4. 弥散型路易体病（diffuse Lewy body disease） 包括弥散型路易体病、路易体痴呆和老年性痴呆路易体型三种疾病，这些疾病的共同点是首先出现痴呆，然后逐渐出现帕金森综合征表现以及颞、顶叶损害所致的认知功能障碍（包括记忆、语言和视空间觉障碍）。患者的症状往往有波动的特点（即异常和正常状态交替出现）。约 80% 的患者有视幻觉等特点可以与老年性痴呆鉴别。PD 也可以合并痴呆，但与弥散型路易体病比较，在运动障碍方面，前者出现较早，而后者出现较晚。

5. 原发性震颤（essential tremor，ET） 又称特发性震颤，是姿势性和运动性混合震颤而无其他神经病学的异常的疾病。起病早，多有家族史，震颤累及上肢（95%）、头（34%）、面（5%）、声音和躯干（5%），节律较 PD 震颤快，主动活动时出现。需要注意有些患者会发展为 PD。

6. 老年性震颤 震颤细而快，初期只见于随意运动时（动作性震颤），以后静止时也出现，多累及上肢，更多见于头部。无肌强直和肌无力。

7. 继发性帕金森综合征 脑炎后帕金森综合征有明确的流行性脑炎病史，发病年龄轻，易抽搐、动眼危象、皮脂溢出、流涎增多等可以鉴别。药源性帕金森综合征有服用抗精神病药物病史。血管性帕金森综合征发生在多次卒中后，震颤少，头颅 MRI 多有缺血性改变。CO 中毒所致，多有中毒、昏迷史，头颅 MRI 可能显示对称性基底节区缺血性损害。

八、帕金森病的外科治疗

（一）脑深部电刺激

Benabid 于 1987 年开始应用丘脑腹外侧核刺激来治疗震颤，开创了脑深部电刺激（deep brain stimulation，DBS）治疗 PD 的先河。DBS 具有可逆、可调节、非破坏、不良反应小和并发症少等优点，成为 PD 外科治疗的首选方法。

1. DBS 治疗 PD 的机制 DBS 治疗 PD 的机制可能与 3 方面有关。①抑制学说：如前所述，黑质纹状体多巴胺能神经元变性导致运动环路的调节异常，Gpi 与 STN 均处于兴奋状态，而电刺激抑制了核团的病理性放电活动，从而改善临床症状；另外，研究发现 PD 患者运动环路存在 15~30Hz 的 β 震荡波，而 DBS 可以抑制这种异常的震荡波。②共振效应学说：认为高频的 DBS（130Hz）可以与"基底节 - 丘脑 - 皮层系统"的内在电活动产生共振效应，起到调节运动环路的作用。③神经保护作用学说：高频电刺激可促进神经营养因子的释放，或者激活支配 SNc 的 GABA 能纤维，从而起到神经保护作用。

2. 靶点的选择 DBS 治疗 PD 的靶点主要包括 vim、Gpi 和 STN，但三者效果不相同（表 11-1-3）。

3. 设备介绍 DBS 的治疗装置由植入电极、脉冲发生器（IPG）、延伸导线，以及临时刺激器和程控仪组成（图 11-1-7），不同生产厂家有不同的型号。

4. 患者选择

（1）适应证：①原发性 PD；②服用复方左旋多巴曾经有良好疗效；③疗效已明显下降或出现严重的运动波动或异动症，影响生活质量；④除外痴呆和严重的精神疾病。

表 11-1-3 刺激不同靶点对 PD 症状改善程度

症状	vim	Gpi	STN	症状	vim	Gpi	STN
震颤	+++	+++	+++	步态冻结	+/-	+	++
强直	++	+++	+++	异动症	++	+++	++
运动迟缓	+/-	++	+++	肌张力障碍	+	+++	++

注:vim,丘脑腹中间内侧核;Gpi,苍白球内侧部;STN,丘脑底核。

(2) 患者选择

1) 诊断:①符合英国脑库或 MDS 或中国原发性 PD 诊断标准;②遗传性 PD 或各种基因型 PD,只要对复方左旋多巴反应良好,也可手术。

2) 病程:①4~5 年以上;②确诊的原发性 PD 患者,以震颤为主,经规范药物治疗震颤改善不理想,且震颤严重影响患者的生活质量,如患者强烈要求尽早手术以改善症状,经过评估后可放宽至病程已满 3 年以上。

3) 年龄:①患者年龄应不超过 75 岁;②老年患者进行受益和风险的个体化评估后可放宽至 80 岁左右;③以严重震颤为主的老年患者,可适当放宽年龄限制。

4) 药物使用情况:①对复方左旋多巴曾经有良好疗效;②已经进行了最佳药物治疗(足剂量,至少使用了复方左旋多巴和多巴胺受体激动剂);③目前不能满意控制症状,疗效明显下降或出现了棘手的运动波动或异动症,影响生活质量或为药物难治性震颤或对药物不能耐受。

5) 病情严重程度:Hoehn-Yahr 分级 2.5~4 级。

6) 合理的手术预期:医师在手术前,应就手术预期与患者及其家属充分沟通,建议包括 5 项。①手术不能解决所有的症状,部分症状不能通过手术缓解;②手术能缓解的症状是引起患者功能障碍的主要原因;③不能根治 PD,疾病会进展;④不是所有患者手术后都能够减药或停药;⑤患者需要知晓手术的益处和风险。

7) 共存疾病:存在以下 3 种情况者不适宜手术。①有明显的认知功能障碍,且此认知障碍足以影响患者的日常生活能力(如社交、工作和药物服用等);②明显严重(难治性)抑郁、焦虑、精神分裂症等精神类疾病;③明显医学共存疾病影响手术或生存期。

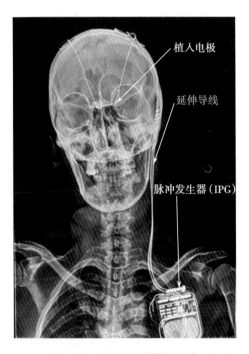

图 11-1-7 DBS 装置的组成

5. 手术步骤与方法 包括以下步骤:安装定向仪框架、靶点坐标的影像定位、电生理记录和刺激以功能定位、电极植入及脉冲发生器的埋藏,其中靶点的精确定位是手术成功的关键。

(1) 定向扫描和 STN 靶点的影像学定位

1) 安装定向仪框架。

2) 影像学定位:目前 3.0TMR 定位已取代既往的脑室造影和 CT 定位,STN 核团的 MRI 定位法包括了标准解剖坐标的经验法定位和可视下定位。MRI 扫描参数如下:①层厚 2mm;②层间距为 0mm;③矩阵 256×256;④FOV 为 280~300mm。T_1 像上 AC、PC 显示清晰,可用于标准解剖定位的经验算法,T_2 像上 STN 核团显示清楚,可用于可视下定位。

①标准解剖坐标的经验法定位:相对于解剖原点,STN 靶点一般取 X=10~12mm,Y=-1~-2mm,Z=-4~-5mm;②可视下定位:STN 核团在 T_2 冠状位上呈倒"八"字,在水平位上呈正"八"字(图 11-1-8),其 DBS 靶点一般选取为水平位上红核最大层面,红核上缘连线与 STN 相交部分的中外 1/3 处,定位后计算该靶点的框架坐标。

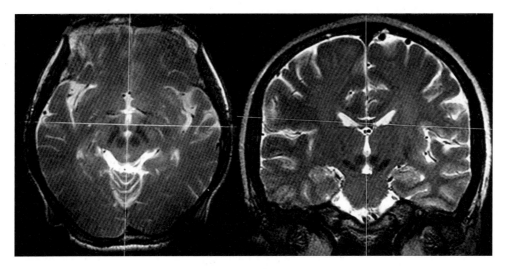

图 11-1-8　STN 核团 MRI T_2 加权像

(2) 电生理学的功能定位：由于个体差异、脑萎缩、术中脑脊液的丢失等因素可以导致影像学定位的靶点与实际核团存在偏差，故而利用电生理技术来验证靶点十分必要。目前用于 STN 核团验证的电生理技术主要为微电极记录（microelectrode recording，MER），原理在于 STN 细胞放电的特异性。进行 STN 核团的MER 时，一般从靶点上 10mm 开始，起初电信号背景噪声低；待进入 STN 后细胞密度和背景噪声增高，放电频率显著增高，表现为高频、高幅及与背景噪声较高的簇状放电，伴有不规则间歇性暴发式细胞放电，也可记录到与肢体震颤节律基本一致的簇状放电节律神经元，即"运动相关神经元"或"震颤细胞"，STN 电信号长度 4~7mm；穿过 STN 核团进入未定带后细胞放电模式突然改变，背景噪声显著下降；而进入黑质后，背景噪声较低，但放电节律规整（图 11-1-9）。

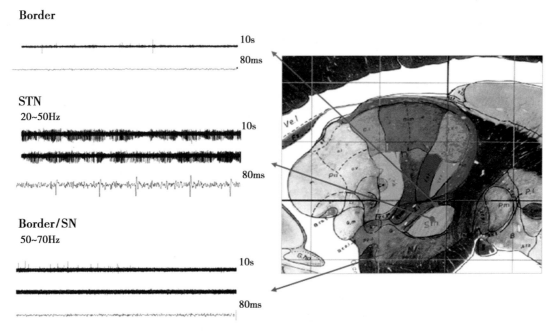

图 11-1-9　STN 核团微电极记录图形

(3) 电极的植入：先用电极套管针将植入电极导入脑内靶点上 10mm 处，然后再插入电极至靶点，拔除电极内的导芯，在骨孔处用专用固定环（电极锁）固定电极。

(4) 术中临时电刺激验证：待电极植入后，可利用术中临时刺激器实施临时刺激，观察 PD 症状改善情况。临时刺激参数:脉宽 60~90 微秒,频率 130~160Hz,电压从 1.5V 开始,步进 0.1~0.2V,观察疗效和有无刺激副作用。参考症状包括:强直、运动缓慢以及震颤,其中因电刺激改善强直具有瞬时性而被作为主要的参考症状。副作用的观察:患者出现异动,提示靶点准确。如出现复视、斜视,说明电极偏前内;如出现构音障碍提示电极偏外;如出现抽搐,说明电极偏前外;另外,患者可出现一些非特异症状,如头晕、头昏等不适症状。

(5) 脉冲发生器的植入:待术中验证靶点准确后,在锁骨下造一"口袋",将脉冲发生器埋于皮下并通过可植入性连接线经皮下隧道与颅内电极相连,"口袋"的侧边选择一般倾向于右侧,有时也需根据情况调整,如延伸导线经过的皮肤条件等;最后缝合切口。

6. 患者术后管理

(1) 程控管理:程控,即程序控制,是通过事先编制的固定程序实现的自动控制。DBS 术后程控是指利用程控仪来调节脉冲发生器电刺激触点和参数,以达到合适的疗效。

1) 首次程控时机:首次程控即开机,一般为术后 2 周至 1 个月,以规避核团微毁损效应对疗效判断的干扰。

2) 触点选择:电极上的四个"触点"均可作为负极或者正极,而脉冲发生器只可作为正极,组合起来刺激模式有单负模式(如 C+1-)、双负模式(如 C+1-2-)和双极模式(如 1+2-),一般为单负模式,随着时间的推移,双负模式的比例稍有增加。触点可以通过以下方法帮助选择:①术后完善 MRI 检查,根据电极位置预估触点;②根据术中电生理描记结果来预估触点;③依次给予四个触点电刺激,分别记录"治疗窗",即治疗阈值(起效最小刺激量)到副作用阈值(副作用最小刺激量)的范围,选取治疗阈值小而副作用阈值高的触点。

3) 参数设定:术后前几年参数需要较多调整,之后刺激疗效较稳定,调节次数减少。常用的刺激量如下:电压 1.5~3.6V,频率 130~180Hz,脉宽 60~90 微秒。

4) 程控副作用的调控:触点选择不准或者刺激量过大,电刺激到 STN 核团周边结构可能导致相关副作用的出现,部分副作用(如感觉异常、异动)在刺激一段时间后患者可以耐受,而一些副作用(如构音障碍、运动不能恶化)患者不能耐受,这种副作用可以通过程控来调节(图 11-1-10、表 11-1-4)。

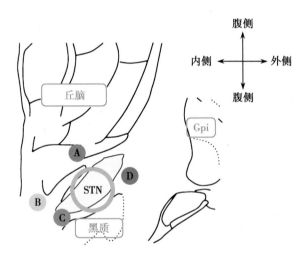

图 11-1-10　STN-DBS 植入时术中验证以及术后程控可能的副作用
A. 震颤减轻,运动困难症状仍存在;B. 复视、斜视,瞳孔散大,体位姿势障碍;C. 运动障碍加重;D. 肌张力障碍,肌肉强直性收缩,发音困难。

(2) 药物管理:初始同术前,根据患者的反应调整用药,以最小有效剂量控制患者的运动症状。术后 1 个月内即可减少服药的数量及种类,大多数患者在术后 3 个月至半年开始进行药物调整,LED 减少 30%~70%。DBS 治疗后多巴胺受体激动剂及复方多巴制剂是最常使用的抗 PD 药物。

7. STN-DBS 治疗 PD 的疗效和并发症　临床发现 STN-DBS 手术可有效地控制 PD 运动症状如震颤、强直、运动迟缓等,减少抗 PD 药物的使用,延长药物开期,减少症状波动,降低异动症持续的时间以及严重程度,改善患者的生活质量。也有研究显示,STN-DBS 也可改善 PD 患者的非运动症状,包括睡眠、排便等。另外一些研究显示,STN-DBS 可加重 PD 患者认知障碍和语言症状等。

DBS 并发症主要表现在三个方面。①与手术相关的并发症:主要有颅内出血、脑梗死、癫痫、意识障碍等;②植入装置相关的并发症:主要有电极折断、局部感染、皮肤溃疡等;③治疗相关的并发症:是由高频刺激引起的暂时性副作用,其症状取决于刺激参数和电极的位置,它可以通过调整刺激参数的大小和刺激的触点来调整。

表 11-1-4 STN-DBS 程控副作用及调节

刺激效果	电极位置	影响部位	调节
感觉异常	偏后或偏中间	内侧丘系	降低电压或脉宽,使用双极刺激;选择更高的电极触点;更换双极触点极性
肌肉痉挛	偏外侧(前)	皮质脊髓	降低电压或脉宽;使用双极刺激;选择其他的电极触点;更换双极触点极性 MRI 观察电极是否太深
复视	偏前、偏中间	动眼神经核	使用双极刺激;选择其他的电极触点;更换双极触点极性;降低电压或脉宽
情绪改变	偏低	STN 边缘部分	降低电压或脉宽;使用双极刺激;选择更高的电极触点;更换双极触点极性;MRI 观察电极是否太深
异动症	提示刺激电极放置正确	—	减少电压;减少药物
步态不稳	偏中间	小脑上脚	降低电压或脉宽;用双极刺激;选择其他的电极触点;更换双极触点极性
眩晕、恶心	偏后或偏中间	下丘脑	降低电压或脉宽;使用双极刺激;选择低一些的电极触点;更换双极触点极性

(二)其他的手术进展

目前的药物和手术(毁损术、DBS)治疗 PD 均只能缓解症状,改善生活质量,而不能治愈疾病,一些新的手术方法也在被研究中,包括干细胞移植和基因治疗。前者是利用干细胞分化出多巴胺神经元,替代变性坏死的多巴胺能神经元,从而达到治愈 PD 的目的。基因治疗是将外源正常基因导入靶细胞,以纠正或补偿因基因缺陷和异常引起的疾病,达到治疗目的。目前 PD 的基因治疗研究集中在三类机制,包括抑制 STN、生物性多巴胺替代和生物性疾病修饰作用。目前,这些技术仍处于试验中,一些问题亟待解决,如干细胞的来源、诱导分化、基因载体等,临床试验也涉及伦理问题。

【典型病例】

患者,男,69 岁,主因"慌张步态 6 年余"以"帕金森病"收入院。

现病史:患者 6 年余前无明显诱因出现起步困难,慌张步态,起步后前冲,易摔跤。到某医院就诊,诊断为"酒精中毒",口服中药治疗及针灸治疗,效果不明显。后出现双手抖动,5 年前到某医院就诊,考虑为"颈椎病",行椎间盘切除术。术后双手抖动消失,但步态未改善。4 年前于某医院诊断为"帕金森病",口服多巴丝肼片(半片,1 日 6 次),盐酸普拉克索(1 片,1 日 2 次)。服药后 1 小时起效,持续 3 小时。症状逐渐加重,表现为肢体强直、起步困难、慌张步态、流涎、转身困难、晚间翻身困难等,为行手术治疗来诊,以"帕金森病"收入院。

查体:神清、语利,精神可,双眼视力、视野粗测未见明显异常,各方向眼动充分,双瞳孔等大正圆,直径 3mm,光反应(++),面纹对称,伸舌居中,听力粗测正常;颈软,四肢肌力 5 级,肌张力双侧增高明显,呈铅管样、齿轮样,慌张步态,起步及转身困难;共济运动欠稳准,感觉检查未见明显异常,生理反射存在,病理反射未引出。

辅助检查:MRI 检查见图 11-1-11。

初步诊断:原发性帕金森病。

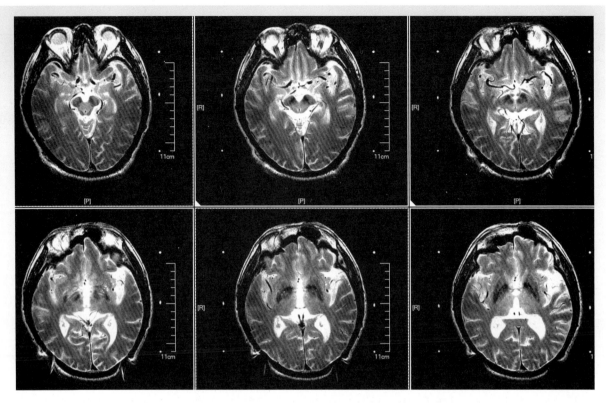

图 11-1-11　患者术前头颅 MRI

 指南解析

　　根据 2015 年 MDS 发布的修订版的最新诊断标准,该患者出现运动迟缓,并且至少存在静止性震颤或强直这两项主症的一项,未出现绝对排除标准,并且符合帕金森病的支持诊断标准,可以考虑原发性帕金森病的诊断。《中国帕金森病治疗指南(第三版)》及《中国帕金森病脑深部电刺激疗法专家共识》指出:帕金森病手术需严格掌握其适应证,非原发性帕金森病的帕金森叠加综合征患者是手术的禁忌证。手术对肢体震颤和 / 或肌强直有较好的疗效,但对躯体性中轴症状如姿势平衡障碍则无明显疗效。病程短的年轻患者可能较病程长且年龄大的患者术后改善更为明显。

　　手术经过:患者手术当日早晨,先在局部麻醉下安装立体定向基架,后行 MRI 检查,图像经局域网传输至手术计划系统,采集图像并重建,计算双侧 STN 的靶点。患者仰卧位,头部常规消毒,铺无菌手术巾。左额中线旁开 3.5cm 处、冠状缝前直切口长约 4cm,牵开器撑开,颅骨钻孔;右额中线旁开3.5cm 处、冠状缝前直切口长约 4cm,牵开器撑开,颅骨钻孔。首先安装右侧,硬膜电凝并十字形切开,电灼脑表面。撤除无菌巾,根据 STN 的靶点坐标安装立体定向头架,微电极记录到典型的 STN 信号,植入刺激电极,给予实验性刺激患者症状缓解明显,增加电压无明显副作用,将电极经左额皮切口暂接出体外。然后按照右侧方法处理左侧,微电极记录到典型的 STN 信号,植入刺激电极,给予实验性刺激患者症状缓解明显,增加电压无明显副作用,将双侧电极临时埋置于左侧切口皮下,缝合。然后撤除立体定向基架,患者取仰卧位,全身麻醉,常规消毒、铺巾,局部麻醉,左侧胸部锁骨下皮肤切开,形成皮下间隙;左侧耳后切口,乳突牵开器牵开,磨钻形成骨槽;用探条制作皮下隧道,将刺激器连接线通过皮下隧道;拆去头部左侧原切口缝线,取出 DBS 电极的颅外部分,将其通过皮下隧道,与刺激器连接线连接,固定于凹槽内,并以钛片固定于颅骨;将刺激器植入左侧胸部锁骨下皮下间隙,连接电极与刺激器,将刺激器缝合固定于皮下,逐层缝合头部切开、耳后切口及左侧胸部锁骨下皮肤切口。

术后过程:术后复查头颅CT及MRI显示电极位置满意(图11-1-12、图11-1-13)。1周时患者正常出院,出院后3周返回医院进行开机术后程控,患者效果满意。

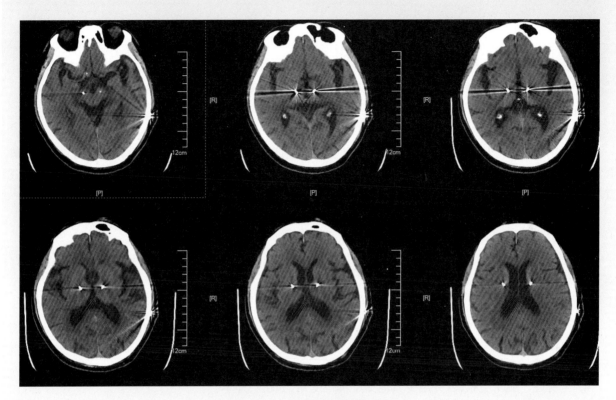

图11-1-12 患者术后头颅CT

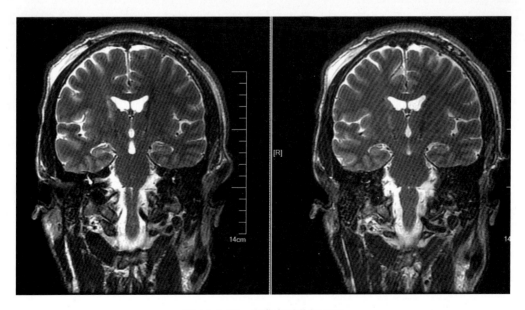

图11-1-13 患者术后头颅MRI

第二节 肌张力障碍

内容要点：

1. 肌张力障碍根据症状分布分为局灶性、节段性、多灶性、全身性、偏身性。
2. 肌张力障碍的治疗需要采取一系列的方法，包括一般支持治疗、心理精神方面治疗、药物治疗、鞘内注射肉毒毒素治疗、病因治疗及手术治疗。对于保守治疗都无效或者效果不理想的患者，可以考虑手术治疗。目前应用最广的手术方式包括脑深部电刺激（DBS）、射频核团毁损术及外周神经肌肉切断术。

肌张力障碍定义为运动障碍性病变，其特征是持续性或间歇性肌肉收缩，可引起异常运动和/或姿势，常常重复出现。肌张力障碍性运动一般有其模式，有扭曲动作，并且可能呈震颤性。肌张力障碍常常因随意动作而启动或加重，且伴随有溢出的肌肉激活。

一、分类

根据 2013 年国际专家委员会的最新分型决议，肌张力障碍可根据临床特点及病因学两大主线进行分类。临床常用分类如下。

（一）根据症状分布分型

1. 局灶性　单一部位肌群受累，如眼睑痉挛、书写痉挛、痉挛性构音障碍、痉挛性斜颈等。
2. 节段性　2 个或 2 个以上相邻部位肌群受累，如梅热综合征（Meige 综合征）、轴性肌张力障碍等。
3. 多灶性　2 个以上非相邻部位肌群受累。
4. 全身性　躯干受累，合并至少其他 2 个部位受累，如扭转痉挛。
5. 偏身性　半侧身体受累，一般都是继发性肌张力障碍，常为对侧半球，尤其是基底节区损害所致。

（二）根据是否合并其他疾病分类

1. 单纯性肌张力障碍　肌张力障碍是导致患者运动障碍症状的唯一性疾病（合并或不合并震颤）。
2. 联合性肌张力障碍　肌张力障碍合并其他运动障碍性疾病，如肌阵挛、帕金森病等疾病。

（三）根据遗传性还是获得性进行分类

1. 遗传性
（1）常染色体显性遗传：如 *DYT1*、*DYT5*、*DYT6*、*DYT11*、*DYT12*（快速起病型的肌张力障碍 - 帕金森病）、神经铁蛋白病变、齿状核红核苍白球丘脑下部核萎缩（DRPLA）及亨廷顿病等。
（2）常染色体隐性遗传：如肝豆状核变性、2 型青年帕金森病等，并且多数代谢性疾病属于此类。
（3）X 染色体隐性遗传：包括 Lesch-Nyhan 综合征及 Mohr-Tranebjaerg 综合征等疾病。
（4）线粒体遗传：Leigh 病等。

2. 获得性
（1）围生期脑损伤：如肌张力障碍性脑麻痹、迟发性肌张力障碍。
（2）感染性：如病毒性脑炎、流行性脑炎、亚急性硬化性全脑炎、艾滋病等。
（3）药物性：如左旋多巴或者多巴胺激动剂、神经松弛剂（多巴胺受体拮抗剂）、抗癫痫药物及钙通道阻滞剂等。
（4）中毒性：如锰、钴、二硫化碳、氰化物、甲醇、硝基丙酸等中毒。
（5）血管性：如脑梗死、出血、动静脉畸形、动脉瘤等。
（6）肿瘤性：如颅内肿瘤或类肿瘤性脑炎。
（7）脑损伤：如颅脑损伤、颅脑手术及电损伤等。

（8）精神性因素。

3. 特发性 未知原因的肌张力障碍，包括散发及家族性。

二、诊断

肌张力障碍是一种具有特殊表现形式的不自主运动，多以异常的表情姿势和不自主的变换动作而引人注目。肌张力障碍所累及肌肉的范围和肌肉收缩强度变化很大，并且病因各异，因而并没有一个笼统的诊断标准。比较合理的流程应该是经过系统的评价，得出诊断，最后应用较科学的治疗方法（图11-2-1）。

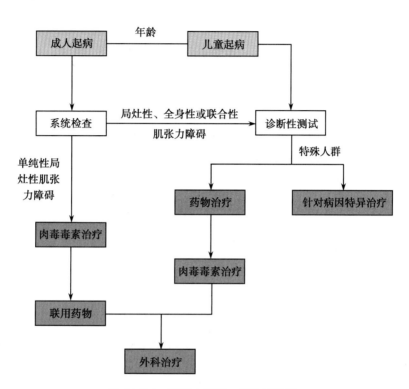

图11-2-1 肌张力障碍一般诊疗流程

三、肌张力障碍的外科治疗

对肌张力障碍疾病的治疗需要采取一系列的方法，包括：一般支持治疗、心理精神方面治疗、药物治疗、鞘内注射肉毒毒素治疗、病因治疗及手术治疗。对于保守治疗都无效或者效果不理想的患者，可以考虑手术治疗。目前应用最广的手术方式包括脑深部电刺激（DBS）、射频核团毁损术及外周神经肌肉切断术。

（一）射频核团毁损术

对脑特定区域进行毁损手术，在DBS出现之前，是最常见的一种治疗肌张力障碍的手术方法。常用的毁损部位是丘脑、苍白球及小脑。由于DBS的出现，给临床治疗提供了一种更加安全、并发症少的治疗方法，射频核团毁损术逐渐地被其代替。目前，射频核团毁损术仍可应用于经济条件较差的患者或者无法耐受手术及植入物反复植入取出患者。

（二）外周神经肌肉切断术

适用于药物治疗或反复肉毒毒素注射没有反应的痉挛性斜颈患者（特别是受累肌肉块数较少的患者，如单纯扭颈型或者侧颈型患者），必要时可以附加肌肉切断术。这类患者的有效率可达到60%~90%。但由于其术后可能出现局部永久性感觉缺失及相对高的术后复发率，此手术有逐渐被DBS替代的趋势。

（三）脑深部电刺激（DBS）

Mundiner等曾应用DBS治疗痉挛性斜颈的患者，其后，两个多中心的临床试验证实了Gpi-DBS治疗单纯性全身性或节段性肌张力障碍的有效性。据此,FDA 批准了 Gpi-DBS 治疗慢性药物难治性肌张力障碍。目前 DBS 已广泛应用于临床中治疗肌张力障碍的患者。有双盲研究表明 DBS 对于治疗孤立型全身性肌张力障碍患者有良好的效果,术后改善率在 40%~60%。在这一类型中,发病年龄小、疾病病程短、合并 *TOR1A* 基因融合的 *DYT-1* 型肌张力障碍患者预后相对较好。DBS 的效果因个体而异。肌阵挛性及迟发性肌张力障碍,DBS 常可以取得较好的治疗效果,而对退行性变导致的肌张力障碍 DBS 治疗效果较差。通常,脑深部电极植入后肌张力障碍性动作(迅速、肌阵挛和震颤样特征)可能在术后即刻或数小时至数日内改善,而肌张力障碍性姿势(强直样特征)一般要经过数周至数月才能延迟改善。DBS 术后的远期效果也较为理想。有些患者的效果可以持续数年,甚至十几年。

1. 单纯性全身性或节段性肌张力障碍 / 痉挛性斜颈　多个研究证明 Gpi 靶点可以改善单纯性肌张力障碍患者的运动功能从而改善生活质量。Gpi-DBS 可以提供较长期的改善作用,在术后 2 年仍有一定的改善率,而对于 *DYT-1* 阳性的单纯性肌张力障碍患者,可达到 10 年的有效性。

2. 联合性肌张力障碍　Gpi-DBS 的效果还有一定争议。联合性肌张力障碍的运动异常多合并运动过度或僵硬、运动过少等肌张力障碍的形式,并且 DBS 靶点常存在着一定病变。这些病变可能呈进展性发展(例如遗传代谢性疾病)少数病例报道证实了 Gpi-DBS 对于有些累及躯干、颈部、面部、上下肢的局灶性或节段性的联合性肌张力障碍有一定作用。也有个别报道 Gpi-DBS 对于某种特定的病因所致的肌张力障碍有效。如继发于新生儿脑缺氧、*PANK2* 基因融合(*PANK* 型苍白球黑质色素变性)、GM1 型神经节苷脂贮积病、X 染色体连锁遗传帕金森病等的肌张力障碍。但目前多数研究认为其效果不如治疗单纯性肌张力障碍。故临床医师一直在寻找是否存在其他的替代靶点。近年来,有报道称合并肌阵挛的肌张力障碍,联合使用 vim 及 Gpi 靶点可以使症状明显缓解。

3. 继发性肌张力障碍　目前为止,Gpi-DBS 治疗继发性肌张力障碍的患者术后缓解情况差异较大,因有不同的病因,包括遗传变性疾病、迟发性肌张力障碍、脑瘫等,使继发性肌张力障碍对脑深部电刺激治疗出现了很大的差别。

(1) 迟发性肌张力障碍:多为由于长期服用高效抗精神病药物引起的慢性并发症,早期苍白球毁损术对某些严重迟发性肌张力障碍有较好的改善,后来 Gpi-DBS 也显示出较为理想的应用前景,但是该手术治疗迟发性肌张力障碍患者并未被广泛接受,不仅因为目前没有随机对照试验证明 Gpi-DBS 有效性,而且对于精神异常的患者,Gpi-DBS 术后是否会出现其他精神异常也是不确定的。Damier 等人报道 10 例迟发性肌张力障碍患者结果显示 Gpi-DBS 术后锥体外系症状评分(ESRS)平均改善 50%;Charlote L.Mentzel 检索文献并对 50 例迟发性肌张力障碍患者系统评价发现双侧 Gpi-DBS 术后,术后 BFMDRS 运动、功能评分以及总分分别改善 80.9%、74.0%、77.5%。已报道的 44 例明确精神病学诊断的患者,仅有 2 例术后出现精神症状的加重,其余患者并未出现新的精神异常。由于大多文献并未对患者做精神病学评估,手术前后精神方面的变化证据显得不足。但若 Gpi-DBS 术后精神副反应较大,应该会有较多的文献报道,但该类文献并未查及很多。由此推测 Gpi-DBS 可以作为药物难治性迟发性肌张力障碍的外科治疗方式,但需要更多的临床试验支持该观点。

(2) 脑瘫性肌张力障碍:典型不自主运动症状多从婴儿期即开始出现,虽然脑实质损伤并无进行性加重,但是症状是缓慢进展的。脑瘫性肌张力障碍药物多难以控制或者药物副反应较大,随着 Gpi-DBS 治疗原发性肌张力障碍的临床试验越来越多,也出现报道 Gpi-DBS 治疗脑瘫性肌张力障碍的文献。Anne Koy 等人总结以往文献报道,总结 68 例 DBS 术后效果(其中 64 例刺激靶点为 Gpi),BFMDRS 运动、功能评分分别改善 23.6%、9.2%。术前 BFMDRS 运动评分与术后的运动改善程度是呈负相关的,即术前症状越严重,术后改善程度越小。患者长期肌肉痉挛性收缩可导致关节挛缩,由于肌肉持续痉挛性收缩导致的活动受限或者姿势的异常可导致像早期脊柱退行性病变这样的骨骼畸形,此类症状 Gpi-DBS 难以纠正。

(四) STN-DBS

2013 年 Lisbeth Schjerling 发表了一篇 STN 与 Gpi 治疗肌张力障碍的对比研究,研究发现 STN、Gpi 对于治疗肌张力障碍术后运动症状改善的影响无统计学差异,但是由于受研究设计和患者依从性的影响,研究结果并无很大的说服力。但是散发报道 STN-DBS 治疗肌张力障碍术后症状同样获得明显改善，Eric 报道 4 例苍白球毁损术后复发的全身性肌张力患者，STN-DBS 术后 BFMDRS 评分平均改善 65.3%；2014 年 1 月 Ostrem JL 报道高频 STN-DBS 治疗 7 例原发性肌张力障碍术后 9 个月 BFMDRS 运动评分改善 51.8%；首都医科大学附属北京天坛医院既往治疗的 9 例继发性肌张力障碍患者中，2 例迟发性肌张力障碍和 1 例外伤后肌张力障碍患者术后 BFMDRS 改善 90% 以上，而其余 6 例仅出现轻中度改善。笔者曾报道 8 例原发性肌张力障碍患者，STN-DBS 术后随访 1 个月、3 个月、6 个月 BFMDRS 分别改善 47%、69%、75%；孙伯民等报道 27 例 STN-DBS 治疗原发性全身性肌张力障碍患者，术后随访 1 个月、1 年、3~9 年 BFMDRS 分别为 55%、77%、79%。对于 STN-DBS 治疗颈部肌张力障碍，文献报道病例数较少，笔者整理各家患者数据统计发现颈部肌张力障碍 STN-DBS 术后多伦多痉挛性斜颈量表（TWSTRS）改善 45.6%。可见 STN-DBS 对于治疗肌张力障碍同样取得较好的疗效。但是 STN-DBS 治疗肌张力障碍的手术适应证的选择仍需进一步研究。

综上，目前 STN-DBS 已被报道对 PANK 型苍白球黑质色素变性、迟发性肌张力障碍及一些类型的单纯性肌张力障碍皆有效果。与 Gpi 相比，STN 可能有以下三个优点：开机后可迅速改善症状、需要刺激参数较低从而可以延长电池寿命、症状改善效果更佳。但是目前此种研究尚少，并且仍缺乏直接比较 STN 与 Gpi 效果的研究。总之，目前 Gpi 仍为治疗单纯性肌张力障碍的主要靶点，STN 靶点虽然对一些类型的肌张力障碍有效，但仍需要更多的临床实践去证实其效果。而对于联合性肌张力障碍，仍需要继续努力探索合适的靶点。

（五）DBS 治疗肌张力障碍手术时机的选择

目前对肌张力障碍较为公认的手术指征包括：①运动障碍疾病专科医师作出原发性或者继发性肌张力障碍的诊断；②内科药物治疗无效，对于局部性或者节段性肌张力障碍患者肉毒毒素治疗无效；③规律服药不能控制的功能障碍，包括运动功能受损、疼痛、社会孤立等。

Markun 等人对 14 例早发 DYT1 基因突变肌张力障碍患者随访发现病程越短，DBS 术后症状改善越明显；Isaias 等人对 32 例原发性肌张力障碍的患者双侧 Gpi-DBS 术后随访发现，术后 3 个月以及 1 年疗效均显示病程长于 15 年的患者术后疗效不如短于 15 年的患者，运动症状的改善是随着病程时间的延长逐渐下降的；Holloway 等人对既往 137 例继发性肌张力障患者进行荟萃分析，发现肌张力障碍病程的长短与术后症状的改善明显呈负相关。对于颈部肌张力障碍，过去国外认为肉毒毒素注射治疗为一线首选，外周神经切断为二线治疗，对于不适合这类手术或者症状难以控制患者才考虑 DBS。但是也有部分文献报道 DBS 治疗颈部肌张力障碍有优势。Contarino 等人对比 20 例应用外周神经切断治疗以及 15 例应用双侧 Gpi-DBS 治疗颈部肌张力障碍患者，术后随访显示 DBS 组症状缓解明显优于外周神经切断治疗组，另外疼痛 VAS 评分也显示 DBS 明显优于外周神经切断手术治疗。可见对于肌张力障碍的患者，随着 DBS 手术技术的成熟，手术时机上的选择应更趋积极，DBS 有逐渐取代破坏性手术的趋势。但是由于肌张力障碍临床分类的复杂性与多样性，目前仍缺乏大宗病例的报道，可能需要进一步的随机对照研究，来得出更有说服力的结论。

【典型病例】

患者，女，60 岁，主因"不自主眨眼伴口下颌不自主抽动 2 年"入院。

现病史：患者于 2 年前无明显诱因出现不自主眨眼伴口下颌不自主抽动，紧张时加重，情绪放松或熟睡后抽动减轻或消失，无行为紊乱，无情绪障碍，无肢体活动障碍，于当地医院就诊，多种药物治疗（具体不详）后无明显改善。曾行肉毒毒素注射，症状一过性好转。为求进一步诊治收入院。

既往史：否认肝炎、结核、疟疾病史，否认冠心病、高血压病史，否认食物、药物过敏史。

查体：T 36.8℃，P 86 次/min，R 18 次/min，BP 125/87mmHg，体重 50kg，神清语利，精神可；双眼视力、视野粗测未见明显异常，各方向眼动充分，双瞳孔等大正圆，直径 3mm，光反应（++），面纹对称，面部不自主抽动，伸舌居中，听力粗测正常；颈软，四肢肌张力 5 级，上肢抖动，肌张力未见明显异常，感觉检查未见明显异常。

辅助检查：无特殊。

临床诊断：节段性肌张力障碍（Meige 综合征）。

 知识点

2008 年中华医学会神经病学分会帕金森病及运动障碍学组公布的《肌张力障碍诊断与治疗指南》，指出：对于药物和肉毒毒素治疗不能充分改善症状的全身性肌张力障碍，DBS 方法被认为是有效的二线治疗。

病例解析：患者诊断为"节段性肌张力障碍（Meige 综合征）"，主要表现为双侧眼睑痉挛、口下颌肌张力障碍、面部肌张力失调样的不自主运动。根据临床表现可分为三种类型。①眼睑痉挛型：患者症状表现为双侧眼睑的阵发性不自主紧缩样运动或不自主眨眼；②眼睑痉挛合并口下颌肌张力障碍型：在表现眼睑痉挛的同时，口唇及颌面部肌肉不自主运动，表现噘嘴、缩唇、张口、伸舌、嘴角及面肌的不自主抽动；③口下颌肌张力障碍型：患者仅有口唇及颌部肌肉的不自主运动。对于曾服用多种药物治疗，但无明显改善，肉毒毒素治疗维持的时间较短，反复复发的局灶性肌张力障碍患者，可以尝试脑深部电刺激（DBS）手术治疗。

手术目标靶点核团可选择苍白球内侧部（Gpi）或丘脑底核（STN）。Ostrem JL 报道 6 例患者双侧 Gpi-DBS 术后 6 个月随访，BFMDRS 平均改善 71%。Wataru Sako 随访 5 例 Meige 综合征患者，双侧 Gpi-DBS 术后随访 1 年以上，术后 BFMDRS 运动及功能评分分别改善 84% 和 89%。近来以 STN 为靶点治疗肌张力障碍的报道有所增加。目前尚无两个靶点的随机对照研究说明哪个靶点更具优势。本例患者选择 STN 作为刺激靶点。

住院经过：患者入院后完善相关术前检查，于局部麻醉下行双侧 STN 电极植入术，手术顺利，术后给予补液、预防感染等对症支持治疗，并于术后第 2 日进行体外测试，测试参数：脉宽 60 微秒、频率 130Hz、电压 3.0V。患者睁眼困难及口下颌不自主运动明显改善。遂于术后第 4 日行刺激器植入术，手术顺利，术后给予对症支持治疗，切口愈合良好，术后次日出院。

第三节　特发性震颤

内容要点：

1. 特发性震颤以肢体远端的姿势性或动作性震颤为特点，多见于一侧上肢或双上肢，可伴有头部、口面部或声音震颤。

2. 需与帕金森病震颤、小脑性震颤、精神心理性震颤、生理性震颤相鉴别。

3. 丘脑 DBS 对改善特发性震颤非常有效，特别是双侧症状患者，是 DBS 的绝对适应证。

特发性震颤（essential tremor，ET）是中枢神经系统常见的运动障碍进行性疾病。目前其病因尚不明确，约 1/3 的患者有阳性家族史，并出现典型的特发性震颤，在儿童、青少年、中老年中均可发病。本病的发病率在普通人群中为 0.3%~1.7%，并且随年龄增长而增加。大于 40 岁的人群中发病率增至 5.5%，大于 65 岁的人群中发病率为 10.2%。男女之间的发病率无明显差异，特发性震颤可能在左利手的人中更常见。

一、病因

本病的病因至今尚不完全明确,目前多数学者倾向于认为,特发性震颤是一种常染色体显性遗传病,其致病基因位于 3q13($ETM1$)、2p22-25($ETM2$)和 6p23($ETM3$),因此该病可能是由多种遗传因素和环境因素共同作用引起的一种复杂性疾病,并非单基因遗传性疾病。血中哈尔碱和铅浓度的增高可能和特发性震颤发病有关。年龄是目前比较公认的主要危险因素。

二、发病机制

本病发生机制不明,有生理性(周围性)震颤和病理性(中枢性)震颤等学说。目前,对该病的病理组织学改变的认识尚未达成一致,多数学者认为经"小脑 - 丘脑 - 皮质"通路传导的"下橄榄核 - 小脑振荡"在人类特发性震颤的发生机制中尤为重要。

三、临床表现

(一)发病年龄

本病可见于任何年龄,但多见于 40 岁以上的中老年人。本病起病隐匿,进展缓慢,大多数患者会因症状轻微,未影响正常生活而选择自行在家处理,因而,多数入院治疗的患者均为症状相对明显,或是在体检过程中被发现。

(二)震颤

震颤几乎是唯一的临床表现,以肢体远端的姿势性或动作性震颤为特点,多见于一侧上肢或双上肢,可伴有头部、口面部或声音震颤。主要表现为双手、头部、下颌等部位的单症状姿势性震颤和动作性震颤,震颤程度分级多表现为 2、3 级,静止性震颤为主者少见,查体肌张力不高、不伴随其他神经系统体征。部分患者饮少量酒精后震颤症状减轻或消失,酒精作用机制未明,可能是通过中枢多巴胺神经系统起作用。情绪激动或紧张、睡眠不足、疲劳、寒冷等可使震颤加重,放松时减轻或消失,睡眠时消失。

本病症状分级可采用美国国立卫生研究院特发性震颤研究组提出的分级标准(表 11-3-1)。

表 11-3-1 美国国立卫生研究院特发性震颤症状分级

等级	表现
0 级	无震颤
1 级	很轻微震颤
2 级	易发现的幅度 <2cm 无致残性震颤
3 级	幅度 2~4cm 部分致残性震颤
4 级	幅度 >4cm 致残性震颤

四、辅助检查

早期难与其他震颤性疾病鉴别,缺乏检查手段,无病理学、血清学或影像学特征性改变,病程长短不一。对疑患特发性震颤者可予以如下辅助检查。

1. 基因检测 目前已发现 $EMT1$、$EMT2$、$EMT3$ 及一个多巴胺 D_3 受体基因(DRD_3)的易感性变异。$EMT1$ 位点位于染色体 3q13,研究表明 DRD_3 基因的易感性变异位于 $EMT1$。$EMT2$ 位点位于染色体 2p24.1,其变异会出现特发性震颤。$EMT3$ 位点位于染色体 6p23。基因分析对确诊某些遗传性肌张力障碍疾病有重要意义。

2. 影像学检查 对双侧小脑皮质进行磁共振波谱(MRS)检查,观察患者小脑皮质代谢物变化情况,NAA/Cr 较正常值降低表明患者小脑皮质存在神经元的损伤或丢失;采用弥散张量成像(DTI)观察患者双侧基底节区核团及红核的部分各向异性系数(FA)值和表观弥散系数(ADC)值,红核 ADC 值较正常值升高,提示双侧红核可能存在神经元退行性改变。CT、MRI 检查、正电子发射体层成像(PET)或单光子发射计算机体层摄影(SPECT),对鉴别诊断有意义。

3. 电生理检查　肌电图可记录到 4~8Hz 的促动肌 - 拮抗肌同步化连续发放活动,另有约 10% 患者表现为促动肌 - 拮抗肌交替收缩。单运动单元分析显示电冲动是集合性或同步化的。震颤发作期间募集相中新募集的运动单元有异常高的瞬间 20~50Hz 放电频率。

五、诊断及鉴别诊断

(一) 诊断

本病的诊断参考美国运动障碍协会和世界震颤研究组织提出的诊断标准(表 11-3-2)。

表 11-3-2　特发性震颤诊断标准

诊断标准	内容
核心标准	①双手及前臂的动作性震颤;②除齿轮现象外,不伴有其他神经体征;③或仅有头部震颤,但不伴有肌张力障碍
次要标准	①病程 >3 年;②阳性家族史;③饮酒后震颤减轻
排除标准	①伴有其他神经系统体征,或震颤发生前不久有外伤史;②由药物、焦虑、抑郁、甲状腺功能亢进等引起的震颤;③有精神心理性震颤病史;④原发性直立性震颤;⑤仅有位置特异性或目标特异性震颤,包括职业性震颤及原发性书写震颤;⑥仅有言语、舌、颏或腿部震颤;⑦单侧的静止性震颤、强直、运动迟缓、反常的位置性震颤

(二) 鉴别诊断

本病主要需与下列疾病引起的震颤相鉴别。

1. 帕金森病震颤　患者多没有家族史,随病程进展较快,3~5 年即有明显进展,主要为静止性震颤,可合并动作性震颤,手部"搓丸"样震颤和下肢静止性震颤是帕金森病的典型表现。除震颤外,帕金森病患者常伴有动作迟缓、肌强直、姿势、步态异常等。

2. 小脑性震颤　主要为上肢和下肢的意向性震颤,常伴有小脑的其他体征,如共济失调、轮替运动异常、辨距不良等,而特发性震颤患者通常不伴有小脑症状。

3. 精神心理性震颤　多在有某些精神因素如焦虑、紧张、恐惧时出现,与特发性震颤相比,其频率较快(8~12Hz)但幅度较小,有相应的心理学特点,去除促发因素症状即可消失。

4. 生理性震颤　增强的生理性震颤与特发性震颤都表现为姿势性震颤和运动性震颤。增强的生理性震颤往往能找到增强震颤的原因,如甲状腺功能亢进、锂或丙戊酸中毒、乙醇(酒精)戒断等。但伴有周围神经病的增强性生理性震颤和可疑的特发性震颤难以鉴别。

5. 其他　肌张力障碍性震颤、红核性震颤、原发性直立性震颤、肝豆状核变性震颤、内科系统疾病(如甲状腺功能亢进、肝性脑病等)引起的震颤等。

六、治疗

(一) 治疗原则

本病的治疗分为药物和手术治疗,大多数患者服用酒精后症状会有所改善,但是长期服用酒精会造成依赖性并导致其他神经系统疾病的发生,故不主张长期大量饮酒来改善震颤。目前临床应用较多的治疗药物分为一线、二线和三线药,当单药治疗无效时可联合应用,药物均需从小剂量开始,渐增剂量,需注意副作用和禁忌证。手术治疗则适用于症状严重、药物难治性的患者。

其治疗原则为:①轻度震颤无须治疗;②轻到中度患者由于工作或社交需要,可选择事前半小时服药以间歇性减轻症状;③影响日常生活和工作的中到重度震颤,需要药物治疗;④药物难治性重症患者可考虑手术治疗;⑤头部或声音震颤患者可选择 A 型肉毒毒素注射治疗。

(二) 药物治疗

1. 一线推荐用药

(1) 普萘洛尔(propranolol):对特发性震颤疗效较好,可以减小手的姿势性震颤幅度,频率不降低,但对身体其他部位震颤的效果不很理想,甚至完全无效。其治疗效果与剂量呈相关性,建议从小剂量开始(10mg/ 次,每日 2 次),逐渐加量(5mg/ 次至 30~60mg/d),即可有症状改善,一般不超过 90mg/d。药物副作用包括:脉率降低、疲劳、体重增加、恶心、腹泻、皮疹、勃起功能障碍和精神状态改变(如抑郁)等症状;禁忌证包括:心功能不全、二度或三度房室传导阻滞、哮喘或其他支气管痉挛疾病、1 型糖尿病等疾病。

(2) 扑米酮(primidone):对于幅度大的震颤,扑米酮比普萘洛尔更有效,甚至可以把震颤降至无症状的幅度范围。扑米酮治疗震颤,可能出现首剂的急性毒性反应和大剂量的副作用(如头昏、恶心、呕吐等)。一般每晚 25mg 开始,逐渐加量 25mg/ 次,有效剂量在 50~500mg/d,一般 250mg/d 疗效佳且耐受性好。

2. 二线推荐药物

(1) 加巴喷丁(gabapentin):单药治疗可缓解症状,作为其他药物的添加治疗并不能进一步改善症状。起始剂量 300mg/d,有效剂量为 1 200~3 600mg/d,分 3 次服用。副作用包括困倦、恶心、头晕、步态不稳等。

(2) 托吡酯(topiramate):在一定程度上能改善各类震颤,起始剂量为 25mg/d,以 25mg/ 周的递增速度缓慢加量,分 2 次口服,常规治疗剂量为 100~400mg/d。副作用包括食欲缺乏、体重减轻、恶心、感觉异常、认知功能损害(尤其是语言智商损害)等。

3. 三线推荐药物

(1) 多洛尔 120~240mg/d,尼莫地平(nimodipine)120mg/d,氯氮平(clozapine)25~75mg/d,对改善肢体震颤可能有效。因氯氮平有致心律失常的副作用,仅在其他药物治疗无效的情况下才考虑应用,且使用期间要监测血常规和心电图。

(2) A 型肉毒毒素可用于治疗头部、声音震颤及肢体震颤,单剂量 40~400IU 可改善头部震颤症状;50~100IU 的尺、桡侧腕伸屈肌多点注射可减小上肢的震颤幅度;0.6IU 的软腭注射可治疗声音震颤,但可出现手指无力、肢体僵硬感、声音嘶哑和吞咽困难等副作用。

(三) 手术治疗

研究表明,丘脑 DBS 对改善特发性震颤非常有效,特别是双侧症状患者,是 DBS 的绝对适应证,其中头部震颤对丘脑 DBS 反应最好,术后震颤评分显著降低。目前,临床上采用丘脑 vim-DBS 和 STN-DBS 治疗特发性震颤,其中 vim-DBS 对震颤的改善率可达 70%~90%,具有低创伤、可逆、可调控的特点,是药物难治性重症患者的首选手术治疗方法。

1. 手术方式

(1) 立体定向丘脑毁损术:术后出现构音障碍和认知功能障碍概率较高,同时会增加术中及术后的风险,因此不建议用于临床治疗,现已被 DBS 所取代。

(2) DBS:通过立体定向方法进行精确定位,在脑内特定的靶点植入刺激电极进行高频电刺激,从而改变相应核团兴奋性,以达到改善帕金森病症状、控制癫痫发作、缓解疼痛、治疗特发性震颤的目的。

2. 禁忌证 包括:明显痴呆或精神障碍患者因不能配合 DBS 植入手术或术后管理者;年龄为 80 岁以上或超晚期的特发性震颤患者;重要脏器功能失代偿的特发性震颤患者。

3. 手术并发症

(1) 与刺激相关的并发症:如短暂性感觉异常、构音障碍、复视、肌肉抽搐、语言功能减退、视觉功能紊乱等副反应。

(2) 与装置有关的并发症:如电极折断、电极移位、刺激器不能发放刺激脉冲,以及装置植入部位皮肤破溃、感染、电池寿命缩短等。

4. 手术过程 手术过程分为靶点定位、电极植入、测试和刺激器植入四个步骤。

(1) 靶点定位:采用解剖图谱结合 MRI 影像、微电极导向确定靶点以及术中测试的综合定位方法确定

vim 或 STN 靶点坐标。

（2）电极植入：于冠状缝前、中线旁开 3.5cm 做长 4cm 头皮切口，颅骨钻孔。采用微电极和电生理记录系统（FHC）并结合解剖图谱，确认 STN 或 vim 核团的上界和下界，定位完成后安放刺激电极。

（3）测试：术中应用体外刺激器进行测试，调整电压、频率、脉宽和触点选择等参数，震颤控制满意，固定电极。术中患者出现肢体麻木，如为一过性，则不予处理，如震颤控制不佳或出现头晕、构音障碍等则更换靶点。

（4）刺激器植入：如 DBS 疗效确切，全身麻醉下将刺激器植入锁骨下，刺激器电源开启后再个体化调整刺激参数。手术过程中应注意以下几个方面：①确定靶点坐标时力求靶点精确；②术中应做好心电、血压、血氧监测，观察有无不良反应；③穿刺时动作要轻柔、准确，避开脑沟，以免损伤血管引起颅内出血。

术后对患者进行 CT 和 / 或 MRI 检查（图 11-3-1），以了解电极位置，并通过对患者书写、震颤填表、术前术后录像对比等进行术后疗效评价，观察有无感染、出血、感觉及运动异常、构音障碍、认知功能障碍和平衡障碍、复视等并发症；定期随访患者震颤控制和刺激耐受情况，以便对刺激参数进行调控达到最佳控制效果，观察有无与硬件相关的并发症如导线移位、短路和断路，脉冲发生器故障及皮肤溃破感染等。

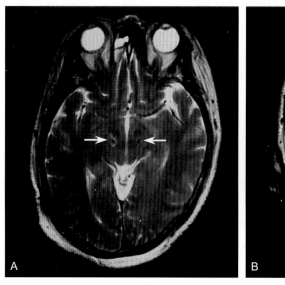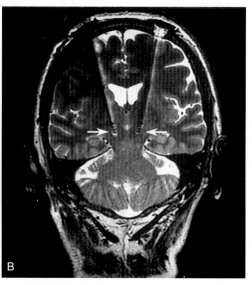

图 11-3-1　DBS 手术后复查 MRI 显示电极位置准确
A. 轴位；B. 冠状位；箭头示电极位置。

七、预后

发病年龄与预后无关，震颤的严重度与死亡率无关。长期以来，特发性震颤被认为是一种"良性震颤"，但是随病情进展，患者身体的不自主震颤会严重影响其进食、说话、书写等一些日常活动，给他们造成较大的精神压力。特发性震颤会影响患者日常生活和工作，易被误诊为帕金森病，且治疗效果不佳。

八、小结

特发性震颤是一种原因不明的运动障碍进行性疾病，1/3 患者有阳性家族史，好发于 40 岁以上的中老年人及青少年，震颤几乎是唯一的临床表现，主要为手、头部及身体其他部位的姿势性和运动性震颤。大多数患者仅有轻微的震颤，只有 0.5%~11.1% 患者需要治疗，其中不足 50% 患者用药能很好地控制症状，治疗效果不佳，需要肉毒毒素注射或手术治疗。

【典型病例】

患者,男,50岁,因"双手不自主震颤7年"门诊就诊。

现病史:患者于7年前在工作中发现双手震颤,情绪紧张、疲劳、做精细动作时可加重,少量饮酒震颤减轻,但饮酒过多症状加重,甚至累及下肢震颤,已影响日常生活和工作。

既往史:既往无家族史,否认外伤、脑炎病史,无饮酒史,否认CO中毒史及脑血管疾病史,否认高血压、糖尿病史。

查体:神清语利,智能、情感正常,四肢肌力正常、肌张力不高,意向性震颤明显,不伴随其他神经系统体征。

辅助检查:血常规、尿常规、粪便常规、血液流变学指标、凝血功能及血生化均正常;甲状腺功能正常。头颅CT示尾状核、纹状体低密度灶;头颅MRI示双侧苍白球外侧低信号,内侧有小的高信号;小脑未见萎缩(图11-3-2)。

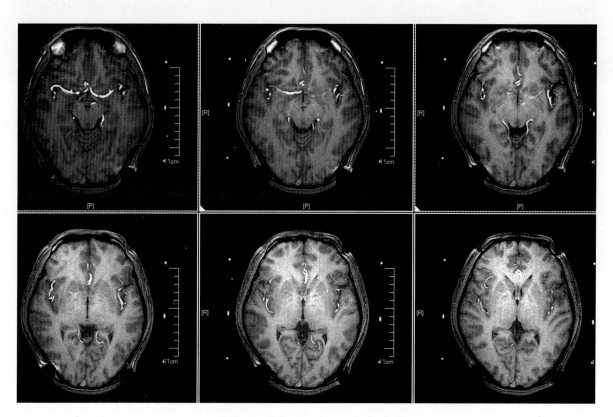

图 11-3-2 特发性震颤患者术前头颅 MRI 图像

临床诊断:特发性震颤。

诊断依据与鉴别诊断:本例患者主要表现为双手震颤,运动时明显,肌张力不高,病程长,发展缓慢,无外伤、脑炎病史,也无震颤麻痹的其他表现,故不考虑帕金森病的诊断;该患者无饮酒史,否认CO中毒史,可除外中毒引起的震颤;患者无心悸、多食、消瘦,可除外甲状腺功能亢进引起的震颤;该患者无上肢和下肢的意向性震颤和小脑的其他体征,如共济失调、轮替运动异常、辨距不良等,可除外小脑性震颤;因此考虑诊断为特发性震颤,且患者用普萘洛尔治疗有效也证实该震颤。

指南解读

中华医学会神经病学分会帕金森病及运动障碍学组颁布 2009 年版《原发性震颤的诊断和治疗指南》指出：特发性震颤的治疗分为药物（口服药物及 A 型肉毒毒素）和手术治疗。

其治疗原则为：①轻度震颤无须治疗；②轻到中度患者由于工作或社交需要，可选择事前半小时服药以间歇性减轻症状；③影响日常生活和工作的中到重度震颤，需要药物治疗；④药物难治性重症患者可考虑手术治疗；⑤头部或声音震颤患者可选择 A 型肉毒毒素注射治疗。

病例解析：特发性震颤手术治疗方法主要包括立体定向丘脑毁损术和 DBS，两者都能较好地改善震颤。双侧丘脑损毁术出现构音障碍和认知功能障碍概率较高，同时会增加术中及术后的风险，因此不建议用于临床治疗。而 DBS 具有低创伤性、可逆性、可调控性的特点，是药物难治性重症特发性震颤患者的首选手术治疗方法；其副反应包括感觉异常、局部疼痛、构音障碍、平衡失调等，部分通过改变刺激参数可以使之得到纠正。

治疗过程：该患者药物不能很好地控制震颤症状，对该患者行 DBS 治疗。

完善相关术前检查后，在全身麻醉下行丘脑 DBS，术前结合解剖图谱和 MRI 图像以及术中结合微电极导向和术中测试，最终定位丘脑 vim 靶点坐标。定位后行开颅手术和安放刺激电极。术中监测心电、血压、血氧。术中应用体外刺激器对电压、频率、脉宽和触点选择等参数进行测试调整，震颤控制满意，固定电极。术中疗效确切，将刺激器植入锁骨下，刺激器电源开启。术毕患者安返病房。

术后查体：双侧瞳孔等大等圆，光反应敏感，双肺呼吸音清，未闻及干湿啰音。术后行头颅 CT（图 11-3-3）和 MRI 检查，未见明显出血，电极位置准确。

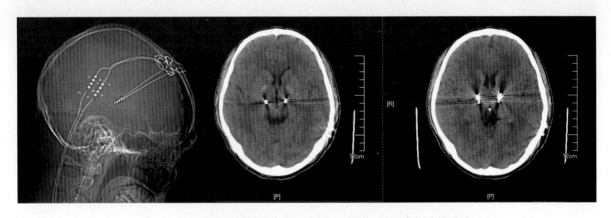

图 11-3-3　特发性震颤患者术后头颅 CT 图像，显示电极位置准确

疗效：根据特发性震颤分级标准进行术后疗效评价，该患者的震颤状态得到明显改善，一些日常生活能力（如书写、饮水、进食等）恢复正常，由疾病带来的低落和抑郁情绪也得到缓解。定期随访恢复良好。

第四节 脑 瘫

内容要点：

1. 脑瘫指出生前到出生后 1 个月以内各种原因所致的非进行性脑损伤。病理变化包括脑水肿、神经元坏死、基底神经节大理石样变化、脑室周围白质软化。

2. 脑瘫分型包括痉挛型四肢瘫、痉挛型双瘫、痉挛型偏瘫、不随意运动型、共济失调型及混合型。

3. 目前治疗脑瘫的手术方式包括功能性选择性脊神经后根部分切断术、选择性周围神经部分切断术、颈动脉外膜交感神经网剥脱术、巴氯芬泵鞘内注射治疗、脑深部电刺激、肢体矫形手术。

脑性瘫痪（cerebral palsy，CP）简称"脑瘫"，指出生前到出生后 1 个月以内各种原因所致的非进行性脑损伤，主要表现为中枢性运动障碍及姿势异常。William Little 最早于 1861 年介绍脑瘫。脑瘫的患病率在不同国家或地区的流行病学调查结果也不尽相同，发达国家脑瘫患病率为 1.8‰~4.9‰，正常活产婴儿在 2‰~3.5‰ 之间，早产儿高发，可达 22%~34%。

一、病因

脑瘫病因具有多样性和复杂性，过去认为早产儿、极低体重儿、出生窒息儿等是高危儿，由于胎龄小，脑的发育很不成熟，所以很容易出现脑损伤。如果损伤后出现了中枢性运动障碍，就可能形成脑瘫。新近研究表明，娩出时的因素在脑瘫病因中占 5%~9%，最多不超过 21%；仍有 25% 的病例归为未知因素。由于脑皮层神经元的生长、迁徙、分化、整合的过程一直持续到婴儿出生后 2 年，所以认为在此期间任何有害于脑神经元成熟的因素都有可能导致脑瘫发生。

二、病理生理

主要的病理变化是缺氧性脑病，促使脑水肿和脑坏死，因缺氧引起脑血管梗死及白质软化。其病理变化包括：脑水肿、神经元坏死、基底神经节大理石样变化、脑室周围白质软化（PVL）。缺血、缺氧性损伤，早产儿多见病变位于脑室周围的深部白质区软化和坏死，软化面积大时可液化成囊，称空洞脑。临床上表现为痉挛性瘫痪、肌力低下及脑积水。

三、临床表现

脑瘫临床表现多种多样，结合国际上脑瘫分型，《中国脑性瘫痪康复指南》建议我国脑瘫的临床分型如下。

1. 痉挛型四肢瘫（spastic quadriplegia） 以锥体系受损为主，包括皮质运动区损伤。牵张反射亢进是本型的特征。四肢肌张力增高，四肢内收、内旋，拇指内收，躯干前屈，剪刀步、尖足、足内外翻，拱背坐，腱反射亢进、踝阵挛、折刀征和锥体束征等。

2. 痉挛型双瘫（spastic diplegia） 症状同痉挛型四肢瘫，主要表现为双下肢痉挛及功能障碍重于双上肢。

3. 痉挛型偏瘫（spastic hemiplegia） 症状同痉挛型四肢瘫，表现在一侧肢体。

4. 不随意运动型（dyskinetic） 以锥体外系受损为主，主要包括舞蹈性手足徐动和肌张力障碍；该型最明显特征是非对称性姿势，头部和四肢出现不随意运动，即进行某种动作时常夹杂许多多余动作，四肢、头部不停地晃动，难以自我控制。该型肌张力可高可低，可随年龄改变。静止时肌张力低下，随意运动时增强，对刺激敏感，表情奇特，挤眉弄眼，颈部不稳定，构音与发音障碍，流涎、摄食困难，婴儿期多表现为肌张力低下。

5. 共济失调型（ataxia）　以小脑受损为主，以及锥体系、锥体外系损伤。主要特点是由于运动感觉和平衡感觉障碍造成不协调运动。为获得平衡，两脚左右分离较远，步态不稳，方向性差。运动笨拙、不协调，可有意向性震颤及眼球震颤，平衡障碍、站立时重心在足跟部、基底宽、醉汉步态、身体僵硬。

6. 混合型（mixed types）　具有两型以上的特点。

四、辅助检查

1. 头部影像学检查　实际临床工作发现脑瘫患儿头颅 MRI 异常率可高达 80%。常见的 MRI 表现为：①脑白质减少，主要发生在侧脑室三角区周围、体旁和半卵圆中心；②脑白质变性软化、囊变，主要发生在侧脑室三角区周围、体旁和半卵圆中心；③侧脑室扩大，形态不规则，边缘凹凸不平；④脑沟裂扩大增宽；⑤脑发育畸形，包括巨脑回畸形、多小脑回畸形、灰质异位、脑裂畸形、脑穿通畸形、胼胝体缺如等；⑥脑皮层软化、萎缩；⑦小脑、丘脑及基底节萎缩、变性。

2. 脑部超声　国内文献报道脑瘫患儿脑超声下脑室扩张率为 81%，且与病情严重程度呈正相关，病情越重，异常率越高且异常程度越明显。TCD 可能显示脑内大血管血流减慢。

3. 脑电图及脑电地形图　脑电图表现为广泛失律性慢波或快波、低电压、两侧不对称、睡眠纺锤波异常及发作波等。脑电地形图表现为低波幅。脑电改变对预测脑瘫是否已合并癫痫、能否发生癫痫以及指导治疗有重要价值。有资料显示，重型脑瘫脑电图异常率为 81%，说明脑瘫合并癫痫的脑电图异常与病型、病情、智能障碍有关。

五、诊断及鉴别诊断

（一）诊断

对于早产、低体重儿及有生产前母亲感染病史、生产中婴儿窒息史、黄疸病史等典型病史，生后婴儿主要表现符合运动减少、肌张力、姿势、反射异常等典型的脑瘫表现。头颅 MRI 或 CT 检查发现脑发育畸形、PVL 等表现，同时辅助电生理等辅助检查手段，往往能对脑瘫作出正确诊断。

（二）鉴别诊断

1. 维生素 D 缺乏性佝偻病　脑瘫患儿由于喂养不良、易激惹、营养不良等原因，常误诊为佝偻病。佝偻病是一种会在儿童时期发生的人类疾病，原因是维生素 D 摄取不足。给予加强营养、增加日光照射、维生素 D、鱼肝油等对症治疗能够缓解症状。

2. 进行性脊髓肌萎缩症　本病于婴儿期起病，多于 3~6 个月后出现症状，少数患者生后即有异常。表现为上下肢呈对称性无力，肌无力呈进行性加重，肌萎缩明显，腱反射减退或消失，常因呼吸肌功能不全而反复患呼吸道感染，患儿哭声低微、咳嗽无力，肌肉活组织检查可助确诊，本病不合并智力低下，面部表情机敏，眼球运动灵活。

3. 先天性肌弛缓　患儿生后即有明显的肌张力低下，肌无力，深腱反射低下或消失。平时常易并发呼吸道感染。本病有时被误诊为张力低下型脑瘫，但后者腱反射一般能引出。

4. 多巴反应性肌张力障碍　有多种遗传方式，其中最重要的一种称为伴显著日间波动的遗传性进展性肌张力障碍，由日本学者 Segawa 于 1976 年首先描述，故又称 Segawa 病。是由位于 14q22.1-22.2 的三磷酸鸟苷环化水解酶 1（GTPCH1）基因突变所致。典型的症状表现为儿童（平均年龄 6 岁）的单侧下肢发病、肌张力增高（可见马蹄内翻足）、步态异常为主的症状；有昼夜波动现象，表现为晨轻暮重；对小剂量左旋多巴制剂良好及持久的反应以及长期治疗无相关运动并发症，即可诊断此病。该病常规影像学检查并无特殊改变，头 CT 和 MRI 均正常，应用突触前多巴胺能标志物行 PET/CT 检查也均正常。

六、脑瘫的外科手术方式

目前治疗脑瘫手术方式包括：功能性选择性脊神经后根部分切断术（functional selective posterior rhizotomy,FSPR)、选择性周围神经部分切断术(selective peripheral neurotomy,SPN)、颈动脉外膜交感神经网剥脱术(cervical perivascular sympathectomy,CPVS)、巴氯芬泵鞘内注射治疗(continuous intrathecal baclofen infusion,ITB)、脑深部电刺激(DBS)、肢体矫形手术。

（一）功能性选择性脊神经后根部分切断术

1. 手术原理 FSPR 是利用神经电生理监测与刺激技术在硬膜下选择性切断包含较多兴奋性较高的Ⅰa类传入纤维的神经后根,减弱γ环路兴奋性,从而解除肌痉挛。FSPR 降低肌张力明确,改善步态,达到提高运动功能的目的。

2. 手术适应证

（1）FSPR（腰部）:①年龄≥3岁;②下肢肌力≥3级;③肌张力≥Ⅱ级(改良 Ashworth 法);④GMFCS 在Ⅰ~Ⅲ级;⑤智力正常或接近正常,能够配合术后康复训练;⑥平衡功能良好(他动平衡功能试验);⑦严重扭转性痉挛并诱发顽固性疼痛,为了改善生存质量和护理条件,可以作为独立条件行 FSPR 手术。

（2）FSPR（颈部）:①年龄≥18岁;②上肢肌力≥3级;③肌张力≥Ⅱ级(改良 Ashworth 法);④智力正常或接近正常,能够配合术后康复训练。

3. 手术禁忌证 ①智力低下,不能配合术后康复训练者;②肌力<3级;③肌张力<Ⅱ级;④肢体严重固定挛缩畸形;⑤脊柱严重畸形和脊柱不稳定者。

4. 手术要点 ①根据肌群痉挛引起的症状体征选择对应的手术节段,确定切口范围;②尽可能避免椎旁肌肉过度牵拉,造成术后腰肌无力;③椎板切开宽度一般不超过 0.8cm,以利于脊柱稳定和术后尽快恢复;④根据需要选择单侧、开窗法、跳跃式椎板切开,保护脊柱稳定性;⑤术中电生理监测技术是选择神经根节段的必要保证;⑥显微外科操作技术尽可能分离神经根粘连,尽可能避免分离马尾神经造成的损伤性神经纤维坏死;⑦神经离断后创腔止血彻底,防止手术后神经根粘连,是避免痉挛复发的重要环节;⑧填充脑脊液,避免术后气颅发生;⑨严密缝合硬脊膜,防止脑脊液漏,避免手术后感染和低颅压发生。

（二）选择性周围神经部分切断术

1. 手术原理 部分切断周围神经传入性神经纤维的神经肌支小束,降低环路兴奋性,从而降低靶肌肉痉挛,达到主动肌和拮抗肌之间平衡。术前测试:利用长效神经阻滞药物丁哌卡因对靶肌肉麻痹,来评估拮抗肌肌力,鉴别痉挛、挛缩还是关节僵硬导致的关节运动受限。

2. 手术适应证 ①痉挛症状单一、局限;②FSPR 手术解除痉挛不充分;③身体原因不适合行 FSPR 手术。

3. 手术要点 ①显微外科操作:根据不同部位选择入路,暴露靶神经主干及周围分支,尽可能地分离到远端肌肉,在神经电生理监测下打开神经外膜,切除 10mm,断端电凝,防止神经再生,并缝合外膜;②电生理刺激下选择性切除:应用神经电生理监测技术,并结合术中电刺激下观察目的肌肉收缩状态,将神经兴奋性高并支配高痉挛状态肌肉的神经切除,切除比例仍需结合术前检查,并在术中刺激剩余神经束,如肌肉痉挛仍存在且强烈,需继续分离并切除对应神经束。

对 SPN 实施不当出现肌力下降、感觉障碍、对立畸形等并发症问题,应在术前评估、术中操作和监测、术后康复训练各环节加强管理,在临床上 SPN 具有其他方法不可替代的作用。但因容易复发,选择该术式治疗脑瘫肢体痉挛状态需要严格把握适应证。

（三）颈动脉外膜交感神经网剥脱术

1. 手术原理 周围血管交感神经外膜剥脱术可降低交感神经兴奋对血管作用,增加脑供血,改善运动缺陷,提高认知能力。CPVS 最开始主要应用于脑缺血性疾病(如烟雾病),国内学者逐渐引入到脑瘫儿童治疗,机制尚不明确,仍缺乏严格的临床研究。有国内学者总结发现 CPVS 对部分混合型脑瘫的不随意运动、吞咽困难、流涎等症状有效,部分还能提高脑瘫患者的脑认知功能。也有研究发现 CPVS 能使部分不随意运动患者中至重度流涎患儿唾液分泌减少,改善吞咽功能,但远期效果需要随访观察。

2. 手术适应证 ①不随意运动型和混合型[肌张力障碍评定量表(UDRS)≤40 分];②流涎(DSS≥3 级,

DFS≥3 级);③言语不清、间断;④6 岁前手术疗效较好,年龄越大,效果越差。

（四）脑深部电刺激

不随意运动型脑瘫或混合型脑瘫目前没有较好的治疗方式。DBS 作为一种可逆的、微创神经外科干预手段,通过调节皮质 - 基底节 - 脊髓环路起到作用,是一种很有希望的治疗手段。并且 DBS 在治疗 DYT1 基因突变的肌张力障碍中也显示了良好的治疗效果。但是应用 DBS 治疗脑瘫的报道很少,且多是个例报道。最大研究样本是 Vidailhet 等报道的 20 例行双侧 Gpi-DBS 脑瘫患者术后随访 12 个月的研究,BFMDRS 症状改善在 20%~24%。但 2015 年 Romito 发表一组术后观察 5 年以上的 DBS 脑瘫病例,BFMDRS 评分改善在 50% 左右。所以有学者推测,DBS 治疗脑瘫出现最好的效果可能需要等到手术后 1.7 年。DBS 在脑瘫中的应用还需要进一步探讨。

（五）巴氯芬泵鞘内注射治疗

将巴氯芬注入脑脊液中是由一个泵来实现的。将泵与一个小的细管连通,通过手术植入到患者腹部皮下,将细管环绕到背部,与另一植入背部皮下更细的管连接并通过连接细管一端的针进入脑脊液中,一般进针处为 L$_3$~L$_4$ 椎间,泵的直径和厚度分别为 7.5cm 和 2.8cm。泵通过计算机按计划将一定量的巴氯芬注入脑脊液中。根据个体需求,药物剂量可随时增减,一般手足徐动型较痉挛型药物用量大。一般开始每日 50μg,以后逐渐加量达到满意效果,一般有效剂量 350~750μg/d(注:此为国外文献报道用量,可能与国内剂量有差异)。泵的充盈通常几个月进行 1 次,方法是将针头探入皮下,进入泵中心。泵的电池可持续 4~5 年或更长,然后需更换泵。由于巴氯芬可随脑脊液向上流动直至脑,因此可以松弛整个机体,包括颈、上肢、躯干和腿。一些个体尚可改善抖动、吞咽、交流能力、上肢和手的功能,以及提高操作代替说话的交流装置的技能,改善躯干控制或步态等。此外可增强使用踝关节矫形器的耐受力,坐入轮椅或姿势的摆放更舒适。但所有这些进步并不一定均发生在每一个个体。

ITB 副作用包括可能发生的呼吸抑制、流涎、定期的充药、换泵及因为硬件原因的停止注药导致严重的撤药反应等。

目前国外 ITB 主要用于痉挛程度重、累及肌群范围广泛、运动能力差的患者,在国内并没有广泛开展。

（六）肢体矫形手术

功能神经外科在主导痉挛性脑瘫治疗时,常忽视痉挛继发的肢体畸形,会影响脑瘫的整体治疗效果,需要引起高度重视。

（七）围手术期康复

物理治疗和康复训练可以解决 Ashworth 分级Ⅰ~Ⅱ级的肢体局部性痉挛,疗效稳定,不复发。肢体综合训练可以提高肌力并增加关节活动度,提高平衡功能和协调能力;强化心肺功能和运动能力,纠正异常步态;手功能训练可提高患者手作业能力,提高日常生活能力;水疗可以使患者在水中学会在陆地中不能完成的动作,并能减轻痉挛带来的疼痛;康复机器人在痉挛性瘫痪患者应用,可以节省人力,并能量化训练指标,是未来发展方向。

在脑瘫的外科治疗过程中,始终把围手术期康复作为治疗的重要环节,必须强调无康复不手术的基本原则。康复与手术结合不仅能提高整体治疗效果,且能够及时发现新的畸形的发生与发展。作为神经外科医师,不仅应重视外科方法解决痉挛,更需整合多学科优势,只有多学科协作,打造治疗理念上可以统一的医疗平台,才能搭建起完整的脑瘫儿童医疗技术服务体系,最终实现整体提高中国脑瘫治疗水平的目标。

七、预后

近年来的研究表明脑瘫患儿如果能早期诊断、早期治疗,除极严重者外,可以治愈或正常化。虽然神经细胞死亡后不能再生,但在早期神经系统自身的可塑性,使一些神经细胞能替代邻近受损细胞的功能,产生新的神经轴突、树突,使神经兴奋传递通路得以恢复,而且年龄越小,再构能力越强,生后半年内可塑性最强,干预效果最好。小于 3 个月的高危患儿具有脑损伤的潜在危险,若在生后早期阶段没有得到有效干预,出现明显神经系统异常时则错过最好的干预时期。有研究指出,新生儿生后神经系统依然在发育逐步成熟阶段,对高危儿的早期干预正是基于促使成熟和分化过程中的脑功能损伤得到进一步有效的代偿。有学者认为高危患儿若 6 个月内发现问题,及时康复治疗,轻中度需 2~6 个月,重度及极重度需 6~12 个月甚至 2 年可望达到正常化或基本正常化。若 1 岁以后进行治疗,则疗程更长,且很难达到正常水平。

八、小结

脑瘫是在产前、产时和产后三个阶段胎儿或婴幼儿脑部受到非进行性损伤而导致的持续存在的中枢性运动和姿势发育障碍、活动受限综合征。脑瘫主要的病理变化是缺氧性脑病、神经元坏死、轴突髓鞘化异常和脑室旁白质软化,大脑皮层、室旁白质、丘脑、基底节、小脑皮质、脑干均有不同程度的病理改变。临床表现多样,主要是运动减少、肌张力异常、姿势及反射异常等。早期发现、早期诊断、早期治疗是减少脑瘫的主要方法。外科治疗 + 术后康复训练是主要以降低肌张力,改善步态,提高运动功能为目的。

【典型病例】

患儿,男,1 岁 4 个月,家长主诉"患儿运动发育落后于同龄婴儿"来诊。

现病史:患儿出生时产程长,有产钳助产史,具体情况不详。患儿出生后家长发现其拇指内收、手握拳不易分开、抱在怀中有较硬的感觉。患儿易惊,常有不明原因的哭闹,喂养困难。稍大后肢体强直不易穿衣,或换尿布时大腿不易外展、喂养困难等异常临床。出现抬头、翻身均落后于正常同龄婴儿,半岁多时无法自己坐,目前无法自己站立、行走。垂直抱起后,双侧下肢屈曲,曾按照"佝偻病"给予鱼肝油、维生素 D 口服,效果不明显。未曾出现意识丧失、肢体抽搐发作。未见运动功能退化表现。

查体:神志清楚,对外界刺激反应可。头围正常范围;眼距不宽;双瞳孔等大,直径 2.5mm,光反射灵敏;面纹对称。肌力检查基本正常;双侧肌张力增高,双侧拇指内收,下肢较上肢肌张力增高明显,将患儿抱起直立位可见双侧下肢内旋,躯干前屈,尖足、足内外翻;双侧膝腱反射亢进,可诱发踝阵挛。

辅助检查:

(1)头颅 MRI:脑发育不全明显,脑室三角区周围、体旁脑白质减少,局部可见脑白质变性、软化灶形成,侧脑室扩大。

(2)脑电图:除广泛性低电压外未见特异性改变。

(3)实验室检查:血中钙、磷、镁、铜、铁等含量正常水平。甲状旁腺激素水平正常范围。

临床诊断:痉挛型脑瘫。

诊断根据:患儿出生时有可疑窒息史,生长发育落后于同龄儿。但无运动功能倒退表现。查体:神志清楚,对外界刺激反应可。头围正常范围。眼距不宽。双瞳孔等大,直径 2.5mm,光反射灵敏。面纹对称。肌力检查基本正常。双侧肌张力增高,双侧拇指内收,下肢较上肢肌张力增高明显,将患儿抱起直立位可见双侧下肢内旋,躯干前屈,尖足、足内外翻。双侧膝腱反射亢进,可诱发踝阵挛。辅助检查:头颅 MRI 可见脑发育不全表现,有脑瘫比较特异的 PVL 表现。实验室检查未见明显的异常。

治疗过程:

(1)物理疗法及康复训练:包括抚触、肢体按摩、上下肢关节功能康复训练、婴儿操、水疗等康复训练。有条件时可以辅以高压氧治疗,但对于大龄儿童,高压氧效果不确切。

(2)A 型肉毒毒素局部注射:A 型肉毒毒素适合痉挛型脑瘫或手足徐动型脑瘫并肌痉挛病例。

适合年龄为 2~12 岁脑瘫患者。国外报道最小病例为 7 个月婴儿。局部注射 A 型肉毒毒素后,可使肌张力下降,使患者能够更好地配合肢体康复训练。

(3) 手术治疗:目前患儿年幼,暂时不选择手术治疗。若年龄大于 3 岁,下肢肌张力增高仍十分明显,可以选择性脊神经后根部分切断术(FSPR)等手术治疗,但术前需要经过严格的评估,并就预后恢复与患儿家长达成一致意见方能手术。

第十二章

脑神经疾病

第一节　三叉神经痛

内容要点：

1. 典型的三叉神经痛表现为面部三叉神经分布区内短暂的反复发作性剧烈疼痛，可呈针刺样、电击样、烧灼样疼痛，常有扳机点，突发突止，中间有静息期。

2. 95% 的原发性三叉神经痛发病原因是血管压迫三叉神经所引起。

3. 原发性三叉神经痛手术治疗原则上是用 Teflon 棉垫固定、悬吊、胶水黏附等方法移位责任血管，确保血管不再压迫和接触三叉神经根。

一、概述

三叉神经为混合性神经，含有一般躯体感觉和特殊内脏运动两种神经纤维。自三叉神经节向前发出三支由周围突组成的三条大的分支，自内向外依次为眼神经、上颌神经和下颌神经，分布于头面部皮肤和眼、鼻及口腔的黏膜。三叉神经运动纤维起自脑桥三叉神经运动核，发出纤维在脑桥的外侧出脑，经卵圆孔出颅，走行于下颌神经内，支配咀嚼肌和鼓膜张肌，主要司咀嚼运动和张口运动。

1756 年法国 Nicolas Andri 首先报道了三叉神经痛（trigeminal neuralgia，TN）。国际疼痛研究协会（IASP）将 TN 定义为在面部三叉神经分布区内短暂的反复发作性剧烈疼痛，发作时多突然发生，可呈针刺样，这种疼痛通常是单侧的，常影响神经的一个或多个分支。TN 相对少见，因此，难以获得高质量的流行病学的数据。美国 20 世纪 90 年代验证的数据显示，年发病率女性为 5.7/10 万，男性为 2.5/10 万，发病高峰在 50~60 岁，并且随着年龄增长其发病率也逐渐增高。一项关于伦敦神经系统疾病的调查显示，其年发病率为 8/10 万，终身患病率（0.4~1）/10 万。荷兰最初的数据也大致如此。若患者伴有多发性硬化症，则更容易发生 TN。高血压和卒中与 TN 也存在关联。

二、病因与发病机制

强有力的证据证明，约 95% 的患者是由于血管压迫三叉神经所引起的 TN，然而，目前对于血管是如何压迫三叉神经导致 TN 的病理生理机制仍不明了。

较多学者认为是各种原因引起三叉神经局部脱髓鞘产生异位冲动，相邻轴索纤维伪突触形成或产生短路，轻微痛觉刺激通过短路传入中枢，中枢传出冲动亦通过短路传入，如此叠加造成 TN 发作。其他因素包括遗传基础所致的生物因素等。

三、病理分类

TN 可按照发病原因分为原发性、继发性两种,按症状特点可分为典型性、非典型性两种。

1. 原发性 TN　又称特发性 TN,临床上找不到确切的病因,是临床上最常见的类型。

2. 继发性 TN　又称症状性 TN,是指由颅内外各种器质性病变引起的三叉神经继发性损害而致的 TN。

3. 典型性 TN　指符合下列特征的 TN:①疼痛为阵发性反复发作;②有明确的间歇期且间歇期完全正常;③有"扳机点"和明确的诱发动作;④三叉神经功能正常。原发性 TN 多为典型性 TN。

4. 非典型性 TN　指符合下列特征的 TN:①疼痛时间延长甚至为持续性疼痛,但可有阵发性加重;②无"扳机点"现象;③出现了三叉神经功能减退的表现,如面部麻木、感觉减退、角膜反射迟钝、咀嚼肌无力和萎缩。继发性 TN 多为非典型性 TN。

四、临床表现

原发性 TN:表现为三叉神经分布区域内的反复发作的短暂性剧烈疼痛,呈电击样、刀割样和撕裂样剧痛,突发突止。每次疼痛持续数秒至数十秒,间歇期完全正常。疼痛发作常由说话、咀嚼、刷牙和洗脸等面部随意运动或触摸面部某一区域(如上唇、鼻翼、眶上孔、眶下孔和口腔牙龈等处)而被诱发,这些敏感区称为"扳机点"。为避免发作,患者常不敢吃饭、洗脸,面容憔悴、情绪抑郁。发作严重时可伴有同侧面肌抽搐、面部潮红、流泪和流涎,又称痛性抽搐。多见于 40 岁以上的患者。

与原发性 TN 相比,继发性 TN 疼痛发作时间通常较长或为持续性疼痛、发作性加重,多无"扳机点"。查体可见三叉神经支配区内的感觉减退、消失或过敏,部分患者出现角膜反射迟钝、咀嚼肌无力和萎缩。经 CT、MRI 检查可明确诊断。多见于 40 岁以下的患者。

五、辅助检查

1. 影像学检查

(1) 意义:在治疗之前,准确的影像学评估对于排除继发病变、手术患者的筛选、术中责任血管的识别以及对手术难度的预估都有重要意义。颅后窝薄层 CT 扫描的意义在于鉴别肿瘤、明显的血管疾病以及发现粗大的责任动脉、颅底骨质畸形,但 CT 无法显示脑神经及其周围的细小血管。高场强常规序列 MRI 扫描能明确可能的颅内病变,如肿瘤、脑血管畸形(AVM)、颅底畸形等。MRI 检查的重要意义还在于明确与面神经存在解剖接触的血管,甚至显示出血管的类别、粗细以及对面神经的压迫程度。尤其是三维时间飞越法磁共振血管成像(3D-TOF-MRA)已成为手术前、后常规的检查(图 12-1-1),以此为基础的 MRI 成像技术不断发展,已经能够 360° 显示与神经存在压迫关系的所有血管。

(2) 神经血管压迫(neurovascular compression,NVC)的影像学诊断标准:对神经血管 3 个不同方位层面(轴位、斜矢状位及冠状位)进行观察,如在 2 个以上层面观察到神经血管压迫或接触征象,则可诊断为 NVC;如仅能在某一层面上显示神经血管接触,则诊断为可疑 NVC。

(3) 注意事项:针对 NVC 的任何影像学检查结果都有一定的假阳性率和假阴性率,MRI 检查显示的血管并不一定是真正的责任血管,3D-TOF-MRA 检查阴性也不是显微血管减压(microvascular decompression,MVD)手术的绝对禁忌证,只是对于 3D-TOF-MRA 检查阴性的患者选择 MVD 手术需要更加慎重,同时需要再次检查患者的诊断是否确切,必要时应参考电生理学评估结果。

2. 卡马西平治疗试验　原发性 TN 患者在疾病的开始阶段一般都对卡马西平治疗有效(少部分患者可出现无效),因此,卡马西平治疗试验有助于诊断。

六、诊断及鉴别诊断

1. TN 可通过特征性的临床表现和影像学检查明确诊断。

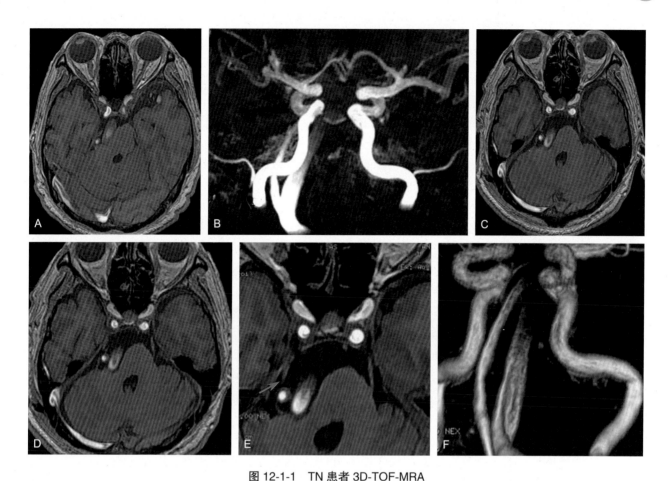

图 12-1-1 TN 患者 3D-TOF-MRA
A~C.术前可见三叉神经根部存在走行异常的动脉血管压迫神经;D~F.术后可见责任动脉远离面神经根部。

2. 原发性 TN 的鉴别诊断

(1) 继发性 TN:由肿瘤、动脉瘤、动静脉畸形等引起的 TN。

(2) 牙源性疼痛:主要表现为牙龈及颜面部持续胀痛、隐痛,检查可发现牙龈肿胀、局部叩痛、张口受限,明确诊断经治疗后疼痛消失。

(3) 三叉神经炎:因头面部炎症、代谢病变(如糖尿病)、中毒等累及三叉神经,引起的三叉神经炎症反应,表现为受累侧三叉神经分布区的持续性疼痛;多数为一侧起病,少数可两侧同时起病。神经系统检查可发现受累侧三叉神经分布区感觉减退,有时运动支也被累及。

(4) 舌咽神经痛:疼痛部位多位于颜面深部、舌根、软腭、扁桃体、咽部及外耳道等,疼痛性质及持续时间与 TN 相似,少数患者有"扳机点",一般位于扁桃体窝或舌根部。

(5) 蝶腭神经痛:主要表现为颜面深部的持续性疼痛,疼痛可放射至鼻根、颧部、眼眶深部、耳、乳突及枕部等,疼痛性质呈烧灼样,持续性,规律不明显,封闭蝶腭神经节有效。

七、治疗

(一) 药物治疗

药物治疗对原发性 TN 的疗效确切,尤其适合于治疗初发原发性 TN 患者。但药物治疗对继发性 TN 的疗效不确切。

苯妥英钠是首个用于治疗 CTN 的有效药物,但是缺少随机对照研究。卡马西平治疗 TN 的疗效确切。奥卡西平治疗原发性 TN 可能有效。加巴喷丁、拉莫三嗪、匹莫齐特可以考虑用于辅助治疗原发性 TN。其他用于镇痛的药物(如 5-羟色胺和去甲肾上腺素再摄取抑制剂、三环类抗抑郁药)在治疗 TN 中的疗效尚缺乏循证医学证据。

1. 卡马西平　疗效非常好,能有效减轻阵发性疼痛发作的频率和强度。在英国,卡马西平是唯一被批准专门治疗 TN 的药物,但最新的英国国家卫生与保健优化研究所(NICE)神经源性疼痛状态管理指南指出,卡马西平只能用于初级治疗,若治疗失败,应该转入专科进行治疗。

2. 奥卡西平　通常作为治疗 TN 的首选药物。虽然卡马西平的疗效优于奥卡西平,但后者耐受好用且药物相互作用较少,所以比卡马西平更有优势。

典型原发性 TN 的自然恢复几乎是不可能的,药物治疗的效果可能是部分缓解、完全缓解与复发交替出现,因此,应鼓励患者根据发作的频率来调整药物剂量。

（二）经皮半月神经节手术

指经卵圆孔插管后通过各种方法对半月神经节技能型局灶性损毁,包括热能(射频热凝术)、化学(甘油注射)和机械方法(Meckel 囊球囊压迫)。

循证医学证据表明,甘油注射的临床应用已经很少,经皮三叉神经半月神经节射频热凝术、Meckel 囊球囊压迫治疗更适合以下 TN:①年龄 >70 岁;②全身情况较差(心、肺、肝、肾、代谢性疾病等);③已行 MVD手术后无效或者疼痛复发;④拒绝开颅手术者;⑤带状疱疹后遗症;⑥鼻咽癌相关性 TN。

（三）伽玛刀治疗

主要是针对颅后窝三叉神经根的放射治疗法。采用立体定向原理,通过聚焦的方法,将许多束细小的伽玛射线全方位聚集于三叉神经根,形成照射焦点,一次性大剂量(70~90Gy)照射进行神经根毁损。治疗过程安全,不开刀,无感染,无须住院,患者易于接受,但可影响感觉功能。

（四）MVD 手术

MVD 手术是目前治疗 TN 中疗效最好和缓解持续时间最长的治疗方法。

1. 手术适应证　对于能耐受开颅手术的患者,MVD 手术是首选外科治疗方法,优于伽玛刀或射频等其他手段。手术适应证包括:①原发性 TN,排除继发病变;②症状严重,影响患者日常生活;③保守治疗效果差或有严重副作用;④患者有积极手术治疗的要求。

2. 手术禁忌证　①同其他全身麻醉开颅手术禁忌证,如存在严重系统性疾病且控制不佳等;②患者对手术疗效及可能出现的并发症理解不够、准备不充分。

3. 体位　合适的体位是满意暴露的基础。患者取侧卧位或 3/4 侧俯卧位,后背尽量靠近手术床边缘,同侧肩部向下牵拉,以方便术者操作。头架固定使头部略转向切口侧,这样可以使小脑由于本身的重力而离开岩骨,无须使用脑压板。

4. 皮肤切口　平行并紧贴发际内缘的直切口或者经乳突根部的横切口,长 6~7cm,其 1/3 位于枕外隆凸 - 颧骨连线之上,2/3 位于其下方。为保留良好血供,应避免过度电凝,只需用乳突牵开器迅速撑开伤口,便能有效止血,无须使用头皮夹。

5. 骨窗　骨窗应尽可能向外贴近乙状窦。通常骨窗直径只需 2~3cm,但应充分暴露横窦和乙状窦夹角。为了防止损伤静脉窦,可在离静脉窦最远处钻孔,随后切开颅骨,逐渐向横窦和乙状窦方向扩大骨窗。为使骨窗尽可能靠近乙状窦,必要时可以打开乳突气房,但必须及时用骨蜡封堵。

6. 硬脑膜剪开　切开硬脑膜充分暴露横窦乙状窦夹角与面听神经主干之间的区域。可 "V" 或 "U" 形剪开硬脑膜,以乙状窦后缘为底边,上端起自横窦与乙状窦夹角,充分暴露横窦乙状窦夹角与面听神经主干之间的区域。硬脑膜切开的中点以对应小脑裂外侧端为佳,切口过分靠近头端或者尾端都不利于三叉神经根的充分暴露,也不方便手术操作。

7. 入路　切开硬脑膜后,充分剪开蛛网膜,自外向内解剖,可直达三叉神经根进入区。通常不需要使用甘露醇或行腰椎穿刺释放脑脊液,也无须使用脑压板牵拉、避免持续压迫对脑组织带来的损害。过度牵拉还可能将岩静脉从其进入岩上窦处撕裂,这会引起灾难性后果。

8. 责任血管识别　三叉神经根的任何部位都可能有责任血管。由于三叉神经颅内段的无髓鞘部分较长,其抵御周围血管压迫能力差,其神经根的任何部位都有可能发生神经血管压迫。因此,行三叉神经根减压术时要暴露该神经根的颅内段全长。任何与三叉神经后根存在解剖接触的血管都可能是责任血管。需注意的是,超过50%的 TN 患者存在多根血管压迫或者多个部位压迫,术中强调全程探查避免责任血管遗漏。

9. 减压 原则是通过将责任血管从三叉神经根分离移位而实现减压的目的。可以采用 Teflon 棉垫固定、悬吊、胶水黏附等方法移位责任血管,确保血管不再压迫和接触三叉神经根。Teflon 棉垫的作用仅是为了防止血管弹回造成对神经再次压迫,因此,垫片的位置和数量应该适当,尽可能避开神经受压迫的部位(图 12-1-2)。

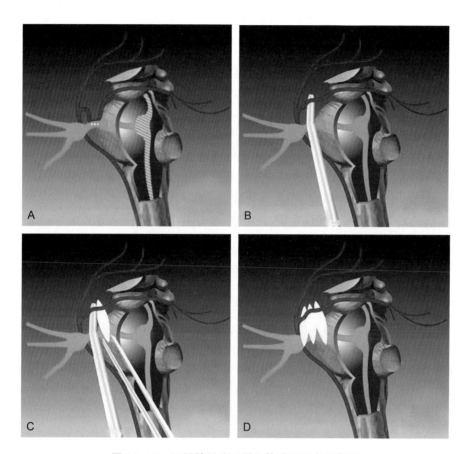

图 12-1-2 三叉神经痛显微血管减压手术示意图
A. 识别责任血管;B. 显微剥离子分离血管;C. 显微膝状镊夹取 Teflon 棉垫垫入血管、神经之间;D. 充分减压,手术完成。

10. 关颅 硬脑膜必须严密缝合,硬膜外无须放置引流。关颅前需用温生理盐水彻底冲洗硬脑膜下腔,一是再次检查术野是否有出血,二是防止低颅压和颅内积气。冲洗时应检查垫片有无脱落。硬脑膜无法严密缝合时可用肌肉片及人工硬脑膜修补。硬脑膜外可用骨屑拌胶水或钛板修补颅骨缺损。肌肉需逐层紧密缝合,伤口内不放置引流。

八、预后和转归

(一)药物治疗

4 项随机对照试验表明,卡马西平可使大约 70% 的患者最初能获得完全的疼痛缓解。然而,大多数患者服药之后有副反应,主要表现为影响中枢神经系统,如疲劳、注意力不集中,且药物互相作用风险较高。

(二)热凝术治疗

两项热凝术报道,90% 的患者接受手术治疗之后疼痛得到缓解:手术后 1 年疼痛缓解的比例是 68%~85%,术后 3 年疼痛缓解率下降至 54%~64%,术后 5 年约有 50% 的患者疼痛仍能得到缓解。但是约有一半患者治疗后出现感觉缺失,其中约 6% 的患者发展成感觉迟钝、4% 出现痛性麻木、12% 的患者主诉各种不适(烧灼感、沉重感、疼痛和麻木)、4%患者术后出现角膜炎。另外,高达50%的经皮球囊压迫手术的患者出现暂时性咀嚼困难,但多数可以逐渐恢复。

（三）伽玛刀治疗

有独立疗效评估和长期随访的3项病例系列报道,平均起效时间在治疗后1个月开始,治疗1年后疼痛完全缓解率69%(不需要药物辅助治疗),治疗3年后疼痛完全缓解率降为52%;虽然伽玛刀治疗相对于其他外科治疗方法是微创的,但是治疗后面部麻木的发生率为9%~37%,感觉缺失的发生率6%~13%;尽管如此总体上88%的患者对治疗效果满意。

（四）MVD手术

1. 术后疗效评价时间　MVD手术后延迟治愈者偶可见到,一般不超过3个月。

2. 术后无效或复发的处理　无效或复发的患者,根据首次手术具体情况和当前患者身体状况可考虑二次MVD手术、神经根选择性部分切断术(partial rhizotomy,PR)、射频毁损、球囊压迫或立体定向放射外科治疗。

3. 术后疼痛　完全缓解率大于90%,术后1、3和5年的疼痛完全缓解率为80%、75%和73%。但是,MVD手术也有较其他方法更多的风险,平均病死率为0.2%,术后面部感觉减退7%,听力下降10%,无菌性脑膜炎11%,还有4%的风险会出现脑脊液漏、小脑缺血或者小脑血肿。需要指出的是,MVD手术的疗效和并发症发生率与病情复杂程度及手术医生的操作水平密切相关。

九、术后分析

（一）术后管理

颅内出血是MVD手术后24小时内出现的最严重的并发症,需密切观察患者的生命体征、神志、呼吸、瞳孔、肢体活动等,一旦有顽固性头痛、剧烈而频繁呕吐、意识障碍等,应立即复查CT并采取相应措施。发生术后低颅压时,应取平卧位或头低足高位,伴随恶心呕吐者,头偏向一侧,避免误吸并积极对症处理。术后出现脑神经受损表现(周围性面瘫、麻木、口唇疱疹、感觉减退、听力下降等),应注意眼角膜及口腔的护理,做好心理护理,在患者健侧耳边交流,避免噪音刺激等。同时积极给予解痉、扩血管、营养神经药物等治疗。术后出现脑脊液漏时,应采取平卧位头抬高30°,禁忌鼻腔、耳道的填塞、冲洗和滴药等,并积极查明原因妥善处理。

（二）并发症防治

MVD手术治疗TN并发症包括脑神经功能障碍、脑脊液漏、小脑及脑干损伤、低颅压综合征、无菌性脑膜炎等。

1. 脑神经功能障碍　脑神经功能障碍主要为复视、听力下降、面瘫和面部麻木,少数患者可出现声音嘶哑和饮水呛咳等。复视的发生主要是第Ⅳ及第Ⅵ对脑神经损伤所造成,多为暂时性。单侧听力下降是较严重的并发症,第Ⅷ对脑神经受损引起。三叉神经本身受损可以引起面部麻木。第Ⅶ对脑神经受损引起面瘫则较少发生。

术中注意以下操作能有效降低脑神经功能障碍的发生:①尽量避免电凝灼烧脑神经表面及周围穿支血管,若有小血管出血,尽量采取压迫止血;②避免牵拉脑神经,减少对脑神经的直接刺激以避免其滋养血管发生痉挛;③充分解剖脑神经周围蛛网膜,实现术中对脑神经的无牵拉;④常规术中电生理监测;⑤手术当天即开始使用扩血管药物、激素和神经营养药物。

2. 小脑及脑干损伤　小脑及脑干损伤,包括梗死或出血,是MVD手术的严重并发症。避免小脑损伤的关键在于减少牵拉时间、降低牵拉强度。术前半小时使用甘露醇降低颅压、术中适量过度通气、骨窗尽量靠近乙状窦、避免使用脑压板、逐渐打开脑桥小脑角池缓慢充分放出脑脊液后再探查脑桥小脑角等措施可最大程度减少术中对小脑半球的牵拉,尽量避免电凝灼烧小脑、脑干表面血管。

术后通过多参数心电监护仪对血压、脉搏、呼吸、血氧饱和度实行24小时连续监测,密切观察意识、瞳孔的变化。出现血压骤然升高、同时脉搏减慢,清醒后又出现意识障碍,一侧瞳孔散大、光反射减弱或消失,均应考虑小脑梗死、肿胀、出血可能,应及时行头颅CT扫描,根据CT实施扩大骨窗枕下减压或脑室外引流。

3. 脑脊液漏　严密缝合硬膜是防治脑脊液漏的关键。对于硬膜无法严密缝合者,可取肌肉筋膜进行修补,同时应用生物胶将人工硬膜与硬膜贴敷完全。用骨蜡严密封闭开放的气房。严格按肌肉、筋膜、皮下组织、皮肤四层缝合切口,不留死腔。

如发生脑脊液鼻漏,立即嘱咐患者去枕平卧,告知患者勿抠、挖及堵塞鼻孔和耳道,保持鼻孔和耳道清洁,观察体温变化,使用抗生素预防感染。保持大便通畅,防止咳嗽、大便用力而引起颅内压增高,必要时可使用脱水剂或腰大池引流降低颅压,若漏孔经久不愈或多次复发需行漏孔修补术。

4. 低颅压综合征　可能原因是术中长时间暴露手术部位,释放大量脑脊液,术后脑脊液分泌减少等所致。常表现为头痛、头晕、恶心及非喷射状呕吐,同时血压偏低、脉率加快,放低头位后症状可缓解。术中在缝合硬膜时应尽量硬膜下注满生理盐水,排出空气,术后平卧。

5. 无菌性脑膜炎　较常见的并发症,手术结束时,用生理盐水仔细冲洗术区,必要时可以加用激素治疗。

【典型病例】

患者,女,44岁,主因"右侧面部疼痛4年"以"三叉神经痛(右侧)"入院。

现病史:患者中年女性,慢性病程,于4年前劳累后出现右侧眼睑下嘴角上疼痛,疼痛如刀割样、火烧样,每次疼痛最长持续15~20秒,具体不能详述,疼痛有"扳机点",影响刷牙、洗脸、讲话及进食,有时疼痛影响耳前,但无咽喉部疼痛,无局部麻木感。4年前在当地医院就诊,诊断为"三叉神经痛",给予针灸、中药,上述症状较前明显减轻。1个月前,症状较前明显加重,频率较前明显增加,服用中药依然不缓解,变为口服卡马西平治疗,疗效显著,但药物副作用明显。现为行手术治疗入院。患病以来,患者饮食可,精神可,大、小便无异常,体重无明显变化。

查体:神清语利,查体合作,生命体征平稳,双侧瞳孔直径均为3mm,光反应灵敏,视力、视野粗测正常,面纹对称,伸舌居中,听力粗测正常,感觉系统无异常,双上下肢肌力5级,肌张力、腱反射未见异常,双侧生理反应存在,双侧病理征(-)。

辅助检查:头颅MRI(图12-1-3)未见明显占位病变,右侧三叉神经根部可疑血管压迫。

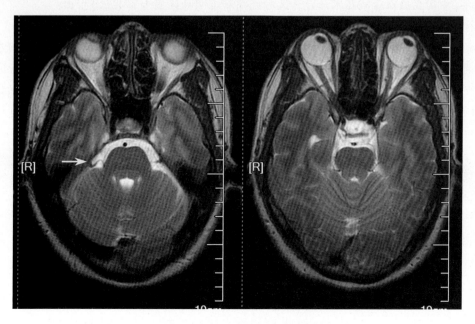

图 12-1-3　患者术前头颅 MRI
黄色箭头指示右侧责任血管。

初步诊断:三叉神经痛(右侧)。

指南解析

2015 年《中国显微血管减压术治疗三叉神经痛和舌咽神经痛专家共识》指出:

典型原发性 TN 临床特点包括:①疼痛明确的范围性;②发作性;③存在缓解期;④有诱发因素及"扳机点";⑤初始时服用卡马西平有效。故本例患者诊断明确。对于能耐受开颅手术的患者,MVD 手术是首选外科治疗方法,优于伽玛刀或射频等其他手段。

治疗过程:该患者经过内科保守治疗无效,且本人积极要求手术治疗。经过术前检查,无明显手术禁忌证,故同意其进行 MVD 手术。

手术经过:患者全身麻醉插管后取左侧卧位,常规消毒铺巾,取右外耳道旁横切口,长约4cm,切开头皮各层至枕骨鳞部,撑开肌肉,钻骨孔,开骨窗,直径约2cm,上达横窦,外侧显露乙状窦,乳突气房开放,骨蜡封闭。剪开硬膜,缓放 CPA 脑池脑脊液,显微镜下探查 CPA,剪开蛛网膜,探查见面神经、岩静脉以及三叉神经。在三叉神经脑干头端见一动脉血管,腹侧见一静脉血管对三叉神经根部造成压迫,均考虑为责任血管,分别将其从神经表面剥离后取 Teflon 棉垫垫在中间,分离满意。然后生理盐水冲洗清亮,脑搏动好,护士清点棉条及纱布无误。缝合硬膜,为防止脑脊液漏,再次用骨蜡封闭乳突气房,并贴附人工硬膜,再取盖孔板覆盖骨孔。然后缝合皮下及头皮各层,手术顺利,出血约 20ml,未输血,输液 1 300ml,尿量 200ml,患者麻醉清醒后安全返回病房。

指南解析

2015 年《中国显微血管减压术治疗三叉神经痛和舌咽神经痛专家共识》指出:

三叉神经痛血管减压技术:TN MVD 手术中主要责任血管依次为小脑上动脉及其分支、小脑前下动脉及其分支、岩上静脉属支、基底动脉。静脉单独或参与压迫者在 TN 经常可见到,但在其他脑神经疾病则甚为少见,应将责任静脉游离后垫开,尽量不予切断。因蛛网膜增厚粘连本身即可能成为 TN 的重要致病因素,应将三叉神经感觉根自脑干至 Meckel 囊全程充分解剖,使其在轴位上彻底松解,然后再行血管减压。

术后过程:术后复查头颅 CT 显示减压部位无明显出血表现,轻度颅内积气(图 12-1-4)。患者术后即主诉面部疼痛消失,触发扳机点亦不再诱发疼痛出现。术后 5~7 日患者正常出院,患者效果满意。

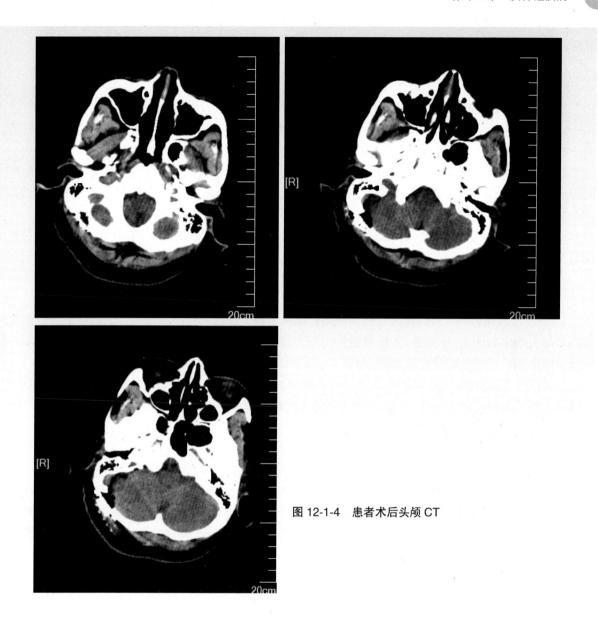

图 12-1-4　患者术后头颅 CT

第二节　面 肌 痉 挛

内容要点：

1. 面肌痉挛的特异性表现。
2. 显微血管减压手术是效果确切、持续缓解时间最长的治疗方法。
3. 血管减压只针对面神经脑干端构成压迫的血管。

一、概述

面肌痉挛（hemifacial spasm，HFS）是指一侧或双侧面部肌肉（眼轮匝肌、表情肌、口轮匝肌）反复发作的阵发性、不自主的抽搐，在情绪激动或紧张时加重，严重时可出现睁眼困难、口角歪斜以及耳内抽动样杂音。

HFS 好发于中老年，女性略多于男性，但发病年龄有年轻化的趋势。面肌痉挛虽然大多位于一侧，但双侧面肌痉挛也并非罕见。

二、病因与发病机制

面肌痉挛发病机制主要存在两种假说。

1. "短路"学说 该学说的支持者认为面神经的神经根入/出脑干区无髓鞘,仅由少突胶质细胞包绕。由于此段长时间受血管压迫,使暴露的轴突间形成跨越突触传递而产生异位冲动。

2. "核性"学说 从事电生理学研究的学者们认为面神经神经根入脑干区(REZ)受血管压迫而产生逆向冲动,从而"点燃"了面神经核团,随着兴奋性的增加,使得肌肉出现了不随意运动。目前,"核性"学说正在被越来越多的人所接受,它可以解释"短路"学说所不能解释的一些问题。

尽管如此,面肌痉挛的发病机制迄今未明,但临床发现面神经自桥延沟至内耳门的任何部位受到血管压迫都可能导致面肌痉挛的发生,血管与面神经根之间的接触可能是面肌痉挛发生的重要条件。

三、临床表现

1. 特发性偏侧 HFS 表现为阵发性半侧面部肌肉不自主抽搐,多在中年后起病,极少数为双侧先后发作。开始发病多起于上、下眼睑,逐渐缓慢向面颊扩展至一侧面部所有肌肉,重者可累及颈部肌肉。抽搐发作有间歇期。神经系统检查多无阳性体征。本病缓慢进展,极少自愈。

2. 继发性偏侧 HFS 甚为少见,多由脑桥小脑角区表皮样囊肿、脑膜瘤或神经鞘瘤引起,症状典型,且多合并同侧三叉神经痛或耳鸣、眩晕、听力下降等前庭蜗神经受压迫症状,影像学检查可资鉴别。

四、辅助检查

1. 影像学检查 同本章第一节"三叉神经痛"相关内容。

2. 神经电生理评估 神经电生理评估有助于 HFS 的鉴别诊断和客观了解面神经与前庭神经的功能水平,有条件的医院应积极开展。电生理评估主要包括肌电图(electromyography,EMG)和异常肌反应(abnormal muscle response,AMR)或称为侧方扩散反应(lateral spread response,LSR),以及脑干听觉诱发电位(brainstem auditory evoked potential,BAEP)。

肌电图一般采用同芯针电极插入额肌、眼轮匝肌、口轮匝肌等,可记录到一种阵发性高频率的自发电位(最高每秒可达 150 次)。AMR 是 HFS 特有的异常肌电反应,潜伏期一般为 10 毫秒左右,AMR 阳性支持HFS 诊断。AMR 检测方法:①刺激面神经颞支,在额肌记录;②刺激面神经下颌缘支,在额肌记录。采用方波电刺激,波宽 0.2 毫秒,频率 0.5~1.0Hz,强度 5~20mA。BAEP 则被用于 HFS 术前检查听觉通路的功能,主要观察 I、Ⅲ、V 波,潜伏期延长说明神经传导障碍。由于出现的各波发生源比较明确,因此对疾病的定位有一定价值,也可结合纯音测听综合评估术前的前庭蜗神经功能。

五、诊断及鉴别诊断

(一) 诊断

主要依赖于特征性的临床表现。对于缺乏特征性临床表现的患者需要借助辅助检查予以明确。

(二) 鉴别诊断

HFS 需要与双侧眼睑痉挛、Meige 综合征、咬肌痉挛、面瘫后遗症等面部肌张力障碍性疾病进行鉴别。

1. 双侧眼睑痉挛 表现为双侧眼睑反复发作的不自主闭眼,往往双侧眼睑同时起病,患者常表现睁眼困难和眼泪减少,随着病程延长,症状始终局限于双侧眼睑。

2. Meige 综合征 患者常以双侧眼睑反复发作的不自主闭眼起病,但随着病程延长,会逐渐出现眼裂以下面肌的不自主抽动,表现为双侧面部不自主地异常动作,而且随着病情加重,肌肉痉挛的范围会逐渐向下扩大,甚至累及颈部、四肢和躯干的肌肉。

3. 咬肌痉挛 为单侧或双侧咀嚼肌的痉挛,患者可出现不同程度的上下颌咬合障碍、磨牙和张口困难,三叉神经运动支病变是可能的原因之一。

4. 面瘫后遗症　为同侧面部表情肌的活动受限,同侧口角不自主抽动以及口角与眼睑的联带运动,依据确切的面瘫病史可以鉴别。

六、治疗

(一)药物治疗

HFS药物治疗常用于发病初期、无法耐受手术或者拒绝手术者以及作为术后症状不能缓解者的辅助治疗。药物治疗仅减轻一部分患者面肌抽搐症状。

常用药物包括卡马西平、奥卡西平以及安定等。其中,卡马西平成人最高剂量不应超过1 200mg/d。备选药物为苯妥英钠、氯硝西泮、巴氯芬、托吡酯、加巴喷丁及氟哌啶醇等。

药物治疗可有肝肾功能损害、头晕、嗜睡、白细胞减少、共济失调、震颤等不良反应,如发生药物不良反应即刻停药。特别注意,应用卡马西平治疗有发生剥脱性皮炎的风险,严重者可危及生命。

(二)肉毒毒素注射

注射用A型肉毒毒素主要应用于不能耐受手术、拒绝手术、手术失败或术后复发、药物治疗无效或药物过敏的成年患者。当出现疗效下降或严重不良反应时应慎用。过敏性体质者及对本品过敏者禁止使用。

1. 注射方法　注射采用上睑及下睑肌肉多点注射法,即上、下睑的内外侧或外眦部颞侧皮下眼轮匝肌共4或5点。如伴面部、口角抽动,还需于面部中、下及颊部肌内注射3点。依病情需要,也可对眉部内、外或上唇及下颌部肌肉进行注射。每点起始量为2.5U/0.1ml。注射1周后有残存痉挛者可追加注射;病情复发者可做原量或加倍量(5.0U/0.1ml)注射。但是,1次注射总剂量应不高于55U,1个月内使用总剂量不高于200U。需要指出的是,每次注射后的效果与注射部位选择、注射剂量大小以及注射技术是否熟练等因素密切相关。两次治疗间隔不应少于3个月,如治疗失败或重复注射后疗效逐步降低,应该考虑其他治疗方法,因此,肉毒毒素注射不可能作为长期治疗HFS的措施。

2. 注意事项　发热、急性传染病者、孕妇和12岁以下儿童慎用;在使用本品期间禁用氨基糖苷类抗生素;应备有1:1 000肾上腺素,以备过敏反应时急救,注射后应留院内短期观察。

3. 不良反应　少数患者可出现短暂的症状性干眼、暴露性角膜炎、流泪、畏光、复视、眼睑下垂、瞬目减少、睑裂闭合不全、不同程度面瘫等,多在3~8周内自然恢复。反复注射肉毒毒素患者将会出现永久性的眼睑无力、鼻唇沟变浅、口角歪斜、面部僵硬等体征。

(三)MVD手术

1. 手术适应证　①原发性HFS诊断明确,经头颅CT或MRI排除继发性病变;②HFS症状严重,影响日常生活和工作,患者手术意愿强烈;③应用药物或肉毒毒素治疗的患者,如果出现疗效差、无效、药物过敏或毒副作用时应积极手术;④MVD手术后复发的患者可以再次手术;⑤MVD手术后无效的患者,如认为首次手术减压不够充分,而且术后AMR检测阳性者,可考虑早期再次手术;随访的患者如症状无缓解趋势甚至逐渐加重时也可考虑再次手术。

2. 手术禁忌证　①同一般全身麻醉开颅手术禁忌证;②严重血液系统疾病或重要器官功能障碍(心、肺、肾脏或肝脏)患者;③患者对手术疗效及可能出现的并发症理解不够、准备不充分;④高龄患者选择MVD手术应慎重。

3. 术前准备　术前1日患侧耳后枕部剃发,上界到耳郭上缘水平,后方到枕部中线,下方至发际。

4. 麻醉　气管插管静脉复合麻醉。除麻醉诱导阶段,术中应控制肌肉松弛药物的使用量,以避免干扰神经电生理监测。术中应控制补液总量,维持二氧化碳分压26mmHg左右,并适当使用β受体阻滞剂,方便手术操作。

5. 体位　可根据术者的习惯选择合适的手术体位,通常取侧卧位,头架固定。床头抬高15°~20°,头前屈至下颏距胸骨柄约2横指,肩带向尾端牵拉同侧肩部维持头部过伸位,避免过度牵拉损伤臂丛神经,最终使得乳突根部位于最高点,便于保持显微镜光轴与手术入路一致。

6. 切口与开颅　发际内斜切口或耳后横切口,切口以乳突根部下方 1cm 为中心,切口大小取决于患者颈部的长短粗细、局部肌肉厚度、可能存在的颅底骨质凹陷等畸形、术前预估手术难度等。用磨钻、咬骨钳或铣刀形成直径约 2.5cm 的骨窗,外侧缘到乙状窦,骨窗形成过程中应严密封堵气房,防止冲洗液和血液流入。以乙状窦为底边切开硬脑膜并进行悬吊。

7. 显微操作要点

(1) 开放蛛网膜下腔释放脑脊液,应避免脑脊液过多过快释放,否则可能导致颅底、小脑幕附近岩静脉属支出血,甚至会出现幕上远隔部位出血。待颅内压下降后,使用脑压板应逐步牵开、深入,牵开范围不应大于 1cm,且牵拉应为间断性。

(2) 血管减压技术

1) 脑神经 REZ 的重要意义:判断责任血管,必须首先明确脑神经 REZ 在 MVD 中的重要意义,即血管减压只针对脑神经 REZ 构成压迫的血管。不同类型的脑神经 REZ 范围是不同的,因此 MVD 减压范围亦应不同。减压范围不足可致疗效不佳,而盲目扩大减压范围则可增加术后并发症风险,手术有效率也不能相应提高。面神经 REZ 则仅限于脑干附近,因此面神经的减压范围仅限于面神经 REZ 即可。当在术中反复探查面神经 REZ 未发现血管时,可进一步探查 REZ 稍远端部分面神经干。

2) 责任血管的判断:责任血管多呈襻状从 REZ 通过并造成压迫。当 REZ 有多根血管存在时,责任血管常位于血管丛的深面(图 12-2-1)。HFS MVD 手术中主要责任血管依次为:小脑前下动脉及其分支、小脑后下动脉及其分支、椎动脉、岩下静脉属支。静脉单独对面神经 REZ 构成压迫者罕见。

3) 下列因素可能影响主要责任血管的识别:侧卧位时责任血管离开 REZ;未能良好显露 REZ 而遗漏血管;对小脑半球的牵拉、脑脊液过多过快的排放或蛛网膜的广泛切开使责任血管行程发生移位。

4) 责任血管的减压:将责任血管充分游离后,向小脑幕、颅底方向或腹侧推移离开 REZ,垫开物置于责任血管与脑干之间。垫开物选用 Teflon 棉垫。强调使责任血管远离 REZ 而非简单的血管与 REZ 之间"绝缘"。棉垫不宜过大以免形成新的压迫。置入棉垫后应确保其固定,防止滑脱(图 12-2-2)。责任血管垫开后注意动脉不能扭曲成角。当有岩下静脉属支单独或参与压迫时可将其充分解剖游离后以棉垫推离 REZ,难以解剖游离时可电凝后切断。

5) 责任动脉悬吊法:遇到一部分困难减压情况时可考虑采用责任动脉悬吊法:用 Teflon 棉垫包绕责任动脉后推向颅壁硬膜,先将局部硬膜电凝使之变粗糙,在责任动脉或包绕动脉的 Teflon 棉垫与该处硬膜之间涂以少量医用胶固定,从而将责任动脉悬吊离 REZ 而达到满意减压效果。

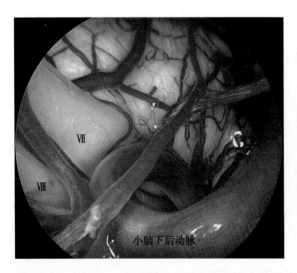

图 12-2-1　手术中可见面神经(Ⅶ)根部存在走行异常的动脉血管压迫面听神经 REZ

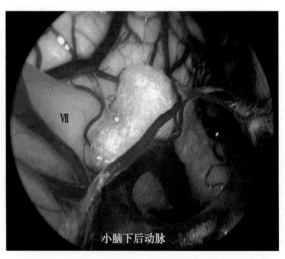

图 12-2-2　手术中应用 Teflon 棉垫置于责任动脉血管与脑干之间,远离面神经根部

6) 神经内镜的应用:MVD 手术中应用神经内镜有助于责任血管的判断、评价神经根部减压情况及棉垫的大小和放置位置等,对提高手术治疗效果、减少症状复发和并发症发生有一定临床意义。但在目前的技术条件下,不提倡全面推广全内镜下 MVD 手术。

(3) 注意事项:①有条件的医院术中应实时进行 AMR、BAEP 监测,对于进行电生理学监测的患者,还应争取让 AMR 波形完全消失。对于 AMR 波形持续存在的患者,建议再次仔细全程探查,避免血管遗漏,必要时可辅助面神经梳理术。在复发患者的再次手术中,更强调使用神经电生理监测,确保面神经充分减压。②双侧 HFS 的处理,建议选择症状严重的一侧首先手术,术后根据手术一侧症状缓解程度及患者的身体状况择期进行另外一侧手术,不主张一次进行双侧 MVD 手术,但是两次手术之间的间隔时间目前没有特别规定。③复发无效患者再次手术前,医师需慎重向患者及家属交代手术风险,术后症状可能仍然不缓解或部分缓解。

七、预后和转归

(一)肉毒毒素注射疗效

对于临床症状轻、药物疗效显著,并且无药物不良反应的患者可长期应用。90% 以上的患者对初次注射肉毒毒素有效,1 次注射后痉挛症状完全缓解及明显改善的时间为 1~8 个月,大多集中在 3~4 个月,而且随着病程延长及注射次数的增多,疗效逐渐减退。

(二)MVD 手术后疗效

1. 延迟治愈与疗效评价时间　20%~25% 的 HFS 患者在 MVD 手术后症状不能立即完全消失,或缓解数天后再现,症状可与术前相似、稍减轻或明显减轻,需经过一段时间(1 周~1 年)后才逐渐完全消失,此现象称为延迟治愈。鉴于延迟治愈现象的存在,建议对 MVD 手术后 HFS 患者持续随访至少 1 年后再评价疗效。不可在 MVD 手术后短期内针对症状依然存在的患者实施二次 MVD。

2. 无效或复发的处理　首次 MVD 手术治疗 HFS 无效或复发后可实施二次 MVD 手术,但手术难度和风险增大,疗效降低,并发症增多。对于无效和部分缓解的患者,建议复测 AMR,如果 AMR 阳性可建议再次手术;相反,则可以随访,或者辅助药物、肉毒毒素治疗。

【典型病例】

患者,男,50 岁,主因"左侧面部不自主抽搐 7 年余"以"左侧面肌痉挛"入院。

现病史:患者,中年男性,7 年前无明显诱因出现左侧眼睑抽动,为偶发持续性,未予重视;后逐渐加重,发展至左侧面部(眼睑下及唇周)不自主抽动,抽动时间和左侧下眼睑肌肉抽动同步,呈持续性,以情绪激动、劳累、紧张时为著。自诉左侧视物稍差,发病以来,无面部感觉异常、无头痛等不适,来院就诊。给予保守治疗(具体治疗方案患者未提供),效果不佳,为求进一步诊治再次就诊,门诊以"面肌痉挛"收入院。

查体:T 36.6℃,P 80 次 /min,R 20 次 /min,BP 130/83mmHg,体重 75kg,神志清,精神好,对答切题;双侧瞳孔等大等圆,直径约 2.5mm,对光反应灵敏,左侧面部持续抽动,伴轻度面瘫,颈软无抵抗;四肢肌力 5 级,肌张力正常,生理反射存在,病理反射未引出。

辅助检查:头颅 MRI 和 MRA 检查未见明显异常(图 12-2-3);左侧面神经根部可见迂曲的椎动脉压迫。

初步诊断:面肌痉挛(左),筛窦炎(双)。

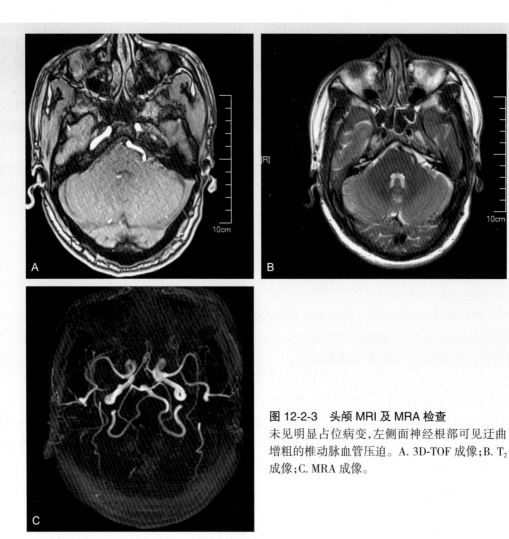

图 12-2-3　头颅 MRI 及 MRA 检查
未见明显占位病变，左侧面神经根部可见迂曲增粗的椎动脉血管压迫。A. 3D-TOF 成像；B. T_2 成像；C. MRA 成像。

 指南解析

《中国显微血管减压术治疗面肌痉挛专家共识 (2014)》

药物治疗 HFS 总是无效的。肉毒毒素注射疗法总会复发，反复注射后可能导致不可逆的面瘫、肌萎缩，甚至面部变形。因此一旦确诊 HFS，MVD 是唯一的根治性治疗选择

　　治疗过程：该患者经过内科保守治疗无效，且本人积极要求手术治疗。经过术前检查，无明显手术禁忌证，故同意其进行 MVD 手术。

　　患者全身麻醉插管后取右侧卧位，局部常规消毒铺巾。取左外耳道旁横切口，长约 4cm，切开头皮各层至枕骨鳞部，撑开肌肉，钻骨孔，开骨窗，直径约 2cm，乳突气房开放，用骨蜡封闭。剪开硬膜，缓放 CPA 脑池脑脊液，放液后脑压下降，显微镜下探查 CPA，剪开蛛网膜，探查见听神经以及面神经，周边蛛网膜粘连，其上方见岩静脉以及三叉神经，下方见小脑绒球以及后组脑神经。分离面听神经周边蛛网膜后，于面神经及后组脑神经之间，在面神经进入脑干根部见左侧迂曲椎动脉血管造成压迫，血管与脑干之间无明显穿支血管，考虑为责任血管，术中电刺激该血管可见 AMR 波明显升高，将该动脉血管从神经表面剥离后取 Teflon 棉垫垫在中间，分离满意（图 12-2-4）。术中电生理记录显示 AMR 波完全消失，术中电刺激该血管未能诱发 AMR 波出现，提示动脉血管减压满意。然后生

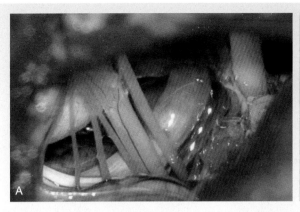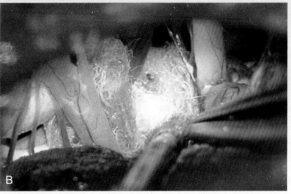

图 12-2-4 患者 MVD 手术

A. 术中见左侧面神经根部可见迂曲增粗的椎动脉血管及小脑前下动脉（AICA）压迫；B. Teflon 棉垫将椎动脉及 AICA 垫离 REZ。

理盐水冲洗清亮，脑搏动好，护士清点棉条及纱布无误。严密缝合硬膜，再次用骨蜡封闭乳突气房。为防止脑脊液漏，再次骨蜡封闭，再取盖孔板覆盖骨孔。然后缝合皮下及头皮各层，手术顺利，出血约 30ml，未输血，输液 1 500ml，患者麻醉清醒后回麻醉恢复室，然后安全返回病房。

 指南解析

《中国显微血管减压术治疗面肌痉挛专家共识(2014)》

（1）三叉神经、舌咽神经、前庭蜗神经 MVD 应做到脑池段神经全程减压，而面神经的减压范围仅限于 REZ 即可。

（2）责任血管多呈祥状从 REZ 通过并造成压迫。当 REZ 有多根血管存在时，责任血管常位于血管丛的深面。

（3）垫开物选用 Teflon 材质。强调使责任血管远离 REZ 而非简单的血管与 REZ 之间"绝缘"。棉垫不宜过大以免形成新的压迫。置入棉垫后应确保其固定，防止滑脱。

（4）AMR 又称侧方扩散反应，是 HFS 特有的客观电生理指标，在有条件的单位建议术中监测 AMR，对术中判断责任血管、提高疗效、减少并发症方面有一定帮助。一般认为 AMR 波形消失程度与术后疗效呈正相关，但临床上经常可以见到 AMR 波未消失的病例术后症状也完全缓解，而有另外一部分患者的 AMR 波完全消失，但是术后症状并未完全缓解甚至无缓解，即存在假阳性率和假阴性率。建议：术者确认减压彻底且 AMR 波消失则可终止减压操作，AMR 波未消失时需再次彻底探查 REZ，确认未遗漏责任血管后即便 AMR 波仍然存在也应结束减压操作。

术后过程：术后复查头颅 CT 显示减压部位无明显出血表现，轻度颅内积气（图 12-2-5）。患者术后面部肌肉不自主抽搐立即消失，术后 5~7 日患者正常出院，效果满意。

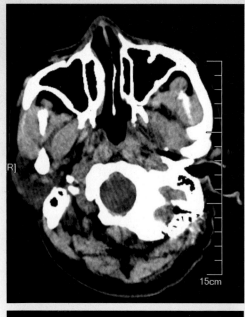
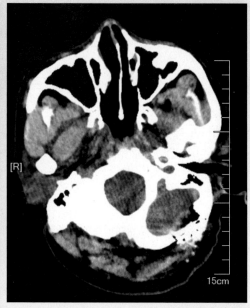
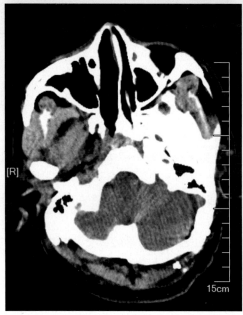

图 12-2-5 左侧面肌痉挛患者术后头颅 CT
显示左侧 CPA 小骨窗开颅术后,局部盖孔板封闭颅骨缺损,硬膜下少量气体影。

第三节 舌咽神经痛

内容要点:

1. 舌咽神经痛的特异性临床表现 突然发生的一侧舌后 1/3 和扁桃体区剧痛,并迅速放射到咽、喉、软腭、耳咽管、外耳道、中耳以及外耳的前后区域。

2. 临床上舌咽神经痛与三叉神经痛、喉上神经痛、膝状神经痛、蝶腭神经痛、颈肌部炎性疼痛,以及颅底、鼻咽部及脑桥小脑角肿瘤等病变引起者鉴别。

3. 目前认为,治疗舌咽神经痛的最有效方法应为 MVD 手术、舌咽神经根切断及迷走神经根选择性部分切断术以及二者合用。

一、概述

舌咽神经痛（glossopharyngeal neuralgia，GN）又称舌咽神经痛性抽搐，临床上较少见，系指局限于舌咽神经感觉支支配区内，有时伴有迷走神经耳支和咽支的分布区内反复发作性的一种炙痛或刺痛。其特征为扁桃体、咽后、舌后和外耳道区的阵发性剧痛。可分为原发性及继发性两种。

GN 发病率仅为三叉神经痛的 0.2%~1.3%。Katusic 等研究了迄今最大宗病例序列后得出，该病年发病率为 0.7/10 万，性别间无显著差异，其中 25% 的病例最终进展至需要手术干预，近 25% 的患者累及双侧。

二、病因与发病机制

Weisenburg 于 1910 年首次描述了 1 例 GN 患者，6 年后患者去世，尸检发现脑桥小脑角处肿瘤是疼痛的原因。1920 年 Sicard 和 Robineau 报道了 3 例原发性 GPN 患者，使用镇静药和理疗等无效后患者出现自杀倾向，然而经高颈段入路切断舌咽神经后 3 例患者的疼痛均获得完全缓解。

（一）原发性 GN

原发性 GN 病因多数不明，部分患者发病前有上呼吸道感染病史。Jennelta 认为，这类疼痛的发病机制与原发性三叉神经痛相似，是由于异常血管压迫，导致舌咽及迷走神经根丝之间形成"短路"而触发疼痛发作。

舌咽神经根在进出脑干处，即中枢与周围神经的移行区，有一段神经缺乏施万细胞的包裹，平均长度 2mm，简称脱髓鞘区。该部位血管搏动性压迫、刺激即可出现舌咽神经分布区阵发性疼痛。国内有一组 30 例神经血管减压术治疗舌咽神经痛病例，术中观察发现颈静脉孔区均有蛛网膜粘连增厚并包裹舌咽神经根。舌咽神经与小脑后下动脉粘连，受其压迫者 20 例、椎动脉压迫者 4 例、小脑后下动脉 + 静脉压迫者 3 例、多根血管祥状（复合性）压迫者 3 例。所有压迫血管均在进脑干处距舌咽神经根 5mm 以内。锐性分离粘连的蛛网膜，行神经与血管减压后疼痛均立即消失。证实了异位血管压迫与 GN 的发病密切相关。

造成舌咽神经根部受压的原因可能有多种情况，除血管因素外，还与脑桥小脑角周围的慢性炎症刺激有关，慢性刺激致蛛网膜炎性改变逐渐增厚，使血管与神经根相互紧靠，促成神经受压的过程。因为神经根部受增厚蛛网膜的粘连，动脉血管也受其粘连发生异位而固定于神经根部敏感区，致使神经受压和冲击而缺乏缓冲余地。舌咽神经根部与附近血管紧贴现象是本病的解剖学基础，而颈内静脉孔区蛛网膜增厚粘连造成舌咽神经根部的无法缓冲，受其动脉搏动性的压迫是病理学基础。

（二）继发性 GN

可继发于各种舌咽神经周围的肿瘤、椎动脉硬化、动脉瘤、残留舌下动脉、蛛网膜炎、局部感染、茎突过长、茎突舌骨韧带骨化、舌咽神经颅外段的损伤、颈内动脉颅外端闭塞和颈外动脉狭窄，致颈静脉孔附近的舌咽神经发生缺血性变化形成假性突触等。因为舌咽神经、迷走神经和副神经一起经颈静脉孔出颅，此部位的肿瘤导致多个脑神经麻痹（颈静脉孔综合征），所以通常伴有邻近神经受累的体征。

三、临床表现

GN 为突然发生的一侧舌后 1/3 和扁桃体区剧痛，并迅速放射到咽、喉、软腭、耳咽管、外耳道、中耳以及外耳的前后区域。

（一）原发性 GN

1. 诱发因素　疼痛常因吞咽、说话、打呵欠或掏耳甚至走路转动头部等动作而发生，严重者为了减免发作而拒食，甚至不敢咽唾液，而采取低头姿势让唾液自口中自行流出。在为患者进行检查时，如触及舌咽神经的分布区域也可诱发剧烈疼痛。

2. 疼痛部位　疼痛多局限于一侧咽后壁、舌根、扁桃体区和外耳道等部位，有时以耳根部疼痛为主要表现。各个患者虽不尽相同,但均不超过上述范围。

3. 疼痛性质　类似三叉神经痛,呈发作性刺痛、刀割样剧痛或烧灼样疼痛,发作时间持续数秒到数分钟不等,程度剧烈,发作时可伴有流涎、出汗、面红、耳鸣、流泪、眩晕。发作间歇期疼痛可完全缓解。部分患者疼痛较轻。

4. "扳机点"　多在扁桃体、软腭、咽后壁或外耳道等处,一经触碰即可引起疼痛发作。"扳机点"经可卡因麻醉后可缓解发作。

5. 其他症状　个别患者疼痛发作时可伴有心动过缓、心搏骤停、血压下降、晕厥及抽搐等症状。心动过缓或心搏骤停系因支配颈动脉窦的窦神经(舌咽神经的一个分支)过度兴奋,促使迷走神经功能过分亢进所致,也有学者推测可能与迷走神经本身的高敏感状态及舌咽神经近心端假触突形成有关。晕厥和抽搐则为心动过缓、心搏骤停促使血压下降和脑严重缺血缺氧所致。

（二）继发性 GN

疼痛常为持续性,有阵发性加重,无"扳机点"。检查中可见患侧有舌咽神经功能障碍如舌咽部感觉和舌后部味觉减退、咽反射迟钝、软腭运动无力等,或其他脑神经异常体征,以及有局部病变发现(如鼻咽部肿瘤),必要时可做特殊辅助检查,如 CT、MRI、DSA、颅底或颅骨 X 线片等,寻找病因。

四、辅助检查

影像学检查同本章第一节"三叉神经痛"相关内容。

五、诊断及鉴别诊断

1. 原发性 GN　可根据典型临床症状和体征予以诊断。咽部喷涂丁卡因后疼痛缓解是 GN 的最重要特点。服用卡马西平多有效。

2. 临床上与三叉神经痛、喉上神经痛、膝状神经痛、蝶腭神经痛、颈肌部炎性疼痛,以及颅底、鼻咽部及脑桥小脑角肿瘤或炎症等病变引起者鉴别。

（1）三叉神经痛:两者的疼痛性质与发作情况完全相似,部位亦与其毗邻,第三支痛时易和 GN 相混淆。二者的鉴别点为:三叉神经痛位于三叉神经分布区、疼痛较浅表,"扳机点"在睑、唇或鼻翼,说话、洗脸、刮须可诱发疼痛发作;GN 位于舌咽神经分布区,疼痛较深在,"扳机点"多在咽后、扁桃体窝、舌根,咀嚼、吞咽常诱发疼痛发作。

（2）喉上神经痛:喉上神经为迷走神经的分支。该神经疼痛可单独存在,也可与 GN 伴发。疼痛发作常起自一侧的喉部,该处常有显著压痛,可放射到耳区和牙龈,说话和吞咽可以诱发,在舌骨大角间有压痛点,用 1% 丁卡因卷棉片涂抹梨状窝区及舌骨大角处。或用 2% 普鲁卡因神经封闭,均能完全制止,疼痛可将二者鉴别。

（3）膝状神经痛:耳和乳突区深部痛常伴有同侧面瘫、耳鸣、耳聋和眩晕。发作后耳屏前、乳突区及咽前柱等处可出现疱疹,疼痛呈持续性。膝状神经节痛者,在咀嚼、说话及吞咽时不诱发咽部疼痛,但在叩击面神经时可诱起疼痛发作,无"扳机点"。

（4）蝶腭神经痛:此病的临床表现主要是在鼻根、眶周、牙齿、颜面下部及颞部阵发性剧烈疼痛,其性质似刀割、烧灼及针刺样,并向颌、枕及耳部等放射。每日发作数次至数十次,每次持续数分钟至数小时不等。疼痛发作时多伴有流泪,流涕、畏光、眩晕和鼻塞等,有时舌前 1/3 味觉减退,上肢运动无力。疼痛发作无明显诱因,也无"扳机点"。用 1% 丁卡因棉片麻醉中鼻甲后上蝶腭神经节处,5~10 分钟后疼痛即可消失。

（5）颈肌部炎性疼痛:发病前有感冒发热史,单个或多块颈肌发炎,引起颈部或咽部痛,运动受限,局部有压痛,有时可放射到外耳,用丁卡因喷雾咽部黏膜不能止痛。

（6）继发性 GN:颅底、鼻咽部及脑桥小脑角肿瘤或炎症等病变均可引起 GN,但多呈持续性痛伴有其他脑神经障碍或其他的神经系统局限体征。颅底 X 线片、头颅 CT 扫描及 MRI 等检查有助于病因诊断。

六、治疗

（一）药物治疗

使用卡马西平、苯妥英钠、司替巴脒通常可有效缓解疼痛。卡马西平与苯妥英钠联合应用,效果较单药应用好。

1. 卡马西平　每次 0.1g,每日 2 次,无效时可增大剂量,每日增加 0.1g,最大量为每日 0.9g。无效时换用其他药物。其副作用为眩晕、嗜睡、恶心、步态不稳等,在服药数天后可消失。若有皮疹、白细胞减少则需停药。

2. 苯妥英钠　开始用每次 0.1g,每日 3 次,无效时增加剂量,每日最大量不超过 0.6g,0.15~0.3g 作为维持剂量,不宜长期服用。

3. 司替巴脒　0.15g 溶于蒸馏水中,再加 5% 葡萄糖液至 100ml,静脉滴注,每日 1 次,连续 2 周,可使疼痛缓解。

（二）封闭治疗

疼痛发作时,用 4% 的可卡因或 1% 的丁卡因喷射到舌根部和扁桃体可立即缓解疼痛。

（三）经皮穿刺舌咽神经射频热凝术

原理是应用定向穿刺和射频热凝技术破坏位于颈静脉孔处的舌咽神经和迷走神经。在患侧口角外 2.5cm 处进针,进针过程中用连续 X 线透照监测的方法,引导电极针进入颈静脉孔,继用 0.1~0.3V 的脉冲电流刺激以精确定位,待患者在刺激后出现咽痛、耳痛、咳嗽等,说明已命中神经,接通射频电流,逐渐加温热凝,破坏神经。

（四）MVD 手术和舌咽神经根及迷走神经根选择性部分切断术（PR）

目前认为,治疗 GN 的最有效方法应为 MVD、舌咽神经根切断及迷走神经根 PR 以及二者合用。手术方式的选择应根据术中探查具体情况而定:①如有明确责任血管压迫 REZ 时应行 MVD;②如无责任血管压迫 REZ 时应行 PR;③如果责任血管压迫不明确或虽有明确血管压迫但由于各种原因无法做到满意充分减压时,则行 MVD+PR。

1. 手术适应证　同 TN。

2. 手术禁忌证　同 TN。

3. MVD 手术　术中 GN 主要责任血管依次为小脑后下动脉及其分支、小脑前下动脉及其分支、椎动脉、岩下静脉属支。以下诸多因素决定了在舌咽神经和迷走神经 REZ 减压过程中容易遇到责任动脉无法被满意推移的情况:①舌咽神经根和迷走神经根在解剖位置上邻近颅底,局部操作空间小,REZ 不易充分显露;在某些严重颅底凹陷、颅后窝容积狭小的病例中,甚至根本无法显露 REZ。②责任血管多为迂曲硬化的小脑后下动脉主干和椎动脉,且穿动脉较多。③责任血管多隐藏于延髓后外侧沟内。④后组脑神经比较纤细,排列紧密,更易受到损伤。当咽部喷涂丁卡因也无法准确区分 GN 或三叉神经痛时,MVD 手术中同时探查三叉神经根和舌咽、迷走神经根,可能是唯一明智的选择。

4. 舌咽神经根 PR 术　有颅外和颅内手术两种入路。前者手术方法简单,但疗效不持久,后者可获得较持久的止痛效果,但需开颅,以患者坐位为例。①颅外手术入路:自乳突尖沿胸锁乳突肌前缘向下切开约 10cm,分离胸锁乳突肌乳突端附着处,将茎突舌骨肌、二腹肌后腹向前牵开,并将腮腺分离后向上牵开,在颅底颈静脉孔处显露第Ⅸ、Ⅹ、Ⅺ脑神经及迷走神经咽支、颈上交感神经节,确认位于迷走神经内侧、横跨颈内动脉、随茎突咽肌而行的舌咽神经,将颈内、颈外动脉之间及舌下神经前方走行的舌咽神经切断。②颅内手术入路:自颅后窝入路,在桥小脑角下方显露舌咽神经和迷走神经根丝,切断舌咽神经根丝的同时,进一步切断迷走神经上部的 1~2 根丝,有助于提高手术效果。术后立即止痛者达90%,术后复发率不高,极少数术后复发者可行第二次手术。

七、预后和转归

本病疼痛可有长时间的缓解,在缓解期间,敏感区消失,但除非应用药物进行预防性治疗,或经手术切断神经,疼痛几乎总会复发。本病不会缩短寿命,但受累患者因担心进食诱发疼痛发作而变得消瘦。

经皮穿刺舌咽神经射频热凝术在热凝破坏神经中感觉纤维的同时,常会破坏运动纤维,术后会引起吞咽困难、饮水呛咳、声音嘶哑、声带麻痹等并发症,故不适合于原发性 GN,仅适用于已造成声带麻痹的头颈部恶性肿瘤所引起的继发性 GN 患者。疼痛复发率为 23%~54%。

GN MVD 手术后疗效评价标准:

①疗效佳:在不服药的情况下疼痛完全消失或缓解程度大于 95%;②疗效一般:在服药或不服药的情况下疼痛缓解程度大于 50%;③疗效差:疼痛无缓解。因 GN MVD 手术后延迟治愈者罕见,故疗效评估可在术后立刻进行。无效或复发的患者可考虑二次 MVD,建议在松解粘连、血管减压的同时行舌咽神经根和 / 或迷走神经根上部根丝 PR。

第十三章

中枢神经系统感染和寄生虫疾病

第一节 结 核 瘤

内容要点：

　　1. 颅内结核瘤是脑实质或脑膜的局灶结核，是一种肉芽肿性病变，约占颅内占位的 1%，且常见于儿童、青少年和免疫低下的人群。

　　2. 患者常以头痛、呕吐、嗜睡、视神经乳头水肿、偏瘫或癫痫为首发症状。

　　3. 目前颅内结核瘤最终的诊断主要依赖病理诊断。

　　4. 治疗方式分药物治疗和手术治疗，进一步提高诊断水平、抗结核药物效果、手术方式等将会提高颅内结核瘤的预后。

　　颅内结核瘤（tuberculoma）是脑实质或脑膜的局灶结核，是一种肉芽肿性病变，常继发于其他部位的结核感染，颅内结核约占肺外结核的 10%。随着生活水平的提高和对结核的防治，近年来颅内结核瘤发病率逐渐下降，约占颅内占位的 1%，且常见于儿童、青少年和免疫低下的人群。

一、病因

　　结核由结核分枝杆菌（mycobacterium tuberculosis，MTB）感染引起，结核分枝杆菌是一种缓慢生长的专性需氧芽孢杆菌，抗酸染色阳性。结核分枝杆菌宿主的喷嚏或咳嗽出的小液滴中含有结核分枝杆菌，当结核分枝杆菌被健康人吸入，它可感染肺部的肺泡巨噬细胞。潜伏的结核感染可在肺部形成结核瘤，而不引起全身症状。而当结核感染进展为活动性结核时，结核分枝杆菌可随血流或淋巴系统播散，感染中枢神经系统。

二、病理生理

　　结核瘤的形成是一个复杂的病理生理过程。在结核分枝杆菌感染之初，巨噬细胞产生炎症信号导致周围的单核细胞和巨噬细胞聚集，而这些被募集而来的免疫细胞亦可被感染，从而将结核分枝杆菌播散至局部淋巴结或身体的其他部位。巨噬细胞中的溶酶体酶和氧自由基可杀死分枝杆菌，然后将抗原通过主要组织相容性复合体（MHC）呈递给 CD4$^+$ T 细胞，CD4$^+$ T 细胞再分泌干扰素 γ，激活巨噬细胞，杀灭分枝杆菌。最终，机体的免疫系统通过肉芽肿包绕感染的和死亡的巨噬细胞来限制结核分枝杆菌，而肉芽肿里的分枝杆菌可以一直存活数年。随着结核肉芽肿逐渐发展，其内部逐渐液化为结核分枝杆菌的脓液。当颅内的结核瘤液化破裂可引起结核性脑膜炎。

三、临床表现

　　全身性的颅内结核瘤同时可有其他脏器的活动性结核病，可伴结核性脑膜炎。此类患者的一般情况较差不易手术。局限性的颅内结核瘤无明显特征性的临床表现,与其他颅内占位性病变相似,根据影响的部位不同,结核瘤患者常以头痛、呕吐、嗜睡、视神经乳头水肿、偏瘫或癫痫为首发症状。发生结核性脑膜炎时,成年患者常表现为发热、头痛、脑膜刺激征、嗜睡或精神状态改变;而在儿童患者中,结核性脑膜炎常表现为脑积水、发热、脑膜刺激征和呕吐。当结核瘤不伴活动性结核时,结核瘤的临床表现与一般颅内肿瘤类似。

四、辅助检查

(一)实验室检查

痰液的抗酸染色与结核分枝杆菌培养是临床检测结核的常用手段,由于结核分枝杆菌分裂速度慢,在一定程度上阻碍了结核分枝杆菌的体外培养。而且在进行抗结核治疗后,结核培养、涂片染色的阳性检出率迅速下降,因此这些结核分枝杆菌检查应尽量在抗结核治疗之前获取标本送检。由于结核瘤的肉芽肿包绕,结核分枝杆菌有时可能难以在临床标本中检测到。

(二)影像学检查

1. CT   在 CT 上结核瘤常表现为直径 0.1~8cm 的低密度灶,环形增强,在儿童中更常见幕下占位。硬脑膜结核瘤也可导致颅骨过度骨化,在 CT 上表现类似脑膜瘤。这些表现都不是结核瘤独有的特征性表现。"靶征"是一个特征性的影像学表现,指中心的钙化灶被等信号区包绕,而等信号区外围存在一个高信号的增强环。以往人们认为这是结核瘤的特征性影像学表现,而现在人们发现事实未必如此。若在 CT 强化之前出现"靶征"比在强化之后出现的更具有特征性。

2. MRI、DWI 序列、MRS   MRI 可以提供更多的病灶细节。根据结核瘤的性质是坚硬、非干酪样坏死、干酪样坏死伴实质的中心、干酪样坏死伴中心液化等,MRI 可有不同表现。非干酪样坏死病灶一般为 T_1 低信号、T_2 高信号。干酪样坏死伴实质中心的病灶在 T_1、T_2 像上常为等信号或低信号,而干酪样坏死伴中心液化的病灶为 T_1 低信号,T_2 高信号。DWI 有助于感染的诊断,但是仅中心液化坏死的结核瘤的 DWI 显示弥散受限,同时 DWI 还可帮助鉴别结核瘤与淋巴瘤。MRS 有助于揭示颅内的生化生理过程,结核瘤在 MRS 上可呈特征性的波谱。

五、诊断及鉴别诊断

(一)诊断

1. 病史   亚急性起病,病程多为数周,多见于 30 岁以下的青少年和儿童,有高颅压症状和局灶神经系统体征,癫痫常见。全身型患者同时存在其他脏器的活动性结核病灶及症状。局限型患者一般情况尚可,发热和其他感染症状少见。

2. 部位   可发于颅内任何部位,多位于大脑或小脑半球的浅皮质内或略深处,偶有脑干病例。小儿幕下多见,成人幕上多见。

3. 影像学表现   CT:多为低密度灶,增强前后可见"靶征",增强前的"靶征"更具有诊断价值。MRI:根据病灶中心是否干酪样坏死及液化可有不同表现(图 13-1-1)。中心液化坏死灶的 DWI 可表现为弥散受限。MRS 中可有特征性波谱。

4. 病理学诊断   结核瘤的中心常为干酪样坏死,其中散在结核分枝杆菌。其外层依次包含巨噬细胞、淋巴细胞、上皮样细胞、纤维组织囊,最外层为星形胶质细胞增生形成的包膜。病灶周围常围绕脑水肿,少数有钙化。

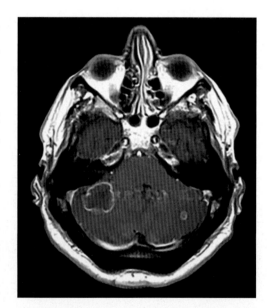

图 13-1-1   MRI T_1 轴位增强扫描

可见右侧小脑半球环形强化病灶,中心可见干酪样坏死及液化区。

（二）鉴别诊断

由于缺乏特征性影像学表现,在影像学上诊断颅内结核瘤较为困难。常见的鉴别诊断包括脑囊虫病、脑脓肿、转移瘤、颅内真菌感染以及一些胶质瘤。一般认为结核瘤中心钙化后出现的"靶征"是一个相对特异性的影像学特征,但脑囊虫病也可有类似的点状钙化,有学者认为瘤体大于 20mm、边缘不规则、中线移位则倾向于考虑结核瘤。脑脓肿在影像学上的表现常为一囊状病变,边缘环形强化,周边脑组织明显水肿,而结核瘤也可呈现类似影像学特征,如果病程较长,且在病灶中心见钙化灶,则倾向于考虑结核瘤。一些颅内原发性肿瘤常与结核瘤相混淆,特别是少突胶质细胞瘤,主要由于小枝胶质细胞瘤更易在病灶中心形成钙化,从而在影像学上类似结核瘤。颅内转移瘤的中心钙化相对少见,而且病程一般较结核瘤短。

由于传统的影像学检查(CT/MRI 及其增强)难以确诊结核瘤,目前结核瘤最终的诊断主要依赖病理诊断。

近年来有学者指出磁共振波谱(MRS)成像有望为结核瘤的鉴别诊断提供更多的信息。结核瘤在 MRS 上可有特异性的脂质峰,伴 NAA 峰降低、Cho/Cr>1。脑囊虫病在 MRS 上表现为高乳酸盐峰,以及一些蛋白的峰如丙氨酸、琥珀酸等,伴 NAA、Cr 峰稍下降。无论是原发或继发的颅内肿瘤由于细胞增生活跃,在 MRS 中都表现有升高的 Cho 峰。脑脓肿病灶则在 MRS 中表现有升高的氨基酸峰。积极寻找颅外结核病灶、常规 CT/MRI 及增强检查、MRS 中寻找脂质峰,综合这些检查结果有助于临床医师在难以获取病理结果的情况下更加综合地判断病情,协助诊断颅内结核瘤。

六、治疗

（一）药物治疗

早期发现的颅内结核瘤应积极抗结核治疗。抗结核的药物有许多种,其中一线药物包括异烟肼、利福平、吡嗪酰胺、链霉素/乙胺丁醇。二线药物包括乙硫异烟胺、卡那霉素、环丝氨酸、对氨基水杨酸。糖皮质激素可调节炎症反应,降低颅内压,从而对颅内结核瘤的治疗可能有一定积极作用。抗结核治疗应持续 9~12 个月,即便影像学病灶或临床症状在治疗过程中迅速消失,也应遵循完整的抗结核治疗。

（二）外科治疗

病情较重的患者手术应谨慎。对于多重耐药的结核分枝杆菌所致的结核瘤或用药后病情反而加重的结核瘤,需要进行手术切除病灶,解除占位效应。手术入路取决于结核瘤的位置、周围的神经、血管、皮层结构以及术者的习惯。术中应争取完整摘除结核瘤,分块切除容易造成结核分枝杆菌播散,而部分切除能更好地保护周围的正常脑组织,而且辅助的抗结核治疗也能帮助清除部分切除后残留的病灶。因此,对于此类患者,在手术前应进行细致的风险评估,考虑应切至何种程度,并且应在术前 2 周开始抗结核治疗,术后抗结核治疗继续使用 3~6 个月,以减小术后结核分枝杆菌播散、结核性脑膜炎以及结核瘤再发的可能。

脑积水是颅内结核瘤最常见的并发症,它可由结核性脑膜炎或结核瘤梗阻脑室系统所致。对于交通性脑积水,腰椎穿刺或腰大池 - 腹腔分流可一定程度地改善高颅压,而对非交通性脑积水脑室 - 腹腔分流是最合适的选择。

七、预后

颅内结核瘤的预后在近几十年来得到了极大的改善,只要及时治疗,80% 的患者都能生存。进一步提高诊断水平、抗结核药物效果、手术方式等将提高颅内结核瘤的预后。

第二节　艾滋病相关脑病和脊髓炎

内容要点:

1. 艾滋病相关脑病主要是由人类免疫缺陷病毒(HIV)侵犯中枢神经系统造成患者意识、行为和运动功能改变为主要表现的综合征。

2. 典型的 HIV 相关脑病发生于 AIDS 晚期,与全身系统性疾病同时出现。

3. 艾滋病相关脑病需要临床信息和实验室检查结果的支持,如没有可以确诊的实验室检查结果,诊断需要除外其他疾病。

4. 治疗主要涉及抗反转录病毒治疗,需要考虑药物的血脑屏障通透性。

一、概述

艾滋病(AIDS)相关脑病主要是艾滋病痴呆综合征(AIDS dementia complex,ADC),ADC 是由人类免疫缺陷病毒(HIV)侵犯中枢神经系统造成患者意识、行为和运动功能改变为主要表现的综合征即 HIV 相关脑病。一般晚期艾滋病患者易患此病。

HIV 相关痴呆综合征(HIV associated dementia,HAD)是 HIV 急性感染后在血清转化过程中出现的,以成年人的认知、运动及行为异常为特征的疾病。HIV 相关进行性发展性脑病则是在儿童身上出现的认知、运动和行为的异常。ADC 是由 HIV 感染及其他(包括空泡性脊髓病、周围神经病和多发性肌炎)组成的神经系统病变。HIV 引起痴呆的具体机制尚未明确,可由 HIV 本身、机会性感染、肿瘤或者药物引起。

HIV 患者出现脊髓病,但没有 HIV 相关脊髓病的神经心理学症状体征。

二、病因及发病机制

1. HIV 的神经侵袭作用　现在普遍认为 HIV 可随被感染的单核细胞或淋巴细胞进入大脑,并进一步感染巨噬细胞和星形胶质细胞、少突胶质细胞、小胶质细胞等脑细胞引发痴呆。HIV 在理论上可侵入诸如小胶质细胞、少突胶质细胞、星形胶质细胞和神经元,并在这些细胞内复制,其中巨噬细胞和小胶质细胞最易受染。被感染的细胞通过其产生的过氧化物和氮氧化物的相互反应可产生过氧化亚硝酸盐。CD68⁺ 小胶质神经细胞和 70% 表达 HIV P24 抗体的巨噬细胞能表达超氧化物歧化酶(SOD),星形细胞和部分小胶质神经细胞上则可表达氧化亚氮。氧化亚氮和 SOD 相互作用产生神经毒素过氧化亚硝酸盐。这些研究表明大脑损伤是 HIV 感染和神经氧化损伤的结果,后者能对大脑产生毒性作用。

2. 细胞蛋白质　大脑感染 HIV 后,脑内免疫系统反应过度。所产生的免疫信使即细胞因子又称化学因子,能抑制脑细胞的生长,并诱导细胞死亡。随着化学因子,致炎细胞因子及一氧化二氮等分泌的细胞反应可引发弥漫的病理学损害。这些产物不仅可由被感染的细胞产生,还可以由其他未被感染的活化细胞产生,其中细胞因子制瘤素 M(oncostatin M)可能是最主要的致病因素。CCL4 和 CXCLl2 的化学因子以及其相应的受体 CCR5 和 CXCR4 备受研究者关注。CCR5 和 CXCR4 可影响烟酰氨基比林迁移,引起细胞凋亡和影响神经递质的传导。

3. HIV 蛋白　HIV 的 *GP120*、*GP41* 及 *tat*、*nef*、*vpr* 和 *rev* 4 个基因编码的蛋白均可能有直接的毒性作用,这些物质可以直接对神经细胞产生毒性作用或通过激活星形胶质细胞、小胶质细胞和巨噬细胞释放细胞因子或神经毒性物质引起神经细胞损伤。

除了 HIV 本身可直接引起神经系统病变,其他还有很多原因,如感染、肿瘤等也可造成神经系统损伤。目前所了解的包括隐球菌感染、巨细胞病毒(CMV)感染、弓形虫感染以及进行性多发性脑白质病等。另外,由于 HIV 感染并发的肺部感染、肝衰竭以及血液黏度增加等均可造成脑缺氧,进而引发相应的脑部病变。

三、病理生理

HIV 病毒与细胞表面 CD4 受体结合,破坏 CD4$^+$ 淋巴细胞,引起机体严重细胞免疫缺陷,病毒借胞饮或融合作用进入细胞内,细胞膜通过透性改变,发生溶解坏死,使辅助性 T 细胞减少和细胞免疫功能受损。HIV 不仅是引起免疫缺陷的嗜淋巴细胞病毒,也是危险的嗜神经病毒,尸检发现 90% 的艾滋病患者可见神经系统病变。病毒通常不直接损害神经组织,可通过持续性胞内感染和免疫介导的间接损伤、受染的单个核细胞核巨噬细胞释放细胞因子、兴奋毒性氨基酸、胞内钙超载、自由基、脂质炎性介质(花生四烯酸和血小板活化因子)、HIV 基因产物,如膜糖蛋白 GP120 的间接细胞毒性等引起组织炎症损害。促使 HIV 感染后疾病发作因素包括 HIV 无生物学变异、强毒力病毒株、宿主免疫机制与伴随感染相互作用等。

HIV 相关脑病的病理改变是以脑沟增宽、脑室扩大为特征的脑萎缩,也会出现脑膜纤维化。组织病理的标志是病毒所导致的由细胞融合的多核巨细胞,此种细胞虽具特征性,但仅在 50% 的患者中出现。而组织学上最常见且具有鉴别诊断意义的是白质变灰,伴有星状细胞增生性反应,见于周围血管分布区域。在脑室周围和白质中央也可见髓磷脂改变。白质苍白现象虽常见于脱髓鞘病变,但血脑屏障受损后血浆蛋白外渗时也可见到。其他显微镜下改变有小神经胶质细胞结节、弥漫性星形胶质细胞增生和血管周围炎性单核细胞浸润等。也有报道大脑部分区域新皮质变薄和神经细胞数量减少。

四、临床表现

典型的 HIV 相关脑病发生于 AIDS 晚期与全身系统性疾病同时出现。但极少数情况下是 AIDS 早期的表现,甚至是唯一表现。脑病的临床特征为隐袭性智力减退,此外还有乏力、懒惰、头痛、孤独和性功能减退。有时这些异常突然发生并可快速进展,且有遗忘、注意力不能集中、工作能力下降等。阅读能力下降常是最早的主诉,患者也常被诊断为忧郁症。无典型的烦躁不安,睡眠障碍也不多见,但常有局灶性或全身性抽搐。

HIV 相关脑病和恶病质、脱发、脂溢性皮炎、全身淋巴结病等都是 AIDS 晚期的标志。智力检查所见与皮质下痴呆相一致。两眼迅速扫视和随物运动等眼球活动异常也很多见。面部表情丧失、声音变低呈单音调。精细运动缓慢且不准确。患者智力减退、姿态不稳、缓慢而笨拙的步态、发声改变等都证明 HIV 相关脑病是皮质下痴呆。相对于患者本人,家属通常更早地发现症状,所以家属提供的病史更为重要。

1. 主要症状　表现为认知、情感、运动和基本生理功能异常。

(1) 认知:易遗忘,注意力集中困难,智力减退(理解力、计算力)。

(2) 情感:缺乏动力及主动性,社会活动退缩,不会管理个人的金融和生活方面事务,心情压抑,情感迟钝。

(3) 运动:精细运动减慢或受损(如打字、扣扣子)、步态紊乱。

(4) 基本生理功能:排尿功能受损(尿急),缺乏性欲,勃起功能障碍。

2. 临床体征

(1) 神经系统

早期阶段:损伤步态运动的转换迟缓,表情缺乏,偶尔有震颤及小幅步态。

中期阶段:膝腱反射亢进,Babinski 征阳性、括约肌损伤(包括尿失禁)、掌颏反射、抓握反射和眉心反射,有时伴有多发性神经病。

终末期:痉挛性四肢麻痹、尿便失禁。

(2) 神经心理学表现:精神活动速度减慢(如倒背月份名字)、损伤短时记忆(如回忆口头提到的项目、数字)、损伤智力(如反向拼写简短单词)。

(3) 心理学所见

早期阶段:情感迟钝、缺乏强烈的人格特征、缺乏主动性。

后期阶段:按正确的时间顺序回忆事件困难,对时间、空间、地点的定向力障碍,最后发展为缄默症。

3. **根据临床表现的严重程度分级**

(1) 0级:正常的神经及运动功能。

(2) 0.5级(可疑的/亚临床的):日常生活功能未受损,正常步态,眼球运动变缓,四肢运动正常。

(3) 1级(轻度):除了特别困难的部分外,能够完成日常工作或生活,有明确的功能受损的症状或体征,智力或运动受损,不用搀扶可以走路。

(4) 2级(中度):能完成基本的自理活动,不能从事或维持日常生活中更高的要求的动作,能走路但可能需要单体支撑。

(5) 3级(重度):严重的智力障碍(不能读新闻或完成个人事务、不能从事复杂的对话、心理活动减慢),运动障碍(无辅助不能走、通常手部运动减弱和笨拙)。

(6) 4级(最终阶段):大多数缄默症,智力和社会理解力处于原始阶段,几乎或完全无声,下肢轻瘫或截瘫伴大小便失禁。

五、诊断及鉴别诊断

(一) HIV 相关脑病的诊断

诊断 HIV 相关脑病需要临床信息和实验室检查结果的支持,如没有可以确诊的实验室检查结果,诊断需要除外其他疾病。MRI 比 CT 更推荐使用,MRI 显示在白质中片状的、弥漫的、高密度及相对对称的损伤,这些变化提示脑白质病;而且,脑萎缩伴有脑室的扩大,可以看到脑室外的脑脊液空间,但这些表现并不特异,可以有正常的 MRI,不像进行性多发性脑白质病变(PML),白质的损伤不影响皮质的 U 纤维,即它们不损伤皮质,脑基底部增强扫描可能会减弱。

(二) HIV 相关脑病鉴别诊断及诊断检查

1. **神经梅毒** 抗体检测及脑脊液分析(脑脊液淋巴细胞 >15 个 /μl),活动性神经梅毒血清学检查可能不典型。

2. **CMV 脑炎** 脑脊液:脑脊液细胞增多、可疑粒细胞增多、葡萄糖降低、总蛋白增多;PCR:发现脑脊液中有 CMV,血液中现 CMV 抗原(PP65);血液及脑脊液的抗体检测:IgG 和抗体指数可能增高;MRI:室管膜下高浓度和相对增强;大多数患者出现其他器官损害的表现:视网膜炎、结肠炎、肺炎、食管炎。

3. **弓形体病** CT/MRI:单发或多发的损害,常出现于脑基底节或丘脑,常出现占位效应及水肿,影像表现常有相对的增强(片状或环状);在血液及脑脊液中存在弓形虫特异性抗体(极少数为血清学阴性,可能漏诊为小胶质结节脑炎)。

4. **原发性中枢神经系统淋巴瘤** CT/MRI:单发或多发,常邻近脑室,常有占位效应及水肿,几乎总表现为明显高密度影(片状或环状);脑脊液细胞学检查;EBV PCR:在脑脊液中检查,EBV 导致的 HIV 相关中枢神经系统淋巴瘤;PET 或 SPECT:示踪剂在损害部位增强。

5. **水痘-带状疱疹病毒(VZV)脑炎** 脑脊液:明显的炎症表现;血液及脑脊液中 VZV 特异性抗体:IgM 可能缺乏,在脑脊液中 PCR 检测 VZV;大部分患者之前或同时出现皮肤的带状疱疹。

6. **隐球菌脑膜炎** 脑脊液:脑脊液压力高,细胞数及蛋白可能正常;印度墨汁染色血液及脑脊液隐球菌抗原检测,真菌培养。

7. **结核性脑膜炎和其他细菌感染** 脑脊液、细菌培养、结核分枝杆菌 PCR 检查。

8. **进行性多发性脑白质病变(PML)** MRI:单发或多发性脑白质损害,无占位效应,无水肿,无影像相对增强;脑脊液中 PCR 检查 JC 病毒。

9. **中毒** 检测药物水平,筛查违禁药物。

10. **代谢性脑病和非特异性物理损伤性疾病** 检测电解质,肾及肝的体征,激素水平(甲状腺激素、皮质醇),血液检查表现为低氧血症(血气分析)。

11. **"假性痴呆"相关性抑郁** 精神学检查可鉴别。

12. **其他"皮质下痴呆"的形式** 正常压力性脑积水、帕金森病、其他神经退行性疾病、皮质下动脉硬化性脑病。

(三) HIV 相关脊髓病的诊断和鉴别诊断

HIV 患者出现脊髓病,但没有 HIV 相关脑病的神经心理学症状体征,定义为 HIV 相关脊髓病。当患者有脊髓痉挛步态、反射亢进、Babinski 征阳性、括约肌功能紊乱、勃起功能障碍、轻度手套样 / 袜套样神经感觉异常,应考虑 HIV 相关脊髓病。需和下列疾病鉴别:

1. 脊髓机械性压缩(颈段脊髓病、腰椎间盘突出) 颈段脊髓退行性病变,MRI 提示脊髓周围空间变窄,伴有脑实质高密度损害。

2. 神经梅毒 行外周血和脑脊液 TRUST 检测,脑脊液检查的细胞数大于 15/μl。

3. CMV 脊髓病:脑脊液检测 CMVDNA;血液和脑脊液检测 CMV 抗体。

4. 弓形体病 MRI 上提示脊髓损害部位相对增强。

5. VZV 脊髓炎 大部分患者皮肤可能出现带状疱疹,在血液和脑脊液检测特异性抗体会性 VZV 的 PCR 检测阳性。

6. HSV 脊髓炎 脑脊液可检测到 HSV 核酸。

六、治疗

HIV 相关脑病和脊髓病的治疗主要涉及抗反转录病毒治疗,不同的抗病毒药物血脑屏障的穿透率不同(表 13-2-1)。评分越高,穿透能力越强。

表 13-2-1 抗病毒药物的种类及血脑屏障穿透率评分

有效性评分 / 分	核苷类药物	非核苷类药物	蛋白酶抑制剂	进入抑制剂	整合酶抑制剂
4	齐多夫定	奈韦拉平	茚地那韦		
3	阿巴卡韦、恩曲他滨	依非韦伦	达鲁那韦、克立芝	马拉维罗	拉替拉韦
2	拉米夫定、司他夫定	依曲韦林	阿扎那韦		
1	替诺福韦		沙奎那韦	T-20	

第三节 脑棘球蚴病

内容要点:

1. 脑棘球蚴病(又称脑包虫病)属人兽共患寄生虫病,主要神经系统症状是高颅压、疼痛、癫痫以及神经功能障碍。

2. 诊断依赖于实验室和影像学检查的结合,需与蛛网膜囊肿、囊性肿瘤、转移瘤相鉴别,最终诊断由病理学确诊。

3. 治疗方面,应在抗包虫药物化疗的同时,选择性颅内病灶切除控制高颅压、解除神经结构受压症状。

一、概述

人体感染棘球蚴病(包虫病)有两种类型,分别是细粒包虫和多房包虫的幼虫感染所致,属人兽共患寄生虫病。常累及肝、肺、脑、骨等组织器官,其中脑包虫病占包虫病例的 2%~3%。并且在儿童多见。脑包虫病主要症状是高颅压、疼痛、癫痫以及神经功能障碍。虽然属良性病范畴,若不能早期正确地诊断和治疗,可造成明显致残。目前治疗脑包虫病的方法包括手术和药物治疗。

二、临床表现

临床表现特征与脑包虫的类型、大小和位置相关。最常见的初发症状为头痛和癫痫发作等。脑包虫既可原发于颅内,也可继发于其他脏器包虫。

(一)原发型脑囊型包虫病

原发型脑囊型包虫病指包虫只累及神经系统,而无其他脏器包虫病。常见症状如下:

1. 高颅压 随着脑囊型包虫体积的逐渐增大,缓慢压迫周围神经组织或阻塞脑脊液通道,可因颅内占位效应或脑积水,导致颅内压增高症状,表现为头痛、恶心、呕吐等;持久的高颅压可造成视神经乳头水肿、视力下降、视野模糊;若未能及时诊治,可持续发展为视神经萎缩、脑疝等,导致失明或危及生命。

2. 癫痫 由于两型包虫囊肿膨胀或浸润性生长,均可刺激大脑皮质,引起癫痫发作。初期可表现为局灶性癫痫,后期多表现为全身痉挛性大发作。Mehmut等报道的大宗病例中高于24%的患者出现抽搐发作。

3. 局灶性神经功能缺损 脑包虫常位于额叶和顶叶等部位。根据包虫囊肿所在部位不同,可产生相应的局灶性神经功能缺损症状。最常见的单侧肢体的无力,呈进行性加重,甚至发展为偏瘫。其他定位症状根据包虫囊肿的位置和大小不同可表现为失语、偏身感觉障碍、听力下降、视力下降、平衡失调、共济失调等临床表现,但与其他颅内占位性病变相比,症状会相对较轻。其中报道最多的神经功能障碍是偏侧肢体运动障碍。

4. 头皮下包块 包虫囊肿亦可破坏硬膜和颅骨,表现为头皮下包块,只见于硬膜外包虫病及颅骨包虫病患者。此类包虫病罕见。

(二)继发型脑包虫病

指继发于其他脏器的包虫病,脑包虫病多继发于肝包虫病,其临床症状较为复杂。由于包虫病灶不断增大,其特点与脑转移瘤相似,亦可出现高颅压症状和局灶性神经功能缺损,而泡型脑包虫病几乎都原发于肝脏,其症状与颅内转移瘤十分相似。常见的临床表现为癫痫发作、高颅压和局灶性神经功能障碍。

(三)椎管内包虫病

椎管内包虫病罕见且多继发于脊柱包虫病,亦可见于硬脊膜外腔和硬脊膜下腔,其主要临床症状为神经根型疼痛,运动、感觉障碍,以及大小便功能异常。

三、诊断与鉴别诊断

(一)实验室检查

1. 血常规检查 可发现半数患者嗜酸性粒细胞增多。尤以包虫囊肿破裂或手术后,嗜酸性粒细胞常可显著增高。

2. 血清免疫学试验 目前多采用胶体金渗透法和酶联吸附法,阳性率约80%。

(二)影像学诊断

1. 头颅X线片 颅骨包虫病病变从板障开始,破坏颅骨,并且容易破出骨板,形成颅内、外软组织肿块。颅骨为局限或弥漫的多囊或单囊形态的膨胀性病变。多囊型呈葡萄串样,单囊型内板移位、硬脑膜移位及钙化,囊肿本身也可钙化。局限于颅底者缺少单囊或多囊特点,而呈骨质硬化表现,一般均无骨膜反应。脑包虫囊肿产生颅内压增高,后床突骨质吸收,蝶鞍扩大,小儿尚可出现指压痕,颅骨菲薄,甚至可致颅骨缺损,包虫囊肿疝出颅外。还可见松果体移位。浅表囊肿致邻近颅骨局限外凸,骨板变薄。若有X线片显示弧线状、环形或蛋壳状及团块状钙化,可以定性诊断。脑泡型包虫病可表现为颅内多发钙化病灶。

2. 脑血管造影 脑包虫囊肿常见于大脑中动脉供应区,尤以顶叶多,脑血管造影能有效显示幕上的包虫囊肿,多造成周围血管弧状移位,呈"手抱球"征象;由于脑血管牵直变细,似"蜘蛛足"样特征。

3. CT 和 MRI　脑囊型包虫病在 CT 上表现为脑内网形、类圆形或圆形囊性病变(图 13-3-1),囊内容物呈低密度影,若子囊密度低于母囊具有诊断意义。相邻部位出现多个囊肿应考虑囊肿破裂。脑泡型包虫病的 CT 表现与脑内转移瘤相似,呈低密度影,病变较大时周围水肿明显,多半有钙化。

MRI 扫描检查可有效显示脑囊型包虫病,特点是:呈圆形,边界清楚的囊性病变(图 13-3-2),并可显示出母囊内子囊的数量及分布情况。fMRI 检查有助于术前功能定位、术中神经功能的保护。脑泡型包虫病的 MRI 特点为颅内多发的混杂信号病灶,灶周水肿明显,增强后可明显强化。

（三）鉴别诊断

1. 蛛网膜囊肿　多见于脑池或脑室邻近的部位,多无明显症状,CT 及 MRI 表现与脑囊型包虫病相似,但包虫免疫血清学实验呈阴性。

2. 囊性肿瘤　一般为单发,多发时继发于其他脏器的肿瘤,CT 及 MRI 表现与脑囊型包虫病有一定的相似之处,但增强造影后肿瘤囊壁可呈明显强化。

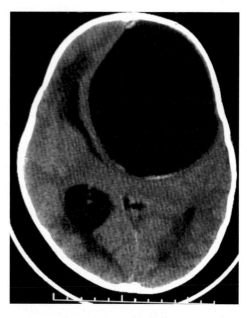

图 13-3-1　头颅平扫 CT
左额叶圆形低密度病灶,中线结构向对侧移位,病灶周围未见明显水肿。

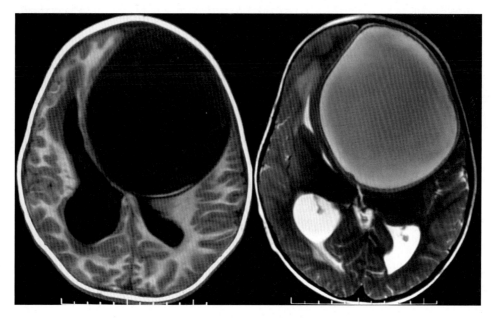

图 13-3-2　头颅平扫 MRI

3. 转移瘤　症状与影像学特点有时与脑泡型包虫病很难鉴别,但脑泡型包虫病几乎继发于肝包虫病,包虫免疫学检查可作为主要鉴别诊断方法。

四、治疗

确诊为脑包虫病,手术治疗仍然是首选治疗方法。尤其高颅压症状明显、已有神经功能障碍的患者,若包虫囊肿位置表浅、单发的脑囊型包虫病手术治疗效果肯定,其目的在于完整摘除包虫囊肿,严防囊液外溢引起复发和过敏反应。脑泡型包虫病的外科治疗原则应在抗包虫药物化疗的同时,选择性颅内病灶切除控制高颅压和解除神经结构受压症状为主。

(1) 手术适应证：根据现有的医学文献报道，脑包虫病没有明确的手术适应证。不同于其他颅内占位性病变，颅内包虫囊肿有其自身的特征性生物学行为和临床表现：具有良性的生长特性；以它的体积而言，仅有相对轻微的神经功能缺损。由于具有以上特点，脑包虫病患者就医时，几乎所有的颅内包虫病患者都表现为颅内压增高，需降低颅内压治疗，来挽救受压的神经、血管和脑实质。除了一般条件差和位置深的手术可能会产生额外的神经功能缺损，甚至死亡等并发症外，大多数脑包虫病患者可获得满意的疗效。

(2) 手术体位：根据包虫的位置，患者的体位不同。常用的手术体位可包括仰卧位、侧卧位和俯卧位。幕上病变多采用仰卧位和侧卧位，而幕下病变多采用俯卧位。为了便于术中漂浮过程中给包虫产生重力而脱出，头位非常重要。当囊壁周围的皮层切口和环形分离完毕后，包虫囊壁与脑组织界面间插入橡胶管并开始注水漂浮前，应将患者的头降低至30°。因此，应将患者牢固地固定在手术床上。

(3) 手术方法：手术是治疗脑包虫病的首选治疗方法，但单纯手术不能治愈所有脑包虫病患者，如多发的、位置深和多器官受累的脑包虫。到目前为止，手术切除脑包虫病的主要方法包括：①注水漂浮切除术（Orlando-Dowling 技术）；②穿刺回抽引流术；③显微外科切除术；或者上述三种方法的组合。手术策略应做到最好的疗效，达到最小的复发率和死亡。根据包虫囊肿的大小和位置，手术方法有所不同。通常，半球脑实质内的包虫囊肿，可安全地使用 Orlando-Dowling 技术，而位置深在和功能区域的包虫囊肿（室旁区、基底池和脑干包虫囊肿、骨内包虫囊肿）可采用穿刺回抽引流后在显微镜下行囊壁切除术。位于硬膜外间隙的包虫囊肿多采用显微外科手术切除。

1）Orlando-Dowling 技术：脑包虫病诊断明确后可根据神经系统症状和体征、神经影像学检查结果，确定手术时机。可行急诊或择期手术治疗。有脑疝形成的危险的患者和已有严重的神经功能缺损的巨型包虫病患者需急诊手术，有较小体积包虫的患者可择期手术。应根据包虫囊肿的位置和大小，准确地进行定位，并将患者牢固地固定在手术床上。根据给定的包虫囊肿、手术方法，皮瓣的大小和开颅手术的大小和位置会有所不同。在一般情况下，开颅手术切除脑包虫囊肿的手术皮瓣大小通常比其他颅内占位性病变的开颅手术要大。根据影像学检查结果和神经功能状态制订手术计划非常重要。

手术中使用 Orlando-Dowling 技术详情如下（图 13-3-3）：气管插管全身麻醉诱导成功后，根据包虫的大小和数量设计好皮瓣。术前应根据 CT、MRI，术中用神经导航系统、术中超声或 MRI 精确定位。患者取头低位，严格按划线的皮肤切口依次切开头皮各层。因存在意外囊肿穿孔的可能，形成骨瓣时不建议使用气动开颅钻和铣刀，取下游离骨瓣，不建议悬吊硬脑膜，以免刺破囊壁。包虫囊壁与硬脑膜粘连紧密的情况下，不能强行分离囊壁，可与粘连处的硬膜一并切除。在某些情况下，皮层组织很薄或囊壁直接露头。在这种情况下，建议在显微镜下进行精确而仔细的解剖才能保证囊壁的完整性。一旦剪开硬膜，要形成精确和合适的皮层切口，长度要大于包虫的最大横径。囊型包虫的外囊是由脑组织胶质增生形成的半透明薄膜，甚至薄如软纸，远较肝包虫外囊为薄，近似肺包虫的外囊，与包虫囊壁仅有纤维性轻微黏着，无血管相连，易剥离，故脑实质内的包虫首选采用 Orlando-Dowling 技术完整摘除内囊。采取足够大的骨窗和皮层切口，周围脑组织需用脑棉片保护。分离囊壁时应十分小心，因为包虫内囊既薄又脆弱，充满囊液，张力较大，手术中稍有不慎，由于挤压震动包虫囊肿，或局部受压变形，均易破裂，反而造成囊液四溅，导致严重过敏反应，有很高的死亡率和复发率。因此内囊完整摘除的手术操作，须轻柔、灵巧、稳准、细致。包虫所在部位有硬韧感，脑皮质表面脑回变平，颜色灰暗，与硬脑膜常有纤维状粘连，较大的包虫尚可叩出震动感，仔细观察均可识别。深部的包虫在脑表面无明显改变时，须参考术前定位诊断，凡可疑本病时切勿用脑针穿刺。在显微镜下，从分离硬膜粘连

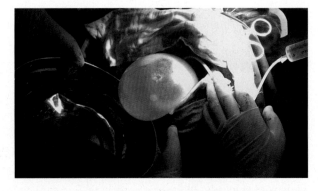

图 13-3-3 Orlando-Dowling 技术在脑囊型包虫病手术中的应用

到脑表面增生粘连的蛛网膜等操作均应格外精细轻柔,步步保护。采用导航系统,皮层监护等,尽量避开重要神经功能区,采用最近的安全皮层切口切开皮层,皮层切口要足够长,显微镜下切开脑皮质。一旦准确辨认包虫囊壁后,严格按包虫囊肿与正常脑组织界面进行环形分离。此过程也可在显微镜下进行。已分离的界面插入10%盐水浸泡的脑棉片保护。一旦整个囊壁显露,见到白色包虫囊肿后须轻巧仔细地逐渐向周边剥离脑组织达包虫直径的1/3以上,包虫囊肿即自行向外膨出,此时将软细塑料管插入已形成的包虫囊肿与脑组织之间的界面,管子内注入一定压力的水来漂浮包虫囊肿。漂浮过程中患者将采取头低位,并将患者的头向病变部位方向旋转,使在重力作用下漂浮出包虫囊肿。Valsalva动作和压周围的脑也有利于包虫囊肿的切除。准备好装满水的容器,用来收集包虫囊肿。一旦包虫囊肿破裂可用20%高渗盐水冲洗残腔。包虫囊肿切除后,残腔需充分冲洗。硬脑膜严密缝合,可在硬膜外置引流管一根。骨瓣原位复位后采用螺钉和钛板固定。脑实质内包虫囊肿的手术,需开足够大的皮瓣和骨板,仔细认真分离囊壁并术中采用Orlando-Dowling技术,可将大部分大脑半球内的包虫囊肿完整切除。囊壁薄而位置深在并有粘连的包虫囊肿很难达到完整切除。

2) 穿刺回抽引流术:无法采用Orlando-Dowling技术切除脑包虫囊肿时,可选"穿刺—抽吸—注射—再抽吸"的方法。位置深在或功能区域的包虫囊肿先进行穿刺,吸抽部分囊内容物后,囊内注射适量的杀虫剂,等几分钟后抽吸全部囊内容物,使包虫囊肿倒塌,切除包虫囊肿。因此种方法很难避免囊内容物的外漏,应提前做好防止过敏性并发症和复发的措施,每次穿刺必然会导致少量囊内容物的外漏,污染手术视野,而囊肿复发是非常危险的。

"穿刺—抽吸—注射—再抽吸"方法在20世纪80年代中期用于治疗肝包虫病的治疗。目前常用于脑包虫位置较深或切除功能区域的脑包虫,术中常常需要显微外科技术的协助。也有因误诊钻孔引流方法治疗包虫病的报道,但此种方法非常危险。为了成功地完成开颅手术切除脑包虫病,需要详细掌握神经外科解剖、术中超声、电生理监测、神经导航等多因素,应选择一个安全切口执行足够宽的皮层切口,达到包虫囊肿,手术显微镜下进行精细解剖和最小的牵拉,暴露囊壁,用高渗盐水棉片保护脑组织后,进行"穿刺—抽吸—注射—再抽吸"方法。

此方法包括以下步骤:进行囊壁穿刺前需准确定位囊型包虫的位置,亦可采用术中超声,术中导航系统协助定位,需选择避开功能区和主要血管走行区的最短距离。严密用高渗盐水保护手术野后,用粗穿刺针,接吸引器管或大注射器刺入包虫囊肿内,迅速均匀吸出囊液10~15ml后,囊内注射杀虫液体(95%乙醇)15~20分钟后抽吸所有的囊内容物,此操作必须由具有丰富经验的医生来完成。应当始终做好预防并发症和处理紧急并发症的处理。囊壁塌陷后,劈开脑组织,找到外囊后在显微镜下,沿着囊外环形分离,同时高渗盐水棉片保护脑组织,完整摘除已塌陷的包虫。因囊液张力较大,在穿刺过程中,囊液不仅由穿刺孔外溢,而且由于包虫刺破塌陷,囊液污染脑组织,易发生过敏反应,因此操作应迅速敏捷,减少囊液外溢的机会,迅速摘除包虫,吸净囊液,用20% NaCl液或过氧化氢溶液冲洗囊腔杀灭原头蚴,以防复发,再以生理盐水洗净,囊腔逐渐缩小。此方法仅用于功能区的、部位深在包虫的治疗。摘除包虫后,脑内遗留相应的空腔,小的空腔不予处理自行缩小而消失,较大的空腔或感染发生后可置入硅胶管引流,预防积液,控制继发感染,缝合硬脑膜,颅骨片复位结束手术。残腔较大者引流管外口放置高度勿低于颅内压正常值,以免过度引流致脑组织过度塌陷撕裂桥静脉形成硬膜下血肿。已有或发生感染者,行细菌培养药敏试验,抗感染治疗。值得关注的是,此种术式一旦发生囊液外漏等并发症,就可导致包虫的播散和严重的过敏反应。

3) 显微外科切除术:所有大脑半球包虫病的手术通常不需要手术显微镜,但位置深在、位于功能区域的包虫囊肿需要良好的照明和囊肿或囊壁周围的精细解剖分离。显微外科手术是很好的技术,不但可采用于深部脑包虫的切除,也可用于硬膜外包虫、眼眶内包虫和其他非常见位置包虫病的切除。显微外科方法适用于皮层开窗,用于到达包虫囊壁的通道,并适用于在包虫囊壁与正常脑组织之间进行显微分离。

(4) 特殊部位包虫病的手术治疗

1) 硬膜外包虫囊肿摘除术:硬膜外包虫病非常少见,而且手术方法与其他包虫病不同。此类包虫病手术方式与硬膜外颅骨肿瘤相似,因本病属感染性病变,不建议分块切除,而应严格按包虫病手术的原则。

手术切口要足够大,充分暴露,被侵犯的颅骨需充分切除,不适合行漂浮法,严格按界限进行分离,彻底清除囊壁周围的增生组织,硬膜不能刺破,术区置引流管等。

2) 脑泡型包虫病的摘除术:脑泡型包虫病多数情况下表现为多发的转移灶,灶周水肿比较明显,一般没有明显高颅压症状和神经功能障碍的患者不需要手术治疗。高颅压症状明显者、明显的神经功能障碍者和顽固性癫痫发作者需手术治疗。术中不需要切除所有病灶,一般选择性地切除体积较大而影响颅内压的病灶和导致癫痫的病灶。手术方式采用显微外科手术切除方法,尽可能完整切除病灶。采用显微外科技术可提高手术质量,延长患者寿命。

3) 椎管内包虫病的手术治疗:椎管内包虫病的手术治疗原则与脑包虫病相同,力争完整摘除包虫。

五、预后和并发症

手术治疗的结果取决于包虫囊肿位置、大小和数量,与厚壁的巨大囊肿比较,薄壁的小包虫囊肿更容易破裂。多发包虫病患者有更高的复发率和死亡率,切除多发包虫,有时需要多部位开颅或多次手术。根据文献报道,脑包虫病的复发率和死亡率分别为 14% 和 10%。虽然完整切除硬膜外包虫几乎不可能,但并不必然导致严重过敏性反应和弥漫蛛网膜下腔传播。包虫病在术中破裂会导致过敏性休克和脑内种植的并发症。病变大小是影响全切除率和复发率的主要因素之一。最常见的术中并发症是囊肿破裂,囊内容物进入蛛网膜下腔弥漫播散,其次是严重的过敏反应。如果发生术中囊壁破裂,囊液溢出,采用高渗盐水冲洗手术视野和残腔可一定程度上预防过敏性并发症和复发。诊断和手术技术的进步已经大大提高了脑包虫病患者的预后。

然而硬膜外包虫因粘连紧密,组织反应大,很容易播散。颅内弥漫种植的包虫、多发脑包虫和多脏器累及的包虫是造成包虫病后较差的主要原因。脑包虫病可并发囊内感染,术后残腔感染,形成脑脓肿。外伤或术中引起脑包虫囊肿破裂,导致过敏性休克甚至死亡以及多发性种植;包虫可引起脑梗死;后遗症可有单瘫、偏瘫、失语、视野缺损、失明、癫痫等;脑脓肿是一种脑包虫病术后的罕见并发症;术后可出现硬膜下积液和脑穿通囊肿,有时需要手术引流。预后取决于包虫囊肿的多少、部位、大小及术前术中是否破裂,如手术能摘除完全且无破坏及感染,则预后良好。

第四节　神经外科术后感染及抗生素应用

内容要点:

1. 神经外科术后感染即神经外科手术部位感染,是波及脑、脊髓、被覆组织及其邻近结构的多种病理过程,是可导致患者术后死亡、残疾的严重并发症,需要及时进行临床诊治。

2. 根据感染部位可分为切口感染、颅骨骨髓炎、细菌性脑膜炎、硬脑膜外积脓或硬脑膜下脓肿、脑脓肿等。

3. 诊断依赖于实验室结果和影像学检查的联合。

4. 合理的抗菌药物选择及手术方式是治疗神经外科术后感染的关键。

一、病因及危险因素

神经外科的手术可分为 4 类。①感染手术:包括脑脓肿、硬脑膜下脓肿、骨髓炎等手术,术后感染发生率为 30%~80%;②污染手术:包括开放性颅骨骨折、头皮裂伤的脑外伤或头皮裂伤超过 4 小时的手术,感染发生率为 10%~25%;③清洁污染手术:包括进入鼻旁窦或乳突的手术,修补颅骨骨折或无菌技术有明显缺陷的手术,术后感染发生率为 6.8%~15%;④清洁手术:为选择性非急症手术,手术感染率为 2.6%~5%。

神经外科术后感染的高危因素:①手术持续时间长(>4 小时)或再次手术;②术后脑脊液漏或切口漏;③术后切口外引流;④手术放置异物(如分流管、颅骨修补材料、电极板等);⑤合并糖尿病或伴有其他部位感染等;⑥违反外科无菌操作原则等。其他相关因素包括手术环境、手术时程、消毒方法、手术部位、麻醉方式、术后处理等。

神经外科术后感染发生的可能机制是血脑屏障等防御结构破坏、各种医源性因素及患者的个体差异,以及各种致病菌可通过皮肤切口、引流管、腰椎穿刺等多种途径侵入中枢神经系统,由于脑脊液中的抗体、补体和白细胞含量低,对细菌的抵抗力弱,且脑脊液是良好的细菌培养基,侵入的细菌可迅速繁殖,从而引起感染。此外,由于患者病后或术后机体抵抗力下降、糖皮质激素的应用、各种侵入性操作或操作不规范等均可成为感染的诱导和促发因素。因此,尽量缩短手术时间,严密缝合防止脑脊液漏,尽可能缩短脑室外引流时间,减少各种引流管的放置或缩短置管时间,对减少神经外科手术后感染有积极作用。尽量减少或避免术后感染发生的危险因素,根据具体情况于术前采取相应的措施,对预防或减少术后感染的发生有重要意义。

二、分类及诊断标准

(一) 分类

1. 切口感染　切口感染发生率一般为 0.7%~1.2%,分为浅表感染(皮肤或皮下组织)和深部感染(帽状腱膜下、颅骨膜或脊髓组织)。帽状腱膜缝合不严、皮下缝线残端过长、遗留头皮缝线未拆、手术后去骨片减压,特别是经岩骨入路或儿童枕下中线开颅中,如果硬脑膜缝合不严,手术后脑脊液外溢,都与切口感染有关。患者早期症状多不明显,数日后出现发热、疼痛、头皮红肿,如皮下积脓患者一般会伴有白细胞计数增高等,需行穿刺抽吸放出脓液并行细菌培养,一般不需切开引流。革兰氏阳性球菌来源于术者和患者皮肤,特别是术者手或脸部及患者皮肤脱屑,在手术过程中污染致病。革兰氏阴性菌来源于各种冲洗液或引流系统。

2. 颅骨骨髓炎　常由外伤或手术后伤口感染病原菌直接侵犯颅骨,或放射治疗、头皮撕脱致颅骨裸露而造成。开颅术后和外伤后骨髓炎的致病菌 80% 以上为金黄色葡萄球菌,其他有大肠杆菌、变形杆菌、肺炎克雷伯菌和肠杆菌属等。多为局限性慢性病变,部分可有慢性伤口窦道,颅底骨髓炎还可有受累脑神经麻痹的症状和体征。少有急性炎症表现,早期症状不明显,当表浅感染向深层扩散时出现局部红肿热痛等炎性反应,逐渐出现头皮下波动,引流有脓汁,或自行破溃排出脓液,反复发作,经久不愈,甚至有死骨排出;多数患者无发热,开颅术后感染多在术后 1~2 周发生。根据患者的症状和体征,特别是局部伤口的红、肿、热、痛和化脓即可诊断,颅骨平片和其他神经影像学检查可明确颅骨骨髓炎的诊断。

3. 细菌性脑膜炎　多与手术室环境欠佳及无菌技术不规范密切相关。病原菌可来自皮肤、手术器械、术中置入的异体材料,如脑室引流管或术区留置引流管等。术中鼻旁窦和乳突气房开放,潜伏的细菌也可成为感染源。术后化脓性脑膜炎多发生在术后 3 日,患者可表现为突然高热、头痛、意识障碍、颈强直、脑膜刺激征、恶心呕吐、抽搐等。

4. 硬脑膜外积脓或硬脑膜下脓肿　硬脑膜外积脓临床少见,一般局限于硬脑膜外腔,多伴游离骨瓣骨髓炎。如硬脑膜缝合不严,则感染可能向硬脑膜下扩散。开颅术后患者若切口长期不愈合,须行头颅 X 线片检查,以排除颅骨骨髓炎。硬脑膜外积脓可能没有特异的神经症状,但 10% 的患者可同时可并发硬脑膜下脓肿。硬脑膜下脓肿患者可表现为发热,中度意识状态改变。硬脑膜下脓肿如果外科处理不及时可迅速进展致死。

5. 脑脓肿　多与脑室引流管和硬脑膜下引流的放置时间较长有关,临床罕见。患者术后多表现为发热、头痛、进行性意识障碍、癫痫、局部神经功能缺陷等,应及时行 CT 或 MRI 检查。确诊后可先抗感染治疗,待脓肿局限后或伴有颅内压增高时手术切除脓肿,并彻底冲洗,严密缝合硬脑膜。若患者状态不佳,可行脓肿穿刺引流。

上述各种感染均可导致脓毒症,对患者生命构成严重威胁。

（二）诊断

除根据临床状态、手术方式及术中特殊处置判断外，应及时行必要的影像学及实验室检查。

1. CT 及 MRI　脑膜炎 CT 表现为软脑膜增强征，MRI 可见血管增强征。脑脓肿的典型 CT 表现是边界清楚或不清楚的低密度灶，静脉注射造影剂后，脓肿周边呈均匀环状高密度增强，脓肿附近脑组织可有低密度水肿带，脑室系统可受压、推移等。硬脑膜外积脓 CT 表现为两面凸形，而硬脑膜下脓肿形状为新月形。增强 MRI 用于鉴别硬脑膜下脓肿与血肿或渗出，由于炎性水肿引起邻近大脑皮层的高信号可提示硬脑膜下脓肿。

2. 脑脊液检测与诊断标准　约 8% 的脑膜炎患者脑脊液葡萄糖 <40mg/dl，正常脑脊液葡萄糖与血糖比值是 0.6，70% 的患者比值小于 0.31。脑脊液细菌培养或涂片革兰氏染色阳性可获明确诊断，血培养阳性率低，对诊断帮助有限。革兰氏染色阳性结果通常表示细菌浓度大于 10^5cfu/ml，而当细菌浓度低于 10^3cfu/ml 时，革兰氏染色阳性率只有 25% 左右。一般 60%~90% 患者革兰氏染色阳性，我国的脑脊液革兰氏染色阳性率较低，可能与预防用抗菌药物有关。脑脊液中多形核淋巴细胞增多，脑脊液抽取后应及时送检，因为白细胞在脑脊液中 90 分钟后开始溶解。

其他辅助诊断标准：颅内压 >180mmH$_2$O；脑脊液白细胞计数 1 000~10 000/μl，白细胞／红细胞 >1∶100，蛋白质 >50mg/dl，葡萄糖 <40mg/dl（2.2mmol/L），乳酸 >3.5mmol/L，脑脊液糖／血糖 <0.4。

99% 脑膜炎可能性的标准：脑脊液白细胞 >2 000/μl，脑脊液／血糖 <0.23，蛋白质 >2 200mg/dl，葡萄糖 <34mg/dl（1.9mmol/L）。

硬脑膜外积脓、硬脑膜下脓肿、脑脓肿的脑脊液检查通常无特异性改变，脓液细菌培养阳性是诊断的金标准，根据细菌培养结果针对性选择抗菌药物治疗疗效较好。细菌性与无菌性脑膜炎的鉴别：脑脊液中的乳酸、溶菌酶、C 反应蛋白、血清淀粉样蛋白在细菌性脑膜炎浓度都明显高于无菌性脑膜炎。需要鉴别诊断的是无菌性脑膜炎，又称非细菌性脑膜炎，在各种开颅术后均可能发生，儿童颅后窝手术后发生率达 30%。临床表现为头痛、颈抵抗、恶心、呕吐或精神状态改变，与细菌性脑膜炎没有差异，但脑脊液的白细胞计数升高不明显。无菌性脑膜炎病例中，最有力的鉴别依据是血和脑脊液培养结果；术后 3~4 日血和脑脊液 C 反应蛋白浓度水平较高者，提示细菌感染的可能；基因扩增技术也有参考价值。

三、预防用药及措施

（一）预防应用抗菌药物的指征及方法

1. 清洁手术　一般头颈部的清洁手术不需要预防应用抗菌药物，如果有人工植入物可术前预防性给予 1g 头孢唑林或者 1.5g 头孢呋辛。如果对 β- 内酰胺类过敏，可以用克林霉素，耐甲氧西林金黄色葡萄球菌（MRSA）流行的医院可用万古霉素或替考拉宁替代（英国诺丁汉大学医院神经外科手术预防应用抗菌药物的选择见表 13-4-1）。

2. 清洁 - 污染手术　可选用：①头孢唑林或者头孢呋辛联合甲硝唑；②氨苄西林舒巴坦。如果对 β- 内酰胺类过敏，可选用克林霉素，如果术区感染革兰氏阴性菌风险比较大，可加用氨基糖苷类药物。

多数研究支持预防感染术前单次给药，择期手术结束后不必再用。若患者有明显感染高危因素，或应用人工植入物，或术前已发生细菌污染（如开放性创伤）时，可再用一次或数次到术后 24 小时，特殊情况可以延长到 48 小时。连续用药多日甚至用到拆线是没有必要的，并不能进一步降低感染发生率，反而会增加细菌耐药率的发生，并降低细菌培养的阳性率。手术中发现已存在细菌性感染，手术后应继续用药直至感染消除。给药的时机极为关键，应在切开皮肤前 30 分钟（麻醉诱导时）开始给药，以保证在发生细菌污染之前血清及组织中的药物已达到有效浓度。不应在病房给药，而应在手术室给药；应静脉给药，体积 100ml，30 分钟内滴完，否则达不到有效浓度；血清和组织内抗菌药物有效浓度必须能够覆盖手术全过程。常用的头孢菌素血清半衰期为 1~2 小时，因此，如手术延长到 3 小时以上，或失血量超过 1 500ml，应补充一个剂量，必要时还可用第三次。如果选用半衰期长达 7~8 小时的头孢曲松，则无须追加剂量。

表 13-4-1 英国诺丁汉大学医院神经外科手术预防应用抗菌药物的选择

手术		常规	如果有 MRSA(+)流行	青霉素 / 头孢过敏
清洁和清洁 - 污染(包括分流)		头孢呋辛 1.5g(4 小时)	替考拉宁 400mg	替考拉宁或万古霉素
开放性颅脑损伤	除去异物	头孢呋辛 1.5g(4 小时)	替考拉宁 400mg	替考拉宁或万古霉素
	保留异物	头孢呋辛 + 甲硝唑(72 小时)	替考拉宁 400mg(每 12 小时 1 次 ×3+ 每日 1 次)+ 甲硝唑 500mg(72 小时)	替考拉宁或万古霉素 400mg(每 12 小时 1 次 ×3+ 每日 1 次)+ 甲硝唑 500mg(72 小时)
脊髓手术		氟氯西林 2g+ 庆大霉素 2mg/kg	氟氯西林 2g+ 庆大霉素 2mg/kg	替考拉宁或万古霉素 + 庆大霉素 2mg/kg
		氟氯西林轻度过敏,头孢呋辛 1.5g+ 庆大霉素 2mg/kg	氟氯西林轻度过敏,头孢呋辛 1.5g+ 庆大霉素 2mg/kg	
特殊植入装置如巴氯芬泵、脊髓刺激器、人工颅骨材料等)		氟氯西林 2g,1g,每 6 小时 1 次 ×3+ 庆大霉素 2mg/kg	氟氯西林 2g,1g,每 6 小时 1 次 ×3+ 庆大霉素 2mg/kg	替考拉宁或万古霉素 + 庆大霉素 2mg/kg
		氟氯西林轻度过敏,头孢呋辛 1.5g+ 庆大霉素 2mg/kg	氟氯西林轻度过敏,头孢呋辛 1.5g+ 庆大霉素 2mg/kg	

注:皮肤切开前半小时给药预防感染效果较好,预防性应用抗菌药物与抗感染治疗是不同的概念,应避免长期、大量使用广谱抗菌药物预防覆盖术中可能发生的感染。开颅手术必须用剃刀备皮时,应在手术开始前在手术室即时备皮。

(二)预防手术部位感染的其他措施

1. 尽量缩短手术前住院时间,减少医院内固有致病菌定植于患者的机会。

2. 做好手术前准备工作,使患者处于最佳状态,如控制糖尿病、改善营养不良状况、积极治疗原有感染等。

3. 传统的术前一日备皮已证明是外科领域中的一个误区。备皮后细菌会在表皮创面上定植,成倍地增加神经外科术后感染的机会。在毛发稀疏部位无须备皮。在毛发稠密区可以剪毛或用电动剃刀去毛。开颅手术必须用剃刀备皮时,应在手术开始前在手术室即时备皮。

4. 手术备皮应在手术开始前 3 小时内进行,如超过 6~8 小时清洁切口可能变为污染切口。

5. 严格遵守手术中的无菌原则,细致操作,爱护组织,彻底止血,由于手术时间每延长 1 小时,感染率增加 0.5%~1%,因而手术应在仔细切除肿瘤组织的同时缩短手术时间。

6. 切口的感染与失活组织多、残留有异物、血块、无效腔等关系密切,术中尽量减少出血量,移除污染的组织和小骨片,局部用生理盐水冲洗创腔或伤口有助于清除血块、异物碎屑和残存细菌,但抗生素溶液冲洗创腔或伤口并无确切预防效果,不予提倡,有植入操作时应戴双层无菌手套。

7. 可放可不放的引流物尽量不放,能用密闭式引流的不用开放式引流,不起作用的引流物尽早拔除。长时间放置引流物不是持续应用预防性抗菌药物的指征。

8. 缝合切口时应尽量严密缝合,防止发生术后脑脊液漏,尤其是幕下手术。

四、治疗方案

(一)外科治疗

1. 手术切口和骨瓣发生感染时,如果伤口深部有波动感,需要做局部引流或者清创术。骨瓣缺乏血供,更易发生感染,可移除骨瓣,进行 4~6 周的抗感染治疗,感染控制后至少半年后方可进行颅骨成形术。硬脑膜外积脓、硬脑膜下脓肿、脑脓肿的患者除了抗菌药物治疗,通常需要外科干预治疗,如开颅或立体定向抽吸脓液,清除积脓,刮除炎性肉芽组织彻底清创。

2. 腰大池脑脊液持续外引流,同时注入抗菌药物,其优点为持续引流感染的脑脊液至体外,可以缓慢降低颅内压,刺激脑脊液分泌,新分泌的脑脊液可以起到很好的稀释和冲洗的作用,可视为一种自身置换作用。感染的脑脊液被引流到体外，可降低脑脊液中细菌浓度，减轻颅内感染。另外，鞘内给药后，药物直接进入蛛网膜下腔，缓慢向颅内弥散，能够达到有效的药物治疗浓度，但鞘内应用抗生素的种类及浓度应严格控制。

3. 如果有脑室外引流的患者发生细菌性脑膜炎，移除引流管可以提高脑膜炎治愈率。尽快移除导管，尽早使用抗菌药物可治愈 65% 导管相关的感染，而保留导管，静脉抗菌药物保守治疗，仅能治愈 35% 左右的导管相关感染。

凝固酶阴性葡萄球菌或痤疮丙酸杆菌引起的脑室 - 腹腔分流感染的患者，经抗菌药物治疗感染控制至少 7 日后才可以再次进行分流术。如果脑脊液再次细菌培养阳性，抗菌药物治疗应持续至连续 10 日细菌培养阴性，才可再次进行分流手术，另外一些专家建议如果细菌培养是革兰氏阴性菌，需要更长的治疗时间。无论何种治疗，来源于脑脊液分流术后感染都容易复发，复发率约 26%，2/3 的患者都感染同一种细菌。

（二）抗菌药物选择

近年来，由于头孢菌素广泛应用于神经外科手术的预防，使甲氧西林耐药的 β- 内酰胺酶阳性的金黄色葡萄球菌和表皮葡萄球菌不断增多，细菌对三代头孢菌素和新的 β- 内酰胺类抗菌药物的耐药率逐年上升，大大降低了神经外科术后感染预防和治疗有效率。由于大多数患者在发生颅内感染前已预防使用了抗菌药物，细菌培养结果往往呈现阴性，对抗菌药物的选择造成一定困难国内大多数医院脑脊液细菌培养阳性率只有 8%~20%。医师只能经验性选用万古霉素联合头孢曲松、头孢他啶、头孢吡肟或美罗培南等脑膜炎治疗方案。

开放性颅脑外伤和神经外科术后感染常见菌为需氧革兰氏阴性杆菌（包括铜绿假单胞菌）、金黄色葡萄球菌、凝固酶阴性葡萄球菌（尤其表皮葡萄球菌），脑脊液分流术后引起感染常见菌为凝固酶阴性葡萄球菌（尤其表皮葡萄球菌）、金黄色葡萄球菌、需氧革兰氏阴性杆菌（包括铜绿假单胞菌）、痤疮丙酸杆菌等。高度怀疑为术后颅内感染的患者应尽早经验性用药，原则上应用通过血脑屏障较好抗菌药物。美国感染性疾病学会（IDSA）指南推荐选用万古霉素联合三代头孢菌素（头孢曲松或头孢他啶）、头孢吡肟或美罗培南。对发现厌氧菌感染者，可在其基础上加用甲硝唑治疗。随着万古霉素应用增加，其最低抑菌浓度（MIC）也呈不断增高的趋势，细菌的敏感性逐渐下降，一般 MIC≤2mg/L 为敏感，MIC 4~8mg/L 为中介，MIC≥16mg/L 为耐药。万古霉素耐药的肠球菌也开始出现。文献报道利奈唑胺和达托霉素在治疗葡萄球菌引起的脑膜炎时已经取得了很好的疗效，利奈唑胺 70% 可通过血脑屏障，尽管目前 FDA 尚未批准其用于颅内感染的治疗，但其对万古霉素耐药的葡萄球菌和肠球菌引起的颅内感染是有效的。

（三）多药耐药革兰氏阴性菌治疗

随着抗菌药物在医院的广泛应用，耐药菌株逐年增多，治疗相当困难。泛耐药的不动杆菌属是引起院内获得性脑膜炎常见的致病菌，这些菌株通常对三代和四代头孢耐药，对碳青霉烯类耐药也有报道。因此，静脉用药在脑脊液中很难达到有效的杀菌浓度，对于经验性治疗鲍曼不动菌，可以静脉给予美罗培南，联合脑室或鞘内给予氨基糖苷类药物，如庆大霉素或阿米卡星等。如果培养的不动杆菌属对碳青霉烯类也耐药，可选用多黏菌素 B（5mg）或多黏菌素 E（10mg）代替美罗培南，通过脑室或鞘内给药。住院时间比较长的患者易感染铜绿假单胞菌，多数菌株对氨曲南、头孢他啶、哌拉西林 / 他唑巴坦等敏感。多尼培南、多黏菌素 B 和利福平联合对多药耐药菌株呈杀菌活性，磷霉素与氨基糖苷类对部分菌株有协同作用。

（四）脑室或鞘内给药

脑室外引流可能成为重复感染或继发感染的根源，国外有报道显示脑室外引流后发生感染的机会是未行引流的 9.4 倍。对于此问题，传统脑室外引流感染率高达 27.2%，而采用封闭式颅内压监护脑脊液外引流方法感染率为零。但缺点是脑室内脑脊液置换术时需进行脑室穿刺术，对脑组织是一种侵袭性损伤。IDSA 指南中推荐鞘内给药治疗颅内感染（表 13-4-2）。抗菌药物鞘内注射治疗颅内感染，万古霉素自从应用鞘内给药治疗甲氧西林耐药表皮葡萄球菌或金黄色葡萄球菌引起的术后颅内感染，已治愈大量病例，取得了良好的疗效，但同时也存在失败病例，在临床应用上仍然存在争议。鞘内给药的优点：可配合腰椎穿刺同时进行，由于药物不经过血脑屏障而直接进入蛛网膜下腔，脑脊液中药物浓度高。鞘内给药的缺点：

多数患者需要反复多次腰椎穿刺进行鞘内注药,操作烦琐,给患者带来很大的痛苦,并且反复穿刺易造成再次感染的机会,鞘内给药浓度过高可引起化学性脑炎和神经根刺激,药物过量还可导致惊厥、昏迷等不良后果。因此应尽量避免鞘内给药。一般在静脉用药无法控制颅内感染的情况下才可慎重考虑选择鞘内或脑室内给药。

表 13-4-2　脑室或鞘内给药常用抗菌药物及其使用剂量

抗菌药物	每日用量 /mg	药物浓度 /(mg·ml^{-1})
万古霉素	5~20	0.2~1
庆大霉素	1~8[①]	1~2
妥布霉素	5~20	1~2
阿米卡星	5~50	0.5~5
多黏菌素 B	5[②]	0.2~1
多黏菌素 E	10	0.2~1
奎奴普汀 / 达福普汀	2~5	0.2~1
替考拉宁	5~40[③]	0.4~4

注:①幼儿 1~2mg,成人 4~8mg;②幼儿每日 2mg;③每 48~72 小时给药 1 次。

五、预后

神经外科术后感染是一种严重的并发症,目前抗菌药物的滥用导致有效抗菌药物逐渐缺乏,直接导致其预后不良,患者易出现严重后遗症,甚至导致死亡。脑脓肿是由化脓性细菌侵入脑组织而引起化脓性炎症及局限性脓肿,在神经外科手术术后发病率约 0.1%,但却是严重危及生命的并发症,由于脑组织被严重破坏,医治不及时可出现脑疝,也可出现不同程度的后遗症,如偏瘫癫痫、视野缺损、失语、精神意识改变、脑积水等,危及患者生命,死亡率可达 24%~43%。对于颅内感染的处理,临床常规应用大剂量静脉抗菌药物给药治疗,但由于致病菌对大多数抗菌药物成分耐药,血脑屏障使脑脊液中抗菌药物不能达到有效浓度,被感染的脑脊液中内在调理素和杀菌活性缺乏,以及高额的医疗费用致使部分患者中途终止治疗等因素,目前治疗效果不理想。

由于担心术后颅内感染,神经外科医师普遍存在过度依赖抗菌药物的现象,术中头孢呋辛 4.5g 或头孢曲松 2~3g 冲洗术野,用抗菌药物浸泡引流管,术后连续 3 日持续用抗菌药物,术后 1~3 日患者发热或血中白细胞数升高立即使用抗菌药物。这些不规范预防使用抗菌药物不仅没有循证医学证据,反而会不断增加细菌耐药率,降低细菌培养率,给感染后的抗菌治疗带来极大困难。神经外科医师应合理规范应用抗菌药物,减少细菌耐药产生。

第十四章

神经外科重症

第一节　神经外科重症概述

内容要点：

1. 神经外科重症医学是一门交叉学科，涉及神经外科、重症医学、神经内科、急诊医学、重症护理等多个专业，需要多专业间的协同和协作。

2. 神经外科重症医学的诊疗对象包括：格拉斯哥昏迷量表评分 12 分以下的急性脑血管病、颅脑创伤、脊髓损伤、围手术期神经外科重症、重症神经系统感染、癫痫持续状态等神经系统急重症。

一、神经外科重症医学

神经外科重症医学是半个世纪以来逐渐发展起来的一门亚专业学科，其起源于重症医学，以重症医学的相关理念与技术为基础，又因神经外科重症疾病的特殊性，其要求又高于重症医学，体现了更复杂的病理生理学机制和病情转归，更广泛的多学科理论与知识的融合，包括神经内外科、麻醉、感染、神经免疫、神经药理、神经影像等学科。因此，神经外科重症医学也是一门交叉学科，往往涉及神经外科、重症医学、神经内科、急诊医学、重症护理等多个专业，更需要多专业间的协同和协作。神经外科重症医学的诊疗对象包括：格拉斯哥昏迷量表（Glasgow coma scale，GCS）12 分以下的急性脑血管病、颅脑创伤、脊髓损伤、围手术期神经外科重症、重症神经系统感染、癫痫持续状态等神经系统急重症。

二、神经外科重症单元

神经外科重症医学通过神经外科重症单元（neurosurgical intensive care unit，NICU）实施临床诊疗。NICU 是指掌握神经外科基本理论、基础知识和基本操作技术，同时又掌握重症医学监测技术和重症医学理念的专科化多学科协作医疗团队，利用现代重症医学的理念和监测技术、依托先进的设备、仪器，对神经外科重症患者实施有效的集中治疗和护理的独立单元。NICU 的建制最早出现于 20 世纪 60 年代的西方工业化国家，源于现代神经外科的发展和成熟，神经外科危重症患者和神经外科手术的迅速增加，使对这些患者的集中管理成为提高神经外科重症疾病诊疗效果的重要保障。这种独立单元的床位设置、人员与设备配备、环境要求等需尽可能按相关规范实施到位。神经外科重症监护单元的管理模式目前以多学科专业人员的协作模式为主流，包括神经外科、重症医学、神经内科、急诊医学、麻醉学等多学科医师参与，有些单位还增加康复理疗医师、营养师、呼吸机治疗师和电生理技师作为辅助团队。在人员培训方面，对于神经外科重症专科医师，一般需要接受以神经外科和重症医学双重培训为主的培训，同时还应根据医疗需要增加相关轮训专业,如微生物与感染、呼吸科、急诊科等。同样,护理团队应接受神经外科专科护理及重症护理的双重培训,提升神经外科重症患者的综合护理能力。

三、神经外科重症的医患沟通与伦理问题

良好的医患沟通是神经外科重症诊疗顺利进行的重要保障。神经外科重症患者多有昏迷、失语、谵妄或其他意识状态改变,从而导致决定能力丧失,在此情况下涉及患者的相关治疗和监护的决定权必须由其委托人代理。医护人员应始终秉着救死扶伤、高度负责的态度,应用伦理学原理,并遵循相关的法律法规、规章制度对患者进行管理。

1. 患者决策能力的评估　决策能力指者通过综合相关因素去考虑并作出和表明其自己的合理选择的能力。在 NICU 内患者丧失决策能力是非常常见的情况,因此医师有责任对几乎所有的患者进行评估,并且将评估结果与其家属或委托人沟通。

2. 治疗的知情同意权　许多患者会涉及有创治疗。医师在操作之前须取得患者或委托人的有效知情同意,让他们充分了解病情后自愿作出决定。此外,在我国传统文化和国情下,患者的自我意识和独立权常受家庭的影响。医务人员有必要在"无害原则"的前提下,让患者和家庭产生共识。

3. 人体研究的知情同意　如治疗涉及临床研究项目,需告知受试者及家属关于临床研究的有效性、风险、知情同意等相关信息。

4. 缺乏知情同意的急诊治疗原则　在紧急情况下,如果患者缺乏决策能力,且如完成委托人知情同意后再行治疗会延误治疗时机而使患者受到伤害,可采用事先向患者或委托人告知并取得其知情同意的方法。如果患者没有委托人时,医疗单位及医务人员有义务帮患者作出能够体现患者最大意愿的决策,但医护人员仍应努力寻找其亲友、相关机构、社会及法律的支持。

5. 采取科学的沟通方法

(1) 反复多方的谈话沟通:高风险的决策最好由富有经验的医师参与沟通。决策过程中需要频繁地与患者及家属沟通以确定和重新评估患者的病情、治疗目标。

(2) 重视语言和非语言的交流技术。

(3) 完善并建立规范的探视制度及相关辅助制度。

第二节　神经外科重症的评估与监测

内容要点:

神经外科重症患者全身评估和监测是进行治疗的基础,包括:颅内压监测和控制、疼痛评估和镇痛、气道支持和评估、循环的评估及管理、液体管理的血糖控制、消化道出血的评估和治疗、营养评估及营养支持、神经系统感染和肺部感染的治疗、癫痫控制、凝血功能评估及处理、神经外科重症患者深静脉血栓的监测和治疗等多方面内容。

一、体格检查

除了中枢神经系统疾病外,神经外科重症患者往往合并全身其他器官和系统的功能异常,因此,需对神经外科重症患者进行必要的全身体格检查,包括对循环、呼吸、血液、消化、泌尿、内分泌及骨骼系统等进行初步评估,以掌握患者的整体状况,为临床诊疗提供重要参考。神经外科重症患者特别是伴有意识障碍的患者,可能因异物、误吸或咽部肌肉的肌张力下降导致呼吸道梗阻,需重视对患者气道的检查和呼吸、吞咽功能的评估,以避免出现脑组织缺氧,导致继发性脑损害。同样,部分创伤、重度感染的神经外科重症患者可能出现休克或血流动力学不稳,需重视对患者循环系统的检查和评估,以早期发现并及时处理潜在的

循环衰竭风险。

神经系统体格检查是诊断和处理神经外科重症患者的基础,必须动态进行,包括对患者意识状态、呼吸方式、瞳孔状况、脑神经反应、运动感觉功能、生理以及病理反射等进行专科查体。意识障碍是神经外科重症患者的常见临床特征,可以是原发性脑损伤的表现,也可继发于全身性因素(如代谢紊乱、休克、缺氧等)导致的损害。

二、神经外科重症的影像学检查

影像学检查在神经外科重症疾病诊疗过程中具有举足轻重的作用。目前已有 X 线、CT、MRI、DSA 等多种影像学检查方法应用于临床,可辅助诊断、判断病情严重程度和转归、预测预后等。临床上可根据疾病种类、病情发展变化情况、检查目的,结合各类影像技术的特性,合理地选择相应影像学检查。MRI 对颅内和脊髓的微小病灶、脑水肿、脑缺血等变化显示灵敏度较高,且具有无射线辐射、安全无创等优点。除常用的 T_1、T_2 加权成像外,MRI 还具有多种成像序列,例如液体抑制反转恢复序列(FLAIR sequence)、弥散加权成像(DWI)、磁敏感加权成像(SWI)、灌注加权成像(PWI)、功能磁共振成像(fMRI)等,这些 MRI 序列除了可显示更精细的解剖形态结构外,还有助于获得中枢神经系统病理生理、生化和脑功能方面的信息,不仅具有诊断作用,还可对患者的预后、疗效等进行评估和预测。DSA 是急性脑血管意外确诊的“金标准”,特别是对于 CTA 或 MRA 检查阴性的患者。目前发展起来的 3D-DSA 技术可更清晰显示微小血管病变,进一步提高诊断率。对于重症癫痫患者,在脑电图检查的基础上可行单光子发射计算机体层摄影(SPECT)检查,有助于明确致痫灶,辅助疾病诊疗。

三、神经外科重症的实验室检查

神经外科重症除了中枢神经系统疾病外,往往合并全身病理生理指标异常,几乎涵盖现有的常用实验室检查项目,如血常规、肝功能、肾功能、血电解质、血渗透压、凝血功能、血气分析、血脂、心肌酶、甲状腺功能、血糖、微生物检查等,这些检查项目可根据病情发展和疾病转归进行合理选择。专科方面的检查主要是脑脊液检查和分析,包括脑脊液常规、生化、细胞形态学和病原学分析等,有助于中枢神经系统感染性疾病、复杂疑难性脑病的诊断和鉴别诊断。实验室检查还可作为重要参数与临床、影像资料进行整合,构成用以评估病情和指导临床诊疗的各种评分量表,大大丰富了神经外科重症疾病的诊疗工具,如临床肺部感染评分(CPIS)等。此外,疾病相关的各种生物标志物检测,对疾病诊断、病情严重程度评估、预后预测和疗效判断等有重要意义,在获得循证证据后,可应用于临床。

四、神经外科重症的监测

(一)基础监测

与其他重症疾病一样,神经外科重症疾病的基础监测包括心电监护、有创动脉压、中心静脉压(CVP)、体温以及外周氧饱和度等,可反映患者的基本生命体征和全身系统功能状态,使患者的病情变化能在第一时间发现,为及时调整系统性治疗目标及方案提供支持,确保诊疗效果的提高。

(二)颅内压及脑灌注压监测

颅内压(ICP)是指颅腔内容物对颅腔壁产生的压力。诊断性的临时测定颅内压可根据患者的临床表现和实际情况进行腰椎穿刺测压,神经外科重症患者必要时可行有创颅内压动态监测。颅内压增高是神经外科重症患者的主要特点,也是危及患者生命的重点监测项目,因此颅内压以及相应脑灌注压(CPP)的监测是医护人员关注的重点。有创颅内压监测最早并且较为广泛地应用于颅脑创伤的诊疗,对于应用的研究也较为成熟。颅内压监测还可适用于脑血管病、重症感染、围手术期重症患者等,但是尚缺乏统一的监测适应证。根据国内外文献研究,颅内压监测的适应证,特别是在颅脑创伤领域,目前较为一致的意见为:①GCS 3~8 分,且头颅 CT 扫描异常(有血肿、挫裂伤、脑肿胀、脑疝或基底池受压);②GCS 3~8 分,但 CT 无明显异常者,如果患者年龄 >40 岁,收缩压低于 90mmHg,以及高度怀疑有颅内病情进展性变化时,根据具体情况也可以考虑进行颅内压监测;③GCS 9~12分的中度颅脑创伤,应根据临床表现、影像资料、是否需要镇静以及合并伤情况综合评估,如患者有颅内压增高之可能,必要时也行颅内压监测。除了颅脑创伤外,对于有明显意识障碍的蛛网膜下腔出血、自发性脑出血以及出血破入脑室系统需要脑室外引流者,根据患者具体情况决定实施颅内压监测。对于巨大或复杂脑肿瘤患者,可根据术前、术中及术后的病情需要及监测需要进行颅内压监测。对于隐球菌脑膜炎、结核性脑膜炎、病毒性脑炎如合并顽固高颅压者,可进行颅内压监测并脑室外引流辅助控制颅内压。目前颅内压增高的治疗阈值为>20mmHg。

有创颅内压监测的方法有脑室内、脑实质内、蛛网膜下腔、硬膜下和硬膜外。脑室内置管是目前的"金标准",其在监测颅内压的同时可通过释放脑脊液来降低颅内压,该方法相对准确、漂移少。微小探头监测应该置入皮层下或者骨板下至少2cm。颅内压传感器置入手术应注意无菌操作规程,监测的时程根据患者病情特点,一般不超过14日。颅内压监测可指导临床治疗、病情及预后评估。

进行颅内压监测同时应该关注脑灌注压(CPP),CPP=MBP(平均动脉压)–ICP。为避免灌注压过高造成急性呼吸窘迫综合征(ARDS),重型颅脑创伤治疗指南建议CPP不宜超过70mmHg,脑灌注压应该尽量避免低于50mmHg,对脑血流、脑氧分压及脑代谢的辅助监测也有利于脑灌注压的管理。其他神经疾病重症患者的适宜CPP,以及年龄相关的CPP参考值尚缺乏关键性的证据资料。颅内压可随体位改变、咳嗽、躁动,以及压迫颈静脉、叩背、吸痰、鼻饲等护理操作而暂时性上下波动,其中以压迫骨窗对颅内压影响最明显。因此,避免外部因素影响下在读取记录颅内压数值时应注意到这些外部因素的影响。

(三)脑血流量监测

正常情况下脑血流量(CBF)为45~65ml/(100g·min)。CBF与脑灌注压成正比关系,与脑血管阻力成反比。脑血流的监测手段主要有经颅多普勒技术、近红外波谱分析技术以及激光多普勒技术。目前TCD监测技术是临床广泛使用的方法,对神经外科的重症患者进行相关的脑血流监测在预防迟发脑缺血方面有明确价值。CT脑灌注成像(CTP)和MRI脑灌注成像(MRP)技术,也可用于判断局部脑血流灌注情况。

(四)神经电生理监测

使用神经电生理技术指导临床神经外科重症患者的治疗已经成为现实。定量脑电图监测技术是评估重症患者意识水平的良好手段。除癫痫患者外,持续脑电监测、诱发电位技术等在急性脑血管病、颅脑创伤、脑肿瘤及中枢神经系统感染等患者中也均有重要的监测价值和意义。针对重症脑炎患者,虽然电生理监测在病因诊断方面作用不大,但对于意识模糊、迟钝甚至昏迷的患者使用脑电生理监测可帮助医师判断非惊厥性的癫痫活动。监测过程中可对患者预后进行诊断性评估。

(五)其他脑监测技术

除上述监测技术,尚有脑组织氧分压(PbtO$_2$)、颈静脉氧饱和度监测以及微透析技术等的应用,这些监测手段获取的资料可以帮助了解脑内局部或者整体的病理生理变化。单个监测技术难以完整了解中枢神经系统复杂的病理生理信息,因此,有学者提出了"多模态监测(multimodal monitoring)"的理念,即在一个患者身上同时应用多项监测技术,并对所采集的多参数数据进行时间同步、综合一体的分析。该理念的初衷在于试图更全面了解颅内实时的病理生理改变,早期发现继发性脑损伤,指导针对性地个体化治疗,以避免其发展为不可逆性脑损害而造成神经功能永久性缺失。因此,多模态监测是今后的一个发展方向。

五、神经外科重症的常用评估量表

(一)格拉斯哥昏迷量表(GCS)(表 14-2-1)

表 14-2-1　格拉斯哥昏迷量表(GCS)

项目	评价	项目	评价
睁眼反应	自动睁眼 4 分 呼唤睁眼 3 分 疼痛睁眼 2 分	运动反应(非偏瘫侧)	遵嘱活动 6 分 疼痛定位 5 分 疼痛躲避 4 分 疼痛屈曲 3 分 疼痛伸直 2 分 不能运动 1 分
语言反应	正确回答 5 分 语无伦次 4 分 只言片语 3 分 只能发音 2 分 不能发音 1 分		

注:评定时间 2 分钟。优点:简单、可靠。最大得分 15 分,预后最好;最小得分 3 分,预后最差;8 分或以上,恢复机会大;3~5 分,潜在死亡危险,尤其是伴有瞳孔固定或缺乏前庭眼反射者。

(二)Riker 镇静和躁动评分(SAS)(表 14-2-2)

表 14-2-2　Riker 镇静和躁动评分(SAS)

分值 / 分	描述	定义
7	危险躁动	拉拽气管内插管,试图拔除各种导管,翻越床栏,攻击医护人员,在床上辗转挣扎
6	非常躁动	需要保护性束缚并反复语言提示劝阻,咬气管插管
5	躁动	焦虑或身体躁动,经言语提示劝阻可安静
4	安静合作	安静,容易唤醒,服从指令
3	镇静	嗜睡,语言刺激或轻轻摇动可唤醒并能服从简单指令,但又迅即入睡
2	非常镇静	对躯体刺激有反应,不能交流及服从指令,有自主运动
1	不能唤醒	对恶性刺激无或仅有轻微反应,不能交流及服从指令

注:恶性刺激指吸痰或用力按压眼眶、胸骨或甲床 5 秒。

(三)Ramsay 镇静评分(表 14-2-3)

表 14-2-3　Ramsay 镇静评分

分级	描述
1 级	患者焦虑、躁动不安
2 级	患者配合,有定向力、安静合作
3 级	嗜睡,对指令有反应敏捷
4 级	浅睡眠状态,可迅速唤醒
5 级	入睡,对轻叩眉间或大声听觉刺激反应迟钝
6 级	深睡,无呼叫任何反应

（四）临床肺部感染评分（CPIS）（表 14-2-4）

表 14-2-4 临床肺部感染评分（CPIS）

项目	标准	分值 / 分
体温（12 小时平均值）/℃	36~38	0
	38~39	1
	>39 或 <36	2
白细胞计数 /（×10⁹/L）	4.0~11.0	0
	<4.0 或 >11.0	1
分泌物（24 小时吸出物性状数量）	无痰或少许	0
	中量	1
	大量	2
	脓性痰	+1
气体交换指数（PaO_2/FiO_2，kPa）	>33	0
或者以 250（mmHg）为界	<33	2
胸部 X 线片浸润影	无	0
	斑片状	1
	融合片状	2

注:CPIS 评分降低,病情缓解;CPIS≥6 分,病死危险性高 CPIS。评分越高,病情越重。

（五）弥散性血管内凝血（DIC）的 ISTH 评分（表 14-2-5）

表 14-2-5 弥散性血管内凝血（DIC）的 ISTH 评分

分值 / 分	PT/ 秒	APTT/ 秒	血小板计数 /（10⁹·L⁻¹）	纤维蛋白原 /（mg·dl⁻¹）	D- 二聚体 /（ng·ml⁻¹）
0	<13.5	28~41	>150	>180	<1 000
1	≥13.5	<28,>41	≤150	≤180	<2 000
2	>15	≤24,≥46	≤100	≤150	<4 000
3	>18	≥61	≤60	≤100	≥4 000

（六）营养风险筛查 2002（NRS 2002）

1. 第一步　初步评定（N-1）。通过 4 个问题来评估有无营养风险、程度、营养支持及预后如何。
患者过去 3 个月内体重下降吗?
患者过去 1 周内有摄食减少吗?
患者有严重疾病（如 ICU 接受治疗）?
以上任一问题回答"是",则直接进入第二步营养状态评分。

2. 第二步（N-2）　营养筛选复筛表（表 14-2-6）。

表 14-2-6　营养筛选复筛表

营养受损状况		疾病严重程度评分	
评分	营养状态	评分	患者营养需要
轻度（1 分）	◆ 3 个月内体重下降 >5% ◆ 1 周内进食量为之前的 50%~75%	轻度（1 分）	◆ 臀部骨折 ◆ 慢性疾病伴随着急性的并发症 ◆ 肝硬化 ◆ COPD ◆ 长期血液透析 ◆ 糖尿病 ◆ 肿瘤

续表

营养受损状况		疾病严重程度评分	
评分	营养状态	评分	患者营养需要
中度(2分)	• 2 个月内体重下降 >5% • BMI 18.5~20.5kg/m² • 1 周内进食量为之前的 25%~50%	中度(2分)	• 大的腹部手术 • 卒中应激状况 • 血液系统的恶性肿瘤
重度(3分)	• 1 个月内体重下降 >5% 或 3 个月内下降 >15% • BMI<18.5kg/m² • 1 周内进食量为之前的 0~25%	重度(3分)	• 头部损伤 • 骨髓移植 • ICU 患者

营养评分 + 疾病评分 + 年龄评分 = 总分

年龄　　　如果 ≥70 岁者,加 1 分

注:对于不能确切测量身高体重的一小部分患者(如严重水肿等患者),无法得到可靠的体重指数(BMI)数据,欧洲也考虑应用白蛋白水平(<30g/L)来评估这一小部分患者是否存在营养不良。BMI= 体重(kg)÷ 身高²(m²)。

(七) 营养不良的诊断(表 14-2-7)

表 14-2-7　营养不良的诊断

参数	正常范围	营养不良		
		轻度	中度	重度
体重占理想正常值的百分比 /%	>90	80~90	60~79	<60
体重指数 /(kg·m⁻²)	18.5~23	17~18.4	16~16.9	<16
三头肌皮褶厚度占正常值的百分比 /%	>90	80~90	60~80	<60
上臂肌围占正常值的百分比 /%	>90	80~90	60~79	<60
肌酐身高指数占正常值的百分比 /%	>95	85~94	70~84	<70
白蛋白 /(g·L⁻¹)	≥35	28~34	21~27	<21
转铁蛋白 /(g·L⁻¹)	2.0~4.0	1.5~2.0	1.0~1.5	<1.0
前白蛋白 /(g·L⁻¹)	>2	1.6~2.0	1.2~1.5	<1.2
氮平衡 /(g·d⁻¹)	–1~1	–5~–10	–10~–15	<–15

(八) Glasgow 预后评分(GOS)(表 14-2-8)

表 14-2-8　Glasgow 预后评分(GOS)

分级	描述
1	死亡
2	植物状态:无意识或最小意识状态(如随着睡眠 / 清醒周期,眼睛能睁开),偶有睁眼、吸吮、哈欠等局部运动反应
3	重度残疾:有意识,但认知、言语和躯体运动有严重残疾,24 小时均需他人照料
4	中度残疾:有认知、行为、性格障碍;有轻度偏瘫、共济失调、言语困难等神经功能障碍,在日常生活中尚能勉强独立(需他人帮助)
5	恢复良好:能重新进入正常社交生活,并能恢复工作,但可有各种轻度后遗症,生活完全自理

（九）改良 Rankin 量表（表 14-2-9）

表 14-2-9　改良 Rankin 量表

评分 / 分	患者状况
0	完全无症状
1	尽管有症状,但无明显功能障碍,能完成所有日常工作和生活
2	轻度残疾,不能完成病前所有活动,但不需帮助能照料自己的日常事务
3	中度残疾,需部分帮助,但能独立行走
4	中重度残疾,不能独立行走,日常生活需别人帮助
5	重度残疾,卧床,二便失禁,日常生活完全依赖他人

（十）其他临床评估量表

在临床上使用的病情及预后评估量表有很多,包括 APACHE-Ⅱ评分、多器官功能障碍 SOFA 评分、美国国立卫生研究院神经功能缺损评分(NIHSS)、动脉瘤蛛网膜下腔出血的 Hunt-Hess 评分、WFNS 分级、Fisher 评分、KPS 等。随着医学临床研究的进步,各临床评估量表也在不断地更新、发展。

【典型病例】

患者,女,46 岁,主诉"外伤致头痛、倦怠 6 小时"入院。

现病史:入院前 6 小时不慎从 3m 高处坠落,头部着地,出现头痛,呈全头痛,程度较剧,无意识丧失,无肢体抽搐。因头部未明显缓解、精神倦怠入院。

查体:体温 36.3℃,脉搏 83 次 /min,呼吸 20 次 /min,血压 155/99mmHg。昏睡,精神倦怠,GCS=E2+V4+M6=12 分;枕部皮肤肿胀,左肘、左侧腰背部皮肤青紫,局部皮肤擦伤,无明显活动性渗血,双侧瞳孔等大等圆,直径 3mm,对光反射灵敏,颈无抵抗,双肺呼吸音清,未闻及干湿啰音,心腹部查体未见明显异常,四肢活动可,四肢肌力、肌张力正常,双侧腱反射存在,双侧 Babinski 征(−)。

辅助检查:头颅 CT 平扫见图 14-2-1。

入院诊断:中型闭合性颅脑创伤:双侧额、颞叶脑挫裂伤,创伤性蛛网膜下腔出血,枕部头皮血肿。

治疗过程:入院病情评估:①患者生命体征平稳,自主呼吸,气道通畅。发现血压偏高,需追问病史了解既往血压情况,不排除颅内压增高继发血压升高的可能;②患者 GCS 12 分,为中型颅脑创伤,伤后时间短(6 小时),临床表现伴有头痛、精神倦怠、意识改变(昏睡)等症状和体征,影像学检查提示颅内有多发挫伤出血灶,考虑病情进展可能性较大,不排除进行性颅内压增高,因此具有颅内压监测的指征;③患者为高处坠落伤,需注意全身多发伤可能,左肘、左侧腰背部皮肤擦挫伤改变,需警惕肘关节损伤、泌尿系损伤可能,可进一步行左肘关节正侧位 X 线片、腹部及腹膜后超声检查等检查。

追问病史,患者既往无高血压、糖尿病病史。检查回报:左肘关节正侧位 X 线片、腹部及腹膜后超声检查正常。尿常规、凝血功能等各项检查均无异常。于当日急诊行"右额钻孔侧脑室穿刺颅内压传感器置入术",将脑室型颅内压传感器置于右侧脑室,颅内压初值 20mmHg,实时监测颅内压,并予支持、对症治疗。入院次日凌晨出现颅内压值进行性增高达 28mmHg,予脱水药物后颅内压有所下降,但短时间内又复增高,波动在 22~28mmHg,复查头颅 CT 示"颅内血肿扩大"(图 14-2-2)。查体:体温 37.2℃,脉搏 98 次 /min,呼吸 22 次 /min,血压 148/90mmHg。躁动不安,胡言乱语,GCS=E2+V3+M6=11 分;双侧瞳孔等大等圆,直径 3mm,对光反射迟钝,颈稍抵抗,双肺呼吸音清,未闻及干湿啰音,心腹部查体未见明显异常,四肢活动可,四肢肌力、肌张力正常,双侧腱反射存在,双侧 Babinski 征(−)。

病例解析:患者临床表现上出现意识障碍加深,GCS 下降,颅内压进行性增高,脱水降颅内压

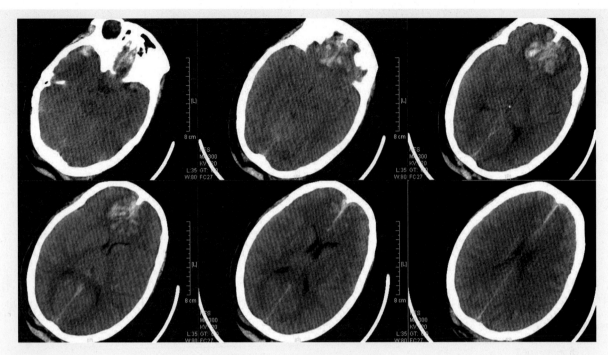

图 14-2-1 入院头颅 CT 平扫

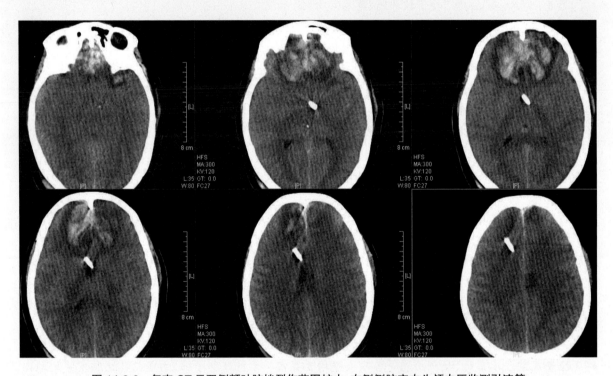

图 14-2-2 复查 CT 示双侧额叶脑挫裂伤范围扩大,右侧侧脑室内为颅内压监测引流管

措施效果不明显,持续 >20mmHg,影像学检查显示"双侧额叶脑挫裂伤范围扩大",有开颅手术指征,各项检查、检验指标正常,无明显手术禁忌证。予急诊行"冠状开颅脑内挫伤灶及血肿清除术"。

开颅术后患者意识好转,GCS=E3+V5+M6=14 分;双侧瞳孔等大等圆,直径 3mm,对光反射灵敏,颈软,双肺呼吸音清,未闻及干湿啰音,四肢活动可,四肢肌力、肌张力正常,双侧腱反射存在,双侧 Babinski 征(-)。复查头颅 CT 平扫示"双侧额叶脑挫伤灶已清除"(图 14-2-3)。颅内压波动在

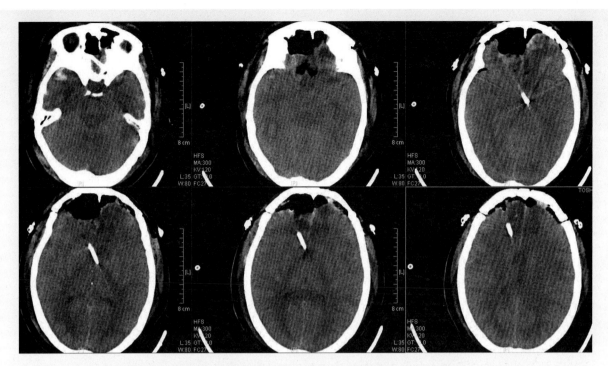

图 14-2-3　开颅术后复查头颅 CT 平扫示"双侧额叶脑挫伤灶已清除"

5~10mmHg。

经积极综合支持治疗及康复治疗,患者于伤后第 10 日病情痊愈出院(图 14-2-4)。

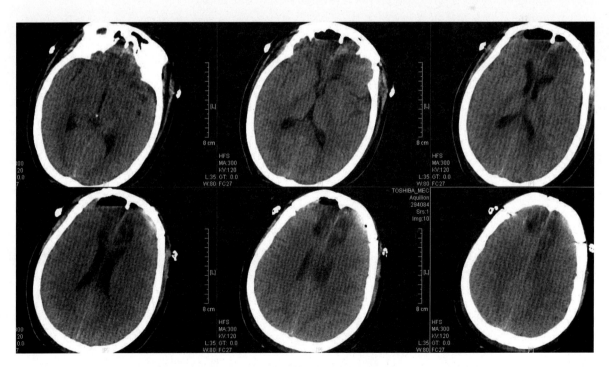

图 14-2-4　伤后第 10 日头颅 CT 平扫

第三节　神经外科重症的综合治疗

内容要点：

1. 头痛、呕吐、视神经乳头水肿是颅内压增高的三主症。颅内压监测是目前最为基本的一种神经重症监护手段，也是一切多模态神经重症监护的核心。对于颅内压增高的救治，遵循阶梯式的颅内压控制策略可以有效地控制患者的颅内压，防止继发性脑损伤的发生。

2. 镇痛与镇静可以减少神经外科重症患者由于躁动引起的颅内压增高等恶性情况的发生，同时适当选择镇痛镇静药物可以起到脑保护作用。

3. 神经外科重症患者的呼吸道管理包括：设立适当的呼吸管理目标；选择适当的呼吸支持方式，管理好呼吸支持的细节；注意呼吸做功的调整；避免相关的并发症。

4. 重症患者循环系统管理的目的一方面是确保器官组织获得有效灌注，另一方面是避免心脑血管系统并发症。

5. 神经外科危重患者血糖升高与颅脑损伤的程度呈正相关，早期出现的高血糖是反映颅脑损伤严重程度和提示预后的一项有意义的指标。

6. 神经外科重症患者均有发生应激性溃疡的可能，要对患者消化道出血进行风险评估作出及时处理。

7. 神经外科重症患者的营养状况与临床预后密切相关，合理的营养支持不仅能提供机体必需的能量，还可以起到减轻应激反应、防止氧化性细胞损伤和调节免疫系统的作用。

8. 常见的神经外科重症感染包括呼吸系统感染、尿路感染、菌血症以及神经外科操作相关的中枢神经系统感染。加强感染的防治是神经外科重症管理的重要内容。

9. 癫痫的处理包括终止癫痫发作及基础病的治疗，治疗应遵循气道、呼吸和循环的 ABC 原则，包括保持气道通畅或气管插管、吸氧、心电和血压监测等。

10. 外伤后凝血功能障碍与出血和缺血性损害密切相关，还与死亡率增加有关，纠正和逆转凝血功能紊乱是减少继发性损害的发生的有效途径。

11. 静脉血栓栓塞症是一组神经外科重症监护常见的疾病，一旦发生症状性肺栓塞，后果会极严重，因而应重视静脉血栓栓塞症的预防和治疗。

一、颅内压增高的控制

(一) 颅内压与颅内压增高

颅内压(intracranial pressure, ICP)是指颅腔内容物(脑组织、颅内血液、脑脊液以及异常颅腔内容物如血肿、肿瘤等)对颅腔壁所产生的压力，一般以人平卧时侧脑室内液体的压力为代表。在椎管蛛网膜下腔通畅的情况下，此压力与侧卧位时作腰椎穿刺所测得的压力大体相等，因此可以腰椎穿刺压力作为代表。成年人的正常颅内压为 5.0~13.5mmHg 或 70~180mmH_2O，平均为 100mmH_2O，女性稍低；儿童为 3.0~7.5mmHg 或 40~100mmH_2O，平均为 70mmH_2O。在生理条件下，如咳嗽、喷嚏、体位变化或压迫颈内静脉等，颅内压可以发生短暂性增高，中枢神经系统耐受性良好，一般不会对其造成损害。在病理条件下，如颅脑创伤、颅内血肿、颅内肿瘤或脑脊液循环及吸收障碍等，颅内压持续性超过正常范围的上限时，即为颅内压增高症。颅内压增高症如不能及早发现处理，可造成脑灌注压下降，脑血流量减少，导致脑组织缺血、缺氧从而加重中枢神经系统损害，甚至可因颅内压持续严重增高而发生脑疝，危及患者生命，因此需要及早发现、及早处理。临床上一般将颅内压持续在 15mmHg 以上并引起相应的症状与体征称为颅内压增高。颅内压在 15~20mmHg 为轻度颅内压增高，21~40mmHg 为中度颅内压增高，>40mmHg 为重度颅内压增高。

（二）颅内压增高的病理生理

颅腔为一无伸缩性的密闭容器。在颅缝闭合后，颅腔容积已相对固定，成人颅腔容积是颅腔内容物脑组织、单位时间脑血管内贮血容量及颅内脑脊液容量3种内容物的体积之和。颅腔所含内容物在正常情况下包括脑组织、血液和脑脊液这3种内容物是不能压缩的，因此造成颅内压增高的因素不外乎颅腔内容物体积增加、颅内出现异常内容物和颅腔变小等三种因素。颅内压的调节除部分依靠颅内的静脉血被排挤到颅外血液循环外，主要是通过脑脊液量的增减调节。当颅内压低于5mmHg时，脑脊液的分泌增加、吸收减少，使颅内脑脊液量增多，以维持正常颅内压不变。相反，当颅内压高于正常范围时，脑脊液的分泌减少吸收增多，颅内脑脊液量保持在正常范围，以代偿增加的颅内压。在颅内压增高时，首先通过挤压一部分脑脊液进入脊髓蛛网膜下腔，缓解颅内压，可代偿排出颅外的脑脊液量约占颅腔容积的5%。如果颅内压继续增高则通过减少血液即脑血容量代偿，为保障最低的代谢所需的脑血流量，可代偿排出颅外的脑血容量约占颅腔容积的3%。因此一般情况下允许颅内增加的临界容积约为8%，即约100ml的代偿容积，超过此范围，则会产生严重的颅内压增高。

颅腔容积代偿有其特殊规律。在发病早期，虽然导致颅内压增高的因素已经出现，但由于容积代偿能力尚存，故颅内压不增高或增高不明显。随着病情的加重，容积代偿能力消耗，颅内压开始增高并迅速上升。在20世纪60年代，Langfitt通过动物实验绘制了著名的颅腔压力-容积曲线，该曲线为指数曲线，客观地反映了随着颅内容积的变化，颅内压由代偿阶段进入失代偿阶段的情况，当其达到临界点时任何微小增加颅内压的因素，都将引起颅内压陡然大幅上升，反之亦然。该理论能够很好解释很多临床现象，比如当患者处于临界点时，因用力排便腹压升高会增加颅内压，此时可能导致颅内压骤然上升而发生脑疝。对发生脑疝的患者，如果能够迅速钻孔释放部分颅内血肿或脑脊液减压也能够有效缓解颅内高压，为后续的治疗赢得时机。

（三）颅内压增高的病因

凡是引起颅内压生理调节失控的原因，均可构成颅内压增高的病因，包括如下原因：

1. 颅内占位性病变，如肿瘤、血肿、脓肿、寄生虫囊肿等。

2. 颅脑损伤引起的脑水肿、肿胀等。

3. 脑缺血、缺氧引起的脑水肿、肿胀等。

4. 脑血管病如高血压脑出血、脑梗死、血管病引起的颅内静脉压增高等。

5. 脑脊液循环障碍，如脑脊液生成或吸收障碍或循环受阻引起的脑积水等。

6. 先天性病变，如狭颅症等。

7. 代谢病和中毒，如尿毒症、酮血症、各种重金属中毒引起的脑水肿、脑出血或坏死等。

8. 其他全身性或系统性疾病，如低氧血症、肺气肿、维生素A缺乏、真性红细胞增多症等。

（四）颅内压增高的症状

1. 头痛 头痛是颅内压增高最常见的症状之一。头痛的程度不同，以早晨或晚间较重，部位多在额部及颞部，可从颈枕部向前方放射至眼眶。头痛程度随颅内压增高而进行性加重。当用力，咳嗽，弯腰或低头活动时常使头痛加重。头痛性质以胀痛和撕裂痛多见。

2. 呕吐 当头痛剧烈时，可伴有恶心和呕吐。急性颅内压升高时，呕吐多呈喷射性，有时可导致水电解质紊乱。

3. 视神经乳头水肿 这是颅内压增高的重要客观体征之一。表现为视神经乳头充血，边缘模糊不清，生理凹陷消失，眼底静脉扩张，随呼吸而发生的正常静脉"搏动"消失。若视神经乳头水肿长期存在，其颜色日渐苍白，视力减退，视野向心性缩小，最终发展为继发性视神经萎缩，甚至失明。以上三者为颅内压增高的典型表现，称之为颅内压增高"三主症"。颅内压增高"三主症"各自出现的时间并不一致，可以其中一项为首发症状。颅内压增高还可以引起一侧或双侧展神经麻痹出现复视。

4. 意识障碍 疾病初期意识障碍可表现为反应迟钝，嗜睡。严重病例可以出现昏睡直至昏迷，伴有瞳孔散大，对光反应消失，发生脑疝甚至去脑强直。

5. 生命体征变化 早期出现血压升高,脉搏徐缓,呼吸减慢或不规则,若颅内压升高未得到缓解,生命体征变化日趋严重,直至体温升高等病危状态甚至呼吸停止,可因呼吸衰竭而死亡。

6. 其他症状和体征 在小儿患者中,因颅缝尚未完全闭合,可有头颅增大,颅缝增宽或分裂,前囟饱满隆起,头颅叩诊呈"破罐声",可见头皮和额眶浅部静脉扩张。部分颅内压升高患者还可出现癫痫发作。

（五）颅内压增高的处理

1. 颅内压监测 神经外科患者病情恶化常与颅内压增高有关。颅内压监测可预知这样的恶化,为积极处理以防止不可逆性脑损害提供依据。对于需要控制通气而选择进行镇静的神经外科患者,颅内压监测则是一种评估患者神经功能状态的可靠方法。具备指征的持续颅内压监测可以带给患者最佳的脑保护。有创颅内压监测的适应证、操作方法和脑灌注压等相关内容可参见本章第二节内容。

2. 颅内压增高的处理 对于颅内压增高的救治,应遵循阶梯式的颅内压控制策略(图 14-3-1),即首先选择基础治疗控制颅内压增高,如果压力不能控制则进入下一阶梯选择一线治疗控制颅内压,一线治疗不能有效控制颅内压再考虑二线治疗。

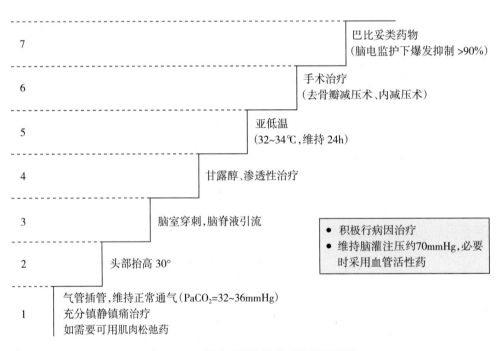

图 14-3-1 颅内压增高阶梯式治疗流程图

基础治疗包括控制体温、血糖、电解质正常,防治癫痫,中心静脉压维持在 5~12mmHg,灌注压维持在 60~90mmHg,动脉血氧分压 75mmHg 以上无高碳酸血症,无中重度贫血。保持头高脚低(30°),以利脑静脉回流。躁动患者早期气管插管或气管切开,常规使用镇静剂。镇静治疗期间 Ramsay 镇静评分或 SAS 评分可达 3~4 分,BIS 达 65~85。应及时、系统地评估和记录镇静效果,并随时调整镇静药物及其剂量以达到并维持预期镇静水平。一般建议应用短效且不良反应可控的镇静药物,如丙泊酚、咪达唑仑和右美托咪定。短期(≤3 日)镇静,丙泊酚与咪达唑仑产生的临床镇静效果相似。丙泊酚起效快(30~60 秒),作用时间短(半衰期 2.5 分钟),镇静深度容易控制,利于进行神经系统评估。其具有减少脑血流、降低颅内压、降低脑氧代谢率及抗惊厥作用。咪达唑仑起效迅速,具有降低颅内压和脑代谢的作用,且能提高癫痫抽搐阈值,持续静脉注射对循环的影响轻微,但长期应用有蓄积的可能,且易感患者可致成瘾。右美托咪定属高选择中枢 α_2 受体激动剂,同时具有镇痛和镇静作用,可减少阿片类药物的用量。其在镇静的同时维持患者意识清醒,可以保证随时进行神经系统检查,观察病情变化。其对呼吸抑制较轻,有利于神经重症患者的机械通气撤离,在神经重症领域具有一定应用前景。静脉镇痛镇静药应逐渐增加剂量至镇痛与镇静所需的终点。

特别应该强调的是,上述镇静药物使用时均存在不同程度的呼吸抑制以及导致患者血压下降,脑的低灌注是神经重症患者的禁忌,尤其是镇痛和镇静剂联合使用的情况下风险增加。所以,要适当控制药物剂量,实时监测患者的呼吸、血压状况,充分准备并及时纠正可能发生的呼吸及循环变化。

如果基础治疗不能有效控制颅内高压,可选择一线治疗,包括渗透性治疗、脑室外引流和短暂轻度过度通气等。快速静脉滴注甘露醇(0.25~1g/kg),每 4~6 小时可重复 1 次,脑疝时每次 1g/kg,用药间隔时间可缩短到 2 小时,在定期、快速静脉推注甘露醇的同时应维持血浆渗透压在 300~320mOsm/kg,同时并注意监测患者尿量,复查肾功能、电解质。甘油果糖 250ml 静脉滴注,每 12~24 小时一次或呋塞米 10~40mg 静脉推注,2~4 次 /d,与甘露醇交替使用。可考虑给患者短暂的过度通气治疗(<2 小时),使 $PaCO_2$ 达到 30~35mmHg。

若患者病情有所稳定,未行影像学检查的患者可以考虑给予 CT 检查。如果 CT 复查提示颅内存在占位性病变应及时急诊行颅内病变清除。如以上措施不能有效控制颅内压增高,可以考虑给予浓度 2%~23.4% 的高渗盐溶液,浓度 >3% 的高渗盐溶液最好通过中心静脉给予,一些研究表明,高渗盐溶液降低颅内压效果优于甘露醇,快速给予 23.4% 的盐溶液可以使颅内压降低并逆转小脑幕切迹疝,对于合并有血容量不足及低血压患者首先考虑高渗盐溶液,甘露醇有利尿作用,对于血容量不足及血压 <90mmHg 的患者禁忌使用,而高渗盐溶液除降低颅内压以外,可以增加血容量升高血压。

输注高渗盐溶液之前应查血钠水平,低钠血症患者慎用,以防发生脑桥中央髓鞘溶解,输注期间应监测电解质水平、血常规及凝血功能。对于原发性脑肿瘤或转移瘤引起的血管源性脑水肿应给予高剂量的类固醇激素治疗,常用地塞米松。对于其他病变,如外伤性脑损伤或脑出血,并未证实激素治疗对其有益,反而有研究表明其应用有导致病情加重的风险。如果有脑室外引流的患者可开放脑室外引流间断引流脑脊液以控制颅内压,行脑室外引流时应保持间断引流、间断关闭引流评估颅内压情况,如颅内压可控应及时关闭脑室外引流以免发生过度引流。

另外,有气管插管机械通气的患者可以给予轻度短暂过度通气,维持 $PaCO_2$ 30~35mmHg。如颅内压增高仍不能有效控制或患者仍有脑疝形成征象,可考虑给予二线治疗,包括去大骨瓣减压术,亚低温治疗等。《颅脑创伤去骨瓣减压术中国专家共识》对去骨瓣减压的手术指征进行了描述,内容可参考本书颅脑外伤相关章节。

亚低温治疗(控制体温在 32~34℃)是另外一项可用于控制恶性高颅压的二线治疗方法,虽然目前的随机对照试验(RCT)均未能证实亚低温可以有效提高颅脑创伤患者的预后,但研究均显示亚低温可以有效控制颅内压增高患者的颅内压,不能有效提高预后可能与亚低温所带来的副作用有关,因此在给予亚低温治疗时应积极防止相关并发症的发生。另外,目前研究推荐对亚低温治疗应采取长时程缓慢复温的方式进行,以免过早复温导致颅内压反跳。

巴比妥昏迷仅用于难治性颅内压增高,因大量用药会导致严重并发症,如低血压、呼吸抑制等。临床最常用的是戊巴比妥,用法快速注射 10mg/kg,>30 分钟,然后 5mg/(kg·h)× 3 小时,最后以 1~4mg/(kg·h)维持,用药之前应对患者进行气管插管,用药中对脑电图、血压、心电图进行监测。随机多中心研究表明,巴比妥昏迷可使患者颅内压得到控制的概率增大 2 倍。对于大面积脑梗死患者脑疝前采用去骨瓣减压可有效控制颅内压的进一步增高,降低脑疝发生风险,还可挽救脑梗死周边的"半暗区",改善缺血区脑组织的供血供氧。对于术中严重的脑挫裂伤脑肿胀发生脑膨出的患者,应尽量清除失活脑组织并结合必要的内减压术。

【典型病例】

患者,女,59 岁,因骑电瓶车不慎自行从车上摔下致头部外伤 12 小时入院。

入院查体:GCS 9 分,双侧瞳孔等大等圆,直径 3mm,对光反射存在,双侧病理征未引出。

辅助检查:入院头颅 CT 扫描提示双额脑挫伤,左侧薄层急性硬膜下血肿(图 14-3-2)。

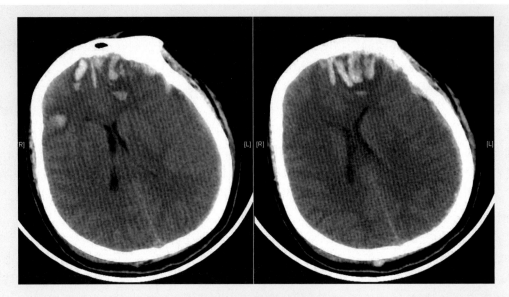

图 14-3-2　入院时头颅 CT

治疗过程:考虑患者双额叶脑挫伤,基底池受压,发生颅内高压风险高,入院后立即予急诊行脑室颅内压监测术。术中颅内压初始值 18mmHg,释放少许脑脊液后颅内压下降至 10mmHg,考虑颅内压不高,予返回 NICU 继续保守治疗。

患者术后第 1 日颅内压维持在 15~20mmHg,考虑颅内压不高,仅给予基础的颅内压控制治疗,即给予抬高床头 30°,给予咪达唑仑 3mg/h 微泵维持镇静,避免患者烦躁,维持患者体温正常,避免高热,维持水电解质平衡,避免高血糖、低钠血症等的发生。术后第 2 日,患者颅内压出现升高,维持在 20~25mmHg 波动,给予甘露醇 125ml 每日 3 次,3% 高渗盐水 500ml 每日 1 次渗透性治疗,维持血钠在 140~150mmol/L,血浆渗透压在 300~320mOsm/L。脑室外引流间断开放,维持颅内压在 20mmHg 以下(头颅 CT 见图 14-3-3)。患者术后第 3 日,患者颅内压仍然波动升高,最高达 30mmHg,立即予复查血气分析,二氧化碳分压 48mmHg,提示二氧化碳潴留,立即予呼吸机支持,调整分钟通气量在 10~12L/min,维持轻度过度通气,复查血气分析二氧化碳分压 35mmHg,此时颅内压平稳控制在 18mmHg,继续保守治疗(头颅 CT 见图 14-3-4)。患者入院后第 8 日,复查头颅 CT 提示脑挫裂伤吸收中,病情平稳,予拔除颅内压监测(头颅 CT 见图 14-3-5)。入院后第 10 日患者病情平稳,转康复医院继续康复治疗。

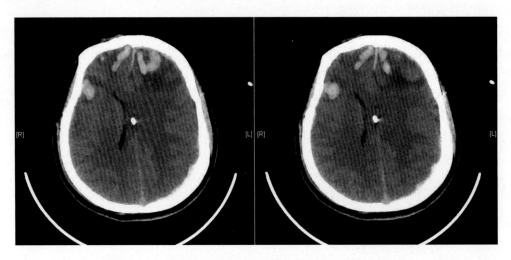

图 14-3-3　术后第 2 日患者出现颅内压增高时复查头颅 CT

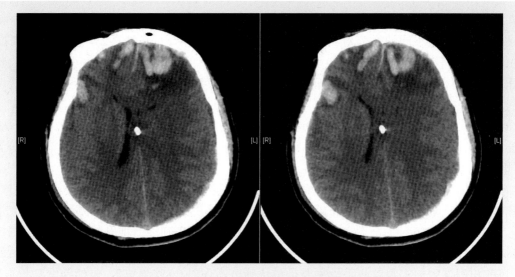

图 14-3-4　术后第 3 日颅内压持续增高时复查头颅 CT

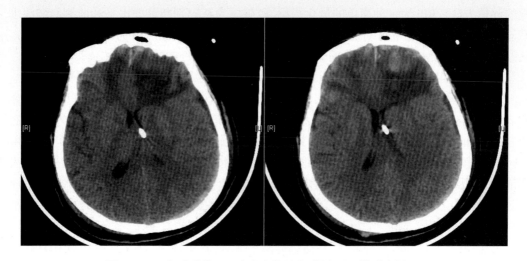

图 14-3-5　入院后第 8 日患者病情平稳,颅内压可控后头颅 CT

二、镇痛与镇静

神经外科重症及术后患者疼痛、躁动和兴奋可引起血压增高、心率增快和焦虑,导致再出血增加、颅内压增高、导管脱落和误伤等风险,因此必须进行处理。神经外科重症患者镇痛与镇静的意义在于镇痛与镇静是脑损伤患者治疗的重要组成部分之一。脑损伤患者应用镇痛与镇静治疗的目的,除提高患者舒适度、减轻应激反应、利于医疗护理操作外,更为重要的是脑保护作用。其他意义还包括:①消除或减轻患者的疼痛及躯体不适感,减少不良刺激及交感神经系统的过度兴奋;②帮助和改善患者睡眠,减少或消除患者疾病治疗期间对病痛的记忆;③减轻或消除患者焦虑、躁动甚至谵妄,防止患者的无意识行为干扰治疗,保护患者的生命安全;④诱导并较长时间维持一种低代谢的"休眠"状态,减少各种应激和炎性损伤,减轻器官损害,降低代谢,减少氧耗氧需;⑤短效镇静有助于患者配合治疗和护理。

（一）镇静与疼痛程度评估

准确评估患者意识、镇静和躁动程度是制订镇静目标,调整镇静药物及其剂量以达到预期目标的基础。目前临床常用的镇静评分系统有 Ramsay 镇静评分、Riker 镇静和躁动评分(SAS)等主观性镇静评分,以及脑电双频指数(BIS)等客观性镇静评估方法。Ramsay 镇静评分是临床上使用最为广泛的镇静评分标准,分为 6 级,分别反映 3 个层次的清醒状态和 3 个层次的睡眠状态(表 14-2-3)。Riker 镇静和躁动评分(SAS)根据患者 7 项不同的行为对其意识和躁动程度进行评分(表 14-2-2)。但对有神经损害的患者,仅有主观评分是不够的。神经外科重症监护患者如果疼痛处理不当可以造成患者的烦躁、呼吸节律改变、血压及颅内压的变化。因此了解疼痛的性质、部位、强度、持续时间、发作周期、加重和缓解的因素非常重要。

患者的主诉是评价疼痛程度和镇痛效果最可靠的标准。评估疼痛强度最常用的是数字评分法(numeric rating scale,NRS),即"十分法"疼痛量表,将疼痛分为自 0 分到 10 分,0 分为完全没有疼痛,10 分为患者和医师能够想象的极端疼痛。

对于有人工气道等不能交流的患者,观察与疼痛相关的行为(运动、面部表情和姿势)和生理指标(心率、血压和呼吸频率),并且监测镇痛治疗后这些参数的变化也是评估疼痛的重要方法。面部表情评分法(faces pain scale,FPS):由 6 种面部表情及 0~10 分构成,程度从不痛到疼痛难忍。由患者选择图像或数字来反映最接近其疼痛的程度。FPS 与 NRS 有很好的相关性和重复性。客观性评估是镇静评估的重要组成部分。目前镇静深度的客观监测手段主要是量化脑电图(qEEG)监测技术,包括脑电双频指数(BIS)、Narcotrend 指数(NI)、脑状态指数(CSI)、听觉诱发电位(AEPs)和熵指数(SE)等。在有条件的情况下应该采用客观的评估方法。BIS 为一种简单的量化指标,以脑电为基础判断镇静水平和监测麻醉深度。100 代表清醒状态,0 代表完全无脑电活动状态(大脑皮层抑制)。一般认为 BIS 值为 85~100 为正常状态,65~85 为镇静状态,40~65 为麻醉状态,低于 40 可能呈现暴发抑制。

(二)镇痛与镇静实施

1. 镇痛与镇静治疗　神经外科重症患者涉及判断和观察意识问题,镇静治疗要慎重,镇静治疗前要综合评估患者镇静的必要性和可行性。应制订患者的个体化镇静目标。一般而言,神经外科重症患者镇静治疗期间 Ramsay 镇静评分或 SAS 评分可达到 3~4 分,BIS 达到 65~85。应及时、系统地进行评估和记录镇静效果,并随时调整镇静药物及其剂量以达到并维持预期镇静水平。建议应用短效且副作用可控的镇静药物,常用如丙泊酚、咪达唑仑和右美托咪定。短期(≤3 日)镇静,丙泊酚与咪达唑仑产生的临床镇静效果相似。丙泊酚起效快(30~60 秒),作用时间短(半衰期 2.5 分钟),镇静深度容易控制,利于进行神经系统评估。其具有减少脑血流、降低颅内压、降低脑氧代谢率的作用,并有抗惊厥作用。咪达唑仑起效迅速,具有降低颅内压和脑代谢的作用,且能提高癫痫抽搐阈值;持续静脉注射对循环的影响轻微,但长期应用有蓄积的可能。

右美托咪定属高选择中枢 α_2 受体激动剂,同时具有镇痛和镇静作用,可减少阿片类药物的用量。其在镇静的同时维持患者意识清醒,这一特点既能保证适度镇静,减少患者躁动带来的不利影响,又可以保证随时进行神经系统检查,观察病情变化。其对呼吸抑制较轻,有利于神经外科重症患者的机械通气撤离,在神经外科重症领域具有一定应用前景,在国内目前尚不普及。镇痛治疗目前在整个镇静治疗的过程中越来越受到重视。疼痛评分≥4 分的患者可选用非甾体抗炎药物(对药物过敏、急性出血事件或者合并消化道溃疡时禁用)、非阿片类止痛药、阿片类止痛药物。静脉镇痛镇静药应逐渐增加剂量至镇痛与镇静所需的终点。特别应该强调的是,上述镇静药物使用时均存在不同程度的呼吸抑制以及导致患者血压下降,脑的低灌注是神经外科重症患者的禁忌,尤其是镇痛和镇静剂联合使用的情况下风险增加。所以,要适当控制药物剂量,实时监测患者的呼吸、血压状况,充分准备并及时纠正可能发生的呼吸及循环变化。常用药物的药代动力学特点及各种药物对脑血流代谢的影响见表 14-3-1、表 14-3-2。

2. 特殊情况的镇痛与镇静治疗　对于重型颅脑外伤患者,使用镇静药可防止颅内压的升高;应用深度镇静可以降低顽固性颅内高压。对于气管插管、颅内压监测和中心导管监测的患者,尤其需要给予镇痛与镇静治疗。急性蛛网膜下腔出血后头痛可引起血压增高、心率增快、烦躁和焦虑,增加动脉瘤再出血的风险,因此需要镇痛与镇静处理,推荐使用短效可逆的药物。

3. 谵妄治疗　谵妄状态必须及时治疗,应该首先使用谵妄评估量表(CAM-ICU)等工具进行谵妄评估,一般少用镇静药物,以免加重意识障碍,但对于躁动或有其他精神症状的患者则必须给药控制,防止意外发生。

表 14-3-1　常用镇痛镇静药物药代动力学特点

药物	单次静脉注射剂量	持续静脉注射剂量	消除半衰期 /h	清除率 /ml·kg^{-1}·h^{-1}
咪达唑仑	0.02~0.08mg/kg	0.04~0.3mg/(kg·h)	2.0~2.5	4~8
异丙酚	0.3~0.5mg/kg	0.3~4.8mg/(kg·h)	7.2	24
右美托咪定	无推荐	0.2~0.6μg/(kg·h)	2	8.2
芬太尼	25~125μg	10~100μg/h	3.7	13
瑞芬太尼	无推荐	0.25~4.00μg/(kg·min)	0.3	44

表 14-3-2　各种药物对脑血流代谢的影响

药物	心率	心排血量	周围血管阻力	平均动脉压	颅内压	脑灌注压	脑血流	脑代谢
苯二氮䓬类	—/↑	↓/—	↓/—	↓	↓	↓	↓	↓
丙泊酚	—	↓	↓↓	↓↓	↓↓	↓	↓↓	↓↓
右美托咪定	↓	↓	—/↑	↓	↓/?	↓/?	↓↓	—
巴比妥类	↑	↓	↑/↓	↓	↓↓	↓	↓↓	↓↓
阿片类	↓	—	↓/—	↓	↓/—	↓/—	↓	↓

注:—:无影响,↑:升高,↓:降低,↑↑:明显增高,↓↓:明显降低, ?:不明确。

镇痛镇静药使用不当可能会加重谵妄症状,氟哌啶醇(haloperidol)是治疗谵妄首选的药物,由于可引起剂量相关的 QT 间期延长,增加室性心律失常的危险,应用过程中须监测心电图。对某些氟哌啶醇禁忌或无法耐受的患者,建议准备抗精神病药物,如氯氮平或奥氮平等。

三、呼吸系统管理

(一)概述

从单纯吸氧到复杂的体外膜氧合技术(ECMO),当前重症医学的发展为我们提供了多种呼吸支持技术。适当应用这些技术同时避免相关并发症是呼吸管理的首要任务。与其他原因导致的呼吸异常相比,神经外科重症患者的呼吸异常最常见的原因是中枢神经系统的异常,如意识障碍。由其导致的呼吸异常常表现为呼吸节律的改变、潮气量异常以及呼吸费力等,另外气道自主维持能力的下降和丧失也是神经外科重症患者的另一个突出表现。呼吸异常的表现可以为轻度呼吸频率减慢,严重时甚至会出现呼吸停止。如果神经外科重症患者同时伴有肺部损伤,如急性呼吸窘迫综合征(ARDS)或既往伴有肺部疾病时,会使重症患者的呼吸支持和管理变得更为复杂。

气道管理是呼吸管理中重要的组成部分。由于中枢、呼吸和循环等原因,气道异常表象常常有多种临床表现形式,气道的自主维持能力也可以从轻度的舌后缀到气道完全梗阻,处理原则也不完全相同。但无论自主气道还是人工气道,其最基本的功能是通气和痰液引流。所以在重症患者救治过程中,通气和痰液引流就成为气道管理的核心内容。针对神经外科重症患者,中枢损伤和意识障碍对气道的影响更为明显,且气道异常对中枢的影响也更为严重。气道管理在神经外科重症患者的救治过程中的作用显得更为重要。另外,重症患者气道管理的作用还包括避免在应用人工气道过程中发生相关并发症,如气道损伤、梗阻、肺部感染和高颅压等。随着意识障碍的加重或改善,呼吸状态也会随之发生相应的变化。呼吸管理的策略、目标和方法也应进行相应调整。本节主要对呼吸支持和气道管理的原则进行阐述,总的原则可以归纳为以下几个方面:设立适当的呼吸管理目标;选择适当的呼吸支持方式,管理好呼吸支持的细节;注意呼吸做功的调整;避免相关的并发症。

(二)呼吸支持

1. 设立个体化呼吸支持的目标。适当的呼吸目标应该根据患者的基础状态和当前病情进行综合考虑,而不是简单地以所谓"正常值"为目标。首先,要了解患者的基础呼吸状态,如针对慢性阻塞性肺疾病(COPD)患者,其基础稳定状态的 PCO_2 往往不是常规的正常值,而是要偏高,同样其 SPO_2 也可能不能到达100%。以所谓的"正常值"作为呼吸管理的目标往往会造成呼吸支持条件过高,导致呼吸机相关性肺损伤以及后期的脱机困难。其次,神经外科重症患者常伴有 ARDS,此时单纯追究正常的 SPO_2 和 PCO_2 会需要较大的潮气量和平均气道压,从而会进一步加重肺损伤。针对 ARDS 的通气原则应该是小潮气量、适当高的呼气末正压(PEEP),同时满足机体最低的气体交换需求。如果两者的矛盾不能得到很好的解决,需要寻求进一步的呼吸支持方式,如 ECMO。

需要注意的是,在接受异常呼吸指标之前,需要对患者的呼吸状态进行详细评估,如是否存在气道梗阻、肺不张、肺实变、气胸、肺栓塞以及肺部感染等,这都需要进一步处理而不是简单接受异常等呼吸指标的存在。呼吸管理的目标除了 SPO_2 和 PCO_2,还包括呼吸频率以及相应的血压和心率的改变。呼吸频率的改变提示当前支持力度的不足或过度,同时也提示患者呼吸状态本身发生了改变,原来曾经适合的呼吸条件变得不适合,需要进一步分析其中原因。心率和血压是提示呼吸支持是否合适的另一个重要尺度。不明原因的需要和心率的改变需要考虑是否呼吸窘迫的可能。临床必须给予仔细甄别。

2. 呼吸支持的目标需要根据患者的反应和病情改变不断调整。在呼吸支持开始时设立的个体化呼吸支持目标和相应给予的呼吸支持条件可能不能完全匹配。需要不断调整呼吸支持的条件。另外,开始设立的呼吸支持目标也不可能符合患者最适生理状态,也需要通过患者不断观察患者的反应来不断调整。在疾病的不同阶段也会有不同的生理要求,这就需要不断调整呼吸支持的策略和条件,如呼吸模式的调整和呼吸支持强度的调整等。避免一个模式应用所有人,一个患者永远一个模式。

3. 呼吸支持模式的选择需结合病情状态并给予相应的监测。可以把呼吸模式简单分为控制模式和自主模式。控制模式适用于没有自主呼吸或自主呼吸节律不能满足机体需要的情况,自主模式是在患者自主呼吸频率相对稳定的情况,辅助患者的自主呼吸。当设定为压力控制模式,潮气量就会根据患者肺顺应性的改变而改变,此时应监测潮气量的变化以确认是否符合患者的需求;当设定为容量控制时,气道压力会随着患者肺顺应性的改变而改变,此时应监测气道压力的改变以确认是否存在气道高压的风险。在自主模式下,呼吸机会在患者呼吸及节律的基础上给予一定的压力支持,是否符合患者需要是患者自身的呼吸能力和呼吸机给予帮助的总和的结果。所以在自主模式下,不仅要监测潮气量改变,还要监测分钟通气量,同时还要评估患者当前有无呼吸窘迫表现等。现代呼吸机的各种辅助功能已经将两种模式的区别模糊化。同样,患者的状态也是在完全没有自主呼吸到可以完全自主呼吸之间不断转换。呼吸模式的选择应该在上述基础上充分适应患者的需求。

4. 自主模式时需要反复评价患者自主呼吸做功状态以及自主做功和呼吸机做功之间的分配比例。当选择自主模式时,呼吸做功是由机体自身和呼吸机共同完成的。自身做功的多少取决于患者呼吸状态及其疾病所处状态。当患者自主呼吸能力逐渐增强时,呼吸机做功可逐渐减少,直至脱机。呼吸疲劳的表现可以有呼吸频率增快、心率增加、血压升高、明显的呼吸困难等,如果患者可以交流,患者主诉也是重要线索。在调整做功分配时,需要考虑当时疾病所处状态。当患者处于急性期时,呼吸做功可以偏向呼吸机做功,帮助患者休息、恢复体力等,当患者处于恢复期应该加强呼吸功能锻炼,所以偏向于自主呼吸更多做功。

5. 在进行呼吸机辅助通气过程中需要采取一系列措施避免呼吸机相关性肺炎。由于人工气道的建立破坏机体自身防御机制,口鼻咽部及外界污物和病原菌会进入到下呼吸道,同时患者的咳嗽反射等自身清洁机制受到抑制,导致肺部感染等发生。避免呼吸机相关性肺炎是重症患者呼吸管理的重要组成部分。

(三) 人工气道管理

1. 建立人工气道的指征　气道管理是重症患者救治的基础。建立人工气道的目的是维持确切的气道通畅、改善痰液引流、满足呼吸支持需要及避免误吸。建立人工气道的指征取决于患者呼吸、循环和中枢神经系统功能状况。尤其是在神经系统疾病状态下,患者自身维持气道通畅的能力明显下降,如意识障碍时舌后坠,自身咳痰能力的下降等,这些都可能导致气道梗阻。建立人工气道的指征包括:临床出现气道梗阻表现;重症患者存在误吸的可能,如意识障碍患者伴有饱食、呕吐、口鼻腔出血等;需要进行有创通气时,如麻醉状态或严重肺部病变导致呼吸衰竭等;当存在或预期出现神经功能恶化时,一般认为 GCS≤8分;患者出现休克或预计随时会出现休克时。

2. 建立人工气道的方式 人工气道包括口咽或鼻咽通气管、经鼻或经口气管插管、气管切开三种方式。口咽或鼻咽通气管多为临时性措施,主要适用于舌根后坠患者。多数情况下先选择气管插管,但若评估属困难插管或预计 10~14 日内意识障碍不能恢复到具备自主气道维持能力和足够的呛咳能力的情况下应该进行气管切开。如果难以预计意识障碍恢复时间,也可先行气管插管,必要时再改为气管切开。

3. 建立人工气道前评估

(1) 操作难度评估:在进行气管插管前,应该评估患者是否存在困难插管的高危因素,如小下颌、开口受限、颏舌间距过小等。具体评估方法可参阅 LEMON 法及相关指南。在准备进行气管切开时,同样应进行必要的评估,如确认颈部是否有手术史、是否存在颈部肿瘤或甲状腺肿大等。如果存在上述困难因素应该做好相应预案,避免反复操作刺激导致颅内压升高、缺氧等造成中枢的进一步损伤。吸痰时要避免对血压和颅内压的影响。气道内吸引导致的刺激可以导致血压和颅内压的明显升高,加重继发性脑损伤。在高颅压和血压不稳定的情况下,强烈的气道刺激可能导致灾难性后果。为了尽可能减少局部气道的刺激,气道内吸引时应该按需操作,操作前给予充分吸氧。操作过程中要监测生命体征的改变。如果出现较大的生命体征波动则应停止。尝试充分镇静和镇痛的情况进行痰液引流。常用的药物有瑞芬太尼、氯胺酮、丙泊酚以及利多卡因气道内给药等,但均缺乏高质量证据。在颅内压和血压等相对稳定后,可以逐渐减少镇静和镇痛等程度。

(2) 神经功能评估:包括觉醒的水平、肌肉张力、反射、癫痫发作和颈椎的稳定性以及是否存在颅底骨折等,以利于在建立人工气道的过程中采取相应的措施,避免由于建立人工气道的操作导致的继发损害。如存在颅底骨折时应该避免经鼻气管插管。存在颈椎损伤时应避免插管过程中头部后仰,必要时可以用可视喉镜或纤维支气管镜引导插管。

4. 人工气道过程管理注意事项

(1) 尽可能避免操作导致的颅内压升高:在建立人工气道前,应该给予适当的镇静和镇痛和肌肉松弛治疗,这样可以避免操作导致的刺激。在药物选择上应该选择对颅内压及血流动力学影响小、短效的药物。其他包括首选经口气管插管、由经验丰富医师操作、轻柔动作和操作时间小于 45 秒等。

(2) 应每日评估人工气道的位置和固定状态:无论是气管插管还是气管切开管,随着患者体位和呼吸的改变,人工气道的位置也会改变。气管插管在口腔内可能出现打折、扭曲、迂曲等。表面看似固定良好的情况下,皮下段和气管内部分常常出现位置的改变,如尖端脱出到皮下层或管口与气管成角造成气管局部压迫等。如果不及时调整可能会出现管路的脱出和位置异常,直接威胁患者的生命。同时,还应注意避免对颈部血管的压迫。

(3) 应定期评估人工气道是否通畅:人工气道的内壁常常因黏附痰液造成气道狭窄,甚至气道阻塞。痰液黏稠、气道湿化不充分和不充分的痰液引流是主要原因。呼吸时可以听到人工气道口因气流流速明显增快而增强的气流声,甚至可以听到哨音。吸痰时吸痰管进入不畅和痰液黏稠具有重要提示作用。必要时可行纤维支气管镜检查证实。通过定期评估并调整气道湿化和痰液引流措施可以有效避免。需要注意的是,在自主呼吸较弱或肌力不足时可能不会表现出严重呼吸困难的典型临床表现,而直接造成窒息,导致严重后果,临床需予以注意。另外,由于气管插管对气管内壁造成局部刺激和诱发肉芽的增生,可导致气道狭窄。如果出现反复的气道狭窄表现,通过加强痰液引流不能缓解需考虑气管内肉芽形成。纤维支气管可以明确诊断。定期的评估可以在早期发现新生的肉芽,通过调整人工气道的尖端位置减少局部刺激避免进一步发展为气道梗阻。

(4) 应定期监测人工气道的气囊压力:气囊压力过低会出现漏气和误吸,而过高的气囊压力则可导致气管壁的坏死和穿孔,也可诱发气道痉挛导致呼吸困难。一般气囊压力应维持在 25~30mmH$_2$O。另外,新出现的需要提高气囊压力才能保证气道不漏气,往往提示人工气道位置的异常,如气管插管过浅或部分脱出、扭曲、气管切开管开口和气道成角等。通过监测气囊压力可以早期发现上述异常并予以纠正。如无压力监测设备,调整为不出现漏气的最低压力是每日评估的目标。

(5) 应定期评估患者对人工气道的耐受程度,并给予适当的镇痛与镇静治疗:留置人工气道会造成患者的不适,常常表现为躁动,甚至呼吸循环的改变。这在气管插管的情况下表现尤为明显,往往需要给予适当的镇静和镇痛治疗。在给予镇静、镇痛的同时需排除因人工气道异常导致的不适,如人工气道位置改变、过高的气囊压力、局部的感染和压迫造成的不适。另外,气道之外的各种对机体对不良刺激也会引起不良反应和人工气道不耐受表现相似,这些表现往往提示机体病情的潜在改变。再者,在神经系统体征逐渐改善时,也可能出现上述情况。因此,在给予镇痛与镇静之前或同时,还需对患者不耐受原因、神经系统情况及全身情况进行必要的鉴别诊断。从气道管理角度,镇静、镇痛的目标应该能够充分耐受人工气道的不适和气道内吸引导致的刺激。同时,还应根据镇痛与镇静在重症患者中不同生理目标而采取不同的镇痛与镇静策略。

(6) 应避免意外脱管:由于人工气道带来的不适以及原发疾病对意识状态的影响,使患者不能完全配合治疗。临床上常常出现自主或不自主的拔管行为,造成患者危险。每日评估患者的意识状态和配合程度,如是否存在谵妄,是否能够充分遵嘱等。通过这些评估,对具有潜在拔管风险的患者进行有效适当的束缚和必要的药物治疗可以有效避免意外拔管的风险。同时也应每日进行评估,对能够充分配合的患者解除约束从而减少不适。

(7) 给予适当的气道湿化和温化并对痰液性状进行定期评估:建立人工气道的患者都应该进行气道的温化和湿化。而且对加温加湿程度和效果要进行动态的评估和调整。一般认为吸入气体应该在 Y 形管处保持相对湿度 100%,温度在 37℃。不建议常规应用支气管扩张剂、黏液稀释剂和促黏膜活动等药物。另外,通过痰液性状的改变的分析还可以提示病情的改变,如痰液转为脓性、量的明显增加提示肺部感染的可能。如果痰液变稀薄且伴有血性改变则提示有容量过负荷的可能。

(8) 应定期评估气道因素对呼吸的影响:由于气道梗阻、人工气道刺激以及吸入干冷空气导致的气道的高反应常常表现为呼吸费力和喘息发作。而这些临床表现和肺部病变导致的呼吸改变很容易混淆,从而导致治疗方向的偏移。在对上述临床表现进行诊断和鉴别诊断时需要充分考虑气道因素的影响。通过上述适当的气道管理可以减少或避免气道因素导致的呼吸异常改变。

(9) 应该制订个体化的肺部感染预防策略:可参阅本章"感染控制"部分。

5. 人工气道的拔除

(1) 人工气道拔除指征:脱离机械通气是拔除人工气道的前提,应充分考虑病因是否去除。除此之外,神经系统疾病患者应重点评估意识状态和气道自持能力(包括呛咳能力和误吸风险)。常用的指征包括以下:GCS>8 分,并且其中眼部运动评分 4 分者;SBT(自主呼吸试验)成功;无严重吞咽障碍;口咽部无分泌物聚集;不需要频繁地进行吸痰;咳嗽反射存在,插管不耐受;没有镇痛和镇静。

(2) 人工气道拔除前评估与准备:气管插管过程和气管插管本身对声带是一个刺激,如果出现声带水肿,拔出气管插管后又可能出现气道梗阻,造成拔管失败。如果抽空气囊后,漏气量大于 110ml 或大于潮气量的 15% 则提示可以安全拔管。如仍然判断困难可以在喉镜直视下评估声带是否存在水肿。虽然经过反复评估,拔管失败的可能性仍然存在。在拔除人工气道前,应该检查气管插管相关设备是否齐备,如喉镜、插管导丝、面罩、简易呼吸器、口咽通气道及吸引器等,甚至备好气管切开设备。一旦拔管失败则及时建立人工气道,避免窒息。如果在之前建立人工气道时极为困难,或临床预测可能存在插管困难时,如存在气道狭窄等情况下,建议请相关专业人员辅助,如麻醉医师、耳鼻喉科医师等,必要时行紧急气管切开。在拔除人工气道前,应该进行口鼻咽腔和气道内的清理,避免拔管时误吸。人工气道的存在可能会在人工气道的气囊上方积聚大量分泌物,在拔管前应予以清除。吸引的部位包括口鼻咽腔,如有可能行气囊上吸引。在拔管松气囊前,可持续进行气道内吸引,将气囊上方流下来的分泌物吸除,避免其流入下气道。

(3) 拔除人工气道后的管理:需要密切观察呼吸状态数小时到数天时间,并给予必要的序贯支持治疗。声带水肿可发生在拔除气管插管后数小时内,因此气道梗阻有可能发生在拔管数小时后。另外,当拔出人工气道后,咳痰和呼吸负担有可能增加,在初期患者可以完全代偿,当患者出现疲劳,代偿能力下降时则可能出现咳痰无力,进而出现气道梗阻和呼吸困难。因此拔管后的观察和后续支持是拔管成功的关键,如必要的无创通气支持和人工辅助吸痰等。需要强调的是,气道和相应的呼吸改变不是孤立存在的。一方面,气道和呼吸的改变不仅仅局限在气道,同时也是机体其他部分病变改变的重要临床表现窗口。如心功能不全或容量过负荷时、严重感染、低血糖等,在一定程度上和气道阻塞表现类似,都以呼吸异常作为首发或主要症状。另一方面,呼吸增快本身就是病情加重的危险因素。所以,对于呼吸表现的判别不能仅局限于呼吸系统。一旦发现呼吸异常不能单纯用气道问题解释时应该考虑其他部位病变的可能。必要时需考虑请专科协助进一步明确诊断和治疗。

正因为如此,气道的有效管理不仅是气道本身问题,而应作为全身尤其是中枢神经系统问题进行综合考虑。一方面,提供合理的通气和换气,为保证生命及脑组织的恢复建立基础;另一方面,是观察全身情况、防治相关并发症(如肺部感染)的窗口。同样一组异常呼吸表现和异常的血气分析结果可以是从更为恶化的状态逐渐改善的结果,也可以是从相对较轻的状态恶化的后果,两者的应对原则完全不同。前者说明治疗有效,在一定程度上可以继续当前的治疗和观察。而后者则需要采取进一步措施以避免更为严重的后果。

四、循环系统管理

(一) 概述

重症患者循环系统管理的目的有两个方面,一方面确保机体组织获得有效灌注,另一方面是避免心脑血管系统并发症。循环系统管理首先是发现循环的异常,然后确定循环异常的血流动力学特征和引起循环异常的原发疾病的改变,进而通过血流动力学调整和治疗恢复组织的有效灌注,同时对原发疾病进行必要的治疗。整个过程是相互联系、不可分割的一个整体。重症患者的循环异常可以表现在多个层面,或以多种形式表现。如从前负荷位点可以有容量不足和容量过负荷,从心脏收缩力的位点可以表现为心排血量异常,也可以表现为心律异常;从心脏后负荷的位点可以表现为低阻力状态,也可以表现为高阻力状态;组织灌注方面可以表现为氧输送不足,也可以表现为器官功能异常。循环异常的临床表现是循环多个位点异常改变以及相互作用的综合表现。对每一个位点进行定性和定量的评估和调整是循环系统管理的基础。虽然血压、心率等是循环改变中最常用的重要参数,但为了能够全面了解重症患者的循环状态常常需要更多的监测参数结合临床表现进行更深入的分析。需要强调的是,对循环异常的评估和调整,以及探寻循环异常的原因并给予针对性的治疗是整个治疗策略的根本。两者缺一不可。

对于神经外科重症患者,中枢病情的改变常常以循环异常为首发症状。对患者循环的精细分析和管理有助于在维持机体循环,避免组织灌注不足的同时为早期发现中枢的病情改变提供线索。

(二) 循环功能评估与维护

1. 血压、心率、尿量评估　神经外科重症患者的意识状态可能更多受原发疾病的影响,神志的改变作为休克的一个表现的临床意义常常受到限制。临床上必须对各指标的变化进行全面、综合、动态的分析与评估。血压、心率、尿量等传统循环评价指标是循环评估的第一步。如果存在异常,应该尽快进一步寻找病因、尽快纠正。在血压等指标正常的情况下,应该结合临床表现进一步分析是否存在潜在的循环异常,如果高度怀疑应该进行充分的鉴别诊断,必要时可进行更进一步的循环指标监测,如中心静脉压(CVP)、心排血量(CO)的监测,并动态监测血压、心率和尿量等指标的变化趋势。

值得注意的是,如前所述,血压、心率等是循环多个位点共同作用的综合结果。"正常"的血压并不代表整个循环状态处于"正常"状态。例如,在有疼痛、躁动存在时,虽然存在休克,但血压可以表现为"正常",甚至升高。在有尿崩发生时,单纯看尿量有时会导致误判。在颅内损伤的强烈刺激下,以高血压为表现的循环异常也是非常常见。过高的血压可以导致脑过度灌注,导致脑水肿,甚至发生心、脑血管意外。

2. 判断循环异常的类型　在重症患者的循环系统管理中明确血流动力学的特征是正确决策的基础。重症患者的循环异常最常见的表现是以组织灌注异常为特征的休克。根据休克的血流动力学特征,可以把休克分为失血性休克、心源性休克、分布性休克和梗阻性休克。不同类型休克可以同时存在使血流动力学特征更为复杂。同样的血压或心率,其血流动力学特征可能完全不同,治疗策略也会完全不同。如突发心肌梗死患者出现严重心脏收缩功能障碍,导致心排血量下降,此时如果同时伴有严重的应激因素存在,血压可以不下降,甚至升高。此时不能因为血压正常而忽视心肌梗死以及由此导致的心排血量下降。另一类循环异常是由于颅脑损伤等严重刺激引起的高血压状态,以及随之发生的心脑血管损伤。如急性冠脉综合征、脑出血等,需要积极予以对症与对因处理。

3. 组织灌注情况评估　器官功能也是组织灌注的重要体现,如肾功能的改变、肝功能的改变等,但器官功能受到多种因素的影响,使其作为即刻的组织灌注指标受到限制。血气分析中的乳酸升高,中心静脉血氧饱和度($ScvO_2$)下降,中心静脉 - 动脉二氧化碳分压差($Pc\text{-}vCO_2$)的增加,这些指标的异常从不同位点更早地提示组织灌注出现了异常,可使休克的发现和治疗大大提前。

对于神经外科重症患者,组织灌注评估中需要特别关注脑灌注,可以从多个方面进行评估,如神志状态、颅内压和血压的关系、脑血流和脑代谢等多个方面,为全身循环状态的调整提供依据。

（三）容量评估

无论是处于容量过负荷还是容量不足,机体都需要尽量通过代偿来维持足够的组织灌注。在容量过负荷的情况下,心脏前负荷升高导致收缩做功增加,氧耗增加,同时也增加了肺水肿的风险,导致呼吸困难和氧和下降。在容量不足的情况下,心脏需要通过增加心率来保障心排血量不下降,同时通过肾脏和其他方式补充有效循环容量,其后果可能造成心脏和肾脏等器官功能损害。

多种原因可以导致重症患者的容量缺失。伴随失血和失液、液体治疗不当、创伤和感染导致的容量再分布等都可以导致患者有效血容量不足。另外,由于重症患者等肾脏功能常常受到损伤,容量监测不足等因素常常造成医源性的容量过负荷。在上述情况下,由于机体的代偿机制,在一定时间和程度内可以不出现组织灌注异常的临床表现和器官功能损伤的表现,因此常常被忽略。所以无论是否存在休克,都需要评估患者的容量状态。根据血流动力学 ABC 理论,调整容量到心脏的最适前负荷状态是血流动力学调整的第一步。评估容量的方法有多种,容量复苏试验、反向容量复苏试验、被动抬腿试验都可以提供相应的信息。床旁超声通过肺部超声和下腔静脉宽度和变异度、中心静脉压绝对值和容量复苏过程中的中心静脉压的变化幅度等都可以提示当前的容量状态。更进一步的精确的调整需要在心排血量监测的基础上进行,机体最适心排血量的最低 CVP 就是机体最适容量状态。需要注意的是,随着病情进展,机体对心排血量的需要在不断改变,同样对最适前负荷的要求也在不断调整,所以容量调整应该贯穿整个重症患者治疗的全过程中。

（四）心脏功能评估

在重症患者的循环系统管理中,确保心脏能够提供必要的心排血量以满足组织灌注的需要的同时,还需要优化心脏做功状态,尽量避免心脏并发症的发生。心脏病史中,冠心病史在老年人中非常常见。在重症状态下,机体对心排血量常常是增高的,这就需要增加心脏做功,随之心肌耗氧增加。当冠心病患者的冠脉循环不能适应心脏做功增加的需求时就会出现心肌缺血或心肌梗死的表现,异常的心脏做功状态可以加重上述矛盾。如快速性心律失常、容量过负荷等。通过调整容量、控制心率以及降低后负荷等可以部分缓解上述矛盾,从而避免严重的心脏并发症的发生。

心脏病史中另一个常见的问题就是心功能不全。无论是急性心功能不全还是慢性心功能不全,都是心脏收缩能力、前负荷和后负荷之间的关系失衡。在重症患者的循环系统管理中,仅仅诊断为心功能不全是不够的,甚至是错误的。因为临床表现的“心功能不全”可以是心脏收缩功能和舒张的下降,也可以是前负荷增加和后负荷增加导致的,同样治疗上也应该对这三个方面进行针对性调整,而不是仅仅针对心脏进行“强心”治疗。在获得一个能够满足机体需要的心排血量和灌注压的前提下,尽量降低前负荷、后负荷是改善心脏功能的重要方法。针对心脏方面的治疗包括改善心脏的顺应性、调整心率和增加心肌收缩力等。对于重症患者的上述治疗不仅要求定性治疗,更要求定量治疗以及定量的反馈调整。

（五）外周阻力评估

血压是心排血量和外周阻力之间相互作用的结果,外周阻力是重症患者循环系统管理中重要的一环。在临床没有进一步监测的情况下难以看到外周阻力的改变,因此常常被人忽视。在当患者处于严重应激状态下时,如呼吸窘迫、剧烈疼痛或躁动谵妄等状态下,此时交感神经兴奋可以使外周血管收缩,血压明显升高,心脏耗氧增加,最终增加心脑血管意外的风险。

另外,导致上述应激的原发疾病进展的同时也很可能导致休克,如严重的肺部或颅内感染、颅内出血等。如果仅仅给予对症治疗,解除应激状态则很快陷入严重的低血压状态。充分评估外周阻力改变对循环的影响,通过血管活性药物维持适当的外周阻力是循环系统管理中重要的治疗策略之一。

（六）评估是否需要监测心排血量

心排血量是血流动力学监测的核心。通过心排血量的测量,还可以获得外周阻力,同时也可以对评估心脏前负荷和心排血量之间的定量关系,并确定当前心脏和当前组织灌注需要的最适前负荷。由于心排血量的测量相对复杂,当心脏功能好,病情相对单纯的情况下,通过传统的血压、心率等指标即可明确血流动力学特征和治疗方向的情况下,可以不进行心排血量的监测。但在相对复杂的情况下,如既往存在严重心功能异常,同时伴有分布因素（外周阻力改变）的情况下,就需要对心脏前负荷、心排血量和外周阻力进行充分评估和优化,以达到既能满足组织灌注需要,又充分保护心脏功能时,就需要更深入的血流动力学的监测,如心排血量。当前临床已经有多种有创和无创的方法测量心排血量,可根据临床需求选择。

（七）循环系统管理注意事项

1. 注意循环系统管理中的连续与动态　上述评估的结果就是治疗的起点。从最初的初始目标设定到最后患者循环完全稳定,中间需要两个不断调整的过程。

第一个过程:从循环评估的初始设置到最适的循环状态,需要不断调整血流动力学状态。首先确定最适的心排血量和组织灌注压,随后确定与之相对应最适前负荷和心脏的最适做功状态,以及进一步确定与血压相对应的最适外周阻力。在实际操作过程中,几个方面可以同步进行。这个过程就是不断调整、不断评估的过程。

第二个过程:在整个治疗过程中,随着病情的改变,循环状态也在改变。无论病情在加重还是在好转,病情的每一个阶段都需要反复重复第一个过程以期获得适合当前循环要求的最适的血流动力学的状态,直至病情完全稳定。

2. 注意避免循环的反复波动　一旦确立了循环系统管理的具体目标,就需要制订详细的治疗计划来确保达到治疗目标,并避免反复波动。频繁、大幅度的波动就失去了循环评估、目标设定和管理的意义。对可能产生的波动进行预判并给予针对性的调整是减少波动的有效方法。例如在病情的不同阶段,获得目标有效循环容量需要的治疗策略是有所区别的。在病情的急性期,血管内容量不断向血管外分布,此时为获得目标容量就需要不断给予液体正平衡。正平衡的速度也因病情状态而异。在病情改善恢复阶段,大量液体回流到血管内,此时就需要通过负平衡来排除多余的容量,同样速度也因病情的不同而不同。液体治疗不但要掌握治疗的方向,也要掌握治疗的速度。否则就会出现循环的明显波动。

患者的躁动、谵妄,不适当呼吸机设置,以及腹胀、发热等因素都会对血流动力学等指标造成影响。这些影响导致的循环波动一方面包含着病情改变的重要信息,另一方面也会对循环指标改变的分析造成困难。当把常见的导致波动的干扰因素进行有效的控制和管理后,适当的镇静、镇痛和适当呼吸支持可以使患者处于相对安静、稳定的状态,此时才能更为精细地发现循环的细微改变。针对循环波动的原因进行进一步的分析就可以获得有意义的线索。如新发的颅内出血、脑疝等,需要特别予以注意。

另外,为了确切评价其他相关治疗措施对血流动力学的影响,应该避免多个治疗措施同时进行,以免造成循环改变原因分析和评价的困难。监测的严密程度是避免循环波动的另一个重要方面。监测间隔越长,其间发生的临床事件就越多,分析起来就越复杂。密切的监测,可以使每一个循环的改变和临床相关因素对应起来,这样分析就具有了针对性。随时的监测和随时的治疗调整可以避免更大的波动,减少相关损伤。

3. 多学科协作 循环系统管理的过程也是发现问题的过程。一方面,发现循环相关问题,如需要进行心排血量等更为深入循环监测和治疗、抗心律失常药物的使用、心脏事件的进一步诊断和处理等。并不是每一个问题都能够在神经外科重症单元获得解决。这就需要相关专业多学科协作、协同诊治。另一方面,循环异常改变的背后是原发疾病以及相关并发症的改变,循环状态的改变常常提示原发疾病的变化趋势,并以此反应治疗效果,提示是否需要进一步加强或调整原发疾病以及相关并发症的治疗。

五、体液管理与血糖控制

(一)体液管理

1. NICU 中体液管理的特殊性 在综合 ICU 中,患者多因大量失血、大面积烧伤及严重炎症等原因导致休克,需要进行紧急大量的液体复苏以维持循环,而在 NICU 中的体液管理略有不同,NICU 存在其特殊性,收治的患者往往存在严重的神经血管单元(即血脑屏障)的破坏,因此补液的要求是既要维持正常的脑灌注压,又要防止脑水肿的加重而影响患者的预后。

2. 体液平衡的估算 正常人每日生理需要量为 2 000~2 500ml,而 NICU 中的患者因存在呕吐、高热、出汗、气管切开等情况,需要特别注意补液量。体温每增加 1℃,每日每千克体重增加补液量 3~5ml;大汗淋漓(浸透一身衬衣裤)时需补液 1 000ml;气管切开患者每日多补液 500~700ml,因气管切开患者呼出的气体中含水较正常人多 2~3 倍。补液量的多少,除上述计算外,尚需密切观察患者的变化,根据病情随时调整。

3. 液体治疗的监测 对需要大量补液的患者可给予中心静脉导管和肺动脉导管监测。中心静脉导管可用来测量上腔静脉压力,它相当于到右心房的充盈压。同时中心静脉导管还可用来测量中心静脉血氧饱和度($ScvO_2$),它可用于全身组织氧平衡的评估。肺动脉导管主要用于血流动力学不稳定的患者,用于测量心排血量和全身氧运输。

中心静脉压(CVP)监测,作为反映血容量的指标,在过去的 50 年被广泛用作 ICU 患者补液的指导工具,用来控制输液速度,防止短时间内大量输入低渗或高渗液。但最近的一项荟萃分析显示,并没有找到支持 CVP 监测能指导液体治疗的证据。

4. 溶液的分类

(1)晶体溶液(表 14-3-3):晶体液是由小分子物质组成的,能在细胞外间隙中自由扩散的电解质溶液。晶体液的主要成分是无机盐氯化钠(NaCl)。因为 75%~80% 的细胞外液位于细胞外间隙中,因此静脉输注的 NaCl 遵循同样的分布,75%~80% 的 NaCl 溶液将分布在细胞外间隙。这意味着,晶体溶液主要用于细胞外间隙的扩容,不能用于血管内快速扩容。

表 14-3-3 各种晶体溶液的成分

溶液	pH	Na+/ (mmol·L⁻¹)	Cl⁻/ (mmol·L⁻¹)	K+/ (mmol·L⁻¹)	Ca²⁺/ (mmol·L⁻¹)	乳酸 / (mmol·L⁻¹)	葡萄糖 / (g·L⁻¹)	渗透压 / (mOsm·L⁻¹)
0.9% NaCl	5.0	154	154	0	0	0	0	308
7.5% NaCl	5.0	1 283	1 283	0	0	0	0	2 567
5% 葡萄糖	4.5	0	0	0	0	0	50	252
0.45% NaCl	4.0	77	77	0	0	0	50	406
乳酸钠林格注射液	6.5	130	109	4	3	28	0	273

1）0.9%NaCl（生理盐水）：为等渗溶液，与血浆相比，具有较高的 Na⁺浓度（154mmol/L *vs.* 140mmol/L）和 Cl⁻浓度（154mmol/L *vs.* 103mmol/L），同时偏酸性。当以 30ml/（kg·h）的速度连续输注生理盐水 2 小时，可导致血浆 pH 从 7.41 降至 7.28。因此当需大量输注生理盐水时，要密切监测电解质变化，以防发生高氯性酸中毒。

2）葡萄糖：作为能量来源，补充应为 100~200mg/（kg·h）。但是葡萄糖不应作为脑损伤患者补液的常规成分，因为葡萄糖溶液有以下缺点：①可以造成患者高血糖，进一步导致免疫抑制、增加感染风险、加重缺血性脑损伤、增加死亡率；②进入体内，会逐渐代谢，而导致血浆中的钠离子浓度低于脑中，水分子通过破坏的血脑屏障进入脑中，加重脑水肿。

3）乳酸钠林格注射液：含有 K⁺和 Ca²⁺，其离子浓度与血浆中的几乎一致，而为了维持电中性，乳酸钠林格注射液中 Na⁺的浓度相比血浆有所减少。同样的原理，因为乳酸钠林格注射液含有乳酸盐（28mmol/L），因此 Cl⁻的浓度与生理盐水相比相应减少（109mmol/L *vs.* 154mmol/L），与血浆基本保持一致（103mmol/L）。因此当大量输入乳酸钠林格注射液后不会有发生高氯性酸中毒的风险。但是乳酸钠林格注射液也有其缺点：因其含有 Ca²⁺可以与某些药物结合降低药效，因此像氨基己酸、两性霉素、氨苄西林和硫喷妥钠这类药物不能用乳酸钠林格注射液作为溶剂。乳酸钠林格注射液中的 Ca²⁺同样可以结合血液制品中的柠檬酸盐抗凝剂，可以导致这些抗凝剂的失活，进而导致血液制品的凝集。因此不能用乳酸钠林格注射液来稀释红细胞制品。

（2）胶体溶液（表 14-3-4）：胶体溶液最常用于补充血管内容量。与晶体溶液不同，胶体成分不能自由通过完整的毛细血管壁，因此也就不能迅速地再分布到整个细胞外间隙。胶体溶液通常仅需晶体液容量的 1/6~1/2 就可以达到相同的血管内扩容效果。

表 14-3-4　各种胶体溶液的生理和化学特性

溶液	平均分子量 /D	胶体渗透压 /mmHg	血清半衰期 /h
5% 白蛋白	69 000	20	16
25% 白蛋白	69 000	70	16
6% 羟乙基淀粉	450 000	30	2~17

1）白蛋白：是一种由肝合成的天然血源性胶体（每日约产生 10g），也是血浆中含量最多的蛋白（血浆中含有 120g，细胞外间隙含有 160g）。输注白蛋白有助于维持血浆胶体渗透压，与晶体液相比，能够更有效地增加血管内容量。5%（50g/L）和 25%（250g/L）的白蛋白溶液均以等渗盐水制备。5% 白蛋白溶液的胶体渗透压与血浆相似。输注 5% 白蛋白溶液的几小时后扩容效果只剩余 70%，而 12 小时后扩容效果完全消失。25% 白蛋白的胶体渗透压较高，扩容效果可达输注液量的 3~4 倍。但因为其仅仅是导致体内液体的转移，并不能补充大量丢失的血管内容量，因此 25% 白蛋白不能用于治疗急性失血和脱水，仅能用于治疗严重低蛋白血症导致的细胞外间隙水肿。

2）羟乙基淀粉：是一种大分子量合成胶体（又称支链葡萄糖聚合物）。根据分子量的大小，将羟乙基淀粉分为三种：高分子量（450 000D），中分子量（200 000D），低分子量（70 000D）。美国主要使用的是高分子量羟乙基淀粉，而其他国家用的中分子量羟乙基淀粉。虽然高分子量羟乙基淀粉的胶体渗透压较高，但副作用的风险也相应增加。6% 羟乙基淀粉的血管内扩容效果与 5% 白蛋白溶液相同，输注后提高血浆胶体渗透压的作用可持续 2 日。当 24 小时内输注 1 500ml 羟乙基淀粉可以出现凝血功能异常。为降低凝血功能障碍的风险，建议最大量不超过 20ml/（kg·h）。

5. 液体治疗的选择

（1）多发伤导致的失血性休克的治疗一般要遵循尽早使液体达到设定液体量的原则。在复苏治疗的液体选择上，一般主张早期应用晶体液大量补液，不主张直接应用血管收缩剂，早期应用血管收缩剂被证实可以明显增加死亡率。

(2) 鉴于胶体液价格相对昂贵,建议血容量补充≤50ml/kg的患者选取价格相对更便宜、更容易获得和不良反应更小的等渗晶体液。对于血容量补充超过 60ml/kg 的需大量补液的患者,在补充晶体液的同时可增加高渗胶体液,但要密切监测患者的肝肾功能、凝血功能及颅内压的变化。

6. NICU 中应用的特殊药物

(1) 甘露醇能够迅速提高血浆渗透压从而达到降低颅内压的目的,甘露醇在 0.25~1g/kg 的剂量时即有明显的降颅内压效果,根据病情调整,频率为 1 次 /(4~6h),维持血浆渗透压在 300~320mOsm/L。甘露醇的利尿作用,会造成高钠血症和血浆渗透压改变,因此应该进行有效血浆渗透压监测,在肾功能障碍、心力衰竭、肺水肿时根据检验和检查结果慎用或停用。

(2) 高渗盐水可以减少液体总入量,促进术中液体循环和降低颅内压,其降颅内压起效较甘露醇更快、效果更持久,且在甘露醇降颅内压无效后应用高渗盐水仍可能有效。临床使用高渗盐水降颅内压应该对血钠水平和尿量进行监测,维持血 Na^+ 在 145~155mmol/L,血浆渗透压在 300~320mOsm/L,保持血 K^+ 在正常范围。

(3) 糖皮质激素治疗时应该严格监测血糖。不推荐应用激素治疗脑梗死患者的脑水肿。不推荐大剂量激素治疗脑外伤。可以使用激素治疗颅内肿瘤如脑膜瘤、胶质瘤及转移癌等所致瘤周水肿。地塞米松是首选药物。为减少不良反应或与其他药物的相互反应,应尽可能短时间使用最少剂量的激素。

7. 不同疾病的液体治疗原则　研究证实,足量补液和限制液体入量的两组重型颅脑损伤患者,其发生难治性颅内压增高的比例差异无统计学意义。但是过量补液可能导致患者肺水肿,特别在高龄患者中更容易发生,补液原则为个体化的充分补液而非限制补液,不规范的补液会增加患者的病死率。蛛网膜下腔出血患者,尽量维持等容状态(CVP 5~<8mmHg),明确有脑血管痉挛时,则需要保持高血容量(CVP≥8mmHg)。

(二) 血糖控制

中枢神经系统损伤患者发生急性高血糖比例高达 30%~70%,发生原因包括神经损伤导致的应激、下丘脑损伤和儿茶酚胺激增等,以及相对充分的静脉补液和营养支持。低血糖很少发生,主要见于不适当的血糖控制。

1. 定义　神经外科重症患者低血糖:指血糖 <4.4mmol/L;高血糖:指血糖 >10.0mmol/L。

2. 临床表现　神经外科危重患者血糖升高与颅脑损伤的程度呈正相关,早期出现的高血糖是反映颅脑损伤严重程度和提示预后的一项有意义的指标。颅脑损伤后的高血糖为无氧酵解代谢途径提供底物,产生过量的丙酮酸和乳酸,造成细胞内酸中毒,破坏血脑屏障,进一步加重脑水肿,介导系列病理生理反应,最终加重颅内高压甚至诱发脑疝。高血糖还可以增加血液黏度,引起弥漫性小血管病变,影响侧支循环,加重脑组织缺血缺氧。此外,高血糖还常损害机体的免疫功能,增加感染的概率。

高血糖可以产生渗透性利尿、高渗性脱水,加重钾的转移和排出,增加糖尿病酮症酸中毒和高渗性昏迷的可能性,进一步加重脑水肿,并导致血容量不足。酮症酸中毒发生率低,在有 1 型糖尿病病史、胰岛素突然终止或者不适当减量、感染、胰岛素拮抗药物应用等患者中较常见,主要表现为四肢乏力、口渴多尿、恶心呕吐,病情严重者逐渐出现皮肤黏膜干燥、呼吸深大并有烂苹果味,当中枢神经受抑制时出现嗜睡、意识模糊、血压下降、四肢厥冷、肌张力下降、反射迟钝甚至消失,最终昏迷。而高渗性昏迷并不少见,常继发于急性脑血管疾病、重型颅脑损伤及颅脑手术后,以高血糖、高血钠、高血浆渗透压、脱水为主要特点,临床症状和酮症酸中毒相似,起病一般比酮症酸中毒慢,表现为进行性意识障碍为主要症状的临床综合征,昏迷前可能有多种神经症状,且可因脱水加重而出现高热、休克、嗜睡以及癫痫大发作等。由于严重颅脑损伤,上述症状被掩盖,处理不当会出现严重后果,病死率高达40%~70%。

重症患者的高血糖难以控制,大剂量胰岛素使用以及在血糖相对稳定后胰岛素未及时减量都可能发生低血糖反应。患者在低血糖时会出现面色苍白、心悸、出汗、呼吸浅快、血压下降、脉搏快而弱，颅脑损伤发生低血糖超过 6 小时，会加重脑缺血、缺氧、脑水肿恶性循环的进程，即发生不可逆的脑组织损害。

3. 诊断与鉴别诊断　神经外科重症患者应常规监测血糖，有条件者行动态血糖监测。重型颅脑损伤患者有明显脱水和精神症状，意识状态进行性恶化时，应及时血糖检测和生化分析，凡符合下列情况者即可确诊为重型颅脑损伤并发高渗性昏迷：①高血糖，血糖≥33.3mmol/L；②血浆有效渗透压≥320mmol/L；③尿糖≥++；④尿酮体阴性或弱阳性。具备上述①或②项改变，同时有③项情况者，即可考虑高渗性昏迷存在。

酮症酸中毒时血糖多为 16.7~33.3mmol/L，此外尿酮体强阳性，血酮体定量明显升高，动脉血气检查显示代谢性酸中毒。少数患者糖尿病酮症酸中毒与高渗性昏迷可同时并存，当血糖达到 33.3mmol/L 以上时要警惕高渗性昏迷存在。

4. 高血糖的治疗

(1) 控制糖的摄入：对有研究发现转化糖较葡萄糖溶液对患者血糖变化影响小，可显著降低患者血糖升高水平，并很好地避免患者血糖的过大波动，减少高血糖的发生率，因此相对更适合用于神经外科重症患者血糖的控制。

(2) 胰岛素：对于颅脑损伤较轻的患者，其血糖常在受伤两周内逐渐下降，部分患者血糖水平虽没有下降，但是趋于稳定且易于控制，可以配置适宜浓度的胰岛素静脉滴注或者静脉泵入，通过葡萄糖和胰岛素混合输注可避免低血糖，根据血糖监测结果每日调整胰岛素用药量，使血糖稳定 7.8~10mmol/L 即可。对于围手术期应激性高血糖患者应保持空腹血糖在 6~8mmol/L 之间，餐后 2 小时血糖或不能进食的患者随机血糖不超过 10mmol/L。此外，对于进行规律胃肠营养的患者必要时可以考虑在胃肠营养前予短效胰岛素皮下注射。应用胰岛素控制血糖，须严密监测血钾浓度，谨防低钾血症。此外，还应严密观察病情变化，若发现患者出现低血糖反应，应立即停用胰岛素，复查血糖，确认后予 50% 葡萄糖 30~50ml 静脉注射纠正低血糖，15~30 分钟后复查血糖，直至血糖恢复正常安全水平。

(3) 高渗性昏迷的治疗：高渗性昏迷临床预后差，需要紧急救治。措施如下：

①静脉补液：补液是抢救高渗性昏迷的关键措施之一，高渗性昏迷患者体内处于高渗失水状态，致使多脏器出现不同程度的功能障碍，抢救时由于急需扩容补液而使输液速度过快，容易加重心肾负担，可诱发或加重心力衰竭，此外，血浆渗透压若降得过急、过快时，细胞外液呈等渗状态，而脑细胞内仍处于高渗状态，于是大量水分向脑细胞内转移，可导致脑水肿，加重昏迷程度。因此，应依据生化参数，正确选择输液种类，及时调整补液量。目前较为统一的观点是先输生理盐水 1 000~2 000ml 后，再根据血浆渗透压和血钠测定结果决定液体的选择。②胃管补液：通过胃管注入适量温开水，利用肠黏膜在脱水高渗透状态下迅速吸收水分的生理调节作用补充游离水的丢失，从而缓解高血钠和高血糖所致血浆高渗状态，并克服了单纯大量静脉补液加重心脏负担的弊端。③血糖控制：目前普遍采用胰岛素来控制血糖，治疗过程中应注意血钾的检测。④血液透析或血液滤过：近年来有学者采用传统治疗方法加血液透析或血液滤过来治疗高渗性昏迷，取得了较好的效果，目前在临床还未有广泛应用。

(4) 酮症酸中毒的治疗

①静脉补液：补液总量为患者体重 8%~10%，每日 4 000~6 000ml，依据脱水严重程度而定。②小剂量胰岛素持续静脉滴注，以每小时 0.1U/kg 静脉泵入，浓度可以对酮体生成发挥最大的抑制效应，并予 1 小时检测一次血糖，如在第 1 小时内血糖下降不明显，且脱水已基本纠正，胰岛素剂量可加倍。每 1~2 小时测定血糖，根据血糖下降情况调整胰岛素用量。当血糖降至 14mmol/L 时，胰岛素剂量减至 0.05~0.1U/(kg·h)。对于血糖 >33.3mmol/L 的患者，可先予 10~20U 胰岛素静脉注射，当血糖 <14mmol/L 时，改用 5% 葡萄糖联合胰岛素输注（3∶1~6∶1），使患者血糖维持在 11mmol/L 左右，直到酮体转阴，可以过渡到常规治疗。③纠正酸中毒：一般不予纠酸治疗，当血 pH<7.0 或 HCO$_3^-$<5mmol/L 时，可予碳酸氢钠纠酸治疗。④补钾：治疗初期由于脱水及酸中毒，血钾水平可升高，也可正常或降低，随着酮症酸中毒的逐渐纠正，血钾水平随之

下降,在治疗过程中应预防性补钾。如患者有尿(>40ml/h),肾功能正常,治疗前血钾降低或正常,则在输液和胰岛素治疗的同时即开始补钾;而严重低钾血症可危及生命,应首先补钾,当血钾升至 3.5mmol/L 时,再开始胰岛素治疗;若治疗前血钾升高或每小时尿量少于 30ml,宜暂缓补钾,待尿量增加,血钾不高时再开始补钾。

(5)综合治疗:对于一些重型颅脑损伤患者,高血糖往往持久且通过控制糖的摄入以及胰岛素泵较难控制时,可以采用综合疗法进行血糖控制。①手术治疗:及时解除脑中线结构移位,充分减压,有效缓解颅内高压状态。②亚低温治疗:改善伤后胰岛素 - 细胞膜胰岛素受体结合的活性,减轻胰岛素抵抗,避免伤后血糖的急剧升高,同时还可抑制糖酵解,减缓乳酸的生成,有利于减轻颅脑损伤后糖代谢障碍所致的继发性损害。③胰岛素增敏剂:如双胍类或噻唑烷二酮类可以提高机体对胰岛素敏感性,改善胰岛素抵抗状态,降低血糖。④改善脑神经细胞的缺血缺氧状态:如脱水剂、盐酸纳洛酮、钙通道阻滞剂的合理应用等。

5. 低血糖的治疗　神经外科危重患者中低血糖较少发生,主要见于不适当的血糖控制,如发现血糖低于 4.4mmol/L 应如上所述,应立即停用胰岛素等降糖措施,予 50% 葡萄糖 30~50ml 静脉注射纠正低血糖,15~30 分钟后复查血糖,直至血糖恢复正常安全水平。

六、消化系统管理

(一)概述

现代医学已经阐明,消化道在承担摄取、消化、吸收营养物质的功能之外,还在人体的免疫调节、水电解质平衡和微生物生态屏障等方面起到重要的作用。因各种病理性原因而导致的胃肠功能障碍,主要包括营养消化吸收障碍,胃肠动力障碍和胃肠黏膜屏障功能障碍,三个方面。新近的科学研究表明,人体还存在"脑 - 肠轴",意味着胃肠的功能状态直接影响脑的功能。因此,消化道的管理在神经外科重症患者的临床治疗过程中,是需要重点管理的系统之一。胃肠道的原发或继发性疾病,特别是在神经外科重症患者的急性期,如果发生胃肠道功能障碍,胃肠道大出血,肝脏、胰腺功能障碍,不仅可以使神经危重症患者的原发病程加重,同时也可以直接改变患者的预后。因此,神经外科重症监护医师必须具备消化系统管理的相关知识,在出现问题时能够识别并监测胃肠道并发症,在特别严重时能协调专科医师,进行针对性的监测和支持。消化道出血在神经外科重症监护室因急性病住院患者中相对常见。急性蛛网膜下腔出血、自发性脑出血、大面积脑梗死、严重神经创伤(包括重型颅脑损伤、严重脊髓损伤患者),以及应用类固醇激素药物的患者,消化道出血的风险就会增加。本节主要讨论消化道出血。

(二)发病机制及病理变化

消化道出血的机制,主要是由于急性或长期应激状态,以及炎性因子刺激,导致胃肠道血液流动速度减慢,血液供应不足,使胃肠道局部黏膜缺血坏死,而导致溃疡,胃黏膜下血管损伤,破裂出血。从病理类型上,依据胃黏膜损伤的程度和表现,可大致分为五种类型:急性糜烂性胃炎、急性出血性胃炎、应激性溃疡、应激性胃肠道坏死综合征、应激性胃黏膜损伤。

(三)临床表现

十二指肠悬韧带是区分上下消化道的解剖学标志,出血来源可能是上或者下消化道,其临床表现包括:呕血、黑便和便血;贫血;失血性休克;氮质血症等。上述临床表现依据出血的部位、病变严重程度、失血速度和量,以及原发疾病的情况,亦各有其特点。

上消化道出血表现为:出血较少的患者,可能仅有黑便,如放置鼻胃管的患者,则出血可能表现在引流内容物中(如咖啡色胃内容物)。全身性表现主要是贫血,当血液蛋白在肠道被分解、吸收,可引起肠源性氮质血症。如出血量大、急,则可能有呕血、黑便,或有便血,当病情更加严重时,有低血压等休克的症状。上消化道出血的常见原因是消化性溃疡疾病,包括应激性溃疡出血,对神经外科重症患者,要警惕患者原有的食管静脉曲张破裂出血和食管炎。

下消化道出血大多表现为便血或黑便,这也可以是造成患者贫血的一个原因。应激性下消化道出血临床并不多见,临床上常见的原因,可能是患者原有的血管发育不良,憩室炎,结肠炎、肿瘤和局部肛肠疾病或者多因素的叠加。

（四）诊断

神经外科重症患者均有发生应激性溃疡的可能,其危险因素包括:GCS<10 分;机械通气超过 48 小时;严重的头或脊髓损伤;手术时间 >4 小时;抗凝剂的应用;大剂量糖皮质激素应用;1 年内有消化道出血史;入住 ICU>6 日;严重缺血性或出血性卒中。当有以上危险因素存在,并有相应的临床表现,排除口鼻咽部、呼吸道来源的出血,以及鼻饲或药物的影响,即可作出临床诊断。而诊断中较为困难的是判断出血的部位和出血原因,并对出血严重程度作出准确评估。

1. 消化道出血需要对出血的部位和来源进行检查评估　一般可根据神经外科重症患者可能发生消化道出血的危险因素,有咖啡色胃内容物,或者柏油样便,可大致判断出血部位在上消化道,而较新鲜的便血,更多见于下消化道出血。确诊需要行内镜检查,内镜检查通常是确定上消化道出血来源的首选方法,它不仅可确认出血的部位,还可观察是否依然存在活动性出血,这种活动性出血可以通过内镜技术进行处理。

2. 出血量及严重程度的评估　临床很难精确计算消化道的出血量。一般经验性估计,较轻的消化道出血,出血量 5~10ml/d,胃液和粪便隐血试验可为阳性;出血量 50~10ml/d,主要表现为咖啡色胃内容物或柏油样便,实验室检查包括血红蛋白、血细胞比容、血小板计数等进行性下降;而严重的消化道大出血,胃积血 250~300ml 时,可有呕血表现,除上述表现和实验室检查结果一致外,快速失血,出血量超过 500ml 时,患者常常伴有血流动力学的改变,如失血性休克、凝血功能障碍等全身性病理生理改变。

由于神经外科重症患者原发或继发性病变的存在,上述出血量估计是最为保守的计算方法,应该警惕可能在没有达到经验出血量时,即出现休克的症状。

（五）监测与治疗

1. 消化道出血的预防　非药物性预防。消化道出血的预防,在于对神经外科重症患者疾病过程的全程进行合理的管理,这一预防包括两个方面。其一是消除引起消化道出血的危险因素;其二就是对消化道进行保护性管理,采取早期应用鼻胃管或鼻肠管,既可减少胃液潴留,也可监测胃液 pH 以及是否有胃出血;早期通便或灌肠治疗,防止便秘,促进肠道蠕动,为进行胃肠内营养创造有利的条件,而早期进行胃肠内营养,可能对预防消化道出血有一定的作用。

药物预防,指使用药物预防,应根据患者的危险因素,胃肠功能,经济能力以及对药物的不良反应等具体情况,严格按照患者疾病的个体化特点来确定。一线预防药物主要包括 H_2 受体抑制剂、胃黏膜保护剂和质子泵抑制剂。目前,这三种药物的预防效果尚无明显差别。用药疗程至少为 7 日,危险因素越多,预防药物使用时间应越长。此外,在药物预防时,不建议使用抗酸剂。因为碱性抗酸制剂会增加出血的风险,增加死亡率,因此不推荐使用。非重症患者或离开 ICU 环境的患者可停止使用预防用药。对于反复出血患者,预防用药可增加药物剂量、联合用药或变更药物种类。

2. 消化道大出血的监测及治疗

（1）当发生消化道大出血时,首先要注意保持患者呼吸道通畅,防止突然的呕吐或呕血引起窒息。

（2）以晶体液和血制品补充血容量,纠正休克,防止代谢性酸中毒。

（3）使用药物进行抑酸,选用静脉输入抑酸药物,以质子泵抑制剂为首选,静脉推注负荷剂量质子泵抑制剂输入方案(推注负荷剂量加持续输注),不推荐使用组胺受体拮抗剂治疗急性上消化道出血。

（4）停止肠内营养,持续胃肠减压,监测胃液 pH 以及局部止血治疗。局部止血,主要采用冰水和血管收缩剂的胃内冲洗,不仅减轻胃内积血造成的刺激,同时冰水和血管收缩剂促使胃黏膜血管收缩而达到止血的作用。

（5）当应用以上治疗措施,应激性溃疡出血并未减少,或有继续增加的趋势,或合并有消化道溃疡、食管胃底静脉曲张等原发疾病的神经科危重症患者,如出现上消化道大出血,可进行紧急内镜检查及镜下止血。

(6) 上消化道出血患者的监测,要根据消化道出血的严重性,每小时要进行血压监测,有条件的应使用连续血压和心率监测,识别失血性休克。当有休克发生时,可使用中心静脉压(CVP),或新的无创血流动力学监测技术,可以更准确地进行容量复苏,同时又避免造成神经外科重症患者原发疾病脑水肿、颅内压增高的加剧。每 4~8 小时,进行血红蛋白、红细胞检测,根据血红蛋白检查结果调整治疗方案,同时要注意因大量液体输入所致的血红蛋白测定值偏倚。如存在消化道应激性溃疡大出血,应请相关专科医师会诊,参照美国胃肠病学院(American College of Gastroenterology,ACG)的溃疡出血诊疗指南、《急性非静脉曲张性上消化道出血诊治指南(2009,杭州)》《急性上消化道出血急诊诊治流程专家共识》等进行处置。

当确定是下消化道出血时,可行床旁结肠镜检查,以明确出血原因,并进行相应的内镜下治疗。当内镜治疗失败时,建议请外科及血管内介入专家会诊,讨论是否可行外科手术治疗,经血管内栓塞是外科手术之外的另一种止血措施。

七、营养支持与治疗

神经外科重症患者的营养状况与临床预后密切相关,营养不足可使并发症增加、呼吸机撤机困难、病情恶化、ICU 住院时间延长及死亡率增加等,而加强营养支持可以减少并发症,改善患者病死率。随着可提供的营养成分的增加,营养支持(nutrition support)的观念已经由传统意义上的单纯能量补充向营养治疗(nutrition therapy)转化。合理的营养支持不仅能提供机体必需的能量,还可以起到减轻应激反应、防止氧化性细胞损伤和调节免疫系统的作用。神经外科重症患者营养支持应遵照以下主要原则。

(一)营养评估

在开始营养支持之前一定要进行营养评估。使用传统的评估指标(体重等人体测量学指标、白蛋白、前白蛋白等)可以评估神经外科重症患者营养状况(表 14-2-7),但要结合临床进行全面评估,包括体重减轻、疾病严重程度、既往营养摄入、并发疾病、胃肠功能等。临床常用的营养风险筛查与评估可选择营养风险筛查 2002(NRS 2002)等工具,根据营养风险程度决定营养支持策略(表 14-2-6)。总评分≥3 分,表明患者有营养风险,即应该使用营养支持;NRS 2002 总评分 <3 分,每周复查营养评定;以后复查结果如果≥3 分,即进入营养支持程序。

(二)开始营养支持的时间

建议早期开始营养支持。应在发病后 24~48 小时内开始肠内营养,争取在 48~72 小时后到达能量需求目标。重型脑外伤患者 72 小时内给予足够的营养支持可以改善预后,争取 7 日内达到营养支持目标。对那些不能靠饮食满足营养需求的卒中患者,需要考虑在入院后 7 日内进行肠内营养支持。如果入院时存在营养不良风险,患者不能进行肠内营养,应及早开始肠外营养。此外,如果在 5~7 日肠内营养支持还不能达标,应联合肠外营养支持。

(三)营养支持途径

肠内营养与肠外营养是可选择的营养支持途径。经胃肠道的营养补充符合生理需求,较少并发症,是优先选择的营养途径,早期进行肠内营养支持治疗可以减轻疾病严重程度、减少并发症的发生、缩短 ICU 住院时间,改善患者预后。对需要长时间肠内营养的患者(>4 周),营养途径推荐使用经皮内镜下胃造瘘。耐受肠内营养的患者应首选肠内营养,颅脑外伤合并严重胃肠应激性溃疡及不耐受肠内营养患者选择肠外营养。如果肠内营养支持不能达到能量需求目标,可采用肠内营养与肠外营养结合的方式联合提供营养。卒中、动脉瘤患者清醒后的 24 小时内,在没有对其吞咽功能进行评估的情况下,不能让患者进食,包括口服药物。在患者病情有任何变化的时候,需要重新进行吞咽功能评估。对于伴有吞咽功能受损的患者,需要接受吞咽困难康复训练等相关治疗。

(四)能量供给目标

重症神经外科疾病患者急性应激期代谢变化剧烈,能量供给或基本底物比例不适当可能加重代谢紊乱和脏器功能障碍,导致不良结局。重症患者应激期应适当降低能量供应,减轻代谢负担,同时选择合适的热氮比与糖脂比,并根据病情及并发症情况进行调整。通常重症应激期患者可采用20~25kcal/(kg·d)作为能量供应目标,肠内营养蛋白质提供能量比例16%,脂肪提供20%~35%,其余是碳水化合物,热氮比在130∶1左右。肠外营养糖脂比5∶5,热氮比100∶1;肠外营养时碳水化合物最低需求为2g/(kg·d),以维持血糖在合适的水平,静脉脂肪混乳剂1.5g/(kg·d),混合氨基酸1.3~1.5g/(kg·d)。胃肠营养时,首日输注速度20~50ml/h,次日后可调至80~100ml/h,尽量采用胃肠营养泵控制速度,并根据具体情况进行速度能量调整。

(五)营养配方选择

肠内营养支持时应根据患者胃肠功能(胃肠功能正常、消化吸收障碍及胃肠动力紊乱等)、并发疾病(如糖尿病、高脂血症、低蛋白血症等)选择营养配方。可选用整蛋白均衡配方、短肽型或氨基酸型配方、糖尿病适用型配方以及高蛋白配方等。某些患者可选择特殊配方制剂(如补充精氨酸、谷氨酰胺、核酸、ω-3脂肪酸和抗氧化剂等成分的免疫调节营养配方),但是目前证据不支持免疫调节营养配方可以改善外伤性脑损伤的预后。肠外营养制剂应兼顾营养整体、必需、均衡及个体化的原则,制剂成分通常包括大分子营养素(碳水化合物、脂质及氨基酸)、电解质、小分子营养素(微量元素、维生素)及其他添加成分(如谷氨酰胺、胰岛素等)。

(六)营养支持的监测及调整

为达到营养支持的目的,提高营养支持效率,避免并发症及不良反应,在营养支持治疗的同时应加强监测,如营养供给速度、营养支持是否满足患者需求(血糖、前白蛋白、白蛋白等)、患者是否出现不良反应(如呕吐、腹泻、感染)等,决定是否需要调整营养支持方案。

八、感染控制

神经外科重症患者感染泛指因神经危重症问题入院治疗或神经外科术后重症患者由于自身抵抗力降低或者其他相关的原因所致的院内获得性感染。神经外科重症患者感染后往往会在原有神经疾病的基础上增加新的损害,严重的会因为感染导致病情急剧恶化,甚至死亡。因此,加强感染的防治是神经外科重症管理的重要内容。常见的神经外科重症感染包括呼吸系统感染、尿路感染、菌血症以及神经外科操作相关的中枢神经系统感染,本节重点介绍中枢神经系统感染以及肺部感染的预防、诊断及治疗。

(一)预防

1. 总体预防原则

(1)加强手卫生的管理:洗手是预防院内感染的重要和主要手段,严格规范的手卫生管理可有效降低NICU院内感染的发生率。手消毒以含酒精凝胶制剂使用最为方便且有效,但有些细菌如梭形艰难杆菌感染,酒精凝胶并无抗梭形杆菌芽孢作用,应仔细用肥皂水清洗。洗手及手消毒应该按院感控制的规范步骤进行,所有接触到患者的人都应严格遵守。监护单元的适当位置以及每个床单位周围均应设置相关的手消毒制剂或者洗手设施。

(2)加强神经外科重症患者的营养支持治疗,稳定重症患者的机体内环境,控制患者尤其是糖尿病患者的血糖水平,提高患者的免疫力。定期消毒重症单元内的相关设施、设备及床单位,建立院感防治的一整套操作规程及院感警示和防控预案。尽量缩短手术前住院时间,减少院内获得性细菌定植、感染的机会。注意管理中心深静脉、动脉导管、导尿管和各种引流管的严格无菌管理,防止因管理不善所致的医源性感染。

2. 呼吸系统感染的预防

(1)减少或消除口咽部和胃肠病原菌的定植和吸入:加强口腔护理,充分引流气管内分泌物及口鼻腔分泌物。控制胃内容物的反流,防止并避免肺误吸。

(2)加强气道管理:抬高床头30°,合理吸痰和适当雾化吸入。合理管理人工气道及机械通气,使用消毒的一次性导管;如遇分泌物黏稠,可使用化痰药物并加强气道的湿化,冲洗液及盛装容器应及时更换。肺部痰液不易吸出时可经纤维支气管镜下吸痰。吸痰时严格无菌操作。遵循先气道后口腔的原则。重症患者预估短期内不能清醒或者需要长期呼吸支持患者可早期气管切开。

(3) 合理使用抗菌药物:无充分感染证据情况下,切忌无原则地使用抗菌药物预防呼吸道感染。

3. 中枢神经系统感染的预防

(1) 开颅术前1日充分清洗头颅,可使用抗菌药皂;术前2小时内在手术室备皮;不使用刮刀,建议使用电动备皮器或化学脱毛剂去除毛发,经鼻腔及经口腔手术术前应充分进行清洁准备。

(2) 根据手术类型可适当预防使用抗菌药物:可选择安全、价格低廉且广谱的抗菌药物。清洁手术:以一代或二代头孢菌素为首选;头孢菌素过敏者,可选用克林霉素;其他类型手术,宜根据相应危险因素和常见致病菌特点选择用药。当病区内发生 MRSA 感染流行时(如病区 MRSA 分离率超过 20% 时),应选择万古霉素作为预防用药。如选择万古霉素,则应在术前2小时进行输注。经口咽部或者鼻腔的手术多有厌氧菌污染,须同时覆盖厌氧菌,可加用针对厌氧菌的甲硝唑。给药时机是手术切开皮肤(黏膜)前30分钟(麻醉诱导期),静脉给药,30分钟内滴完,如手术延长到3小时以上,或失血量超过1500ml,儿童患者失血量超过体重的 25%,可术中补充一次剂量。

(3) 严格遵守"外科手消毒技术规范"的要求,严格刷手,严格消毒,严格遵守手术中的无菌原则,细致操作,爱护组织,彻底止血。

(4) 除非必需,否则尽量不放置引流物;尽量采用密闭式引流袋或者负压吸引装置,减少引流皮片的使用;各类引流管均须经过皮下潜行引出后固定;一般脑内、硬膜下或者硬膜外引流物应48小时内尽早拔除;腰大池引流以及脑室外引流要注意无菌维护,防止可能的医源性污染,留置时间不宜过久,必要时更换新管。

(5) 手术操作中如放置有创颅内压监测、脑微透析探头以及脑氧及脑温探头等监测设备时应严格无菌操作,皮下潜行引出、固定并封闭出口(绝对避免脑脊液漏)。术后严格按照无菌原则定期换药。

(二) 中枢神经系统感染

1. 中枢神经系统细菌感染的病原学特点   根据目前的研究,社区及外科操作相关的化脓性脑炎及脑膜炎感染革兰氏阳性球菌占有较高比例。有研究统计 438 例脑脊液细菌培养阳性的结果中,革兰氏阳性球菌 316 株,占 72.1%;革兰氏阴性杆菌 122 株,占 27.9%,排名前5位的致病菌分别为凝固酶阴性葡萄球菌(53.7%)、金黄色葡萄球菌(10.5%)、肠杆菌属(6.2%)、不动杆菌(6.2%)、铜绿假单胞菌(3.7%)。金黄色葡萄球菌感染的菌株中耐甲氧西林金黄色葡萄球菌(MRSA)比例有提高趋势,社区获得性脑脓肿典型病原菌是肺炎链球菌和厌氧菌。总体而言,不同的医疗中心、不同地区以及不同时期细菌的流行病学有差异。

2. 临床表现

(1) 全身感染症状:患者表现为畏寒、发热、倦怠、乏力。

(2) 神经状态改变及进行性意识障碍:患者精神差,意识状态可表现为谵妄、烦躁、嗜睡、昏睡、昏迷,病程过程中意识状态呈进行性下降。

(3) 脑膜刺激征:多数患者会出现颈部抵抗,Kernig 征以及 Brudzinski 征(+)。

(4) 颅内压增高症状:急性脑膜炎可表现为头痛、恶心呕吐以及眼底视神经乳头水肿等典型的颅内压增高三联征,急性症状逐渐消退后,随着脑脓肿包膜形成和脓肿增大,颅内压可再度增高,甚至可导致脑疝形成或脓肿破溃,使病情迅速恶化。

(5) 颅内感染伴发的相关症状:如根据脑脓肿性质和部位出现不同的局灶定位症状。由于脑脓肿周围脑组织炎症水肿较重,局灶症状如偏瘫、偏盲、偏身感觉障碍以及语言功能的障碍往往出现较早且明显,同时还可伴有癫痫、低钠血症。

3. 诊断标准需结合的内容

(1) 体温:超过 38℃或低于 36℃。

（2）临床症状：明确的脑膜刺激征、相关的高颅压症状或意识状态的改变。

（3）临床影像学：CT 或者 MRI 平扫并增强检查，可有脑内弥漫性水肿，尤其是病史较长的患者增强影像学检查可帮助诊断隐匿性脑脓肿。

（4）血液常规检查：白细胞计数高于 10×10^9/L，或中性粒细胞百分比超过 80%。

（5）脑脊液典型性改变：通过腰椎诊断性穿刺或者脑室外引流脑脊液的检验以及细菌学检查可明确诊断。①脑脊液细菌涂片以及培养，一般情况下脑脊液的细菌涂片阳性率不是很高，尤其是已经应用抗菌药物后，但细菌培养阳性是化脓性脑膜炎或者脑炎的金标准（除外标本污染）；②脑脊液常规：白细胞计数 $>500 \times 10^6$/L 甚至 $1\,000 \times 10^6$/L，多核细胞百分比 $>70\%$；③脑脊液生化：糖 <2.8mmol/L，蛋白 >0.45g/L。

（6）经手术切口分泌物涂片及培养、手术中所见并培养证实或者术后病理学证实的感染。

4. 鉴别诊断　细菌性脑炎或者脑膜炎要与病毒性脑膜炎、肿瘤脑膜转移、真菌感染脑炎或者脑膜炎鉴别诊断，此三类颅内感染后脑脊液白细胞数量多在 500×10^6/L 以下，且脑脊液中性粒细胞百分比均在 50% 以下。

5. 治疗原则

（1）明确感染诊断后，进行必要的病灶控制至关重要，如引流、清创等。

（2）抗感染治疗前要及时送检标本（尽可能经验性抗菌药物治疗前留取标本），追踪病原学结果并根据病原菌药敏结果及时调整治疗方案。

（3）抗菌药物选择易透过血脑屏障的品种，治疗途径应尽可能采用静脉途径（除非必需时一般不推荐腰椎穿刺鞘内注射和脑室内注射途径，适合脑室或者鞘内途径的药物及成人每日剂量：阿米卡星 30mg；庆大霉素 4~8mg；多黏菌素 E 10mg；万古霉素 10~20mg）。合并多重细菌感染或者合并多系统感染时可联合用药。

（4）根据药物血脑屏障通透性以及患者的个体情况，中枢神经系统的感染一般建议使用最大药物剂量以及长程治疗（典型感染的治疗时程为 4~8 周）。

（5）神经外科重症感染者宜经验性首选针对耐药细菌感染的药物，如万古霉素、美罗培南，不除外厌氧菌感染时还应加用甲硝唑，如果经验性抗菌药物治疗 >72 小时者无应答者要考虑更换抗感染方案。

（三）肺部感染

神经外科重症患者多存在神经功能障碍或者意识障碍，其可以导致吞咽、咳嗽等反射减弱，患者需要长期卧床、存在误吸及气管切开等危险因素，并发肺炎十分常见，成为影响患者病死率的重要因素。其中医院获得性肺炎（HAP）及呼吸机相关性肺炎（VAP）等发病较为多见。

1. 医院获得性肺炎　医院获得性肺炎定义：是指患者入院时不存在也不处于感染潜伏期，而于入院 48 小时后在医院发生的肺炎（包括老年护理院、康复院），也包括在医院内获得感染而于出院后 48 小时内发生的肺炎。早发型 HAP 发生于住院 4 日内，常由抗菌药敏感病原菌引起，预后良好。晚发型 HAP 发生于住院 5 日以上，常由多重耐药病原菌（MDR）所致，致残率和病死率均很高。

HAP 中包括 VAP，即建立人工气道（气管插管或气管切开）48~72 小时后患者发生的肺炎，也包括拔除人工气道或停止机械通气后 48 小时内发生的肺炎。同 HAP 一样，也分早发型和晚发型。

2. 神经外科重症相关肺炎危险因素

（1）意识障碍和吞咽障碍：神经外科重症疾病因意识障碍、吞咽障碍等危险因素的存在而极易并发HAP，反复发生或长期存在的 HAP 又使耐药菌增加，治疗难度增大，不良预后增加。

（2）年龄：年龄 >60 岁是 HAP 的危险因素。应特别加强老年神经外科重症患者 HAP 的防治措施。

（3）体位：与仰卧位相比，半卧位（床头抬高 45°）可降低 HAP 的发生率。体位是 HAP 的独立危险因素。HAP 高风险患者应尽可能将床头抬高 30°~45°，以减少 HAP 的发生，但伴颅内压增高患者须考虑脑灌注压，从而合理调整床头高度。

(4) 口咽部细菌定植:研究发现,应用口咽部消毒剂的患者 HAP 发生风险显著降低,可应用口咽部消毒剂(0.12% 氯己定)预防 HAP 发生。

(5) 气管插管和机械通气:人工气道和机械通气是 HAP 的重要危险因素。持续声门下吸引和非常规呼吸机管路更换可降低 HAP 的风险。

(6) 肠内营养:患者入院后肠内喂养开始时间 <24 小时者比 >24 小时者病死率及肺炎发生率均低;胃造瘘术可使 HAP 发生率降低。管饲喂养可因呕吐、反流导致误吸,因此是 HAP 的危险因素,需管饲喂养患者应尽早开始间断、小残留量胃内喂养,必要时经胃造瘘喂养以减少 HAP 发生。

(7) 镇静剂:静脉持续输注镇静剂(>24 小时)是气管切开后 HAP 的危险因素,应避免长期、过度使用。

(8) 应激性溃疡预防药物:质子泵抑制剂和 H_2 受体拮抗剂有加重或诱发 HAP 的风险。

3. 肺炎诊断

(1) 临床诊断:①新近出现咳嗽、咳痰,或原有呼吸道疾病症状加重,并出现脓性痰,伴或不伴胸痛;②发热(体温 >38℃);③血白细胞计数增高(>10×10^9/L)或减少(<4×10^9/L),伴或不伴细胞核左移;④胸部 X 线检查显示新出现或进展性的肺部片状、斑片状浸润性阴影或间质性改变,伴或不伴胸腔积液。第 4 项加上其他任意 1 项,并排除其他疾病,尤其应注意排除肺不张、心力衰竭和肺水肿、基础疾病肺侵犯、药物性肺损伤、肺栓塞和 ARDS 等,即可作出肺炎诊断。HAP 临床诊断标准除符合肺炎诊断外,还需满足入院时间 >48h 的时间条件。

(2) 病原学诊断

1) 神经外科重症相关 HAP/VAP 的感染途径及病原菌:内源性主要来源于患者口咽部的定植菌,反流性胃内容物以及呼吸道内的定植菌,少部分源于血源性感染。外源性主要来源于医院的环境、水、设备仪器、医护人员的手,各种置入人体的管道。常见病原体主要是需氧的革兰氏阴性杆菌,包括流感嗜血杆菌、肺炎克雷伯菌、大肠杆菌、肠杆菌属、变形杆菌属、沙雷菌属。HAP 和 VAP 病原体的构成类似,MDR 菌感染是导致 HAP/VAP 患者死亡的重要原因。

2) 检测手段:气道分泌物涂片及培养。经验性使用抗菌药物前应留取标本行病原学检查。可行经气管镜保护性毛刷(PSB)和经气管镜支气管肺泡灌洗(BAL)取气道分泌物检测。要对感染和定植进行鉴别分析。下呼吸道分泌物定量培养可明确肺炎诊断及病原菌。分离的细菌菌落计数高于微生物学诊断标准可考虑为致病菌;若细菌浓度低于微生物学诊断标准,仍需结合宿主因素、细菌种属和抗菌药物使用情况综合评估。感染的生物标志物,C 反应蛋白(CRP)和降钙素原(PCT)是近年来临床上常用的判断感染的生物学指标。1,3-β-D 葡聚糖(BG)和半乳甘露聚糖(GM)是目前协助临床诊断侵袭性真菌感染常用的生物标志物。若患者有胸腔感染的征象,则要进行诊断性胸腔穿刺以排除是否并发有脓胸或肺炎旁胸腔积液。

(3) 影像学诊断:胸部 X 线检查显示片状、斑片状浸润性阴影或间质性改变时提示肺炎。需要除外急性肺损伤、左心室衰竭、误吸、肺泡出血等疾病。当胸部 X 线检查显示不理想或表现复杂以及对治疗反应不佳时,可行胸部 CT 检查。

(4) 病情严重程度的评价

1) 轻、中症:一般状态较好,早发型发病,无高危因素,生命体征稳定,器官功能无明显异常。

2) 重症:①意识障碍;②呼吸频率≥30 次 /min;③PaO_2<60mmHg,PaO_2/FiO_2<300,需行机械通气治疗;④动脉收缩压 <90mmHg;⑤并发脓毒症休克;⑥胸部 X 线片显示双侧或多肺叶受累,或入院 48 小时内病变扩大≥50%;⑦少尿:尿量 <20ml/h 或 <80ml/4h,或并发急性肾衰竭需要透析治疗。具有任意一项及以上者可诊断为重症;不具备上述重症参数,但入院时间≥5 日,或机械通气时间 >4 日者也归为重症患者。

4. 治疗

(1) 经验性抗菌药物治疗:符合诊断 24 小时内开始经验性抗菌药物治疗,早发 VAP 和 MDR 病原菌感染低危患者,抗菌药物初始经验性治疗时无须选择广谱抗菌药物;晚发 VAP 可能由 MDR 病原菌引起,则应选择广谱抗菌药物。

早发型无多重耐药菌危险因素 HAP 的常见病原体为肺炎链球菌、流感嗜血杆菌、甲氧西林敏感金黄色葡萄球菌和抗菌药物敏感革兰氏阴性杆菌等,可选择的经验性抗菌药物有头孢菌素类、喹诺酮类、β- 内酰胺类及 β- 内酰胺酶抑制剂复合制剂、厄他培南;早发型有多重耐药菌危险因素 HAP 和晚发型 HAP 的常见病原体为多重耐药菌,经验性抗菌药物选择应注意联合用药,如头孢菌素类、碳青霉烯类、哌拉西林 - 他唑巴坦联合喹诺酮类、氨基糖苷类。若怀疑耐甲氧西林金黄色葡萄球菌感染时,还需联合万古霉素或利奈唑胺。

(2) 目标性抗菌药物治疗:治疗 48~72 小时病情无改善患者,根据细菌培养及药敏试验结果进行针对性抗菌药物治疗。经验性抗菌药物治疗 48~72 小时病情改善患者,根据培养结果予以降阶梯治疗;治疗 5~7 日须再次评估,根据病情调整或停用抗菌药物。铜绿假单胞菌:可选择联合治疗方案,如哌拉西林 - 他唑巴坦或碳青霉烯类联合氨基糖苷类或氟喹诺酮类。不动杆菌:可选择亚胺培南、头孢哌酮 - 舒巴坦、黏菌素或多黏菌素 B 等。肺炎克雷伯菌和肠杆菌(超广谱 β- 内酰胺酶阳性):可选择碳青霉烯类(亚胺培南、美罗培南)或哌拉西林 - 他唑巴坦等。耐甲氧西林金黄色葡萄球菌:可首选万古霉素或利奈唑胺。

(3) 单药治疗与联合药物治疗:初始经验性抗感染治疗常规选用单药治疗,若考虑病原体为多重耐药致病菌,可选择抗菌药物的联合治疗。

(4) 药物不良反应:头孢菌素类、大环内酯类、喹诺酮类可引起精神障碍;头孢菌素类和氨基糖苷类可引发急性脑病;头孢菌素类、碳青霉烯类、喹诺酮类、大环内酯类、单酰胺菌素类可引发癫痫发作,特别是大剂量使用时;氨基糖苷类、四环素类、黏菌素类可加重肌无力。选药用药时应注意。

(5) 抗菌药物的使用疗程:抗感染治疗疗程:推荐 VAP 抗感染疗程一般为 7~10 日,如患者临床疗效不佳、多重耐药菌感染或免疫功能缺陷则可适当延长疗程。抗感染治疗的降阶梯治疗:VAP 患者抗感染治疗推荐降阶梯治疗策略。动态监测血清降钙素原(PCT)及 CPIS,为及时更换抗菌药物提供依据。

(6) 物理治疗:采用物理方法可预防或减少气道内分泌物淤滞,防止发生肺部并发症,改善患者肺功能。治疗方法包括体位引流、胸部叩拍、呼吸锻炼、支气管镜吸痰、痰痂清除和支气管肺泡灌洗等,早期物理治疗可能有助患者的早期康复。但也可加重颅内压增高程度,当颅内压增高时,应用胸部物理治疗须谨慎。

5. HAP 抗菌治疗无效的常见原因

(1) 诊断不可靠:非感染性原因、病原学诊断不明或评估错误。

(2) 病原体清除困难:耐药、呼吸道药物浓度不足(药物或解剖因素)、感染的肺外扩散、呼吸机有关污染源持续存在、宿主免疫防御机制损害。

(3) 二重感染或肺外扩散。

(4) 因药物不良反应,用药受限,系统性炎症反应被激发,肺损伤甚至多器官功能衰竭。临床治疗过程中应动态监测疗效,对治疗无效者应及时分析原因,并尽可能对因处理。

九、癫痫与癫痫持续状态

(一) 病因学及发病机制

神经外科重症患者的癫痫及癫痫持续状态的病因,主要与以下因素关系最为密切。

1. 颅脑损伤　颅脑损伤是癫痫的重要病因之一。发生癫痫的风险取决于外伤的部位和严重程度。在外伤后第 1 年内,严重创伤发生癫痫的风险是轻微创伤的 30 倍。开放性颅脑损伤比闭合性颅脑损伤更容易患癫痫。在开放性颅脑损伤中,如果包括额叶或颞叶在内出现大范围的脑组织损伤,则日后发生癫痫的风险最大。对于外伤后的癫痫,50%~60% 的患者首次发作出现在外伤后 1 年内,尤其在 4~8 个月内最容易出现,85% 的患者其癫痫发生在外伤后 2 年内。颅脑外伤后早期出现癫痫发作提示日后发生癫痫的风险增加。脑部手术后发生癫痫的风险取决于潜在疾病的性质、手术的部位和范围。在术后至少 5 年的随诊中,既往没有癫痫史的幕上非外伤性手术患者的癫痫发生率为 17%,其中立体定向手术和脑室引流术的风险最低(4%),而外科治疗脑脓肿的风险最高(92%)。开颅手术治疗胶质瘤、脑内出血及脑膜瘤患癫痫风险分别为 19%、21% 及 22%。在术后发生癫痫的患者中,术后 1 年内和 2 年内发生癫痫的患者比例分别为 77% 和 92%。

2. 脑血管病　卒中后癫痫患者中,有 2/3 是在卒中后 5 年内患病的,其中大多数发生在 1 年内。部位表浅尤其是皮质或近皮质区域的卒中更容易发生癫痫。出血性比缺血性卒中更容易患癫痫。颅内出血日后发生癫痫的风险为 5%~10%,其中蛛网膜下腔出血的风险最高。未破裂动脉瘤发生癫痫的风险约为 14%,但如果发生破裂而引起颅内血肿,发生癫痫的风险就会增加至 20%~30%。患癫痫的风险也和动脉瘤的部位有关,大脑中动脉动脉瘤要比其他位置更易发生癫痫。反复多次卒中的患者癫痫发病率明显提高。卒中后早期出现癫痫发作也提示日后发生癫痫的风险增加。脑动静脉畸形、海绵状血管瘤、皮质静脉性梗死也是癫痫的常见病因。

3. 中枢神经系统感染　中枢神经系统感染是发生癫痫的重要危险因素。脑炎或脑膜炎患者发生癫痫的风险是普通人的 7 倍,患癫痫风险在感染后 5 年内最高,并且在 15 年内持续存在。病毒性脑炎较细菌性脑膜炎患病风险高,风险最低的是无菌性脑膜炎。在发展中国家,脑囊虫病是症状性癫痫的常见原因,结核瘤和弓形体病也较常见。

4. 脑肿瘤　在成人和儿童新诊断的癫痫中,病因为脑肿瘤的患者所占的比例分别为 25% 和 5%。幕上脑肿瘤患者中,有 50% 可出现癫痫。低度恶性肿瘤要比迅速浸润生长的肿瘤更容易导致癫痫。肿瘤位于皮质或近皮质区域时容易出现癫痫,尤其是位于额 - 中央 - 颞叶区的肿瘤。常引起癫痫的原发性脑肿瘤包括恶性程度低的神经胶质瘤、神经节神经胶质瘤、胚胎发育不良性神经上皮肿瘤(DNT)、错构瘤及脑膜瘤。脑转移瘤也容易发生癫痫,甚至出现癫痫持续状态。

专科训练的监测人员以及持续的脑电专科监测提高了癫痫患者的检出率。诱发癫痫的高危因素包括:癫痫史、术前有癫痫史的患者、颅脑外伤、脑肿瘤、脑血管病(包括自发性蛛网膜下腔出血、脑内血肿、脑动静脉血管畸形)、颅内感染(如脑脓肿、寄生虫等);手术持续时间 >4 小时者更易诱发癫痫;脑水肿或颅内压增高;术后出血或感染。

(二)临床表现

1. 全身强直 - 阵挛发作(大发作)　全身强直 - 阵挛发作是对人体危害最严重的一种,患者表现为突发意识丧失,继而头面部偏转伴随肢体先强直后阵挛性痉挛。可伴尖叫、口唇发绀、尿失禁、舌咬伤、口吐白沫、瞳孔散大。大多数情况下持续数十秒或数分钟后发作自行停止,进入朦胧状态。醒后有头昏、烦躁、疲乏等表现,常对发作过程不能回忆。若发作连续,间隔时间短,患者持续处于意识不清状态者称强直 - 阵挛发作持续状态,常危及生命。

2. 失神发作(小发作)　失神发作主要表现为突发活动中断、意识丧失、可伴肌阵挛或手足摸索等自动症。发作持续数秒至十余秒后自行停止。

3. 单纯部分性发作　表现为躯体的局部或一侧强直、阵挛性发作,或感觉异常发作,历时短暂,意识清醒。

4. 复杂部分性发作(精神运动性发作)　是一种比较复杂的发作情况,多有不同程度的意识障碍及明显的认知、情感和精神障碍。

5. 自主神经性发作(间脑性)　伴有自主神经功能紊乱的症状,如头痛型、腹痛型、晕厥型或心血管性发作。

(三)辅助检查

1. 脑电图　脑电图是癫痫诊断和鉴别诊断中最重要的一项检查工具,尽管高分辨率的解剖和功能影像学在不断发展,但脑电图始终是其他检查方法所不能替代的。

2. 头颅 MRI　MRI 能够发现很多头颅 CT 不能发现的细微结构异常,如海马硬化、局灶性皮质发育不良等,对于癫痫病因诊断、手术评估、预后判断具有重要作用,是癫痫患者影像学检查的首选项目。

3. SPECT/PET　神经功能影像学检查,能够利用不同的示踪剂从脑组织葡萄糖代谢、氧代谢、脑血流灌注、神经受体分布、生化和蛋白质合成等方面的改变对致痫区进行定位及定量分析,还能对癫痫的发生机制进行深入研究。

4. 磁共振波谱成像(MRS)　MRS 是一种可以反映活体脑组织生化代谢的无创性检查方法。癫痫患者的典型表现为 N- 乙酰天冬氨酸(NAA)减少,Cho、Cr 和 MI 增加,是定量诊断癫痫的最敏感指标之一。

(四) 诊断及鉴别诊断

1. 癫痫的诊断　结合患者的临床表现和相应的辅助检查,可对癫痫作出诊断,具体可分为五个步骤:①确定发作事件是否为癫痫发作,涉及发作事件的鉴别,包括诱发性癫痫发作和非诱发性癫痫发作的鉴别。传统上,临床出现两次(间隔至少 24 小时)非诱发性癫痫发作时就可诊断为癫痫。②确定癫痫发作的类型,按照国际抗癫痫联盟(ILAE)癫痫发作分类来确定。③确定癫痫及癫痫综合征的类型,按照 ILAE 癫痫及癫痫综合征分类系统来确定。④确定病因;⑤确定残障和共患病。

2. 癫痫的鉴别诊断

(1) 晕厥:表现为突然短暂的可逆性意识丧失伴姿势性肌张力减低或消失,由全脑血灌注量突然减少引起,并伴随脑血流的恢复而正常。常有精神紧张、疼痛刺激等诱因,发作时见面色苍白,少见意识障碍及舌咬伤,脑电图正常。

(2) 心因性发作:中青年女性多见,常在人多场合发作,常有精神创伤刺激史。发病相对缓慢,发作形式多样,强烈自我表现,动作夸张,少有摔倒、舌咬伤或尿失禁。可对外界刺激作出反应,发作可达数小时,需安慰或暗示后缓解,脑电图少有异常。

(3) 偏头痛:持续时间较长,常出现闪光、暗点、偏盲等视幻觉。表现为剧烈头痛常伴有呕吐。意识障碍少见,发作持续时间长。脑电图可见非特异性慢波。

(4) 短暂性脑缺血发作(TIA):临床多表现为神经功能缺失性症状,如偏瘫、偏盲、偏身感觉障碍等,而癫痫发作多为刺激性症状,如抽搐等。TIA 多见于有脑血管病危险因素的中老年人。

(五) 治疗

抗癫痫药物(AED)治疗应针对患者癫痫发作的类型或患者可能存在癫痫发作风险进行恰当的选择,包括传统的和新型的抗癫痫药,及不同的剂型,如缓释剂。部分性发作(包括继发性全身性发作)首选卡马西平和苯妥英钠,次选丙戊酸和新型抗癫痫药(奥卡西平、左乙拉西坦、托吡酯、拉莫三嗪等)。失神发作首选乙琥胺和丙戊酸。非典型失神发作与失张力发作的首选药物是丙戊酸,次选为拉莫三嗪。肌阵挛发作的首选药物是丙戊酸,次选为拉莫三嗪、氯硝西泮。全身性强直 - 阵挛发作首选丙戊酸和苯妥英钠,新型 AED 如左乙拉西坦、托吡酯、拉莫三嗪和唑尼沙胺也可选用。开始时应单药治疗,最大耐受剂量仍不能有效控制时,再考虑联合用药。注意药物的相互作用以及副作用,必要时做血药浓度监测(卡马西平、苯妥英钠、丙戊酸、苯巴比妥、左乙拉西坦)。

(六) 癫痫持续状态

1. 定义　癫痫持续状态应该被定义为 5 分钟或更长的连续的临床和 / 或脑电记录到的癫痫活动或之间没有恢复期的反复抽搐。癫痫持续状态分为惊厥性癫痫持续状态(与四肢节奏性抽搐相关的惊厥)和非惊厥性癫痫持续状态(脑电图上可显示癫痫活动但是没有惊厥性癫痫持续状态的临床表现)。引起癫痫持续状态的原因有很多种,包括高热惊厥、脑血管意外、感染、原发性癫痫、抗癫痫药物不足、电解质紊乱、药物中毒、颅脑损伤、缺氧和肿瘤等。癫痫持续状态的病因应被明确并尽早治疗。

2. 惊厥性癫痫持续状态的处理　惊厥性癫痫持续状态的治疗包括两个方面:终止癫痫发作及基础病治疗。初期处理应遵循气道、呼吸和循环的 ABC 原则,包括保持气道通畅或气管插管、吸氧、心电和血压监测等。惊厥性癫痫持续状态的治疗应该迅速开始并持续进行直到临床抽搐发作停止,或直到脑电癫痫活动发作停止。苯二氮䓬类药物用于初始紧急治疗。用于控制癫痫持续状态的紧急 AED 包括静脉滴注磷苯妥英钠/苯妥英钠、丙戊酸钠或左乙拉西坦。癫痫持续状态的治疗在发病 1 小时内通常需要开始使用连续性脑电监测。如果怀疑是持续发作,应行气管插管(应用呼吸机),丙泊酚诱导暴发抑制,必要时予以诱导剂量及维持;或者联合咪达唑仑进行控制。昏迷患者,脑电图监测持续时间至少 48 小时。重症监护室的医护人员应进行脑电图监测特殊培训,具备分析原始脑电图和定性脑电图的基本能力。此外,应注意维护好患者基本生命体征的稳定和酸碱平衡,并处理因持续抽搐导致缺氧所诱发或加重的脑水肿、颅内压增高等。

3. 非惊厥性癫痫持续状态(NCSE)的处理　持续脑电监测对于 NCSE 患者的判断及治疗是必需的。针对导致 NCSE 的病因治疗是至关重要的。是否需要积极治疗 NCSE 取决于患者的预后及治疗是否可以改善预后。由于 NCSE 患者可见于多种病因以及多种临床情况下,目前缺乏 NCSE 处理的统一标准,需进行个体化治疗方案的选择。主要处理原则:①积极寻找病因,进行病因治疗(例如病毒性脑炎、代谢性或中毒性脑病);②对于癫痫患者的 NCSE,如不典型失神持续状态、失张力持续状态等可临时应用安定类药物,并进行口服 AED 的调整;③对于危重患者的 NCSE,治疗原则同惊厥性癫痫持续状态,应使用三线药物(麻醉药),并在脑电图监测下进行治疗;④对于缺氧后脑损伤患者 NCSE,尤其伴有低血压者,治疗可相对保守。

(七) 神经外科患者预防性 AED 的应用

1. 脑肿瘤　对于新确诊的脑肿瘤患者(包括原发性肿瘤),AED 不能预防其首次发作,因此预防性 AED 不应常规用于新确诊的脑肿瘤患者。有癫痫发作高危因素的脑肿瘤患者开颅术后可以应用 AED。对于术后无抽搐发作的脑肿瘤患者,特别是那些病情稳定或正在经历 AED 副作用的患者,应该在术后第 1 周逐渐减量并停用 AED。对于无抽搐发作的脑转移瘤患者,不推荐常规预防性使用 AED。已经癫痫发作的患者必要时可以联合用药,但应该避免使用酶诱导性 AED。

2. 颅脑外伤　对于严重颅脑损伤的患者(典型表现为长时间的意识丧失,CT 上表现为颅内血肿或脑挫裂伤或凹陷性颅骨骨折),应用预防性 AED 治疗,开始即为静脉途径负荷量,应在伤后尽早用药以减少伤后早期痫性发作(7 日内)的风险。不推荐在外伤 7 日以后常规预防性应用苯妥英钠、卡马西平或丙戊酸来减少创伤后晚期痫性发作(7 日后)的风险。

3. 脑血管病　在卒中后没有抽搐发作或没有亚临床发作的患者不做 AED 预防性治疗,但是对于之前有抽搐史、脑实质内血肿或大脑中动脉动脉瘤的患者可以考虑应用。卒中后有癫痫的患者应用 AED 进行治疗。

(八) 护理要点

患者发生癫痫以及癫痫持续状态时,要保持呼吸道通畅。应立即将患者头偏向一侧,抽搐时不可用强力按压肢体,以免造成外伤或骨折,用牙垫或用裹纱布的压舌板塞入患者上下臼齿之间,以防咬伤舌头。记录肢体抽搐持续及停止抽搐时间、意识变化时间等,并及时报告医师。注意观察药物使用后可能出现的呼吸抑制,静脉给药时速度要慢,给药同时,密切注意患者呼吸节律及生命体征的变化,一旦出现明显的呼吸抑制,应控制给药量或立即停药。

十、凝血功能紊乱

神经外科重症患者可出现凝血功能紊乱,特别常见于颅脑创伤(traumatic brain injury,TBI)患者,且与伤情严重程度有关。本部分主要阐述 TBI 后的凝血功能紊乱。Harhangi BS 等进行荟萃分析,发现有 32.7%(10%~97.3%)的 TBI 患者发生凝血功能障碍。复旦大学附属华山医院神经外科开展的流行病调查发现,TBI 患者约 17% 存在凝血功能异常,在重型颅脑损伤患者中则高达 50%。凝血功能障碍与出血和缺血性损害密切相关,还与死亡率增加有关。目前,普遍接受的 TBI 后凝血功能障碍的发病机制包括继发于组织因子(tissue factor,TF)的释放、弥散性血管内凝血(disseminated intravascular coagulation，DIC）、局部血小板功能障碍、系统性凝血与纤溶途径的改变以及继发于低灌注状态的蛋白质 C 的激活。因此，更好地理解这一现象有助于识别高危患者及指导进一步治疗以减少继发性损害发生。

（一）正常凝血机制

凝血系统包括了组织因子、内皮细胞、血小板和凝血因子之间复杂的相互作用，是一个复杂的分子细胞网络。止血反应是初级反应，发生于血管损伤位点，通过血小板激活／聚集并启动凝血瀑布，以血管壁细胞膜的磷脂为支架，形成稳定铰链的血小板－纤维蛋白凝块，进而形成血栓（图 14-3-6）。而纤溶系统的激活则严格控制了纤维蛋白降解的启动和程度，保证了新形成的血凝块局限于受损的血管壁局部。

（二）颅脑损伤后凝血功能障碍的发病机制

TBI 后凝血功能异常属于创伤性凝血功能障碍的一种，和其他部位创伤导致的凝血功能障碍存在相似之处，但也有其特殊性。脑组织是人体含组织因子最丰富的组织，颅脑损伤时组织因子的异常激活和释放，进入循环而导致凝血功能的异常，是其中的重要机制。

TBI 后凝血功能障碍的病理生理变化包括：①TBI 后大量Ⅶ因子活化，激活外源性凝血途径，通过凝血瀑布反应，促使凝血酶原转化为凝血酶，在凝血酶作用下纤维蛋白原向纤维蛋白转化；②TBI 患者合并缺氧、酸中毒、细菌感染或休克时，血管内皮细胞损伤触发内源性凝血途径和血小板聚集，产生血液高凝状态，早至伤后 6 小时即可发生；③TBI 患者发生神经体液异常，如儿茶酚胺、皮质激素的异常释放，促进血小板聚集；④高凝状态导致继发性纤溶亢进；⑤TBI 后高凝状态、出血、手术、补液等因素导致凝血底物的大量消耗和稀释，导致凝血功能异常。

（三）颅脑损伤后凝血异常的临床意义

1. 凝血功能异常与患者预后不良相关　研究表明，入院时凝血酶原时间（PT）延长是 TBI 后期不良预后的独立风险因素。也有把入院时国际标准化比值（INR）、活化部分凝血活酶时间（APTT）、血小板或纤维蛋白降解产物以及 D-二聚体异常作为颅脑损伤患者不良预后的预测指标。

凝血功能障碍的 TBI 患者接受重症监护治疗和住院的时间显著延长；接受骨瓣减压的概率更高；气管插管时间更长。Wafaisade 等的荟萃分析显示。合并凝血功能障碍的患者死亡率为 50.4%，而无凝血功能障碍患者的死亡率仅为 17.3%。凝血功能障碍的危险因素包括 GCS<8 分、年龄 >75 岁和存在低血压病史。

2. 凝血功能异常与患者进展性损害相关　TBI 合并凝血功能障碍的患者常出现原来出血病灶的扩大或新发出血，加重继发性损伤（图 14-3-7），称为进展性出血性损伤（progressive hemorrhagic injury，PHI）。凝血功能障碍患者中 PHI 发生率可高达 85%，而凝血指标正常者仅有 31%。颅脑损伤后首个 24 小时内发生凝血异常是 PHI 的最大危险因素。单个凝血功能指标与 PHI 相关性高的为 PTT 延长、血小板减少以及 PT 延长。基础研究发现，小动脉和静脉内微血栓形成与缺血性事件有关。

（四）颅脑创伤后凝血功能障碍的诊断

1. 诊断标准　大多数研究认为，PT、INR、APTT 和血小板计数中当至少有一个指标出现异常时即可诊断为凝血功能障碍。目前，TBI 后凝血功能障碍的诊断标准尚未公认。大多数Ⅰ级创伤中心都以 INR>1.2，APTT>36 秒，血小板计数 <10×10⁹/L，满足其中一项即可诊断为凝血功能障碍。另外，包括纤维蛋白原、D-二聚体、纤溶蛋白原降解产物（fibrinogen degradation products，FDP）、凝血酶-抗凝血酶Ⅲ复合体（thrombin-antithrombin Ⅲ complex，TAT）和纤溶酶-抗纤溶酶复合体（PAP）等其他几项指标的测量可用于实验研究，但在临床应用中受到限制。最近，在围手术期和创伤复苏后，血栓弹力图更加普遍地应用于对整体血液的评估。

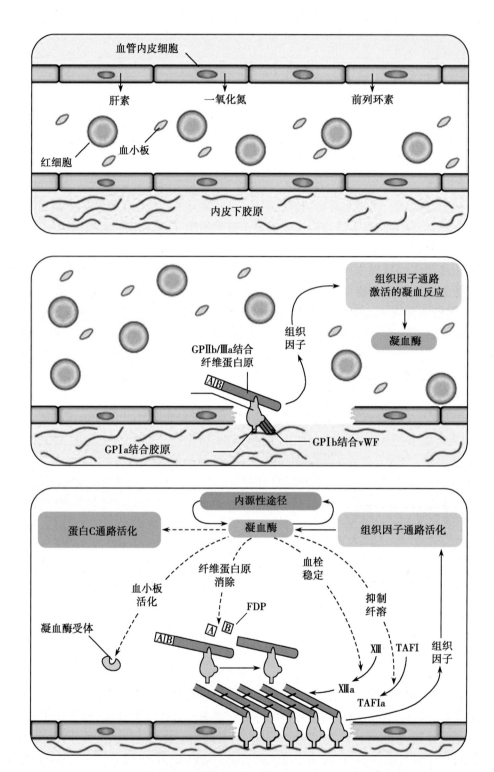

图 14-3-6 正常血管和血液以及止血涉及的 3 个步骤

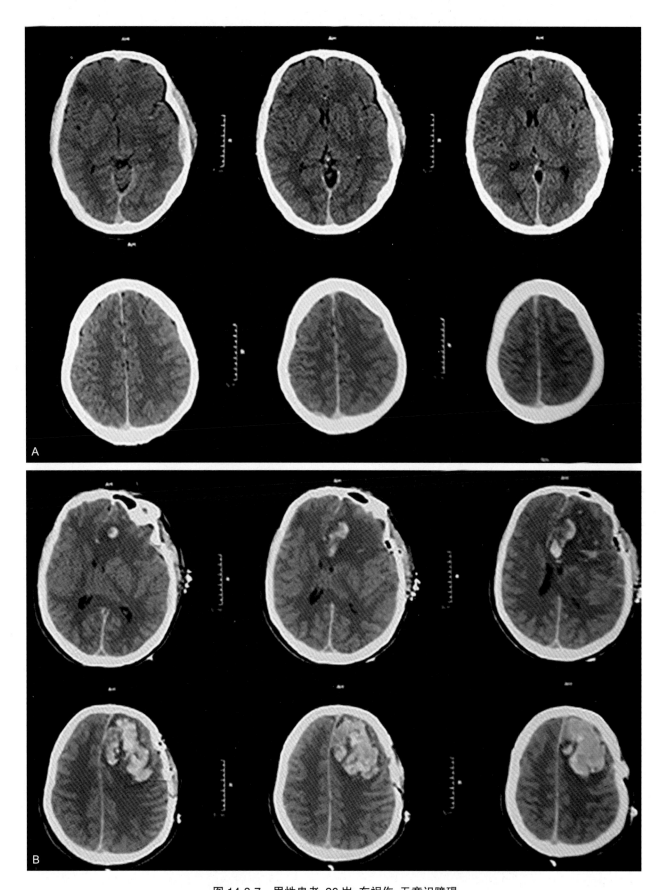

图 14-3-7 男性患者,26 岁,车祸伤,无意识障碍
急诊首次头颅 CT 平扫显示左颞急性硬脑膜外血肿(图 A),当时 INR=1.6;20 小时后(图 B)血肿进展,患者昏迷。

2. 实验室检查（表 14-3-5）

表 14-3-5　用于评估凝血功能障碍的实验室检查

酶促凝血	纤维蛋白溶解	血小板
INR/PT	D- 二聚体	血小板计数
PTT	纤维蛋白原裂解产物	出血时间
纤维蛋白原	纤溶酶原激活物抑制剂 -1	血小板功能分析
TT	血栓弹力图	快速血小板功能试验
抗凝血酶Ⅲ复合体		全血阻抗法血小板聚集测定
凝血酶原降解片段 1+2		血栓弹力图
血栓弹力图		

注：INR，国际标准化比值；PT，凝血酶原时间；PTT，部分凝血酶时间；TT，凝血酶时间。

（1）凝血酶：外源性或组织因子凝血途径的经典检测指标是 PT 以及相应的 INR。PT 是凝血因子Ⅶ、Ⅴ、Ⅹ、Ⅱ和纤维蛋白原消耗和 / 或功能障碍的敏感指标，故也可用于接受华法林治疗的患者凝血功能的监测。APTT 是内源性或接触活化途径的标准检测指标，对凝血因子Ⅺ、Ⅸ和Ⅷ消耗和 / 或功能障碍敏感。也用于肝素抗凝的患者的凝血功能评估。血清纤维蛋白原可以直接进行量化以检测是否缺乏。

（2）血小板：血常规检查可进行血小板计数。常规凝血功能检查中的出血时间测定了损伤表面纤维蛋白凝块形成、出血停止的时间，可作为血小板功能的参考。对长期接受抗凝、抗血小板治疗的患者，床旁血小板检测仪器评估血小板的功能的方式正日益受到重视。血栓弹力图（TEG）可反映血小板的功能。其他血小板功能分析、快速血小板功能检验和全血阻抗法被用于监测血小板在不同条件下形成原始血凝块的能力。

（3）纤维蛋白溶解系统：纤溶活性最主要是测定 FDP，D- 二聚体是测定降解产物最常用的指标。尽管 D- 二聚体是纤溶活性的敏感指标，但是在创伤患者中，组织损伤使 D- 二聚体普遍升高，因此限制了其应用价值。

（4）高凝状态的评估：相对于出血倾向的评估，高凝状态难以进行评估，因为除了通过病理学证明在中小血管内有巨大和微小血栓存在外没有可靠的指标。抗凝血酶和纤维蛋白原片段 1+2 是凝血系统活化的指标，但并不一定意味着存在高凝状态。同样，纤溶酶 - 抗纤溶酶复合体（PAP）显示的是纤溶蛋白原降解的活性。TEG 则把体液、细胞和纤溶系统考虑在内，所以通过 TEG 可以对低凝和高凝状态进行精确的评估。

（5）血栓弹力图用于评估高凝和低凝状态：在血凝块形成过程中，TEG 可以通过评估血液的黏滞性实时提供有关血凝块形成的动力学及其稳定性信息。它能全面测量止血功能，并能识别低凝和高凝这两种状态。TEG 为止血治疗的效果提供实时评估。一些研究结果表明，在创伤患者中，利用 TEG 进行有目的的治疗可以降低与血制品输注相关的死亡率。另外，由于在创伤和大手术后习惯给予预防血栓形成，所以 TEG 也被用来识别存在不易被察觉的高凝状态患者。

（五）颅脑创伤后凝血功能障碍的治疗

凝血功能障碍对创伤预后有着非常重大的影响，及时识别凝血功能障碍，并采取合理措施纠正凝血功能障碍是提高 TBI 患者预后的重要措施。

严重创伤大出血或多发伤合并颅脑损伤的患者可采取"损伤控制复苏（damage control resuscitation，DCR）"。DCR 的主要内容包括：允许性低血压复苏（维持最低脑灌注压要求）；识别和预防低体温；纠正酸中毒；早期立即纠正凝血功能障碍。DCR 的核心内容是将凝血功能障碍的防治提高到创伤复苏中至关重要的位置，强调要在创伤极早期实施"损伤控制外科（damage control surgery，DCS）"的同时就积极采取系列措施来纠治凝血功能障碍。

1. 控制出血　要积极采取各种辅助检查手段,按照标准的创伤评估方案,尽快确定出血部位。对外出血可使用局部加压包扎、填塞压迫、使用止血带、必要时结扎血管等方法止血。活动性内出血应尽快行血管内介入或手术止血,切不可一味地为等待血流动力学稳定而丧失手术机会。实施 DCS 策略,以最简单的方法在最短时间内实现止血和去污染。在严重创伤大出血的急性期,尽快有效地止血是关键。此时必须打破常规思维,对危及生命的出血应当机立断地采取一些极端的措施,如对颅底出血可经颈外动脉介入等,以实现止血的目的,才有可能挽救伤员的生命。

2. 液体复苏　液体复苏的主要理念是在保证重要脏器如脑、心脏等组织的灌注,补充液体维持血压在略低于正常的水平(收缩压 80~100mmHg),直到手术控制出血。在选择复苏液时应注意两个原则:①避免大量补充晶体液,以免血液稀释导致凝血功能障碍加重,进而导致更为严重的出血;②积极纠正凝血功能障碍,包括积极纠正全身低灌注、酸中毒、低体温及合理应用血液制品等。在液体的选择上,等渗盐水和林格液大量使用时容易导致高氯性酸中毒,会加重凝血功能障碍而增加用血量,主张使用乳酸林格液。人工胶体制剂可能通过降低 von Willebrand 因子(vWF)和Ⅷ因子水平、抑制血小板功能、干扰纤维蛋白原作用等机制而加重凝血功能障碍,临床上应注意其用量。小容量高渗盐水是休克复苏中比较理想的液体,但有研究提示会抑制凝血功能、增加出血量,特别是在凝血底物被显著稀释的阶段要引起注意。

3. 积极纠正酸中毒　代谢性酸中毒对凝血因子活性有较大影响,pH<7.0 的严重酸中毒对凝血活性有很大的抑制作用。严重多发伤所致的代谢性酸中毒与难治性休克密切相关,凝血功能障碍引起出血不止又是休克不可纠正的重要原因,两者互为因果,形成恶性循环。加剧凝血功能障碍的病理生理过程。阻断上述过程的关键是纠正循环功能衰竭。由于体外检测的凝血因子活性是模拟生理情况下进行的,即温度为 37℃,pH 为 7.4,故不能正确反映体内低体温和酸中毒等病理情况下凝血系统的功能状况。因此,临床医师不能被临床检验所左右,须根据临床情况,对凝血系统的功能状况作出正确评估,加大抗休克和纠正酸中毒的力度。

4. 注意体温的监测和维护　低体温是重症创伤患者的一个严重问题,不仅影响凝血因子的活力,而且对循环和内环境稳定有严重影响。因此,对于需要大量液体复苏的患者对输注液体要进行预加温。另外,做好患者的保温措施也非常重要,必要时可应用电热毯等加温设备。首选血管、膀胱、食管或直肠内探头测定体温。控制和减少出血是避免低体温的关键,还要去除患者身上潮湿的衣物,减少非损伤部位的暴露,使用毛毯等包裹患者,保持环境保温,对静脉用液体或血液制品进行加热。

5. 早期积极补充各种凝血底物　凝血因子的消耗和稀释是导致创伤性凝血功能障碍的重要原因。对于创伤大出血患者(预期 24 小时内输入 8~10U 浓缩红细胞),有学者提倡设立"大量输血预案(mass transfusion protocal,MTP)",尽早同步输入红细胞、血浆、血小板、冷沉淀、凝血酶原复合物、纤维蛋白原等,要求在输注首剂红细胞的同时就能够给予。Holcomb 等研究显示,以 1∶1∶1 的比例输注血浆/血小板/红细胞的 MTP 方案能改善创伤性大出血患者的预后。发达国家在战地医院或Ⅰ级创伤中心储存融化的通用型 AB 型血浆,或制备冻干的单采 AB 型血浆也能快速获得高浓缩的血浆,以保证患者到达后立即就可以输注。

纤维蛋白原浓度与血小板数量下降被认为是大量输血后凝血功能障碍的重要原因,因而补充纤维蛋白原和血小板对改善凝血功能、治疗创伤性凝血功能障碍有重要作用。有研究显示,仅输注血小板或纤维蛋白原临床上往往起不到很好的疗效,建议两者同时输注。新鲜血浆富含凝血因子Ⅱ、Ⅶ、Ⅸ、Ⅹ等,是治疗创伤性凝血功能障碍的重要手段。凝血酶原复合物是临床上常用的补充凝血因子的药物,成分与新鲜冰冻血浆相似,而容量负荷较小,使用前也无须解冻,可快速获取。对于大量输血的患者,建议每输注 1 000ml 红细胞悬液补充 400U 的凝血酶原复合物;冷沉淀是浓缩的凝血因子,可以和凝血酶原复合物同时使用,加强疗效,建议每输注 1 000ml 红细胞悬液补充冷沉淀 5~10U。

维持一定的红细胞水平有助于能改善凝血功能。有研究显示,血细胞比容 >0.35 时的出凝血时间明显短于较低血细胞比容者,但用以防治创伤性凝血功能障碍理想的血细胞比容和血红蛋白浓度目前尚无定论。因此,对于显著贫血的患者应积极将血细胞比容提高至 0.30 或以上。

6. 早期恰当使用各种止血药物

(1) 氨甲环酸:具有抗纤溶作用。CRASH 系列大型 RCT 研究显示,创伤后早期应用氨甲环酸明显降低了死亡率。快速给予氨甲环酸与严格的控制血压也可用来阻止自发性脑实质内出血的进展。

(2) 重组Ⅶ因子(rFⅦa):研究显示,rFⅦa 对阻止创伤患者因凝血功能障碍所致的致命性出血疗效显著,而成人自发性脑出血和 TBI 研究显示,rFⅦa 可减少血肿增大,但不改变患者预后,而且有增加血栓栓塞事件的风险。rFⅦa 的优势在于可快速纠正 INR,对于高危的颅内出血性损伤患者,rFⅦa 能控制出血,为快速进行神经外科干预创造了条件。

(3) 精氨酸加压素:可以促进内皮细胞释放 von Willebrand 因子(vWF),增加血小板表面糖蛋白受体数量和血液中Ⅷ因子浓度,从而增加血小板功能。适用于血小板减少的患者。

凝血因子制品的种类和用法见表 14-3-6。

表 14-3-6　常用凝血因子制品的种类和用法

产品	凝血因子	剂量
新鲜冰冻血浆	Ⅰ(纤维蛋白原)、Ⅱ、Ⅴ、Ⅶ、Ⅸ、Ⅹ、Ⅺ、ⅩⅢ、抗凝血酶	10~15mg/kg,如果恢复理想,可使凝血因子水平提高 15%~20%
冷沉淀物	Ⅰ、Ⅷ、ⅩⅢ、vWF	1~2U/10kg
凝血酶原复合物(PPSB)	Ⅱ、Ⅸ、Ⅹ(少量Ⅶ)	10~20U/kg
NovoSeven RT (Novo Nodisk)	重组活化Ⅶ因子	大剂量时血栓栓塞并发症风险增高 治疗存在抑制剂的血友病 A 或 B 患者时,90μg/(kg·2h) 治疗Ⅶ因子缺乏症患者时,15~30μg/[kg·(4~6h)]
Ⅷ因子浓缩剂	Ⅷ	每 1U/kg Ⅷ因子可使血清Ⅷ因子水平提高 2%(在通常情况下,50U/kg 可使Ⅷ因子水平提高 100%)
Ⅸ因子浓缩剂	Ⅸ	每 1U/kg Ⅸ因子可使血清Ⅸ因子水平提高 1%(在通常情况下,100U/kg 可使血清Ⅸ因子水平提高 100%)

7. 高凝状态的逆转　理论上,血管内微小血栓的溶解可以减少继发性损伤。给予凝血阻滞剂——抗凝血酶浓缩液被假设作为一种与 TBI 有关的低水平抗凝的方法。然而,对 TBI 患者给予 rFⅦa,尽管观察到它能够轻微地改善高凝状态的凝血指标,但没有显示出可以改善预后或任何临床收益。抗血小板和用肝素抗凝在治疗血栓栓塞性疾病中已得到确认。但是,这样的治疗方法用于 TBI 后,似乎不合常理,而且可能会增加出血进展的风险。在 TBI 的动物实验模型,给予抗血小板化合物可以缩小皮质病变的大小,并可减少微小血栓的形成,但还从未在人体进行这样的试验。利用 TEG 有助于了解高凝状态,目前还用于评估创伤或重大手术后预防血栓治疗的效果,但对此还需要更多的研究。

(六) 展望

TBI 后发生凝血功能障碍的确切机制非常复杂,未来仍然需要更多的基础和临床研究,以加深对发病机制的了解。常规凝血功能检查很难为患者提供针对性治疗的依据,未来需要积极研发新型的监测手段。新的检测方式如 TEG 已经逐步显示了其在指导凝血功能纠正和输血的作用。随着 TEG 使用的临床证据的积累,其作用有望进一步明确。凝血功能障碍的治疗手段仍然较为匮乏,随着基础临床研究的推进以及监测手段的进步,未来必将形成更多有效的药物或疗法,以改善患者预后。

【典型病例】

患者,女,71 岁,重度颅脑创伤。

GCS 4 分;标准凝血参数和颅脑创伤后凝血功能障碍血栓弹力图之间的差异见图 14-3-8。

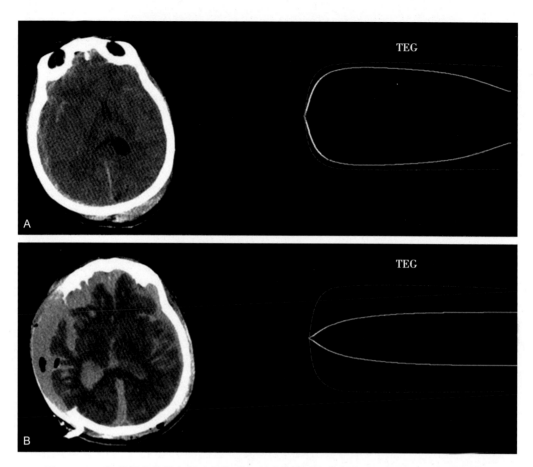

图 14-3-8　标准凝血参数和颅脑创伤后凝血功能障碍患者血栓弹力图(TEG)之间的差异
A. 早期头颅 CT 显示右侧急性硬脑膜下血肿,伴随脑疝形成。入院时,标准化实验室检查显示其凝血参数轻微改变。但是,血栓弹力图显示纤溶亢进和凝血因子功能障碍(虚线表示正常血栓弹力图)。B. 患者立即被推入手术室。切开皮肤前,在建立静脉通道时由于异常出血,输注 2U 新鲜冰冻血浆。术中发生大量出血。最终,患者输注新鲜冰冻血浆 10U、血小板 12U 和活化凝血因子Ⅶ。术后(入院后 3 小时)立即复查头颅 CT 和血液检测显示颅内大量弥散性出血,国际标准化比值 / 部分凝血酶时间异常,纤维蛋白原 155mg/dl(正常范围:170~440mg/dl)。血栓弹力图显示凝血功能障碍更加严重,重度凝血因子功能障碍以及纤维蛋白原消耗。

十一、静脉血栓栓塞性疾病

静脉血栓栓塞症(venous thromboembolic disease,VTE)是神经外科重症常见的并发症,指血液在静脉内不正常地凝结,使血管完全或不完全阻塞,引起静脉回流障碍性疾病。VTE 包括深静脉血栓(deep venous thrombosis,DVT)和肺动脉血栓栓塞症(pulmonary thromboembolism,PTE)两个类型。前者好发于下肢深静脉,可分为近端和远端。DVT 和 PTE 两者相互关联,是 VTE 在不同部位和不同阶段的两种临床表现形式。本节主要阐述 DVT。

(一)深静脉血栓形成

深静脉血栓形成约占 VTE 的 2/3,可发生于全身各部位静脉,多见于下肢深静脉,一般无临床症状。

1. 流行病学特点　现有的流行病学资料和对 VTE 自然病程的研究显示,VTE 每年自然发病率为(100~200)/10 万。神经外科患者是 VTE 的高发人群。数据显示:神经外科患者术后 DVT 的发生率可达 19%~50%,肺栓塞发生率可达 1.5%~5%。不同类型神经外科疾病 VTE 的发病率也略有不同,如颅脑损伤患者 DVT 的发病率为 20%,蛛网膜下腔出血患者为 1.5%~18%,脑肿瘤患可高达 32%。

2. 病因和发病机制　常见的 VTE 高危因素见表 14-3-7。

表 14-3-7　常见的 VTE 高危因素

分类	高危因素
强易患因素（*OR* >10）	下肢骨折 3 个月内因心力衰竭、心房颤动或心房扑动入院 3 个月内发生过心肌梗死 髋关节或膝关节置换术 严重创伤 既往静脉血栓栓塞症 脊髓损伤
中等易患因素（*OR* 2~9）	膝关节镜手术 中心静脉置管 慢性心力衰竭或呼吸衰竭 自身免疫疾病 化疗 应用促红细胞生成因子 激素替代治疗 输血 体外受精 感染（尤其呼吸系统、泌尿系统感染或 HIV 感染） 口服避孕药 浅静脉血栓 炎症性肠道疾病 肿瘤 卒中后瘫痪 产后 遗传性血栓形成倾向
弱易患因素（*OR* <2）	卧床 >3 日 久坐不动（如长时间乘车或飞机旅行） 腹腔镜手术（如腹腔镜下胆囊切除术） 糖尿病 年龄增长 高血压 肥胖 妊娠 静脉曲张

注：*OR*，相对危险度。

　　VET 的病因主要包括静脉内膜损伤、静脉血流淤滞以及高凝状态三方面。外科患者术前活动量减少、术中制动、术后长期卧床均使静脉血流速度明显减慢；麻醉及手术创伤促使组织因子释放，导致高凝状态或血栓形成。神经外科重症患者手术时间长（>4 小时）、长时间应用糖皮质激素、手术中脑局部释放促凝物质、术后偏瘫、长时间卧床及渗透性脱水等均会加重高凝状态并促进血栓形成。

　　3. 临床表现与体征

　　(1) 临床表现：患肢肿胀、疼痛，活动后加重，抬高患肢可好转。偶有发热、心率加快。

　　(2) 体征：血栓远端肢体或全肢体肿胀是主要特点，皮肤多正常或轻度淤血，重症可呈青紫色，皮温降低。如影响动脉，可出现远端动脉搏动减弱或消失。血栓发生在小腿肌肉静脉丛时，可出现血栓部位压痛（Homans 征和 Neuhof 征阳性）。①Homans 征：患肢伸直，踝关节背屈时，由于腓肠肌和比目鱼肌被动牵拉而刺激小腿肌肉内病变的静脉，引起小腿肌肉深部疼痛，为阳性；②Neuhof 征（即腓肠肌压迫试验）：刺激小腿肌肉内病变的静脉，引起小腿肌肉深部疼痛，为阳性。后期血栓机化，常遗留静脉功能不全，出现浅静脉曲张、色素沉着、溃疡、肿胀、疼痛或局部不适等,称为 DVT 后综合征(PTS)。

4. 辅助检查

(1) D- 二聚体:血浆 D- 二聚体阴性是除外肺栓塞的有价值指标之一,但 D- 二聚体单独检查的灵敏度及特异度较低。由于术后短期内患者 D- 二聚体几乎都呈阳性,因此 D- 二聚体对于外科术后 DVT 的诊断或者鉴别诊断价值不大,但可用于术前 DVT 评估。另外,对于肿瘤、炎症、感染、坏死等很多可产生纤维蛋白的情况,D- 二聚体也可大于 500g/L,故预测价值较低,不能据此诊断 DVT。同时该检查对 80 岁以上的高龄患者特异度较低,不宜用于这些人群。

(2) 血液高凝状态:对血液高凝状态和血栓形成倾向的检查(抗凝血酶、蛋白 C、蛋白 S,因子 V Leiden,凝血酶原 G20210A)有助于明确 VTE 的病因,但不会影响 VTE 的治疗,因此不推荐作为常规检查。

(3) 彩色多普勒血管超声:彩色多普勒血管超声可以作为 DVT 的常规检查手段,也是确诊可疑 VTE 患者的首选。行常规超声检查的同时推荐行加压静脉超声成像(compression venous ultrasonography,CUS)检查,即通过探头压迫静脉观察诊断 DVT,静脉不能被压陷或静脉腔内无血流信号为 DVT 的特定征象。CUS 与静脉造影对 DVT 患者的诊断价值相似,近年来有采用超声代替 CT 静脉造影的趋势。结合有无血栓的诱发因素,在进行超声检查前可以将患者分为高、中、低度 DVT 可能性。初始扫描阴性或不能确诊,但存在临床可疑症状的患者或临床症状不能缓解的患者,应该重复超声检查。如果连续两次超声检查均为阴性,对于低可能性患者可临床观察,对于中度和高度可能性患者可给予抗凝治疗,对于高发病率组的患者,如果第 2 次扫描仍阴性应考虑进行静脉造影。

(4) 放射性核素血管扫描检查:利用核素在下肢深静脉血流或血块中浓度增加,通过扫描而显像,对 DVT 诊断是有价值的无创检查。

(5) 螺旋 CT 静脉造影(CTV):是近年出现的新的 DVT 诊断方法,可同时检查腹部、盆腔和下肢深静脉情况。

(6) 静脉造影:是 DVT 诊断的"金标准",可在多次超声检查仍无法明确诊断时应用。

5. 诊断及鉴别诊断　对于怀疑 DVT 的患者,需要进行详细的病史询问以评估其危险因素,评估其罹患 DVT 的危险性可借助 Well 评分工具(表 14-3-8)。评估其风险后,结合临床症状、查体及客观影像学检查作出诊断(图 14-3-9)。

表 14-3-8　Well 评分工具

易患因素及临床表现	评分 / 分
进展期恶性肿瘤	1
瘫痪、近期行下肢石膏固定术	1
近期卧床 >3 日或 4 周内的外科大手术	1
沿深静脉系统分布的局部压痛	1
大腿和小腿肿胀	1
与无症状的下肢比,周径差≥3cm(胫骨粗隆下 10cm 测量)	1
凹陷性水肿(以有症状下肢明显)	1
浅静脉扩张	1
与 DVT 比更倾向于其他诊断	-2

注:低危,≤0 分;中危,1~2;高危,≥3 分。低危、中危、高危患者发生 DVT 的可能性分别为 3%、16.6%、74.6%。

6. 治疗

(1) 预防:预防开始的时间越早越好。神经外科危重患者入住 NICU 时需要对其危险因素进行详细评估进而确定预防治疗的措施。

1) VTE 风险评估方法(Caprini 模型):见表 14-3-9。

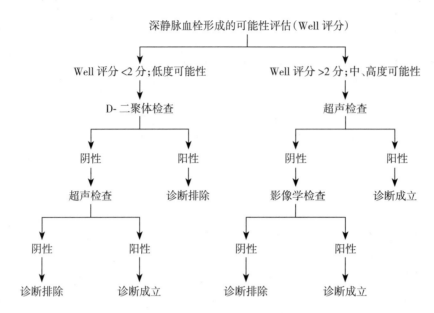

图 14-3-9　深静脉血栓的诊断流程图

表 14-3-9　VTE 风险评估方法（Caprini 模型）

评分	风险因素
每项风险因素记 1 分	①年龄为 41~46 岁；②急性心肌梗死；③下肢水肿（现患）；④充血性心力衰竭（<1 个月）；⑤静脉曲张；⑥卧床内科患者；⑦肥胖（BMI≥25kg/m²）；⑧炎症性肠病史；⑨计划小手术；⑩大手术史（<1 个月）；⑪败血症；⑫肺功能异常（COPD）；⑬严重肺部疾病，含肺炎（<1 个月）；⑭服避孕药或雌激素替代治疗；⑮妊娠期或产后（<1 个月）；⑯不明原因死产，习惯性流产（≥3 次），早产伴有新生儿毒血症或发育受限；⑰其他风险因素
每项风险因素记 2 分	①年龄 60~64 岁；②中心静脉置管；③关节镜手术；④大手术（>45 分钟）；⑤恶性肿瘤（既往或现患）；⑥腹腔镜手术数（>45 分钟）；⑦患者需要卧床（>72 小时）；⑧石膏固定（<1 个月）
每项风险因素记 3 分	①年龄≥75 岁；②血栓家族病史；③DVT/PE 患者史；④凝血酶原 G20210A 阳性；⑤因子 V Leiden 阳性；⑥狼疮抗凝物阳性；⑦血清同型半胱氨酸升高；⑧肝素引起的血小板减少（HIT）（不可使用肝素或者任何低分子量肝素）；⑨抗性磷脂抗体升高；⑩其他先天或后天血栓形成（类型请描述）
每项风险因素记 5 分	①卒中（<1 个月）；②多发性创伤（<1 个月）；③选择性下肢关节置换术；④髋关节、骨盆或下肢骨折；⑤急性骨髓损伤（瘫痪）（<1 个月）

风险因素总分：

风险因素总分 / 分	风险等级	DVT 发生率	推荐预防方案
0~1	低危	<10%	早期活动
2	中危	10%~20%	药物预防或物理预防
3~4	高危	20%~40%	药物预防和 / 或物理预防
5	极高危	40%~80%（死亡率 1%~5%）	药物预防和物理预防

□门诊小手术，无须 VTE 预防
□ VTE 预防禁忌证

抗凝药物的使用禁忌

活动性出血：①慢性、显性出血 >48 小时；②活动性出血，24 小时内输血多于 2U（800ml）
器官出血风险：①近期中枢神经系统出血，有出血风险的颅内 / 脊髓受伤；②近期行有高出血风险的大手术
凝血功能异常：①12 小时内可能接受脊髓麻醉和脊椎麻醉穿刺；②血小板计数减少（<50×10⁹/L）；③高跌倒风险（头颅外伤）；④血小板功能异常（药物、尿毒症、造血异常）；⑤未控制的高血压；⑥凝血因子异常（Ⅶ因子缺乏、严重肝病）；⑦PT/APTT（不含狼疮抑制剂）

续表

物理预防的使用禁忌

①充血性心力衰竭,肺水肿或下肢水肿;②下肢静脉血栓症,血栓性静脉炎或肺栓塞;③间歇充气加压装置和梯度压力弹力袜不适用于下肢局部情况异常(如皮炎、坏疽、近期接受皮肤移植手术),下肢血管严重动脉硬化或其他缺血性血管病、下肢严重畸形等

2) 预防方法:VTE 预防的方法主要有早期活动、物理预防和药物预防。早期活动可以降低 VTE 风险,但是很多 NICU 患者常无法进行早期充分的活动。物理预防包括间歇充气加压泵(IPC)和加压弹力袜,可以增加下肢静脉血流和 / 或减少静脉血流的淤滞,明显降低 DVT 的发生率。药物预防主要有普通肝素和低分子量肝素(LMWH)。由于出血风险或药物敏感性(如肝素可诱导的血小板减少症),部分患者可能不适合肝素抗凝,需选择新型的非肝素抗凝剂(如重组水蛭素、阿加曲班)等药物。对于那些不能使用任何抗凝剂的患者,应该考虑放置下腔静脉滤器,以防止肺动脉栓塞。

在应用普通肝素和 LMWH 时必须考虑到有引起出血的危险,高危险因素包括活动性出血、获得性出血性疾病(如急性肝衰竭)、合用抗凝剂(如同时使用华法林治疗)、12 小时内将行腰椎穿刺、血小板减少(血小板计数 $<85 \times 10^9$/L)、不受控制的收缩压(230/120mmHg 或更高)、未治疗的遗传性出血性疾病(如血友病、血管性血友病等)等。存在上述危险因素之一的患者,不建议抗凝治疗,除非 VTE 风险大于出血风险。

对于经历较大神经外科手术的患者,常规使用 IPC 预防血栓形成,存在 VTE 高风险的患者,联合应用机械性方法(IPC 或加压弹力袜)和药物治疗(LMWH 或普通肝素)。应鼓励所有急性卒中患者早期活动和摄入足够的水分,以防止 DVT 和肺栓塞发生。对蛛网膜下腔出血患者应该采取预防深静脉血栓的措施。LMWH 或普通肝素不应在动脉瘤没有破裂或即将手术的患者预防应用。普通肝素的预防应用应该在动脉瘤术后 24 小时后开始。普通肝素和 LMWH 应该在颅内手术操作前后 24 小时停用。DVT 预防的持续时间是不确定的,但是可以根据患者活动情况确定。使用抗血小板治疗缺血性卒中患者,可防止 DVT/ 肺栓塞发生。预防剂量的 LMWH 或普通肝素可以谨慎用于存在 DVT/ 肺栓塞高风险的急性缺血性卒中的患者,同时应高度警惕出血风险。

(2) 早期 DVT 的治疗:抗凝治疗是静脉血栓栓塞症的标准治疗,DVT 的早期抗凝治疗可皮下注射低分子量肝素或肝素。大量临床随机对照试验已证实抗凝治疗可抑制血栓蔓延,降低肺栓塞发生率和病死率。

1) 对于确诊为 DVT 的患者:推荐使用皮下注射低分子量肝素或静脉、皮下注射肝素。对于临床高度怀疑 DVT 的患者,如无禁忌,在等待检查结果期间可考虑抗凝治疗,根据确诊结果决定是否继续抗凝治疗。治疗的第 1 日开始联合应用维生素 K 拮抗剂和低分子量肝素或肝素。在 INR 达到 2.0 后,停用肝素。对于急性 DVT 的患者皮下注射肝素可替代静脉肝素的治疗。静脉给予肝素必须进行监测,以确保疗效和安全性。目前常用的监测是 APTT,肝素的治疗效果应尽快达到和维持抗凝前的 1.5~2.5 倍。

2) 对于急性 DVT 患者:推荐皮下注射低分子量肝素 1 次 /12h。对于严重肾衰竭的患者,建议使用静脉肝素,谨慎考虑低分子量肝素。

3) 静脉溶栓:早期溶栓治疗有效,但是溶栓治疗可能增加出血的风险。治疗急性期的严重髂股静脉血栓,在适当的抗凝治疗下,可考虑使用溶栓治疗。

4) 导管溶栓:导管溶栓与全身溶栓相比具有一定的优势,但有报道导管溶栓与局部和全身出血有关系,并且需要再与常规抗凝比较,对效益 / 风险进行仔细评估后,方可适用于患者。国内有全身和导管溶栓的临床对照研究认为置管溶栓术与常规的药物治疗相比,显效率高,治疗时间短,并发症少。有小样本支持局部应用溶栓药的病例报道。鉴于尚无充分的循证医学证据,目前对导管溶栓仍需严格掌握适应证。

5) 手术取栓:主要用于早期近端 DVT,通常的并发症是血栓复发。对于严重患者,如某些严重的髂股静脉血栓形成,可考虑应用。目前只有极少数的小样本的随机临床对照试验结果证实手术可减少肺栓塞和早期血栓形成的复发以及瓣膜功能远期疗效好。对于远期疗效,目前尚缺乏有力的循证医学证据。

6) 下腔静脉滤器:下腔静脉滤器可以预防和减少肺栓塞的发生。对于大多数 DVT 患者,不常规推荐

应用腔静脉滤器。对于抗凝治疗有禁忌或有并发症,或者充分抗凝治疗的情况下反复发作血栓栓塞症的患者,建议放置下腔静脉滤器。

7) 体位治疗:发病 7 日内的急性 DVT 患者在进行抗凝治疗的同时推荐进行一段时间严格的卧床休息并抬高患肢,以防止血栓脱落造成肺栓塞。但对 30 日以上的慢性 DVT 患者,运动和腿部加压的患者比卧床休息的患者其疼痛和肿胀的消除速度显著快。因此并不严格要求患者卧床休息。

(3) DVT 的长期治疗:DVT 患者需长期抗凝治疗以防止出现有症状的血栓发展和 / 或复发性静脉血栓事件。必须根据个体情况进行后续的长期治疗。

(二) 肺血栓栓塞症

肺血栓栓塞症(pulmonary thromboembolism,PTE)是一组神经外科重症监护潜在风险很高的疾病,一旦发生症状性肺栓塞,后果会极其严重,因而应重视 PTE 的监测和预防,特别是已发生 DVT 的患者。此外,更强调进行多学科协同诊治。对于不明原因呼吸困难的患者,要考虑 PTE 可能,血气分析是 PTE 的第一步检查手段,CTA 是目前诊断 PTE 最便捷快速的方法。对于确诊 PTE 的患者,要根据患者病情即使决定是否采取溶栓治疗,抗凝治疗则是 PTE 的基本治疗手段,神经外科患者由于病情特殊,需要充分评估患者病情并严密监测可能的症状性出血。介入及手术治疗 PTE 目前仍缺乏有力的循证医学证据,需要进一步研究支持。

十二、康复治疗

(一) 神经外科重症患者早期康复时机与指征

神经外科重症引起各种功能障碍,包括认知、行为、言语、情绪及运动、感觉等方面的功能障碍以及继发性功能障碍。康复治疗的目的是使功能障碍能够最大程度降低,残余的功能能够最大程度提高及代偿,尽可能防止继发性功能障碍的产生。

神经外科重症的康复强调早期介入。康复曾被认为是一种后续治疗,康复治疗大多数是在针对导致疾病的原发病的特异性治疗告一段落,并转送至康复机构之后才进行。很多患者因此丧失了宝贵的早期康复的时机,甚至由于发生了继发性功能障碍而进一步增加了康复难度。目前国际上强调神经外科重症患者的康复治疗要早期开始,应从急性期就介入,这是关系到患者康复治疗效果的关键。为了获得最佳的治疗效果,康复治疗必须在发病后尽早开始,预防性康复措施应该完全融入重症急性期的治疗当中。

(二) 神经外科重症患者康复治疗

神经外科重症患者常常处于昏迷状态,苏醒时间是影响预后的重要因素,因此,在昏迷期神经外科重症患者就应进行康复干预。在促醒处理的同时,及早进行被动性康复处理避免废用状态的进一步发展,为醒后功能的恢复奠定良好的基础。在促醒后及早用主动性康复处理取代被动性处理,促进肢体功能进一步恢复。昏迷期患者要注意肢体的摆放和被动性功能运动,这可以直接影响患者苏醒后的运动功能,防止产生失用综合征和误用综合征;在康复治疗中,通过运动功能的训练,可使感受器接受的传入冲动促进大脑皮质功能的可塑性改变,使丧失的功能重新恢复,可以使肢体正常的运动功能模式形成,达到运动功能最大限度地恢复,从而避免了失用综合征和误用综合征的发生,保证了术后肢体功能的恢复。因此,对神经外科重症患者进行早期康复治疗能够最大程度恢复其功能,可以明显提高患者的生活质量和生活自理能力,有利于患者重返社会。

1. 昏迷期   ①良肢位摆放及 2~4 日定期变换体位;②关节被动运动,由近端大关节至远端小关节依次进行,每日 2~3 次;③手法拍痰;④功能性电刺激,上肢刺激伸肌群、下肢刺激屈肌群,每日 2 次,每次 30~40 分钟;⑤四肢压力循环治疗,每日 1 次,每次 20 分钟,预防深静脉血栓形成;⑥手足功能位支具防止足下垂及关节挛缩;⑦给予触觉 - 本体感觉刺激、光刺激、音乐耳机听觉刺激等。

2. 清醒期   ①床上四肢关节被动训练与主动训练相结合,逐步加大主动训练强度;②床上翻身与移动,被动辅助与部分主动相结合,逐步抬高床面水平,进行心肺功能适应训练;③肢体肌张力低者可配合电针治疗,增加电刺激强度;④急性脑梗死溶栓疗法后运动功能迅速恢复者,尽早进行斜床站立、平衡功能训练、步行训练及 ADL 训练;⑤对认知功能较好的吞咽障碍者、语言障碍者,尽早开始个体化吞咽功能及语言训练;⑥高压氧治疗可改善脑细胞的代谢,使脑细胞供氧改善的同时脑血管可以收缩,使脑水肿得以控制,有利于减轻脑组织的继发性损害;⑦气管切开患者停止机械通气后即可进行肺功能训练;⑧生命支持监护解除后尽早进入常规康复训练程序。

3. 注意事项　伤病的临床治疗和康复治疗的结合需要根据患者的具体情况全面考虑,因为任何的康复措施均涉及某种程度的活动,康复措施的强度应该取决于患者体质情况和疾病的稳定情况。神经外科重症患者的整体机能状况及自诉病情的能力较差,康复治疗人员更应谨慎从事,防止发生医源性损伤。神经外科重症患者的病情变化较快较急,且住院过程中往往会发现初诊时未发现的病变,所以应随时注意观察病情,及时调整治疗方案。

(1)出现颅内血肿进行性增大、弥漫性脑肿胀、颅内压明显增高、癫痫发作、脑疝、意识障碍加重、神经系统症状体征进展;严重低氧血症、低血压、超高热、严重上消化道出血、致命性心律失常;严重感染、多器官功能衰竭等危及生命或其他严重影响预后的因素时,应暂时停止康复训练。

(2)出现严重血压升高,收缩压≥200mmHg 和 / 或舒张压≥120mmHg,颅内压监测 >25mmHg 时,被动或主动训练时心率≥120 次 /min 和 / 或血氧饱和度 <90%,应减低康复训练强度、保持良肢位及体位变换等最低限度康复措施。

(3)出现一般肺部感染、尿路感染、高血糖状态、营养不良、水电解质失衡时,可暂时降低康复训练强度,经过临床处理、纠正平稳后逐渐恢复康复训练强度。

第十五章

立体定向放射外科

内容要点:

1. 立体定向放射外科利用照射靶区内外辐射剂量的梯度差异治疗肿瘤。

2. 伽玛刀是立体定向放射外科的金标准,是微创神经外科的重要手段。是否严格把握治疗适应证是影响伽玛刀治疗效果的重要因素,也是减少并发症的关键所在。

一、立体定向放射外科的概念及历史发展

立体定向放射外科(stereotactic radiosurgery,SRS)是指利用立体定向系统的精确定位将外部高能量电离辐射束(γ 射线、X 射线或荷电粒子束)聚焦于某一局部靶区内,一般分 1~5 次大剂量集中照射靶区内组织,产生放射性坏死或引起所需要的生物学效应,达到类似外科手术的效果,而靶区外组织因放射剂量呈梯度锐减,免受损伤或呈轻微的可逆性损伤。目前 SRS 技术主要由伽玛刀放射外科(简称"γ 刀")、直线加速器放射外科(包括 X 刀、诺力刀及射波刀)和荷电粒子束放射外科(简称"质子刀")组成。SRS 与常规放疗治疗原理不同,常规放疗利用肿瘤组织与正常组织之间不同的放射敏感性治疗肿瘤,而 SRS 利用照射靶区内外辐射剂量的梯度差异来治疗肿瘤。

1951 年瑞典神经外科医生 Lars Leksell 最早提出 SRS 的概念,他首先在 1949 年发明的第一代立体定向装置上安装了 X 线管球,围绕患者的头部做弧形的旋转,并将射线的中心聚焦于三叉神经半月节上以治疗三叉神经痛,SRS 技术及概念由此诞生。1967 年 Leksell 教授及其同事在 Karolinska 医院研制出世界上第一台伽玛刀,安装在 Studsvik 核电站,由呈半球形排列的 179 个钴 -60 源和 2 个准直器组成,其目的是在不开颅的情况下经一次性高剂量照射能在脑内白质传导束或脑内核团制造盘状毁损灶,以治疗功能性神经外科疾病,但治疗的第一例患者为颅咽管瘤。1974 年又设计制造了第二台伽玛刀(第二代)安装在 Karolinska 医院,它是由 201 个钴 -60 放射源和 3 个不同直径准直器组成,产生一个近似球形的照射野,并开始使用计算机辅助剂量计划系统,用于治疗高度选择的脑动静脉畸形(AVM)、听神经瘤、垂体瘤和颅咽管瘤。1984 年瑞典医科达公司设计制造出第三代伽玛刀。它分为 U 型和 B 型两种,仍使用 201 个钴 -60 放射源,有 4 个口径的准直器(4mm、8mm、14mm 和 18mm),可采用 CT、MRI 扫描或 DSA 进行影像定位。其后第三代和第四代伽玛刀逐步实现智能化、自动化和剂量计划系统优化。2006 年 5 月,医科达公司推出第六代伽玛刀 Leksell Gamma Knife Perfexion™,使用 192 个钴 -60 放射源,准直器系统由原来的半球形改良为圆柱锥形状,圆柱内的空间增大近 3 倍,理论上治疗范围从脑部扩大到颅底、颅外的头颈部、颈椎、颈部脊髓和鼻咽部。2015 年医科达公司推出最新一代 Leksell Gamma Knife® Icon™*,在 Leksell Gamma Knife® Perfexion™ 设备上增加 CBCT 校准并对软硬件进一步升级,从而在保留传统的有框架定位基础上同时实现无框架定位,有无框架定位的定位精度均达 0.15mm,在进行经典的单次大剂量放射外科治疗的基础上增加了分次放射外科治疗功能。

1996 年,中国设计制造出第一台旋转式伽玛刀——OUR-XGD 型伽玛刀;1997 年,又推出体部伽玛刀;1999 年,推出 MASEP-SRRS 头部旋转伽玛刀,目前最新产品为 INFINI 头部旋转伽玛刀;2002 年推出超级伽玛刀全身放射治疗系统。

在伽玛刀放射外科逐渐蓬勃兴起的时候,基于直线加速器的放射外科也在沿着自己的轨迹逐渐发展。1957 年第一台直线加速器被研制出来并在美国投入使用,放射治疗学作为独立的学科正式走上历史舞台。1983 年阿根廷神经外科医生 Osvaldo Betti 和工程师 Derechlinsky 等人报道了在巴黎及布宜诺斯艾利斯开始将脑立体定向手段与直线加速器结合,对颅内靶区进行集中照射,开创了等中心直线加速器(lineac)放射外科即 X 刀的技术探索。1984 年意大利 Colombo 也同时提出了 X 刀的理论及方法。1987 年,Winston 和 Lutz 用 6-MVX 射线非共面多弧等中心旋转实现多个小野聚焦照射,创立了 X 刀。1992 年,Loeffler 在美国波士顿建立第一家 X 刀治疗中心。1992 年美国斯坦福大学的 John Adler 将小型直线加速器安装在机器人机械臂上,研制出一款影像引导的无框架放射外科设备,定名为 Cyberknife radiosurgery(注册为 Cyberknife® system),即以后普遍使用的射波刀。

质子和重离子为带电粒子,在放射物理剂量分布上优于 X 线和伽玛射线。具有一定能量的质子(或重离子)在物质中具有确定的"射程",在射程末端处的能量损失最大,即出现所谓的 Bragg 峰。利用该特性治疗肿瘤时,可以通过调节它们的能量使质子和重离子停止在肿瘤的指定部位,达到对肿瘤的最大杀伤,而肿瘤前面的正常组织受到损伤很小,肿瘤后面的正常组织几乎不受影响。1946 年,Wilson 提出高能质子用于治疗肿瘤,之后进入 20 世纪 50 年代,Leksell 与放射生物学家 Borje Larsson 在 Uppsala 大学利用聚焦质子射线进行了系列的动物和人体试验,同一时期美国的 John Lawrence 于 1954 年进行首例质子束照射垂体以治疗癌症痛。1979 年,Kjellberg 利用回旋加速器产生质子束,并采用 SRS 的方法进行治疗。截至 2021 年 9 月,全世界正在运营中的质子治疗中心 99 家,治疗的肿瘤包括颅底软骨肉瘤、脊索瘤、眼球葡萄膜黑色素瘤、前列腺癌等。

二、立体定向放射外科的治疗机制

放射治疗靶区内的生物组织受电离辐射(即照射治疗)后,一般会发生 4 个阶段的生物效应。①物理效应:发生在受照后 $10^{-16} \sim 10^{-12}$ 秒之间,主要指带电粒子和构成组织细胞的原子间的相互作用,产生原子的电离作用;②化学效应:发生在受照后 $10^{-12} \sim 10^{-2}$ 秒之间,主要指受损伤的原子和分子与其他细胞成分发生快速化学反应的时期,电离和激发导致化学键断裂及自由基形成,从而导致 DNA 的损伤;③生物学效应:发生在 1 秒至数小时之间,DNA 双链断裂不能修复,最终导致细胞死亡;④临床效应:发生在数小时至数年之间,会产生克隆源性细胞死亡(肿瘤得到控制)、突变、癌变、正常组织的早晚期副作用。

单次大剂量照射治疗后,对靶区内组织会同时发生直接和间接两种作用。直接作用表现为受照组织部分细胞的 DNA 双螺旋链被高能射线打断,这些细胞因不能正常代谢而迅速死亡和破裂;间接作用表现为受照组织中的毛细血管壁因射线作用而产生肿胀、变性、坏死、血管腔变窄、血液流动缓慢、血栓形成,最终导致血管闭塞,进一步使受照组织缺血缺氧,组织变性坏死,从而达到控制肿瘤生长的目的。

靶区内组织放射外科治疗后产生的典型的病理改变,是通过照射动物的正常脑组织和癌痛患者接受止痛治疗后尸解资料获得的,其特点可分为 3 期。①坏死期:一次性接受 200Gy 极量照射后 3~4 周即可观察到受照组织内出现坏死和急性退行性炎性反应改变。②吸收期:这一期以细胞活动为特点,吞噬细胞自病变中心开始清除坏死碎片,同时胶质瘢痕开始形成,坏死区周围有胶质细胞增生,偶可见巨核细胞。病变边缘还可见到慢性炎性反应、新生毛细血管形成和血管内充血、细胞增生,此期持续 1 年以上。③晚期:此期特点是永久性瘢痕形成,病灶处于稳定状态,炎性反应消退。不同类型肿瘤,因其放射敏感度不同,各期的病理变化时相也各不相同,转移瘤和淋巴瘤等恶性肿瘤变化快,而神经鞘瘤和脑膜瘤等良性肿瘤变化慢。

放射生物学家根据正常组织和器官对放射线的不同敏感性和耐受性,将组织分为两种:早反应组织和晚反应组织。早反应组织为高度放射敏感器官和组织,如骨髓系统、睾丸、淋巴组织,黏膜、上皮组织。晚反应组织对射线有抗拒性,如成人的神经组织、成熟的骨骼、肌肉等。但是,胎儿和婴幼儿的神经组织、骨组织、软骨、肌肉和内分泌腺体对射线非常敏感。

根据靶区内组织的放射生物学特点将放射外科的靶区组织分为四类。① I 类靶区:即晚反应正常组织与晚反应靶组织相互混杂。例如动静脉畸形由畸形血管团组成,与正常的脑组织交织在一起,靶组织与正常的脑组织均为晚反应组织,常规放疗只能产生较小的放射生物学效应,而放射外科的单次大剂量导致血管内皮损伤及内皮下的纤维组织增生,最终导致畸形血管闭塞。② II 类靶区:即晚反应正常组织包绕晚反应靶组织。例如良性脑膜瘤、听神经瘤、血管网状细胞瘤、三叉神经鞘瘤等,边界清楚,通常不累及脑实质,治疗靶区内外照射剂量陡降,靶区外的正常脑组织接受的剂量明显低于肿瘤组织。③ III 类靶区:即早反应靶组织与晚反应正常组织相互混杂。例如低度恶性胶质瘤的正常胶质细胞与异常胶质细胞相互交织在一起,放射外科治疗后极易产生脑水肿,而靶区外放射剂量陡降,靶区外潜在的肿瘤细胞没有得到足够的放射剂量而易复发。④ IV 类靶区,即晚反应正常组织包绕早反应靶组织。例如转移瘤呈膨胀性生长,将正常脑组织推向肿瘤的周围,肿瘤与正常脑组织之间界限清楚,伽玛刀高剂量聚焦照射,使靶区组织接受单次大剂量照射,足以杀死富氧细胞和乏氧细胞,闭塞肿瘤内的滋养血管,达到控制肿瘤生长,使肿瘤缩小或消失。

三、立体定向放射外科的设备简介

Leksell Gamma Knife Perfexion™ 伽玛刀由钴 -60 放射源、准直器、移动式治疗床、控制系统、剂量计划系统和 Leksell G 型立体定向架组成。Leksell Gamma Knife Perfexion™ 伽玛刀使用 192 个钴 -60 放射源平均分布于 8 个扇区,初装时每个放射源的放射活度为 30Ci。准直器孔直径分为三种型号,即 4mm、8mm、16mm。

射波刀治疗系统构成主要包括:机器臂和直线加速器、X 线实时定位系统、同步呼吸追踪系统、6D 颅骨追踪、脊椎追踪、金标追踪、治疗床和治疗计划软件等。

医用质子重离子放射治疗系统构成主要包括:治疗加速器、束流运输系统、机架系统、束流配送系统、定位和图像引导系统和治疗控制系统等。加速器类型主要包括同步加速器、回旋加速器和直线加速器,其中同步加速器和回旋加速器是目前主流的类型。

四、立体定向放射外科的治疗步骤

一般分为影像定位、影像输入及注册、治疗计划设计和传输、上机治疗等主要步骤。下面介绍经典的伽玛刀放射外科治疗过程:

1. 安装立体定向头架　局麻下用金属螺钉将 Leksell 立体定向头架固定在患者的颅骨上,测量头皮距或者全颅 CT 扫描,输入治疗计划系统自动勾画出患者头形轮廓。

2. 定位扫描　根据病变的性质和部位可选择 CT、MRI、DSA 或者 PET 作为伽玛刀前定位方式,现代放射外科多采用多模态影像融合技术定位。脑肿瘤多选用 CT、MRI 及 PET 的融合定位,脑动静脉畸形以 DSA 联合 MRI 为标准定位方式。

3. 剂量计划　通过网络、磁光盘或扫描仪将定位片(CT、MRI 或 DSA)输入到治疗计划系统内。根据病灶大小可使用一个等中心点(照射点)或多个等中心点,通常选用 50% 的等剂量曲线覆盖病灶的周边。识别临床靶区和危及器官,遵循高适形性(常对应覆盖指数,即处方剂量曲线包裹体积 / 大体靶区体积,一般为 90% 以上)和高选择性(常对应梯度指数,即处方剂量的半量的体积和处方剂量体积的比值,建议不超过 3,衡量处方剂量在处方剂量曲线附近陡降的趋势)原则。根据病变性质、病灶大小以及病灶周围结构制订中心剂量周边处方剂量。

4. 治疗　患者平卧于治疗床上,通过立体定向头架将患者的头部固定在准直器头盔上。在治疗操作控制台设定照射时间,启动治疗开关,伽玛刀自动开启防护门,移动式治疗床和准直器进入伽玛刀放射源内。

5. 术后处理 治疗结束拆除立体定向架,螺钉安装部位局部包扎。建议治疗开始前或结束后给予静脉注射甲泼尼龙 40mg 或地塞米松 10mg;或在放射治疗前给予 6mg 地塞米松,并在整个治疗过程中每 3 小时重复一次。多数患者观察一晚,次日出院,同时给予抗生素预防感染。

五、立体定向放射外科的适应证及副反应

立体定向放射外科为微创或无创的特殊形式的放射治疗,并不能完全替代神经外科手术。随着现代神经外科技术不断进步,手术仍然是主流和基础的治疗方式。因此,严格把握立体定向放射外科的适应证,是影响治疗效果的重要因素,也是减少并发症发生的关键所在。

目前已知放射外科可以治疗的疾病包括:某些脑血管畸形、转移瘤、神经鞘瘤、神经纤维瘤、脑膜瘤、生殖细胞瘤、颅咽管瘤、垂体瘤、听神经瘤、松果体区肿瘤、胶质瘤、脊索瘤、髓母细胞瘤、室管膜瘤、颈静脉孔区肿瘤、鼻咽癌、原发性中枢神经系统淋巴瘤、下丘脑错构瘤、三叉神经痛等。不适合放射外科治疗的疾病包括:合并严重颅内高压的疾病、蛛网膜囊肿、颅内感染、寄生虫、动脉瘤、头皮肿瘤、脂肪瘤等。

伽玛刀放射外科治疗的适应证主要包括:①无严重颅内高压,中小体积(平均直径小于 3cm)的实体病灶;②不能、不适合手术或拒绝手术的中小体积实体病灶;③术后残留或复发的病灶,无明显颅内高压;④可以作为与手术、放疗、化疗相结合的治疗;⑤三叉神经痛,严格选择的癌性痛、癫痫等功能性疾病。

放射外科的副作用(adverse radiation effect,ARE)按起病时间分为急性反应、亚急性反应和慢性反应。

急性反应一般在放射治疗后几天至几周内起病,包括:一般不良反应,主要发生在治疗后 72 小时内,症状主要包括头痛、恶心、呕吐、眩晕等,影像学上未见明显异常,发生率为 10%~15%,予以 20% 甘露醇脱水及地塞米松激素治疗后症状可迅速缓解;急性反应性脑水肿,临床表现为头痛、恶心,甚至原有的神经功能障碍的加重,予以脱水及糖皮质激素治疗。

亚急性反应,有时亦称为假性进展,一般发生在放射治疗后 1~6 个月。包括脑白质脱髓鞘改变、靶区周边水肿、脑神经功能一过性麻痹、肿瘤一过性膨胀等,予以神经营养、高压氧、脱水及糖皮质激素治疗等措施。

慢性反应,一般发生在放疗后 6 个月以上,常见于脑白质,有不可逆和进行性倾向。发病机制与持续性脱髓鞘、神经发生减少和神经干细胞分化改变、氧化损伤引起的炎症反应以及导致缺血和毒性神经兴奋的微血管破坏有关。主要包括放射性脑坏死、脑干损伤、脑神经功能永久损伤、垂体功能障碍、迟发性囊变、包裹性血肿、卒中、继发恶性肿瘤等。放射性脑坏死的治疗传统上应用类固醇皮质激素治疗和高压氧治疗,现在血管内皮生长因子(VEGF)抑制剂贝伐珠单抗被广泛使用。磁共振成像(MRI)引导下的激光诱导热疗(LITT)是使用激光和热,靶向治疗肿瘤细胞和坏死周围的胶质细胞增生区,可应用于放射性脑坏死的治疗。

六、伽玛刀放射外科的临床实践

伽玛刀是立体定向放射外科的"金标准",是微创神经外科的重要手段。是否正确理解和严格把握治疗适应证是影响伽玛刀治疗效果的重要因素,也是减少并发症发生的关键所在。从 1968 年至 2020 年,全球已有 1 385 000 例患者接受了 Leksell 伽玛刀治疗,其中恶性肿瘤 624 173 例,良性肿瘤 513 573 例,血管性疾病 146 190 例,功能性疾病 96 905 例,眼眶疾病 5 234 例,现在每年以超过 90 000 例的速度增加。

（一）脑血管畸形的伽玛刀治疗

1. 动静脉畸形(arteriovenous malformation,AVM) AVM 有四种处理方法,可单独或联合使用:动态观察、手术切除、血管内栓塞以及放射外科治疗。治疗策略的影响因素包括:年龄、症状体征、位置、体积、出血史、血管构筑、是否伴发动脉瘤等。一般认为中小型体积的 AVM、大型体积的 AVM 栓塞后或手术后残

留是伽玛刀的适应证。对于无出血史的体积超过 20cm³ 的大型 AVM,动态观察被认为是最合理的选择。对于无出血史的中小型体积的 AVM,多数的放射外科回顾性文献表明治疗可以降低预期的出血风险,且与保守治疗相比,在有较高的闭塞率同时并未伴随更高的并发症发生率。对于有出血史或者有症状的体积大于 10cm³ 的 AVM,若不适合其他治疗,可以考虑分阶段的放射外科治疗,或者联合栓塞、手术进行综合治疗。对于有出血史或者有症状的体积小于 10cm³ 的 AVM,可以考虑微创的单次放射外科治疗,或者联合栓塞、手术的综合治疗(图 15-0-1)。

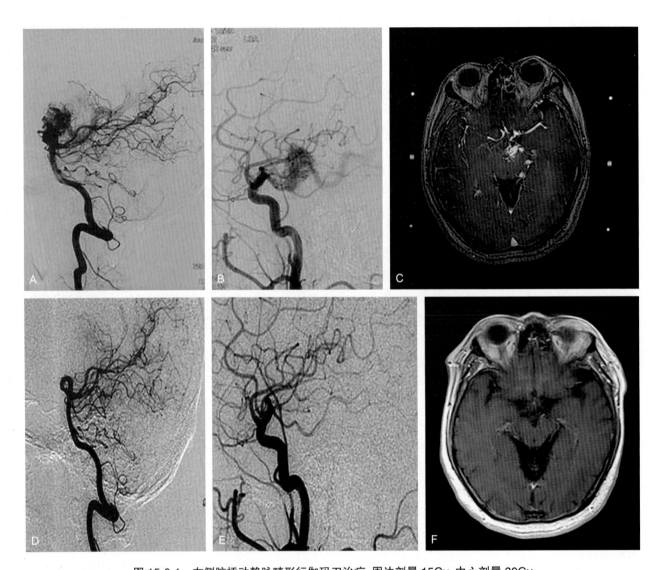

图 15-0-1　左侧脑桥动静脉畸形行伽玛刀治疗,周边剂量 15Gy,中心剂量 30Gy

A. 伽玛刀前 DSA 椎侧位;B. 伽玛刀前 DSA 颈侧位;C. 伽玛刀 MRI 定位;D. 伽玛刀后 4 年 DSA 椎侧位;E. 伽玛刀后 4 年 DSA 颈侧位;F. 伽玛刀后 4 年 MRI 随访,随访影像证实动静脉畸形闭塞消失。

　　放射外科治疗的病理学机制是射线损伤畸形血管团的内皮细胞,使其不断增生,管壁增厚,逐渐瘢痕组织替换并玻璃样变,继发的血管内皮下和结缔组织间质中梭形细胞增殖(肌成纤维层增生)、收缩,血管腔狭窄闭合,最终畸形血管团闭塞消失达到治愈目的。

　　MRI 联合 DSA 的多模态影像融合定位是伽玛刀治疗 AVM 的标准定位方式。高场强 MRI 的 SPGR 增强序列、T_1、T_2 序列,是放射外科影像定位的必要序列。血管造影用以观察 AVM 形态和血流动力学变化,是制订治疗计划的基础。重要的观察因素包括供血动脉、静脉引流方式以及动脉瘤或静脉瘤。放射外科治疗的靶区一般仅涵盖整个畸形血管团,不包括供血动脉和引流静脉。

AVM 的周边处方剂量一般为单次治疗 15~24Gy,文献报道 16Gy、18Gy 和 20Gy 的周边处方剂量可以分别获得 70%、80% 和 90% 的闭塞率。患者的年龄、畸形团的位置、畸形团的体积、毗邻结构、有否出血史、有否栓塞史等均是制订处方剂量的影响因素,周边处方剂量愈高、AVM 靶区的体积愈大,产生放射性损伤的概率也愈高。体积大于 10cm³ 的有症状的 AVM,若不适合其他治疗,可以考虑分阶段的放射外科治疗。可按剂量分割,一般间隔半年至 1 年;也可按体积分割,一般间隔 3 个月至半年。剂量分割治疗临床结果:完全闭塞率为 32.3% 左右,部分闭塞率为 47.4%。体积分割治疗临床结果:完全闭塞率为 41.2% 左右,部分闭塞率为 75%。

AVM 接受放射外科治疗后是逐渐产生闭塞应答的,1 年后约 50%,2 年后约 70%,3 年后约 80%,随着时间推移闭塞率逐渐提高,永久性放射性损伤 1% 左右。文献报道伽玛刀治疗 SM Ⅰ 至 Ⅱ 级 AVM 的长期临床疗效优于自然史,随访时间越长,得到伽玛刀治疗的患者越受益。匹兹堡大学医学中心认为手术、栓塞和伽玛刀联合治疗的闭塞率高且致残率低,高级别常规建议非手术治疗,低级别给予手术和伽玛刀两选项。

放射外科治疗后的前 3 年内,应该每 6 个月进行临床检查和 MRI 扫描,以评估 AVM 放射外科的治疗效果直到闭塞。如果 3 年内的 MRI 扫描提示 AVM 完全闭塞,需行血管造影检查加以证实。即使 3 年里,MRI 检查已经提示 AVM 闭塞,血管造影也要留到 3 年期满以后进行。如果 3 年后血管造影表明 AVM 仍未完全闭塞,建议再次进行放射外科治疗。

放射外科治疗后脑水肿一般发生在治疗后 3~6 个月,以脱水剂和激素治疗为主,并辅以对症治疗,严重水肿者,有中心尝试贝伐单抗治疗,取得较好的效果,但仍需更多循证医学证据支持。伽玛刀治疗后畸形血管团发生闭塞,其一生的累积出血率接近 1%,略低于自然史出血率,且出血多发生在治疗后早期,随着随访时间的延长,出血率逐年下降。伽玛刀治疗后的并发症包括:畸形团周边水肿 30%;年出血率约为 1%;治疗后畸形团增大,多发生于儿童;放射性损伤约 6%;远期囊变形成 1.5%~3.0%;远期包裹性血肿形成,少见;第二恶性肿瘤形成,罕见。

2. 硬脑膜动静脉瘘(DAVF)　伽玛刀治疗的目的是永久、完全地闭塞瘘口,其治疗原理与治疗动静脉畸形相近,即放射线照射损伤畸形血管的内皮细胞,平滑肌细胞不断增生,血管内膜进行性增厚,最终导致血管管腔闭塞,瘘口消失。而由于 DAVF 比动静脉畸形的动静脉交通管腔细小,故其闭塞时间较动静脉畸形短,治疗早期即可获得临床疗效。DAVF 的靶区定位是通过立体定向非增强 MRI、时间飞跃法(TOF)MRA 的薄层轴位图像和 DSA 的多模态影像融合实现的。周边处方剂量范围同 AVM,即单次治疗 15~24Gy,18~20Gy 为常用剂量。靶区范围涵盖所有硬脑膜窦壁上实际发生的动静脉瘘,远端供血动脉和引流静脉应被排除在治疗体积之外。

关于 SRS 治疗 DAVF 的报道始于 20 世纪 90 年代初,1993 年 Chandler 与 Friedman 报道使用直线加速器成功治疗一例颅前窝 DAVF。一项荟萃研究表明,经 SRS 治疗的 734 例 DAVF,随访时间 12~50 个月(平均 28.9 个月),完全闭塞率 63%,其中海绵窦和非海绵窦 DAVF 的完全闭塞率分别为 73% 和 58%,治疗后出血、新发或加重神经功能损伤、死亡率分别为 1.2%、1.3% 和 0.3%。

3. 海绵窦区海绵状血管瘤(cavernous sinus hemangiomas,CaSHs)　是颅内较少见、起病隐匿、生长缓慢的良性肿瘤,属于脑外的血管性肿瘤,一般认为起源于海绵窦硬脑膜的脉管系统,占所有海绵窦肿瘤的 2%~3%。镜下病理组织学与脑实质内的海绵状血管瘤相似,同为单层内皮构成的血窦样结构。临床表现有头痛、视力减退、复视、眼球突出、眼睑下垂、面部麻木、外展和动眼神经麻痹等海绵窦压迫症状,部分患者以癫痫发作和内分泌障碍为首发症状。在 MRI 上有特征性的表现:T₂ 加权和 FLAIR 序列图像上多呈高或极高信号影,其信号可与脑脊液相仿,注入增强造影剂 Gd-DTPA 后呈瀑布式增强特点(动态延迟均匀强化)。

CaSHs 的治疗方式主要有显微手术切除和立体定向放射外科治疗。由于肿瘤累及海绵窦重要的神经血管且血供异常丰富,术中严重出血和术后并发症的发生率比较高。1999 年 Iwai 等首次报道伽玛刀治疗

1 例术后残留的 CaSHs 的良好效果,随后国内外多家文献报道伽玛刀治疗 CaSHs 的肿瘤缩小比例达 90%以上,肿瘤控制率 100%,而并发症发生率低。该类病灶对放射线敏感,放射外科治疗诱导瘤内血管组织变性、狭窄、瘤内血栓形成,促使瘤体较迅速缩小,且脑神经功能保护良好,患者症状明显改善,可考虑作为首选治疗方式。

(二)神经鞘瘤的伽玛刀治疗

1. 听神经瘤 在最近的 30 年,关于听神经瘤治疗效果的评价发生了革命性变化,治疗后生活质量评价的地位明显提高。随着显微外科和放射外科的发展,听神经功能保留率大为提高,治疗策略也越来越倾向于个体化治疗和多学科协作。伽玛刀治疗的适应证包括新发现的中 - 小型听神经瘤(Koos 分级为 I~III级)、手术后残留和 / 或复发的听神经瘤。对于某些较大的听神经瘤,无明显临床占位效应、不适宜接受开颅手术的患者,也可适当考虑。推荐治疗方法时,考虑的相关因素包括患者年龄、听力状况、其他神经症状、是否脑积水、是否 2 型神经纤维瘤病(NF2)、内科情况、既往治疗史、放射外科的治疗风险、患者的需求和选择。具有脑干受压、颅内压增高的症状体征且能耐受开颅手术者,则建议首选显微外科手术(图 15-0-2)。

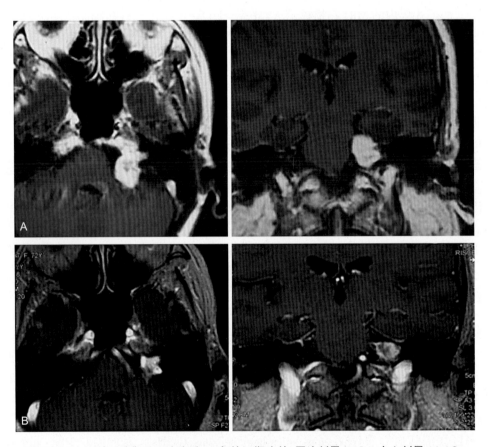

图 15-0-2 听神经瘤伽玛刀治疗后 15 年的远期疗效,周边剂量 14Gy,中心剂量 28.6Gy
A. 伽玛刀定位;B. 伽玛刀后 15 年肿瘤萎缩。

影像定位采用 3D 梯度回波增强扫描(SPGR 序列,1.0~1.5mm 层厚)序列,范围包括整个肿瘤及周边重要结构。听神经瘤需与 CT 骨窗或与 MRI 的 3D CISS 序列进行融合并三维重建,有助于观察脑神经及重建内耳结构(耳蜗及半规管)。规划听神经瘤的治疗计划时,应优先考虑处方剂量曲线完全包裹肿瘤并保护面、耳蜗及三叉神经的功能。对于大体积的肿瘤,也应考虑对脑干功能的保护。伽玛刀治疗听神经瘤的经典剂量是以 50% 的周边剂量曲线包裹肿瘤,周边剂量 12~13Gy,耳蜗受照射剂量不超过 4.2Gy。治疗后所有患者均需做增强 MRI 连续定期随访,建议遵循以下时间表随访:6 个月、12 个月、2 年、4 年、6 年、8 年和 12 年。所有保留部分听力者在复查 MRI 的同时,都应做测听试验(PTA 和 SDS)。目前还没有临床证据表明有明确的随访截止点,患者需要终身的 MRI 随访和听力情况追踪。伽玛刀放射外科治疗听神经瘤的长期肿瘤控制率为 90%~98%。需要注意的是,伽玛刀治疗后的 3~18 个月内,50%~70% 的鞘瘤在 MRI 上表现为肿瘤中心失增强反应(loss of contrast enhancement,LOE),即在均匀强化的鞘瘤中心区出现明显低信号,并多伴有瘤体的膨胀和体积暂时的增大;此后数月失强化区再被强化,伴肿瘤体积的逐渐萎缩。多家文献报道,52%~83.4% 的听神经瘤患者伽玛刀治疗前后听力水平不变,小体积肿瘤的患者听力保留率更高。文献报道,接受周边处方剂量不超过 13Gy 的伽玛刀治疗的大部分患者面神经及三叉神经的功能都能保留(>95%)。

2. 三叉神经鞘瘤　由于三叉神经鞘瘤发病率低,国内外关于伽玛刀治疗三叉神经鞘瘤的较大宗的长期随访研究远比听神经瘤少。伽玛刀治疗三叉神经鞘瘤的周边处方剂量范围为 13~15Gy,肿瘤控制率为 82%~100%,可以长期控制三叉神经鞘瘤的生长甚至使其明显萎缩;第 V 脑神经功能障碍改善率为 31.3%~72%,第 V 脑神经功能障碍加重率为 0~27%,新发或者神经缺损加重均以三叉神经为主,未出现其他脑神经功能缺损,在保留三叉神经鞘瘤患者其他神经功能方面有明显优势。与听神经瘤一样,伽玛刀后 3 个月至半年会出现肿瘤中心坏死和肿瘤暂时性增大,处置方法亦相同。

3. 颈静脉孔区神经鞘瘤　伽玛刀治疗的平均周边剂量范围为 12~18Gy,肿瘤控制率为 75%~100%,后组脑神经的损伤率远小于显微外科手术,对后组脑神经功能起到保护作用。但与听神经瘤一样需远期观察。重视远期随访,伽玛刀后短期出现肿瘤萎缩或体积不变并不代表肿瘤已得到永久控制,远期仍会出现肿瘤囊变增大或复发。

4. 2 型神经纤维瘤病(NF2)　伽玛刀放射外科治疗 NF2 的听神经瘤的局部肿瘤控制率为 70%~87.5%,有用听力保留率为 25%~66.7%,均明显低于散发的听神经瘤,但作为综合治疗的一部分可以控制 NF2 患者局部肿瘤发展并延缓病程发展。患者越年轻,生长的肿瘤数目越多,肿瘤体积越大,伽玛刀治疗的肿瘤控制率越低,病程也越短。

(三)脑膜瘤的伽玛刀治疗

1. 良性脑膜瘤　即 WHO 1 级的脑膜瘤,约占 80.5%。治疗方式主要为手术和放射治疗。手术切除是最基本、最有效的治疗方法。据相关文献报道,肿瘤全切后 5 年和 10 年局部复发率分别为 10% 和 20% 左右;次全切除后,5 年、10 年和 15 年的局部复发率分别为 25%、70% 和 90% 左右。因此放射治疗是脑膜瘤不可或缺的治疗手段。

伽玛刀适应证掌握方面要谨慎,肿瘤体积是重要的参考因素,一般不应用于直径超过 3cm 的较大体积良性脑膜瘤。术后残留或复发的中小体积肿瘤,不耐受手术的中小体积肿瘤,均可考虑伽玛刀治疗。

伽玛刀治疗良性脑膜瘤的周边处方剂量范围一般为 12~15Gy。根据文献报道,放射外科治疗良性脑膜瘤 5 年和 10 年的无进展生存率分别为 85%~100%(中位数 89%)和 53%~100%(中位数 85%)。Santacroce 等报道 SRS 治疗 4 565 例患者 5 300 个良性脑膜瘤的长期疗效和安全性的多中心研究,中位肿瘤体积为 4.8ml,中位边缘剂量为 14Gy,中位随访时间为 63 个月,58% 的肿瘤缩小,34.5% 的肿瘤维持稳定,7.5% 的肿瘤增大,肿瘤控制率为 92.5%,5 年和 10 年的无进展生存率分别为 95.2% 和 88.6%。Sheenhan 等人对 763 例来自 9 个治疗中心的侵及海绵窦脑膜瘤患者进行的回顾性分析中,平均随访时间为 66.7 个月,肿瘤的 5 年、10 年控制率分别为 95% 和 82%。不容忽视的是,WHO 1 级的脑膜瘤可在病理类型上转变为 WHO 2 级或 3 级,进而导致肿瘤复发。

伽玛刀放射外科治疗后最常见的并发症为脑水肿,其发生率在 15%~28%,大多发生于照射后 3~6 个月。放射性脑水肿的发生与肿瘤体积、照射剂量、组织学类型以及肿瘤位置(镰旁、矢状窦旁及凸面)均有关。脑水肿发生的具体机制尚未清楚,可能与肿瘤坏死降解物吸收及血脑屏障破坏有关,也可能是静脉闭塞、血液回流受阻所致。一旦治疗后出现脑水肿,若患者无明显神经功能障碍,可暂行观察或随访;如有神经功能障碍,则需应用激素、脱水剂及神经营养药物治疗。

2. **非典型脑膜瘤**　病理性质介于良性（WHO 1 级）与恶性（WHO 3 级）之间，新增加"脑侵犯"作为 WHO Ⅱ级非典型脑膜瘤标准后，其发生比例已经增加到大约 25%。开颅手术切除为其主要的治疗方法。鉴于肿瘤的异质性，肿瘤全切术后 5 年复发率仍然高于 35%~38%，放射治疗（放疗、放射外科治疗）为主要的辅助治疗手段。文献报道伽玛刀治疗 WHO 2 级非典型脑膜瘤 5 年无进展生存率为 16%~83%。伽玛刀治疗的周边处方剂量应超过 13Gy，靶区应包裹充分。伽玛刀治疗中小体积术后或放疗残留或复发的非典型Ⅱ级脑膜瘤安全有效。

（四）垂体瘤的伽玛刀治疗

垂体腺瘤是一种常见的颅内良性肿瘤，占所有颅内肿瘤的 10%~20%。目前临床上最常用的是根据临床表现、血清激素水平及内分泌类型分为无功能型和功能型垂体腺瘤。2017 年 WHO 新版垂体肿瘤分类强调免疫组化的重要性，增加了转录因子，免疫组化染色包括垂体激素、转录因子、Ki-67 等。高危垂体腺瘤括稀疏颗粒型生长激素细胞腺瘤、男性催乳素细胞腺瘤、Crook 细胞腺瘤、静默型 ACTH 细胞腺瘤和多激素 Pit-1 阳性腺瘤，需密切关注。

垂体腺瘤一般为 MDT 综合治疗，采取的治疗措施包括：观察、药物治疗、手术切除、分次放疗、放射外科治疗。手术治疗是目前大多数垂体腺瘤的首选治疗方式，包括开颅手术、经蝶窦手术及内镜手术。以伽玛刀为代表的放射外科治疗将大剂量的射线精准地照射到目标靶区，能够将对周围组织的损伤降到最低，一般应用于手术后的辅助治疗，属于二线或三线治疗。

伽玛刀适应证：小型垂体腺瘤，即离开视神经、视交叉、视束的距离大于 3mm；手术后残留垂体瘤，特别是肿瘤位于海绵窦，均是伽玛刀的良好适应证。伽玛刀对垂体瘤的治疗目的是：①缩小或控制肿瘤生长；②控制激素水平异常，改善临床症状；③保护正常垂体组织。一些高龄患者或有手术禁忌证者，特别是无功能型垂体腺瘤，尽管肿瘤较大且靠近视神经，仍可行分次伽玛刀治疗。术后残留垂体瘤的最佳治疗时机为手术后 3 个月以后，术后残腔萎缩，肿瘤塌陷，与视神经及其他正常结构关系更加清晰，有利于治疗计划的设计。

标准的影像定位采用 3D 梯度回波增强扫描（SPGR 序列，1.0~1.5mm 层厚），范围包括整个肿瘤及周边重要结构。对于无功能型垂体腺瘤，单次照射的经典周边处方剂量是 12~16Gy；而功能型腺瘤，周边处方剂量范围为 15~30Gy 的高剂量。放射外科的最佳剂量在很大程度上，要根据肿瘤的解剖位置（邻近视觉结构）、激素分泌状况、体积、放射性副作用的预期风险、现有的神经系统功能状况、既往放疗病史情况。视路的放射外科剂量控制在 8Gy 以下，可以很好地保护视神经。垂体柄及海绵窦外侧壁的照射剂量应该小于 15Gy。放射外科治疗后需定期进行临床症状、内分泌、MRI 及眼科检查的随访。

对于无功能型腺瘤，伽玛刀治疗的肿瘤控制率为 83%~100%，垂体功能减退率为 10%~30%，脑神经受损率不超过 2%。文献报道 9 个伽玛刀中心的 512 例无功能型垂体腺瘤行伽玛刀治疗并随访，其中 93.6% 的患者至少接受过一次手术治疗，6.6% 的患者之前接受过放疗，中位周边剂量 16Gy，中位随访时间 36 个月，总的肿瘤控制率为 93.4%，视力受损率为 6.6%，垂体功能减退率为 21%。匹兹堡大学医学中心的研究指出，皮质醇静默型垂体腺瘤的肿瘤控制率下降，而垂体功能减退的概率上升。

生长激素型垂体瘤的一线治疗通常为经蝶窦手术和药物治疗，伽玛刀治疗为二、三线治疗。由于伽玛刀治疗腺瘤需要较长的时间来达到激素正常化（20 个月以上），在此期间，应该进行药物治疗以控制激素水平。有文献报道，在不服用药物的情况下激素的正常化率为 48%~53%，在结合药物治疗的情况下激素的正常化率可以到 73%。

库欣病（ACTH 型垂体腺瘤）以经蝶窦手术作为主要的治疗方式，内分泌缓解率可以在 50%~90%。由于库欣病的垂体腺瘤体积相对较小，伽玛刀能以较高的剂量精准地包裹肿瘤组织而不对周围的组织的功能造成破坏。伽玛刀治疗库欣病的内分泌缓解率在 42.5%~70%，一般经过 13~22 个月可以到达内分泌缓解。

催乳素型垂体腺瘤是最常见的分泌型垂体瘤。多巴胺受体激动剂（如溴隐亭）作为第一线治疗方式，能使大部分垂体腺瘤患者肿瘤体积缩小，激素水平正常化。经蝶窦手术可以作为不能耐受多巴胺受体激动剂或者对多巴胺受体激动剂抵抗的患者的治疗方式。但是对一些侵袭海绵窦的垂体瘤患者,往往预示肿瘤对药物有抵抗作用而且手术风险极高。伽玛刀能很好地控制这一类的垂体腺瘤,但生化缓解率偏低。

(五)转移瘤的伽玛刀治疗

伽玛刀治疗脑转移瘤的适应证:新诊断的单发或多发性脑转移瘤,无明显高颅压症状;单发或多发性脑转移瘤 WBRT 后的局部补量;手术切除后瘤腔照射:降低肿瘤在手术道和软脑膜中播撒的风险;大体积转移瘤灶手术前辅助照射,以降低软脑膜播散风险;没有颅内多发粟粒状病灶和脑膜转移者。

伽玛刀治疗的推荐剂量:单次周边处方剂量范围 12~25Gy;肿瘤最大直径不超过 2cm 时,周边剂量一般为 20~25Gy;肿瘤最大直径为 2~3cm 时,周边剂量一般为 16~18Gy;肿瘤最大直径为 3~4cm 时,周边剂量一般为 12~15Gy。肿瘤数目、大小、部位、毗邻结构、放疗史、靶向治疗、免疫治疗等综合因素。大于 3cm 转移瘤分次方案推荐:27Gy/3Fx,BED 一般大于 50Gy 以上。

伽玛刀治疗脑转移瘤疗效显著,神经系统损伤小,几乎无远期认知障碍。多项回顾性研究报道,伽玛刀治疗脑转移瘤的局部控制率一般为 85%~99%,平均可达到 90%,甚至更高。治疗后 1 年局部肿瘤控制率为 79%~95%,局部复发率为 7.0%~27.5%,症状性放射性脑病的发生率为 2%~10%。抗 VEGF 药物(如贝伐珠单抗)应用于治疗放射性脑水肿效果显著。

近年来,放射外科联合靶向、免疫治疗是脑转移瘤治疗的重要手段,可提高肿瘤局部控制率,显著延长无进展生存期和全程生存期,提高生活质量。放射外科联合手术治疗大体积脑转移瘤可降低肿瘤播散、软脑膜转移的风险。

(六)三叉神经痛的伽玛刀治疗

伽玛刀的适应证为典型三叉神经痛患者(阵发性刺痛样疼痛,卡马西平可缓解),药物难治,常伴有内科并发症及高龄。伽玛刀放射外科治疗三叉神经痛起效的确切机制尚未明确,匹兹堡大学医学院 Kondziolka 灵长类实验模型对其作用机制可能有提示:运用 4mm 准直器对三叉神经根部分别给予 80Gy 和 100Gy,6 个月后进行超微结构显示无选择性的轴突变性和轻度水肿,包括小有髓纤维、大有髓纤维、无髓纤维,未发现有炎性反应,说明各类纤维均受到损伤;而 100Gy 照射组出现部分神经轴突局灶性坏死。据此,作者推测,放射外科通过损伤局部足够多的神经轴突群以缓解疼痛;而面部感觉保存率高表明保存的未受损伤的神经轴突群足以保持大多数患者的神经功能。疼痛缓解和感觉功能保存之间存在剂量相关性。MRI 血管成像技术(如 3D-TOF 和 3D-CISS)可清楚显示面神经、三叉神经脑池段与毗邻血管、肿瘤等的关系,可作为放射外科定位的标准序列。建议用 4mm 准直器,实施 75~90Gy 的剂量照射三叉神经半月节近感觉神经根入脑干段。伽玛刀治疗后 3 个月、6 个月、1 年以及 1 年后每年评估一次疼痛控制情况,伽玛刀治疗后继续口服同剂量药物直到疼痛缓解,如果疼痛持续缓解可逐渐减少药物剂量。伽玛刀治疗后疼痛复发者或患者对伽玛刀治疗初期有部分疗效者,仍可再次伽玛刀治疗。第二次治疗的剂量为 50~70Gy,一般认为两次伽玛刀照射之间的安全间隔时间是 6 个月。放射外科治疗三叉神经痛的缓解率一般在 80%~90%,主要副作用不十分常见:面部麻木 <10%;神经病变性疼痛 <1%;面肌力弱 <1%。

三叉神经半月节近感觉神经根入脑干区(REZ),即三叉神经感觉根出脑桥进入半月节之前这一部分作为治疗靶点取得满意疗效。主要是基于以下机制:①为三叉神经感觉根中的中枢少突神经胶质细胞移行为周围髓鞘结构(施万细胞)的分水岭,而少突神经胶质细胞比施万细胞对放疗更为敏感,故以 REZ 为靶点比以半月节为靶点可获得更佳的放疗效应;②REZ 是三叉神经感觉根的入脑区段,此处正是感觉神经纤维汇聚的"最后共同通路",在此处照射不仅能使所有的感觉神经纤维获得同步照射,而且从能量消耗角度考虑也最为经济;③REZ 恰好穿越颅后窝脑脊液,在此容易获得良好的对比度,因而对 REZ 的立体定位比半月节更精确。

(七)其他颅内肿瘤的伽玛刀治疗

其他颅内中小型体积肿瘤,如脑室内肿瘤、颅咽管瘤、松果体瘤、孤立性纤维瘤、眼眶疾病、颈静脉孔区肿瘤、血管网状细胞瘤、脊索瘤、生殖细胞瘤、原发性中枢神经系统淋巴瘤和脑胶质瘤序贯治疗后复发等,伽玛刀治疗可作为常规手术、放疗、化疗的辅助手段,保持或提高患者的生活质量,部分延长恶性肿瘤患者的生存期。伽玛刀治疗脑深部海绵状血管瘤,可降低再出血风险,但不能证实其治疗后消失。

（八）颅内重要结构的安全耐受剂量

1. 视神经、视交叉视束的安全耐受剂量 <9Gy。

2. 耳蜗的安全耐受剂量 <4.2Gy。

3. 面神经的安全耐受剂量 <13Gy。

4. 海绵窦脑神经的安全耐受剂量 <15Gy。

5. 脑干的安全耐受剂量为 12Gy,但当脑干受到照射的体积非常小,脑干可接受 15Gy 的放射剂量。

第十六章

术中影像辅助技术

神经外科手术中关于定位准确性的问题主要是由脑的解剖和生理学特性所决定的,即限制大范围的手术暴露和在多数情况下对周围结构的直接显露。为了显示脑组织内和脑被覆下的病灶,神经外科医生需要切开或牵拉作为完整实体的脑,因而存在"导航"的需求,即到达病灶的可能性。尽管传统的神经外科训练和随后积累的治疗经验可以使医生在空间相对有限的脑实质内实施手术,但通过影像技术在手术中获得相关的解剖信息仍然十分重要。

在各类神经外科手术中,应用影像引导技术辅助手术进程,即影像引导神经外科(image guided neurosurgery,IGNS)。其目的在于:对病灶进行精确定位,计划或优化手术路径,反馈病变及其毗邻结构的解剖和/或功能信息,实时或近实时性引导手术过程,从而在最大程度切除病变的同时,减少神经组织和血管结构等损伤带来的神经功能缺失,提高治疗效果。

目前在手术中可应用的影像技术和工具包括神经导航系统、术中 MRI、CT 以及术中超声等。近 20 年来,随着临床需求的增加和工程技术的发展,神经导航系统应用逐渐增多。术中磁共振成像允许医生在特殊设计的 MRI 系统的中心或邻近位置进行手术,通过连续的或周期性的 MRI 向手术者反馈重要信息,但高场强术中 MRI 系统需要 MRI 兼容性仪器和设备。在高度专业化的神经外科中心,术中磁共振成像可用于脑胶质瘤切除和经蝶窦垂体外科等手术,显著提高了治疗效果,但费用较昂贵且操作费时;术中超声具有简便、快捷及无放射性等优点,只需相对较少的医疗投入,因而在各级医疗单位均可开展。在脑血管病领域,还可在开颅手术中进行 DSA 即所谓杂交手术。术中 CT 技术依赖于成像设备质量,目前应用不多。以下重点介绍神经导航系统、术中超声成像及术中介入技术。

第一节 术 中 导 航

内容要点:

> 术中导航系统是术中定位病变,辅助手术定位的重要工具。基本原理是将基于患者术前影像资料制订的手术计划,通过注册和定位与手术中的患者进行关联,对相关信息分析处理后显示病灶所处的颅脑空间位置,从而引导手术进程。

无框架神经导航系统(frameless neuronavigation system)是由有框架的立体定向系统发展而来,融合了计算机技术和影像处理方法来计划手术和定位病变,在手术前通过工作站对通用医学图像(常用 DICOM 格式)进行分析处理,在手术中显示病变及颅脑解剖结构,协助外科手术。近年来技术和设备的不断更新使神经导航获得愈加广泛的应用,包括先进的多模态影像融合导航、结合术中磁共振成像以及功能磁共振成像导航等。神经导航系统主要由计算机工作站、导航定位装置(主动或被动红外线定位装置)、参考坐标及显示装置等构成。其基本原理是将基于患者术前影像资料制订的手术计划通过注册和定位与手术中的患者进行关联,对相关信息分析处理后显示病灶所处的颅脑空间位置,从而引导手术进程。

一、神经导航系统的流程和主要应用

1. 制订手术计划　通常在术前 1 日进行,通过适用于导航计划的 MRI 和 / 或 CT 薄层扫描(不同于常规扫描参数)获得患者的影像数据,输入计算机后利用导航系统自带软件处理分析,获得颅脑影像的三维重建,自动或手工勾勒病变的形状、形态,了解其空间位置和附近结构,深部病灶可通过设定靶点和进入点计划手术路径,规避血管和功能区,还可以通过 DTI 序列显示纤维束,功能磁共振成像(fMRI)可以确定功能区位置,如运动感觉区、语言区等。术前计划模拟手术过程的同时还可以进行神经外科教学培训。

神经导航系统的基本流程见图 16-1-1。

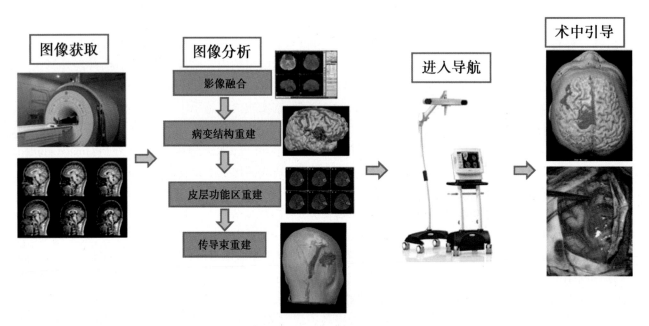

图 16-1-1　神经导航系统的基本流程

2. 设计皮肤切口和骨窗范围　通过病变的体表投影和重要体表标志来准确描绘头皮切口及骨窗范围,用于后续手术步骤。

3. 指导开颅　根据颅中线、骨缝、骨性标志、静脉窦位置等指导开颅,并可避免损伤重要结构,如矢状窦、横窦和乙状窦等。

4. 病灶定位和切除　可在硬脑膜切开前获得病变的相关信息,确认病灶位置、大小、深度及其与毗邻结构的关系,根据计划的手术路径到达病灶。

5. 保护重要组织功能区和血管神经结构　依据术前计划切除肿瘤等病灶的同时,保留脑功能区及神经纤维束,保护血管等重要结构,避免由此带来的神经功能缺失。

6. 验证切除程度　切除病变的同时随时可以验证切除程度。

二、神经导航技术应用范围

神经导航技术应用范围包括:幕上和颅底的各种手术,在脑肿瘤、脑血管病、癫痫外科、经鼻蝶手术(显微外科或内镜)和脊柱脊髓手术。尤其是颅底手术,由于颅底骨性结构位置固定不易出现所谓的"脑漂移"问题。某些位于深部和 / 或功能区病灶,可以通过导航系统准确定位并计划最佳 / 最短手术路径,同时保护术前计划已经识别的脑功能区,最大限度减少神经功能损害。

三、应用神经导航技术的"脑漂移"问题

主要是系统性漂移和结构性漂移所致。前者是由于导航系统本身移位松动或数据错误导致的术中定位不正确或脑组织位移;后者是多由于脑脊液流失、脑组织牵拉和重力作用等造成的移位。两者均可造成导航失败而影响手术进程。就术中的实时性来说,术中超声可能纠正"脑漂移"问题。

目前神经导航系统种类包括红外导航外、电磁导航,各具优缺点,后者优点包括无光学阻隔可进行连续动态追踪、不需要参考坐标系、体积相对小巧等。

第二节 术中超声

内容要点:

神经外科术中超声由两人操作完成,由熟练掌握超声手法的神经外科医师负责术中超声脑部扫查,由超声科医师操作仪器。术中超声一般采用三次扫查法,即:打开硬脑膜/硬脊膜前、后各扫查一次,术后再扫查一次。术中超声用于明确病变位置及毗邻结构,以及明确病变切除程度。

术中超声(intraoperative ultrasound,IOUS)用于神经外科手术迄今已超过 20 年,在手术进程中获得的实时影像能向医生即时反馈信息,并协助诊断和治疗。20 世纪 80 年代在欧美和亚洲,神经术中超声成为超声学领域内最为广泛和普遍的研究之一,但因成像质量不如 CT/MRI "漂亮和清晰",设备更新缓慢,加之无框架神经导航和术中 MRI 等技术的发展,IOUS 曾一度被人们忽略。但随着这些高新技术的应用和实践,神经外科医生逐渐面临手术中的常见问题,如"如何对病灶进行定位和导引手术进程"仍未完全解决,以及神经导航手术中存在"脑漂移"的问题等。

迄今为止,术中超声是最为实时的术中成像技术,具有动态性和灵活性的特点,操作简单省时,费用低廉。多数需要外科治疗的中枢神经系统病变均可经术中超声指导术者施行超声导航下的各种手术(需要在颅骨骨瓣形成后),术中超声技术可纠正现有神经导航系统在开颅后和手术中发生的任何漂移。工程技术的不断进步使术中超声的应用得到了迅速发展,如神经外科专用探头的开发(高频、曲线阵列探头、小的和可旋转探头)、新的图像处理技术、谐波超声和术中超声造影等(图 16-2-1)。这些革新明显改进了成像质

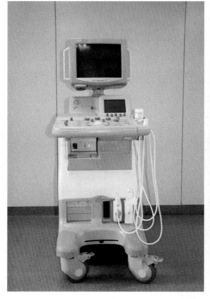
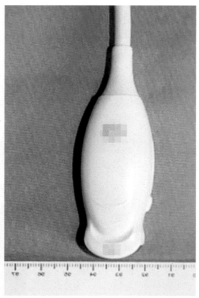

图 16-2-1　术中超声仪及探头

量,特别是信噪比。

一、术中超声的仪器

实时灰阶超声仪器(至少 256 灰阶)应配有神经外科专用的术中探头,因手术暴露范围和扫描空间有限,探头体积小巧,适合在神经外科术中使用。探头种类有凸阵探头、冰球棍形探头、笔形探头等,频率多在 5~12MHz。机器本身具有频率调节,电子测量、图像左右反转和穿刺引导线显示、超声图像储存,以及彩色或脉冲多普勒功能,应注意使用过程中的安全性。

凸阵探头宽 1~2.5cm,适合检查脑部病变扫描;冰球棍形探头宽 1~3cm,适合检查大脑半球表浅部位以及脊髓病变;笔形探头适合于术野狭窄深在、手术空间狭小的病变手术。目前多数探头为宽频设计,高频探头分辨率高,但穿透力差;低频探头穿透力好,但分辨率低;术中应用时应根据需要合理调节探头频率以达到最佳显示效果。

二、术中超声的方法

术中超声扫查一般由两人完成,一人负责术中超声脑部扫查,由熟练掌握超声扫查手法的神经外科医师完成,由超声科医师操作仪器。要求参与术中超声的医师必须熟悉神经系统断层解剖学与影像医学,掌握神经外科学基本知识,并应注意手术室无菌操作原则。使用无菌套可以在不同的手术之间切换。

神经外科应用术中超声一般采用三次扫查法,即:打开硬脑膜/硬脊膜前、后各扫查一次,术后再扫查一次。在硬脑膜外扫查,主要是确定病变的边界以及病变与周围结构的毗邻关系,探头扫查时在硬脑膜上轻柔而确切地滑动或旋转。切开硬脑膜后,在脑或脊髓表面直接扫查,主要是为了确定最佳皮层入路,扫查时动作需轻柔,以防止脑或脊髓的挫伤。术后扫查主要是为了明确病变切除范围、确定有无病变残留,表面灌注生理盐水有利于显示。扫查时首先确认探头的扫查方位,然后对术野进行纵断和横断的系列扫查,根据病变的深度合理调节机器,正确使用相应的探头。

三、声像图的识别

由于超声提供声像图的为非标准切面,图像与 CT、MRI 有一定区别,识别声像图时首先分清探头的方位,否则易给术者提供错误信息,造成方向判断失误。可利用颅内一些固定的结构作为标志物,如脑室(声像图上表现为无回声)、大脑镰、小脑幕、脑沟/裂和脉络丛(声像图上表现为强回声)等。也可利用手术台上一些材料,如银夹、棉片等在声像图上表现为强回声的物品作为人工标志物,协助判断手术入路方向是否正确,手术路径距离病变的距离等。只有掌握了超声的特性和正确的识图方法,才能正确地识别声像图上反映出来的各种信息,真正达到使用术中超声协助手术的目的(图 16-2-2)。

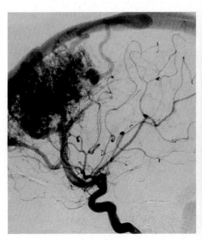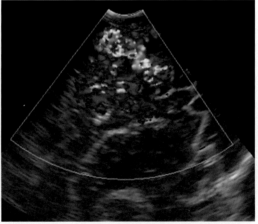

图 16-2-2　额叶动静脉畸形中多普勒超声图像

四、超声教学的必要性

超声扫描缺乏一定的标准。初学者发现超声图像往往看起来是扭曲的,超声影像与标准层面有一定角度,并非医生所熟悉的 MRI/CT 标准层面。因而对所有专业领域的外科医生进行超声使用培训非常重要。近年来,作为一项重要工作,国外开始对神经外科医生的超声技术进行培训和认证,尤其在美国,建立了相关培训课程和组织,以及针对神经外科医生的各种实践课程和研讨会,以更好地在实践中利用术中超声。

第三节　术中血管内介入技术

内容要点:

> 术中血管内介入技术主要包括术中造影、术中球囊封堵、术中栓塞。对于复杂的脑血管病及血管丰富的颅内肿瘤,术中应用血管内介入技术具有一定的优势。

一、概述

术中血管内介入技术是指在手术室进行常规外科手术的同时,即时利用脑血管造影、球囊封堵和栓塞治疗等血管内介入技术进行辅助,多在复合手术中应用。复合手术又称杂交手术,是血管内介入技术和显微外科手术的有机整合,将 DSA 与现代外科手术室系统地结合,使外科医生在手术室内既可以进行常规外科手术,还能够即时地进行血管内介入辅助诊断和治疗,扩大了外科手术的适用范围,提高了手术成功率和工作效率。

早期复合手术主要应用于血管外科,如在 20 世纪 60 年代始开展的 Fogarty-导管血栓切除术。随后复合手术在心外科得到快速发展和广泛应用,1996 年 Angelini 等首次提出复合手术概念并应用于多支血管病变的心脏搭桥术。经过十余年的发展,复合手术在神经外科也得到了应用,为神经外科特别是脑血管外科提供了一个安全和精确的治疗平台,为脑血管病及富血管肿瘤的手术治疗提供了新的理念。这种以传统手术室为基础,可以同时进行影像学检查和常规外科手术的复合手术室打破了学科之间的壁垒,实现了外科学、介入医学和影像诊断学的多学科复合,从而完成单一治疗方法无法或者很难完成的手术,降低手术并发症发生率。复合手术还有利于即时对手术疗效进行评价,即时调整手术方案,减少资源浪费,是实现疗效最大化的全新治疗模式。

二、复合手术室的建立

Hjortdal 曾于 2002 年提出复合手术室的概念,并应用于先天性心脏病的治疗。目前认为,复合手术室系统是配备了大型影像设备、临床信息系统,并结合不同学科临床技术一站式完成治疗的手术中心。

神经外科复合手术室的建立需要一支配合得力的医疗队伍,不但要具备血管内介入和显微神经外科技能的医生队伍,而且要求麻醉医师精确把控手术过程中患者各项生命指标,护理人员熟练掌握整个手术流程。在此过程中,涉及如何把控抗凝与外科手术的冲突、如何正确使用大型医疗器械、医护人员如何做好射线辐射防护以及合理布局手术室中各种器械的位置等问题。因此,复合手术室并非只是简单地将血管造影机器安装在手术室内,而是要将现代外科手术室和血管内介入的导管室设备有机结合,既要考虑各种设备的安装和使用条件,还必须考虑层流净化、放射防护及多种图像信息融合的要求;复合手术室系统主要包括多向性机械 C 形臂和显微神经外科手术操作台(图 16-3-1)。其他的诊断装置,如 CT、神经导航、多普勒超声等也可以在术中使用。

三、术中血管内介入技术在复合手术中的临床应用

在神经外科领域,术中血管内介入技术主要包括术中 DSA、术中球囊封堵、术中血管内栓塞。目前认

为,对于复杂的脑血管病及血管丰富的颅内肿瘤,术中应用血管内介入技术具有一定的优势。

1. 数字减影血管造影(DSA)　在复合手术室,可根据需要在术前、术中、手术后期即时行 DSA。术前 DSA 通常在患者气管插管全身麻醉后进行,有助于准确了解病变性质和部位,尤其是对全面了解巨大、深部等复杂动静脉畸形的病变特点有重要意义。术中实时造影可评估手术治疗效果,及时调整手术方案,实现精确治疗。手术后期再次行 DSA,即时评估手术效果,如评估动脉瘤夹闭或者动静脉畸形切除是否完全,评估术区血管及穿支血管情况,即使小的动静脉畸形残留或动脉瘤瘤颈残留也可以即时地检测到。此外,它减少了术后再次股动脉穿刺行 DSA 的需要,从而避免了二次手术。

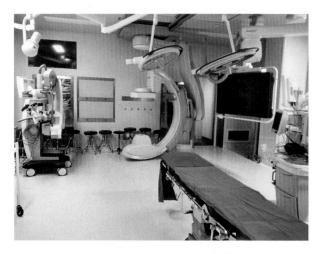

图 16-3-1　复合手术室基本设备
包括多向性机械 C 形臂、图像显示屏的 DSA 系统和显微神经外科手术系统。

2. 术中球囊封堵技术　术中球囊封堵技术是指在术中通过球囊间断地阻断目标血管,较多应用于辅助巨大动脉瘤、宽颈动脉瘤等复杂、破裂风险较高的动脉瘤的外科手术治疗。此外,还可运用于由颅内较大分支血管供血为主的动静脉畸形或单一血管供血为主的脑深部动静脉畸形的复合手术。

对于宽颈动脉瘤、巨大动脉瘤、分叉部动脉瘤等复杂、易破裂的动脉瘤,术中可以在动脉瘤近端利用球囊临时阻断载瘤动脉,这有利于外科医生准确、安全地夹闭动脉瘤瘤颈(图 16-3-2),还能降低因持续阻断血管造成血管痉挛的概率,避免了外科传统的颈内切开近心端阻断。术中动脉出现严重血管痉挛时,可考虑使用球囊扩张成形术,或经动脉灌注血管活性药物干预。对于巨大颈内动脉瘤,通过复合手术,术中即可行球囊闭塞试验(BOT)观察血管代偿情况,评估必要时闭塞血管的安全性。在涉及血管搭桥或动脉瘤孤

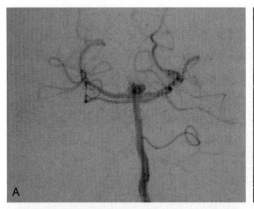
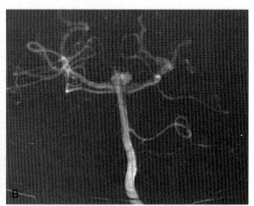
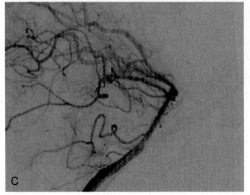

图 16-3-2　在动脉瘤近端利用球囊临时阻断载瘤动脉
A. 术中造影见基底动脉尖宽颈动脉瘤,大小约 15mm×8mm,颈宽约 8mm;B. 术中将球囊于基底动脉中段充盈,阻断时间约 5 分钟直至夹闭动脉瘤;C. 撤除球囊后行左椎动脉侧位造影可见动脉瘤完全夹闭。

立联合血管搭桥的动脉瘤手术,术中可使用球囊封堵技术,搭桥后利用血管造影检查桥血管通畅情况及颅内整体供血情况,提高血管重建的成功率。

对于由颅内主干血管供血为主的巨大动静脉畸形或单一血管供血的深部动静脉畸形,术中可以利用球囊暂时阻断畸形血管团的主要供血动脉(图 16-3-3),能显著减少畸形血管团的血流量,明显减少术中出血量,降低了手术切除的难度及风险,从而降低手术并发症发生率,提高了畸形血管团的全切率,扩大了手术适应范围。

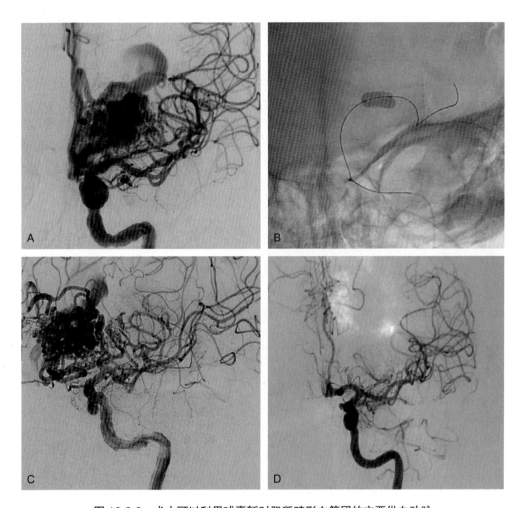

图 16-3-3　术中可以利用球囊暂时阻断畸形血管团的主要供血动脉
A. 左侧颈内动脉造影示左侧额部血管畸形,主要由大脑前动脉分支供血;B、C. 术中球囊阻断左侧大脑前动脉,每隔 15 分钟放松球囊;D. 畸形血管团切除后即时行造影检查未见畸形血管残留。

3. **术中血管内栓塞治疗**　术中血管内栓塞治疗主要用于颅内复杂血管疾病的复合手术治疗。颅内复杂血管疾病是指由于解剖结构、位置、临床发病特点或特殊病理性质等原因,采取单一治疗方法手术难度和风险明显增加的血管病变,如多发动脉瘤、分叉部宽颈动脉瘤、巨大动脉瘤、巨大血管畸形、深部血管畸形、以大量出血起病的血管畸形等。

(1) 脑血管畸形栓塞技术:显微神经外科治疗 Spetzler-Martin 分级低的动静脉畸形(AVM)效果较好,随着 Spetzler-Martin 分级的增加,患者术后并发症概率增加。显微神经外科的限制因素包括:解剖的可及性、切除后脑组织水肿、正常脑组织切除、供血动脉闭塞。因此,对于位于深部的脑 AVM、弥散分布的脑血管畸形或者巨大脑血管畸形,手术切除风险相对较大,对患者脑正常组织损伤也较大,容易导致术中、术后大出血等严重并发症,导致患者休克甚至死亡。术中巨大脑血管畸形行部分栓塞后,能显著减少畸形血管团的血流量,减少手术出血;对于不易暴露的深部脑动静脉畸形或者弥散分布不易完全切除的脑动脉畸形,术中血管内栓塞可与外科手术切除结合,两者优势互补,提高畸形血管团的完全切除率,减少手术并发症和术后复发的概率(图 16-3-4)。

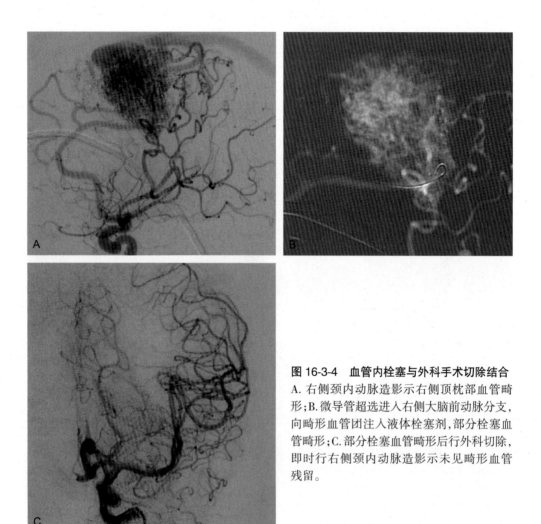

图 16-3-4　血管内栓塞与外科手术切除结合
A. 右侧颈内动脉造影示右侧顶枕部血管畸形;B.微导管超选进入右侧大脑前动脉分支,向畸形血管团注入液体栓塞剂,部分栓塞血管畸形;C.部分栓塞血管畸形后行外科切除,即时行右侧颈内动脉造影示未见畸形血管残留。

(2) 动脉瘤血管内栓塞技术:对于分布于双侧、前后循环的多发动脉瘤,显微外科手术夹闭一侧动脉瘤的同时,通过血管内介入技术对另一侧的动脉瘤进行栓塞,达到一期治疗多发动脉瘤的目的,避免了患者二次手术。此外,在术中,两种治疗方法可实现优势互补,对于术中破裂的动脉瘤,可及时予球囊封堵止血、外科清除血肿、必要时去骨瓣减压等治疗。

(3) 肿瘤供血动脉栓塞术:临床上用术前栓塞治疗头部肿瘤主要包括脑膜瘤、鼻咽部纤维血管瘤、颈静脉球瘤、颈动脉体瘤等,这些肿瘤血供丰富,与血管关系密切,术中出血风险较高,因此外科手术风险较大。对此类肿瘤在术中先行选择性血管内栓塞后,再行显微手术切除具有显著优势。既能阻断肿瘤血供,显著减少术中肿瘤出血,提高患者对手术耐受能力;又为外科医生提供较好的手术条件,减少显微手术副损伤,最大限度全切肿瘤。

第十七章

科学研究和教学意识培训

第一节　医学科研课题的选择与设计

内容要点：

神经外科医学科研选题的原则：科学性、创新性、可行性及合理性。

科学研究（scientific research）是建立在一般研究活动基础上的一种科学行为。其一般概念是指应用已有的知识体系，采用科学方法去探索自然现象之间的联系，或者解决医学或工程学上的难题。科学研究的基本任务就是探索、认识未知世界、积累知识，为人类的进步服务。就临床医师的培训而言，医学科学研究主要包括基础研究部分和临床研究部分。前者主要指目前通行的临床问题相关的基础科学的相关研究，后者是要集成多学科的技术优势服务于临床预防、诊断和治疗，也就是所谓的转化医学。神经外科领域目前的科学研究热点自 2015 年开始转向精准医学方面，2016 年科技部更是启动了我国"十三五"科技年度中第一轮的精准医学重大专项的申报工作。因此，在未来的 5~10 年，以精准医学为目标的基础研究和临床研究将是神经外科相关医学研究的出发点与最终目的，其中神经肿瘤方面的分子分型、发病机制、诊断治疗新体系和新技术在诊断治疗方面的应用是持续的热点问题。神经外科医师完成规范化培训以后即进入神经外科专科医师的培训计划，在这个阶段要从心理上、知识上两方面做好准备工作。在神经外科的专科培训期间，不但要对神经外科的重大科学问题有所了解，而且要从科学选题的原则、科研课题体系的构成、科学论文的写作以及科研道德等多方面着手进行自我提高。

一、神经外科医学科研选题的原则

神经外科专科医师的科研选题本身既是对自己以前科研训练的延续（包括博士或者硕士研究生期间的科学培训），也是在专科培训过程中结合自己的兴趣爱好逐渐确立自己专科方向的一个综合过程。换言之，神经外科初级医师的科研任务是以进一步延续研究生训练的研究内容为主，丰富并锻炼独立科研工作的意识和能力，在大团队中融合与锻炼，在基本科学素质上为进阶高年资神经外科医师打下良好的基础。按照国家自然科学基金委员会的评价标准，科研选题要重视的基本原则是科学性、创新性、可行性和合理性。

1. 科学性　科学性指科研选题的科学意义或者研究课题的应用前景，即研究内容在目标疾病的诊断标志物、发病机制的关键节点或者针对某种治疗抵抗的重要机制。在选题的关键点上要紧贴临床的重大关切问题，把有限的科研资源投放到最需要的科研环节中去。

2. 创新性　创新性指学术思想的创新性，即通常讲的"人无我有，人有我优，人优我新"。产生原始创新对于培训阶段的神经外科专科医师是很困难的，因此要辩证地理解"创新"与"守旧"的关系。目前，以微信、微信群以及线上直播为代表的新媒体陆续出现，极大地加速了科研一手资料在普通受众之间的传播，最新的科学资讯可以方便地得到最大的传播。如果要对新知识点有详细的了解，精读原文是最重要的方式,切不可根据线上新闻望文生义。此外,一种新的创新模式"集成性创新"也是年轻神经外科医师需要关注的内容。"借鉴、引用、移植、再创造"的模式在医学临床实践中广泛应用。将其他学科(包括一级学科和二级学科)的先进知识和方法引进到本学科并加以运用就是很好的引进和应用模式,如干细胞的概念和纳米医学的新技术等在神经外科领域的应用。最近,大数据的兴起使生物信息学在神经外科的基础研究和临床科研中的作用日趋重要,大家要高度重视。

3. 可行性和合理性 可行性和合理性相辅相成:就可行性而言,指的是科学研究的主客观条件是否具备,要体现"量力而行"的原则。科学选题要结合本人和本单位的整体科研历史和科研条件而定。主观条件上,科学研究工作是神经外科专科医师根据自身的科研背景、结合所在单位的具体条件综合考量后提出的一种科学假设。客观条件上,要考虑经费支撑的可行性、科研仪器和后勤保障等条件。涉及交叉学科时还要考虑自身和团队内交叉学科的科研背景。

二、神经外科专科医师应该具备的基本科研素质

神经外科专科医师在基础研究领域,要注重自身修养的提高,在"点子""面子"和"底子"三方面提升自己。

1. "点子" 即研究着眼点,同时也要求研究方向、研究内容要紧跟疾病研究的重点问题和科学研究的热点问题。如在精准医学研究的大背景下,与神经外科重大疾病相关的分析分型、发病机制、先进诊断技术等研究内容均是当前的热点研究方向。在具体研究内容上,近年的研究热点集中在外泌体、非编码 RNA 以及竞争性内源性 RNA 网络,侧重生命科学研究方向的研究热点持续在干细胞和表观遗传学调控上。上述研究内容无疑是年轻科研工作者和青年医师需要持续关注和学习的重要内容。

2. "面子" 即研究思路,也就是科学研究计划撰写的关键环节。科研工作者的基本科研素质是要提出一个完整的科学假设,也就是说根据现有的科学知识和理论体系、结合个人和团队的研究工作基础、为解释或探索未知科学领域而提出的一种连接已有知识系统和未知体系的科学假定。科学假设的提出是一个青年科学家的必要科学训练,也是青年神经外科专科医师科研训练的核心环节。科研假设的提出有三个层次。①他山之石可以攻玉:将其他学科的科研成果和科研思路直接移植到本学科的研究计划中,前提是相似的研究内容在本学科尚未开展或者开展得很少。②延展型科学研究:在自己研究生科研训练的基础上进一步在机制、信号通路交叉、临床样本的拓展等方面进一步完善和发展,在延续的过程中发现新的科研兴趣点。虽然这样的研究会有一定的研究生课题的"影子",但相应的研究内容会极大地拓展青年神经外科医师的科研思维和科研视野,并会逐渐地脱离研究生科研训练的内容,慢慢地形成自己的科研兴趣和方向,为下一层次的科研工作做准备。③自主创新型研究:这个阶段是神经外科医师在科研领域应该追求的最高境界,也就是经历前面两个阶段之后在一个领域有了一定的积累,并结合临床和基础研究提出自己独有的科研设想,在一个大框架下形成自己的科研思路和科研风格。

3. "底子" 就是研究背景,包括参与的科研课题背景和研究论文发表的背景。本章列出与神经外科相关的部分杂志以供参考(附录)。就研究论文的写作而言,要掌握研究论文的精髓:"题目就是科学假设、研究方法、研究结果,更是研究结论"。在撰写论文之前即确定好论文的主题和创新点,围绕主题和创新点拟定题目,进而准备引言和讨论的内容。在引言部分要充分介绍本论文的研究背景和研究贡献,而讨论部分可以在与其他同行研究结果比较的基础上阐述本研究在理论突破以及在临床转化医学或精准医学中的潜在应用价值。一般的科学论文需要配 5~7 幅组图,以包括一个概括本研究机制的图为宜。在投稿阶段要注意两点问题:①英文研究论文一般需在参考其他研究论文框架的基础上,逐步进行科研论文的撰写,要注意引用他人的观点以及结果中展示的问题。②审稿人的选择原则包括:不要选择本地区的同行作为审稿人(同一城市或者同一个大学更是禁忌);不要选择有科研合作关系的同行作为论文审稿人;如果有共同发表过论文的合作者备选,可以在论文发表 4~5 年后选择作为此次稿件的审稿人;有利益冲突(研究内容接近)者不能选为审稿人。

总之,科研工作是青年神经外科专科医师培训过程中的一个高级选项,有志于成为神经外科精英的年

轻医学毕业生可以在这条路上不畏艰险、漫漫求索,经过系统的自我科研训练后,相信会在今后的医学生涯中获益良多。

附:常见科研杂志简介

1. *Neuro-Oncology*(IF:7.371)　提供高质量和快速发布的神经肿瘤学各个领域的信息。被称为"真正的国际出版物",该杂志鼓励一系列子专业和世界各地的研究者参与投稿。该杂志包含同行评议的文章、评论、专题讨论会、年会公布的摘要、社会新闻和公告。

2. *Journal of Neurosurgery*(IF:3.443)　五十多年来,*Journal of Neurosurgery* 已被世界各地的神经外科医师及相关医疗专家承认,该杂志有权威的临床文章、尖端实验室的研究论文、著名的病例报告、专家技术说明及其他信息。1999 年,该杂志开始出版 *Journal of Neurosurgery:Spine*,为其一个季度的增刊。目前,该杂志提供线上版本。

3. *Cancer Letters*(IF:5.992)　提供癌症研究各领域的简短文章并迅速出版。该杂志非常注重癌症的分子生物学和细胞生物学、癌基因、致癌作用、放射生物学、分子病理学、激素和癌症、病毒肿瘤学、癌症生物学和转移、分子遗传学及流行病学和试验治疗。出版的主要标准是让多学科的读者感兴趣。论文应简短,但被足够的试验数据证实技术上可行。如果临床论文有助于理解疾病的基本机制,也会被接收。从 2001 年 1 月开始,发表在 *Cancer Letters* 上的论文起将分为以下几个部分:致癌和癌症预防、试验治疗、流行病学和分子流行病学、分子与细胞生物学、肿瘤生物学。

4. *Molecular Cancer*(IF:5.888)　是开放准入、同行在线评审的期刊,该杂志致力于癌症和相关生物医学各个领域的原始研究和综述。*Molecular Cancer* 促进了思想交流,同时也促进了癌症和相关生物医学领域概念的发现。*Molecular Cancer* 的文章来源于基础、翻译和临床研究,对理解、预防、诊断和治疗癌症开辟了新的途径。

5. *Brain Research*(IF:2.561)　提供了一种在神经解剖学、神经化学、神经生理学、神经内分泌、神经药理学、神经毒理学、神经通信、行为科学、分子神经学等领域发布文章的网上平台。

6. *Cancer Research*(IF:8.556)　发表基础、临床、流行病学和预防研究,同时致力于发表癌症及其相关生物医学各个领域有意义的原始研究。基础医学主题包括:生物化学、化学、物理、病毒致癌致突变;临床医学主题包括:临床试验、内分泌、流行病学和预防、试验治疗、免疫学和免疫疗法、生物治疗、分子生物学和遗传学、放射生物学、放射肿瘤学、肿瘤生物学和病毒学。因此,该杂志的出版范围涵盖了癌症研究的所有子域。该杂志审稿严格,只有那些报告新颖、及时、有研究意义、高质量且富于科学价值的文章才能被发表。

7. *Oncotarget*(IF:5.008)　发表癌症研究和肿瘤学(重点)研究的论文。由于肿瘤发展的复杂性和人类机体的完整性,*Oncotarget* 还发表内分泌学、病理学、生理和免疫学领域的论文。

8. *Clinical Cancer Research*(IF:8.738)　发表细胞和分子层面研究癌症以及预防、诊断和治疗人类癌症的临床研究结果。该杂志的重点是创新的临床研究和转化研究,它在实验室和临床之间架起了桥梁。*Clinical Cancer Research* 对临床试验评价癌症新疗法特别感兴趣。

9. *Scientific Reports*(IF:5.228)　该杂志和 *Nature* 属同一出版商,是一本在线、开放获取的期刊。该杂志发布自然和临床科学各领域科学有效的初步研究。

第二节　神经外科教学查房规范

内容要点:

神经外科教学查房是神经外科教学的重要环节,对于教学查房目的和规范的了解是本节的重要内容。

临床科室的教学查房是学生和年轻住院医师成长的重要环节,是通过临床教师准备和带教,以临床学生实践为主体的一项讨论互动式教学活动。

一、临床教学查房的目的

1. 促进临床学生通过病例信息的获取、分析、总结、处理等环节,熟悉临床诊疗过程。
2. 培养学生能够将医学理论知识转化为临床实践的能力。
3. 通过临床病例,充分调动学生学习的积极性与主动性。
4. 指导学生恰当地与患者沟通。
5. 及时了解学生对临床知识和临床技能的掌握程度,帮助学生及时解决存在的问题。
6. 及时纠正学生问诊、查体及病例书写中的错误。

二、教学查房前准备

1. 教学查房人员组织

(1) 主查(主持)医师:对教学查房针对的领域具有丰富经验的高年资住院总医师或主治医师及以上职称的医师。

(2) 参与人员:主查医师、管床医师及其他住院医师若干、实习医师若干、护理人员及患者(教学处和教研室定期组织人员对教学查房情况进行质量评价)。

(3) 指导人员:教研室(科室)主任医师应定期对主查医师的教学材料给予指导建议。

2. 临床教师准备要求

(1) 病例选择:病例选择要符合教学大纲要求,对于低年资住院医师和实习医师,应以常见病的典型病例为主。一般不选诊断不明确的疑难杂症和危重患者。

(2) 医患沟通:提前与患者及家属沟通,得到理解与配合。对教学查房形式和内容做简单介绍,让患者知晓需要配合的内容。

(3) 病例准备:主查医师及管床医师应提前熟悉患者情况,全面掌握近期病情发展及变化情况。准备患者临床信息,包括影像学资料及化验检查结果。同时查阅文献,了解重要的疾病治疗进展和重要发现。根据教学内容撰写查房教案、需要时制作相应的课件。

3. 住院医师及实习医师准备要求　确定查房患者后(一般为查房前 2 日),参与查房的住院医师及实习医师应复习疾病相关理论知识,复习相关体格检查要点,查阅新近文献资料,对疾病相关知识充分准备。记录学习过程中遇到的疑问。

4. 教学秘书对查房相关物品准备要求　准备好教学查房所需的物品(包括听诊器、叩诊锤、手电筒、刻度尺、压舌板、棉签、洗手液等)。如涉及临床操作,还应准备相应的操作物品。

5. 服装准备　参与教学查房人员须服装整齐,白衣、帽子、口罩配齐,有条件应统一佩戴胸卡。

三、教学查房具体实施步骤

每次教学查房总时间控制在 60 分钟左右。

(一) 第一阶段

示教室进行(约 5 分钟)。

教学查房主查医师向参与查房的所有人员介绍自己的姓名、职称、科室,提出当日教学查房疾病,教学查房目的和查房的重点内容。

(二) 第二阶段

病房进行(约 25 分钟)。

按以下顺序进入病房:①查房主查医师→②管床医师→③其他住院医师及实习医师→④护理人员→⑤查房专用放物车。参加查房人员要求仪表整洁、举止端庄、语言亲切(图 17-2-1)。

1. 汇报病历(约 10 分钟)。

(1) 管床医师问候患者,向患者简要介绍教学查房目的,取得同意。

(2) 由管床医师汇报大病历,主要病情变化及诊疗经过,重要临床检查结果。病历汇报要表达精练,突出重点。汇报病史内容包括一般情况(姓名、性别、年龄、职业等)、主诉、简要病史、入院情况、入院后病情变化、主要辅助检查结果、临床诊断及治疗方案等。

(3) 主查医师可针对病例汇报给予适当补充及总结。可通过提问,引导学生掌握病例汇报的规范。

2. 体格检查(约 15 分钟)。

(1) 管床医师查体:管床医师与患者沟通,得到患者同意后做体格检查。应着重做与疾病相关的专科查体,同时叙述查体观察要点及注意事项,需汇报阳性体征。查体过程应充分体现爱伤观念,注意动作轻柔、手法规范、隐私保护。

(2) 主查医师点评:对管床医师查体过程出现的不规范情况和遗漏的重点查体及时给予纠正和指导,示范规范操作。

(3) 告离患者,整理衣被并致谢。

(三)第三阶段

示教室进行(约 30 分钟)。

查房主持人展示完整病例信息,分析讨论患者情况,就疾病诊断、治疗的相关问题进行讲解,可扩展到治疗技术的国内外进展。

讨论要求如下:

1. 紧密围绕教学查房目的进行讨论。

2. 鼓励师生互动,重点培养学生的临床思维能力。

3. 理论结合病例实际,突出临床诊疗重点。

4. 针对疾病,扩展介绍学科进展与获取新知识的方法。

(四)病例信息展示

由管床医师和实习医师收集患者的临床资料,包括常规影像学检查(X 线、CT、MRI 等),常规实验室检查(血常规、尿常规、血生化等)及疾病相关特殊实验室检查。

(五)病例讲解与讨论

首先由管床医师和实习医师对病例进行分析,包括阳性体征、阳性实验室检查和重要的阴性结果。根据病例信息给出诊断和诊断依据。主查医师对该查房病例及管床医师的汇报进行点评,并补充讲解。讲解以教材为基准,包括本病例病名、病因学、流行病学、临床表现、辅助检查、临床诊断、鉴别诊断、治疗原则和生存预后等方面。讲解可以用提问的方式与学生互动。同时,在该病例的鉴别诊断、医嘱管理和药物使用等方面可引导学生思考,着重培养学生的临床思维能力。通过与学生互动活跃教学气氛,提高学习兴趣,巩固教学效果,同时培养住院医师独立分析思考和解决临床问题的能力。

(六)扩展讲解

结合针对查房疾病的新近文献,在讨论中结合医学前沿的最新进展,使学生了解获得知识更新的途径和转化医学的趋势。

(七)病历汇报评价

主查医师点评管床医师及实习医师在教学查房中的表现。主查医师对本次查房病历书写中出现的不规范之处提出修改意见,对体格检查出现的不规范之处给予点评,并解释原理,对病例汇报及课件展示过程中的不足之处进行评价和指导,提出改进的方法。

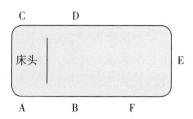

图 17-2-1　查房时各级医师的位置

A. 教学查房主查医师;B. 操作医师(如需);C.管床医师(汇报病例);D.其他住院医师及实习医师;E. 观摩人员;F. 查房用放物车。教学查房的主查医师和主要操作医师、查房用小车在病床右侧,管床医师及其他医师在病床左侧,其他观摩人员在床尾。

（八）归纳总结

主查医师归纳总结本次教学查房的学习内容与收获。对收治疾病的关键环节进行复习和小结，培养学生在临床诊疗中举一反三的能力。管床医师总结查房中的体会与收获。最后，由主查医师总结本次教学查房是否达到预期目的，对教学查房组织形式和完成情况给予整体评价。可布置本次查房疾病的思考题及下一次查房内容。

（九）第四阶段

记录内容。由管床医师提供病例讨论资料，配合教学秘书完善教学查房记录，归档保存。

四、教学查房注意事项

1. 主持教学查房的医师应为高年资住院总医师或主治医师及以上职称的医师担任。
2. 三级查房原则（高年资主查医师、住院医师、实习医师），护理人员和教学秘书应参加。
3. 教学查房时间掌握在 60 分钟左右，合理分配时间。
4. 提前准备查房需要的各种检查器械和设备，检查物品完整性和有效性。
5. 提前与查房涉及的患者进行沟通，介绍查房流程和需要患者配合的事项。
6. 查房时着装整洁，医师应穿白衣，举止端庄，保持病房安静。
7. 阐述病情使用医疗专业术语，保护患者医疗信息时可使用英文或专业缩略语。
8. 有条件时应采用多媒体教学手段和双语教学方式。

中英文名词对照索引